ASM 바이러스학

PRINCIPLES OF Virology

제3판

VOLUME Ⅱ 바이러스 감염질환의 병인과 통제

ASM 바이러스학

PRINCIPLES OF Virology

제 3 판

대표역자 정용석

공역자 강정옥 · 김경민 · 배용수 · 서태근 · 성백린 · 송기준
송문정 · 양재명 · 이영민 · 이중복 · 장경립 · 최인수

S. J. FLINT • L. W. ENQUIST
V. R. RACANIELLO • A. M. SKALKA

월드사이언스
worldscience.co.kr

ASM **바이러스학** 제 3 판

VOLUME II 바이러스 감염질환의 병인과 통제

인　쇄 | 2017년 7월 20일
발　행 | 2017년 7월 30일

저　자 | S. J. FLINT · L. W. ENQUIST · V. R. RACANIELLO · A. M. SKALKA
대표역자 | 정용석
공 역 자 | 강정옥 · 김경민 · 배용수 · 서태근 · 성백린 · 송기준 송문정 · 양재명 · 이영민 · 이중복 · 장경립 · 최인수
발 행 인 | 박선진
발 행 처 | (주)도서출판 월드사이언스

주　소 | 서울특별시 서초구 도구로 115 월드빌딩 1층
등록일자 | 1988년 2월 12일
등록번호 | 제 16-1601호

대표전화 | (02) 581-5811~3
팩　스 | (02) 521-6418
E-mail | worldscience@hanmail.net
U R L | http://www.worldscience.co.kr

정　가 | **35,000원**
I S B N | 978-89-5881-263-0

이 도서의 국립중앙도서관 출판시도서목록(CIP)은 서지정보유통지원시스템 홈페이지(http://seoji.nl.go.kr)와 국가자료공동목록시스템(http://www.nl.go.kr/kolisnet)에서 이용하실 수 있습니다. (CIP제어번호 : CIP2017015786)

We dedicate this book to the students, current and future scientists and physicians, for whom it was written. We kept them ever in mind.

We also dedicate it ot our families:
Jonn, Gethyn, and Amy Leedham
Kathy and Brian
Doris, Aidan, Devin, and Nadia
Rudy, Jeanne, and Chris

Oh, be wiser thou!
Instructed that true knowledge leads to love.

William Wordsworth
Liners left upon a Seat in a Yew-tree
1888

목차

서문

나의 생각으로는 과학에 종사하는 사람들의 노력 뿐 아니라 모든 사람들이 염원하는 영원한 목표는 이 세상을 이해하는 것이다. 현대 과학의 위대한 발견 중 하나는 그 목표가 단편적인 성취로 이루어질 수 없으며 사실의 축적 만으로 되는 것도 아니라는 사실이다. 하나의 현상을 이해하려면 수많은 현상들의 범주를 이해하려 시도해야하며 그렇지 못하다면 헛일에 불과하다. 이해는 창조적인 활동들을 통해 도달할 수 있다.

A. D Hershey
Carnegie Institution Yearbook 65

이 책 3판의 주요 목적은 동물바이러스 생물학의 기본적인 이론을 설명하고 정의하기 위한 것이다. 대규모의 정보화 시대에서 바이러스에 대해 설명한 자료의 양은 학생이나 전문가 모두가 이해할 수 없을 정도로 방대할 수 있다. 게다가 더 적은 것에 대하여 더 많은 것을 쓰기를 강요하는 것은 환원주의 과학의 재앙이며 학생들이 사용할 목적으로 책을 쓰는 사람에게는 고통이다. 따라서 이번 3판에는 필수적인 이론만을 끌어낼 의도로 자료를 걸러낸 반면 현상이 일어나는 원리에 대한 몇 가지 설명은 남겨두었다. 우리의 목표는 단순한 사실이나 그림만을 나열하는 것이 아니라 메커니즘과 방법을 설명하는데 있으며 주제, 바이러스, 예시를 선별하여 광범위하지 않으면서 이해하기 쉬운 책을 만들고자 노력했다. [*Fields Virology*](2007)와 같이 자세한 백과사전적 작업은 모든 것을 포괄하는 최고의 시도이며 [*Fields*]는 특정한 바이러스 과(family)에 대하여 자세히 검토하기 위한 수단으로 추천한다.

새로워진 점

이번 3판에서의 주요 변화는 특정 부록과 일반적인 용어집이 각각 포함된 두 권으로 나누어 구성한 점이다. I권은 바이러스 생물학의 분자적 측면을 다루었고 II권은 바이러스에 의한 발병, 바이러스 감염의 조절과 바이러스 진화에 중점을 두었다. 두 권은 교육과정 상의 자연스러운 단계를 따라 구성되었으며 학생과 가르치는 사람 모두들 위해 상당히 유연하고 유용하게 만들었다. 책의 표지는 얇게 하여 이전 판이 한 권의 딱딱한 표지였던 것에 비해 학생들이 휴대하고 공부하기 쉽게 만들었다. 각 책은 두 교과과정으로 나누거나 1, 2학기로 나눠서 사용할 수 있으며 다루는 내용은 다르지만 각 권은 같은 방식과 설명으로 통합했다. 두 권의 책에 자료를 갱신하면서 더 효율적인 자료의 구성과 각 장의 크기를 다루기 쉽게 유지하기 위해 새로운 서식을 이용했다.

이전 판에서와 마찬가지로 우리는 본문에 포함시키기 위한 의견들을 수업을 통해 시험해보았다. 또한 다른 바이러스학 학자들과 그 학생들이 제시한 건설적인 의견과 제안도 수용하였다. 본문에서 오타를 찾는 일, 이상하거나 이해하기 어려운 설명을 명확히 하는 일, 잘못된 점을 찾는 일에도 학생들의 의견 반영은 매우 유용하였다.

읽기 쉽도록 하기 위해 참고문헌은 대부분 본문에서 제외시켰지만 각 장의 끝에 갱신되고 증보된 관련서적의 목록과 종설, 그리고 특정 주제를 찾고자 하는 독자를 위해 선별된 연구논문을 수록하였다. 각 장에 실험이 나오면 더 자세한 정보를 제공하기 위해 전반적으로 하나 또는 그 이상의 참고문헌을 수록하였다.

다양한 원리를 통합적으로 학습하는 두 권의 책

이 두 권의 책은 모든 바이러스가 세포 내에서 증식하는 전략, 이러한 감염이 숙주 내에서 확산되는 방법, 그리고 감염이 집단 내에서 유지되는 방법에 대해 설명한다. I권에서 설명된 원리는 II권의 주제를 이해하는 바탕이 된다: 바이러스 질병, 질병의 조절, 그리고 바이러스의 진화.

I권: 바이러스학의 체계적 지식과 바이러스의 분자생물학

이 책은 감염된 숙주 세포에서의 분자적 메커니즘을 설명한다. 1장과 2장에서는 바이러스의 기원에 대해 논의한다. 역사적 관점에서의 일반적인 소개 뿐 아니라 바이러스의 독특한 특징에 대한 정의가 우선 제공된다. 그 다음, 바이러스 증식을 위해 활용되는 일반적인 전략에 대한 개념을 포함, 바이러스학의 근원을 통합한 이론이 설명된다. 2장은 세포생물학의 소개와 감염주기에 대한 이론으로 구성된다. 바이러스 배양과 분석을 위한 기본적인 기술이 요약되어 있고 '일단계 증식주기'에 대한 개념이 소개되어 있다.

3장에서는 바이러스의 유전체와 유전에 대한 기본적인 원리가 소개되며 이 부분은 유전체 복제와 mRNA 합성에 적용되는 놀랄 만큼 제한된 바이러스 전략의 개요를 제공한다. 4장은 단일 전달매체 내에 바이러스 유전체를 보호하고 옮겨주는 역할을 하는 세포외 바이러스 입자의 구조에 대해 설명한다. 5장에서 13장까지는 유전정보의 번역에서 유전체의 복제와 자손 비리온의 생산에 이르기까지 단일 세포에서 진행되는 바이러스 증식주기의 일반적인 단계의 분자적 메커니즘을 광범위하게 설명한다. 우리는 특정 바이러스가 아닌 다양한 바이러스에 의해 감염된 세포에서 어떻게 이러한 공통적인 과정이 이루어지는지에 대해 서술하였다.

I권의 부록은 본문에서 논의되었던 주요 바이러스 과(family)의 생활주기를 간단한 삽화로 제공한다. 이 부분은 각 장을 읽고 원하는 바이러스의 전체 생활주기와 관련된 특정 주제를 편리하게 보고자 할 때 참고자료로 쓰이도록 제작되었다.

II권: 병인, 조절, 진화

이 책은 바이러스와 숙주생물 사이의 상호작용에 초점을 맞췄다. 1장에서 7장까지는 바이러스 복제와 병인의 원리에 초점을 두었다. 1장은 바이러스성 질병에 대한 간단한 역사를 제공하고 연구실에서 수행한 단일 세포군의 감염과는 대조적으로 어떻게 숙주생물체에 감염이 확립되는지에 대한 기본개념에 초점을 두었다. 2장에서는 바이러스 감염이 집단에서 어떻게 퍼지는가에 중점을 두었다. 3장은 감염에 대한 세포의 주요한 자율반응을 나타내었고 이러한 행동이 숙주에 어떤 영향을 미치는지에 대해 설명하였다. 4장은 단일 세포군이 감염됐을 때 일어나는 면역방어와 다양한 사건들의 통합에 대한 바이러스학자들의 관점을 제공한다. 5장은 특정 바이러스의 복제전략과 지속적인 숙주반응이 어떻게 단기적 또는 장기적 감염에 영향을 줄 수 있는지에 대해 설명한다. 6장은 근래 세계적으로 유행하는 가장 심각한 병원체인 동시에 인간의 면역방어체계와 독특하게 상호작용하는 AIDS 바이러스에 대해 전체적으로 다룬다. 7장에서는 배양세포를 형질전환시키고 동물에서 종양형성을 유도하는 바이러스 감염에 대해 논의한다.

8장과 9장은 치료와 감염의 조절에 대한 원리를 설명한다. 8장은 백신에 초점을 맞추고 9장은 항바이러스 약물 발견에 대한 시도와 접근에 대하여 논의한다. 마지막 장인 10장에서는 과거와 미래로 연결되는 바이러스의 진화 개론을 기술하였다.

부록 A는 인간에 감염하는 일반적인 바이러스의 병인에 대해 각각의 바이러스 또는 바이러스 그룹 별로 세 개의 "슬라이드" (바이러스와 질병, 역학, 질병 기작)에 요약하였다. 이 자료는 병인과 역학을 간단한 사진으로 제공하고자 계획한 것이다. 부록 B는 바이러스는 아니지만 (바이러스와 비슷하게) 세포 내에서 복제하는 기생 분자인 바이로이드, 위성 바이러스, 프리온과 같은 독특한 감염 인자에 대한 간단한 논의를 제공한다.

참고문헌

Knipe, D. M., and P. M. Howley (ed. in chief). 2007. *Fields Virology*. 5th ed. Lippincott Williams & Wilkins, Philadelphia, PA.

감사의 말

많은 분들의 도움이 없었다면 이 두 권의 [Principles]는 만들어지거나 개정될 수 없었을 것입니다. 끊임없는 격려를 보내주신 바이러스학 동료들과 초판을 이용해 준 학생들에게 큰 감사의 말을 전합니다. 또한 더 나은 표현을 위해 본문을 검토하느라 많은 시간과 노력을 투자해 주신 동료들에게 진심으로 감사드립니다. 바이러스학 교육내용에서 각 장의 구성과 양식에 이르기까지 여러 문제점에 대한 전문가적 지식과 충고는 저자들이 접근한 방향과 맞지 않는 점도 있었지만 너무 소중했기에 이 책의 최종본에 담지 않을 수 없었습니다.

이 두 권의 책에서 다양한 장을 검토하시고 의견을 말해주신 다음 분들에게 감사드립니다: Nicholas Acheson (McGill University), Karen Beemon and her virology students (Johns Hopkins University), Clifford W. Bond (Montana State University), Martha Brown (University of Toronto Medical School), Teresa Compton (University of Wisconsin), Stephen Dewhurst (University of Rochester Medical Center), Mary K. Estes (Baylor College of Medicine), Ronald Javier (Baylor College of Medicine), Richard Kuhn(Purdue University), Muriel Lederman (Virginia Polytechnic Institute and State University), Richard Moyer (University of Florida College of Medicine), Leonard Norkin (University of Massachusetts), Martin Petric (University of Toronto Medical School), Marie Pizzorno (Bucknell University), Nancy Roseman (Williams College), David Sanders (Perdue University), Dorothea Sawicki (Medical College of Ohio), Bert Semler (University of California, Irvine), and Bill Sugden (University of Wisconsin).

이번 또는 이전 판본의 각 장이나 특정 주제의 전문적인 검열자로 많은 시간을 할애해 주신 분들에게도 감사의 인사를 전합니다: James Alwine (University of Pennsylvania), Edward Arnold (Center for Advanced Biotechnology and Medicine, Rutgers University), Carl Baker (National Institutes of Health), Amiya Banerjee (Cleveland Clinic Foundation), Silvia Barabino (University of Basel), Albert Bendelac (University of Chicago), Susan Berget (Baylor College of Medicine), Kenneth I. Bern (University of Florida), John Blaho (MDL Corporation), Sheida Bonyadi (Concordia University), Jim Broach (Princeron University), Michael J. Buchmeier (The Scripps Research Institute), Hans-Gerhard Burgert (University of Warwick), Allan Campbell Chesebro (Rocky Mountain Laboratories, National Institute of Allergy and Infectious Diseases), Marie Chow (University of Arkansas Medical Center), Barclay Clements (University of Glasgow), Don Coen (Harvard Medical school), Richard Condit

(University of Florida), David Coombs (University of New Brunswick), Michael Cordingley (Bio-Mega/Boehringer Ingelheim), Ted Cox (Princeton University), Andrew Davision (Institute of Virology, MRC Virology Unit), Ron Desrosiers (Harvard Medical School), Robert Doms (University of pennsylvania), Emilio Emini (Merck Sharp & Dohme Research Laboratories), Alan Engelman (Dana-Farber Cancer Center), Ellen Fanning (Vanderbilt University), Bert Flanagan (University of Florida), Nigel Fraser (University of Pennsyvania Medical School), Huub Gelderblom (University of Amsterdam), Charles Grose (Iowa University Hospital), Samuel Gunderson (European Molecular Biology Laboratory), Pryce Haddix (Auburn University at Montgomery), Peter howley (Harvard Medical School), James Hoxie (University of pennsylvania), Frederick Hughson (Princeton University), Clinton Jones (University of Nebraska), Christopher Kearney (Baylor University), Walter Keller (University of Basel), Tom Kelly (Memorial Sloan-Kettering Cancer Center), Elliott Kieff (Harvard Medical School), Elizarbeth Kutter (Evergrren State College), Robert Lamp (Northwestern University), Ihor Lemischka (Mount Sinai School of Medicine), Arnold Levine (Institute for Advanced Study), Mechael Linden (Mount Sinai School of Medicine), Daniel Loeb (University of Wisconsin), Adel Mahmoud (princeton University), Michael Malim (King's College London), James Manley (Columbia University), Philip Marcus (University of Connecticut), Malcom Martin (National Institutes of Health), William Mason (Fox Chase Cancer Center), Loyda Melendez (University of Puerto Rico Medical Science Campus), Baozhong Meng (University of Guelph), Edward Mocarski (Emory University), Bernard Moss (Laboratory of Viral Diseases, National Institutes of Health), Peter O'Hare (Marie Curie Research Institute), Radhakris Padmanabhan (University of Kansas Medical Center), Peter Palese (Mount Sinai School of Medicine), Philip pellett (Cleveland Clinic and Case Western Reserve University), Stuart Peltz (University of Medicine and Dentistry of New hersey, Robert Wood Johnson Medical School), Roger Pomerantz (Thomas Jefferson University), Glenn Rall (Fox Chase Cancer Cencer), Charles Rice (Rockefeller University), Jack Rose (Yale University), Barry Rouse (University of Tennessee College of Veterinary Medicine), Rozanne Sandri-Goldin (University of california, Irvine), nancy Sawtell (Childrens Hospital Medical center), Priscilla Schaffer (University of Arizona), Robert Schneider (New York University School of Medicine), Christoph Seeger (Fox Chase Cancer Center), Aaron Shatkin (Center for Advanced Biotechnology and Medicine, Rutgers University), Thomas Shenk (Princeton University), Geoff Smith (Wright-Fleming Institute), Greg Smith (Northwestern University), Kathryn Spink (illinois Institute of Technology), Joan Steitz (Yale University), Victor Stollar (University of Medicine and Dentistry of New Jersey), Wesley Sundquist (University of Utah), John M. Taylor (Fox Chase Cancer Center), Alice Telesnitsky (University of Michigan Medical School), Heinz-Jürgen Thiel (Institut Für Virologies, Giessen, Germany), Adri Thomas (University of Utrecht), Gerald Thrush (Western University of Health Science), Paula Traktman (Medical College of Wisconsin), James van Etten (University of Nebraska, Lincoln), Chris Upton (University of Victoria), Luis Villarreal (University of California, Irvine), Herbert Virgin (Washington University School of Medicine), Peter Vogt (The Scripps Research Institute), Simon Wain-Hobson (Institut Pasteur),

Gerry Waters (TB Alliance), Robin Weiss (University College London), Sandra Weller (University of connecticut Health Center), Michael Whitt (University of Tennessee), Lindsay Whitton (The Scripps Research Institute), and Eckard Wimmer (State University of New York at Stony Brook). 상세함과 정확성을 높이기 위한 우리의 요청에 빠르게 응답해 주셨을 뿐 아니라 복잡한 개념을 단순화시켜 주신 이분들의 도움에 감사드립니다. 남아있는 모든 오류와 부조화는 전적으로 우리 저자들의 몫입니다.

이 일을 시작한 이래로 우리는 본문에 삽화를 보충하고 늘일 계획이었습니다. 이 계획을 실행하는데 있어서 Jeff Holtmeier (Director, ASM Press)와 우리 삽화가의 전문적인 기술과 솜씨 없이는 불가능했을 것입니다. 삽화는 논의되는 개념과 정보를 설명하기 위해 필수적인 부분이며 Patrick Lane (ScEYEnce 스튜디오)의 지식, 안목, 예술적 재능으로 이 삽화가 제작되었습니다. 그림설명에도 기술되어 있듯이, 대부분의 그림은 원본 사진을 제공해 주신 많은 동료의 도움이 없이는 완성되지 못했을 것입니다. 저자들의 요구와 다양한 견본에 맞게 그림을 작업해 주신 분들에게 특별히 감사의 말씀을 드립니다: Mark Andrake (Fox Chase Cancer Center), Edward Arnold (Rutgers University), Bruce Banfield (The University of Colorado), Christopher Basler and Peter Palese (Mount Sinai School of Medicine), Amy Brideau (Peregrine Pharmaceuticals), Roger Burnett (Wistar Institute), Rajiv Chopra and Stephen Harrison (Harvard University), Marie Chow (University of Arkansas Medical Center), Bob Craigie (NIDDK, National Institutes of Health), Richard Compans (Emory University), Friedrick Frischknecht (European Molecular Biology Laboratory), Wade Gibson (Johns Hopkins University School of Medicine), Ramón González (Universidad Autónoma del Estado de Morelos), David Knipe (Harvard Medical School), Thomas Leitner (Los Alamos National Laboratory), Maxine Linial (Fred Hutchinson Cancer Center), Pedro Lowenstein (University of California, Los Angeles), Paul Masters (New York State Department of Health), Rolf Menzel (National Institutes of Health), Thomas Mettenleiter (Federal Institute for Animal Diseases, Insel Reims, Germany), Heather Ongley and Michael Chapman (Oregon Health and Science University), B. V. Venkataram Prasad (Baylor College of Medicine), Botond Roska (Fredrick Miescher Institute, Basel, Switzerland), Michael Rossmann (Purdue University), Alsdair Steven (National Institutes of Health), Phoebe Stewart (Vanderbilt University), Wesley Sundquis (University of Utah), Jose Varghese (Commonwealth Scientific and Industrial Research Organization), Robert Webster (St. Jude's Children's Research Hospital), Thomas Wilk (European Molecular Biology Laboratory), Alexander Wlodawer (National Cancer Institute), and Li Wu (Medical College of Wisconsin).

3판을 준비하기 위해 맡게 된 공동 작업은 2007년 8월 'The Institute for Advanced Study, Princeton, NJ'에서 진행된 저자 분들의 합동작업으로 인해 크게 수월해졌습니다. Biology Library를 사용하게 해주신 Arnold Levine에게 감사드립니다. 이 합동작업 뿐 아니라 다른 많은 모임을 위해 ASM Press에서는 재정적인 지원을 아끼지 않았습니다.

이 책을 준비하고 만드는데 도움을 주신 모든 분들에게 감사드립니다: 우리를 이끌어 주신 Jeff Holtmeier (Director, ASM Press), 책을 제작하는 동안 방법을 일러주신 Ken April (Production Manager, ASM Press), 레이아웃과 표지를 위해 훌륭하고 창조적인 설계를 해주신 Susan Schmidler (Susan Schmidler Graphic Design), 또한 전문적인 비서관으로서 행정상의 지원을 해주신 Trisha Barney, Ellen Brindle-

Clark (Princeton University)와 본문의 준비를 도와주신 Mary Estes, Rose Walsh (Fox chase Cancer Center)에게 감사드립니다. 필요한 많은 그림을 얻도록 허락해주신 Ellen Brindle-Clark에게 특별히 감사의 말씀을 전합니다.

많은 노력이 투자된 이 대규모 사업은 우리 가족들의 정서적, 지적, 논리적인 지원 덕택에 가능했습니다. 이 두 권의 책을 그들에게 바칩니다.

역자 서문

바이러스는 인류를 포함, 지구상에 생명체가 출현한 이래로 현재에 이르기까지 인류의 역사를 만들어 왔다고 표현될 만큼 생명의 진화와 역사, 그리고 다가올 미래에 매우 큰 영향 인자로 인식되고 있습니다. 오늘날에도 매년 행사처럼 겪는 조류인플루엔자 유행병과 수년전 우리나라 국토 전체를 휩쓸고 간 구제역, 헤아릴 수 없이 많은 식물 바이러스 질병은 물론, 우리 인간이 겪는 감염성 질병의 절반 이상도 바이러스에 의한 것임은 이제 더 이상 새로운 정보가 아닙니다. 박테리아, 진균, 원생생물, 식물, 동물, 그리고 인간에 이르기까지 지구상에서 함께 살아가는 모든 세포성 생명체는 바이러스와 끊임없이 생존을 위해 경쟁해왔고, 지금도 경쟁하고 있으며, 앞으로도 험난한 싸움을 계속해가야만 할 것입니다. 바이러스와의 전쟁을 피할 수는 없으며 인류가 항상 승리하리라는 보장도 없습니다. 그러나 이 싸움의 주도권을 빼앗기지 않는 유일한 전략이라면 그들의 실체를 정확하게, 그리고 가능한 깊고 넓게 파악하여 대비하는 것일 수밖에 없겠지요. 따라서 바이러스학은 기초과학의 기반 위에서 의생명과학의 응용과 가장 밀접한 첨단 학문분야로서 생물학, 의학, 수의학, 약학, 농학, 축산학, 원예학, 생명공학 등 거의 모든 생명과학 분야에 연결되어 있습니다.

우리나라의 대학교육 기관에 생명과학으로서의 바이러스학 교육이 본격적으로 도입된 지도 어언 30년 가까이 흘렀습니다. 그동안 적지 않은 수의 바이러스학 교재들이 외국에서 수입되었고 일부 영어권 교재들은 국문으로 번역되어 대학 학부과정의 강의에 활용되기도 했습니다. 특히, 국내외를 막론하고 〈Fields Virology〉는 수차례의 개정을 거듭하며 명실 공히 바이러스학 분야의 바이블로 자리매김 되어 있는 것이 사실입니다. 실로 Fields는 현대 바이러스학 최고의 백과사전으로서 바이러스학 분야는 물론이고 면역학 및 분자생물학이나 생명공학 등의 관련 분야에서도 훌륭한 참고도서로 읽히고 있습니다. 그럼에도 불구하고 이 책의 방대함으로 인해 학부 강좌는 물론, 대학원 강좌에서도 교재로 사용하기에는 교수자에게나 학생들에게나 모두 부담이 적지 않습니다. 한편, 지난 십 수 년에 걸쳐 수입되었거나 번역된 교재와 소수이나마 직접 저술된 바이러스학 교재들은 기초일반을 소개하는데 머무는 수준이어서 국내 바이러스학 교재들은 양 극단으로 나뉘어 있다는 것이 중론입니다. 다행스럽게도 이번에 American Society for Microbiology 학회 출판부에서 내놓은 Principles of Virology (3rd ed.)는 <Fields Virology>를 완전히 재정리하여 바이러스학 입문부터 고급 단계까지, 분자바이러스학 총론(I권)부터 감염과 진화(II권)에 이르기까지, 바이러스학 전 분야의 핵심적 정보와 원리를 군살 없이 우아하고 정교하게 엮어냈다고 봅니다. 따라서 이 책은 앞에 소개한 생물학, 의학, 수의학, 약학, 농축산학 등 관련 학문분야의 학부생과 대학원생 교육 각 단계 모두에서 교수자와 학생의 학습목적에 따른 선택적 활용에 최적화된 교재가 될 것으로 생각됩니다.

모든 전문학술서적의 저술이나 번역에서 공통적으로 주목하는 사안은 적합한 전문용어의 선정 및 통일과 서술문장의 유려함일 것입니다. 특히 이 책의 용어는 한국생물과학협회에서 편찬한 '생물학용어집'과 한국과학기술연합회가 출판한 '과학기술용어집', 그리고 대한의학협회의 '의학용어집'을 참조하였으며 바이러스학 분야의 특수성을 고려하되 생명과학 전반에서 널리 인정되는 용어의 선택이 되도록 유의하였습니다. 그럼에도, 인명과 바이러스의 이름은 다양한 학술서와 연구논문에서 등장하는 원어를 접할 때 발생하는 혼란을 최소화하기 위해 우리말 전환이 가능한 경우에도 예외 없이 영문표기를 그대로 적용하였습니다. 적합한 국문용어가 아직 나오지 못했거나 부자연스러운 경우에는 원어의 외래어표기 혹은 재조정된 용어를 병기하여 될 수 있는 대로 공감과 이해를 키우고자 노력하였습니다. 하지만 이 책에서 다루는 분야의 범위가 넓고 매우 빠르게 변화하는 특성으로 인해 뜻하지 않은 어색함과 오류가 남아 있을 것으로 생각됩니다. 이처럼 미비한 점들은 가능한 빠른 시간 내에 적극적으로 수정하여 보다 더 좋은 책으로 만들 것을 약속드립니다.

연구와 교육에 바쁘신 가운데 바이러스학 분야의 발전과 후학의 교육을 위해 소중한 시간을 내어 ASM Principles of Virology 번역에 참여해 주신 선배 교수님, 동료 교수님들께 진심으로 감사드립니다. 그리고 이 멋진 책을 발간할 수 있도록 기회와 도움을 주신 (주)월드사이언스의 박선진 사장님과 긴 준비시간에도 불구하고 말없이 믿고 기다려주신 임후택 이사님, 그리고 편집과 교정의 궂은 작업을 맡아주신 직원 여러분께 감사드립니다.

2017년 4월

고황산 기슭에서
대표역자 **정용석**

역자 소개

I권

정용석 교수 (대표역자)
경희대학교 이과대학 생물학과 **3장, 11장**

김경민 교수
아주대학교 의과대학 미생물학교실 **13장**

배용수 교수
성균관대학교 자연과학대학 생명과학과 **7장**

서태근 교수
동국대학교 생명과학대학 생명과학전공 **12장, 부록**

성백린 교수
연세대학교 생명시스템대학 생명공학전공 **10장**

양재명 교수
서강대학교 **1장, 2장**

이영민 교수
충북대학교 의대 미생물학교실 **4장, 6장**

이중복 교수
건국대학교 수의과대학 **5장**

장경립 교수
부산대학교 자연과학대학 미생물학과 **8장, 9장**

II권

정용석 교수 (대표역자)
경희대학교 이과대학 생물학과 **1장, 부록**

강정옥 교수
한양대학교 의과대학 의학과 **9장**

서태근 교수
동국대학교 생명과학대학 생명과학전공 **7장, 부록**

송기준 교수
고려대학교 의과대학 미생물학교실 **2장, 10장**

송문정 교수
고려대학교 생명과학대학 생명공학부 **3장, 5장**

이중복 교수
건국대학교 수의과대학 전염병학 **8장**

최인수 교수
건국대학교 수의과대학 전염병학 **4장, 6장**

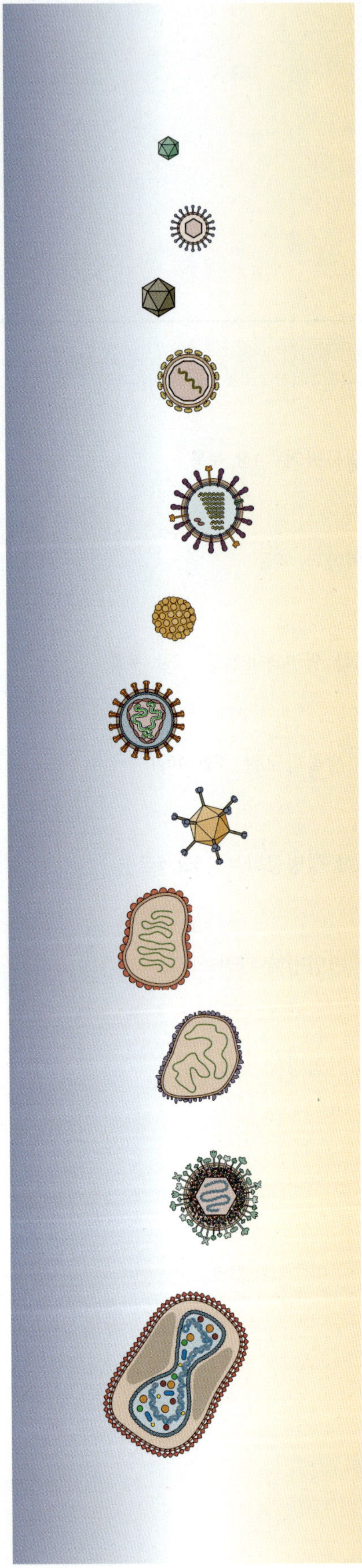

1

감수성이 있는 숙주의 감염

> *Before I came here I was confused about this subject. Having Lsitened to your lecture, I am still cofused–but at a higher level.*
>
> ENRICO FERMI

서론

병인(pathogenesis) 연구의 역사는 100년에 가까워지고 있지만 이 과정을 조절하는 바이러스와 숙주의 유전자들은 이제 와서야 여러 종류가 알려지면서 분석도 진행되고 있다. 그와 같은 유전자들의 상당수가 확인되었지만 이 정도의 정보로는 병인의 분자적 메커니즘에 대한 대강도 이해하기 어렵다. 예를 들면, 혈관계나 신경계를 경유하는 감염의 확산을 조절하는 하나의 유전자를 알아냈다고 하더라도 그 유전자의 생성물이 어떻게 확산 경로를 결정하는 지에 대해서는 답을 얻을 수 없다. 이처럼 메커니즘 관련 지식을 얻는 것은 어렵지만 다른 분야에 비해 보다 많은 기본적 질문들이 답을 기다리고 있다는 사실 만으로도 많은 연구자들은 바이러스 병인이 오늘날 바이러스학에서 가장 흥미진진한 분야라고 믿고 있다. 이 분야에 대한 도전은 바이러스가 어떻게 질병을 일으키는지에 관한 포괄적인 분자적 설명을 제공할 것이며, 이 책의 제I권에서 정립했던 바이러스 복제에 대한 우리의 이해를 더욱 다져줄 것이다. 그렇게 얻어지는 지식은 바이러스 질병을 예방하고 대응하며, 또한 치료에 필요한 새로운 접근법들이 되어줄 것이 분명하다. 이 장에서는 바이러스 감염이 어떻게 숙주 내에 정립되는가에 대한 기본 원리와 관련 역사의 일부를 짚어보면서, 바이러스 병인과 그 조절에 대한 분석을 시작하고자 한다.

바이러스 병인 역사의 개요

감염성 병원체로서의 미생물

아주 오래전, 사람들은 전염성 질병인 **유행병(epidemics)**을 설명하기 위해 대개가 독성이 있는 공기(miasma, 독기)를 인용하였지만 유행병들의 원인 병원체들 간의 차이점에 대한 인식은 거의 없었다. 특이적 질병들과 특정 미생물들 사이의 관련성은 독일 내과의사 Robert Koch이 제안하였으며 초기에는 이런 미생물로서 박테리아가 종종 거론되었다. 그는 특정 질병의 원인이 되는 **병원체(pathogen)**를 동정하기 위한 기준 목록을 개발하고 적용하였다. **Koch의 원칙(Koch's postulates)**이라고 부르는 이 기준들은 적절한 동물 모델을 이용해 실험실에서 증식과 시험이 가능한 병원체들의 동정에 여전히 적용되고 있다. 그 원칙의 내용은 다음과 같다.

- (확인 대상인) 병원체는 (이 병원체가 원인일 것으로 예상하는) 특정 질병 및 그 질병의 특징적 상흔(lesions)과 일정한 관련성을 보여야 한다.
- 그 병원체는 질병에 걸린 숙주로부터 분리되고 배양될 수 있어야 한다.
- 그 병원체를 순수하게 배양한 표본(pure preparation)이 건강하고 감수성이 있는 숙주에게 주입되었을 때 처음과 같은 질병이 재발되어야 한다.
- 이처럼 실험적으로 감염된 숙주로부터 처음과 동일한 병원체가 다시 분리되어야 한다.

이 Koch의 원칙과 Pasteur에 의해 개발된 박테리아 멸균 배양(sterile culture) 및 순수한 표본들의 분리방법에 따라서 연구자들은 19세기 후반 동안에 많은 병원성 박테리아(효모와 균류 포함)를 동정하고 분류하였다. 이를 발단으로 출발한 감염성 질병의 원인 연구는 안정적인 과학적 기반을 갖추게 되었으며 이는 합리적인 치료와 궁극적인 감염병 통제를 향한 첫걸음이었다. 그러나 19세기의 마지막 10년 동안 바이러스라고 부르게 된 초현미경적 병원체들이 새로운 감염성 병원체 집단으로 확인되면서 박테리아 또는 균류 병원체들이 모든 질병들의 원인이라는 패러다임은 무너지고 말았다.

최초의 인간 바이러스

1901년에 동정된 최초의 인간 바이러스(The First Human Viruses)는 황열병(yellow fever)의 원인 병원체였다. 이 질병의 높은 치사율, 효과적인 치료법의 결여, 그리고 그 바이러스의 복잡한 전파방식(transmission)과 생활주기(life cycle)를 비추어 봤을 때 그 성과는 더욱 주목할 만한 것이었다. 황열병은 15세기부터 열대 국가들에 널리 퍼져온 것으로 알려져 있다. 이 질병의 높은 치사율(예로, 1853년 New Orleans 유행성 전염병의 28%를 차지)로 인해 정상적인 생활 자체가 불가능해졌다(1권, 부록; 또한 2권의 Box 10.15 참조). 그러나 이 질병은 환자와의 접촉으로 인한 직접 전염이 없었고 황열병 환자들에게서 감염성 병원체를 찾아내지도 못하였다. 이처럼 혼란스런 특성들 때문에, 쿠바의 내과의사인 Carlos Juan Finlay가 주로 모기와 같은 흡혈 곤충이 이 질병에 기여할 것이라고 제안하였던 1880년이 되기까지 황열병의 기원을 확립하려는 노력들이 좌절되었다. 이후 1899년 Walter Reed 대령이 이끄는 미군에 의해 황열병의 원인을 연구하기 위한 위원회가 설립되었는데, 당시 쿠바를 점령하였던 군인들에서 발병률이 높은 것도 이유 중 하나였다. Reed 위원회의 한 위원이었던 Jesse Lazear는 모기들이 황열병을 전파한다는 것을 증명하고자 리더십을 보였으며

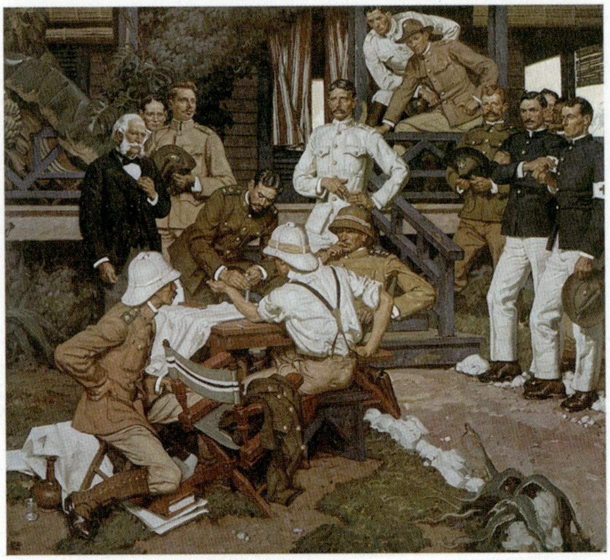

그림 1.1 황열병을 정복한 사람들. Dean Cornwell이 그린 이 그림(1939)은 모기를 통해 전파되는 yellow fever virus를 가지고 행해진 군인 자원자들의 실험적 감염을 묘사한 것이다. 서있는 사람들(왼쪽부터 오른쪽)은 검은색 정장을 입은 Carlos Finlay; 모자를 들고 있는 Aristedes Agramonte; 군인들의 팔에 모기들이 있는 틀을 대고 있는 Jesse Lazear; 그리고 흰색 정복을 입은 Walter Reed이다. Reproduced with the generous permission of Wyeth Laboratories.

마침내는 그의 삶마저 바쳤다. Lazear는 황열병 때문에 사망한 실험적 감염의 첫 번째 사람이었다. 이 용기 있는 팀의 멤버들은 1939년 Dean Cornwell이 그린 극적인 작품에 묘사되어 있으며(그림 1.1) Reed 위원회의 연구결과들로 인해 모기들이 이 질병의 매개체라는 것이 마침내 증명되었다. 1901년, Reed와 James Carroll은 실험적으로 감염된 황열병 환자의 혈청을 제균 필터로 거른 다음, 희석하여 황열병에 면역이 없는 세 사람에게 주사하였다. 이후 두 사람에서 황열병이 발병하였으며 Reed와 Carroll은 제균 필터를 통과할 수 있는 바이러스가 질병의 원인이라는 결론을 내렸다. 같은 해에 하바나 대학의 병리학 및 열대의학 교수인 Juan Guiteras는 yellow fever virus를 옮기는 모기들에 자원자들을 노출시킴으로써 황열병에 대한 면역성 획득을 시도했다. 19명의 자원자들 중에 8명이 황열병에 걸렸고 그 중 3명이 사망하였다. 사망자 가운데 한 사람은 Clara Louise Maass로 뉴저지 출신의 미군 간호사였다. 황열병은 150년 동안 하바나 지역의 꾸준한 골칫거리였지만, Reed와 그의 동료들이 얻어낸 결과는 혁명적인 발견이었다. 하바나의 시장인 William Gorgas는 모기 방제를 빠르게 도입하였고 이에 힘입어 단 일 년 만에 질병 발병률이 극적으로 감소되었다. 오늘날까지도 모기 방제는 황열병 발병을 줄이기 위한 가장 중요한 방법이다.

20세기의 초반을 거치며 다른 인간 바이러스들도 확인되기 시작했다(그림 1.2). 그러나 yellow fever virus에 대한 경험을 통해 충분히 알려진 것처럼 인간 바이러스의 실험적 조작과 관

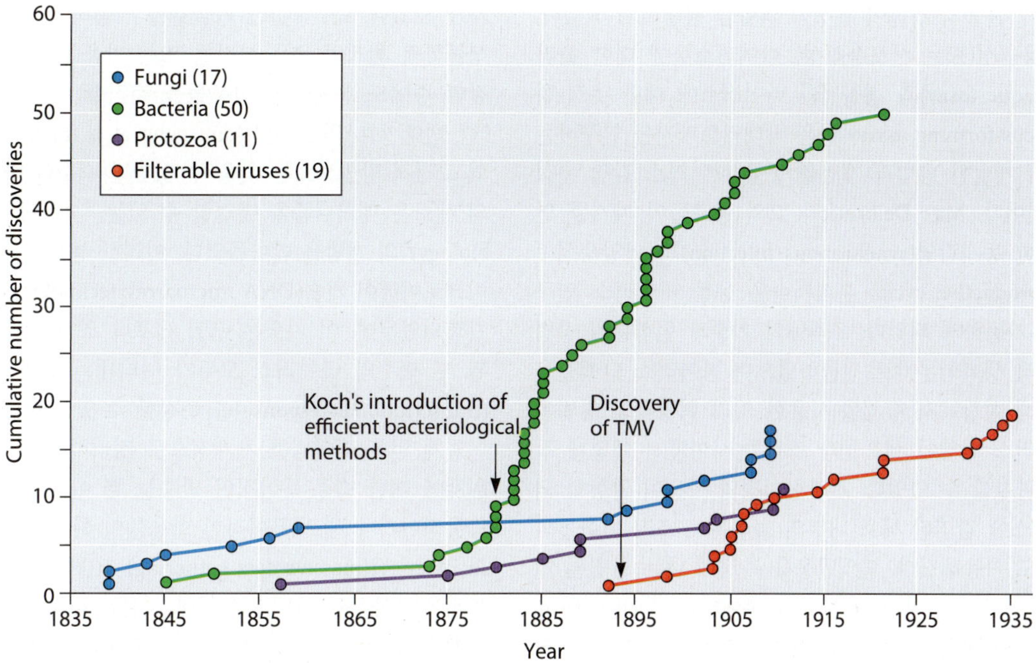

그림 1.2 새로운 감염성 병원체들의 조기 발견 속도. Koch에 의한 효과적인 세균학적 기술의 도입으로 인해 1880년대 초기부터 세균 병원체의 새로운 발견들이 폭발적으로 불어났다. 이와 비슷하게, 여과장치를 통과할 수 있는 병원체들의 발견되면서 1990년대 초에는 바이러스학 분야가 등장하게 되었다. 바이러스가 발견된 초기의 격동에도 불구하고, 1935년까지는 단지 19개의 서로 다른 인간 바이러스들이 보고되는 데 그쳤다. TMV, tobacco mosaic virus. Adapted from K. L. Burdon, *Medical Microbiology* (MacMillan Co., New York, NY, 1939), permission.

련하여 적지 않은 위험과 어려움 때문에 발견 속도는 늦을 수 밖에 없었다. 결과적으로, 몇몇 중요한 질병들의 병원체들이 여러 해 동안 확인되지 못했고 시간이 흐르면서 겨우 일부에서만 운 좋은 결과를 얻었다. 전형적인 한 사례로서 인플루엔자(독감, influenza)의 원인이 되는 바이러스를 들 수 있다. 사실 이탈리아 사람들이 붙인 그 이름은 독기(miasma)와 불운한 점성학적 징후들의 "영향(influence)"으로 인해 이 질병이 발생한다는 믿음 때문에 1700년대 중반 즈음 유래한 것이다. 인플루엔자에 대한 현재의 견해는 약 10,000년 전에 시작된 동물의 가축화가 계기가 되어, 사람들과 가축들 사이에 바이러스가 전달되어 발생한다고 본다. **대유행병(Pandemics)**이라 불리는 인플루엔자의 세계적인 유행병은 100년이 넘도록 인간사회에 출몰하고 있다. 이와 같은 대유행병들은 일반적으로 아주 어리거나 나이가 아주 많은 사람들의 치사율과 관련이 있었지만, 1차 세계대전이 끝난 후 1918년부터 1919년 사이에 일어난 인플루엔자 대유행은 엄청난 재앙이었다. 이 대유행병으로 인해 4천만 명이 넘는 사람이 사망하였으며 이는 당시의 전쟁에서 죽은 사람의 수보다 많은 수치였다. 많은 노력에도 불구하고 인간의 influenza virus는 1933년까지 분리되지 못하였다. 이 바이러스는 Wilson Smith, Christopher Andrewes, Patrick Laidlaw에 의해서 처음으로 동정되었는데, 그 이유는 마침내 이 바이러스의 증식에 적합한 숙주를 찾아냈기 때문이었다. 이 연구자들은 흰족제비(ferrets)를 환자의 인후를 세척한 가검물로 감염시켜 바이러스를 분리해냈으며 이 바이러스는 현재 influenza A virus로 알려져 있다. 흰족제비는 낯설고 이국적인 동물 숙주이지만, 사실 이 동물을 이용해 얻은 성공은 뜻밖이었다: Laidlaw는 흰족제비를 canine distemper virus 연구에 사용하고 있었기에 자신의 실험실에서 이 동물을 사용한 것이었다. 그 후, influenza A virus가 생쥐 성체와 닭의 배아에 감염한다는 것이 밝혀졌다. 특히 요낭(allantoic sac)에서 많은 양의 바이러스가 생성되었기 때문에 닭의 배아는 매우 유용한 숙주 시스템이라는 것이 입증되었다. 실제로, 달걀은 인플루엔자 백신 생산에 현재까지도 사용되고 있다.

바이러스 병인의 황금기

바이러스학이 시작되고 처음 50년 동안 질병의 원인체를 서술하는 데 있어 개척적인 연구 노력이 있었다면, 이후 25년 동안은 바이러스 병인(pathogenesis) 연구가 확고한 기반을 갖추게 되는 기간이었다. 20세기 전반부에 바이러스를 분리 및 동정하는 방법들이 개발되었고, 바이러스 감염의 양적 연구에는 배발생 중인 달걀을 사용하게 된다. 그러나 1950년대에는 오늘날 **바이러스 병인**의 황금기라 부르는 시기로 이끌게 되는 몇 가지 새로운 기술들이 개발되었다. 사실, 바이러스 병인 분야의 기본 원리들은 1950년 이후 25년 간 확립된 것들이며 겉으로는 단순해 보이는 기술들의 개발이 결정적 역할을 담당하게 되었다. 예를 들어, 용균성(또는 세포용해성) 바이러스들에 대한 플라크 분석법(plaque assay)과 형질전환 바이러스에 대한 촛점-형성 분석법(focus-forming assay) 등은 박테리오파지를 연구하는 생물학자들이 개발한 방법과 개념을 동물 바이러스 감염 분석에 도입한 것이다. Max Delbruck과 그의 동료들이 파지를 연구하며 개발한 동시감염(synchronous infection)과 단일생식주기(single reproductive cycle) 분석기술은 동물 바이러스 연구에도 적용이 가능하게 되었다. 조직배양 기술과 원심분리 방법들은 일찍부터 생화학분야로 진출하였으며 바이러스 단백질을 확인하기 위해 형광표지 항체를 사용한 가히 혁명적인 방법에 힘입어 바이러스 감염이 세포들과 조직들 사이에서 어떻게 전파되는지도 관찰할 수 있었다. 전자현미경의 사용이 일상화 되었고, 바이러스에 감염된 세포 내부의 놀라운 구조적 변화들의 분류와 분석도 가능해졌다. 면역반응을 측정해 내는 방법론 개발은 아마도 이 황금기의 가장 중요한 촉매였을 것이다. 특히, 항체들의 존재와 활성을 확인하는 능력은 바이러스 병인의 연구흐름을 바꿔 놓았는데 보체 고정(complement fixation), 중화(neutralization), 그리고 혈구응집저해반응(hemagglutination inhibition) 등은 1950년대에 발달한 많은 혁신적인 분석법들 중에서도 특별한 세 가지였다. 이와 같은 기술들을 보유하게 된 과학자들은 poliovirus, mousepox virus, rabies virus, lymphocytic choriomeningitis virus 등의 병인에 대한 고전적인 연구들을 수행하였고 이 연구들은 오늘날에도 정확하고 면밀한 분석법들의 모델로서 자리 잡고 있다.

바이러스 병인의 새 시대

1970년대 중반부터 20세기 말까지는 생물학의 진정한 변혁이 드러났던 시기이다. 재조합 DNA 기술로 인해 숙주와 바이러스 유전체의 클로닝, 염기서열분석, 그리고 조작(manipulation)이 가능해졌다. 중합효소연쇄반응(polymerase chain reaction)은 생물학을 변화시킨 다양한 재조합 DNA 기술들 가운데 으뜸이었다. 재조합 DNA 기술이 이끌어낸 변화의 힘은 1980년대와 1990년대의 노벨상들에서 살펴볼 수 있으며 유전자 이식 동물(transgenic animals), 유전자 조준(gene targeting), 그리고 RNA 간섭(RNA interference) 등은 그 주요 사례들이다.

그간 서술 수준에 그쳤던 바이러스학은 분자생물학 및 세포생물학의 개념들과 방법들에 환원론적 단계로까지 변화하게 되었다. 유전체를 추출하고 단백질들을 동정하였으며, 유전학과 생화학적인 방법을 통해 그 기능들을 추론하면서 질병의 새로운 모델들을 확립해 나갔다. 이 환원론적 접근으로 말미암아 감염의 기계론적 이해뿐 아니라 진단 시약, 항바이러스제, 그리고 백신 개발 등의 실질적 적용에서도 크게 주목할 만한 성과를 거두었다. 20세기를 마감하면서, 많은 과학자들의 분석방법은 환원론에서 전체론적 철학(holistic philosophy)으로 옮겨가게 되었다. 즉, 적절한 기술들을 사용하여 한 사람이 주어진 생물학적 체계의 모든 분자들 또는 반응들에 대해 알 수 있고, 감염 중에도 분자들과 반응들을 추적할 수 있게 되어 이전에 "한 번에 하나의 유전자(one gene at a time)"를 분석하는 식의 고전적 방법으로는 찾을 수 없었던 숙주와 바이러스 생물학의 새로운 메커니즘을 발견할 수 있는 "시스템 생물학(systems biology)"의 개념을 받아들였다. 이러한 생각은 처음에 DNA 마이크로어레이 기술(DNA microarray technology)을 사용하면서 시작되었는데, 이 기술은 단일 세포나 조직이 바이러스에 감염된 후 숙주와 바이러스 모두가 나타내는 전반적인 전사 반응(transcriptional response)을 측정할 수 있는 방법이다(Box 1.1). 이렇게 얻은 데이터를 체계적으로 정리하면 주어진 감염성 병원체에 대한 숙주-특이적인 반응들 뿐 아니라 이 감염에 대한 공통적이거나 세포-특이적인 반응들이 확인된다. 또 다른 대규모 정보수집(massive data-gathering) 기술들을 이용하면 세포와 조직에 존재하는 단백질은 물론 저분자 대사산물에 이르기까지 사례별 유사성 분석도 가능해진다(Box 1.2). 과학자들 대부분은 이와 같은 대규모 정보를 다루고 통합해낼 수 있는 컴퓨터 프로그램들을 활용할 수 있으며 이런 정보의 금광이 막강한 위력을 갖게 되는 것은 더 이상 놀라운 일이 아니다. 시스템생물학으로부터 도출된 많은 아이디어들을 검증하려면 환원론적 접근이 불가피할 것이다. 더욱이, 이와 같은 새 방법론에도 불구하고 바이러스 병인의 기본원리 중 일부는 아직 도전 조차 못해 보고 있다. 이제 이 원리들에 대해서 알아보자.

감염의 기본원리

불운한 사건들의 연속

감수성이 있는 숙주의 감염은 개별 사건들이 연속되는 과정으로 나타난다(그림 1.3A). Mousepox의 병인은 그와 같은 연속과정의 고전적인 예이다(그림 1.4). 먼저 발에서 국부적인 바이러스 증식이 일어난 후에, 바이러스는 혈관계를 타고 비장, 간, 그리고 피부로 퍼져 나간다. 감염에 관여하는 이런 단계들은 동물 모델들을 사용하여 다수의 바이러스 병원체를 대상으로 정의된 바 있다. 이에 대한 대조적 관점으로, 감염이란 숙주에 의해 부과되는 병목(bottlenecks)을 건너뛰도록 허용하는 일련의 확률론적(stochastic) 사건들로 구성된다는 견해가 있다(그림 1.3B). 조직들의 건축구조와 면역계는 그와 같은 병목의 사례들이다. 병목을 통과할 수 있는 바이러스들이 선택되려면 바이러스 개체군 내에 다양성이 있어야 한다(10장). 사실 이와 같은 두 관점은 겉으로 보이는 만큼 대조적인 것은 아니다; 확률론적 관점에서도 감염이 일련의 정의된 단계라는 개념을 배제한다기 보다는 각 단계의 결과에 무작위적 요소들이 추가된 것이라 할 수 있다.

BOX 1.1

EXPERIMENTS

전사 프로파일링으로 밝혀 낸 감염에 대한 숙주 반응

1998년, Human cytomegalovirus 감염에 대한 숙주의 전사반응을 관찰하기 위해 DNA 마이크로어레이(microarrays)를 이용했던 첫 번째 논문 발표 이후로 지금껏 알려진 대부분의 바이러스를 대상으로 해서 비슷하거나 더 진보된 방법을 적용한 수백 편의 연구 논문들이 발표되고 있다.

이와 같은 연구의 결과들은 항상 판단하기 복잡하다. 예를 들어, 새로운 합성을 위해서나 안정성에 변화가 일어 RNA의 양이 크게 변한 것인지 또는 이런 전사 수준의 변화로 인해 해당 단백질이 다량 생성되는 것으로 이어지는지 조차도 결정하기가 어렵다. 그렇지만 감염에 대하여 공통적으로 나타나는 몇 가지 숙주 전사의 반응들을 밝히는 것은 가능하다.

그와 같은 연구 중 하나는, 785번의 실험들과 다양한 바이러스와 박테리아를 포함한 여러 가지의 숙주-병원체 상호작용 77개를 비교한 32개의 연구를 대상으로 체계적인 집단(cluster) 분석을 제공한 바 있다. 이 논문의 저자들은 511개의 공통 조절되는 RNA로 이루어진 한 집단을 발견하여 이를 "공통된 숙주 반응"이라 지정했다. 저자들에 의하면 이와 같은 유전자 산물들의 몇몇이 공통적인 내재적 세포-자율 방어뿐 아니라 감염을 대응한 일반적 경보 신호를 구성한다는 것을 전제로 하고 있다. 또한 병원체들이 병독성(virulence)을 증가시키기 위해 이와 같은 반응들을 조정할 수 있다고 제안한 바 있다.

이와 같은 511개 유전자들의 산물은 5개의 일반적인 그룹으로 나누어진다:

1. 염증 중재물질 (염증 유발 사이토카인 종류, 케모카인 종류, 프로스타글란딘 합성 촉진물질)
2. 인터페론 자극에 의한 산물
3. 내재성 방어 및 면역 방어 활성화 산물 (Nf-κB 등의 전사 단백질, 세포질 내 핵산 검출분자들의 활성화 인자)
4. 세포 및 면역 방어의 음성 조절자 (Iκbα, Iκbε, 다양한 키나아제 종류, 항세포자살 유전자들)
5. 숙주 반응 (림프구 활성화, 세포 부착, 조직 침투)

그렇지만 컴퓨터 분석에 근거해 군집으로 나눌 수 있더라도 이와 같은 반응들은 세포 유형과 병원체에 따라 특이적이며, 출현 정도와 시기도 다양하다. 우리의 도전 과제는 감염된 조직과 숙주에서 발견되는 배양세포들이 나타낸 전사 차원의 변화들 사이의 유연관계를 이해하는 것이다.

Jenner, R., and R. Young. 2005. Insights into host response against pathogens from trsascriptional profiling. *Nat. Rev. Microbiol.* **3**:281-294.

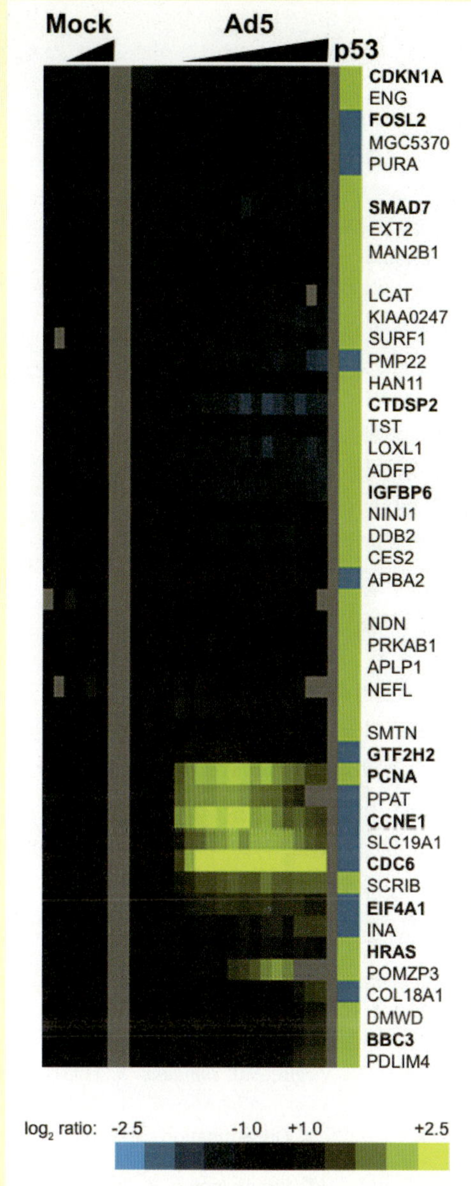

Anenovirus type 5 감염에서 나타나는 세포 유전자들의 발현 변화. 인간의 포피 섬유아세포들이 감염된 경우, 그리고 가상으로 감염시킨 경우에 서로 다른 시간대에서 추출한 RNA를 마이크로어레이로 분석하였다. p53이 표적으로 삼는 50여 개의 유전자들을 나타내고 있다. 파란색은 RNA의 양이 줄어든 것을 나타내고 노란색은 증가한 것을 나타낸다. p53 아래에 표시된 칼럼은 p53 단백질에 의해 전사적으로 활성화된(노란색) 또는 억제된(파란색) 유전자들을 요약하고 있다. 칼럼들 위에 그린 경사면 기호는 감염 후 시간을 나타낸다. Reprinted from D. L. Miller et al., *Genome Biol.* **8**:R58, 2007, with permission.

BOX 1.2 DISCUSSION

바이러스 감염은 세포의 대사경로에 주목할 만한 영향을 미친다: 유전체 및 대사체적 접근

숙주세포들의 생화학적 기반은 바이러스 증식에서 매우 중요하다. 아직 충분히 이해되고 있지 못한 이면의 사실은 이 기반에 바이러스의 복제에 필요한 에너지와 건축 재료를 제공해주는 세포의 대사 기구 포함된다는 점이다. 액상 크로마토그래피-질량 분광분석법은 배양된 인간 세포에 human cytomegalovirus가 감염된 동안 많은 수의 대사화합물들(에너지 분자들과 생화학적 건축 재료들)의 농도를 직접적으로 정량하는 데 사용되어 왔다. 이에 더하여, 세포 RNA의 변화도 마이크로어레이 분석과 병행하여 측정되었다. 바이러스 감염 후, 많은 대사산물들의 농도는 세포들이 휴지기에서 성장기로 전환될 때 드러나는 것보다 훨씬 더 많이 극적인 증가를 보인다. 대사산물 수준에서 나타나는 변화는 종종 대사산물 생산과 연관된 RNA 수준의 뚜렷한 증가와 함께 일어난다. 결론 중에서 놀랄만한 한 가지는 바이러스-감염 세포들이 특징적인 대사 프로그램을 생성했다는 점이었다.

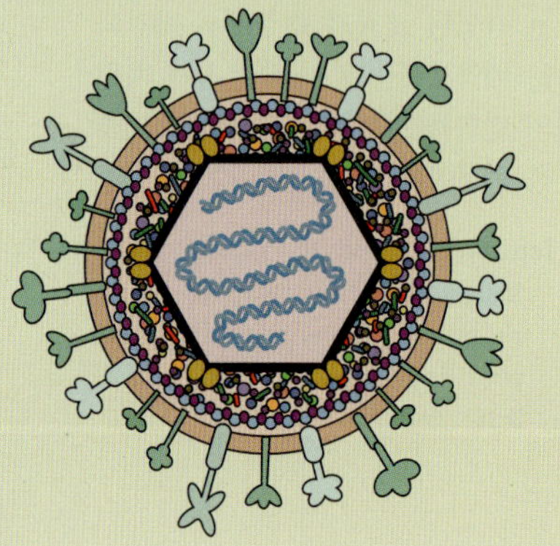

이와 같은 연구가 더 많이 수행된다면 바이러스-감염 세포들의 대사환경에 대해 포괄적인 특성을 제공할 것으로 기대할 수 있다. 이처럼 중요한 대사적 변화들은 감염에 대응한 전반적인 숙주 반응에 영향을 미칠 것이다. 게다가 이 같은 변화들은 바이러스 증식과 전파에 필요하다는 점에서 항바이러스 치료의 표적이 될 수 있다.

Munger J., S. Bajad, H. Coller, T. Shenk, and J. Rabinowitz. 2006. Dynamics of the cellular metabolome during human cytomegalovirus infection. *PLoS Pathogy*, **2**:1165-175.

감염의 시작

한 숙주 개체에서 감염이 성공적으로 이루어지기 위해서는 세 가지 필요조건들이 충족되어야 한다: 먼저, 감염을 개시하려면 충분한 수의 **비리온**(**virions**)이 있어야 한다; 감염 장소에 위치한 세포들은 비리온이 물리적으로 접근할 수 있어야 하며, **감수성**(susceptible, 침입을 위한 수용체 보유)과 **허용성**(permissive, 바이러스 복제에 필요한 세포내 유전자 산물 보유)이 있어야 하고; 감염개시 지역에는 숙주의 항바이러스 시스템이 존재하지 않거나 적어도 초기에는 효과가 없어야 한다.

첫 번째 조건은, 어떤 감염에서나 실질적인 장벽으로 작용하며 숙주 간 감염 전파에 있어서 상당히 취약한 연결고리이다. 세포에서 방출되어 자유로운 상태가 된 바이러스 입자들은 거친 환경과 입자 농도를 감소시킬 수 있는 빠른 희석 작용 등 두 가지 상황에 직면하게 된다. 오염된 물이나 하수를 통해 퍼져 나가는 바이러스들은 삼투압 쇼크(osmotic shock), pH 변화, 햇빛 노출에도 안정해야 하고 떠다니는 부유물에 비가역적으로 흡착

그림 1.3 바이러스 병인의 조망. **(A)** 예상될 수 있는 결과와 함께 일련의 단계들로 연결되는 감염 개관. **(B)** 연속되는 확률론적 사건들의 관점에서 본 감염. 감염 후, 세포, 기관, 또는 숙주에 따라 구성되는 병목을 지나갈 수 있는 바이러스들이 선택된다. Adapted from H. W. Virgin, *Nat. Immunol.* **8**: 1143-1147, 2007, with permmison.

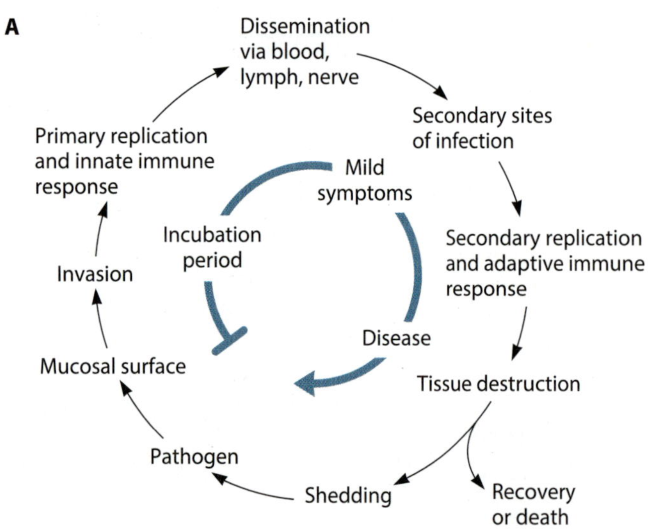

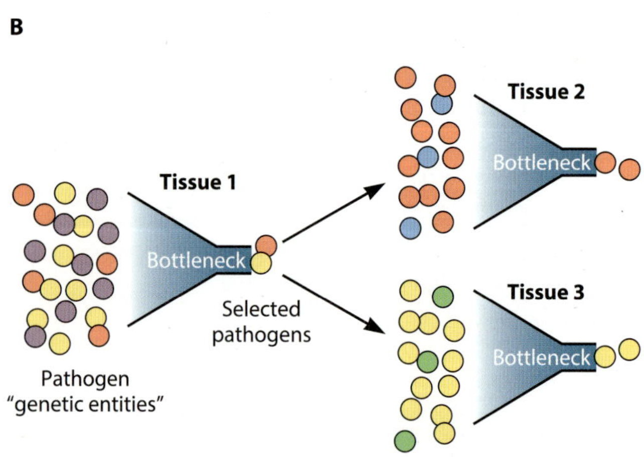

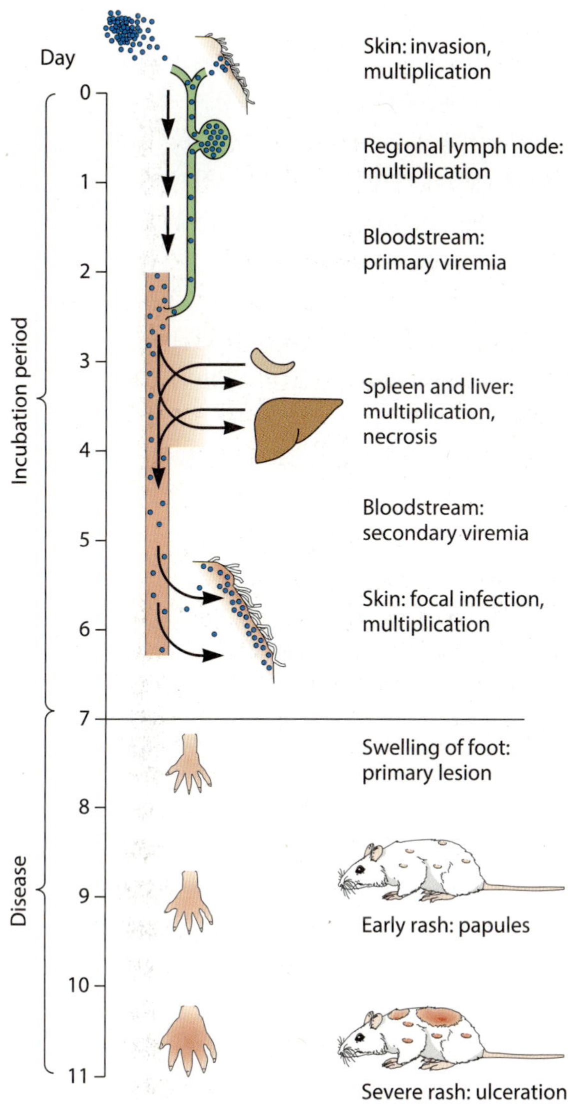

그림 1.4 Mousepox의 병인. 쥐의 발바닥으로 바이러스를 접종한 다음에 이어지는 쥐 사지부전증(mousepox) 병인의 연속된 사건 흐름. 그림은 Frank Fenner의 고전적 연구를 바탕으로 한 것으로, 바이러스의 확산 감염이 어떻게 지역적인 증식에서 시작해 일차와 이차 바이러스혈증으로 발전되는지를 최초로 확인시켜준 것이었다. 사지부전증의 경우, 바이러스가 발에서 지역적으로 증식하면서 나타난 숙주의 반응은 접종지역이 붓는 증상으로 나타났고; 바이러스혈증이 나타난 후, 피부조직에서 복제하는 바이러스에 대한 숙주 반응은 발진으로 나타났다. Adapted from F. Fenner et al., *The biology of Animal Viruses* (Academic Press, New York, NY, 1974), with permmison.

되어서도 안 된다. 연무질(aerosol)을 통해 분산되는 바이러스 입자들이 다음 숙주를 감염시킬 수 있으려면 수분을 잃지 않고 매우 농축된 상태로 유지되어야 한다. 이와 같은 방식으로 퍼져 나가는 바이러스들은 각 숙주 개체들이 서로 가까이 접촉하는 개체군 내에서 최고의 전파효율을 나타낸다. 반면에, 숙주가 곤충에게 물리거나, 숙주의 점막 표면과 접촉하거나, 또는 오염된 바늘과 같이 또 다른 직접적인 접촉으로 전파되는 바이러스 종류들은 자연환경에 거의 노출되지 않는다. 바이러스 입자 하나가 한 숙주에서 또 다른 숙주로 이동하는 동안 살아 남았다고 할지라도 단순히 농도가 충분하지 않은 때문에 감염은 실패로 끝나기도 한다. 원칙적으로는 하나의 비리온도 감염을 개시할 수 있어야 하지만 감염과정 자체의 복잡성과 연관된 숙주의 물리적 및 면역적 방어벽으로 인해 다수의 입자들이 필요하다. 감염을 개시하고 그 과정을 지속하는 데 필요한 입자들의 수는 바이러스의 종류, 감염 부위, 그리고 숙주의 생리적 상태와 나이에 따라 다르다. 그러나 몇 가지 기본적 사실들을 보면 이에 대한 이해가 쉬워질 것이다.

배양세포에서의 감염을 통계적으로 분석해 보면 평균적으로 하나의 바이러스 입자로도 감염을 개시할 수 있다는 것을 알 수 있다. 그러나 사례별로 보면 완전히 적격한 비리온들도 감염의 개시에 실패하는 경우가 많다. 이런 실패는 부분적으로 감염주기(infection cycle)의 복잡성에 의해 설명될 수 있다: 나름대로 독특한 다양한 반응들이 있고, 바이러스 입자 하나가 이 감염주기를 완성할 확률도 100%가 되지 못한다. 예를 들어, 바이러스 입자가 세포 표면과 처음 접하는 상황에서 부유물이나 세포외부 물질에 흡착되는 탓에 잠재적으로 비생산적인 상호작용들이 적지 않다. 바이러스 하나가 허용성 세포에 성공적으로 부착했다 할지라도, 세포내 소화기관인 리소좀(lysosome)으로 전달될 수도 있다. 이와 같은 잘못된 시작 또는 부적절한 상호작용의 대부분은 비가역적이며 비리온의 감염도 실패로 돌아간다.

게다가, 바이러스 개체군에는 감염주기를 완결해 낼 수 없는 입자들도 종종 포함되어 있다. 예를 들면, 바이러스 복제과정의 실수나 환경에 존재하는 저해(inhibitory) 화합물들과의 상호작용으로 인해 결손입자(defective particle)들이 생성되기도 한다. 실험실 연구에서는 전체 시료 중 감염성 바이러스의 비율을 나타내는 정량적 단위로서 **입자-대-플라크 형성 단위(the particle-to-plaque-forming-unit, PFU)**를 사용한다. 제I권의 2장에서 서술한 바와 같이, 주어진 시료에 존재하는 입자들의 물리적 개수는 대개 전자현미경을 통해 산출하며 이를 단위부피당 감염성 단위의 수 또는 PFU와 비교한다. 이 비율은 주어진 바이러스 시료의 질을 판단하는 유용한 지표가 되기 때문에 동일한 혹은 동등한 과정을 거쳐 얻어진 수치라면 바이러스 종류에 따라 일정하게 나타나야 할 것이다.

바이러스 진입

일반적으로, 비리온이 숙주에 침입하는 첫 단계는 몸의 표면에서 세포들로 진입하는 것이다. 바이러스가 진입하는 일반적인 장소로는 호흡기, 소화기, 그리고 비뇨생식기의 점막층과 눈의 바깥쪽 표면(결막 또는 각막), 그리고 피부 등이 포함된다(그림 1.5).

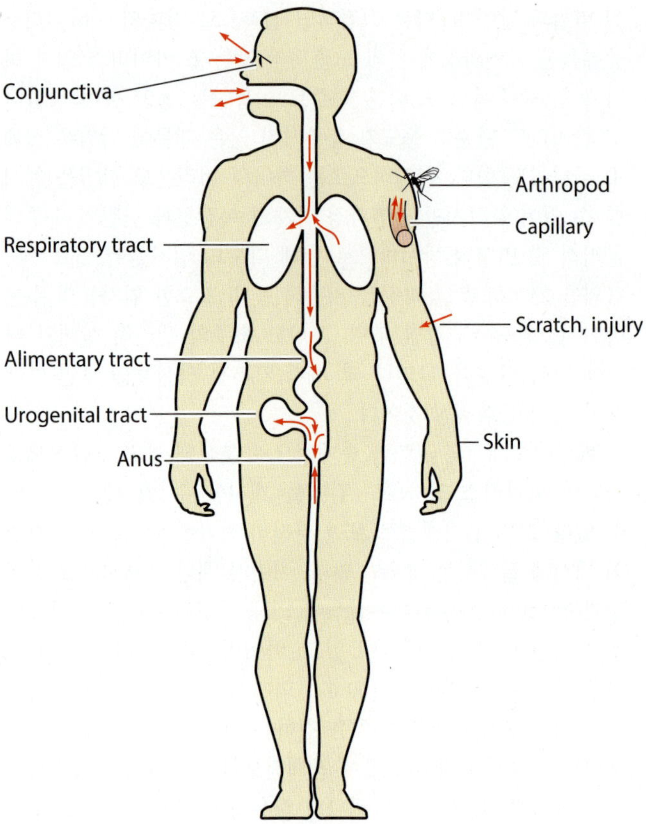

그림 1.5 바이러스가 숙주로 침입하는 지점들. 바이러스들이 침입하고 감염 후 방출되는 지점들을 표시한 인간 숙주의 그림. 인체는 피부로 덮여 있으며 비교적 투과성이 낮은 (죽은) 바깥층을 가지고 있다. 그러나 부위에 따라서는 음식을 섭취하고, 가스를 교환하고, 소변과 다른 액체들을 배출하기 위해 살아 있는 세포로 이루어져 바이러스의 접근이 가능한 층도 있다. 이런 부위의 층은 피부에 비해 보다 쉬운 바이러스 침입 경로를 제공한다. 비리온들은 긁힘이나 상처, 매개곤충에게 물림, 또는 주사바늘 등을 통해 피부로도 침투할 수 있다.

호흡관

바이러스 침입에 있어 가장 흔한 경로는 아마도 호흡관일 것이다. 사람의 폐 안에는 폐포(alveoli)라고 부르는 약 3억 개의 말단 기낭들이 있는데 여기에서 들이쉰 공기와 혈액 사이에 기체교환이 일어난다. 이런 기능을 수행하기 위해서 각 기낭은 모세혈관이나 림프관과 밀착되어 있다. 사람 폐에서 공기와 접하는 지역을 모두 합치면 거의 140 m^2에 이른다. 사람들은 휴식 중에도 1분당 6리터의 공기를 환기한다. 따라서 많은 수의 외래 입자들과 연무질처럼 작은 물방울들이 호흡할 때마다 안으로 들어오게 되며 그 안에는 종종 비리온들도 담겨 있다. 다행히도 호흡관 감염을 막아주는 다양한 숙주 방어 메커니즘이 있다. 기계적(물리적) 장벽들은 항바이러스 방어에 중요한 역할을 한다. 예를 들어, 호흡관은 섬모세포들로 구성된 점액섬모 막(mucociliary blanket), 점액-분비 배상(goblet) 세포들, 그리고 내피 밑쪽에 늘어선 점액 분비선들로 덮여 있다(그림 1.6). 비강이나 상기도(호흡관 상부)에 쌓인 외래 입자들은 점액에 붙잡혀 인후의 뒤쪽으로 옮겨지고 삼켜지게 된다. 하기도(호흡관 하부)에서는 점액에 붙잡힌 입자들이 섬모의 활동에 의해 폐로부터 인후까지 운반된다. 호흡관의 가장 아래쪽 부분인 폐포에서는 섬모나 점액이 부족하지만 폐포를 따라 늘어선 대식세포들(macrophages)이 입자들을 삼키고 소화시키며 또 다른 세포성 및 체액성 면역반응들도 방어 메커니즘에 개입한다.

많은 바이러스들이 감염된 환자들의 기침이나 재채기를 통해 방출된 연무질이나 비말에 담겨 호흡관으로 진입한다(표 1.1). 한편, 감염은 환자의 타액에 접촉하는 것을 통해 퍼질 수도 있다. 바이러스가 담긴 비말의 직경이 크면 주로 콧속에 쌓이는 반면 보다 작은 비말들은 기도나 폐포를 통해 들어간다. 바이러스가 호흡관에 성공적으로 감염하려면 점액에 의해 쓸려 내려가거나, 항체에 의해 중화되거나, 폐포의 대식세포에 의해 파괴되지 않아야 한다.

소화관

소화관은 감염과 분산(dispersal)이 일어나는 흔한 경로이다(표 1.1). 구강으로부터 항문까지 연결되어 있는 이 관은 항상 움직이고 있다. 먹기, 마시기, 그리고 일부 사교적 활동들도 일상적으로 바이러스들을 소화관에 들여놓게 된다. 소화관은 음식물을 섞고, 소화하고, 또 흡수하는데 이 때문에 바이러스가 감수성이 있는 세포와 만나고, 순환계, 림프계, 그리고 면역계의 세포들과 상호작용을 하는 좋은 기회를 제공한다. 그러나 동시에 바이러스 입자에게는 극단적으로 적대적인 환경이기도 하다. 위는 산성이고 장은 알칼리성이며 소화효소들과 지방을 분해하는 담즙이 풍부하고 상피세포는 점액질로 덮여 있으며 장의 내강 안쪽 면에는 항체들과 대식세포들이 즐비하다.

장관 경로를 통해 감염을 일으키는 비리온들은 최소한 극단적 pH, 각종 단백질분해효소, 그리고 담즙에 대한 저항력을 가지고 있어야 한다. 실제로, 이러한 특성이 부족한 비리온들은 소화관에 노출될 경우 곧 파괴되므로 다른 장소에서 감염을 시작해야 한다. *Picornaviridae* 과에는 산-취약성(acid-labile) 바이러스들(예, rhinovirus)과 산-저항성(acid-resistant) 바이러스들(예, poliovirus) 두 종류가 모두 존재한다(Box 1.3). Rhinovirus는 호흡기 병원체이며 장 상부(upper intestine)에는 감염할 수 없고 들이마신 연무질을 통해 개체군 내에서 퍼져 나간다. 이와는 대조적으로, poliovirus는 음식물 섭취과정에서도 살아남을 수 있고 장 상부에서 감염을 시작할 수 있으며, 분변-구강(fecal-oral) 경로를 통해 전파된다. 사실, 소화관의 적대적인 환경은 오히려 일부 바이러스들의 감염을 촉진해준다. 예를 들어, reovirus 입자들은 장 내강에 존재하는 숙주의 단백질분해효소에 의해 하위단계 입자(subviral particle)로 전환되는데 그 후에야 장세포들을 감염시킬 수 있다. 예상하는 바와 같이, 대부분의 외피막 바이러스(envoloped virus)들이 소화관에서 감염을 시작하지 않는 이유는 외피막이 담즙염 같은 세정 물질에 의

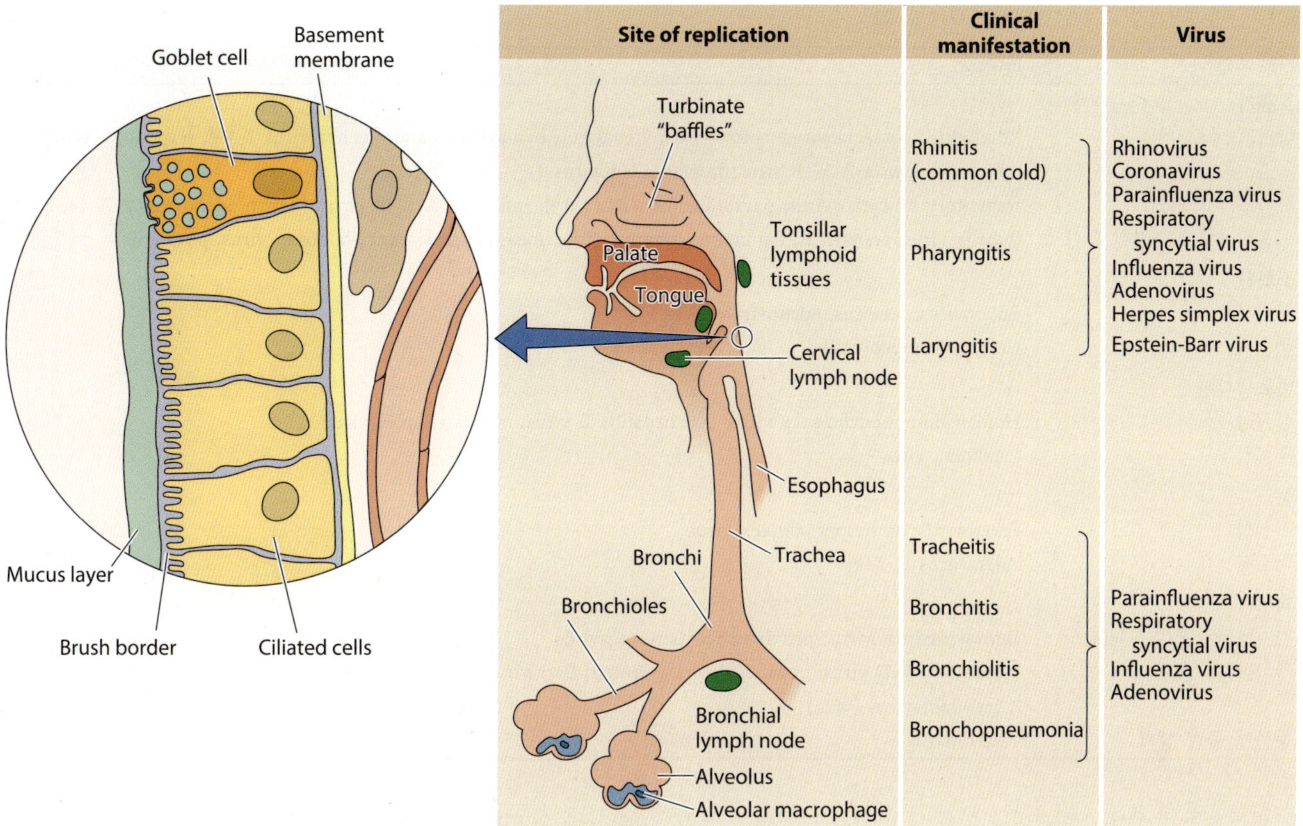

그림 1.6 호흡기관의 바이러스 침입 지점들. **(왼쪽)** 호흡기 상피세포층의 상세한 모습. 배상(goblet) 세포들에 의해 생산되는 점액층은 비리온 부착을 방해하는 만만치 않은 장벽이다. 이 층을 통과하는 비리온들은 섬모세포들 내에서 증식하거나 또는 세포들 사이를 비집고 통과하여 다른 물리적 장벽인 기저막에 도달할 수도 있다. 세포외 기질인 기저막을 넘어가게 되면 바이러스 입자들은 조직액과 합류하여 림프모세관으로 들어가게 되어 결국 혈액에 도달할 수 있게 된다. 시역에 위치한 대식세포들은 외래 입자들을 탐색하기 위해 지속적으로 조직액을 순찰한다. Adapted from C. A. Mims et al., *Mims' Pathogenesis of Infectious Disease* (Academic Press, Orlando, FL, 1995), with permission. **(오른쪽)** 호흡기관의 서로 다른 지점에서 복제하는 바이러스들과 관련 임상 징후들.

한 분해에 취약하기 때문이다. 그러나 장관계 코로나바이러스(enteric coronavirus)는 특별한 예외이며, 이 외피막 바이러스들이 어떻게 소화관의 거친 환경을 견딜 수 있는지에 대해서는 알려지지 않았다.

장 안쪽 표면의 거의 대부분은 원주형의 융모성 상피세포들로 덮여 있으며 세포의 정단부는 미세융모가 빽빽하게 들어서 있다(그림 1.7). 이 브러시 모양의 경계면은 당단백질(glycoproteins)과 당지질(glocolipids), 그리고 점액으로 덮여 있어 전해질과 영양분은 통과할 수 있지만 미생물들에게는 만만찮은 방어벽으로 작용한다. 그럼에도 불구하고 장관계 adenovirus와 Norwalk virus, 일부 calicivirus들은 장의 상피세포에서 광범위하게 복제한다. 이 바이러스들이 물리적 장벽들을 회피하여 감수성이 있는 세포들에 진입하는 메커니즘은 이제야 이해되기 시작했다(1권, 5장). 장의 점막층을 따라 흩어져 있는 림프여포(lymphatic follicle)들은 주로 원주형의 흡수세포들과 M세포들로 구성된, 특별한 여포-연관 상피세포층으로 덮여 있다. M세포의 세포질은 굉장히 얇아서 내강과 상피세포 아래쪽을 잇는 막-모양의 다리(membrane-like bridge)이다. 제I권의 4장에서 설명한 바와 같이, M세포들은 항원들을 삼키고 **통과세포외배출(transcytosis)** 작용을 통해 더 안쪽에 있는 조직에 전달한다. 이 과정 중에 장 내강 쪽에서 섭취된 물질들은 사실상 M세포의 세포질을 완전히 통과하여 아래쪽의 기저막(basal membranes)과 세포외 공간으로 전달된다(그림 1.7). 몇몇 장 바이러스들은 장의 내강으로부터 더 안쪽의 조직으로 침입하는 메커니즘으로서 M세포의 통과세포외배출을 활용하는 것으로 생각된다. 이와 같은 방식으로 점막 상피를 건넌, 바이러스 입자는 순환계의 림프관과 모세혈관으로 침투할 수 있게 되어 숙주 전체로 전파가 촉진된다. 특별히 잘 연구된 사례는 reovirus의 침투이다. Reovirus의 하위입자들은 M세포의 표면에 부착한 후에 아래층의 림프여포로 이동하며 그곳에서 일차 증식하여 다른 조직으로 퍼져 나간다. 또 다른 바이러스 종류는 M세포를 가로질러 확산되기보다는 그 세포 안에서 활발하게 증식하고 그 안쪽의 조직으로는 퍼지지 않는다. 예를 들어, 전염성 위장염 바이러스인 human rotavirus와 coronavirus에 의한 감염에서는 M세포가 파괴되어, 결과적으로 점막 감염과 설사가 일어난다.

표 1.1 바이러스가 숙주에 진입하는 다양한 경로

진입 지역	바이러스 종류
호흡기	
상기도 국소지역	Rhinovirus; coxsackievirus; coronavirus; arenavirus; hantavirus; parainfluenza virus 1-4형; respiratory syncytial virus; influenza A 및 B virus; human adenovirus 1-7, 14, 21형
하기도 국소지역	respiratory syncytial virus; parainfluenza virus 1-3형; influenza A 및 B virus; human adenovirus 1-7, 14, 21형
호흡기 침투 후 전신 확산	Rubella virus; arenavirus; hantavirus; mumps virus; measles virus; varicella-zoster virus; pox virus
소화관	
전신성	Enterovirus; reovirus; adenovirus
국소적	Coronavirus; rotavirus
비뇨생식관	
전신성	Human immunodeficiency virus 1형; hepatitis B virus; herpes simplex virus
국소적	Papilloma virus
눈	
전신성	Enterovirus 70; herpes simplex virus
국소적	Adenovirus 8, 22형
피부	
절지동물에 물린 상처(교상)	Bunyavirus; flavivirus; poxvirus; reovirus; togavirus
주사바늘, 성교	Hepatitis C와 D virus; cytomegalovirus; Epstein-Barr virus, hepatitis B virus; Human immunodeficiency virus; papillomavirus (국소)
동물에 물린 상처	Rhabdovirus

비리온들이 상부 소화관이나 이를 덮고 있는 방어벽을 거치는 대신 위장관의 아래쪽을 통해 침입할 수도 있다. 예를 들면, human immunodeficiency virus는 항문성교를 통해 체내로 들어올 수 있다. 하부 결장(colon)에 많이 존재하는 M세포들은 이 바이러스가 아래층에 있는 림프여포 내부의 감수성 림프구들로 침투하는 관문 역할을 할 가능성이 높다. 일단 여포 내로 들어가면, 바이러스는 이동성 림프세포들에 감염하여 온몸으로 확산될 수 있다.

비뇨생식기관

어떤 바이러스들은 성적활동을 통해 비뇨생식기관으로 진입한다(표 1.1). 비뇨생식기관은 점액, 낮은 pH(여성의 질) 등의 물리적 장벽으로 잘 보호되어 있다. 정상적인 성적활동으로도 질벽 또는 요도벽을 싸고 있는 상피층에 미세한 파열이

BOX 1.3 DISCUSSION

Rhinovirus가 poliovirus와 달리 낮은 pH에 민감한 이유는?

낮은 pH는 rhinovirus 캡시드의 비가역적인 해체를 일으키지만, 산성 환경에서 일어나는 poliovirus 캡시드의 변화는 완전히 가역적이다. Rhinovirus와 poliovirus 비리온 각각의 고-해상도 결정구조(high-resolution crystallographic structures)들이 결정되기는 했으나, 이 자료만으로는 pH-감수성 차이에 대한 기초정보를 얻을 수 없다. Rhinovirus의 내산성(acid-resistant) 돌연변이체들은 5배 대칭축(fivefold axes of symmetry) 근처의 아미노산이 변화되어 있다. 이런 돌연변이체들은 낮은 pH에서 캡시드의 형태변화가 가역적이라는 점에서 poliovirus와 유사하다. 이 내산성을 유발하는 돌연변이로 인해 바이러스 입자의 안정성이 증가할 것이고 결국 낮은 pH에서도 와해되지 않는 것이다. 이 같은 내산성 돌연변이가 자연감염 조건에서 선택되지 않는 이유는 호흡기관 내에서 복제하는 rhinovirus에게 필요한 특성이 아니기 때문이다.

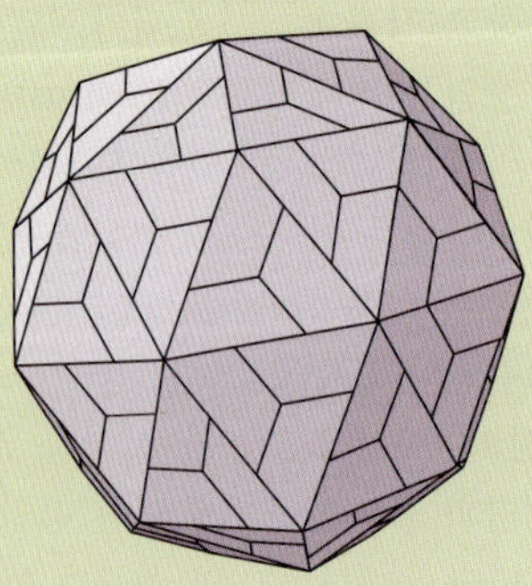

Giranda, V., L., B. A. Heinz, M. A. Oliveirak, I. Minor, K. H, Kim, P. R. Kolatkar, M. G. Rossamann, and R. R. Ruceckert. 1992. Acidinduced structural changes in human rhinovirus 14: possible role in uncoationg. *Proc. Natl. Acad. Sci. USA* **89**:10213-10217.

Skern, T., H. Torgersen, H. Auer, E. Kuechler, and D. Blaas. 1991. Human rhinovirus mutants resigtant to low pH. *Viology* **183**:757-763.

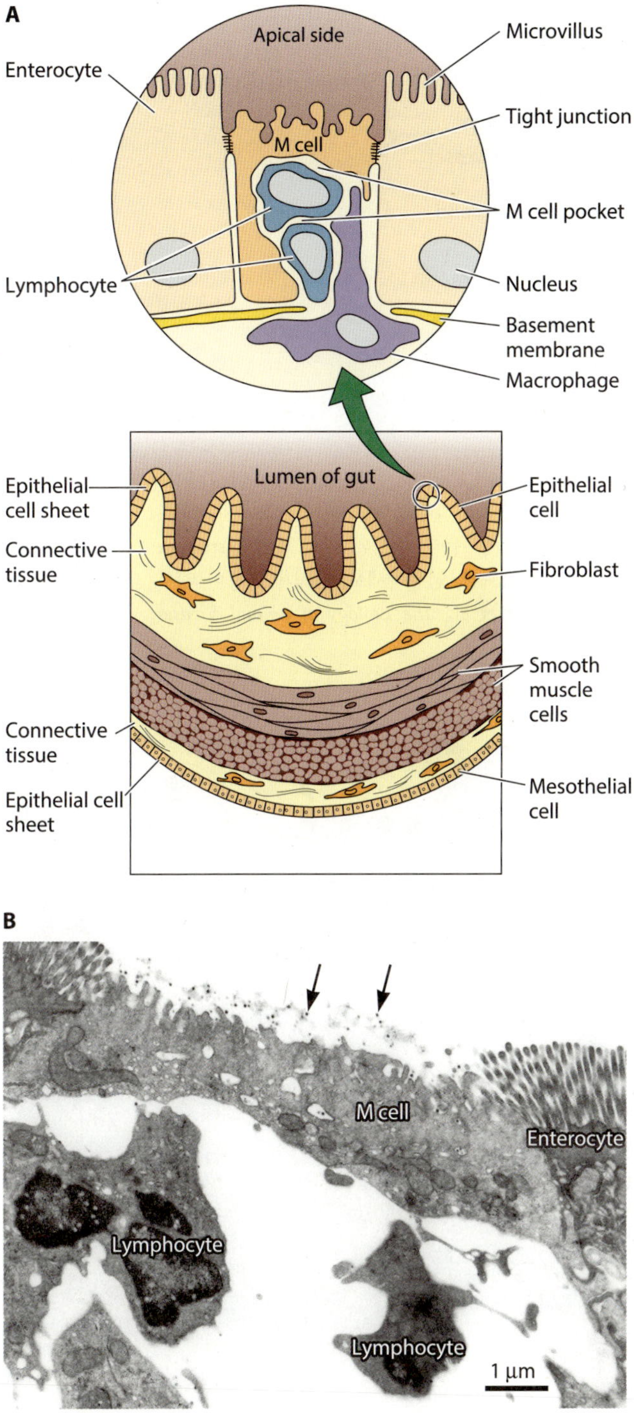

나 찰과상이 생길 수 있으며 이곳으로 비리온이 침입할 수 있다. 이런 바이러스들 중 몇 가지는 상피에 감염하여 국부적인 병소를 형성한다[예: 생식기 사마귀(genital warts)의 원인이 되는 human papilomavirus 종]. 또 다른 바이러스들은 상피층 안쪽 조직의 세포까지 침투하여 면역계의 세포들(예: human immunodeficiency virus 1형), 또는 감각신경과 자율신경 뉴런들(예: herpes simplex virus)을 감염시킨다. 비뇨생식기관에 감염된 이 두 가지 바이러스들은 예외 없이 몸 전체로 퍼져 나가 각각 숙주의 일생 동안 지속감염이나 잠복감염을 확립한다.

눈

공막(sclera)(안구를 감싸고 있는 섬유상콜라겐 층)의 노출된 부분을 덮고 있는 상피와 눈꺼풀의 안쪽 표면(conjunctivae, 결막)은 여러 가지 바이러스들의 침입 경로이다. 눈꺼풀은 몇 초 간격으로 공막을 지나 깜박이며, 그로 인해 노출 부위에 닿는 외래입자들이 분비액에 잠겨 씻겨 내려간다. 따라서 찰과상 등의 상처를 입은 게 아니라면 대개는 눈에서 바이러스 감염이 일어날 기회는 거의 없다. 그러나 안과 치료 과정이나 위생설비가 부적절한 수영장 또는 온탕과 같은 환경적 오염원들로부터 바이러스가 직접 눈으로 주입될 수 있다. 대체로 바이러스 증식은 특정 부위에 국한되며 결막의 염증반응인 결막염으로 이어진다. 바이러스가 눈에서 전신으로 확산되는 전신감염은 드물지만 일어날 수도 있다; 그 예가 enterovirus 70에 의한 결막염 후에 이어지는 마비 증상이다. Herpesviruses, 특히 herpes simplex virus 1형은 각막에 감염될 수 있는데, 주로 긁힌 상처나 그 외의 손상 때문이다. 이와 같은 감염은 각막의 면역력 파괴로 이어져 시력을 잃을 수도 있다. 각막의 herpes simplex virus 감염은 필연적으로 감각 뉴런으로 확산되고, 결국 감각 신경절에 위치한 뉴런의 세포체로 진입하여 그곳에서 잠복감염을 확립한다.

피부

피부는 몸을 보호하는 한편, 환경과의 감각적 접촉도 제공한다. 피부의 외부표면, 즉 **표피(epidermis)**는 증식하는 세포들의 기저 배아층(basal germinal layer), 죽어가는 세포들의 과립상층(granular layer), 그리고 죽은 케라틴 세포들로 된 제일 바깥층 등의 여러 층으로 구성된다(그림 1.8). 대부분 동물들의 피부에서 죽은 세포들로 이루어진 바깥층에서는 바이러스가 복제하지 못하기 때문에 바이러스 감염에 대한 효과적인 방어벽으

그림 1.7 장 내의 M세포들을 통한 바이러스 침입. **(A)** 장의 벽을 그린 모식도. 이 기관은 상피조직, 연결조직, 근육조직의 차례로 구성되어 있다. 각 조직은 세포외 기질 공간에서 서로 유형이 다른 세포들이 세포-세포 부착을 통해 조직되어 형성된다. 상피세포층 일부분을 확대한 그림에서는 두 개의 장세포 사이에 끼인 전형적인 모습의 M세포가 보인다. 림프구들과 대식세포들은 M세포 기저측면에 만들어진 함입 지역을 통해 안팎으로 움직인다. Adapted from A. Siebers and B. B. Finlay, *Trends Microbiol.* **4**:22-28, 1996, and B. Alberts et al., *Molecular Biology of the Cell* (Garland Publishing, New work, NY, 1994) with permission. **(B)** M세포의 표면에 부착되었거나 세포내 소낭에서 관찰된 reovirus. 장 상피층 전자현미경 사진에서 reovirus(화살표)가 M세포의 표면에 부착해 있거나 또한 세포내 소낭 안에 들어 있는 것을 볼 수 있다. Reprinted from... J. L. Wolf and W. A. Bye, *Annu. Rev. Med.* **35**:95-112, 1984, with permission. Photo courtesy of R. Finberg, Harvad Medicla School.

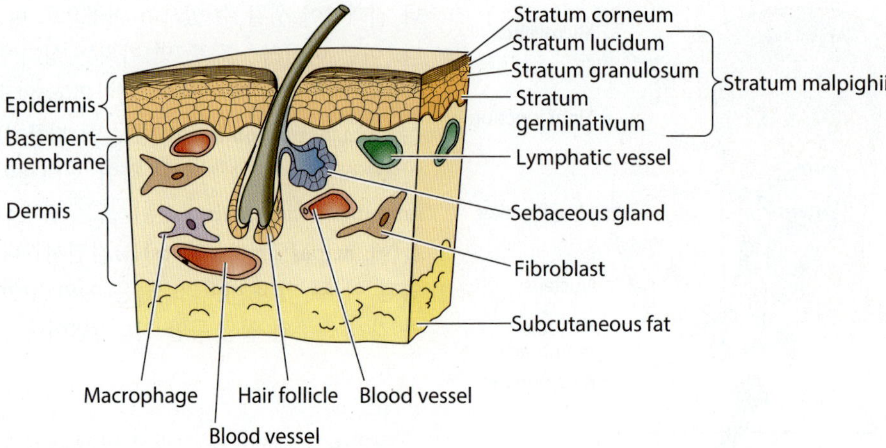

그림 1.8 피부의 모식도. 피부의 표피는 말피기층(Stratum malpighii)과 그 위에 케라틴화되어 죽은 세포들이 덮인 각질층(stratum corneum)으로 구성된다. 말피기층은 점차 많아지는 다수의 케라틴 과립을 가진 세포들 두 층(stratum granulosum and stratum lucidum)과 분열 중인 표피세포들로 구성된 기저 배아층(stratum germinativum)을 가지고 있다. 그 아래는 기저막이다. 진피에는 혈관, 림프관, 섬유아세포, 대식세포 등이 배치되어 있다. 모낭과 지방 분비선도 나타내었다. Adapted from F. Fenner et al., *The Biology of animal Viruses* (Academic Press, New York, NY, 1974), with permission.

로 작용한다. 일단 침투에 성공한 바이러스의 복제는 대개 그 지역 내로 제한되는데, 표피에는 바이러스의 장거리 확산에 필요한 경로인 혈관이나 림프관이 없기 때문이다. 피부를 통한 바이러스 침입은 주로 피부가 찢기거나 뭔가에 찔려서 본래의 온전함(integrity)이 파괴될 때 발생한다. 이런 방식으로 침입할 수 있는 바이러스들의 예로는 일부 human papillomavirus 종류, 그리고 절지동물인 곤충 매개체에 의해 기계적으로 전파되는 특정한 poxvirus 종류(예, myxoma virus)가 있다(그림 1.5; 표 1.1). 그러나 표피는 맥관이 잘 발달된 **진피(dermis)** 층이 떠받치고 있다. 또 다른 바이러스들은 모기, 진드기(mite), 진드기(tick), 그리고 눈에놀이(혹은 모래파리, sand flies) 등과 같은 절지동물 매개체가 물면서 진피로 침입할 수 있다. 바이러스가 진피 아래쪽의 조직과 근육으로 더 깊이 주입되는 상황은 피하조직(hypodermis)으로 주사를 놓거나, 피어싱(piercing), 문신새김(tattooing), 또는 성적 접촉으로 인한 찰과상이나 궤양을 통해 체액과 혼합되면서 일어날 수 있다(표 1.1). 감염된 동물에게 물렸을 때 rabies virus 등은 신경말단이 풍부한 조직과 근육 내로 들어갈 수 있으며 결국 운동 뉴런으로 침입할 수 있다. 표피에서는 바이러스 증식이 국소적으로 제한되는 것과는 대조적으로 진피나 피하조직에서 감염을 시작하는 바이러스들은 주변의 혈관, 림프조직, 신경계 세포들에 도달할 수 있으며 궁극적으로 바이러스는 신체의 다른 지역으로 확산될 것이다.

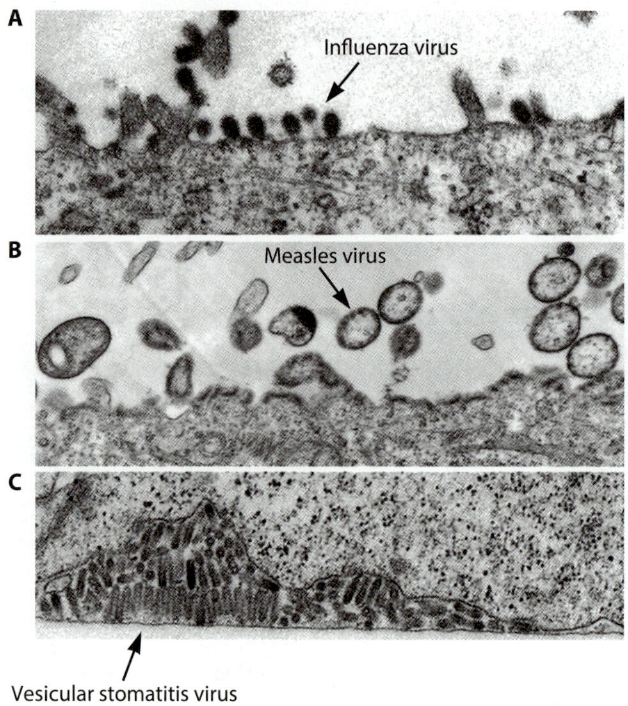

그림 1.9 배양된 상피세포에서 분극화된 바이러스 방출을 보여주는 전자현미경 사진. **(A)** 개 신장세포 정단면으로부터 출아로 방출되는 influenza virus. **(B)** 인간 회장 악성종양세포들의 정단면에서 출아 방출 중인 measles virus. **(C)** 개 신장세포의 기저면에서 방출되는 vasicular stomatitis virus. 화살표들은 바이러스 입자들을 가리킨다. 확대배율×324,000. Reprinted from D. M. Blau and R. W. Compans, *Semin. Virol.* 7:245-253, 1996, with permission. Courtesy of D. M. Blau and R. W. Compans, Emory University School of Medicine.

성공적인 감염은 숙주의 방어벽을 변조하거나 우회

어떤 경우이든 바이러스가 감염을 시작하려면 숙주의 방어에 맞서기 위한 바이러스 나름의 메커니즘이 있어야 한다: 이와 같은 메커니즘들은 능동적일 수도, 혹은 수동적일 수도 있으며

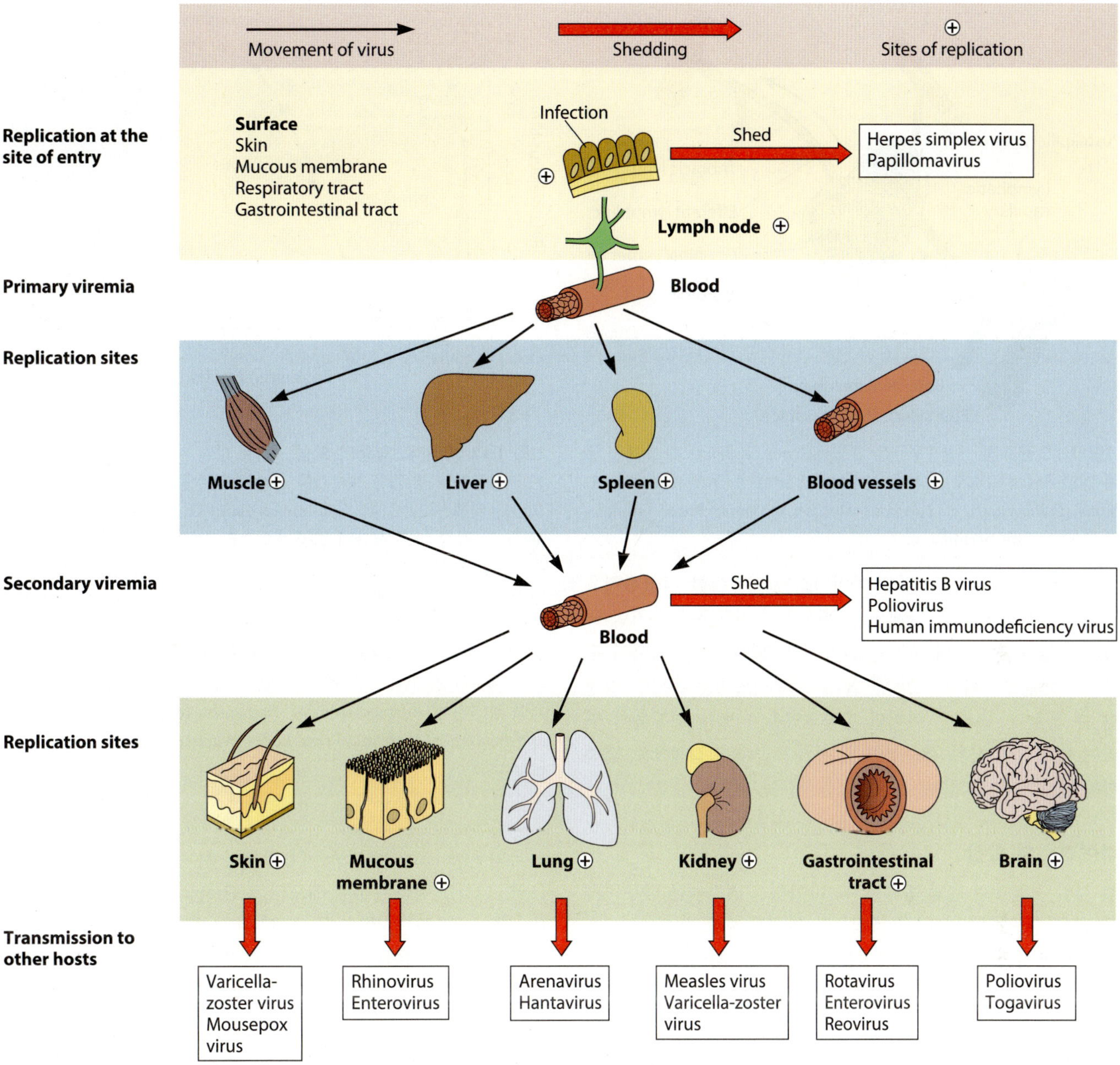

그림 1.10 혈인성(blood-borne) 바이러스들의 침입, 확산, 발산. 상피 표면들로 침입하여 혈액을 통해 확산되는 일부 바이러스들의 표적 기관들을 나타냈다. 다른 숙주들로 전파되는 바이러스 발산(shedding) 지역(빨간 화살표)을 표시했다. Adapted from N. Nathanson (ed.), *Viral Pathogenesis* (Lippincott-Raven Publishers, Philadelphia, PA, 1997), with permissoin.

이 두 형태의 합작품일 수도 있다. 연속적으로 이어지는 감염의 실제 방식은 숙주의 방어에 맞서는 바이러스 증식의 동역학(kinetics)에 따라 결정된다. 바이러스 공격과 숙주 방어 사이의 상호작용은 역동적이다: 복제 속도가 빠른 바이러스와 복제 속도가 느린 바이러스 사이에는 서로 다른 결과가 나오기 마련이며 이 또한 강력하거나 취약한 숙주 방어능력의 유형과도 연결되어 있다. 그와 같은 메커니즘들은 3장과 4장에서 충분히 논의할 것이다.

숙주 방어체계 중 일부는 바이러스 입자들이 압도적인 숫자로 밀려들 경우(overwhelming inoculum) 어쩔 수 없이 무너질 것이다. 재채기를 할 때 만들어진 연무질의 침방울 중 하나(single droplets)에는 1억 개체의 rhinovirus 입자들이 포함되어 있을 수 있고; 간염환자의 혈액 1 ml에는 이와 유사한 개수의 B형 간염바이러스(hepatitis B virus) 입자들이 발견된다. 이런 수준의 바이러스 농도라면, 물리적인 내인성(intrinsic) 방어막이 감염을 시도하는 바이러스 입자 모두를 막는다는 것은 불가능할 것이다. 피부와 점액층으로 구성된 일차적인 물리적 장벽이 베이거나, 찰과상을 입거나 바늘에 찔려 훼손되면 바이러스의 자유로운 유입이 가능해지므로 이 또한 방어막을 수동적으로 피해가는 상황을 낳는다. Herpesvirus, papillomavirus, 그

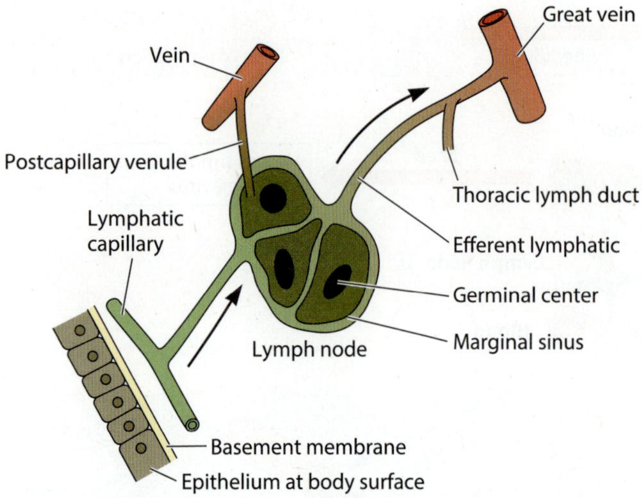

그림 1.11 림프계. 림프구들은 후모세관(postcapillary) 소정맥을 통해 혈액에서 림프절로 흘러간다. Adapted from C. Am Mims et al., *Mims' Pathogenesis of Infectious Disease*(Academic Press, Orlando, FL, 1995), with permission.

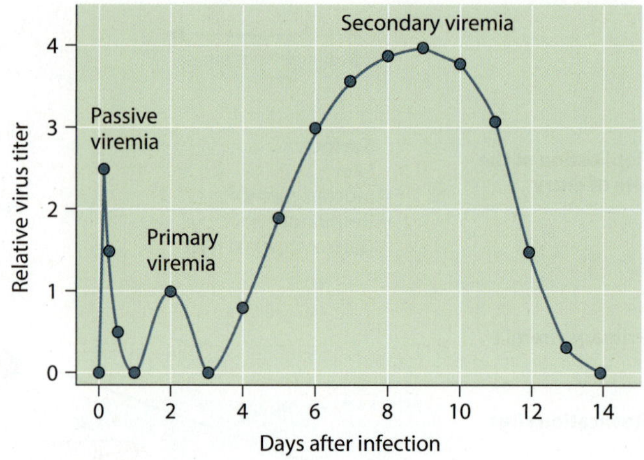

그림 1.12 바이러스혈증의 특성. 서로 다른 바이러스 감염들에서 얻은 자료들을 사용하여 그래프를 작성했다. 수동적 바이러스혈증을 일으키기 위해 막 젖을 뗀 쥐에 bunyavirus인 La Crosse virus를 주입하고 그 후 각각 다른 시간에 혈장, 뇌, 그리고 근육 내 바이러스 역가를 결정하였다. 하루가 지난 후에는 혈액 내에서 바이러스가 발견되지 않았다. 일차 바이러스혈증은 쥐의 발바닥에 접종한 ectromelia virus가 그 지역에서 증식한 후 혈액으로 들어가 생성된다. 이차 바이러스혈증은 표적기관에서 증식하여 생성된 ectromelia virus의 자손 바이러스의 수를 계측한 것이다. 이 표적기관들은 일차 바이러스혈증 동안에 도달하여 감염된다. Adapted from N. Nathanson (ed.), *Viral Pathogenesis and Immunity* (Academic Press, Lodon, United Kingdom, 2007), with permission.

리고 rabies virus 등의 몇몇 바이러스들은 독특한 감염유형을 확립하는데 그 이유는 항체 또는 세포독성 림프구에 좀처럼 노출되지 않는 기관이나 세포를 감염하기 때문이다. 장기이식 수술 동안에는 1차와 2차 방어선을 모두 무너뜨리는 손상이 발생할 수 있는데, 그때는 어쩌면 감염되었을지 모를 조직들이 면역이 억제된 환자의 감수성이 있는 세포들과 직접적으로 접촉하는 상태에 놓인다.

바이러스의 확산

첫 침입 지역에서 일단 복제한 후, 바이러스 입자들은 국부적으로 남을 수도 있지만 다른 조직들로 확산될 수도 있다(표 1.1). 상피 내에서 발생한 국소 감염은 상피조직의 물리적 특성으로 인해 멀리 퍼져 나가지 못하고 대개는 내재적(여기서는 해부학적 의미) 및 면역적 방어벽의 통제를 받게 된다(3, 4장 참조). 일반적으로 1차 감염지역을 넘어서 확산되는 감염을 **널리 퍼진다(disseminated)**고 표현한다. 만약 이로 인해 많은 기관들이 감염된다면 **전신(systemic)** 감염이라고 말한다. 감염이 1차 지역을 넘어서 확산되려면 물리적 및 면역적 장벽들이 깨뜨려져야 한다. 예를 들어, 바이러스 입자들은 상피조직을 가로지른 후에야 기저막에 도달하게 된다(그림 1.7). 상피구조의 온전함은 상피세포가 파괴되고 염증이 일어나면서 훼손된다. 기저막 아래층은 상피하부조직으로서 이 곳에 다다른 비리온들은 조직액, 림프계, 식세포(phagocytes)들과 맞닥뜨린다. 이 3가지 모두 침입한 입자들을 제거하는 데 중요한 역할을 맡고 있지만, 한편으로는 이들의 활동으로 인해 1차 감염지역에서 나온 바이러스 입자들이 널리 퍼질 수도 있다.

숙주의 국소적인 방어를 피하면서 신체 내부로 확산을 촉진하는 한 가지 중요한 메커니즘은 비리온들이 점막 표면의 분극화된(polarized) 세포들의 방향성에 따라 방출되는 것이다(1권, 12장). 비리온들은 세포의 정단(apical) 표면이나 기저측(basolateral) 표면, 혹은 두 곳 모두를 통해 방출될 수 있다(그림 1.9). 세포 내에서 증식한 후에 정단 표면으로 방출된 입자들은 감염을 시작했던 숙주세포 "밖으로(outside)" 다시 돌아가는 셈이다. 이와 같은 방향성 방출은 장에서 증식해 배설물에 함께 섞인 많은 장관계 바이러스들의 분산을 촉진시킨다(예, poliovirus). 정단 세포막에서 방출된 비리온들은 국소적이거나 제한적인 감염이 일반적이다. 이런 경우에, 한 세포에서 이웃 세포로 퍼지는 국소적 측면 전파는 감염된 상피 지역에 국한되며, 상피 아래의 림프관과 순환계 관에는 비리온이 거의 침투하지 못한다. 이와 달리, 분극화된 상피 세포의 기저측 표면에서 방출되는 입자들은 내강을 보호하는 표면의 방어를 피해 왔다. 바이러스 입자들이 기저막을 통해 방출되면 내부조직으로 접근하기 쉬워져서 전신적 확산이 촉진될 수도 있다. 따라서 방향성에 따른 방출은 감염 방식의 주요 결정요인이다.

방향성 방출의 결과들은 인상적이다. Sendai virus는 정상적으로 분극화된 상피세포들의 정단 표면에서 방출되어 오직 호흡기관의 국소감염만 일으킨다. 이와는 매우 대조적으로, 이 바이러스의 돌연변이체(mutant virus)는 정단부와 기저면 모두를

BOX 1.4 TERMINOLOGY

신경계의 감염: 용어의 정의와 차이점

신경친화성 바이러스(neurotropic virus)는 뉴런을 감염시킬 수 있다; 감염은 말초 지역으로부터 시작해 신경 또는 혈행성 전파에 의해 일어난다.

신경침입성 바이러스(neuroinvasive virus)는 말초 지역의 감염 후에 중추신경계(척추와 뇌)로 들어갈 수 있다.

신경독성(neurovirulent) 바이러스는 신경학적 징후들과 종종 죽음으로까지 이어지는 신경조직 질병의 원인이 될 수 있다.

사례들:

Herpes simplex virus는 중추신경계에 대한 신경침입성이 낮지만, 신경독성은 높다. 이 바이러스는 항상 말초 신경계로 진입하지만 중추신경계로는 거의 들어가지 않는다. 만약 중추신경계로 진출하면, 감염결과는 항상 위중하고 종종 치명적이다.

Mumps virus의 신경침입성은 높지만 신경독성은 낮다. 대부분의 감염은 중추신경계의 침입으로 이어지지만 신경학적 질병 증세는 가볍다.

Rabies virus는 신경침입성과 신경독성이 모두 높다. 이 바이러스는 말초신경계에 쉽게 감염하여 중추신경계로 전파되는데 만일 항바이러스 치료가 감염 후에 즉시 이루어지지 못하면 100%의 치사율을 보인다.

그림 1.13 신경 감염을 통해 확산되는 가능한 경로. 바이러스 입자들은 감각 뉴런 또는 운동 뉴런의 말단으로 침투할 수 있다. 바이러스들은 축색돌기를 따라 운반될 수 있는데, 감각기 말단에서 받아들여진 바이러스들은 배근신경절 세포들에 도달한다. 운동 말단에서 받아들여진 것들은 운동 뉴런들에 도달한다. 바이러스들은 또한 신경다발 사이의 공간, 신경 주변 림프관, 감염된 슈반(Schwann) 세포들 내에서 이동할 수도 있다. 감각 뉴런들 내에서 이동하는 바이러스 입자들의 방향성은 선행성(anterograde) [미세소관 말단의 (−)에서 (+)로의 이동] 또는 역행성(retrograde) [미세소관 말단의 (+)에서 (−)로의 이동]으로 정의된다. Adapted from R. T. Johnson, *Viral Infections of the Nervous System* (Raven Press. New York. NY, 1982), with permission.

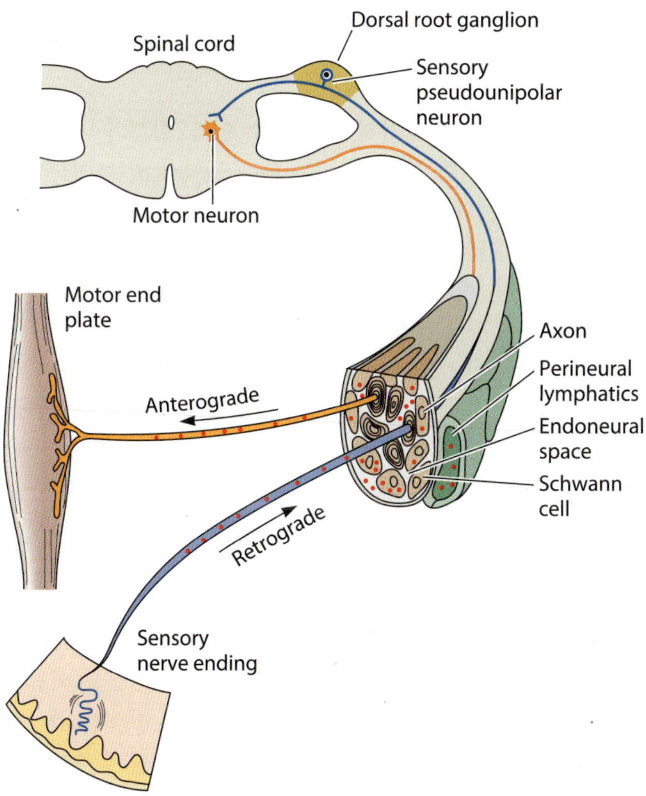

통해 방출되어 널리 확산된다.

혈행성 전파

숙주의 국소적 방어로부터 탈출한 비리온들은 감염을 확산하기 위해 종종 혈류로 진입한다(**혈행성 전파, hematogenous spread**). 바이러스 입자들은 모세혈관을 통해 침투하거나, 내피세포에서 복제하거나, 또는 바이러스를 보유한 매개동물이 물 때 주입되어 직접 혈액으로 진입할 수 있다. 일단 혈액 내로 들어가면, 비리온들은 숙주의 거의 모든 조직에 접근할 수 있게 된다(그림 1.10). 혈행성 전파는 첫 침입 지역에서 새로 증식한 바이러스 입자들이 세포외 액(extracellular fluids)으로 방출되고 인접한 지역 림프관계가 이들을 받아들이면서 시작된다(그림 1.11). 림프모세관은 혈액을 나르는 순환모세관보다 투과성이 상당히 높기 때문에 바이러스의 침입이 촉진된다. 림프관의 림프도 궁극적으로는 순환계로 넘어가기 때문에 림프 내 바이러스 입자들은 자유로이 혈류에 진입한다. 림프계에서는 비리온이 림프절을 통과하게 되며 그곳에서 이동성 면역세포들과 만나게 된다. 면역세포들이 직접 감염되면서 발생하는 바이러스 병인(pathogenesis)은 이와 같은 방식으로 시작된다(예, human immunodeficiency virus와 measles virus). 어떤 바이러스들은 감염된 림프세포 내에서 복제하며 새로 생성된 자손 바이러스는 혈액의 혈장으로 방출된다. 또한 감염된 림프세포는 순환계를 타고 한 지역의 림프절로부터 널리 떨어진 림프절로 이동하기도 한다. 세포가 혈류를 타고 도는 동안에는 바이러스의 복제가 거의 일어나지 않는다. 그러나 감염된 세포가 다른 조직으로 이끌리는 주화성 신호를 받으면 활성화된 세포 내에서 새로운 바이러스 입자들이 생산된다.

바이러스혈증(viremia)이란 혈액 내에 감염성이 있는 바이러스 입자들이 존재한다는 의미이다. 이 비리온들은 혈액 내에서 자유롭게 돌아다니거나 또는 림프구와 같은 감염세포 내부에 들어 있다. **능동적 바이러스혈증(active viremia)**은 바이러

BOX 1.5 TERMINOLOGY
선행성 또는 역행성 전파

신경계에서의 바이러스 전파를 연구하는 사람들은 방향을 나타내기 위해 역행성(retrograde)과 선행성(anterograde)이라는 용어를 사용한다. 유감스럽지만, 시냅스로 연결된 뉴런들 사이 전파뿐 아니라 세포내 바이러스 입자들의 이동 방향을 표현할 때도 그 용어들이 사용될 수 있었기 때문에 혼란이 일어난다. 신경 자극(nerve impulse)의 전달 방향을 나타낼 때 첫 번째 뉴런으로부터 다음에 이어지는 뉴런으로 전파하는 것을 선행성 전파라 하며(그림 참조), 이와 반대 방향의 전파를 역행성이라고 한다. 신경세포 내에서의 전파는 미세소관의 극성에 따라 용어가 결정된다. 미세소관의 (-)말단에서 (+)말단으로 수송될 때 선행성이라 하며, 이와 반대로 미세소관 (+)에서 (-)말단으로 이동될 때 역행성이라 한다.

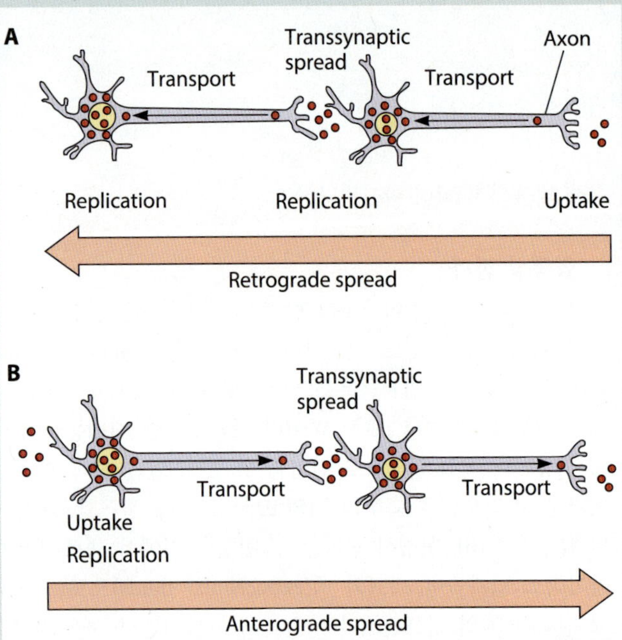

신경계 바이러스의 역행성 및 선행성 전파
(A) 감염의 역행성 전파. 바이러스는 축색돌기 말단에 침입하여 세포체로 전파되고, 이곳에서 복제가 진행된다. 새로 복제된 바이러스 입자들은 시냅스가 접촉하는 이웃 뉴런으로 전파된다. 그 입자들은 두 번째 뉴런의 축색돌기 말단으로 진입하고 이어서 복제 및 전파의 두 번째 주기가 시작된다. **(B)** 감염의 선행성 전파. 바이러스는 신경세포의 수지상돌기나 세포체로 침입하여 복제한다. 그 후 새로운 바이러스 입자들은 축색돌기 말단으로 이동하고, 시냅스 접촉 지역을 가로 질러 두 번째 뉴런의 수지상돌기 또는 세포체로 침입한다.

스가 복제하면서 발생되는 반면, **수동적 바이러스혈증(passive viremia)**은 바이러스 복제 없이 침입지점에서 혈액 내로 바이러스 입자들이 단순히 유입된 결과이다(비리온 현탁액의 혈관 내 주입)(그림 1.12). 침입지점에서 초기 복제한 후 자손 비리온들이 혈액으로 방출되면서 **일차 바이러스혈증(primary viremia)**이 나타난다. 일차 바이러스혈증 때는 입자들의 농도가 낮은 편이다. 그러나 이후의 확산감염(disseminated infections)이 미치는 범위는 넓어지고 방출되는 비리온들도 훨씬 더 많아진다. 그처럼 발생 시점이 다소 지연되어 나타나고 혈액 내 감염성 바이러스의 농도가 높은 상태가 **이차 바이러스혈증(secondary viremia)**이다. 이 두 단계의 바이러스-혈증은 마우스폭스(mousepox)의 고전적 연구에서 최초로 서술되었다(그림 1.4).

혈액 내 비리온 농도는 복제가 허용되는 조직에서 바이러스가 생성되는 속도 그리고 얼마나 빨리 혈액 내로 방출되고 또 혈액에서 제거되는지에 따라 결정된다. 순환하는 바이러스 입자들은 간, 폐, 비장, 그리고 림프절 내 세망내피계(reticuloendothelial system)의 식세포들에 의해서 제거된다. 4장에서 서술하였듯이, 혈청에 항체들이 출현하면 혈액 내 비리온들은 이 항체들에 붙잡혀 중화될 수 있다. 항체와 바이러스 입자가 결합한 복합체는 순환관을 따라 늘어서 있는 대식세포들의 Fc 수용체와 결합하면서 세포내 섭취가 촉진된다. 콩팥, 비장, 그리고 간의 내부에 상당량의 비리온-항체 복합체들을 가둬 둘 수 있다. 비리온이 혈액 내에 존재하는 시간은 대개 1분에서 60분으로 다양한데, 숙주의 생리적 상태(예, 나이 및 건강)와 바이러스의 크기(큰 입자들은 작은 입자들보다 더 빠르게 제거된다) 등과 같은 변수에 따라 다르다. 몇몇 바이러스 감염은 입자들이 혈액 내에 오랜 기간 지속하는 특성으로 인해 주목을 받는다. Hepatitis B virus, hepatitis C virus, 또는 lymphocytic choriomeningitis virus에 감염된 숙주에서는 바이러스혈증이 수년 동안 지속되기도 한다.

바이러스혈증은 진단적 가치가 뚜렷하며 감염의 진행을 관찰하는 데 활용될 수 있지만 실질적인 문제점들도 나타낸다. 수천 명의 혈액을 한데 합쳐서 치료 목적(수혈)으로 또는 치료용 단백질들의 자원(예, 감마글로불린 또는 혈액응고인자)으로 직접 사용될 때 감염이 개체군에 부주의하게 전파될 수 있다. 우리는 이전의 불운했던 사례를 통해 오염된 혈액이나 혈액제제

BOX 1.6 **BACKGROUND**

거의 이용하지 않는 경로: 후각기관 경로를 통한 중추신경계로의 직접적인 진입

후각기관의 뉴런들은 독특하게 배치되어 있는데, 세포체들이 후각기관 상피에 위치하고 축색돌기 말단은 후각구 뉴런들과 시냅스로 접하고 있다. 글자 그대로, 직접적으로 뇌를 향해 있는 이 도관 구조물은 환경과 직접 접촉하고 있는 세포들에서 뻗어 나온다. 후각기관의 신경섬유는 거미줄막(arachnoid)이라고 부르는 열린 틈을 통해 두개골을 통과한다. 놀랍게도, 비인후강 내에서 많은 바이러스들의 복제가 이루어짐에도 불구하고 후각기관 경로를 통해 뇌로 진출하는 바이러스 감염은 거의 없다.

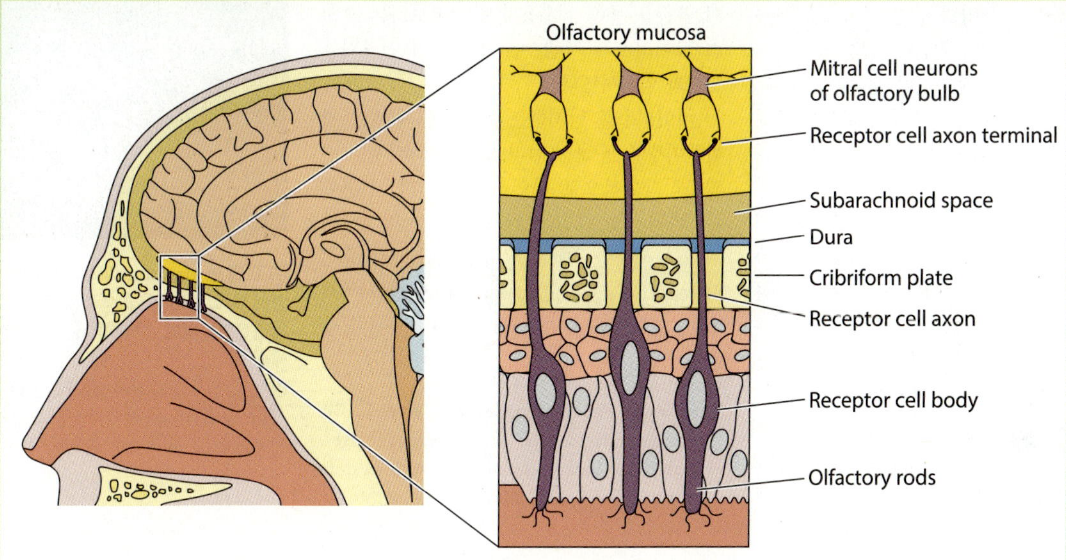

Adapted from R. T. Johnson, *Viral Infecions of the Nervous System* (Raven Press, New York, NY, 1982), with permission.

로부터 바이러스성 간염과 후천성면역결핍증 등이 전파될 수 있다는 사실을 배웠다. 이처럼 만들어진 약제들을 사용하고 투약하는 사람들을 보호하기 위해서는 보다 민감한 검출법과 엄격한 정제 실험방법이 필요하다. 최근 hepatitis B virus의 사례처럼, 혈액 내 감염성 입자들을 정량하는 것은 종종 어려우며 기술적으로 불가능할 수도 있다. 따라서 바이러스의 특징적인 단백질을 확인하는 방법이 바이러스혈증에 대한 대체 표지자로 활용된다.

신경성 전파

많은 바이러스들이 일차 감염지점에서 신경 말단으로 진입하면서 널리 확산된다. 일부 바이러스들에서는 신경세포 전파가 병인의 확실한 특성이기도 하다(예, rabies virus 및 alphaherpesvirus). 또 다른 바이러스들을 보면 신경계 침입은 드물지만 일단 침입하면 정상적인 복제 장소와는 다른 중요한 우회적 장소가 된다(예, poliovirus와 reovirus). Mumps virus, human immunodeficiency virus, 그리고 measles virus는 뇌에서 복제를 하지만 혈행성 경로를 통해 확산된다. 신경성 또는 혈행성 경로들을 통한 확산을 주도하는 분자적 메커니즘은 일반적으로 잘 알려져 있지 않다. 신경계에 감염하는 바이러스를 종종 **신경친화성(neurotropic)**(Box 1.4)이 있다고 말하지만, 보통 그 외에도 다양한 세포 종류를 감염시킬 수 있다. 이런 바이러스의 복제는 대개 처음에는 비신경세포들에서 일어나고, 뒤이어 비리온들이 감염된 조직들의 신경을 자극하면서 구심성(예, 감각기) 또는 원심성(예, 운동기) 신경 섬유들을 통해 확산된다(그림 1.13)

뉴런, 즉 신경세포는 기능적으로나 구조적으로 구별되는 돌기들(축색돌기와 수상돌기)을 갖고 있는 분극화된 세포들인데 이 돌기들은 매우 멀리 떨어져 위치할 수도 있다. 예를 들어, 성인의 근육을 조절하는 운동뉴런들의 축색돌기 말단은 뇌간(brain stem)에 위치한 세포체와 수지상돌기들로부터 50 cm 떨어져 있다. 현재 바이러스 입자들이 어떻게 신경세포 내부에서나 신경세포 사이를 넘어 가며 이동하는지는 충분히 이해하지 못하고 있다. 비리온들은 일반 세포들에 진입할 때 사용하는 메커니즘과 같은 방법으로 뉴런에도 들어갈 가능성이 높다. 뉴런의 한쪽 끝부분으로 진입한 바이러스 입자들은 상대적으로 먼 거리를 이동해 바이러스의 복제가 가능한 세포체 지점으로 이동해야 한다. 비리온이 신경세포의 시스템을 이용해 특정 지점으로 이동한다는 것은 확실하며 이때 바이러스의 단백질들이 확산 방향을 설정하는 데 개입하기도 한다.

BOX 1.7 DISCUSSION

바이러스를 이용한 신경계의 연결망 추적

뇌 안에 있는 시냅스들로 연결된 여러 신경 경로들의 확인하고 특성을 규명하는 작업은 신경 회로들의 기능적인 체제를 이해하는 데 중요하다. 경로를 추적하는 전통적 방법들은 맥아 응집소-고추냉이 페록시다아제 결합체 또는 형광발색 염색약과 같은 표지들을 사용하고 있다. 그러나 이 같은 추적자들의 주된 한계점은 특이성과 감수성이 낮다는 것이다. 실험을 진행하는 중에, 추적자의 확산을 특정한 세포 집단이나 핵에 제한시키는 것은 어려운 일이어서 이웃한 뉴런들 또는 인접해 있지만 연결되지 않은 축색 섬유들까지 염색되어 순환회로의 위양성(false-positive) 표지가 생성되었다. 염색약의 주입지점으로부터 하나 또는 그 이상의 시냅스들만큼 떨어져 있는 곳에 위치한 뉴런들은 추적자가 뉴런을 지나는 이동 단계마다 희석되기 때문에 표지의 강도는 점진적으로 더 적어지게 된다.

Alphaherpesvirus와 rhabdovirus 중 일부 종류는 시냅스로 연결된 뉴런들에서 자가-증폭 추적자로 활용할 가치가 있다. 적절한 환경에서, 이차- 및 삼차-연결단계에 있는 뉴런들은 맨 처음에 감염된 뉴런과 동일한 표지 강도를 드러낸다. 게다가, 추적 연구에서 관찰된 감염된 뉴런들의 특이적 패턴을 보면 세포외 공간을 통한 세포용해성 전파보다는 오히려 바이러스가 시냅스를 건너가며 전달되는 모습과 일치하였다.

바이러스를 탐지하는 전형적인 방법은 광학현미경을 통해 바이러스 항원의 위치를 면역조직화학적으로 확인하는 것이다. 최근에는, 바이러스 감염을 더 간단히 시각화하기 위해 녹색형광단백질 코딩하는 보고자 유전자(reporter genes)를 Aequorea victoria에서 얻어 신경친화성 바이러스의 유전체에 삽입한다.

Ekstrand, M., L. Pomeranz, and L. W. Enquist. 2008. The alpha-herpesviruses: molecular pathfinders in nervous system circuits, *Trends Mol. Med.* **14**:134-140.

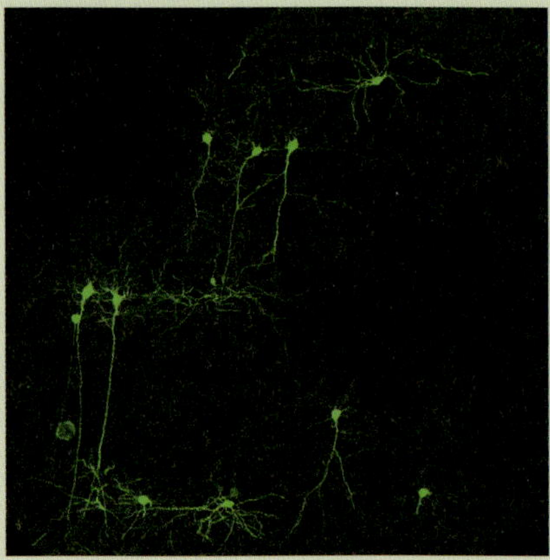

GFP-발현 pseudorabies virus를 V1 지역과는 떨어져 있지만 시냅스로 연결된 설치류의 시각피질(V2) 내에 주입한 후 확인해본 가능한 미세회로.
역행성 방식으로 V1 축색돌기(V1 세포체들은 시야 밖 멀리 위치한다)를 경유하여 일부 V2 세포체들로 전파하는 감염을 보여주고 있다.

뉴런 내 이동의 방향성은 대부분 미세소관 및 이에 연합해 작동하는 키네신(kinesin)이나 디네인(dynein) 등의 운동단백질이 중재한다(Box 1.5). 콜히친(colchicine)과 같은 약물은 미세소관을 파괴하여 말초조직의 바이러스 진입 지점에서 중추신경계로 확산되는 많은 신경 친화성 바이러스들을 효과적으로 막아낸다. 신경계를 타고 전파되는 바이러스 입자의 정확한 세포내 형태는 아직 밝혀지지 않았지만 rabies virus와 alphaherpesvirus에 감염된 동물의 신경세포 축색돌기와 수상돌기에서는 성숙한 비리온과 뉴클레오캡시드(nucleocapsids)가 모두 발견되고 있다.

일반적으로, 뉴런 내에서 바이러스 복제가 일어나기 전에 상피세포에서 복제가 먼저 일어난다. 비리온은 일단 축색돌기 말단에서 뉴런으로 진입하며 그 후에 비리온이나 바이러스 하위 단계의 아입자(뉴클레오캡시드와 같은)는 복제가 가능한 세포체 지역으로 운반되어야 한다. 복제 후에는 비리온이나 바이러스 아입자들이 조립되어 신경세포의 세포체로부터 직접 방출되거나 주변부에 접촉하고 있는 신경교(glia) 또는 지지세포들로 직접 전파될 수 있으며 또는 축색돌기를 따라 운반되어 축색말단을 통해 방출되기도 한다. 상황에 따라서는, 비신경세포에서의 복제 없이 직접적으로 뉴런에 침투할 수도 있다. 이런 경우가 드문 이유는 신경 말단이 감염성 바이러스에 노출되는 일이 거의 없기 때문이다.

드문 사례이지만(Box 1.6), 말초신경계의 뉴런이 최초 감염 대상이 된 경우를 소개하였다. 이 뉴런들은 신경자극을 받은 말초 조직과 척추 및 뇌가 연결된 회로의 제일 앞쪽 세포들이다. 일단 말초신경계에 진입한 alphaherpesvirus, rhabdovirus 일부(예, rabies virus), 그리고 flavivirus 일부(예, West Nile virus)는 시냅스를 통해 연결된 이웃 뉴런들로 전파될 수 있다(Box 1.7). 신경절을 구성하는 비신경성 지지세포 및 위성세포(satellite cells)들도 감염될 수 있다. 이와 같은 방식으로 확산되는 바이러스는 말초신경계를 구성하는 뉴런들의 사슬을 따라 척추와 뇌로 계속 확산될 수 있어서 매우 심각한 결과를 낳는다(그림 1.14).

신경계 감염에서 가장 중요한 요소는 분극화된 뉴런들 내에서 일어나는 감염성 입자들의 이동과 방출이다. 앞서 논의했던 분극화 상피세포에서처럼 뉴런에서도 감염성 바이러스의 방향성 방출은 감염의 결과에 영향을 미친다. 예를 들어, alphaherpesvirus는 감염지점과 연결된 말초 뉴런 내에서 잠복성을 띠게 된다(그림 1.14). 바이러스가 잠복상태에서 벗어나 다시 활성화되면 일차 뉴런에서 복제가 일어나고, 곧 이어서 이 뉴런의 세포체와 연결된 말초조직으로 자손 바이러스 입자들이 이동하는 사태가 발생한다. 그 후에 비리온들은 말초에서 중추신경계로 확산되거나 또는 신경절에서 뻗어 나온 다른 뉴런들이 연결된 이웃 말초조직으로 확산될 수도 있다(그림 1.14). 어

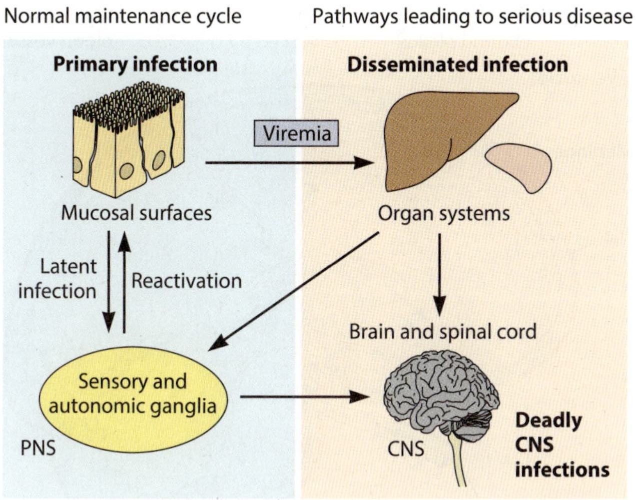

그림 1.14 Alphaherpesviruses의 확산 개요와 질병과의 관계. 약어: PNS, peripheral nerve system; CNS, central nervous system.

떤 방향이 선택되는가에 따라 경미한 국소감염(입술 포진)이 될 수도, 또는 치명적인 뇌염이 될 수도 있다. 다행히, 뉴런에서 재활성화된 뒤에 말초 지역으로 되돌아가는 경우가 대부분이다.

기관 침입

일단 비리온들이 혈액 내로 들어가게 되어 일차 감염지역으로부터 확산되면, 이후의 어떤 복제도 새롭게 만나는 세포나 조직으로 침입하는 단계가 필요하다. 조직으로 침입히기 위한 통로가 되는 혈관-조직 연접(blood vessel-tissue junctions)에는 3가지 주요 유형이 있다(그림 1.15). 어떤 조직의 내피세포들은 촘촘한 기저막을 따라 연결되어 있다. 또 다른 지역들은 내피 사이사이에 틈(gaps)이 존재하며 어떤 지역에는 **혈관동(sinusoids)**이 있는데 그 지역의 대식세포들은 혈관-조직 접점의 한 부분을 구성한다.

그림 1.15 모세혈관, 소정맥, 혈관동에서의 혈액-조직 접점. (왼쪽) 중추신경계, 연결조직, 골격근과 심근, 피부 및 폐에서 볼 수 있는 연속된 내피세포층과 기저막. **(가운데)** 창을 가진 내피세포층은 맥락막망(choroid plexus), 장의 융모, 사구체, 췌장 및 내분비선에서 발견된다. **(오른쪽)** 부신, 간, 비장 그리고 골수에서 발견되며 세망내피계의 대식세포들이 늘어선 혈관동. Adapted from C. A. Mims et al., 2001. *Mims' Pathogenesis of Infectious Disease* (Academic Press, Orlando, FL, 1995), with permission.

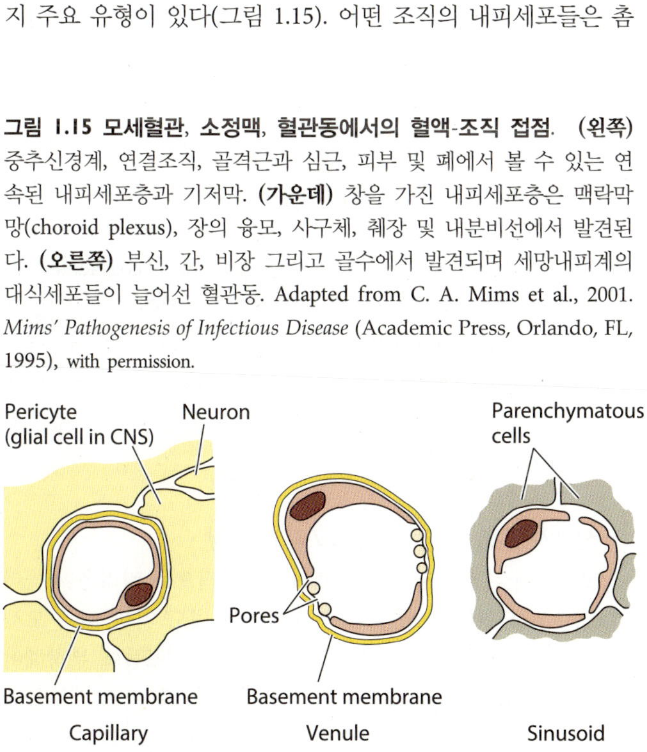

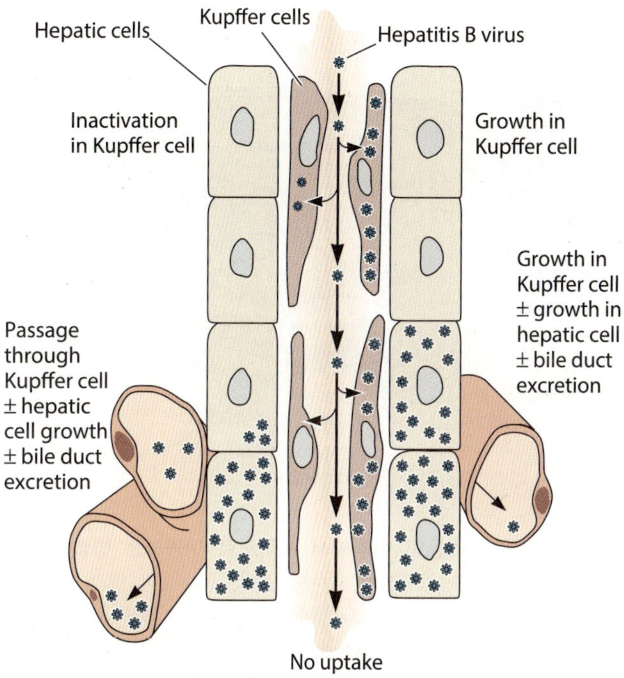

그림 1.16 바이러스가 간으로 침입하는 경로. 중앙에 쿠퍼(kupffer) 세포들이 늘어선 혈관동과 함께, 두 층의 간세포들이 보인다. 내피세포들은 나타내지 않았다. Adapted from C. A. Mims et al., *Mims' Pathogenesis of Infectious Disease* (Acedemic Press, Orlando, FL, 1995), with permission.

간, 비장, 골수, 그리고 부신

간, 비장, 골수, 그리고 부신은 대식세포들이 둘러싼 형태의 혈관동(sinusoids)이 여럿 존재하는 특징이 있다. 세망내피계(reticuloendothelial system)의 구성 멤버인 대식세포들은 혈액을 거르고 외래입자들을 제거하는 일을 맡고 있지만 종종 조직 내로 침입자가 들어오는 문이 되기도 한다. 예를 들어, 간은 여과와 해독을 담당하는 주요 기관인데 간에 감염하는 바이러스들은 대개 혈액을 따라 들어온다. 혈액에 바이러스 입자들이 있을 경우 예외 없이 혈관동을 따라 늘어선 **쿠퍼세포(Kupffer cells)**에 감염을 일으킨다(그림 1.16). 비리온은 더 안쪽에 배치된 간세포에 도달하기 위해 복제과정 없이 쿠퍼세포와 내피세포들을 가로질러 건너갈 수도 있다(transcytosis). 또 다른 방식은, 바이러스가 이런 세포들 내에서 증식한 후에 더 안쪽의 간세포들을 감염시키는 것이다. 어떤 메커니즘이든 간 조직의 염증과 괴사를 유발하는데, 이를 **간염(hepatitis)**이라고 한다.

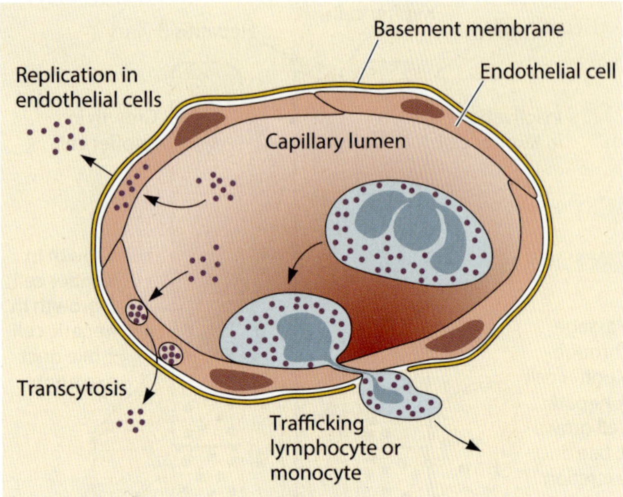

그림 1.17 바이러스들이 혈액에서 조직으로 이동하는 방법. 혈액을 떠나 밑에 놓인 조직들로 침투하는 바이러스들의 여러 다른 경로들을 나타낸 모세혈관 모식도. Adapted from N. Nathanson (ed.), *Viral Pathogenesis and Immunity* (Academic Press, Lodon, United Kingdom, 2007), with permission.

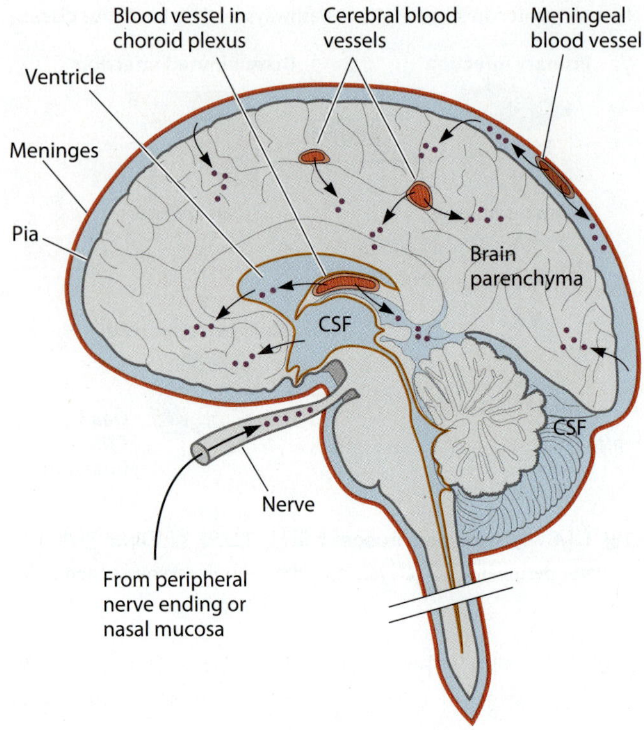

그림 1.18 바이러스들이 중추신경계에 접근하는 방법. 바이러스들이 뇌에 들어가기 위한 여러 경로를 요약했다. CSF, cerebrospinal fluid. Adapted from. C. A. Mims et al., *Mims' Pathogenesis of Infectious Disease* (Academic Press, Orlando, FL, 1995), with permission.

중추신경계, 연결조직, 그리고 골격근 및 심근

중추신경계, 연결조직, 그리고 골격근과 심근으로 뻗은 모세혈관의 내피세포들은 촘촘한 기저막으로 감싸여져 있다(그림 1.15와 1.17). 중추신경계에서 기저막은 혈관-뇌 장벽(blood-brain barrier)의 근간이다. 그러나 이 막도 선택적 투과성을 띠기 때문에 그다지 좋은 장벽은 아니다. 바이러스 감염이 혈액으로부터 뇌로 어떻게 확산되는지에 대한 많은 연구들이 이루어지고 있다. 그림 1.18에는 바이러스가 중추신경계로 침입하는 경로들이 요약되어 있다.

뇌에서도 구획이 잘되어 있는 여러 지역을 보면 그곳을 지나는 모세혈관의 구성 세포들이 다소 느슨하게 연결되어 마치 창문이 난 모양이며 기저막도 촘촘하지 못한 것을 알 수 있다. 이같이 혈관이 잘 발달된 지역 중에는 맥락총(choroid plexus)도 포함되는데 이곳은 척추와 뇌실에 담겨진 뇌척수액의 70% 이상을 생산하는 조직이다. 어떤 바이러스들(mumps virus 및 특정 togavirus)은 모세혈관 내피를 지나 맥락총의 기질(stroma)로 들어가는데, 이곳의 상피세포층을 통과 이동하거나 또는 감염복제 후 방향성 방출을 통해 뇌척수액까지 건너갈 수 있다. 일단 뇌척수액에 이르면 감염은 뇌실을 따라 늘어선 뇌실막 세포(ependymal cell)들이나 그 안쪽의 뇌조직으로 확산된다(그림 1.18). 또 다른 바이러스(picornavirus 또는 togavirus)들은 모세혈관의 내피세포층을 직접적으로 감염하거나 또는 가로질러 이동한다. 바이러스들 중에는 (human immunodeficiency virus와 measles virus) 감염된 단핵구(monocytes) 또는 림프구에 실려 내피세포층을 가로질러 간다. 예를 들어, 특정 호르몬의 작용으로 인해 모세혈관 내피세포층에서 국소적 투과성이 증가하면 바이러스가 뇌와 척추로 침입하는 것 또한 허용된다.

*Picornaviridae*의 일원인 coxsackievirus는 골격근과 심근에서 증식하지만 이 바이러스들이 혈액을 타고 근육으로 침투하는 메커니즘은 아직 제대로 알려지지 않았다. 특정 coxsackievirus는 배양된 내피세포에서 복제할 수 있다는 것이 알려져 있으며 비리온은 모세혈관벽의 세포에서 증식한 후에 근육세포들로 방출될 것으로 생각된다. 일부 coxsackievirus 종류들은 B림프구를 감염시키기 때문에 혈액에서 근육으로 감염이 전이될 수 있을 것이다.

신장사구체, 췌장, 회장, 그리고 결장

혈관동이 존재하지 않는(그림 1.15) 조직으로 비리온이 들어가려면 우선 혈류 속도가 가장 느리면서 벽도 가장 얇은 모세혈관이나 소정맥의 안쪽 벽을 구성하는 내피세포들에 부착해야 한다. 내피세포는 식세포작용이 거의 없으므로 이런 세포들에 바이러스 입자들이 부착하려면 세포 수용체가 필요하다. 부착 기회가 늘어나려면, 비리온의 농도가 높아야 하고 혈류 순환기간도 충분해야 한다. 비리온의 부착과 세망내피계에 의한 비리온 제거 작업 사이에 뚜렷한 "경주(race)"가 있다는 것이다. 일단 혈액 내 바이러스 입자들이 혈관벽에 부착하면 곧 신장사구체, 췌장, 회장 또는 결장으로 쉽게 침입할 수 있다. 그 이유는 모세혈관을 구성하는 내피세포들 사이에 창문이 있어 비리온이나 바이러스에 감염된 세포들이 벽 안쪽의 조직으로 건너갈 수 있기 때문이다. 몇몇 바이러스들은 감염된 단핵구 또는 림프구에 의해 운반되는 방식으로 내피세포층을 건너가는데 이 과정을 **혈관외유출(diapedesis)**이라 한다.

피부

바이러스 전신감염의 많은 사례에서 보면, 비리온이 혈관을 떠날 때 발진(rashes)이 나타난다(표 1.2). 다른 유형의 피부 손상도 알려져 있다. 혈관층(vascular bed)내 또는 그 근처로 제한된 감염으로 인해 피부에서 염증이 일어나면 **반점(macule)**과 **뾰루지(papule)**들이 발생한다. 바이러스들이 모세혈관에서 피부의 표층으로 확산될 때는 **소포(vesicle)**와 **농포(pustule)**도 나타난다. 바이러스 복제로 인한 세포 파괴는 조직손상의 일차적 원인이다.

일부 바이러스들은 감염기간에 구강과 인후 같은 점막조직에도 손상을 일으킬 수 있다. 점막 표면은 젖어 있기 때문에 여기에 생긴 소포들은 피부 표면의 소포보다 빠르게 파괴된다. 홍역(measles)에 걸리면 구강에 돋은 소포들은 피부 손상이 일어나기 전에 먼저 궤양이 된다. 이렇게 생긴 'Koplik 반점'은 measles virus 감염의 징후이다. 호흡기에서는 상피하층의 모세혈관을 떠나 외부와 접하는 기도표면에 도달할 때 바이러스는 단지 하나의 세포층만 횡단하면 된다. 그러므로 measles virus와 varicella-zoster virus에 감염되면 피부발진이 보이기도 전에 먼저 호흡기 분비물에 비리온이 나타난다. 피부발진을 보고 감염이 인지되기 전에 이미 다른 사람들에게 바이러스 전염이 진행되는 것이다.

표 1.2 인간에서 발진을 일으키는 바이러스

바이러스	질병	증상
Coxsackievirus A16	수족구병	반구진성 발진
Measles virus	홍역	반구진성 발진
Parvovirus	전염성홍반	반구진성 발진
Rubella virus	독일홍역	반구진성 발진
Varicella-zoster virus	수두, 대상포진	소포성 발진

태아

태아에는 기저막이 잘 발달되지 못해서 바이러스가 태반조직에 침입하고 또 잇따라 태아조직으로 침입해 감염이 발생할 수 있다. 단핵구와 같이 순환성이면서 바이러스에 감염된 세포들은 태아의 혈류로 직접 들어갈 수도 있다. 임신한 여성의 바이러스혈증은 발생 중인 태아의 감염을 초래하기도 한다. 임신 첫 3개월 동안 rubella virus에 감염된 엄마에서 태어난 유아들이 태아 상태로 감염됐을 위험도는 약 80%에 이른다. 이와 비슷하게 human cytomegalovirus의 자궁내 전염은 일차감염된 임신부의 약 40%에서 발생한다. Human immunodeficiency virus도 엄마에게서 유아로 전달될 수 있다.

친화성

대부분의 바이러스들은 숙주의 모든 세포 종류에 감염하는 것이 아니라 특정기관들의 특정한 세포 유형에 제한적이다. **친화성**

BOX 1.8 BACKGROUND

편재하는 human polyomavirus인 JC virus

JC 바이러스는 인구집단 전반에 걸쳐 널리 퍼져 있다. 대부분의 사람들은 어린 시절에 불현성 감염을 겪지만, 드물게는 첫 감염 후 바이러스가 신장 또는 뇌에서 일생을 존속하기도 한다. 만약 임신이나 화학 요법 등에 의해 면역력이 떨어지게 되면, 바이러스는 종종 신장조직에서 재활성화되어 소변에서 감염성 바이러스 입자들이 발견될 수 있다. 역시 드물지만, JC 바이러스가 뇌에서 재활성화되면 더 심각한 문제들을 일으킨다. 이로 인해 일어나는 질병은 진행성 다초점 백색질뇌증(progressive multifocal leukoencephalopathy)으로서 희돌기신경교세포(oligodendrocytes)에 영향을 미쳐 수초가 벗겨지는 질병이다. 이 질병은 후천성 면역결핍증 환자와 장기이식 수술을 위해 면역억제 치료를 받은 환자들에서 종종 관찰된다. 이 질병은 아주 드물고 적합한 동물 모델도 없어서, 바이러스 유전체가 어떻게 유지되고 복제는 어떻게 다시 활성화되는지 알아내기 어려운 상황이다.

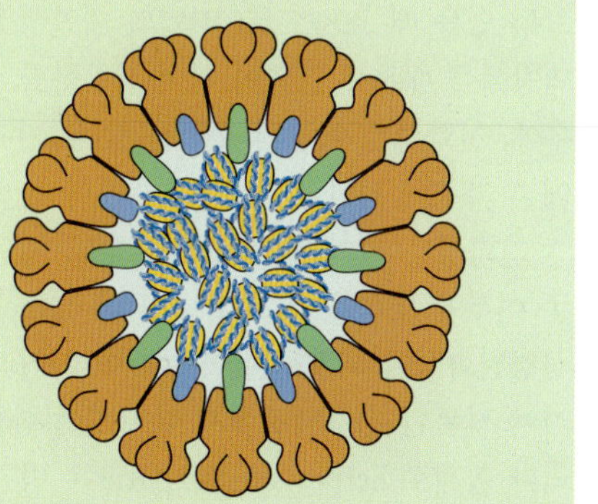

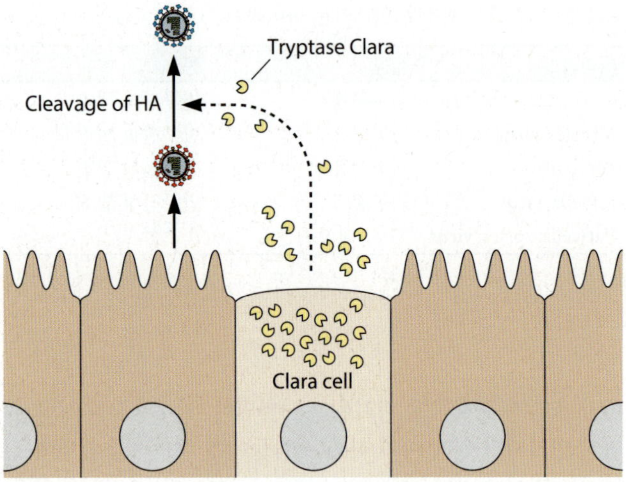

그림 1.19 클라라 세포의 트립타아제에 의한 influenza virus HA0의 절단. Influenza virus는 인간의 호흡기 상피세포에서 복제한다. 이 바이러스 입자들은 절단되지 않은 형태인 HA (HA0)를 가지고 있어 감염성이 없다. 클라라 세포(Clara cell)들은 단백질 분해효소인 트립타아제 Clara를 분비하여 세포 밖 바이러스 입자들의 HA0을 절단함으로써 감염성을 갖게 해준다. Adapted from M. Tashiro and R. Rott, *Semin, Virol.* 7:237-243, 1996, with permission.

(tropism)이란 특정 조직을 차별적으로 감염시키는 바이러스들의 선호를 말한다. 예를 들어, **장친화성(enterotropic)** 바이러스는 소화관 내에서 복제하고 **신경친화성(neurotropic)** 바이러스는 신경계의 세포들에서 복제한다. 어떤 바이러스들은 **범친화성(pantropic)**을 갖고 있어, 많은 세포 유형들과 조직들을 감염시키고 복제한다. 친화성을 결정하는 요인에는 적어도 네 가지가 있다. 먼저, 비리온 진입에 필요한 수용체의 분포(**감수성, susceptibility**) 또는 감염의 완성에 필요한 세포내 유전물질의 차별적 발현 여부(**허용성, permissivity**)에 의해 결정된다. 그러나 세포가 감수성과 허용성을 모두 갖추었다 하더라도 바이러스 입자들이 물리적 장벽으로 인해 조직과 상호작용할 수 없다면 감염은 일어나지 못한다(**접근성, accessibility**). 마지막으로, 바이러스가 조직으로 접근이 가능하고 세포에 감수성과 허용이 모두 있을 때 조차도 그 지역의 내인성 또는 내재성(innate) 면역방어들 때문에 감염이 일어나지 못할 수도 있다. 대부분의 경우에, 친화성은 이상의 요인들 중 두 가지 또는 그 이상의 조합에 따라 결정된다.

친화성은 바이러스의 감염 방식, 병인, 그리고 장기간의 생존 여부에 영향을 미친다. 사람의 herpes simplex virus를 종종 신경친화성이라 말하는 이유는 이 바이러스가 신경계를 감염시키며 잠복한 신경세포에서 다시 활성화되는 능력 때문이다. 그러나 실제로 herpes simplex virus는 범친화성이고 숙주의 다양한 세포들과 조직에서 복제한다. 뉴런에 감염하여 안정된 잠복감염을 수립하지만 범친화성으로 인해 다른 조직들과 세포들로 감염이 퍼져 나갈 수 있다. 만일 감염이 숙주방어망에 의해 감염지역 이내로 억제되지 못하면, 광범위하게 퍼져 여러 곳에서 질병을 일으키는데 이런 심각한 결과는 유아들이나 면역억제상태의 성인들의 감염에서 볼 수 있다(그림 1.14). 이 외에도 herpes simplex virus의 신경친화성은 또 다른 심각한 결과를 이끌어낸다. 드물지만, 이 바이러스는 중추신경계에 들어가 종종 치명적인 뇌염을 유발한다. 이 치명적인 습격은 면역 방어망이 파괴되었기 때문이 아니라 면역결핍환자나 면역능력이 정상인 사람 모두에서 뇌감염이 낮은 비율로 동일하게 나타나기 때문이다.

바이러스에 대한 세포 수용체

어떤 한 세포에 바이러스에 대한 수용체가 존재하고 제기능을 한다면 그 세포는 감염에 대해 감수성이 있다고 본다. 만약 세포에서 바이러스 감염에 적절한 수용체가 발현되지 않으면 조직은 감염될 수가 없다. 또한 수용체의 위치도 감수성의 결정요인이 될 수 있다. 만약 세포의 수용체가 분극화된 상피세포의 기저막에만 존재한다면 바이러스는 별도의 수단들을 써서 우선 수용체가 있는 장소에 도달해야 하며 그 후에야 복제를 시작할 수 있다. 경우에 따라서는 항체에 붙잡힌 상태의 바이러스 입자들이 감수성이 없는 세포의 Fc 수용체에 의해 받아들여질 수도 있다(4장 "B세포가 일으키는 면역병리 병변" 참조).

바이러스를 위한 세포 수용체들이 밝혀지고 연구되면서 이런 수용체가 친화성의 결정 요인이라는 것도 확실해지고 있다. 이 메커니즘은 단순해 보이지만 숙주조직의 세포 수용체들이 분포된 정도는 일반적으로 관찰되는 바이러스의 친화성에 비해 그 범위가 더 넓다. 말하자면, 감염에 필요한 수용체 만으로는 바이러스 친화성을 설명하기에 충분하지 않다는 것이다.

바이러스 전사를 조절하는 숙주세포 단백질들

바이러스 유전자들의 전사를 조절하는 인핸서(enhancer) 등과 같이 바이러스 유전체에 장착된 염기서열도 바이러스 친화성의 결정요인으로 생각된다. 사람의 뇌에 감염하는 JC polyomavirus는 오직 희소돌기교세포(oligodendrocytes) 내에서만 복제한다(Box 1.8). *In vitro* 또는 *in vivo* 실험결과에 따르면 JC 바이러스의 인핸서는 오직 이 세포 유형에서만 활성을 갖는다. 다른 예로는 hepatitis B virus의 간-특이(liver-specific) 인

표 1.3 바이러스 수용체와 바이러스 친화성

바이러스	친화성	수용체(분포)
Rhinovirus 주요 그룹	호흡기도	Icam-1 (편재성)
Influenza virus	호흡기도	시알산 (편재성)
Poliovirus	비인후 및 장 점막, 운동 뉴런	CD155 (대부분의 기관)
Herpes simplex virus	점막상피세포, 뉴런	글리코아미노글리칸 (편재성)

BOX 1.9 DISCUSSION

Influenza virus의 친화성 확장 메커니즘이 1940년 일어난 감염의 분석을 통해서 밝혀졌다.

16명의 홍콩 사람들에서 H5N1 바이러스를 분리하기 이전까지는 세포내 푸린(furin) 단백질분해효소가 절단하는 HA0 절단지점에 변화가 발생한 바이러스가 인간에서 발견된 적이 없었다. 그러나 1940년, 인간에서 분리한 바이러스주를 쥐의 뇌에 계대배양하면서 생성된 influenza virus WSN/33은 모든 쥐에 감염하는 범친화성이다. 대부분의 human influenza virus들과 달리, WSN/33은 트립신을 추가 처리하지 않아도 세포배양에서 복제할 수 있으며 그 이유는 바이러스의 HA가 혈청 플라스민에 의해서 절단될 수 있기 때문이다. 놀랍게도 WSN/33의 NA가 혈청 플라스민에 의한 HA 절단에 필요하다는 것이 발견되었다. 이 변형된 NA 단백질은 플라스미노겐에 결합할 수 있어서 세포 표면상에 붙들어 두고 결국 활성화된 형태인 플라스민으로 전환할 수 있다(그림 참조, 패널 A). 이후에 플라스민은 HA를 HA1과 HA2로 절단한다. 그러므로 HA가 아닌 NA에서의 변화로 인해 편재하는 세포성 단백질분해효소들에 의한 HA의 절단이 가능해진 것이다. 부분적이나마 이러한 특성이 WSN/33의 범친화적 특성을 설명할 수 있을 것이다.

쥐의 뇌에서 복제할 수 있는 WSN/33은 뇌염을 유발한다. 흥미롭게도 오직 WSN/33에서 유래한 NA만 가지고 있는 재조합 바이러스들은 뇌염을 일으키지 못했다; 뇌에서의 복제는 WSN/33으로부터 유래한 NA 이외에도 M과 NS 유전자들이 더해져야 가능하다. WSN/33의 병독성은 다원적이기 때문에 이 바이러스주의 확장된 친화성만으로는 다 설명되지 못한다.

Goto, H., and Y. Kawaoka. 1998. A novel mechanism for teh acquisition of virulece by an human influenza A virus. *Proc. Natl. Acad. Sci. USA* **95**:10224-10228.

Taubenberger, J. K. 1998. Influenza virus hemagglutinin cleavage into HA1 and HA2: no laughing matter. *Proc. Natl. Acad. Sci. USA* **95**:9713-9715.

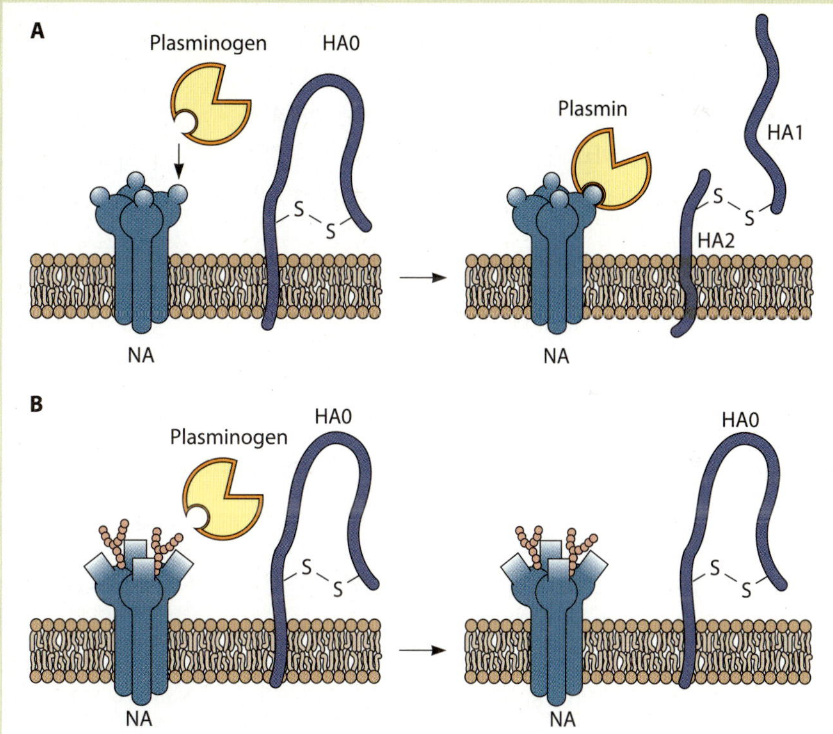

플라스미노겐의 활성화 및 HA의 절단에 대해 제시된 메커니즘.
(A) 플라스미노겐은 카르복실 말단에 리신(lysine)을 가진 NA에 결합한다. 세포의 단백질은 플라스미노겐을 활성화 형태인 플라스민으로 전환시킨다. 이후 플라스민은 HA0을 HA1과 HA2로 절단한다.
(B) NA의 카르복실 말단에 리신이 없을 때는 플라스미노겐이 NA와 상호작용할 수 없으며 플라스민으로 활성화되지도 않는다. 따라서 HA는 절단되지 않는다.

핸서, human papillomavirus 11형의 케라틴 세포-특이 인핸서, 그리고 T 세포에 특이적인 human immunodeficiency virus 1형의 긴말단반복서열 내 인핸서들이 포함된다.

세포의 단백질분해효소

세포의 단백질분해효소들은 성숙한 감염성 바이러스 입자를 형성하기 위해 바이러스 단백질들을 자르는 데 곧잘 사용된다. 세포의 단백질분해효소는 influenza virus HA0 전구체를 2개의 소단위체로 잘라 바이러스 외피막이 세포막에 융합할 수 있게 만들어 준다. 포유류에서는 influenza virus의 복제가 호흡기 상부와 하부의 상피세포로 제한되는데 이와 같은 바이러스의 친화성은 HA0를 가공하는 단백질분해효소가 특정 지역에서 제한적으로 생산되기 때문인 것으로 생각된다. 트립타아제 클라라(tryptase Clara)라고 부르는 이 세린(serin) 단백질분해효소는 기관지와 세기관지 상피의 비섬모성(nonciliated) '클라라'세포에서 분비된다(그림 1.19). 정제된 이 효소는 *in vitro*에서 비리온의 HA0를 절단하고 활성화시킬 수 있다. HA의 절단부위를 바꿀 경우, 다른 세포성 단백질분해효소들이 인식할 수 있게 되어 결과적으로 바이러스 친화성과 병인에 극적인 영향을 미치는 것으로 나타났다: avian influenza virus 중 매우 전염성이 강한 일부 바이러스주(viral strain)에서 보면 여러 개의 염기성 아미노산들의 HA0 절단부위에 삽입되어 있다. 이 새로운 염기서열로 인해 푸린(furin) 등과 같이 널리 분포되어 있는 세포성 단백질분해효소도 HA0 가공이 가능해진다. 결과적으로, 이런 변이주(variant) 바이러스들이 활성화된 상태로 방출되어 조류의 비장, 간, 폐, 신장 그리고 뇌를 포함한 많은 기관들을 감염시킬 수 있게 된다. 자연상태에서 출현한 이런 돌연변이 바이러스들은 가금류농장에서 높은 폐사율을 초래하는 원인체이다. 홍콩의 16명의 환자로부터 분리된 avian influenza virus들은 HA 절단부위에 이와 유사한 아미노산 치환을 갖고 있었다. 실제로, 이와 같은 환자들의 다수는 호흡기 증상뿐만 아니라 위장관, 간, 그리고 신장에서도 증상이 나타났다. HA 지역에 이런 변화를 가진 바이러스는 지금까지 인간에서는 밝혀진 적이 없었지만, 이들이 분리되면서 인플루엔자 대유행이 임박했다는 두려움을 가져왔다. 바이러스의 확산을 예방하기 위해 홍콩 내의 모든 닭들이 도살되었다. 이와 같은 우려는 50여 년 전에 분리된 범친화성 인플루엔자 바이러스주의 HA가 숙주 내에 편재하는 단백질분해효소들에 의해 가공된다는 지식에 근거한 것이었다(Box 1.9).

바이러스의 전파경로는 종종 침입지점에 따라 결정된다

신경계를 통해 확산되는 바이러스들을 보면 일차 진입지점의 신경분포 양상에 따라 이후 감염될 신경회로가 결정된다는 것을 알 수 있다. Herpes simplex virus가 감염하는 뇌 또는 척수에서도 실제 감염되는 지역들은 진입지점과 연결된 축색돌기 말단이나 수상돌기를 가진 뉴런들이 배치되어 있다. Poliovirus는 말초 감염 후에 척수나 뇌의 특정 지역에는 절대 도달하지 않지만 만약 이런 지역에 바이러스를 직접 진입시키면 복제가 일어난다. 다시 말해서 감수성이 있는 세포들까지의 접근성이 감염의 친화성을 결정할 수 있다는 것이다.

지금까지 논의한 것처럼, 뇌는 혈행성 또는 신경성 전파 모두를 통해 감염될 수 있다. 신경친화성인 influenza virus의 NWS주를 쥐의 복막 내로 주입하면 혈행성 전파를 통해 뇌로 전파되고, 이후 뇌와 척수를 따라 늘어선 뇌막, 맥락총, 그리고 뇌실막 세포에서 복제한다. 그러나 바이러스를 코에 접종할 경우에는 바이러스혈증은 없으며 그 대신, 바이러스는 신경계 전파를 통해 뇌로 들어간다. 바이러스는 처음에 후각기관의 상피에서 복제하고, 뒤이어 비인후강에 풍부한 감각뉴런으로 침투한다(Box 1.6). 그 후에 비리온은 삼차신경절(trigeminal ganglia), 삼차신경의 뉴런들과 접촉하고 있는 뇌간 내 뉴런들, 그리고 뇌의 후각구(olfactory bulb)에서 발견될 수도 있다. 인플루엔자 NWS주를 사용한 실험의 주안점은 특정 바이러스의 첫 진입지점이 이후의 전파경로를 결정할 수 있다는 것이다.

전망

이 장에서, 우리는 잘 조절된 실험환경에서 배양 중인 세포 하나로부터 시작해 끊임없이 변화하는 "실제 세상"으로 이어가며 논의를 시작하였다. 감수성을 가진 한 숙주의 감염은 숙주 개체군 내에서 바이러스 감염이 확립되고 유지되는 복잡한 과정의 첫 단계이다. 모든 바이러스 병원체는 고유한 감염경로를 갖는데, 이는 궁극적으로 감염성 입자들의 확산과 이어진다. 바이러스 증식이 일어나는 일차 복제지역은 종종 비인두관, 호흡기, 위장관, 그리고 생식기관 등의 점막이다. 매개 곤충, 주사바늘, 또는 상처 등으로 인해 비리온 또는 이미 바이러스에 감염된 세포들이 혈류에 주입되는 상황은 또 하나의 흔한 감염경로이다. 놀랍게도 바이러스 중 일부는 감염 후 그 지역에만 남아 있고 숙주 전신으로 확산하지 않는다. 어떤 바이러스들은 혈액 또는 신경계를 통해 확산되는 특징을 보인다. 전신적 확산이 일어나는 동안에는 바이러스의 증식이 주기적으로 잇따르며 이 때문에 바이러스 병인의 고유한 특성들이 나타난다(예, 홍역의 발진, herpes simplex virus 뇌염, 또는 바이러스 간염). 감염과 복제를 마치면서 비리온들은 감수성이 있는 다른 숙주들로 옮겨가기 위한 형태로 완성되어 방출된다. 감염된 한 숙주 내에서 일어나는 사건들은 앞으로 일어날, 보다 핵심적이고 복잡한 과정인 감수성 있는 숙주 개체군에서의 연속적인 전파 과정의 기반이며 이 이야기가 다음 장의 주제이다.

참고문헌

Books

Brock, T. (ed.). 1961. *Milestones in Microbiology.* American Society for Microbiology, Washington, DC.

Johnson, R. T. 1982. *Viral Infections of the Nervous System.* Raven Press. New York. NY.

Mims, C. A., A. Nash, and J. Stephen. 2001. *Mims' Pathogenesis of Infectious Disease,* 5th ed. Academic Press, Orlando, FL.

Nathanson, N. (ed.). 2007. *Viral Pathogenesis and Immunity,* 2nd ed. Academic Press, London, United Kingdom.

Notkins, A. L., and M. B. A. Oldstone (ed.). 1984. *Concepts in Viral Pathogenesis.* Springer-Verlag, New York, NY.

Richman, D. D., R. J. Whitley, and F. G. Hayden (ed.). 2009. *Clinical Virology,* 3rd ed. ASM Press, Washington, DC.

Review Articles

Collins, P., and B. Graham. 2008. Viral and host factors in human respiratory syncytial virus pathogenesis. *J. Virol* **82**:2040-2055.

Diefenbach, R., M. Miranda-Saksena, M. Douglas, and A. Cunningham. 2008. Transport and egress of herpes simplex virus in neurons. *Rev. Med. Virol.* **18**:35-51.

Enquist, L. W., P. J. Husak, B. W. Banfield, and G. A. Smith. 1999. Infection and spread of alphaherpesviruses in the nervous system. *Adv. Virus Res.* **51**:257-547.

Kennedy, P. G. E. 1992. Molecular studies of viral pathogenesis in the central nervous system: the Linacre lecture 1991. *J. R. Coll. Physicians Land.* **26**:204-214.

Pereira, L., E. Maidji, S. McDonagh, and T. Yamamoto-Tabala. 2006. Pathogenesis of human cytomegalovirus infection at the maternal-fetal interface. *In* M. J. Reddchase (ed.). *Cytomegalovirus: Molecular Biology and Immunology.* Caister Academic Press, Wymondham, United Kingdom.

Takada, A., and Y. Kawaoka. 2002. The pathogenesis of Ebola hemorrhagic fever. *Trends Microbiol.* **9**:506-511.

Tellinghuisen, T., M. Evans, T. von Hahn, S. You, and C. Rice. 2007. Studying hepatitis C virus: making the best of a bad virus. *J. Virol.* **81**:8853-8867.

Virgin, H. W. 2007. *In vivo* veritas: pathogenesis of infection as it actually happens. *Nat. Immunol.* **8**:1143-1147.

Zampieri, C., N. Sullivan, and G. Nabel. 2007. Immunopathology of highly virulent pathogens: insights from Ebola virus. *Nat. Immunol.* **8**:1159-1164.

Papers of Special Interest

Billam, P., F. Huang, Z. Sun, F. Pierson, R. Duncan, F. Elvinger, D. Guenette, T. Toth, X. Meng. 2005. Systematic pathogenesis and replication of avian hepatitis E virus in specific-pathogen-free adult chickens. *J. Virol.* **79**:3429-3437.

Bodian, D. 1955. Emerging concept of poliomyelitis infection. *Science* **122**:105-108.

Cheung, C., L. Poon, I. Ng, W. Luk, S.-F. Sia, M. Wu, K.-H. Chan, K.-Y. Yuen, S. Gordon, Y. Guan, and J. Peiris. 2005. Cytokine responses in severe acute respiratory syndrome coronavirus-infected macrophages in vitro: possible relevance to pathogenesis. *J. Virol.* **79**:7819-7826.

Crawford, S., D. Patel, E. Cheng, Z. Bt-rkova, J. Hyser, M. Ciarlet, M. Finegold, M. Conner, and M. Estes. 2006. Rotavirus viremia and extraintestinal viral infection in the neonatal rat model. *J. Virol.* **80**:4820-4832.

Croxford, J., J. Olson, H. Anger, and S. Miller. 2005. Initiation and exacerbation of autoimmune demyelination of the central nervous system via virus-induced molecular mimicry: implications for the pathogenesis of multiple sclerosis. *J. Virol* **79**:8581-8590.

Hamelin, M.-E., K. Yim, K. Kuhn, R. Cragin, M. Boukhvalova, J. Blanco, G. Prince, and G. Boivin. 2005. Pathogenesis of human metapneumovirus lung infection in BALB/c mice and cotton rats. *J. Virol* **79**:8894-8903.

Ida-Hosonuma, M., T. Iwasaki, T. Yoshikawa, N. Nagata, Y. Sato, T. Sata, M. Yoneyama, T. Fujita, C. Taya, H. Yonekawa, and S. Koike. 2005. The alpha/beta interferon response controls tissue tropism and pathogenicity of poliovirus. *J. Virol* **79**:4460-4469.

Jung, K., K. Alekseev, X. Zhang, D.-S. Cheon, A. Vlasova, and L. Saif. 2007. Altered pathogenesis of porcine respiratory coronavirus in pigs due to immunosuppressive effects of dexamethasone: implications for corticosteroid use in treatment of severe acute respiratory syndrome coronavirus. *J. Virol* **81**:13681-13693.

Ku, C.-C., J. Besser, A. Abendroth, C. Grose, and A. Arvin. 2005. Varicella-zoster virus pathogenesis and immunobiology: new concepts emerging from investigations witli the SCIDhu mouse model. *J. Virol.* **79**:2651-2658.

Maidji, E., O. Genbacev, H.-T. Chang, and L. Pereira. 2007. Developmental regulation of human cytomegalovirus receptors in cytotrophoblasts correlates with distinct replication sites in the placenta. *J. Virol.* **81**:4701-4712.

Morrison, L. A., and B. N. Fields. 1991. Parallel mechanisms in neuropathogenesis of enteric virus infections. *J. Virol.* **65**:2767-2772.

Publicover, J., E. Ramsburg, M. Robek, and J. Rose. 2006. Rapid pathogenesis induced by a vesicular stomatitis virus matrix protein mutant: viral pathogenesis is linked to induction of tumor necrosis factor alpha. *J. Virol* **80**:7028-7036.

Rambaut, A., O. Pybus, M. Nelson, C. Viboud, J. Taubenberger, and E. Holmes. 2008. The genomic and epidemiological dynamics of human influenza A virus. *Nature* **453**:615-619.

Rivers, T. 1937. Viruses and Koch's postulates. *J. Bacterial* **33**:1-12.

Sacher, T., J. Podlech, C. Mohr, S. Jordan, Z. Ruzsics, M. Rcddehase, and U. Koszinowski. 2008. The major virus-producing cell type during murine cytomegalovirus infection, the hepatocyte, is not the source of virus dissemination in the host. *Cell Host Microbe* **3**:263-272.

Samuel M., and M. Diamond. 2006. Pathogenesis of West Nile virus inlection: a balance between virulence, innate and adaptive immunity, and viral evasion. *J. Virol.* **80**:9349-9360.

Smith, G. A., S. P. Gross, and L. W. Enquist. 2001 Herpesviruses use bidirectional last-axonal transport to spread in sensory neurons. *Proc. Natl. Acad. Sci. USA* **98**:3466-3470.

Smith, G. A., L. Pomeranz, S. P. Gross, and L. W. Enquist. 2004. Local modulation of plus-end transport targets herpesvirus entry and egress in sensory neurons. *Proc. Natl Acad. Sci. USA* **101**:16034-16039.

Souza, M., M. Azevedo, K. Jung, S. Cheetham, and L. Saif. 2008. Pathogenesis and immune responses in gnotobiotic calves after infection with the genogroup II.4-HS66 strain of human norovirus. *J. Virol.* **82**:1777-1786.

Tyler, K., D. McPhee, and B. Fields. 1986. Distinct pathways of virus spread in the host determined by reovirus S1 gene segment. *Science* **233**:770-774.

Tyler, K. L., H. W. Virgin IV, R. Bassel-Duby, and B. N. Fields. 1989. Antibody inhibits defined stages in the pathogenesis of reovirus serotype-3 infection of the central nervous system. *J. Exp. Med.* **170**:887-900.

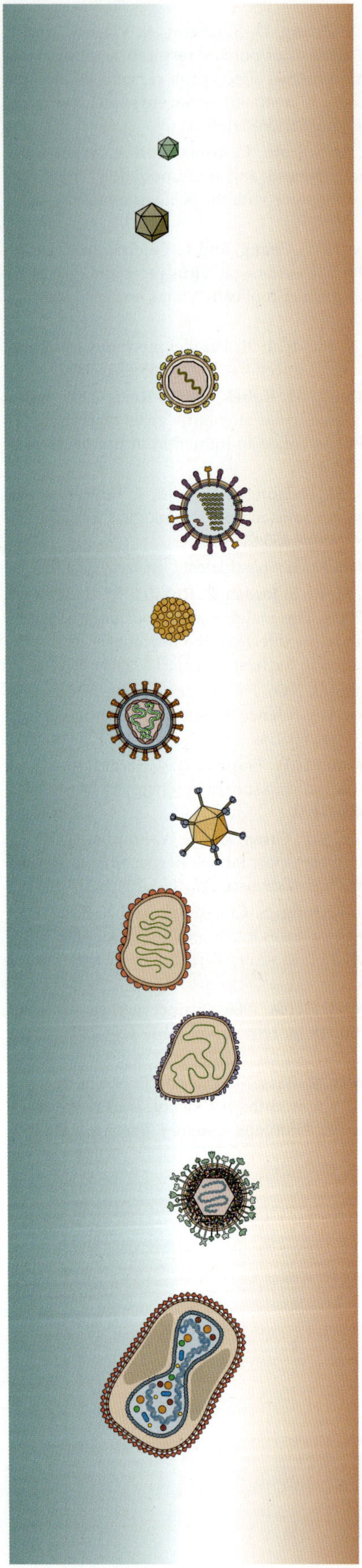

2

집단 감염

Good tests kill flawed theories; we remain allive to guess again.

Karl Popper

Unless you have measured it, you do not know what you are talking about.

Lord Kevin

서론

셀 수 없는 수의 많은 바이러스 입자들이 모든 생명체로부터 끊임없이 방출되고 있다. 어느 한 개체에 침범하는 비리온의 수는 알 수 없지만, 대부분의 경우 바이러스와 접촉했더라도 여러 가지 이유로 인해(10장에서 언급) 감염은 발생하지 않는다. 그러나 어떤 경우에는 감염될 뿐 아니라 아프고 심지어는 죽기까지 한다. 나아가, 질환은 일시에 많은 다른 개체에까지 손도 쓸 수 없을 정도로 빠르게 확산되기도 한다. 놀랍게도, 바이러스 감염이 어떻게 숙주 내에서 질병을 일으키는지, 질병이 어떻게 전파되고, 집단 내에서 유지되는지에 대한 확실한 해답은 없다. 이 장에서는 바이러스 질병의 복합적인 문제와 집단 내에서의 바이러스 전파에 대해 다루고자 한다.

바이러스 병인의 원리

바이러스 병인(病因, pathogenesis)은 병원론(病原論)이라고도 하며 숙주에 바이러스가 감염하는 동안 일어나는 일련의 과정으로 바이러스 복제와 면역반응이 숙주에 미치는 복합적인 영향이다(표 2.1). 분명한 사실은 바이러스에 감염된 세포와 숙주 방어체계 사이의 상호관계가 질병의 심각성을 결정한다는 것이다. 그러나 이러한 상호관계는 연구하고 통제하기에 쉽지 않은, 복잡하고 다원적인 과정들이다(표 2.2). 배양세포를 이용한 바이러스 수용체 연구와 같은 환원주의적 접근에 의한 병인 메커니즘의 연구결과가 종종 동물실험 결과와 일치하지 않는 경우가 있듯이(Box 2.1) 살아있는 동물에서 병인을 연구하는 것은 메커니즘을 증명하지 못할 다양한 변수가 나타나기 때문에 어렵다. 따라서 바이러스 병인은 종종 현상학적인(phenomenological) 학문 분야로 언급되기도 하며, 최근에 지속적인 새로운 실험법 개발에 힘입어 병인 연구는 기전연구(mechanistic) 과학이 되어가고 있다.

어떤 인간바이러스는 숙주영역이 광범위하여, 원숭이, 흰족제비, 기니피그(guinea pig)와 같은 여러 종의 동물을 감염시킨다. 이러한 다양한 동물모델은 바이러스 질병을 이해하는 데 매우 중요하며, 특히 생쥐는 바이러스 병인연구에 효율적인 숙주이다. 마

표 2.1 바이러스 병인의 결정인자

표적조직과의 상호작용
표적조직으로의 접근
수용체의 존재
체내에서 바이러스 입자의 안정성
온도
위장관의 산과 담즙
바이러스 감염력
세망내피계를 통한 전파력
세포치사능 (세포병리학의 근거)
세포 내에서 바이러스 복제의 효율성
복제에 가장 적합한 온도
세포 감염력
바이러스단백질의 세포독성
거대분자 합성의 저해
바이러스단백질과 구조(봉입체)의 생성
변화된 세포대사
감염에 대한 숙주반응
내재적 세포반응
선천적 면역반응
후천적 면역반응
바이러스 면역회피 기전
면역병리학
인터페론: 전신증상
T세포 반응: 지연과민반응
항체: 보체, 항체의존성 세포 살해 작용, 면역복합체

표 2.2 바이러스 질병의 결정인자

질병의 특성
표적조직
침투경로
바이러스의 표적조직 접근능
바이러스 친화성
세포의 증식 허용성
바이러스 주
질병의 중증도
세포치사능 (세포 병변 효과)
바이러스에 대한 면역력
온전한 면역반응
면역병리학
바이러스 접종량
감염기간
숙주의 건강상태
숙주의 영양상태
면역반응에 영향을 미치는 감염 유무
숙주의 유전자형
숙주의 연령

우스 유전체는 다루기가 쉬운데, 이는 인체감염 바이러스에 대한 감수성을 갖게끔 설계하는 것이 가능하기 때문이다(Box 2.2). 마우스의 특정 유전자를 손상시켜 병인에서의 개별적인 단백질의 역할을 판단할 수 있다. 또한 인간바이러스와 밀접한 관계가 있는 동물바이러스를 연구함으로써 인간의 질병에 대한 통찰을 엿볼 수 있다. 한 예로 human immunodeficiency virus(인체 면역결핍바이러스) 감염의 모델로서 simian immunodeficiency virus (원숭이 면역결핍바이러스)의 중요성이 증명되었다. 그러나 동물모델로부터 얻은 지식은 조심스럽게 해석되어야 한다. 인간의 질병은 동물모델에서 완벽히 재현되지 못하며 생쥐에서 사실인 것이 인간에게도 항상 사실인 것은 아니다. 크기, 생체대사와 발달과정에서의 단순한 차이들이 병인 상에서 큰 차이를 나타낸다. 그럼에도 불구하고 바이러스 감염의 동물모델 연구에서 얻어진 원리와 기전(mechanism)은 흔히 인간감염에 적용된다.

바이러스 병인에 대한 관심은 인간에게 영향을 미치는 바이러스 질병을 제거하거나 치료하기 위한 열망에 크게 근거하고 있다. 그러나 질병 치료는 병인 기전에 대한에 대한 이해뿐 아니라 증식과 전파에 대한 정보를 필요로 한다. 병인의 분자적 관련성은 동물모델에서 정의되는 반면, 질병 전파에 대한 이해는 인간집단에 대한 분석과 연결되기 때문에 이러한 과정들에 대한 기본을 이해하는 과정은 항상 복잡한 문제를 가지고 왔다.

통계

과학자들이 생체 내의 바이러스 감염을 연구할 때, 모든 사람들이 결론에 동의하는 명확한 결과를 얻는 것은 좀처럼 쉽지 않다. 결과가 애매하거나 표본에 따라 다르거나 혹은 동일한 연구 내에서도 큰 편차를 보이기도 한다. 사실, 논문의 저자들은 학계의 연구자들이 때로 자신들의 결론을 받아들이지 못하는 상황에 당혹스러워 한다. 이런 때 적절한 통계학적 방법(표 2.3)은 실험그룹들 간의 차이에 의미가 있는지를 판단하는 데 필요한 결정적 분석의 공통언어가 되어 준다. 불행히도, 바이러스 학술지에 발표된 논문을 조사해 보면 독자들의 결과 해석을 더 어렵게 만드는 통계분석의 오류를 볼 수 있다. 사실, "의미 있는 차이(significant difference)"라는 용어는 설명에 대한 실제적인 통계적 근거가 없이 사용되기 때문에 과학논문에서 가장 잘못 사용되는 어구 중의 하나이다. 바이러스학 실험에 대한 기본적인 통계에 대한 생각을 자세히 기술하는 것은 본 서의 내용범위를 넘어서는 것이지만 중요한 원칙에 대하여는 언급하고자 한다.

실험실 내에서 실험을 시작하기 전이나 외부채집을 가기 전, 실험설계를 조심스럽게 고려하는 것이 꼭 필요하다(그림

BOX 2.1 EXPERIMENTS

마우스 및 인간

세포 배양과 정제당을 이용한 바이러스의 세포 수용체에 대한 연구 결과, 사람 인플루엔자 바이러스(human influenza virus)는 α(2,6) 결합을 통하여 갈락토오스에 부착되어 있는 시알산(sialic acid)에 우선 결합한다는 것이 밝혀졌다. 시알산은 인간 호흡기 상피세포에 많이 존재하므로 동물 감염의 주된 수용체 역할을 할 것으로 추정된다. 이 가설을 검증하기 위해, α(2,6) 결합을 통하여 당단백질에 시알산을 연결시키는 주된 효소인 ST6GalI 시알산 전이효소의 유전자가 결핍된 마우스를 이용하였다. 이 마우스들은 호흡기에서 α(2,6) 결합-시알산이 발견되지 않는다. 그럼에도 불구하고 human influenza virus는 이러한 마우스들의 폐와 기관지에서 효율적으로 복제했는데, 이는 시알산의 α(2,6) 결합이 마우스의 influenza virus 감염에 필수적이지 않다는 것을 나타낸다. 이 실험으로부터 얻을 수 있는 교훈은 분명하다: 환원주의적 실험결과는 항상 동물실험을 통하여 입증되어야 한다는 것이다.

Glaser, L., G. Conenello, J. Paulson, and P. Palese. 2007. Effective replication of human influenza viruses in mice lacking a major α(2,6) sialytransferase. *Virus Res.* **126**:9-18.

2.1). 연구설계에 있어서 근본적인 문제는 의미 있는 차이를 파악하기 위해 필요한 표본 수를 이해하는 것이다. 유의 수준(significant level)은 차이가 의미 있다고 잘못 판단될 확률로서 정의된다; 대부분의 경우 이 확률은 0.05로 정한다. 중요한 개념은, 정말 중요한 차이를 간파하는 확률인 **검정력(power)**이다. 가장 간단한 사례에서 보면 검정력은 표본 크기가 더 클수록 증가될 수 있다. 일례로, 실험동물을 이용한 백신효능 연구에서는 유효성분이 없는 위약(placebo) 혹은 백신을 동물에게 주사한 후, 병독성이 있는 바이러스를 접종하여 시험한다. 이 백신이 효과적이라고 확신할 수 있으려면 얼마나 많은 동물이 필요할까? 세 마리의 동물을 대조군으로, 또 세 마리의 동물을 백신그룹으로 각각 생각해 보자. 시험 결과, 비교동물들은 모두 죽고 백신을 투여한 동물은 모두 생존했다. 이때 결과는 명확히 구분되는 것처럼 보인다; 백신이 작동한다. 사실, 이 정도 수의 동물로 얻은 결과는 결코 중요하지 않을 것이다($P < 0.05$)(표 2.4). 매우 적은 숫자의 동물로 연구하여 통계학적으로 의미 있는 결론을 얻기에는 검정력이 불충분하기 때문이다.

통계학적 분석 방법에 대하여 상세한 설명을 하는 것은 실험방법을 자세히 설명하는 것만큼 중요하다(특히 논문의 재료 및 방법에서). 보다 더 복잡한 자료, 연구의 설계 및 분석에는 통계학자들의 자문이 필요하다. 현대적인 바이러스 연구에서는 더 양직이면서도 자료가 풍부한 요소들을 분석에 포함하도록 요구

표 2.3 기본 통계용어[a]

용어	정의
대립가설 (Alternative hypothesis)	귀무가설을 반박하는 가설
이진수 자료 (Binary data)	2개의 범주로만 구성되는 자료(예: 양성, 음성)
기본자료 (Cardinal data)	일반 산술로서 계량이 가능한 척도로 표현되는 일반적인 자료
신뢰 구간 (Confidence interval)	관심 모수의 참값이 속할 것으로 기대되는 범위
가설 검정 (Hypothesis testing)	실험에서 얻어진 결과가 실제로 일어난 것인지 아니면 우연에 의해 일어난 것인지를 객관적으로 평가하기 위해 통계적인 분석을 이용하는 과정
비모수 검정 (Nonparametric test)	자료의 분포에 대해서 어떠한 가정도 하지 않는 검정 방법
정규 분포 자료 (Normally distributed data)	히스토그램으로 그렸을 때 종 모양의 곡선처럼 보이는 자료
귀무가설 (Null hypothesis)	치료군과 비치료군 간에 어떠한 차이도 없다고 가정하는 가설; 만약 가설 검정을 통해 통계적으로 유의한 차이가 있다고 밝혀지면 귀무가설은 기각
p-값 (*p* value)	귀무가설이 사실인 경우에 표본이 보여주는 현재와 같은 결과 혹은 더 극단적인 결과들이 얻어지게 될 확률
모수 검정 (Parametric test)	자료가 특정한 분포를 따른다는 가정을 기본으로 하는 검정 방법
검정력 (Power)	통계적으로 유의한 차이를 탐지해 내는 확률
표본 수 (Sample size)	한 연구에서 실험에 이용되는 기본 단위의 수
유의 수준 (Significance level)	거짓으로 통계적으로 유의한 차이를 탐지해 낼 확률

[a]Reprinted from B. A. Richardson and J. Overbaugh, *J. Virol.* **79**:669-676, 2005, with permission.

BOX 2.2 BACKGROUND
바이러스 병인 연구를 위한 형질전환 마우스 및 유전자결손 마우스

마우스는 바이러스 병인 연구에서 언제나 중요한 역할을 담당해 왔다(그림 참고). 이 동물은 유전적으로 제어하는 것이 가능하기 때문에 바이러스가 어떻게 질병을 일으키는지에 대한 새로운 정보들을 많이 얻을 수 있기 때문이다. 형질전환 마우스를 만들기 위하여 마우스의 생식세포에 새로운 유전자를 도입하거나 특정한 유전자를 제거(gene knockout)하는 두 가지 방법 모두 바이러스학에서 널리 쓰인다.

급성회백수염과 홍역을 연구하기 위하여 인간의 바이러스 수용체를 합성하는 형질전환 마우스모델이 개발되었다. 바이러스 수용체가 규명되지 않은 경우에는 전체적인 바이러스 유전체나 선택된 특정한 바이러스 유전자를 마우스에서 발현시키는 연구가 대안이 된다. 예를 들어, B형 간염 바이러스 유전체를 발현시키는 형질전환 마우스는 바이러스와 숙주 면역반응 사이의 상호작용을 연구하는 데 사용되어 왔으며, T세포 수용체의 형질전환 유전자나 수용성 면역매개물질 유전자를 발현시킬 수 있는 형질전환 마우스도 만들어졌다. 또한 이러한 마우스들은 면역세포의 바이러스 제거와 사이토카인의 작용 메커니즘 및 부작용에 대한 연구에도 사용된다.

면역기능 결손 마우스들은 면역 메커니즘과 면역병리학의 연구에 있어서 중요한 내용들을 입증하는 데 활용되어 왔다. 예를 들어, 세포독성 T세포가 표적세포를 용해시키는 데에 필수적인 퍼포린(perforin)의 유전자가 결핍된 마우스는 그 밖의 부분에선 완전한 면역반응이 존재함에도 불구하고 림프구성 맥락 수막염 바이러스(lymphocytic choriomeningitis virus)에 대한 감염을 막을 수 없다. 면역반응에 관여하는 성분을 암호화하는 유전자가 파괴된 마우스에 대한 연구로 인해 홍역, 인플루엔자, 그리고 림프구성 맥락 수막염 등을 포함한 다양한 바이러스 감염으로부터 회복되는 데 중요한 세포들이 확인되었다.

Rall, G. F., D. M. P. Lawrence, and C. E. Patterson. 2000. The application of transgenic and knockout mouse technology for the study of viral pathogenesis. *Virology* **271**:220-226.

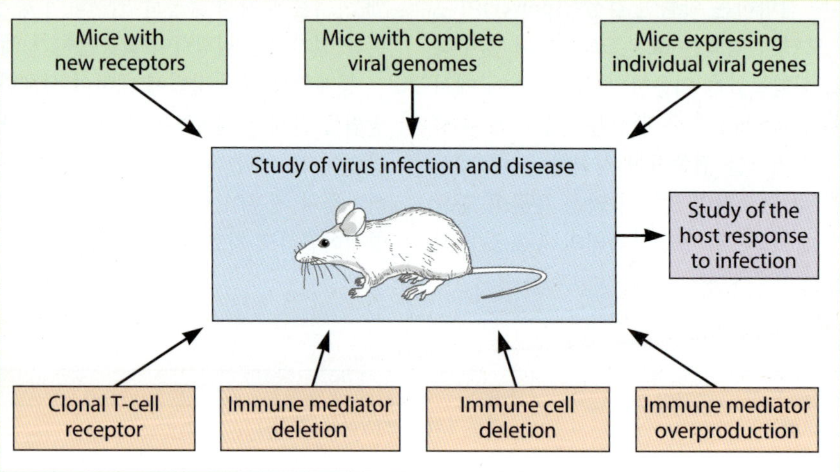

하고 있다. 결론적으로, 통계학적 방법은 결과를 해석하고 결론을 끌어내는 데 매우 중요하다. 최종목표는 관찰된 생물학적 차이가 실제인지 혹은 무작위적 우연에 의한 것인지에 대해 결정할 때 정확하고 일관되어야 한다는 것이다.

역학

모든 바이러스 감염은 하나의 세포에서 시작되지만 바이러스가 계속 살아남기 위해서는 한 개체 내의 감염이 잇따라 다른 많은 사람들에게 확산되어야 한다. **역학(Epidemiology)**은 집단의 건강과 질병에 영향을 미치는 활동과 사건에 대한 연구이며, 사람들에 대한 통제와 간섭을 정당화하는 데 필요한 이론적 근거를 제공하는 공중보건연구의 초석이다.

바이러스 역학자들은 세밀한 자료수집과 통계분석을 수행함으로써 질병 발생을 연구하는 감염성 질병의 전문가들이다. 바이러스 질병을 전문으로 하는 역학자들은 바이러스 생물학과 병인 기전뿐 아니라 사회과학 분야에 대해서도 지식이 있어야 한다. 사회활동과 집단역학(group dynamics)에서는 바이러스 전파 기전, 감염의 위험요소들, 바이러스 전파에 필요한 집단의 크기, 지리학, 계절, 통제수단 등을 통합적으로 고려한다(Box 2.3; 표 2.5).

발생률과 유병률

질병 발생의 양적평가는 일차적으로 역학연구의 결과이다. **발생률**(감염률; attack rate)은 질병사례의 수를 집단크기와 시

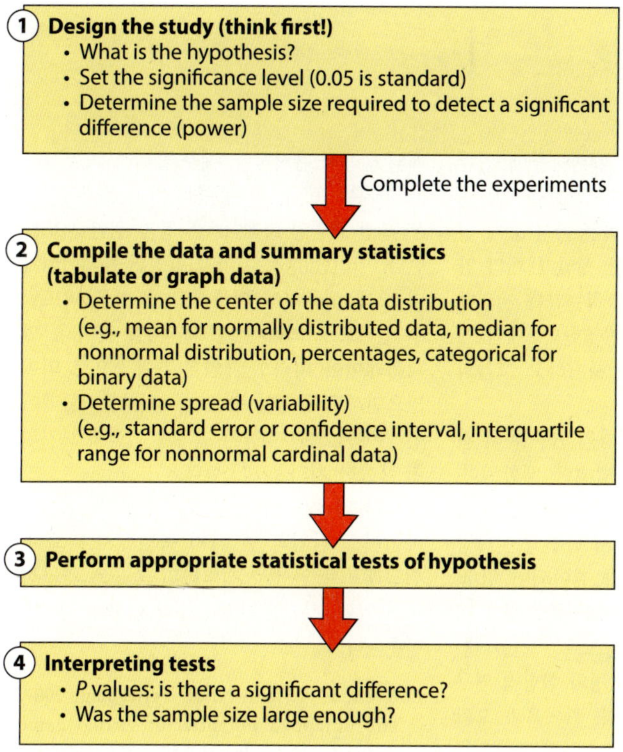

그림 2.1 실험 설계, 실행 및 해석.

간의 측정치로 나눈 비율로서 계산된다. 발생률은 급성감염에 사용된다. 예를 들어, 뉴욕시에서 독감의 발생률은 일 년 동안 보고된 경우의 숫자로서 표현된다. 감염률을 표현하기 위한 또 다른 방법인, 질병 **유병률**은 질병의 발생 시점이 쉽게 확인되지 않는 지속감염에 대해 사용된다. 이 경우, 특정 날짜를 선택하고 그 날의 특정 질병에 대한 사례의 수를 집단의 개략적 추정치로 나눈다. 유병률은 종종 특정시점에 대한 백만 명당 사례 숫자로 표현된다.

전향연구와 후향연구

자연집단에서의 감염은 실험실에서 제어된 상태에서의 감염과는 확실히 다르다. 그럼에도 불구하고, 자연상태에서의 질병 발생과 확산에 영향을 미치는 하나 이상의 인자를 확인하는 것은 가능하다. 두 가지 일반적인 실험방법인 **전향연구**(cohort 또는 longitudinal)와 **후향연구**(case-control)가 사용된다. 전향연구에서, 집단은 두 그룹으로 나뉘는데 하나의 인자가 한쪽 그룹에는 존재하지만 다른 쪽 그룹에는 존재하지 않는다. 각 그룹에서 질병의 발생률이나 부작용이 측정된다. 이런 방법은 한쪽 그룹은 처치를 하지만, 다른 쪽 그룹은 처치를 하지 않는 형태에서 종종 이용된다. 이러한 연구에서는 실험설계가 중요하다. 단일 혹은 이중맹검분석(single or double blind analysis)뿐 아니라 위약 비교군은 연구자의 편견과 환자의 기대치를 제거하는 데 필수적이다. 전향연구에는 몇 달 혹은 수년 간 연구해야 할 많은 대상이 필요하다. 대상의 수와 연구기간은 질병의 발생률이나 연구 중에 나타나는 부작용에 따라 달라지며 통계학적 검증이 요구된다.

이와 달리 후향연구는 긴 연구기간과 많은 수의 대상을 확보해야 하는 부담이 없다. 이 방법은 특정 질병이나 부작용이 있는 다수의 대상을 선택하는 한편 이러한 증상과 무관한 동등한 수의 대상을 선택하여 분석의 변수를 확인하는 것이다. 예를 들어 홍역백신의 후향연구에서는 부작용을 보인 100명의 어린이 그룹과 또 나이가 대등한 100명의 대조군을 무작위로 선택하여 백신을 접종했거나, 접종하지 않았던 그룹으로 분류하였다. 조사대상 변수는 백신접종을 받았거나 받지 않은 것과 관계

표 2.4 실험군과 대조군 간의 감염률 차이에 대한 *P* 값[a]

실험군당 동물개체 수(*n*)	결과에 따른 P 값[b]		
	대조군 동물들은 모두 감염되고 실험군 동물들은 한 마리도 감염되지 않음	대조군 동물들 모두와 실험군 동물 한 마리가 감염되거나 또는 대조군 동물 한 마리와 실험군 동물들은 모두 감염되지 않음	대조군과 실험군의 동물 각각 한 마리씩 감염됨
3	0.1	0.4	1.0
4	0.03	0.1	0.5
5	0.008	0.05	0.2
6	0.002	0.02	0.08
7	<0.001	0.005	0.03
8	<0.001	0.001	0.01

[a]Reprinted from B. A. Richardson and J. Overbaugh, *J. Virol.* **79**:669-676, 2005, with permission.

[b]0.05 고정값의 유의수준으로 양쪽 가설 검증을 이용한, Fisher의 직접적 검증으로 결정되었음. 적은 수의 관찰로 한 실험에서는 Fisher의 직접적 검증이 적당하므로 사용되었음.

BOX 2.3 DISCUSSION

감염-질병 역학에 대한 비디오 게임 모델

큰 인기를 누리고 있는 온라인 비디오 게임인 워크래프트는 최근 바이러스 감염의 전염 모델이 되었다. 이 게임에서 플레이어들은 인간, 엘프, 오크 등 다양한 종족들이 살고 있는 판타지 세상을 모험하게 된다. 2005년 후반에는 플레이어들이 대면하고 죽일 수 있는 '하카르'라는 강력한 피조물이 있는 던전이 추가된다. 하카르는 죽음의 고통에 직면하게 되면 적들에게 바이러스가 포함되어 있어 치명적인 감염을 일으키는 "오염된 피"를 뿌리게 된다. 이 같은 감염은 하카르의 시체 주변에 있는 것들에게 영향을 미치기 위한 것이었으나, 플레이어들과 게임 속의 다른 도시들을 이동하는 가상 애완동물에 의하여 바이러스가 퍼지게 되었다. 새로운 던전이 실행되는 소프트웨어가 업데이트 된지 한 시간도 되지 않아서 수백만 개의 캐릭터들이 감염되는 전면적인 전염현상이 뒤이어 일어났다.

비록 이러한 게임은 오락물에 불과하지만, 전염의 방식은 실제로 일어나는 모델에 따른다. 예를 들어, 바이러스는 애완동물에 의한 종간(interspecies) 감염, 무증상 보균자에 의한 전파, 게임 속에서 이동의 용이성 등에 영향을 받아 전파된다. 이러한 게임 세계의 양상은 어떻게 질병을 멈추게 하는가를 제외하고는 실제 세계의 역학을 반영한다: 게임 개발자들은 하카르의 던전을 제거하고 그들의 컴퓨터를 재부팅한다.

역학자들은 인간의 전염병을 연구할 때 관측적이면서 후향적인 연구방법에 제한된다. 전염병의 컴퓨터 모델이 개발되었지만, 여기에는 현실 세계의 전염병에서 발견되는 다양하고도 예기치 못한 결과가 결여되어 있다. 대규모의 멀티플레이어 온라인 롤플레잉 게임은 수많은 참가자(워크래프트는 천만 명)를 가지고 있기 때문에 전염병의 실험적 연구를 위한 훌륭한 장소가 된다. 즐거움과 오락이 이러한 게임의 주요 목적이라 할지라도 플레이어들은 진지하며 열심이기 때문에 위험상황에 대한 플레이어의 반응은 거의 실제 세계의 반응과 흡사하다. 예를 들어 "오염된 피"가 퍼지는 동안, 치유능력을 가진 플레이어들은 우선 감염된 플레이어를 돕기 위한 시도를 한다. 이러한 행동은 아마 감염된 플레이어가 더 오래 생존하여 이동하고, 감염을 퍼뜨릴 수 있으므로 역학에 영향을 미칠 것이다. 멀티플레이어 비디오 게임은 통계적으로 의미 있으면서도 통제할 수 있는 컴퓨터 시뮬레이션 안에서 인간 행동의 결과를 시험해 보기위한 훌륭한 기회를 제공한다.

컴퓨터 게임의 질병 모델은 실제 세계의 바이러스 감염과 한 가지 측면에서 다르다: 워크래프트 안에서 캐릭터의 죽음은 영구적이지 않다. 부활은 마우스를 클릭하는 것처럼 단순하다.

Lofgren, E. T., and N. H. Fefferman. 2007. The untapped potential of virtual game worlds to shed light on real world epidemics. *Lancet Infect. Dis.* **7**:625-629.

없이 나타나는 특정한 부작용이다. 각 그룹에서 부작용 발생률을 전산화할 수 있어 이 수치의 비율로 예방접종과 연관된 상대적 위험도가 구해진다.

비리온의 배출

감염된 한 숙주에서 감염성 바이러스 입자가 방출되는 것을 **배출(shedding)**이라고 한다(그림 1.10). 배출은 보통 숙주집단에서 발생하는 바이러스 확산에 절대적으로 필요한 현상이다. 예외적으로는 숙주의 생식세포를 통한 바이러스 유전체의 직접적인 전파, 혈액이나 장기이식으로 전파되는 간염, 그리고 후천성면역결핍증 등이 있다. 국소감염에서의 배출은 일차감염 부위의 개구부를 통해 일어나며 이와 달리 전신감염에서의 배출은 여러 부위를 통해 일어난다. 비리온이 한 숙주에서 다른 숙주로 전파되는 효율은 배출된 입자의 농도와 다음 숙주로 들어가는 메커니즘에 따라 직접적인 영향을 받는다. 바이러스 입자의 배출량이 적으면 전파에 관계없을 수도 있지만 배출 농도가 높으면 조직이나 체액에 존재하는 극미량으로도 전파가 촉진된다. 예를 들어, B형 간염 바이러스의 배출 농도는 매우 높아서 불과 몇 마이크로리터의 혈액도 감염을 일으키기에 충분하다. 환경에서 비리온이 얼마만큼 잘 살아남는가도 전파의 효율성에 영향을 미친다.

호흡기 분비물

호흡기 전파는 바이러스가 담겨 있는 연무질(aerosol) 혹은 기중입자(airborne particle)의 생성에 달려 있다. 연무질은 말하고, 노래하고, 정상적인 숨쉬기를 하는 동안 생성되는 반면, 기침은 더 강력한 배출을 생성한다. 비강으로부터 바이러스가 배출되려면 재채기가 필요하고, 감염이 코 분비물의 생산을 유도하면 더 효과적으로 배출된다. 재채기는 20,000개 이상의 비말(droplet)을 생성하는데(기침은 수백 방울), 감기 환자의 비말에는 rhinovirus가 포함되어 있다. 가장 큰 비말은 반경 몇 미터 이내에서 지면으로 떨어지며, 바이러스 입자 중 여러 종류들이 곧 건조되어 불활성화되기 때문에(예: measles virus, influenza virus, rhinovirus) 배출 환자와 가까운 거리는 전파에 필수적이다. 나머지 비말들은 크기에 따라 이동거리에 차이를 보인다. 직경 1~4 μm인 비말의 핵은 계속되는 공기운동을 따라 공기 중에 머무르게 되어 호흡할 때 호흡기 하부까지 도달하게 된다. 콧물도 손이나 휴지를 오염시켜 다른 사람의 손가락 등이 닿은

표 2.5 역학의 구성인자

전염기작
연무질(aerosol)
음식과 물
매개물
체액분비물
성적활동
출산
수혈과 이식
인수공통전염병(동물, 곤충)
전파를 촉진하는 요인
바이러스 안정성
연무질과 분비물 내 존재
무증상 바이러스 방출
면역 방어 실패
지리와 계절
매개체 생태(서식지와 계절)
학년
가정 난방 계절
위험요인
연령
건강
직업
여행
생활태도
어린이(학교, 어린이집)
성적활동
결정적 개체군 크기
항체 음성인 감수성 개체의 수
제어 수단
격리
매개체 박멸
예방접종
항바이러스제

후에 그 손으로 다시 코나 결막(눈을 부빌 때)을 만지면 감염이 이루어진다. 인구밀도가 높은 현대 사회에서는 사람들 사이의 근접 정도가 이런 경로로 확산되는 바이러스에 유리한 선택으로 작용할 것이다.

타액

폐, 코 점막, 침샘에서 복제하는 바이러스 종류는 구강 내로 배출된다. 이런 바이러스의 전파는 위에서 설명한 것처럼 연무질을 통하거나 또는 오염된 손가락에 접촉하기 그리고 입맞춤이나 침뱉기 등으로 일어난다. 핥거나, 갉아먹거나 침으로 몸단장을 하는 동물들에서는 침에 의해 감염이 전파된다[예: human cytomegalovirus, mumps virus, 일부 retrovirus는 이런 경로를 통해 전파된다.]

배설물

장바이러스와 간염바이러스 입자는 배설물을 통해 체외로 배출되며 일반적으로 다른 부분을 통해 배출되는 입자보다 체외 환경에서 불활성화에 강한 저항력을 보인다. 예외적으로 hepatitic B virus는 담즙을 통해 장내로 배출되지만 결과적으로 불활성화 되기에 배설물을 통해 전파되지 않으며 혈액을 통해 전파된다. 배설물에 의해 전파되는 바이러스는 건조한 상태뿐 아니라 보통 물에서 희석된 상태로 생존한다. 따라서 미흡한 하수처리, 오염된 농업용수, 퇴비 따위가 음식이나 식수 등의 오염원이 된다. 200여 년 전만 해도 인분을 주위에 마구 버린 탓에 이러한 오염으로 인한 감염은 일상적인 일이었으나 위생환경이 개선된 선진국에서는 더 이상 찾아 볼 수 없게 되었다. 그러나 생활하수가 넘쳐 대장균 등으로 오염된 해수욕장이 폐쇄되거나 조개, 굴 등의 수산물 오염으로 인한 장바이러스와 간염바이러스의 전파는 지속적으로 문제가 되고 있다.

혈액

바이러스혈증은 여러 바이러스 감염에서 일반적인 현상이며, 혈액내 바이러스는 바이러스 전파의 최우선 매개체이다. 절지동물은 바이러스혈증이 있는 감염 숙주들을 흡혈할 때 비리온을 함께 얻게 된다. 간염과 후천성면역결핍증은 주사나 수혈하는 동안 바이러스에 감염된 혈액을 통해 전파된다. 감염은 출산 혹은 성교 중 바이러스에 감염된 혈액을 통해 전파될 수도 있으며, 날고기에도 오염된 혈액이 포함되어 있을 가능성이 크다. 의료종사자, 응급의료종사자, 치과의사들은 항상 혈액을 통한 바이러스 감염의 위험에 노출되어 있다. 바이러스가 초래하는 다수의 치명적 출혈열질병(*Bunyaviridae*와 *Filoviridae*에 속하는 바이러스)은 혈액과 체액을 통해 전파된다. 따라서 의료종사자들이 이런 바이러스 질병의 최초 희생자가 되는 경우가 빈번하다.

소변, 정액, 모유

바이러스를 포함하는 있는 소변은 음식과 식수의 일반적인 오염원이다. 소변에 바이러스 입자가 있는 것을 **바이러스뇨증(viruria)**라고 한다. 설치류를 감염시키는 hantavirus와 arenavirus는 설치류에서 지속적인 바이러스뇨증을 일으킨다. 그 결과, 감염된 설치류의 소변이 증발한 물질에 사람이 노출되면 바이러스에 감염된다. 일부 인간바이러스는 신장에서 증식하여 소변으로 배출된다. 그러나 대부분의 인간바이러스에서 바이러스뇨증은 전파의 중요 경로는 아니다.

human immunodeficiency virus 1형, herpesvirus, hepatitis B

virus 등은 정액으로 배출되어 성교를 통해 전파된다. 생식기 점막에 감염하는 herpesvirus와 papillomavirus는 감염된 병변에서 배출되어 생식기 분비물을 통해 전파된다.

Mouse mammary tumor virus와 일부 tick-borne encephalitis virus 종은 일차적으로 모유를 통해 전파된다. mumps virus와 cytomegalovirus는 모유로 배출되지만 이 경로로는 전파가 쉽지 않다.

피부 병변

많은 바이러스들이 피부에서 증식하며 피부 병변에는 다른 숙주로 전파될 수 있는 감염성 바이러스 입자가 분포하고 있다. 피부를 통한 전파는 보통 직접적인 신체접촉에 의해 이루어진다. 예를 들어, herpes simplex virus는 레슬러들에게서 herpes gladiatorum으로 알려진 발진을 일으킨다. poxvirus와 papillomavirus에 의해 발생하는 사마귀도 접촉에 의해 전파된다.

바이러스 감염의 전파

감염사슬은 하나의 민감성 숙주에서 다른 숙주로 확산될 때만 유지될 수 있다(전파, **transmission**). 바이러스 전파에는 두 가지 일반적 형태가 있다: (i) 한 종에서 고착된 감염 (ii) 곤충과 척추동물 숙주 간의 교차감염. Rabies virus와 influenza virus와 같은 일부 바이러스는 종간을 교차하여 전파되지만, 각 종 내에서 전파는 상대적으로 독립적이다. 인간바이러스는 인간 숙주를 벗어난 주기가 바이러스의 존속에 필요한 사례도 있지만, 대부분은 사람에서 사람으로 전파된다. measels virus와 hepatitis A virus는 사람이 유일한 숙주이며 인간은 이러한 바이러스의 **병원소(reservoir)**이다. 이와 대조적으로, poxvirus는 동물에서 사람으로 전파되지만 동물-동물 주기로 유지된다. 일부 arbovirus는 곤충-인간주기[dengue virus와 도시형 urban yellow fever virus]나 곤충-척추동물 주기(St. Louis encephalitis virus와 western equine encephalitis virus)로 유지된다. 인간과 동물 혹은 곤충에 의해 공유되는 바이러스 질병을 **인수공통감염증(zoonoses)**이라고 한다.

바이러스 감염은 숙주 간에 특이적 경로를 통해 전파된다(표 2.6). 비리온이 배출되는 부위와 비리온의 물리적 안정성은 전파경로의 결정요인이다. 지질로 된 외피막의 보유 여부는 전파 형태의 주요 결정요인이다. 외피막을 가진 비리온은 망가지기 쉽고 낮은 pH에 민감하다. 따라서 외피막을 가진 바이러스들은 대부분 연무질이나 분비물, 주사, 장기이식 등에 의해서 전파된다. 이와 대조적으로 외피막이 없는 비리온은 건조함, 세제, 낮은 pH, 높은 온도 등을 견디어낸다. 이러한 비리온은 호흡기 및 소화기 경로를 통해 전파되며, 종종 오염된 **집기(fomites)**를 통한 접촉감염을 일으킨다(Box 2.4 참조). 수직전파는 태반을 통한 감염, 출생 시 감염 및 유아시기의 육체적 접촉에 의해 일어난다(표 2.7). 대부분 모계감염은 태아에 거의 영향을 미치지 못하지만, 혈액을 통한 바이러스 감염에 의해 전파되는 몇 가지는 태반을 감염시켜 태아의 혈액순환에 도달할 수도 있다. 결과적으로 태아는 죽거나 유산되기도 한다. 태아 면역체계가 아직 성숙하지 못한 상태에서 감염이 이루어지면 귀머거리, 장님, 또는 심장과 신경계의 이상과 같은 선천성 장애를 일으킨다. 태아감염의 또 다른 증상은 출생 시에 확실히 나타난다. 예를 들면 선천성 풍진 증상으로서 신생아에서 간과 비장이 커졌다거나, 황달, 피부탈색 등이 나타난다. Human cytomegalovirus 감염은 많은 태아와 신생아의 선천성 결손증과 관계가 있다.

바이러스 급성감염은 새로운 숙주에게 효과적으로 전파되며 보통 호흡기 혹은 소화기 경로에 의해 전파된다(예, 감기 바이러스나 poliovirus). 이런 감염은 흔히 바이러스 입자들이 다량 배출되기 때문에 효과적인 전파가 확실해지는 특성을 보인다. 지속감염의 경우에는 인구집단 내에서 전파경로가 매우 복잡한 특성이 있다. 많은 양의 비리온이 혈액에서 발견되며(예, hepatitis B virus) 주사바늘이나 혹은 수혈을 통해 전파된다. 경우에 따라서는 혈액 내 바이러스 감염이 없고 눈에 보이는 병변이 확인되지 않을 수 있다(예, herpes simplex virus의 잠복감

표 2.6 바이러스 전파

전파경로	예
호흡기	Paramyxovirues, influenza virues, Picornavirues, varicella-zoster virus
구강-배설물	Picornavirues, rotavirus, adernovirus
접촉: 병변, 타액, 매개물	Herpes simplex virus, rhinovirus, poxvirus, adenovirus
인수공통전염병: 곤충, 동물	Togaviruse(절지동물에 의한 물림), flaviviruse(절지동물에 의한 물림), bunyaviruse(소변, 절지동물에 의한 물림), arenaviruse(소변), rabies virus (동물에 의한 물림)
혈액	Human immunodeficiency virus, human, T-lymphotropic virus, hepatitis B virus, hepatitis C virus, cytomegalovirus
성적접촉	Herpes simplex virus, human papillomavirus
모계-신생아 생식세포	Rubella virus, cytomegalovirus, echobirus, herpes simplex virus, varicella-zoster virus
Germ line	Retrovirues

BOX 2.4 TERMINOLOGY

바이러스 전파의 유형

의원성 전염(**iatrogenic** transmission)은 의료종사자가 환자의 감염을 일으키는 어떤 행동을 했을 때 발생한다. 전염은 소독되지 않은 기구나 주사바늘이 사용되었을 때나 의료종사자가 감염되었을 때 일어난다. 병원 전염(**nosocomial** transmission)은 개인이 병원이나 건강관리 시설에서 감염되었을 때 나타난다. 수직전염(**vertical transmission**)은 부모와 자손 간에 감염의 전파를 말한다. 수평전염(**horizontal transmission**)은 수직전염 외 다른 모든 형태의 전염을 말한다.

유전전염(**germinal transmission**)에서 병원체는 숙주유전체의 일부로서 전해진다(예: 유전체에 통합된 프로바이러스 DNA).

염). 잠복한 바이러스의 전파는 일단 재활성화된 이후, 접촉에 의해서 짧은 시간 동안만 이루어진다.

절지동물에서 유래하는 바이러스의 대부분은 곤충과 척추동물 두 숙주에서 증식하며 감염은 다양한 동물들 사이를 오가는 순환성 전파로 유지된다. 그런 바이러스들은 주요한 혹은 제한된 매개곤충을 가지며 이 곤충들이 특정 척추동물을 흡혈한다. 인간은 dengue virus와 도시형 urban yellow fever virus의 주된 척추동물 숙주이지만, 대부분 다른 절지동물 매개 바이러스 감염에서 인간은 부수적인 숙주이며 곤충에 물려서 우연히 감염된다(10장). 이러한 종말(dead-end)숙주 감염에서는 곤충이 새 혹은 숲에서 활동하는 설치류와 같은 사람이 아닌 목표물을 더 선호한다. 바이러스와 종말숙주 감염의 예로는 광견병, hantavirus 폐증후군, 유행성출혈열(Korean hemrrhagic fever) 등이 있다.

지리와 계절

일부 바이러스는 특수한 지리적 장소에서만 발견된다. 이런 제한성은 특수한 매개곤충이나 동물병원소 등과 같이, 특이적인 숙주와 바이러스의 상호작용이 있음을 의미한다. 그 예로서, 이주를 하며 살아가는 동물들은 잠재적으로 인수공통전염병을 옮기며, 질병은 인간이 다른 동물들과 가장 밀집해 있는 집단에 한정적으로 발생한다. 일부 바이러스 급성감염에서 나타나는 연쇄적 전파는 숙주집단이 아주 크고 교류가 활발한 경우에 일어난다(예, measles virus는 200,000명이 넘는 집단에서만 유지될 수 있다). 이러한 감염은 극한기후 지역이나 섬에 분포하여 고립된 소집단에서는 거의 나타나지 않는다. 국제적인 여행이 가능하기 이전에는 고립된 숙주집단은 진염병으로부터 자유로웠으며 바이러스의 분포 수준도 훨씬 더 제한적이었다. 오늘날 바이러스 감염은 비행기, 기차, 자동차를 통해 전 세계에 일상적으로 전달되고 있다. 매개곤충이 바이러스 감염의 지역화에 어떻게 영향을 미칠 수 있는지에 대한 놀라운 예로서 돌연변이 바이러스에 의해 발생한 chikungunya virus의 세계적 확산을 들 수 있다(Box 2.5).

전 지구적으로 숙주와 바이러스가 혼재되면서 전파가 증가하는 경향에도 불구하고, 대부분의 급성감염 발생률은 놀라운 계절적인 변이를 보인다(그림 2.2). 호흡기 바이러스 감염은 겨울에 더 빈번하고 장바이러스 감염은 여름에 더 뚜렷하게 나타난다. 절지동물 유래 바이러스에 의한 질병에서는 이 계절적 차이가 매개곤충이나 병원소로 이용되는 동물의 생활사에 연관된 것이다. 그러나 절지동물 유래 바이러스가 아닌 경우의 계절적 특성은 불명확하다. 질병 발생률의 변이는 기후 변화와도 연관성이 있다. 소아마비의 예를 보면 뉴잉글랜드에서는 계절성이

표 2.7 선천성 바이러스 감염

증상	바이러스	태아
낙태와 사산	Smallpox virus	사람
	Parvovirus	사람
	Various alphaherpesivurues	돼지, 말, 소
선천성 결함	cytomegalovirus	사람
	Rubella virus	사람
면역결핍	Human immunodeficiency virus type 1	사람
불현성(평생보균숙주)	Lymphocytic choriomeningitis virus	쥐
	Noncytopathic bovine viral diarrhea virus	소
	Murine leukemia virus	쥐
	Avian leukosis virus	닭

BOX 2.5 DISCUSSION
해외 유입 바이러스(exotic virus)의 이동 양상

Chikungunya virus는 alphavrirus 속(genus)에 속하는 togavirus이다. 감염은 주로 이집트 숲모기(*Aedes aegypti*)를 통해 퍼진다. 이 바이러스 질병은 아시아와 아프리카 개발도상국의 열대지방과 사바나 지역에서 50여 년 전부터 알려져 왔으나 유럽에서는 문제가 된 적이 없다. 이 질병은 발진과 관절통과 같은 불편함을 가져오지만 치명적이지는 않으며 보통의 alphavirus 질병과 다를 바가 없었다. 그러나 최근 5년 간 무엇인가가 극적으로 바뀌었고 이 제3세계의 질병은 공중보건상의 주목을 받게 되었다.

2004년에 chikungunya virus의 발생은 케냐로부터 인도양으로 급속하게 퍼져 나갔고 이후 30년 이상 이 질병이 보고되지 않았던 인도로 퍼졌다. 2007년, 유럽에서는 첫 번째로 이탈리아에서 유행이 발생하였다. 인도양 주변의 몇몇 섬에서는 인구의 40% 이상이 질병을 앓았다(예. 리유니온 섬의 인구는 785,000명). 대체 감염 양상에 어떤 변화가 있었던 것일까?

아시아 타이거모기(*A. albopictus*)가 바이러스의 효과적인 새로운 숙주라는 사실이 발견되면서 선진 세계도 불안해졌다. 바이러스 유전체의 점 돌연변이가 일어나면서 숙주 범위에 변화를 일으켰고 그 동안 상관없던 곳으로 질병이 유행하는 것으로 생각된다. *A. albopictus*는 동아시아로부터 지구 전역에 퍼지고 있으며 현재는 유럽 본토와 미국에서도 발견되었다. *A. albopictus*는 아시아 일부지역에서 dengue virus를 유지시키는 숙주(때때로 대유행을 일으키는)이며 그 외의 심각한 바이러스 질병을 매개하는 핵심 숙주이다. 미국에서 발견된 이후 다섯 종류의 arbovirus (eastern equine encephalitis, Keystone, Tensaw, Cache Valley, and Potosi viruses)가 이 모기로부터 분리되었다.

Enserink, M. 2007. Chikungunya: no longer a third world disease. *Science* **318**:1860-1861.

미국에서의 아시아 타이거모기 분포, 2000. 아시아 모기인 *A. albopictus*는 19세기 후반에 하와이로 들어온 것으로 생각된다. 이 모기는 1985년 텍사스 휴스턴에서 분리되기 전까지 신대륙에서 발견되지 않았지만 2000년 즈음 미국 대륙의 26개의 주에서 발견되었다. (INT, intermediate; NEG, negative; POS, positive; UNK, unknown)

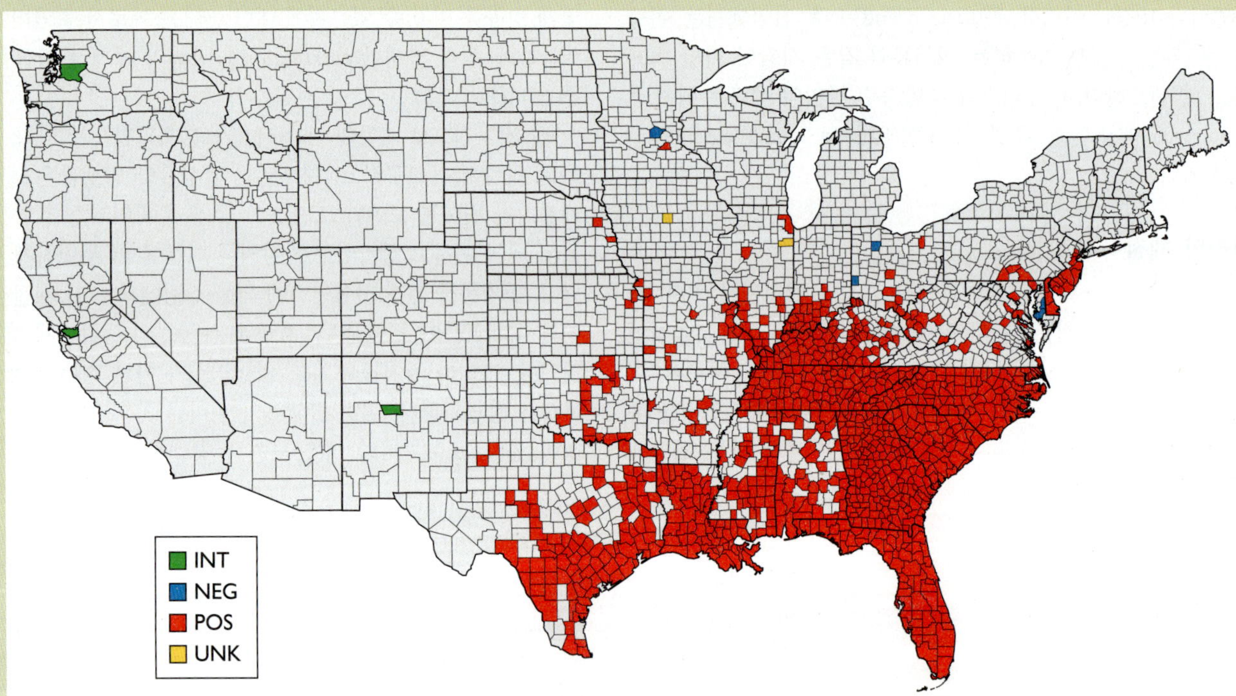

있으나 하와이에서는 그렇지 않다. 감염의 계절성은 온도에 대한 비리온의 안정성 혹은 습도에 대한 민감성의 차이로 추정된다. 이러한 가설에 의하면, poliovirus는 습도가 낮은 겨울 동안 불활성화되지만 influenza virus는 감염성을 유지한다. 인플루엔자 A형 바이러스의 전파는 온도와 습도가 낮을 때 더 효과적이라는 것이 최근 실험에서 증명되었다(Box 2.6).

또한 바이러스 질병의 연간변이는 숙주의 감수성 변화에 따른 것이다. 감수성 변화는 생물의 활동일주기(circadian) 리듬과 연관되어 있고 점막표면, 상피세포 수용체, 면역세포의 수, 자극에 대한 반응성의 변화에 의해 좌우될 수 있다. 바이러스 질

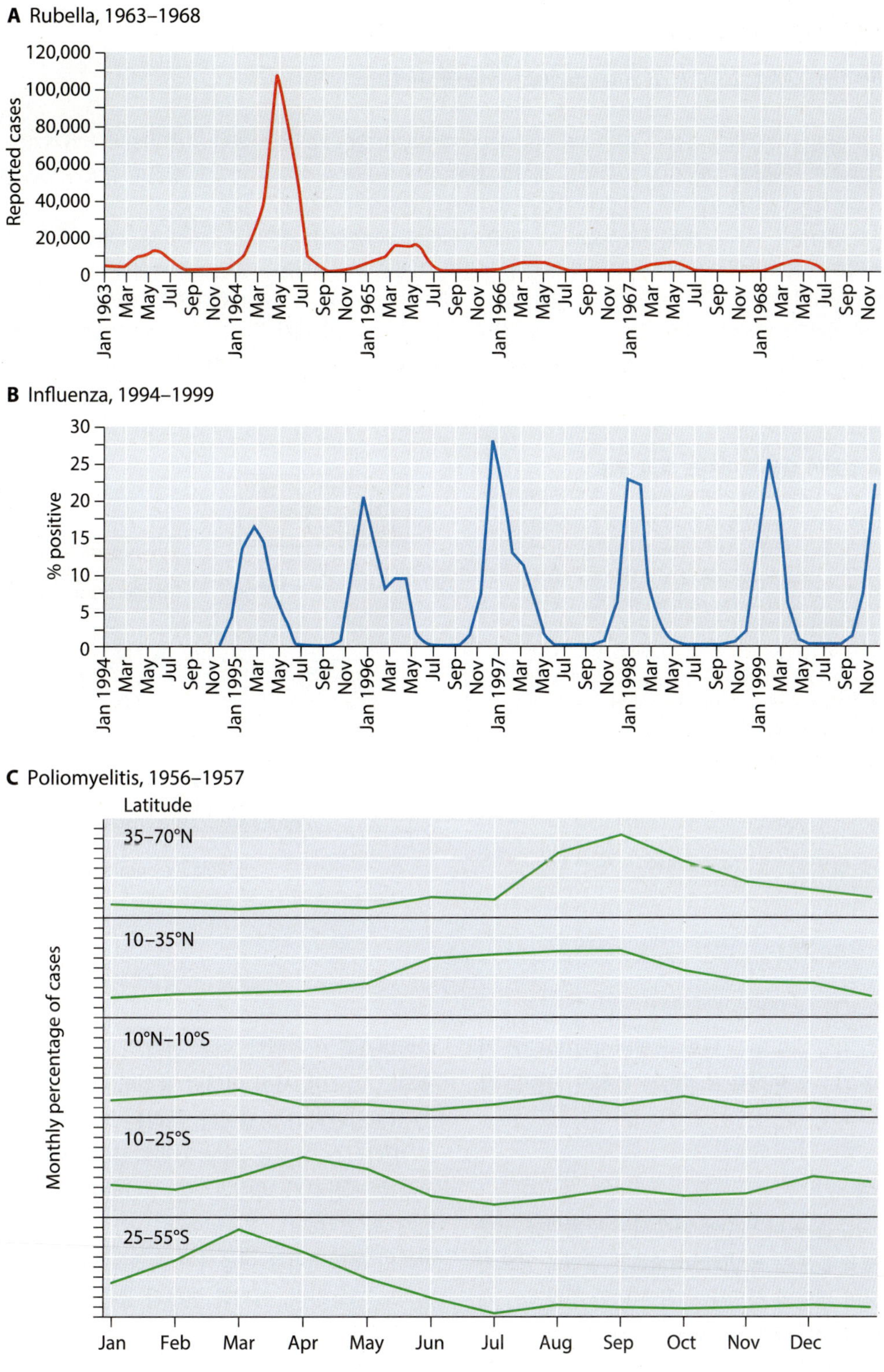

그림 2.2 미국에서 3종의 인간병원체 유래 질병의 계절적 변이. **(A)** 6–9년 주기의 풍진 대유행. **(B)** Influenza virus 검사 양성률. **(C)** 위도에 따른 소아마비 월별 발생현황. Adapted from S. F. Dowell, *Emerg. Infect. Dis.* 7:369-374, 2001, with permission.

BOX 2.6 EXPERIMENTS

Influenza virus 전파에 영향을 미치는 계절적 요인

계절성은 독감에서 잘 알려진 특징이다: 감염은 북반구의 온대기후에서 11월부터 3월 사이, 남반구의 온대기후에서는 5월부터 9월 사이에 가장 광범위하게 발생한다. 이러한 계절성을 설명하기 위한 많은 가설이 있었지만 어떤 것도 실험적 데이터로 지지해 주지는 못했다. 최근 대기 중의 바이러스 확산이 기온과 상대습도에 의존한다는 것을 보여주기 위하여 기니피그 모델이 사용되었다. 전염실험은 감염된 기니피그와 감염되지 않은 기니피그를 같은 환경의 방에 함께 둠으로써 이루어졌다. 전염은 20~35%의 습도에서 가장 효과적으로 이루어졌으며 습도 80%에서는 이루어지지 않았다. 덧붙여, 전염은 20℃보다는 5℃에서 잦은 빈도로 일어났다. 논문의 저자는 겨울과 같은 상태인 낮은 온도와 습도에서 influenza virus가 더 잘 전파된다고 결론지었다. Influenza virus 전염이 낮은 습도에 의존적인 것은 기침이나 재채기를 통하여 생성된 비말의 성질과 관계가 있을 것이다(그림 참고).

신기한 것은 30℃에서는 감염이 전염되지 않는데도 열대기후에서 연중 내내 독감이 발생한다는 사실이다. 열대기후의 전염은 아마도 접촉에 의하여 발생하리라는 것이 이에 대한 하나의 설명이다.

Influenza virus 감염에 습도가 미치는 효과 모델. 20°C(점선) 또는 5°C(실선)에서의 전염효율과 상대습도의 관계를 보자. 20°C에서 전염은 내쉰 입김이 방울 모양으로 응축된 비말로 바뀌기에 좋은 환경인 낮은 습도에서 가장 잘 일어난다(5 μm보다 작은 방울이 공기 중에 남는다). 중간 습도에서는 비리온의 안정성이 감소되어 전염을 어렵게 만든다. 높은 습도에서는 비말이 응축되는 것이 억제되며, 큰 비말은 곧 지면으로 떨어져 전염효율을 감소시킨다. 20°C보다 5°C에서의 전염이 효율적이지만 5°C에서도 습도가 증가하면서 점차 전염효율이 떨어지는데, 이 또한 아마도 응축된 방울의 생성이 감소한 결과로 생각된다. 참고문헌: A. C. Lowen et al., *PLoS Pathog.* **3**:1470-1476, 2007.

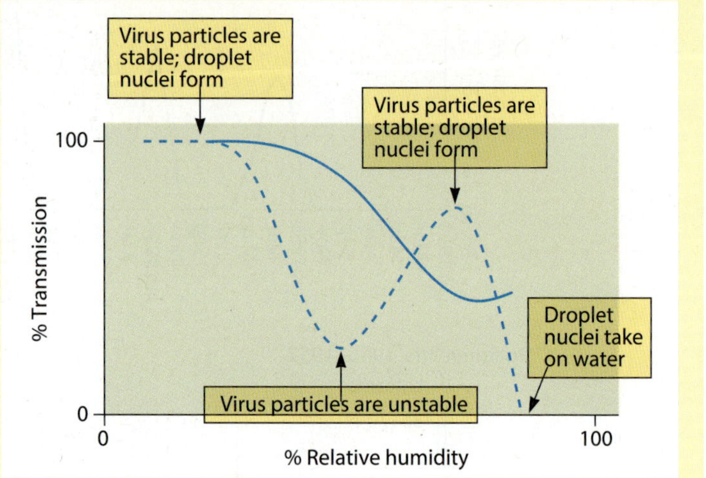

병의 계절성이 숙주 저항성의 연간 변화와 연관성이 있다면 치료목표 설정을 위해 감수성 변화를 조절하는 유전자 산물을 확인할 필요가 있다.

바이러스의 병독성

한번 감염이 되면 숙주는 여러 변수에 좌우되는 광범위한 질병 증상을 나타낸다. **병독성** 또는 **독성(virulence)**은 질병을 일으키는 감염역량을 말하며 병인의 정도나 범위에 대한 정량적인 개념이다. 일반적으로 **독성바이러스(virulent virus)**는 질병을 일으키는 데 반해 **비독성바이러스(avirulent virus)**는 질병까지 이어지지 않는다. 한 인구집단에서, 바이러스 독성은 개인에서 개인으로 확산되는 효율성으로 나타낼 수 있다.

초창기 실험바이러스학에서는 종종 바이러스 종에 따라 독성의 차이가 있다고 인식했다. 바이러스학자들은 바이러스가 어떻게 질병을 일으키는지를 알아내려고 **약독화(attenuated)**된 바이러스를 이용했다. 이런 전략은 시대를 막론하고 현재도 적용되고 있으며, 사실 이처럼 독성이 감소된 바이러스를 이용한 연구는 일반적인 방법이다. 우리는 직접 또는 간접적인 방법으로 바이러스 독성을 어떻게 변화시키는지 알아냈으며 이처럼 독성을 제한시킨 바이러스를 생산하여 생백신으로 이용할 수 있게 되었다(8장). 오늘날에는 다양한 DNA 재조합기술로 제한적인 돌연변이를 이용하여 독성유전자를 찾아내는 체계적인 분석도 가능하다. 이러한 연구의 궁극적 목표는 어떤 바이러스 및 세포 유전자가 독성 조절에 관여하는지를 규명하는 데 있다.

바이러스의 독성 측정

바이러스 독성은 여러 가지 방법으로 측정될 수 있다. 한 방법은 감염된 동물의 50%가 질병에 걸리거나 죽게 되는 바이러스의 양을 측정하는 것이다. 측정하려는 변수에 따라 50% 치사량(LD_{50}), 50% 마비 농도(PD_{50}) 혹은 50% 감염량 (ID_{50}) 등으로 말한다. 또 다른 측정 방법은 사망 혹은 증상이 나타나는 데 걸리는 시간, 체온, 체중감소를 측정하는 것이다(그림 2.3A). 바이러스에 의한 조직 손상은 조직박편이나 혈액을 직접 검사하여 알 수 있다(그림 2.3B). 독성을 감소시킨 살아있는 poliovirus 백신의 안정성은 원숭이에게 실험적으로 접종한 후, 중추신경계의 병리학적인 병변의 정도를 측정하여 결정한다. 또 다른 예로, HIV-1에 감염되면 혈중의 $CD4^+$ 림프구의 농도가 낮아진다. 바이러스 독성의 간접적인 측정 방법으로는 바이러스에 의한 간 손상으로 인해 혈액으로 방출된 간효소(alanine 또는 aspartate aminotransferase)의 수치를 측정하는 방법이 있다.

한 바이러스주의 독성은 감염 용량과 감염경로뿐 아니라 숙주의 종, 나이, 성별, 감수성에 따라 극적으로 달라진다는 것을 알아야 한다. 표 2.8은 접종경로에 따른 바이러스 독성의 차이를 보여준다. 확실히 독성은 상대적인 특성이다. 따라서 비슷한 두 바이러스의 독성 정도를 비교할 때 측정법은 동일해야 한다. LD_{50}과 같은 양적인 개념은 서로 완전히 다른 바이러스들의 독성을 비교하는 데는 사용될 수 없다.

독성의 유전적 결정요인

동물바이러스학의 주요 목적은 바이러스와 숙주에서 독성을 조절하는 유전자를 밝히는 것이다. 이러한 유전자가 밝혀지면, 독성유전자의 돌연변이를 만들어 유전자 생성물질을 분리정제하고 독성 메커니즘에 대한 가설을 검증할 수 있다. 바이러스 질병에서 독성의 분자적 메커니즘이 밝혀지면, 이 경로를 차단하는 약제를 만들 수 있을 것이다. 덧붙여, 바이러스의 독성유전자와 감염의 특징적 양상 사이의 관계를 규명할 수 있다. 독성은 자연에서 바이러스의 장기적 생존을 좌우한다는 가설을 시험할 수도 있을 것이다.

바이러스 독성의 변화

바이러스 독성유전자를 확인하기 위해서는, 독성의 정도 차이만 있는 바이러스들을 비교할 필요가 있다. 현대 바이러스학 이전 시대에는 이를 위해 다양한 접근법이 이용되었다. 때때로 비독성 바이러스들이 임상표본에서 분리되는 경우가 있었다. 예를 들면, poliovirus 2형의 야생형을 원숭이 뇌에 접종시키면 곧잘 마비증상을 일으키지만, 건강한 어린이의 배설물에서 분리된 2형은 똑같은 경로로 접종해도 전혀 독성을 나타내지 않았다. 두 번째 접근법으로, 독성바이러스를 동물숙주나 세포 배양을 통해 지속적으로 계대 접종함으로써 독성이 낮아진 바이러스를 얻는 방법이 있다(8장).

이러한 접근 방법들은 유용하기는 하나 예측할 수 없었다. 이러한 한계를 극복하기 위해 제I권의 2장에서 설명하였듯이, 바이러스 유전자에 의도적인 돌연변이를 일으키고 변이를 가진 바이러스를 동물에 접종하여 독성을 측정하였다. 그러나 돌연변이의 정도를 조절하는 것은 어려운 일이기에 종종 다중돌연변이(multiple mutation)가 만들어지기도 했다. DNA재조합

그림 2.3 바이러스 독성을 측정하는 두 가지 방법. **(A)** 생존 측정. Poliovirus 1형 혹은 2형을 마우스(바이러스당 5마리)의 뇌에 접종하고 매일 생존을 관찰하였다. **(B)** 병리학적 병변 측정. 다른 종류의 바이러스를 원숭이 뇌에 접종하고 중추신경계의 다른 여러 부위에서의 병리학적 병변을 수치로 나타내었다. C, 대뇌; B, 뇌간; S, 연수 (A) Adapted from V. Racaniello, *Virus Res.* **1**:669-675, 1984, with permission. (B) Adapted from N. Nathanson (ed), *Viral Pathogenesis and Immunity* (Academic Press, London, United Kingdom, 2007) with permission.

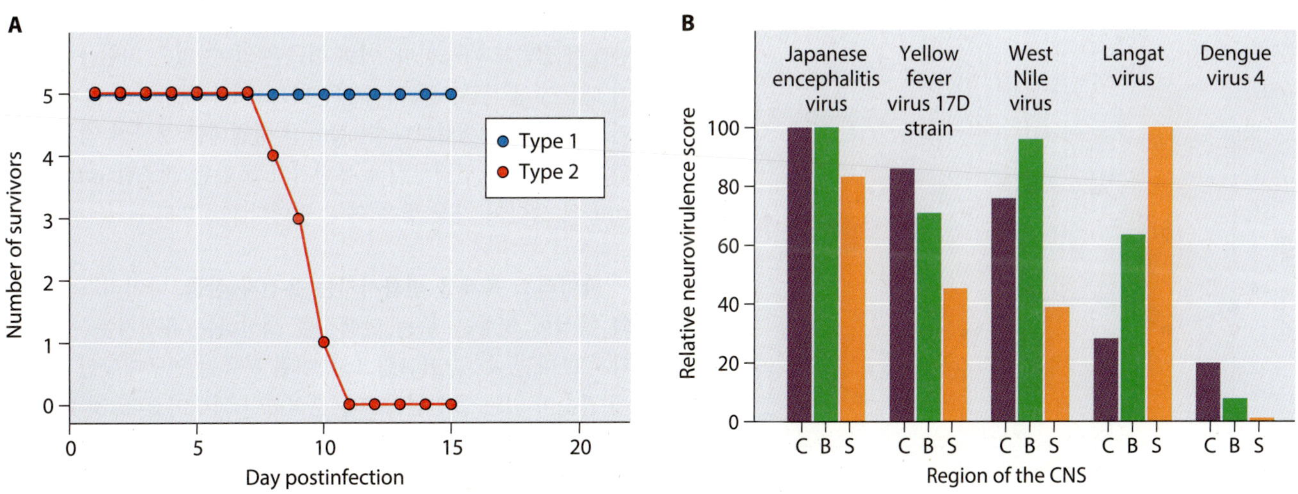

표 2.8 접종경로가 바이러스 독성에 미치는 영향[a]

바이러스	동물 숫자의 50%를 죽이는 데 필요한 비리온의 개수			
	젖먹이 마우스		성체 마우스	
	뇌내 접종	피하 접종	뇌내 접종	피하 접종
야생형 La Cross virus	~1	~1	~1	~10
약독화 La Crosse virus 돌연변이체	~1	〉10^5	〉10^6	〉10^5

[a]Adated from Table 9.1 of N. Nathason, *Viral Pathogenesis and Immunity*, 2nd ed. (Academic Press, London, United Kingdom, 2007), with persmission.

기술이 도입되기 전까지는 특정 유전자에서 돌연변이를 확인할 수 있는 능력은 한정되어 있었다. 최근에는 바이러스 유전체의 전체 염기서열 결정, PCR법에 의한 특정 유전자 부분의 증폭, 위치-지정 돌연변이 유발 등의 기법으로 바이러스의 독성유전자와 그 생성물을 확인하는 것이 일상적으로 이루어지고 있다(그림 2.4).

바이러스의 독성 유전자

현대 과학기술의 발달에도 불구하고, 바이러스 독성 유전자에 대한 분석과 확인은 체계적인 방법으로 연구되지 못했다. 독성을 확인하는 간단한 조직배양법이 없다는 것이 문제점이다. 바이러스에 의해 진행되는 병리적 효과 중 다수가 선천성 면역계가 작용한 결과이며, 그러한 복잡한 작용들을 조직배양에서 재현한다는 것은 불가능하다. 연구자들이 직면하는 또 다른 문제점은 바이러스 유전체에서 독성 유전자를 찾는 것이 뚜렷한 급선무는 아니라는 사실이다. 따라서 대부분의 연구는 독성유전자 내에 결함을 가진 바이러스가 동물숙주에서 약한 질병이나 무증상을 나타낸다는 것을 전제로 시작한다. 실험상의 노력으로 얻은 약독화 바이러스 유전체는 흔히 다중돌연변이를 가지고 있어서(8장) 약독화에 대한 각 돌연변이의 역할을 규명하기 어렵다. 그러나 점돌연변이의 복원, 결실돌연변이의 수선, 그리고 돌연변이체와 야생형의 교잡을 통해서 여러 결손요인들이 확인되었다. 어떤 돌연변이는 단백질 기능을 감소, 제거, 변화시키는 반면, 또 다른 돌연변이들은 전사, 번역, 혹은 복제단백질 간의 상호결합에 영향을 주었다.

그림 2.4 점돌연변이에 의한 바이러스 독성의 약독화. 뉴클레오티드 472번 단일염기 변화의 차이를 가진 두 종류의 poliovirus를 마우스의 뇌에 접종하였다. **(A)** 동물의 50%가 죽게 되는 바이러스 용량(LD_{50})을 측정하였다. 염기 C가 U로 바뀌면 LD_{50}가 크게 증가했다. **(B)** 균질한 척수액을 플라크 분석으로 확인하여 마우스에서의 바이러스 복제를 측정하였다. 염기 C가 U로 바뀌면 척수에서의 바이러스 복제가 감소하였다. Adapted from N. La Monica, J. W. Almond, and V. R. Racaniello, *J. Virol.* **61**:2917-2920, 1987, with permission.

Virus	Base at 472	LD_{50}
PRV7.3	U	$>2 \times 10^7$
PRV8.4	C	9×10^3

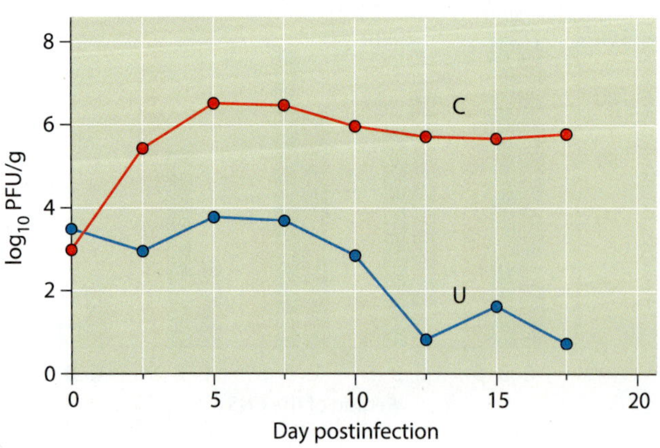

인간바이러스의 독성 연구에서 나타나는 주요 약점은 질병에 대한 적절한 동물모델이 항상 있는 것이 아니라는 것이다. 그럼에도 불구하고, 최근에 많은 발전이 이루어져 왔으며, 다음 절에서는 독성유전자의 네 가지 일반적 분류에 대해 설명하고자 한다(Box 2.7). 그러나 지금까지 알려진 바이러스 독성 유전자들 중 상당수가 이와 같이 분류되기에는 아직 연구가 충분하지 않은 점을 이해할 필요가 있다.

야생주보다 바이러스 독성이 더 높은 바이러스를 생산하는 반대적 접근도 가능하다. 이런 접근은 알 수 없는 위험을 내포하기 때문에 좀처럼 사용되지 않는다. 그러나 의도하지 않게, 바이러스 독성이 야생형보다 더 높아진 병원체를 생산한 경우도 있었으며 아마도 인터루킨-4 유전자가 포함된 재조합 ectromelia virus의 생산이 가장 좋은 예일 것이다(Box 2.8).

바이러스 복제를 변화시키는 유전자 산물. 바이러스의 복제와 독성에 영향을 주는 단백질을 생산하는 유전자는 다시 두 가지로 나눌 수 있다(그림 2.5). 이런 분류는 연구대상인 유전자에 결손이 있는 돌연변이주를 분석하여 이루어진다. 첫 번째 아형은, 유전자에 변이가 있는 돌연변이 바이러스들이 동물숙주나 다양한 배양세포에서 복제가 감소하거나 아예 일어나지 않

BOX 2.7 TERMINOLOGY

바이러스 독성 유전자의 4종류

일반적으로 독성 유전자는 독성을 감소시키는 돌연변이를 통해 밝혀진다. 안전과 윤리상의 문제로 인하여 독성을 증가시키는 실험은 거의 행해지지 않는다. 독성에 영향을 미치는 바이러스 유전자는 네 가지 종류로 구분된다(어떤 유전자는 한 가지 이상을 포함한다). 이러한 종류의 유전자는 다음과 같은 단백질을 암호화한다.

- 바이러스 복제 능력에 영향을 미치는 것
- 숙주의 방어 메커니즘을 변형시키는 것
- 숙주 내 또는 숙주 간에 바이러스의 확산을 용이하게 하는 것
- 직접적인 독성을 가진 것

예상한 대로 이러한 유전자의 돌연변이는 세포 배양 실험에서 관찰할 때 복제능력에 최소한의 영향을 미치는 정도이거나 혹은 아예 영향이 없으므로 종종 "비필수유전자(nonessential genes)"라고 부르는데 이는 아주 잘못된 표현이다.

독성 유전자의 정의는 신중해야 하는데, 그 예로 위 분류의 첫 번째 것(바이러스 복제능력)을 들 수 있다. 바이러스 증식이나 복제에 손상을 주는 결함들은 대부분 독성을 약화시키는 결과를 초래한다. 많은 경우에 이러한 소견은 특별히 통찰력을 보이지도 못하며 유용성도 없다. 다년 간의 바이러스 병인 연구에서, 바이러스의 비효율적 복제가 질병에 미치는 간접 효과를 직접적인 효과와 구분하는 것은 난제이었다. 유전학에서는 다음과 같은 속담이 있다. "당신은 항상 당신이 선택한 것을 얻을 수 있을지는 몰라도, 항상 당신이 원하는 결과를 얻을 수는 없을 것이다."

는 유형이다. 독성이 감소하는 이유는 바이러스가 질병을 일으키기에 충분한 양을 생성하지 못하기 때문이다. 이런 표현형은 바이러스의 여러 유전자 중 어느 곳에 돌연변이가 발생하여도 일어날 수 있다.

돌연변이의 두 번째 아형은 동물숙주에서는 약화된 독성을 보이지만, 배양세포에서는 복제 결함을 보이지 않는 유형이다(전형적으로 질병이 발생하는 조직의 세포는 제외될 수 있다). 숙주 범위가 달라지는 돌연변이 바이러스는 질병을 유발하는 특

BOX 2.8 EXPERIMENTS

독성이 증강된 poxvirus의 우연한 생성

호주에는 야생 설치류가 만연해 큰 골치를 앓았다. 과학자들은 이 문제를 해결하기 위하여 *poxviridae*에 속하는 ectromelia virus의 유전자를 조작하여 이용하였다. 아이디어는 마우스 난자 껍질의 단백질 투명대(zona pellucida) 3을 형성하는 유전자에 재조합된 ectromelia virus를 도입하는 것이었다. 마우스가 바이러스에 감염되면 암컷 마우스의 난자를 파괴할 수도 있는 항체반응을 갖출 것이다. 불행하게도, 이 전략은 실험한 모든 계통의 마우스에서 작동하지 않았다. 이제 IL-4를 합성하는 유전자를 재조합 바이러스에 추가적으로 끼워 넣기로 결정했다. 이 전략은 vaccinia virus에 이 유전자를 끼워 넣은 재조합 바이러스가 마우스에서 항체생산을 촉진시킨 선행 연구에 기초한 것으로서 IL-4의 존재는 투명대에 대응한 면역반응을 증가시킬 것으로 기대되었다.

그러나 놀랍게도, 이 재조합 바이러스의 복제는 감염시킨 마우스 내에서 전혀 통제되지 못했고 간을 파괴하며 죽음으로 이끌었다. 게다가 결지증(ectromelia)에 대한 백신을 접종받은 마우스들 조차도 이 재조합 바이러스의 감염에서 살아남지 못했다; 이런 마우스들의 절반이 죽었다. "이것은 우리에게 완전히 충격이에요"라고 한 연구자가 말했다. 본질적으로 이 연구자들은, 널리 쓰이는 실험기법인 유전자 재조합 기술이 숙주의 면역반응을 무력하게 할 수 있다는 것과 독성이 증강된 poxvirus를 창조할 수도 있다는 것을 보여주었다.

이 연구를 이끌던 사람들은 이러한 발견을 학계에 발표할지를 논의하였고, 마침내 발표하였다. 이 발견은 유전자 재조합 기술이 생물학적 무기를 생산할 수 있을 것이라는 경종을 울렸고 이 사건은 널리 보도되었다. 비록 연구자들에게 이 결과는 놀라운 것이었지만, 이전에 발표된 데이터를 분석해보면 재조합 바이러스의 독성 증가는 예견될 수 있었다는 것을 제시한다. 이 사건은 실험을 디자인할 때 더욱 조심해야 한다는 것과, 유전공학의 부적절한 사용이 초래할 수 있는 위험요소들을 의식해야 한다는 점을 강조하고 있다.

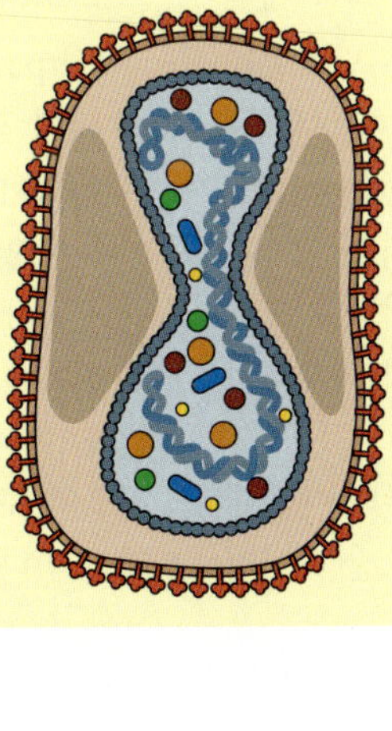

Jackson, R. J., A. J. Ramsay, C. D. Christensen, S. Beaton, D. F. Hall, and I. A. Ramshaw. 2001. Expression of mouse interleukin-4 by a recombinant ectromelia virus suppresses cytolytic lymphocyte responses and overcomes genetic resistance to mousepox. *J. Virol.* **75**:1205-1210.

Müllbacher, A., and M. Lobigs. 2001. Creation of killer poxvirus could have been predicted. *J. Virol.* **75**:8353-8355.

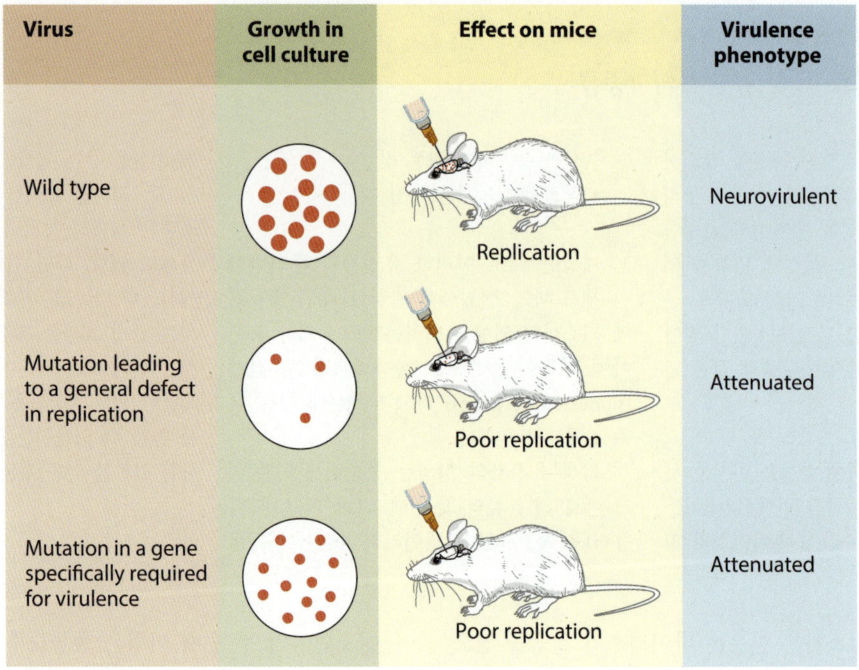

그림 2.5 다양한 유형 독성 유전자. 성체 마우스에서 뇌신경세포 독성을 이용해 관찰한 독성 유전자의 예로서 바이러스 성장에 영향을 미치는 유전자이다. 야생형 바이러스는 배양된 세포에서 잘 자란다; 마우스 뇌에 접종시키면, 야생형 바이러스는 복제하여 독성을 나타낸다. 복제에 결함이 있는 돌연변이 바이러스는 배양된 세포에서 혹은 마우스 뇌에서 잘 자라지 않거나 약독화된다. 독성을 나타내는 데에만 필요한 특이 유전자에 결함이 있는 돌연변이 바이러스는 일부 배양세포에서는 잘 복제되지만 마우스 뇌에서는 복제되지 않으며 독성이 약화된다. Adapted from N. Nathanson (ed.), *Viral Pathogenesis* (Lippincott-Raven Publishers, Philadelphia, PA, 1997), with permission.

이 유전자를 확인할 수 있기 때문에 독성의 본질을 이해하는 데 가치가 있다. 바이러스 복제의 여러 단계에 관련된 단백질들을 생산하는 광범위하고 다양한 유전자들이 숙주 범위 변이와 연관되어 있다. 이러한 유형의 돌연변이 사례로 alphaherpesvirus에서 발견된 세 가지 유전자에 대해 설명하고자 한다.

DNA 바이러스의 복제에는 일차적으로 많은 양의 데옥시뉴클레오시드 3인산(deoxyribonucleoside triphosphate)이 필요하다. 이 화합물의 수급은 뉴런과 같이 최종 분화가 끝나 더 이상 분열하지 않는 세포에서 복제하는 바이러스에게는 매우 중요한 문제이다. 많은 소형 DNA 바이러스는 DNA 합성을 위한 세포 유래 물질을 생산하기 위해 세포주기를 변화시키는 단백질을 생산한다. Alphaherpesvirus는 또 다른 전략을 사용하는데, 뉴클레오티드 대사에 관련된 효소인 티미딘인산화효소(thymidine kinase) 및 리보핵산환원효소를 자신의 유전자로부터 생산하는 것이다. 이 유전자들에 돌연변이가 일어나면 신경세포나 효소 결핍을 보완할 수 없는 세포들에서 바이러스 증식이 억제되며 종종 herpes simplex virus의 신경독성도 감소한다.

신경세포에서는 복제가 여의치 않지만 다른 종류의 세포에서는 정상적으로 복제하는 여러 종류의 약독화된 포진 바이러스는 바이러스의 DNA 중합효소 유전자에 돌연변이를 가지고 있다. 이와 같은 돌연변이주는 마우스 뇌에 직접적으로 접종되었을 때 복제 능력이 약화되지만 말초조직에 접종되면 잘 복제한다. 또 다른 예로서, 헬리카아제-프리마아제(helicase-primase) 복합체의 헬리카아제 활성에 영향을 미치는 유전자에 점돌연변이가 생기면 바이러스는 신경세포에서 복제하지 못하고 약독화된다. 이 결과들은 신경세포-특이 단백질이 바이러스 DNA 복제 메커니즘과 연관되어 DNA 합성을 촉진시킨다는 것을 의미한다. 이와 비슷한 유형의 약독화 돌연변이는 과(family)가 다른 바이러스들의 유전체에서도 발견된다.

Herpes simplex virus의 ICP34.5 단백질 유전자를 결실시키면 뇌에 직접적으로 접종해도 LD_{50} 값을 결정하기 어려울 정도로 독성이 급격히 약화된 변이주가 생성된다. 이와 같은 돌연변이주는 일부 배양세포나 뇌에서 증식하며(Box 2.9) 분열이 끝난 신경세포에서는 성장하지 않는 것이 확실하다. ICP34.5 돌연변이주의 세포 특이성에 대한 분자적 기초는 아직 규명되지 않았다. 이와 같은 독성 결핍은 인터페론에 의해 활성화되는 Pkr 경로의 구성요소가 ICP34.5 단백질과 상호작용하는 것과 연관되어 있다(3장).

BOX 2.9 DISCUSSION

약독화 herpes simplex virus를 이용한 사람 뇌종양 치료

흔한 뇌종양의 하나인 악성 신경교종(malignant glioma)은 외과수술, 방사선 치료와 화학요법의 발전에도 불구하고 거의 대부분이 치명적인 병이다. 환자들은 진단이 내려진 이후 1년 이상 생존하기 어렵다. 몇몇 그룹은 생체 내에서 신경교종 세포들을 죽이기 위하여 특정 세포에서만 복제하는 herpes simplex virus 변이주의 사용을 제안하였다. 연구가 진행 중인 변이주의 하나는 ICP34.5 유전자와 리보뉴클레오티드 환원효소의 큰 단위체를 암호화하는 유전자를 제거한 것이다. 이 돌연변이주는 신경교종 세포와 같이 분열하는 세포에서는 잘 복제하지만, 뉴런과 같이 분열하지 않는 세포에서는 복제하지 못한다. 즉, 이론적으로는 신경교종 세포에 주입된 약독화 바이러스는 잘 복제하며 분열하는 암세포를 죽이지만 분열하지 않는 뉴런에서는 복제하거나 다른 부위로 퍼지지 않는다는 것이다.

이 아이디어는 원리 대로 작동하였다: 마우스로 옮겨 심은 인간 신경교종 세포에 돌연변이 바이러스를 직접 주입한 결과 암세포가 사라졌다. 이 바이러스는 약독화되었으며 안전했다: *Aotus nancymai*(herpes simplex virus 뇌 감염에 대하여 감수성이 매우 높은 원숭이)의 뇌에 10억 개의 바이러스 입자를 주입시킨 경우에도 병원성이 없었다. 이 정도의 독성 감소는 주목할 만한 것이다.

이 돌연변이 바이러스의 안전성과 적정용량을 시험하기 위하여 사람을 대상으로 한 몇 가지 실험이 진행 중이다. 한 연구에서는 환자 9명의 뇌세포에 이 바이러스를 10^5 PFU까지 직접 주입하였는데 뇌염이나 부작용, 또는 잠복감염 중인 herpes simplex virus의 재활성화 등이 모두 관찰되지 않았다. 치료효과를 얻을 때까지 더 높은 농도가 사용될 것이다.

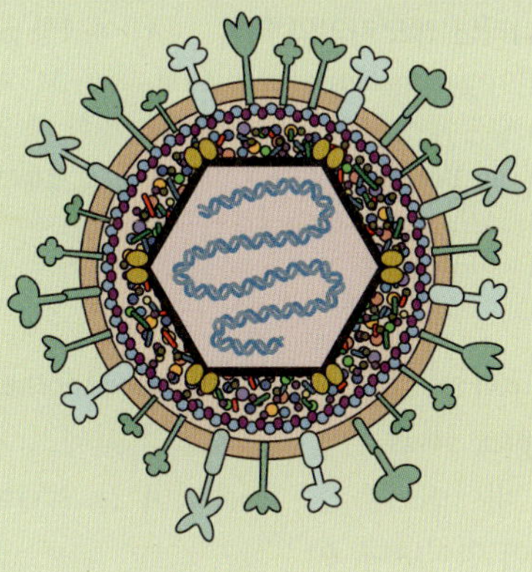

Mineta, T., S. D. Rabkin, T. Yazaki, W. D. Hunter, and R. L. Martuza. 1995. Attenuated multi-mutated herpes simplex virus-1 for the treatment of malignant gliomas. *Nat. Med.* 1:938-943.

Rampling, R., G. Cruickshank, V. Papanastassiou, J. Nicoll, D. Hadley, D. Brennan, R. Petty, A. MacLean, J. Harland, E. McKie, R. Mabbs, and M. Brown. 2000. Toxicity evaluation of replication-competent herpes simplex virus (ICP 34.5 null mutant 1716) in patients with recurrent malignant glioma. *Gene Ther.* 7:859-866.

바이러스 복제에 영향을 주는 비암호화 염기서열. 생백신으로 사용하는 Sabin poliovirus 약독화 바이러스주는 단백질 생성 유전자가 아닌 지역에 돌연변이가 생긴 사례이다. 소아마비 백신을 구성하는 세 가지 혈청형의 각 바이러스들은 RNA의 5′ 비암호화(noncoding) 구역의 염기서열에 돌연변이가 있어서 백신을 뇌 내에 접종하여도 뇌에서 복제하지 못한다(그림 2.4). 또한 신경 유래 배양세포에서도 바이러스 mRNA의 번역이 감소된다. 한 가지 흥미로운 점은 이러한 돌연변이가 일어난 약독화 바이러스는 일차감염이 일어나는 소화기에서도 효과적으로 복제하지 못한다는 것이다. 따라서 혈액이나 신경을 따라 뇌로 전파되는 바이러스의 양이 적어진다. 다른 picornavirus의 5′비암호화 염기서열부분에 돌연변이가 일어난 경우 역시 동물모델에서 독성에 영향을 미친다. 예를 들면 mengovirus의 5′비암호화 염기서열에 있는 poly(C) 영역에 결실이 발생하면 세포 배양에서는 복제에 영향이 없으나 마우스에서는 독성이 감소한다.

숙주의 방어 메커니즘을 변형시키는 유전자 산물. 바이러스의 독성 유전자에 관한 연구를 통해 숙주의 선천성, 후천성 면역 기능을 파괴하는 일련의 다양한 바이러스 단백질들이 밝혀졌다. 이러한 바이러스 단백질을 **바이로카인(virokine,** 사이토카인, 성장인자, 면역조절인자들과 유사한 기능을 하는 분비단백질)이나 **바이로셉터(viroceptor,** 숙주 수용체와 유사한 바이러스 단백질)라고 한다. 이 두 가지 단백질 중 어느 하나를 생산하는 유전자에 일어난 돌연변이는 독성에 영향을 미치지만, 이 유전자들은 세포 배양에서의 바이러스 증식에 필요한 것은 아니다(그림 2.6). 대부분의 바이로카인이나 바이로셉터는 대형 DNA바이러스 유전체에서 발견되었다(Box 2.10).

3장에서 언급되었듯이, 많은 바이러스 감염은 바이러스 병인에 중요한 고유반응인 세포자살(apoptosis)을 유도한다. 예를 들면 Sindbis virus의 감염 유형은 감염된 세포가 세포자살에 이르는지 여부에 따라 잠복감염에서 급성감염으로 변한다. 바이러스 감염 후, 세포자살은 간접적(감염되지 않은 세포가 죽는다) 혹은 직접적(감염된 세포가 죽는다)으로 일어날 수 있으며 두 반응 모두 예후에 영향을 미친다. 곤충을 매개로 전염되는 이중가닥 DNA바이러스인 아프리카 돼지콜레라바이러스는 돼지에서 질병을 일으키며 전염성이 높은 아프리카돼지열은 간접 세포자살에 의해 발병하는 예이다. 심한 조직손상과 출혈이 나타나며, 림프조직의 심각한 파괴가 일어나는 것이 질병의 특징이다. 이러한 파괴는 바이러스에 감염된 대식세포가 생성하는 사이토카인이나 세포자살 매개 단백질에 의해 감염되지 않은 림프구도

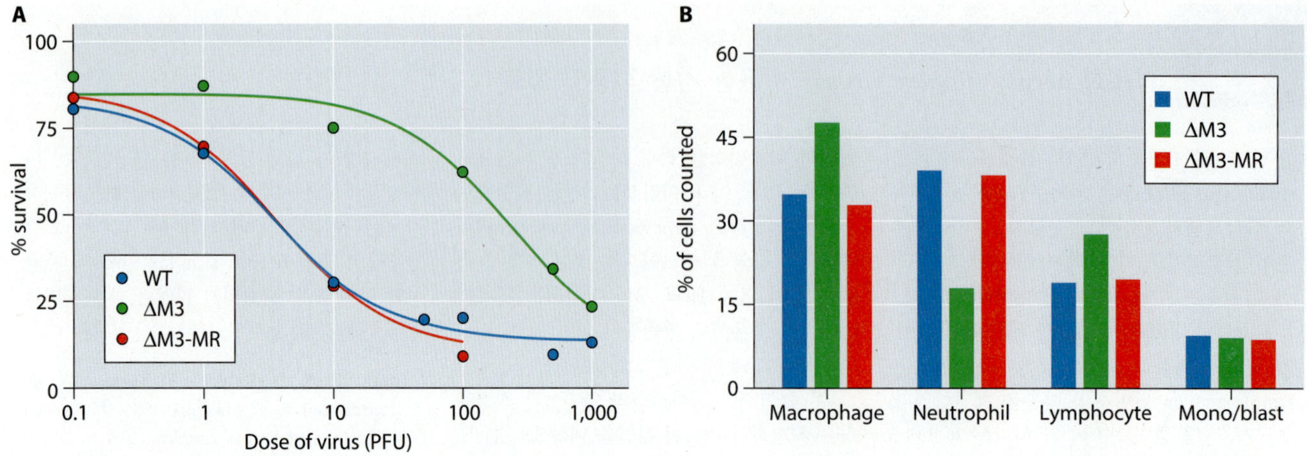

그림 2.6 Herpesvirus의 병인 메커니즘에서 나타난 케모카인의 역할. (**A**) 야생형 gammaherpesvirus 68형, CC 케모카인과 결합하는 단백질 M3의 유전자가 없는(ΔM3) 돌연변이 gammaherpesvirus 68형, 혹은 M3 유전자를 다시 복구시킨(ΔM3-MR) 돌연변이 바이러스 각각을 뇌에 접종시킨 이후의 마우스 생존 양상. (**B**) A 그림에서 설명한 세 가지 바이러스를 뇌에 접종한 후 마우스 뇌막에서 관찰한 세포 침윤 양상. Adapted from V. van Berkel et al., *J. Clin. Investig.* **109**:905-914, 2002, with permission.

세포자살로 유도되기 때문이다. 바이러스가 유도하는 직접 세포사멸에 의한 병원성 효과의 예로 herpes simplex virus 감염에 인한 전격 간염(fulminant hepatitis)이 있다. 바이러스를 혈액에 접종할 경우, 24시간 내에 간세포의 대사멸이 일어난다. 이 질병 모델에서, 혈중의 비리온은 간에서 발견되는 세망내피계(reticuloendothelial system) 세포에 의해 제거된다. 만약 대식세포의 식세포 기능이 손상되면 간에서의 바이러스 복제가 지속되며 간 전체에 걸친 다량의 세포자살이 뒤따른다.

바이러스의 전신 확산을 이끄는 유전자 산물. 바이러스 유전

BOX 2.10

DISCUSSION

Variola virus의 독성: 바이러스 유전체에 암호화된 고효율의 보체억제인자

인간의 질병인 천연두의 병원체인 variola virus는 Orthopoxvirus 계열 중에서 독성이 가장 강하다. Poxvirus의 원형인 vaccinia virus는 건강한 사람에서 질병을 일으키지 않아 천연두 예방백신으로 사용된다. 두 바이러스 유전체는 모두 보체경로에 대한 억제인자를 암호화하고 있다. Vaccinia virus의 보체조절 단백질은 감염된 세포에서 분비되어 세린단백질분해효소인자 I(serine protease factor I)에 대한 보조인자로 작용한다. 이 조절단백질의 동류인 variola virus의 천연두 보체억제인자는 11개의 염기가 치환되어 있어 vaccinia virus 단백질과는 다르다. Variola virus 단백질에 대한 연구는 수행되지 않았기에 vaccinia virus DNA에서 11개의 염기를 바꿔 단백질을 생산하였다. 이 방법으로 생산된 variola virus 단백질은 사람의 보체 비활성화 기능이 vaccinia virus 단백질보다 100배나 강력하였다. 이 발견으로 variola virus의 독성이 설명되었다.

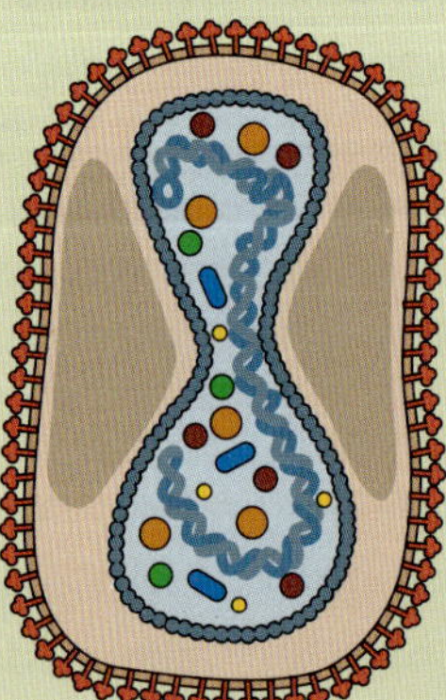

이러한 발견들은 variola virus의 독성과 vaccinia virus의 무독성이 바이러스 유전체에 암호화된 보체억제인자에 의해 조절되고 있다는 것을 제시한다. 또한 만약 천연두가 다시 출현한다면 천연두 보체억제인자가 유용한 치료제 개발의 표적이 될 것이다.

Rosengard, A. M., Y. Liu, N. Zhiping, and R. Jimenez. 2002. Variola virus immune evasion design: expression of a highly efficient inhibitor of human complement. *Proc. Natl. Acad. Sci. USA* **99**:8808-8813.

자 돌연변이 중 어떤 경우는 진입이 발생한 말초 부위로부터 질병이 발생하는 기관으로 확산되는 것을 막는다. 예를 들면, 마우스 근육에 접종된 reovirus 1형은 혈액을 통해 중추신경계로 확산되는 반면, 3형은 신경계를 따라 전파된다. 1형과 3형의 유전자 재조합 바이러스의 연구결과 바이러스의 캡시드단백질 s1, 즉 세포수용체를 인식하는 유전자가 확산경로를 결정한다는 사실이 밝혀졌다. La Crosse virus(bunyavirus의 일종)는 1 PFU만 쥐의 대뇌에 접종하여도 치명적인 뇌염을 일으키는 반면, 피하에 접종할 경우에는 10^7 PFU 이상을 접종해도 바이러스 혈증이 발생하지 않으며 뇌로도 확산되지 않는다(표 2.8).

바이러스의 외피막 단백질은 신경침투성과 관련이 있다고 생각되고 있다. herpes simplex virus 1형의 gD 당단백질에서 아미노산이 하나만 바뀌면 발바닥에 접종된 바이러스가 신경을 따라 중추신경계로 확산되지 못한다. 이와 비슷하게 bunyavirus의 신경침투성과 신경비(非)침투성 주를 비교한 연구에서는 말초에서 중추신경계로 침투하는 데 당단백질 G1이 중요한 결정인자로 규명되었다. 이와 같은 바이러스의 당단백질이 신경에 직접 침투하는 것을 촉진시킨다고 추정되긴 하지만, 신경침투성을 어떻게 제어하는지는 알려지지 않고 있다. 이들 당단백질은 일차적인 감염 부위에서 바이러스를 제거하기 위한 숙주 항체작용에 영향을 미칠 수도 있다.

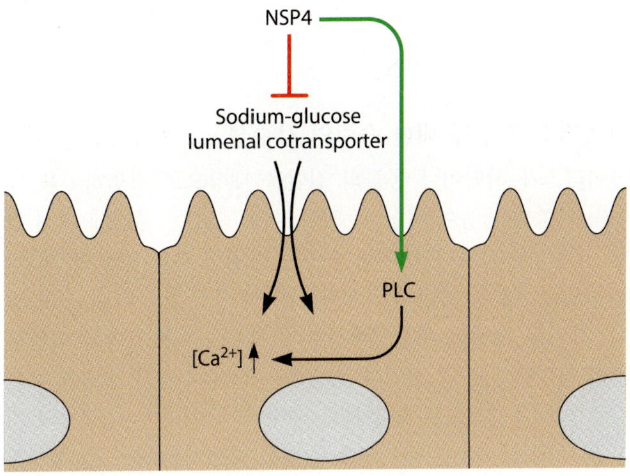

그림 2.7 Rotavirus 유도 설사모델. Rotavirus가 장상피세포에서 복제할 때 생성된 nsP4는 나트륨-포도당 내강공동운반체(sodium-glucose lumenal cotransporter)를 억제한다. 이 운반체는 장에서 물을 재흡수할 때 필요로 하므로 nsP4에 의한 기능 억제는 설사유도의 한 메커니즘일 수 있다. 또한 nsP4는 PLC-의존성 칼슘신호경로를 촉진하기도 한다. 세포내 칼슘 농도가 증가하면 칼슘-의존성 염화물 분비가 유도될 수 있다. Adapted from M. Lorrot and M. Vasseur, *Virol. J.* **4**:31-36, 2007, with permission.

독성 바이러스 단백질. 어떤 바이러스 유전자의 산물은 직접적으로 세포 손상을 일으키고, 이러한 유전자에 일어난 돌연변이는 바이러스 독성을 감소시킨다. 이런 본질적 성질에 대한 증거는 보통 배양세포에 정제된 단백질을 첨가하거나, 플라스미드나 바이러스 벡터를 이용하여 단백질을 발현시켜 검증한다. 질병과 관련되어 가장 명확한 독성 바이러스 단백질의 한 예로는 위장염이나 설사를 일으키는 rotavirus nsP4 단백질이 있다. nsP4는 비구조 당단백질로서, 소포체(endoplasmic reticulum) 내부로 바이러스 입자가 출아하면서 일시적인 외피막을 형성하는 데 관여하며 어린 마우스에게 nsP4를 먹이면 설사를 일으킨다. 배양세포에서는 염소이온 분비를 촉진하는 포스폴리파아제(phospholipase C, PLC)-의존성 칼슘신호경로를 유도하는 것으로 생각된다(그림 2.7). 이런 이유로 nsP4는 바이러스성 장독소로서 장점막에서 신호전달체계를 활성화시킨다.

인체면역결핍 바이러스의 당단백질인 SU와 TM은 배양세포에 강한 독성이 있다. TM은 대부분 세포막 투과성을 변화시켜 배양세포의 세포자살을 일으킨다. 세포에 SU를 첨가하면 높은 농도의 칼슘 유입을 초래한다. 이러한 독성이 사람에서 진행되는 HIV 병인과 어떻게 연관되는지는 아직 검증되지 않았다.

바이러스 독성유전자 산물의 공격 목표. 돌연변이 유발 기법은 바이러스 독성유전자 산물의 세포내 표적을 확인하는 데 이용된다. Herpes simplex virus ICP34.5 유전자의 돌연변이는 마우스 신경독성을 현저히 감소시킨다. 이 유전자의 단백질은 세포내 Pkr(3장)의 항바이러스 효과를 저해하는 것으로 추정된다. Pkr 유전자가 결손된 마우스에서 ICP34.5 돌연변이 바이러스가 신경독성을 나타낸다는 실험결과는 앞서 말한 가능성에 힘을 실어 주었다. 여러 다양한 바이러스로 수행한 비슷한 실험에서도 바이러스 독성유전자의 산물에 의해 변화를 겪는 세포내 특이경로가 확인되었다.

세포의 독성유전자

선천성 및 후천성 면역반응 모두에 필요한 단백질을 암호화하고 있는 세포의 유전자를 파괴하면 바이러스의 감염성에 엄청난 영향을 준다. 어떤 경우에서는 바이러스 질병이 더 심각해지는 반면, 또 다른 한편에서는 질병의 심각성이 감소된다. 그러므로 이런 세포 유전자들은 바이러스 독성을 결정할 수 있는 요소가 된다. 면역반응 유전자에 대한 내용은 4장에서 다루고 있다.

바이러스의 단백질 번역, 유전자 복제, mRNA 합성에 관여하는 숙주단백질은 독성을 결정하는 주요 요인이다. 이런 단백질의 조직특이성 차이는 바이러스 복제에 큰 영향을 미친다. 바이러스 병인을 연구하는 가장 일반적인 방법은 특정 유전자가 파괴된 마우스를 만드는 것이다(Box 2.1). 그런 종류의 단백질이 결여된 마우스는 바이러스 독성 연구에 매우 유용할 것이다. 그러나 바이러스 병인에서도 가장 관심이 높으면서도 대부분이

미지의 영역인 동물바이러스 병인 연구에서 이러한 유형의 연구는 아직도 크게 미흡한 상태이다.

바이러스 질병에 대한 숙주의 감수성

바이러스가 사람이나 동물의 집단을 대상으로 감염하였을 때 여러 다양한 반응이 나올 수 있다. 어떤 숙주는 감염에 대해 강한 저항성을 나타내고, 어떤 숙주는 감염될 수도 있으며, 또 다른 숙주는 이 두 극단적인 상황 사이의 증상을 나타낼 수도 있다. 감염된 개체는 무증상에서부터 치사에 이르기까지 다양한 발병 양상을 나타낼 것이다. 감염에 대한 감수성과 질병에 대한 감수성은 독립적으로 다양하게 나타난다. 이러한 다양성의 기본을 이해하는 것은 바이러스 질병을 예방하는 방법을 제시하기 때문에 중요하다. 이런 연구들에서 얻은 결과를 통해 숙주의 유전적, 비유전적인 요인들이 바이러스 감염에 어떻게 반응하는가를 볼 수 있다.

선천성 방어와 면역 방어

역학자들은 인구집단을 감수성 및 면역성(저항성)의 두 그룹으로 분류한다. 과거 감염되었던 개체는 면역성이 있고 감염을 전파하지 않는다. 감수성이 있는 개체에서는 질병에 걸리고 타인에게 바이러스를 전파한다. 한 집단에서 바이러스의 지속성은 감수성이 있는 개체가 얼마나 있는지에 따라 좌우된다. 이 숫자에 따라 감염이 얼마나 효과적으로 일어나는지도 결정된다. 자연감염이나 백신접종에 따른 면역성의 획득은 감수성이 있는 개체의 수를 줄여 주어 바이러스의 지속성이나 전파를 제한한다(5장과 10장에서 상세히 논의). 예를 들어 소아마비 유행병은 집단 내의 높은 무증상 전파로 인해 자기-제한적이었다. 감염에 대한 면역반응의 수준 또한 질병이 사라지는 효율성과 속도, 그리고 증상의 심각성을 결정한다.

감수성에 대한 유전적 결정요인

감수성 관련 유전자의 몇 가지 사례는 동물실험에서 처음 확인되었다. Influenza virus A형 감염에 저항성을 나타내는 마우스의 *mx* 유전자는 잘 알려진 예이다. *mx* 유전자는 influenza virus 복제를 저해하는 GTPase(guanosine triphosphatase)를 암호화하고 있다(3장). Flavivirus 질병에 대한 마우스의 저항성은 *flv* 유전자를 통해 확인되었다. *flv* 유전자 돌연변이를 가진 마우스에서는 flavivirus의 농도가 감수성 동물에서보다 1,000~10,000배 정도로 낮은 농도로 제한되며, 질병 증상이 나타나기 전에 감염이 종결된다. *flv* 유전자 산물은 2′-5′-올리고(A) 합성효소로서 숙주와 바이러스의 mRNA를 분해하는 RNase L을 활성화시키는 인터페론 유도효소이다(3장). *mx*와 *flv*유전자가 사람의 감염에서 어떤 역할을 하는지는 아직 알려진 바 없다.

단 하나의 사람 유전자가 바이러스 감염에 영향을 주는 것은 극히 드물지만 감수성에 영향을 주는 몇 가지 유전자들은 선천성 면역계 구성요소를 암호화하는 것으로 알려져 있다. 일례로, HIV I형이 세포로 침투할 때 이용하는 보조수용체로 Toll-유사 수용체(TLR)와 케모카인 수용체가 있다. 한 종류 이상의 바이러스에 대한 감수성에 영향을 주는 유전자들도 있다. HIV I형의 감염을 막는 CCR5 케모카인 유전자에 변이가 일어나면 West Nile virus에 의한 치명적 뇌염에 대한 감수성이 증가되는 것은 주목할 만하다.

최근에 연구자들은 herpes simplex virus 뇌염에 쉽게 걸리는 사람에게서 두 가지 다른 돌연변이를 발견하였다. 돌연변이는 단백질 Unc-93B를 발현하는 유전자, 혹은 Tlr3을 암호화하는 유전자에서 일어난다. 두 유전자 산물 모두 알파/베타 인터페론 생성에 영향을 미친다. *TLR3* 돌연변이는 상염색체 우성(한 쌍의 대립유전자 중 하나에만 돌연변이가 있어도 단순 포진바이러스 뇌염을 증가시킨다)인 반면, *UNC-93B* 변이는 열성이다(대립유전자 두 곳 모두에서 돌연변이가 일어나야 감수성이 달라진다). 마우스에서 이와 비슷한 결손이 있을 때 특정 병원체에만 해당하지 않는 것으로 보아 위의 돌연변이는 여러 바이러스 병원체에 대하여 광범위한 민감성을 보일 것으로 기대되었다. 그러나 현재까지는, 이러한 환자들이 다른 미생물병원체에 대하여 증가된 감수성을 보이지는 않고 있다. 이상의 결과에 따르면, 모든 병원체에 대한 일반적 대응반응과 더불어 선천성이며 내재적인 면역 방어는 종별로 단일한 특이적 병인과정을 나타내도록 특화되어 진화한 것으로 보인다.

체액성 및 세포성 면역을 매개하는 단백질은 바이러스 감염 감수성에 관련해 잘 알려진 결정인자이다. 많은 유전자들이 관여하는 MHC class I, MHC class II 단백질은 T세포에게 외래 펩티드를 제공한다. 바이러스 단백질로부터 유래한 펩티드들과 상호작용하는 이 단백질들의 능력은 감염이 어떻게 효과적으로 제거되는지를 일부분 결정한다. MHC를 구성하는 유전자의 다양성에 따라, 특정 감염원에서 유래한 펩티드 항원을 면역계에 제시할 가능성도 달라진다. 고립된 섬에 사는 인구집단은 이 유전자의 다형성이 상대적으로 낮아 감염에 대한 감수성이 더욱 커진다.

바이러스 감수성의 다른 결정인자들

숙주의 연령은 바이러스 감염을 결정하는 데 있어 중요한 역할을 한다. 매우 어리거나 매우 늙은 사람은 질병 감수성이 가장 크다(그림 2.8). 유아나 어린이들의 감수성이 더 높은 것은 면역반응이 미성숙한 수준이기 때문이다. 어린 동물들의 면역기능이 미성숙하고 더 자주 감염되지만 면역병리에 의한 악영향은 더 적다. 성체 마우스의 뇌에 lymphocytic choriomeningitis virus(LCMV)를 접종시키면 T세포 반응에 의해 죽게 되는 반면, 어린 마우스는 T세포 반응이 약해 살아남게 된다(Box 2.11).

생리적 차이점도 감수성의 연령에 따른 다양성과 관련이 있다. 유아의 소화관은 충분히 활동하지 않아 감염하기 좋은 서식

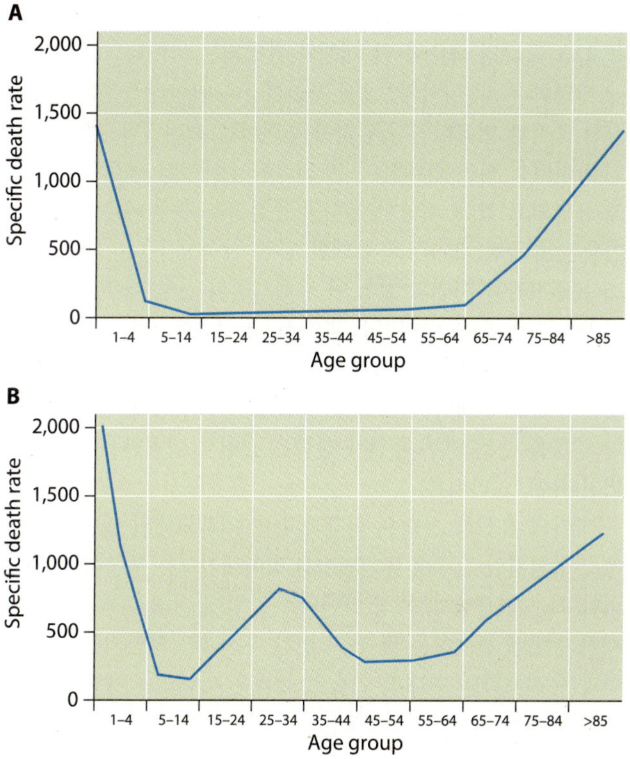

그림 2.8 독감성 폐렴의 연령 연관성. 1911에서 1915년까지(**A**)와 1918년까지(**B**) 미국에서 100,000명당 독감성 폐렴으로 인한 사망. Adapted from R. Ahmed et al., *Nat. Immunol.* **8**:1188-1193, 2007, with permission.

지(niche)를 제공하므로 장관계 coronavirus에 감염되면 심각한 증상을 나타낸다. 유아는 장내 pH가 중성으로 조정되는 경향이 있고, 소화효소도 충분하지 않다. 임신 첫 11주 이내에 rubella virus에 감염되면 태아에 심각한 손상이 초래된다. 살아남은 유아에서는 심장, 눈, 중추신경계 등에서 기형이 나타난다. 임신 11주 이후에 감염되면 선천성기형이 다소 덜하지만 청각상실, 정신지체, 성장결함이 있을 수 있다.

나이 든 사람들에서 감염 감수성이 증가하는 주된 이유는 면역노화이다. 나이가 들면서 폐포(허파꽈리)의 탄력성이 줄어들고 호흡기 근육이 약화되면서 기침반사도 사라진다. 이런 변화가 노령인구의 호흡기 감염 감수성을 증가시키는 부분적 원인이다. 그러나 이런 일반적인 경향에도 주목할 만한 예외들이 있다. respiratory syncytial virus는 유아의 하부기관지에 심각한 질병증상을 일으키는 반면, 어른에서는 상부기관지의 약화된 증상에 그친다. 이와 같은 차이가 세포의 바이러스 감수성 또는 숙주 방어 측면의 영향인지는 확실하지 않다. 1918년 인플루엔자 대유행은 어린이나 노인에게 모두 매우 치명적이었지만, 젊은 성인층인 18–30세의 연령대도 전혀 예외가 아니었다(그림 2.8B). 젊은 성인에게서 치사율이 증가된 이유는 이 바이러스와 관계있는 바이러스에 의한 사전감염이 없었고 따라서 미리 얻을 수 있는 면역 방어력이 결여되었기 때문으로 추정된다.

poliovirus, mumps virus, measles virus를 포함한 몇몇 바이러스는 유아보다 어른에서 심각한 질병증상을 나타낸다. 이러한 원인은 규명되지 않았지만 한 가지 가능성은 방어적 면역과 병

BOX 2.11 DISCUSSION

선천성 뇌감염: lymphocytic choriomeningitis virus (림프구성맥락수막염 바이러스) 모델

태아의 뇌는 발생 중 가장 취약한 기관 중의 하나다: 태아의 바이러스 감염은 종종 심각한 뇌손상을 야기한다. 아쉽게도, 선천성 뇌감염에 대한 많은 동물모델들은 우리가 규명하지 못한 여러 이유로 인해 인간질병과는 다른 양상을 보인다.

이와 달리, 선천성 LCMV 감염 연구에 사용되는 신생 랫트(rat) 모델은 인간이 선천적으로 감염되었을 때 나타내는 모든 신경병리학적 변화를 재연한다. 발생 중인 랫트의 뇌에서 바이러스는 선택적으로 유사분열하는 전구신경세포들을 감염시키며, 이 사실은 임신기간 중 감염된 시기에 따른 다양한 병리증상들을 설명해준다.

LCMV의 감염에서 중요한 사실은 면역체계에 의하여 바이러스가 제거되고 난 다음에 뉴런의 지발성 소실이 나타난다는 것이다. 따라서 많은 연구자들은 이 모델이 뉴런 소실이나 기능상실과 관련 있는 퇴행성 뇌질환이나 정신병 연구에 사용 가능할 것으로 생각한다.

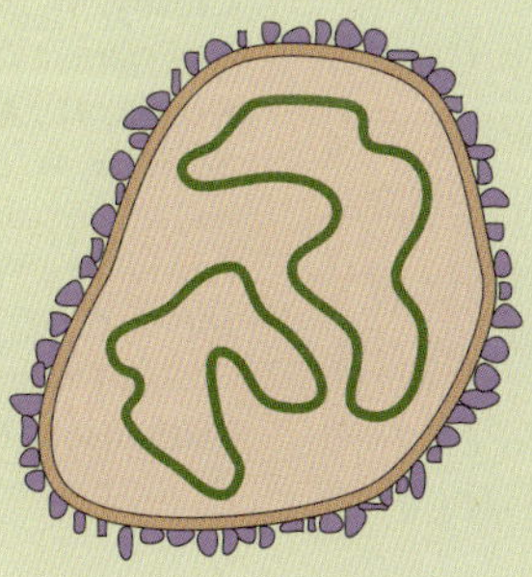

Bonthius, D., and S. Perlman. 2007. Congenital viral infection of the brain: lessons learned from lymphocytic choriomeningitis virus in the neonatal rat. *PLoS Pathog.* **3**:1541-1550.

리적 면역 사이의 균형이 어린이에서 더 잘 잡혀 있다는 것이다.

남성들이 여성보다 바이러스 감염에 감수성이 더 높지만 그 차이는 크지 않으며 그 이유들도 확실하지 않다. 부분적으로 면역계에 영향을 주는 호르몬 차이일 수도 있다. 임산부가 임신하지 않은 여성보다 감염성 질환에 더 감수성이 있는 것도 이와 유사한 이유일 것이다. 임산부는 다른 사람들보다 간염 A, B, E형에 대한 치사율과 마비성 회백수염의 발병률이 일반적으로 높다.

영양부족은 면역반응뿐 아니라 감염에 대한 물리적 방어벽도 약화시키므로 감염 감수성을 증가시킨다. 한 예로, 단백질 섭취가 부족한 아이는 홍역 감수성이 높아진다. 따라서 홍역은 유럽이나 북아메리카에 비해 개발도상국가의 치사율이 300배 더 높다. 영양실조 어린이에서는 홍역의 특징인 구강점막의 작고 빨간 코플릭반점(Koplik spot)이 심한 궤양으로 진행되며, 피부발진도 심하고 10~50%의 높은 치사율을 보인다(5장). 이처럼 심각한 홍역감염은 열대아프리카 및 호주의 원주민 아이들에게서 관찰된다.

이외에도 다른 많은 요인들이 감염 감수성에 영향을 준다. 코르티코스테로이드(corticosteroid) 호르몬은 감염으로 인한 스트레스에 저항하는 신체 반응에 필요하기 때문에 감염에 큰 영향을 나타낸다. 이 호르몬은 항염증 효과를 나타내며 조직손상을 줄인다고 알려져 있다. 흡연은 호흡기감염 감수성을 높인다. 가족의 죽음, 부상 혹은 실업 등에 의한 스트레스로 정신적 상태가 약해졌을 때에는 바이러스에 대한 감수성도 증가한다. 역학연구 결과, 대기오염과 바이러스성 호흡기질병으로 병원을 찾는 빈도 사이에도 상관관계가 있었다. 어머니들은 심한 온도변화에 노출되면 감염 감수성이 높아진다고 하였다. 그러나 rhinovirus에 대한 종합적인 연구에서는 차가운 기온과 감기 사이에 어떤 상관관계도 나타나지 않았다. 다행스럽게도, 뜨거운 닭고기스프나 매운 콩나물국이 아직도 잘 듣는다는 것에 놀라울 뿐이다.

전망

바이러스학의 주요 근본원리는 바이러스 집단의 유지 및 영속(즉, 비리온이 감염된 숙주에서 다른 숙주로 전파)이다. 이론적으로는 간단하지만 이런 연쇄적인 감염을 자연계에서 연구하기란 정말 쉽지 않다. 집에서 시작된 소규모 감염, 더 넓게 퍼진 지역사회 유행, 전 세계적인 대유행 모두가 비리온의 연쇄전파로 일어난다. 이 과정을 연구하는 분야인 역학은 병원체 동정 및 추적 기술과 인구집단을 연구하는 새로운 기법의 도입으로 빠르게 발달하고 있다. 유전학의 발달로 인해 10년 전에는 상상할 수도 없었던 인간 감수성 유전자에 대한 동정도 가능해졌다. 마찬가지로 바이러스 복제 및 병인에 대한 분자생물학적 이해도 빠르게 진보하고 있다. 이러한 모든 발전에도 불구하고, 바이러스 질병 전파에 대한 예측과 실패는 도전과제로 남아있다(표 2.9). 각각의 숙주와 각 개체와 감염되는 바이러스들은 너무나 다양하다. 더 나아가, 실제 자연환경은 바이러스실험실의 안정된 조건과 비교하여 끊임없이 변화하는 요지경과 같다.

바이러스 병인에 대한 근본 원리들이 대부분 동물실험을 통해 규명되고 있다. 다양한 유전적 동질성을 가진 마우스 종들을 이용하여 특정 바이러스에 대한 감염 감수성을 나타내는 최소 25 유전자좌가 확인되었다. 이 유전자들의 산물 대부분은 하나의 바이러스 혹은 바이러스 과(family) 전체에 영향을 주며, 많은 수의 산물이 바이러스 복제의 특정 단계를 표적으로 한다는 것은 주목할 만하다(3장). 바이러스 감염 감수성에 대해 광범위한 영향을 주는 일부 유전자 산물은 선천성 면역반응에 영향을 미친다(예, 인터페론).

과거의 유전학 기술은 인간과 같이 이계교배된 집단에서 마우스 실험처럼 감수성 돌연변이를 찾아내기에는 부족하였다. 그러나 최근 연구에서, 특정 바이러스 감염에 대해 선천성이며 내재적 방어에 관여하는 몇 가지 인간 유전자가 확인되었다. 유전학과 유전체학의 현대적 기술로 놀라운 바이러스 방어 메커니즘의 진화를 이루게 하는 자연선택 원리와 이와 연관된 유전자를 어떻게 확인하는가는 흥미로운 일일 것이다.

표 2.9 바이러스 병인의 주요 의문점

바이러스가 어떻게 숙주로 들어가는가?
초기 숙주반응은 무엇인가?
일차 복제는 어디서 일어나는가?
감염은 숙주 내에서 어떻게 전파되는가?
어떤 조직과 기관이 감염되는가?
바이러스가 숙주 내에서 완전히 제거 또는 지속적으로 유지되는가?
바이러스가 어떻게 다른 숙주로 전파되는가?

참고문헌

Books

Crosby, M. 2006. *The American Plague: the Untold Story of Yellow Fever, the Epidemic That Shaped Our History.* Berkley Books, New York, NY.

Krauss, H., A. Weber, M. Appel, B. Enders, H. D. Isenberg, H. G. Schiefer, W. Slenczka, A. von Graevenitz, and H. Zahner. 2003. *Zoonoses: Infectious Diseases Transmissible from Animats to Humans,* 3rd ed. ASM Press, Washington, DC.

Mims, C. A., A. Nash, and J. Stephen. 2001. *Mims' Pathogenesis of Infectious Disease,* 5th ed. Academic Press, Orlando, FL.

Nathanson, N. (ed.). 2007. *Viral Pathogenesis and Immunity,* 2nd ed. Academic Press, London, United Kingdom.

Review Articles

Ahmed, R., M. B. A. Oldstone, and P. Palese. 2007. Protective immunity and susceptibility to infectious diseases: lessons from the 1918 influenza pandemic. *Nat. Immunol.* **8**:1188-1193.

Biondi, M., and L. Zannino. 1997. Psychological stress neuro- immunomodulation and susceptibility to infectious diseases in animals and man: a review. *Psychother. Psycltosom.* **66**:3-26.

Casanova, J., and L. Abel. 2007. Primary immunodeficiencies: a field in its infancy. *Science* **317**:617-619.

Collins, P. L., and B. S. Graham. 2008. Viral and host factors in human respiratory syncytial virus pathogenesis. *J. Virol.* **82**: 2040-2055.

Hoenen, T., A. Groseth, D. Falzarano, and Feldmann H. 2006. Ebola virus: unraveling pathogenesis to combat a deadly disease. *Trends Mol. Med.* **12**:206-215.

Lorrot, M., and M. Vasseur. 2007. How do the rotavirus NSP4 and bacterial endotoxins lead differently to diarrhea? *Virol. J.* **4**:31-36.

Rail, G. F., D. M. P. Lawrence, and C. E. Patterson. 2000. The application of transgenic and knockout mouse technology for the study of viral pathogenesis. *Virology* **271**:220-226.

Sancho-Shimizu, V., S. Y. Zhang, S., L. Abel, M. Tardieu, F. Rozenberg, E. Jouanguy, and J. L. Casanova. 2007. Genetic susceptibility to herpes simplex encephalitis in mice and humans. *Curr. Opin. Allergy Clin. Immunol.* **7**:495-505.

Virgin, H. W. 2002. Host and viral genes that control herpesvirus vasculitis. *Clevel. Clin. J. Med.* **69**:SI17-SII12.

Virgin, H. W. 2007. In vivo veritas: pathogenesis as it actually happens. *Nat. Immunol.* **8**:1143-1147.

Papers of Special Interest

Casrouge, A., S. Zhang, C. Eidenschenk, E. Jouanguy, A. Puel, K. Yang, A. Alcais, C. Picard, N. Mahfoufi, N. Nicolas, L. Lorenzo, S. Plancoulaine, B. Sénéchal, F. Geissmann, K. Tabeta, K. Hoebe, X. Du, R. L. Miller, B. Héron, C. Mignot, T. B. de Villenteur, P. Lebon, O. Dulac, F. Rotenberg, B. Beutler, M. Tardieu, L. Abel, and J. L. Casanova. 2006. Herpes simplex virus encephalitis in human UNC-93B deficiency. *Science* **314**:308-312.

Evans, A. 1978. Causation and disease: a chronological journey. *Am. J. Epidemiol.* **108**:249-258.

Gibbs, S. E., M. C. Wimberly, M. Madden, J. Masour, M. J. Yabsley, and D. E. Stallknecht. 2006. Factors affecting the geographic distribution of West Nile virus in Georgia, USA: 2002-2004. *Vector Borne Zoonotic Dis.* **6**:73-82.

Glass, W. G., D. H. McDermott, J. K. Lim, S. Lekhong, S. F. Yu, W. A. Frank, J. Pape, R. C. Cheshier, and P. M. Murphy. 2006. CCR5 deficiency increases risk of symptomatic West Nile virus infection. *J. Exp. Med.* **203**:35-40.

Goodman, L. B., A. Loregian, G. A. Perkins, J. Nugent, E. L. Buckles, B. Mercorelli, J. H. Kydd, G. Palù, K. C. Smith, N. Osterrieder, and N. Davis-Poynter. 2007. A point mutation in a herpesvirus polymerase determines neuropathogenicity. *PLoS Pathog.* **3**:1583-1592.

Jackson, D., M. J. Hossain, D. Hickman, D. R. Perez, R. A. Lamb. 2008. A new influenza virus virulence determinant: the NS1 protein four C-terminal residues modulate pathogenicity. *Proc. Natl. Acad. Sci USA* **105**:4381-4386.

Leib, D. A., M. A. Machalek, B. R. Williams, R. H. Silverman, and H. W. Virgin. 2000. Specific phenotypic restoration of an attenuated virus by knockout of a host resistance gene. *Proc. Nall. Acad. Sci. USA* **97**:6097-6101.

Lindesmith, L. C., E. F. Donaldson, A. D. Lobue, J. L. Cannon, D. P. Zheng, J. Vinje, and R. S. Baric. 2008. Mechanisms of GII.4 norovirus persistence in human populations. *PLoS Med.* **5**:269- 290.

Lowen, A. C., S. Mubareka, J. Steel, and P. Palese. 2007. Influenza virus transmission is dependent on relative humidity and temperature. *PLoS Pathog.* **3**:1470-1476.

Perelygin, A. A., S. V. Scherbik, I. B. Zhulin, B. M. Stockman, Y. Li, and M. A. Brinton. 2002. Positional cloning of the murine flavivirus resistance gene. *Proc. Natl. Acad. Sci. USA* **99**:9322-9327.

Virgin, H. W. 2002. Host and viral genes that control herpesvirus vasculitis. *Clevel. Clin. J. Med.* **69**:SI17-SIII2.

Zhang, S., E. Jouanguy, S. Ugolini, A. Smahi, G. Elain, P. Romero, D. Segal, V. Sancho-Shimizu, L. Lorenzo, A. Puel, C. Picard, A. Chapgier, S. Plancoulaine, M. Titeux, C. Cognet, H. von Bernuth, Ku, A. Casrouge, X. X. Zhang, L. Barreiro, J, Leonard, C. Hamilton, P. Lebon, B. Heron, L. Vallée, L. Quintana-Murci, A. Hovanian, F. Rozenberg, E. Vivier, F. Geissmann, M. Tardieu, Abel, and J. L. Casanova. 2007. TLR3 deficiency in patients with herpes simplex encephalitis. *Science* **317**:1522-1527.

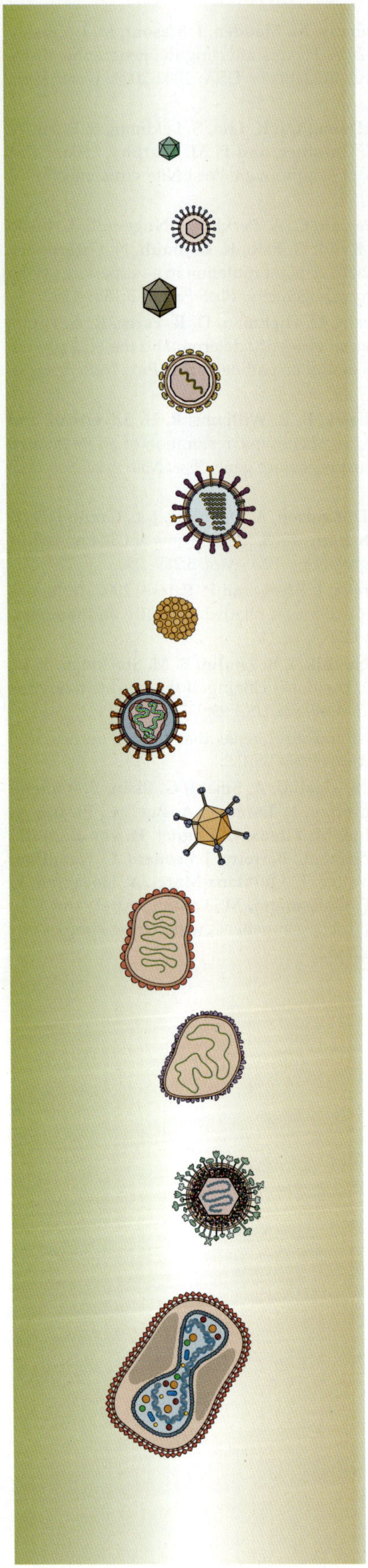

3

서론

물리적·화학적 일차 방어

중요한 감염 초기 시기

세포의 내재적인 방어체계들

각 세포는 어떻게 외래 인자의 침입을 인지하는가?

병원체-연관 분자의 수용체-매개 인지

사이토카인, 세포의 내재적 방어가 만드는 핵심 산물

인터페론, 초기 경보와 항바이러스 작용의 사이토카인

세포자살(Apoptosis; Programmed Cell Death)

바이러스에게 적대적인 세포질: 다른 내재적 방어체계들

자식작용(Autophagy)

후성유전학적 억제(epigenetic silencing)

RNA 억제(RNA silencing)

Apobec(Apolipoprotein B Editing Complex)에 의한 시토신의 탈아미노화(cytosine deamination)

Trim(Tripartitie Interaction Motif) 단백질

전망

참고문헌

바이러스 공격이 숙주 방어를 만나다: 초기 방어

Keep a-knockin' but you can't come in!
Come back tomorrow night and try again!

Louis Jordan and His Tympany Five

Vocal by Louis Jordan, recorded 29 March 1939

서론

우리는 무수히 많은 바이러스와 함께 살고 있다. 우리의 일상사를 위협하는 잠재적으로 감염성이 있는 입자들은 거의 천문학적인 숫자에 가깝다. 계절성 '감기', '독감', 유아 발진, 홍역, 수두, 이하선염, 그리고 후천성면역결핍증(AIDS)과 에볼라 열병에 이르는 모든 사례들은 우리가 감염성 입자에 매우 취약함을 말해주고 있다. 다세포 생물들이 미생물과 함께 오랜 세월 진화해 왔다는 사실에도 불구하고, 후생동물(metazoa)들의 방어시스템이 어떻게 이들 미생물들을 인지하고 대응하는지에 대해서는 잘 이해하고 있지 못하다. 이번 3장과 다음 4장에서는 우리의 생존을 위해 작용하는 강력한 일차 면역과 이차 면역계에 대해서 다루고자 한다.

숙주 방어체계는 마치 미로처럼 복잡하여, 그에 관한 자세한 정보들은 처음 접하는 이들에게는 굉장히 방대하고 압도적이어서 이해하기 힘든 것으로 느껴진다. 그렇다면 다음과 같이 접근해보자. 일단, 처음부터 모든 내용들을 자세히 캐묻거나 신경 쓰지 말고 오히려 '바이러스 감염에 대한 숙주의 방어'에 관한 큰 그림을 이해하도록 애써보자. 각각의 바이러스 감염에서 겉으로 나타나는 사소한 차이들은 가능한 단순화하여 이해할 때만이 비로소 그 의미를 제대로 이해할 수 있다. 세포가 바이러스에 감염될 때, 내재적인 방어체계는 거의 즉각적으로 시작된다. 감염초기에 세포에서 자발적으로 나타나는 이 방어 작용들은 바이러스 증식이 멈추지 않을 경우 점점 더 많은 세포를 불러모으면서 그 복잡성과 강도가 증폭된다. 이때 최종단계의 작동인자(effector)들의 활동은 종종 감염된 세포를 파괴하기 때문에 이러한 반응을 조절하는 것이 매우 중요하다. 반응이 과도하게 증폭되거나 조절된다면 이로 인해 주변 세포들까지 피해를 입거나 심하면 숙주가 사망할 수도 있다.

미생물의 감염에 맞선 숙주의 방어체계가 수백 만 년 이상 진화해 왔음에도 불구하고 이 체계는 건강한 숙주에서 조차 완벽하다고 할 수 없다. 그 이유는 생존에 성공한 많은 병원체들이 숙주 방어체계의 거의 모든 단계들을 변형시키거나, 작용 방향을 비틀거나, 또는 억제 인자들을 만들어 내기 때문이라고 할 수 있다. 실제로, 모든 숙주방어에 대하여 바이러스의 공격이 존재한다. 수많은 종류의 바이러스들이 불과 소수의 바

표 3.1 기본적인 개념들: 바이러스 감염에 대한 숙주 방어시스템은 다단계이며 순차적으로 작용하는 상호 의사소통 체계이다.

1단계: 물리적 및 화학적 방어들
피부, 점막분비와 같은 표면 코팅, 눈물, 산성 pH, 표면 세척 작용(surface-cleansing mechanisms)

2단계: 최전방 방어들
세포-자발적, 내재적 방어 체계들
세포대사 변화의 감지
침입 미생물에 의해 만들어지는 특이한 고분자 물질들의 감지
사이토카인의 생산, 세포자살 유도, 바이러스 복제의 초기 단계 방해

3단계: 공격과 제거
선천면역과 적응면역 방어들
사이토카인과 림프세포의 협력 작용을 통한 직접적이고 증폭된 반응
병원체-특이 항체, 조력 T세포, 세포독성 T세포들이 제거하는 감염
B세포와 T세포의 '기억세포'생성 및 유지
동일한 감염에 대해 기억반응 (memory response)을 유도하여 즉각적으로 대응할 수 있는 정도로 숙주를 면역화(immune)

이러스 유전자만을 발현(어떤 바이러스들은 겨우 한두 개의 바이러스 단백질만을 만든다)하지만 오늘날 지구상 모든 바이러스의 유전체에서는 숙주방어를 재조정하는 대응인자를 **반드시** 생산한다는 사실이 그저 경이로울 뿐이다(표 3.1). 따라서 바이러스 단백질의 표적이 되는 숙주의 핵심인자들을 찾아내는 것이 우리에게 남겨진 도전이자 과제이며 그 후에야 우리 자신의 취약함과 결점을 충분히 이해할 수 있을 것이다.

물리적 · 화학적 일차 방어

실제 생활에서 대부분의 비리온들은 감염할 기회가 그다지 많지 않다; 숙주를 감염시키는 거의 대부분의 입자들은 감염 가능한 세포를 만나지도 못한다. 오랜 기간 그 중요성이 간과되기는 했지만, 그 이유는 세포 바깥층을 구성하는 원시적인 형태의 방어벽인 물리적이고 화학적인 방어가 존재하기 때문이다: 죽은 피부층, 점막과 같은 표면 코팅, 눈물, 표면-세척 메커니즘(1장에서 좀 더 자세히 다루었음) 등이 이런 방어벽에 속한다.

피부는 신체에서 가장 넓은 면적을 차지하는 기관으로서 성인 평균 5 kg 이상의 무게를 가지며 감염에 대해 강력한 방어벽으로 작용한다. 곤충에 물리거나 주사바늘에 찔리는 자상 또는 절상, 찰과상 등에 의한 상처가 나지 않는다면 피부는 대체로 비투과성이다. 여러 바이러스 입자들은 피부 표면에서 말라버리거나 산(acids) 또는 우리 몸에 공생하는 미생물들이 분비하는 억제제들로 인해 불활성화된다. 외부 환경에 노출되지만 피부로 보호되지 않는 조직들은 살아 있는 세포들로 덮여 있고, 따라서 이들은 다른 종류의 일차적이고 즉각적인 방어체계에 의존하게 된다. 이런 영역은 표면-세척 메커니즘이 잘 발달되어 꾸준히 작용하지만 감염 위험성은 높다.

중요한 감염 초기 시기

감염은 물리적·화학적 방어벽이 손상되어 바이러스 입자들이 감수성과 허용성을 갖춘 살아 있는 세포를 만났을 때만 일어날 수 있다. 바이러스의 병인 연구자에게 중요한 핵심 개념은 "감염 초기에 일어나는 일들이 감염 후기의 현상을 결정한다."는 것이다. 실제로, 감염에서 가장 중요한 시기는 각 세포가 감염되고 감염의 확산이 국소적이거나 아직 일어나지 않는 처음 한 시간 정도이다. 이 시기 동안 어떤 분자스위치(molecular switch)가 활성화되는가에 따라 다양한 결과가 나타날 수 있다: 방어활동을 시작할 것인가? 어떤 활동이 적절한가? 만약 결정이 너무 늦어진다면 숙주는 죽게 될 것이다. 만약 결정이 너무 과도하거나 적절하지 않다면, 이 또한 숙주를 아프게 할 것이다. 이러한 결정은 침입자에 대한 세포내 인지와 이어서 나타나는 적절한 제어반응 등, 두 주요 과정의 상호작용으로 이루어진다. 일단 침입자를 식별하고 나면, 침입자 제어에 필요한 반응이 있어야 한다. 침입자가 DNA인가 RNA인가, 세포내 박테리아인가,

BOX 3.1 TERMINOLOGY

회피인가 또는 조절인가

온라인판 메리엄-웹스터 사전에서:

회피(evade): 계략 따위를 써서 교묘히 벗어나다.

조절(modulation): 적절한 정도나 비율에 맞도록 조정하다.

바이러스학 문헌에서는 "면역 회피"라는 표현이 곧잘 사용된다. 이 용어는 숙주의 면역 방어체계를 훼방 놓는 바이러스의 메커니즘들을 의미한다. 그러나 여러 경우에서 이 표현은 부정확하고 애매하며 아예 오해를 만들 수도 있다. "회피"라는 용어는 숙주 방어망이 효과적이지 않다는 것을 의미하는데, 실제로는 방어와 공격이란 수위의 문제이지 절대적인 것이 아니다. 만약 바이러스가 면역체계를 정말로 회피할 수 있다면 지금 우리는 이런 의미론을 논의하며 살아 있지 못할 것이다.

숙주의 면역 방어체계와 맞서는 바이러스 유전자 산물에 대한 더 정확한 용어로는 "면역 조절자(immune modulators)"가 아마 더 적절할 것이다. 여기서 중요한 것은, 바이러스의 복제 속도를 고려했을 때 숙주 방어가 단지 잠시만 억제되어도 성공적인 감염이 이루어질 수 있다는 것이다.

바이러스인가, 아니면 이들 중 어느 것에도 속하지 않는 신종인가? 침입자의 인지와 반응 효과기 사이의 분자적 연결고리에 관해 아직 이해가 깊지는 못하지만, 날마다 새롭고 자세한 정보들이 보고되고 있다. 이번 장에서는 면역반응에서 나타나는 위 두 가지의 핵심 과정을 설명하고자 한다; 감염 진행에 따른 인식과 제어의 과정은 모니터되고, 상황에 맞춰 적응되며, 새로운 방향으로 재조정된다. 이 모든 과정이 감염된 단 하나에 세포에서 시작되는 사건들이라는 점은 놀랍다고 할 수 있다.

세포의 내재적인 방어체계

모든 세포는 기아, 고온 및 저온, 방사선, 감염과 같이 다양한 스트레스에 대응하는 유전적 프로그램을 가지고 있다. 어떤 프로그램들은 항상성(homeostasis)을 유지하도록 고안되어 있고, 또 다른 프로그램들은 세포내 침입자를 제거하도록 고안되어 있다. 후자의 경우, 외부의 핵산과 바이러스 막단백질, 박테리아 세포벽 및 편모, 또는 변형된 외래 단백질과 지질 등을 인지하고 이에 대응한다.

세포의 이 자발적인 보호 프로그램을 **면역방어**(제4장)와 구별하여 **내재적 세포방어(intrinsic cellular defenses)**라고 정의한다. 면역방어는 좀 더 광범위하고 개체 전체에 걸친 반응인 반면, 내재적 세포방어는 한 개의 세포에서 시작하여 국소적 수준에 머무는 경향이 있다. 내재적 방어는 세포 진화의 관점에서 보아 매우 초기부터 발견된다. 반면, 면역방어는 복잡한 다세포 생물에서 발견되며 혈액이나 분비물에서 움직일 수 있는 림프세포와 항체 등이 중요하게 작용한다. 아래에서는 바이러스 감염과 관련된 몇 가지 주요한 내재적인 방어에 대해 다루도록 하겠다. 이번 장에서는 숙주 방어에서 중요한 두 가지 초기 방어 시스템으로서 사이토카인 작용에 의해 상호 연결되어 있는 내재적 방어(intrinsic defenses)와 선천면역(innate immune defense)을 구별해서 이야기하고 있음을 주지하기 바란다(그림 3.1).

첫 번째로는 세포가 어떻게 침입자를 인지하는지, 그리고 인지작용과 이에 대한 적절한 방어 반응이 어떻게 조정되는지에 관해 우리가 이해하고 있는 바를 설명하고자 한다. 그 다음 초기경보로서 분비되는 인터페론을 중심으로 사이토카인에 대해 설명할 것이다. 마지막으로는 바이러스 감염에 대응한 세포 방어에서 중요하게 작용하며 여러 생물에서 잘 보존되어 있는 여섯 가지의 경로들에 대해 검토하고자 한다.

각 세포는 어떻게 외래 인자의 침입을 인지하는가?

숙주가 어떻게 미생물 침입자를 "비자기(non-self)"로 인지를 하는지를 이해하는 것은 오랜 수수께끼였다. 이 문제는 특히 바이러스의 경우에 두드러진다: 바이러스의 기본적인 구성요소(building block)가 자기(self) 세포에서 유래되었고, 유일한 차이점은 이 물질들이 조합되는 방식에만 있기 때문이다. 우리는 감염세포가 비감염세포와 적어도 두 가지 점에서 일반적인 차이가 있음을 알고 있다. 첫째, 비리온이 세포수용체와 접촉을 하자마자 새로운 신호가 세포내 신호전달경로를 통해 전해질 것이다. 감염 초기의 처음 몇 분 동안은 바이러스 단백질이 만들어지지 않지만 이미 세포는 다양한 방식으로 대응한다. 예를 들면, 이온 흐름의 움직임, 막투과성, 단백질 수식(protein modification)과 위치 이동, 심지어 숙주 유전자의 전사 등이 변할 수도 한다. 둘째, 비리온이 세포수용체와 만나면 바이러스의 핵산이 세포질이나 핵 내에 곧 나타난다. 사실, 세포질은 외래 핵산에 대해 매우 적대적인 환경이다. 핵내 환경 역시 마찬가지일 것으로 추정되지만, 핵의 방어체계는 알려진 바가 많지 않다. 바이러스 유전체가 세포질에 노출되는 순간, 숙주 단백질은 (세포성 핵산에서는 보편적으로 발견되지 않는 독특한 구조를 인지하여) 이러한 외래 핵산에 결합한다. 단백질-핵산 복합체는 인터페론 I형 (인터페론-알파와 -베타; IFN-α와 IFN-β)와 같은 사이토카인의 생성을 촉진하는 신호전달경로를 자극하게 된다(그림 3.2).

핵 내로 들어온 외래 핵산에 대응하는 방어 전략에 대해서는 잘 알려져 있지 않다. 예를 들어, 바이러스 DNA 또는 RNA가 핵 안으로 진입하게 되면 단일가닥 핵산이나 이중가닥 DNA의 말단이 감지되어 DNA 손상 반응(DNA damage response)이 시작된다. 핵 내로 침투한 외래 DNA에 핵단백질 분자들이 결합하여 전사를 억제한다는 증거들도 있다. 레트로바이러스에 감염되면 숙주 유전체는 모두 직접적인 손상을 입게 된다: 프로바이러스 DNA(proviral DNA)가 항상 세포의 유전체에 끼어들어 통합되기 때문이다. 이러한 통합(integration) 과정은 DNA 수선경로(DNA repair pathway)의 활성화 여부에 의존적이며, 삽입된 프로바이러스 DNA는 세포유전자들의 온전함이나 발현에 손상을 주는 **삽입 돌연변이(insertional mutation)**를 유발한다(6장; 제I권의 7장).

세포는 바이러스 단백질 합성이 시작되자마자 영구적인 변화를 겪게 되는데 때때로 이 변화는 극적으로 진행된다(표 3.2). 예를 들어 감염은 세포에 가시적인 변화를 일으키는데 이를 **세포병변효과(cytopathic effect)**라고 한다. 바이러스가 감염으로 인해 번역, DNA와 RNA 합성, 소포 수송(vesicle transport) 등의 핵심적인 세포 활동이 중단되는 것이 세포병변효과에 포함된다. 정상 상태의 세포가 이러한 변화를 겪게 되면 세포의 건강 상태를 모니터하는 두 가지 시스템이 인지한다. 첫째, 세포내 분자들이 세포가 본래의 모습과 항상성을 유지하는지 점검한다. 둘째, 감염에 반응하여 생성, 분비된 세포외 단백질(사이토카인들)이 인접한 세포의 표면 수용체에 결합한다. 이런 사이토카인들은 아직 감염되지 않은 이웃 세포들에게 감염이 일어났음을 알려주어, 사이토카인이 결합한 세포들이 방어작용을 개시할 수 있도록 한다. 세포 항상성이 깨졌거나 신호전달 사이토카인이 그 수용체에 결합하게 되면, 세포를 죽음으로 유도하는 공통 경로가 활성화된다. 침입자의 인지와 그에 대한 반응을

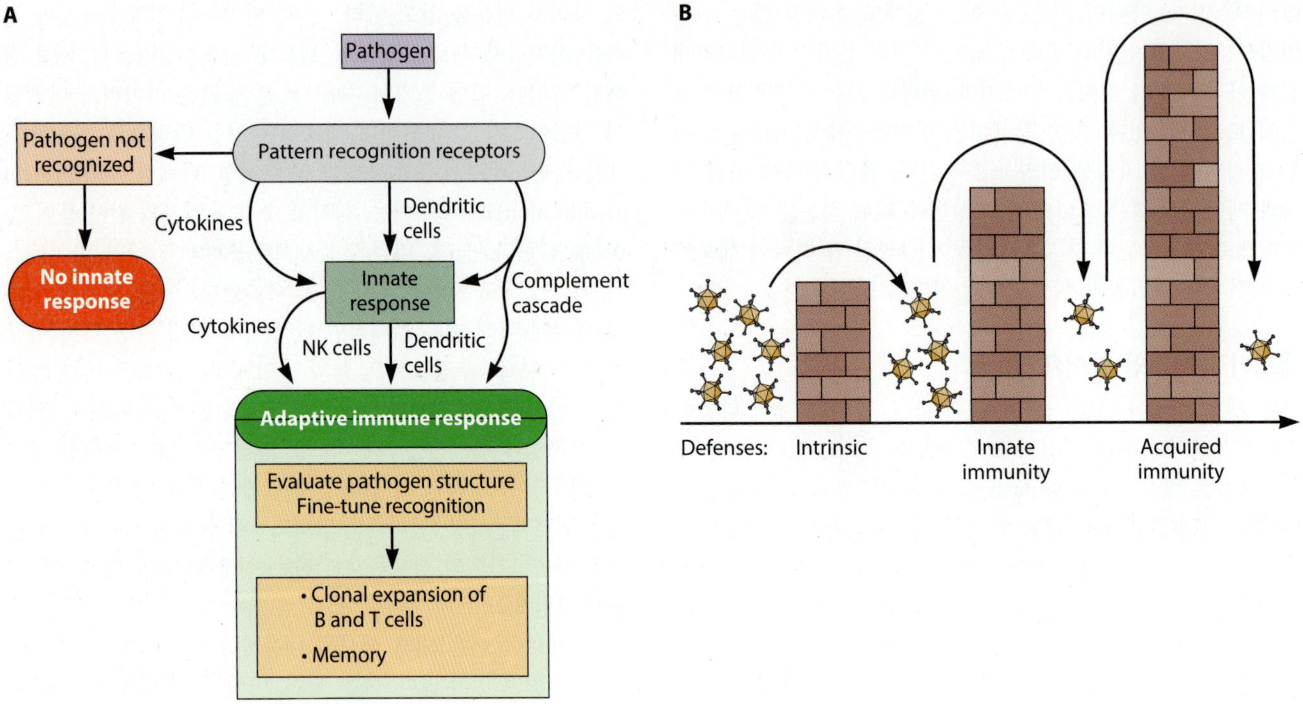

그림 3.1 내재적 방어와 선천 및 적응면역 반응과의 연계. **(A)** 침입하는 병원체는 내재적 방어시스템의 패턴인식 수용체와 분자적 상호작용을 하면서 처음 감지된다(그림 3.10 참조). 미생물에서 유래된 분자들은 대부분 감지되어 사이토카인 생성과 염증 유도인자들을 분비하는 다양한 반응을 이끌어 낸다. 내재적 방어에도 불구하고 감염이 진행되면, 선천면역 반응이 작용하게 된다. 보체단백질, 자연살해세포(NK cells), 수지상세포, 기타 식세포들이 감염을 제어하기 위해 작동한다. 이러는 동안 이동성 감시세포(예, 수지상세포)들은 포식한 단백질 조각 묶음을 가지고 림프절로 이동하여 적응면역 관련 세포들과 접촉하고 활성화시킨다. 침입하는 미생물의 분자들과 선천면역 방어의 효과분자들은 적응면역 시스템과 상호작용하는데, 이를 통해 종종 일부 림프세포들이 클론 팽창을 하게 된다. B세포에 의해 생성되는 항체나 세포독성 T세포와 같이 특이성이 높은 효과세포들이 침입한 미생물과 감염세포를 인지하기 위해 순환계로 들어간다. 이러한 적응면역 반응을 통해 외래 단백질은 고도의 구조적 특이성을 바탕으로 인지된다. 내재적 방어와 선천면역 방어는 즉각적인 방어수단일 뿐 아니라 정찰 기능과 적응면역 시스템으로 정보를 전달하는 데 필수적이다. **(B)** 숙주의 방어 작용들이 순차적으로 나타나는 모습과 한편으로 바이러스 감염이 이 진입장벽을 성공적으로 뛰어 넘는 모습을 함께 그림으로 나타냈다. 대부분의 감염은 내재적 방어선에서 차단된다. 만일 내재적 방어를 뛰어 넘은 경우는 선천면역 방어가 감염을 제어하기 위해 작동한다. 적응면역 방어의 활성화는 내재적 방어와 선천면역 방어를 회피할 수 있었던 어떠한 바이러스의 감염도 제어하는 데 충분하다. 드물게 숙주 방어가 결여되거나 비효율적인 경우, 숙주에게는 매우 심각하거나 치명적인 병인(pathogenesis)이 발생하게 된다. Adapted from D.T. Fearon and R.M Locksley, *Science* **272**:50-54, 1996 with permission.

연계하여 인식하는 것은 세포의 내재적 방어에서 가장 핵심적인 요소 중 하나이다. 이러한 숙주반응에 대응하는 바이러스는 진화를 통해 내재적 세포 방어에 맞서거나, 조절하거나, 심지어 피하는 데 사용하는 유전자 산물을 생성하게 되었다.

병원체-연관 분자의 수용체-매개 인지

병원체는 박테리아나 곰팡이의 세포벽 구성물질인 지질다당류, 펩티도글리칸, 리포테이코산, 글루칸(lipopolysaccharide, peptidoglycans, lipotechoic acids, glucans) 등과 박테리아 및 바이러스의 RNA와 DNA, N-포밀메티오닌(N-formylmethionine), 지방단백질(lipoproteins) 등과 같이 숙주와 구분되는 고유한 분자들을 갖고 있다. 세포는 **패턴인식 수용체(pattern recognition receptors)**라고 칭하는 특정한 세포 단백질을 도움으로 이러한 병원체-연관 분자들을 인지한다. 이 수용체들은 요산(uric acid)과 일부 열충격단백질(heat shock proteins) 등과 같은 내인성 스트레스 신호를 감지하기도 한다. 패턴인식 수용체들은 오랜 진화과정에서 병원체-특이성을 갖도록 선택되어 왔으며 이 수용체들에 관한 깊은 이해는 초파리(*Drosophila*) 발생유전학 연구에서 비롯되었다(Box 3.2). 오늘날 우리는 모든 종류의 내재적 방어와 선천면역이 다세포생물의 진화 초기에 시작되었으며 생존에 절대적으로 필요한 요소라는 것을 알고 있다.

각 세포에서는 여러 수용체가 있고 이들은 침입한 미생물

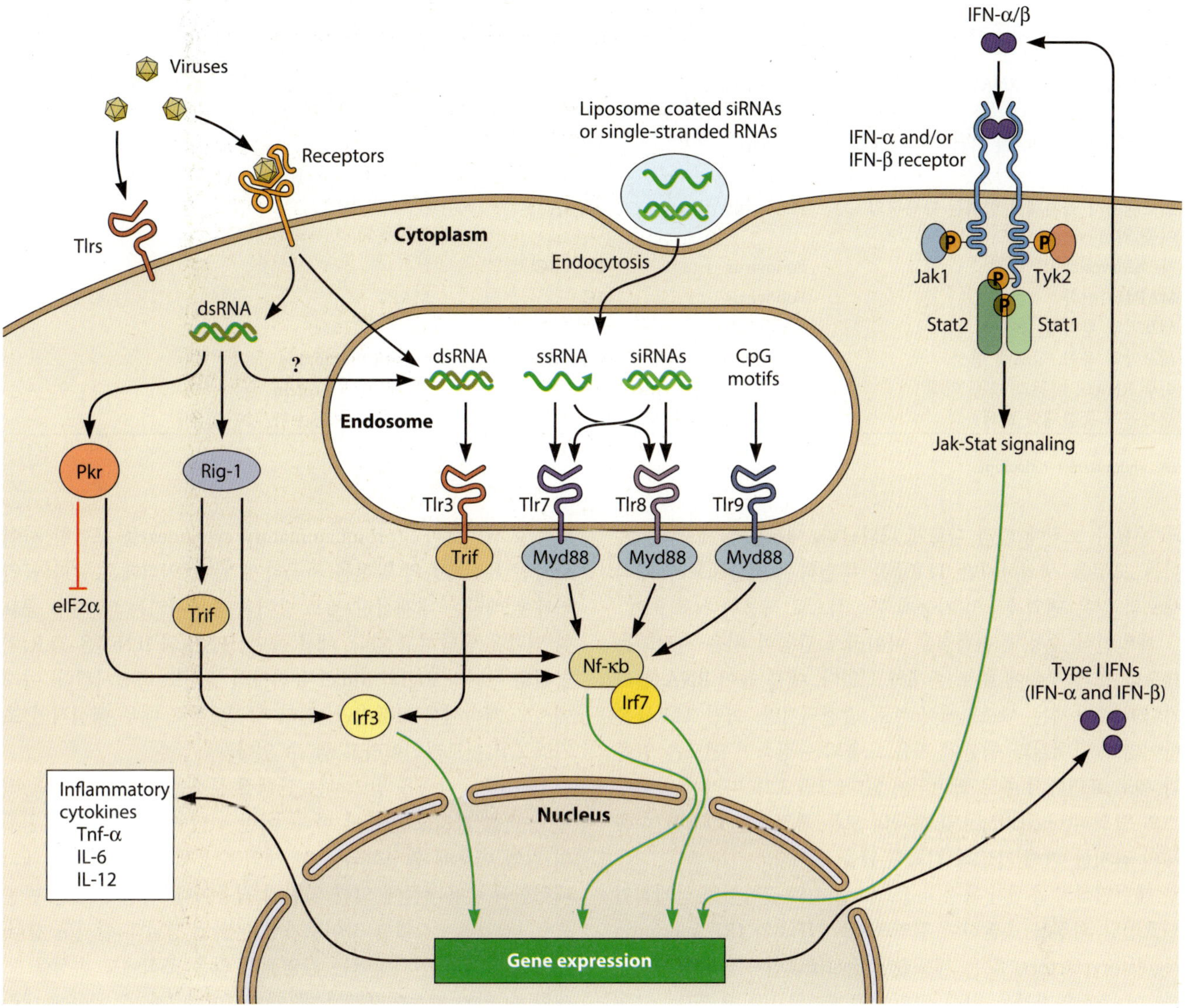

그림 3.2 포유동물세포의 외래 핵산 인지. Toll-유사 수용체(TLR), RigI, 단백질 키나아제 R (protein kinase R, PKR) 모두 ssRNA, dsRNA, RNA 뉴클레오티드, siRNA, 메틸화되지 않은 CpG-올리고뉴클레오티드 등의 병원체-특이적인 핵산을 감지한다. 세포 표면, 세포질내 또는 엔도솜 내부에서 이 수용체들이 핵산에 결합하면, 신호전달 과정을 통해 NFκB, IRF3, 또는 IRF7가 활성화되어 염증성 사이토카인과 IFN-α/β의 발현이 촉진된다. 이러한 신호전달 과정에 중요한 세포 단백질로는 Trif와 MyD88이 있는데, 이들은 수용체-리간드 결합 후 TLR 단백질의 세포질 도메인에 결합한다. 바이러스성 RNA와 DNA는 비리온의 외피가 분해되거나 탈외피 단계를 지나면 엔도솜 내부환경에 노출될 수도 있다. PKR이 dsRNA와 결합하게 되면, 자가 인산화를 통해 인산화되고 이어서 다른 기질도 인산화시킨다. 이런 기질에는 번역개시인자인 eIF2α(eukaryotic translation initiation factor 2α)가 포함된다. 이 단백질이 인산화되면, 단백질 합성이 차단된다. PKR을 포함하여 인터페론에 의해 발현되는 여러 유전자들은 IFN-α와 IFN-β가 인터페론 수용체에 결합할 때 유도된다(autocrine pathway).

병원체의 특이적 모티프를 인지한다(표 3.3). 이들 중 4종류의 주요 수용체는 세포질에서 외래 RNA를 인식할 수 있는데 DEXD/H box RNA 헬리카아제(예, RigI와 Mda5), 세포질에서 외래 DNA를 인식할 수 있는 Dai 단백질(또는 Z-DNA 결합단백질로도 불림), RNA와 DNA를 포함하여 다양한 종류의 미생물 산물을 인식할 수 있는 Toll-유사 수용체(Toll-like receptor, TLR) (Box 3.4), 그리고 보체계의 렉틴인 C1q 계열의 분자들(아래의 보체계 설명 참조)이다(표 3.4). 이 모든 수용체들은 미생물-연관 위험신호뿐 아니라 미생물 이외의 위험신호도 감지할 수 있을 것으로 생각된다. 수용체들의 분포나 숫자는 세포

표 3.2 숙주의 변화는 감염의 초기신호들이다

Alteration	Virus	Viral protein	Target
전사 억제	Poliovirus	3C	TBP-TFIIIC 복합체
세포질에서 숙주 mRNA의 축적을 차단	Adenovirus	E1B-55K E4-34K	mRNA 이동에 관여하는 숙주 단백질?
5′-말단-의존성 번역의 억제	Poliovirus	$2A^{pro}$	eIF-4G
	Adenovirus	?	eIF-4E (탈인산화)
소포체에서 골지체로 향하는 단백질의 이동 억제	Poliovirus	2B, 3A	?
막-소포(vesicle)의 축적	Poliovirus	2C, 2BC	?
MAP4의 변화	Poliovirus	3C	MAP4
세포막의 투과성 증가	Sindbis virus	?	Na, K-ATPase
세포막의 융합, 합포체 형성	Paramyxovirus	F protein	plasma membrane
숙주 RNA의 이동과 가공 억제	Herpes simplex virus	ICP27	SR splicing protein
세포골격 중합체의 해체	많은 바이러스들	?	미세섬유, 미세소관, 중간섬유

[a]ER, endoplasmic reticulum.

의 종류나 조직에 따라 다르게 나타난다. 대부분의 세포에서는 이들 모두를 생성하지만 TLR들은 특별히 수지상세포나 대식세포와 같은 면역세포의 기능에 핵심적으로 작용한다(표 3.3).

패턴인식 수용체 단백질은 바이러스 감염이 처음 시작되는 세포나 조직 부위에 주로 존재하고 있다. 예를 들어 RNA 헬리카아제 수용체는 세포질에서 주로 발견되지만, 어떤 TLR들은 바이러스 단백질과 핵산이 처음 노출되는 장소인 엔도솜 안쪽과 세포 표면에서 주로 발현되어 있다(그림 3.2). 따라서 바이러스의 탈외피(uncoating) 및 복제의 모든 과정들은 이러한 수용체의 감지를 피해 가도록 진화해 왔을 것이다.

패턴인식 수용체가 특정 리간드(ligand)와 결합하면 연쇄적인 신호전달 과정을 촉발하여 결과적으로 NFκB와 IRF(interferon regulatory factors) 같은 세포질내 전사조절인자들이 활성화된다. 이 조절인자들은 다시 연이어 IFN-α와 IFN-β, 또는 다른 염증성 사이토카인(proinflammatory cytokines)을 포함한 사이토카인 유전자들의 발현을 자극하게 된다. 인터페론 알파와 인터페론 베타는 내재적인 세포 방어를 증폭시키는 데 매우 중요한 역할을 담당하고 있다. 예를 들면, IFN-α와 IFN-β은 TLRs의 발현뿐 아니라 RigI와 Mda5 유전자의 발현도 촉진시킨다. 아래에서도 계속해서 보겠지만, 인터페론은 실로 매우 핵심적인 초기경보 사이토카인이라고 할 수 있다.

바이러스 감염을 탐지하는 단백질 분자는 반드시 뛰어난 식별 능력을 가지고 있어야 한다. 이런 식별 능력은 특정 병원체의 감염 이후에 활성화되는 한 개의 수용체가 아닌, 여러 개의 패턴인식 수용체들에 의한 일련의 작용이다. 감염에 대한 반응으로 나타나는 강력한 사이토카인 분비는 양날의 칼과도 같다: 내재적 방어와 면역방어는 감염되지 않은 조직에도 손상을 초래할 수 있기 때문이다. "자기" 단백질이나 "자기" 핵산에 대한

BOX 3.2 BACKGROUND

Toll 수용체: 침입자에 대한 패턴인식

- 초기에는 Toll 신호전달 경로가 초파리(*Drosophila*) 배아 발생과정에서 등-배(dorsal-ventral) 축 확립에 핵심적인 것으로 인식되었다. Eric Wieschaus와 Christiane Nüsslein-Volhard는 Toll 돌연변이를 최초로 발견했는데, Wieschaus가 이 진귀한 돌연변이 초파리 배아를 Nüsslein-Volhard에게 보여주었을 때, 그녀가 "Toll!"하고 소리쳤다(Toll은 독일 구어에서 "비범하다" 또는 "굉장하다"이라는 용어에 해당함).
- Toll 신호전달은 초파리 애벌레와 성체에서 미생물 감염이 일어날 때도 반응을 유도한다.
- Toll-유사 수용체들은 다양한 미생물 특이적 성분에 결합하여 초파리와 포유동물 모두에서 신호전달과 새로운 유전자 발현을 활성화시켜 방어 반응을 유도한다.
- 곤충의 Toll 수용체들은 미생물에 노출되어 간접적으로 생성된 내생적인(endogenous) 단백질 리간드에 의해서 활성화된다. 반면, 척추동물의 Toll 수용체들은 미생물 리간드와 직접적으로 결합한다.

Anderson, K. V. 2000. Toll signalling pathways in the innate immune response. *Curr. Opin. Immunol.* **12:** 13-19.

Gay, N. and M. Gangloff. 2007. Structure and function of Toll receptors and their ligands. *Annu. Rev. Biochem.* **76:** 141-165.

Mushegian, A., and R. Medzhitov. 2001. Evolutionary perspective on innate immune recognition. *J Cell Biol.* **155:** 705-710.

표 3.3 바이러스 감염의 세포내 지표들

수용체	세포내 구획	감지되는 리간드	감지 가능한 바이러스 감염
Rig1	세포질	이중가닥 RNA; 5′ 인산을 가진 단일가닥 RNA	Influenza virus
Mda5	세포질	이중가닥 RNA	Encephalomyocarditis virus, measles virus
Tlr2	세포막 및 엔도솜 막	Measles Virus HA 단백질	Human cytomegalovirus
Tlr4	세포막 및 엔도솜 막	Mouse mammary tumor virus 외피막 단백질	Respiratory syncytial virus
Tlr3	세포막 및 엔도솜 막	이중가닥 RNA	Murine cytomegalovirus, reovirus, West Nile virus
Tlr7 및 Tlr8	세포막 및 엔도솜 막	단일가닥 RNA	Human immunodeficiency virus, Influenza virus
Tlr9	세포막 및 엔도솜 막	이중가닥 RNA; 메틸화되지 않은 합성 CpG DNA	Herpes simplex virus 1형, 2형

[a]Data from T. Saito and M. Galed, Jr., *Curr. Opin. Immunol.* **19**:17-23. 2007; G. Trinchieri and A. sher, *Nat. Rev. Immunol.* **7**:179-190, 2007: and N. Gay and M. Gangfloff, *Anmu. Rev. Biochem.* **76**:141-165, 2007.

잘못된 인식으로 인해 일어나는 부적절한 반응은 자가면역질환을 포함한 다양한 면역질환을 일으킬 것이다.

어떤 차이에 대한 식별(discrimination)은 여러 수준에서 일어날 수 있는데, 자기-리간드(self-ligand)와 반응할 수 없도록 세포내 특정 부위나 표면에 이러한 수용체들을 격리시켜 배치하기도 한다(예, TLR9와 같은 DNA-결합단백질이나 TLR3과 같은 RNA-결합단백질들은 엔도솜에 존재함). RigI와 Mda5 RNA 헬리카아제들은 세포의 RNA에는 나타나지 않는 바이러스 RNA의 화학적 수식(modification)을 인식한다. 이러한 화학적 수식에는 줄기-고리(stem-loop) 구조(예. IRES element) 뿐 아니라 5′-인산기도 포함된다. 이와 유사하게 TLR3도 이중가닥 RNA(double-stranded RNA; dsRNA)를 인지하지만, 신호전달은 메틸화되지 않은 핵산과 결합할 때만 일어나는 것으로 보인다. 이처럼 매우 충실하게 진행되는 패턴인식 수용체-매개 분자 식별 메커니즘은 아직 초보적인 이해 수준일 뿐이다.

마지막으로, 모든 바이러스가 숙주방어에도 불구하고 오늘날 생존하고 있다는 단순한 사실을 염두에 두어야 한다. 바이러스 유전자 산물은 바이러스 유전체가 숙주집단 내에 유지될 수 있는 정도로 감지에 쓰이는 세포내 인자를 우회하거나 조절할 수 있다는 것이 명백하다. 다음에서 논의되듯이, 바이러스의 공통적인 전략은 핵산을 감지하는 수용체인 TLRs에 의해 활성화되는 신호전달 경로를 혼란에 빠뜨리는 것이다.

사이토카인, 세포의 내재적 방어가 만드는 핵심 산물

사이토카인 생성은 한 세포가 외래 핵산을 인지하거나 리간드가 TLR에 결합했을 때 일어나는 가장 중요한 반응이다. 국소적으로 분비된 사이토카인들은 순차적으로 좀 더 광범위한 선천면역반응을 활성화시킴으로써 바이러스 복제가 지속되는 상황을 차단할 것이다. 혈액에 사이토카인이 출현하는 것은 숙주가 감염되었고 면역반응이 활성화되었음을 나타내는 첫 번째 사인 중 하나이다. 일반적으로 사이토카인은 세 가지의 기능적인 그룹으로 나뉜다: **염증성 사이토카인(proinflammatory cytokines)**, **항염증성 사이토카인(anti-inflammatory cytokines)**, 그리고 **케모카인(chemokines)** (표 3.5). 사이토카인은 ml당 ng 정도의 농도 만으로도 작용할 수 있는 매우 강력한 분자들이다. 현재까지 80종 이상의 사이토카인이 알려져 있고 더 많은 사이토카인이 발견되고 있다. 항바이러스 방어에서 더 중요하게 작용하는 사이토카인들은 표 3.6과 3.7에 정리되어 있다.

감염된 세포들은 다양한 신호들에 의해 자극되어 사이토카인을 생산하고 분비한다(그림 3.2와 3.3). 자극을 받은 모든 경로는 사이토카인 전사를 촉진시키는 동일한 조절 지점으로 수렴되는데, 이 과정은 종종 NFκB 활성화가 매개한다(그림 3.4). 일반적으로는 서로 중첩된 여러 개의 활성 또는 억제성 조절 염기서열이 사이토카인의 프로모터 부위에 배치되어 있다. 자극을 받지 않은 세포에서는 억제성 단백질이 결합하여 전사를 억제하며, 감염된 세포에서는 억제성 단백질 대신 전사를 활성화시키는 단백질들이 결합한다. 분비된 사이토카인은 수지상세포, 대식세포, 인접한 비감염세포의 수용체에 결합하고, 이 세포들은 더 많은 새로운 사이토카인들을 쏟아 내면서 초기반응을 증폭시키게 된다. 고농도로 나타나는 첫 번째 사이토카인 부류는 IFN-α와 IFN-β이고, 이어서 종양괴사인자-α(tumor necrosis factor-α)와 인터루킨-6(IL-6), IL-12, 그리고 IFN-γ가 나타난다.

사이토카인은 항바이러스 방어작용 초기에는 국소적으로 활동한다. 사이토카인이 대량으로 생산되면서 순환계로 들어가게 되면 바이러스 감염 환자에서 필수적이면서 흔하게 나타나는 광범위한 반응을 유도하기도 한다(그림 3.5). 예를 들어 감염된 사람들에서는 주로 졸음, 무기력, 근육통, 식욕부진, 멀미 등의 특징적인 행동양상과 반응들이 나타나는데, 이는 사이토카인이 신경계 세포에 직접적으로 작용하기 때문이다. 염증성 사이토카인(표 3.5)들은 간에서 특징적인 **급성기 단백질(acute-phase protein)**의 합성을 촉진하며 이 단백질 중 다수가 손상된 조직을 복구하고 감염을 제거하는 데 필요하다. 사이토카인

BOX 3.3 DISCUSSION

바이러스 침입자의 탐지

진화의 오랜 세월을 거쳐 해결한 중요한 문제 중 하나는 각각의 세포에서 침입하는 바이러스의 RNA나 DNA를 감지하는 것이다. 침입해 온 핵산과 세포의 핵산을 어떻게 구별해내는 지는 수십 년 동안 수수께끼로 남아 있었다. 그러나 최근 몇 년간, 연구자들은 외래 핵산을 감지하여 인터페론 반응과 같은 세포내 경보시스템을 활성화시키는 강력한 시스템의 보물창고를 발견해 가고 있다. 다양한 미생물 특유의 산물에 결합하는 Toll-유사 수용체(TLR)들은 미생물 탐지의 최전방에 있는 수용체의 한 계열인 반면, RigI (retinoic acid-inducible protein I)과 Mda5 (melanoma differntiation-associated protein)는 세포질에서 RNA 분자를 인식할 수 있는 다른 계열의 수용체들이다. RigI과 Mda5는 DEAD/H box 계열의 RNA 헬리카아제(helicase)이다. 이 두 헬리카아제의 특징은 카스파아제(caspase)를 모으고 활성화시키는 도메인(CARDs)을 나란히 가지고 있다는 것이다. 이 분자적 도메인들은 세포자살 반응이 일어나는 동안에 CARD을 갖고 있는 또 다른 단백질과 상호작용한다. RigI과 Mda5 수용체가 리간드에 결합하면, CARD 도메인들과 어댑터 단백질과의 고유한 상호작용이 일어나 수용체의 신호전달이 이루어진다. 이런 어댑터는 미토콘드리아 외막 단백질(Mav)인데, RigI 또는 Mda5의 CARD 도메인과 결합할 때, IRF3와 NFκB를 활성화시킨다(그림 참조). Mav는 Traf6에 결합하고 E1 연결효소와 Ubc12/Uve1A를 통해 폴리유비퀴틴화를 유도한다. 이어서, Tak1 키나아제와 Tab2 어댑터 단백질이 Jnk 키나아제와 Iκκ 복합체에 결합하여 이 분자들을 인산화시킨다. 공통적으로 쓰이는 어댑터인 Mav는 두 가지 다른 상호작용을 통해 동일한 결과를 유도해 낸다. 이렇게 세 가지 종류의 신호전달 경로가 핵 안에서 다중단백질 인핸서(enhancer) 복합체를 형성하도록 하고, 이를 통해 IFN-β의 발현을 유도하게 된다.

핵심적인 문제는 RigI과 Mda5가 어떻게 숙주 RNA로부터 바이러스 RNA를 구별해 내느냐 하는 것이다. 때때로 이 두 수용체들이 서로 다른 특이성과 작용을 나타내는 것이 *in vivo* 수준에선 분명하다. 이 수용체 중 하나가 결손된 마우스를 연구한 결과, RigI는 influenza virus뿐 아니라 paramyxovirus들과 flavivirus들의 감염을 제어하는 데 필수적인 반면, Mda5 수용체는 encephalomyocarditis virus와 measles virus의 감염에 대한 항바이러스 작용에 필수적인 것으로 보인다.

2006년, Hornung 등과 Pichlmair 등은 각각 독립적인 연구를 통해 바이러스 RNA가 숙주세포 RNA로부터 구별될 수 있는 메커니즘을 제시하였다. 이들이 구별될 수 있는 이유는 바이러스 감염 동안 나타나는 dsRNA를 인지하거나 또는 독특한 RNA의 이차구조를 인지하기 때문이라고 믿어 왔지만, 위의 두 그룹은 RigI이 5′말단에 인산기를 갖는 RNA에 결합한다는 것을 밝혀냈다. 돌아보면, 바이러스 RNA의 5′말단 인산기는 5′말단에 캡구조를 갖는 숙주세포 RNA와 아주 명백하게 구별되는 부분이다. 이에 비해 바이

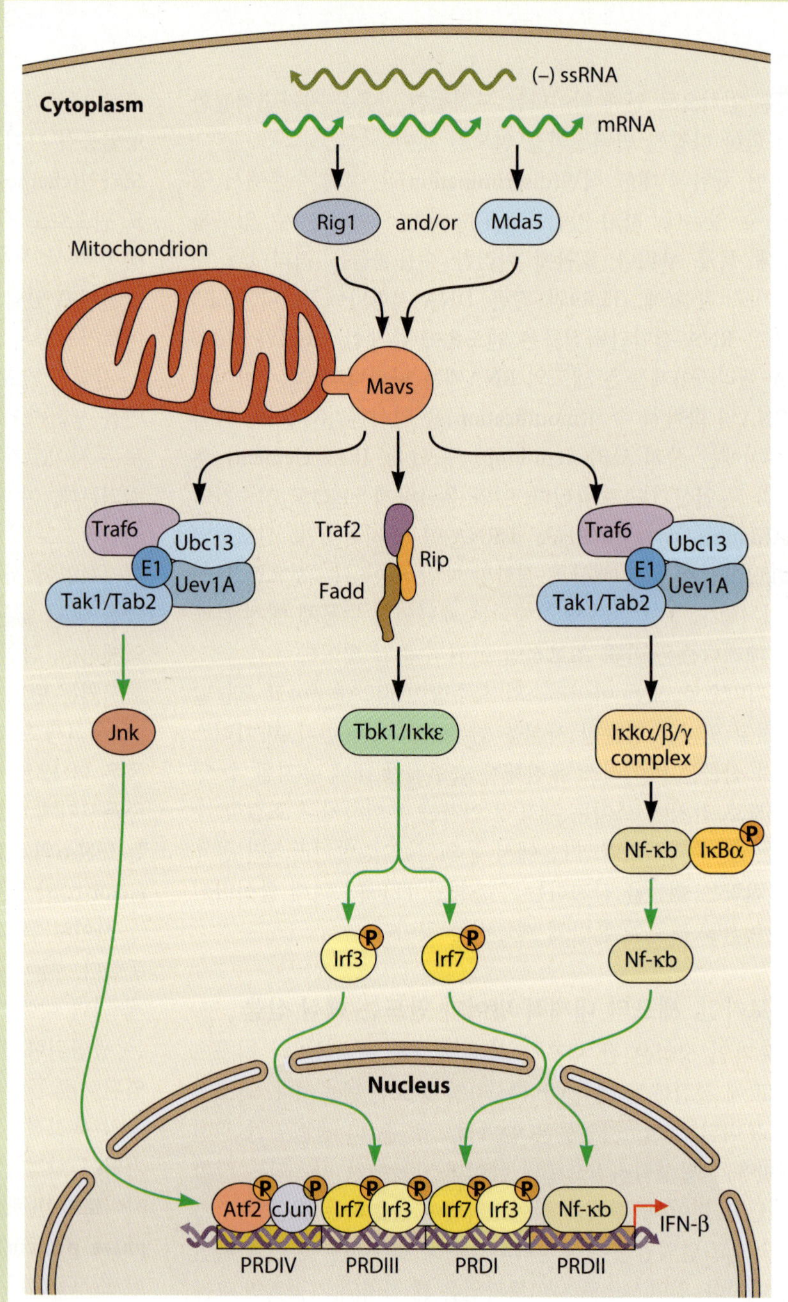

러스 RNA는 캡이 없거나 5′말단에 삼인산(triphosphate)그룹을 가지고 있다. 5′-삼인산을 인지하는 구별은 매우 중요한 발견이지만, 이는 바이러스와 숙주를 구별해 내는 여러 방법 중 하나일 뿐이다. 이와 달리 Picornavirus RNA는 5′말단에 캡구조나 삼인산 그룹이 없기 때문에 RigI에 의해서는 인지될 수 없다. 그럼에도 불구하고 Mda5는 picornavirus의 감염을 감지해 낼 수 있다. 세포내에 다량 존재하는 인간의 7SL RNA는 5′말단에 삼인산 그룹을 가지고 있지만, 인터페론 반응을 유도하거나 활성화시키지 않는다. RNA 구조의 다른 부분이 분명 관여하리라고 여겨지는 대목이다.

Hornung, V. J. Ellegast, S. Kim, K. Brzózka, A. Jung, H. kato, H. Poeck, S. Akira, K. Conzelmann, M. Schlee, S,. Endres, and G. Hartmann. 2006. 5′-Triphosphate RNA is the ligand for RIG-I. *Sceince* **314**:994-997.

MaWhirter, S., B. tenOever, and T. Maniatis. 2005. Conneting mitochondria and innate immunity. *Cell* **122**:645-58.

Pichlmair, A., O. Schulz, C. Tan, T. Näslund, P. Liljeström, F. Weber, and C. Sousa. 2006. RIG-I-mediated antiviral responses to single-stranded RNA bearing 5′-phosphates. *Science* **314**:997-1001.

Saito, T., and M. Gale, Jr. 2007. Princepes of intracellular viral recognition. *Curr. Opin. Immunol.* **19**:17-23.

Yoneyama, M., M. Kikuchi, T. Natsukawa, N. Shinobu, T. Imaizume, M. Miyaglshi, K. Taira, S. Akira, and T. Fujita. 2004. The RNA helicase RIG-I has an essential funtion in double-stranded RNA induced innate antiviral response. *Nat. Immunol* **5**:730-737.

들 중 염증 반응 후 골수에서 생성되는 집락자극인자(colony-stimulating factor) 그룹에 속하는 부류는 항바이러스 반응에 중요한 림프세포의 성장과 성숙을 조절한다.

3장 초반에 소개한 인용문 "감염 초기에 일어나는 일들이 감염 후기의 현상을 결정한다"는 감염에 대응하여 즉각적으로 분비되는 사이토카인 반응의 효과가 오랫동안 영향을 미친다는 사실에 근거한 것이다. 각 사이토카인의 분포와 농도는 선천면역과 적응면역 사이에서 세포들이 서로 의사소통을 하는 주요한 수단이다. 실제로 사이토카인은 염증 제어, 감염되지 않은 세포에서의 항바이러스 환경조성, 면역반응 조절 등을 포함하여 바이러스 감염에 대한 숙주반응의 모든 단계에 관여한다.

한편, 바이러스는 이러한 사이토카인의 반응을 모방하거나 조절할 수 있는 바이러스 인자를 생산한다. 이 바이러스 단백질들은 숙주 사이토카인과 유사한 경우는 **바이로카인(virokines)**, 숙주 사이토카인 수용체와 유사한 경우는 **바이로셉터(viroceptors)**라고 부른다. 바이러스들은 수용성 IL-1 수용체, 다양한 케모카인 길항제, IL-10과 IL-17의 기능적 상동체 등에 해당하는 유전자 정보를 보유한 경우가 많다. DNA 바이러스 유전체는 대부분 잘 알려진 바이로카인와 바이로셉터에 대한 유전정보를 갖는 사례가 많지만, RNA 바이러스의 유전체에서는 특이한 예들을 볼 수 있다. 예를 들어 respiratory syncytial virus(RSV)의 막단백질은 프랙탈카인(fractalkine)의 상동체인데, 이는 케모카인 중에서 유일한 막단백질이다. 바이러스 막단백질이 세포에 작용하는 프랙탈카인과 경쟁적으로 세포 표면의 수용체에 결합할 수 있어서 바이러스는 이 프랙탈카인 수용체를 자신의 침투에 활용한다.

인터페론, 초기 경보와 항바이러스 작용의 사이토카인

인터페론(interferon)은 숙주 방어의 최전방에서 작동하는 매우 핵심적인 신호전달 사이토카인으로, 포유류, 조류, 양서류, 어류에 이르기까지 모두 보존되어 있다(Box 3.5). 인터페론은 1950년대 두 그룹의 연구자들이 최초로 보고하였다. 한 그룹은 불활성화된 influenza virus에 노출되었던 닭 세포들이 influenza virus의 감염을 억제하는 물질을 보유하고 있다고 보고하였고, 다른 그룹은 vaccinia virus를 사용하여 보고하였다. 지금은 대부분의 세포가 바이러스 감염 후 인터페론을 생성할 수 있고, 분비된 인터페론이 다양한 종류의 바이러스 감염을 억제할 수 있다는 것이 잘 알려져 있다. 인터페론이 매우 광범위하게 작용하는 것은 지난 50년 이상 풀리지 않는 수수께끼였다.

인터페론에는 세 가지의 부류가 있다(표 3.8). 이제부터 약어 IFN을 IFN-α와 IFN-β를 모두 통칭하는 것으로 사용하겠다. 인터페론 감마는 IFN-γ로 따로 표시할 텐데, 인터페론 감마는 특정 림프세포에 외래 단백질이 결합한 후 세포가 증식, 분열이 촉진된 다음에야 발현이 유도된다. 반면, 인터페론 알파와 인터페론 베타는 거의 모든 종류의 세포에서 바이러스 감염에 의해 직접적으로 그 발현이 유도된다.

감염세포와 미성숙 수지상세포에서 생성되는 인터페론

바이러스 감염세포에서는 RigI이나 Mda5 RNA 헬리카아제 수용체나 TLR에 의해 외래 핵산이 감지될 때 인터페론이 생성된다(그림 3.2; Box 3.4). 바이러스 감염에서 나타나는 고유한 다른 신호들도 인터페론의 생성을 촉진한다. 예를 들면, 어떤 바이러스들의 구조단백질들은 비리온이 세포에 결합하자마자 인터페론의 합성을 촉진시킨다. 다른 경우에는 바이러스에 의해 유도된 단백질의 분해작용으로 NFκB의 억제제인 IκBα가 분해되면서 인터페론 유전자들의 전사가 활성화되기도 한다(그림 3.4).

바이러스 감염세포에서는 예외 없이 인터페론을 생성하지만, 조직을 돌아다니며 순찰하는 감염되지 않은 대식세포나 수지상세포들(감시세포들; 4장 참조)의 TLR이 감염세포에서 분비된 물질과 결합하게 되면 인터페론을 생성한다. 이런 종류의 물질로는 바이러스 단백질들, 바이러스 핵산들, 그리고 세포의 스트레스 단백질(예, heat shock proteins)들이 있다. 감

BOX 3.4 DISCUSSION

패턴인식 수용체: Toll-유사 수용체

Toll-유사 수용체(Toll-like receptor, TLR)들은 패턴인식 수용체(pattern-recognition receptor)들의 원조격이다. TLR은 감시세포(수지상세포 및 대식세포)에서 주로 발현하지만, 다른 세포들에도 존재한다. Toll-유사 수용체들은 곤충에서 인간에게 이르기까지 잘 보존된 1형 막단백질이다. 포유동물의 이 수용체 계열에는 적어도 12종류의 단백질이 알려져 있다. 이들은 구조적으로 다양하고 미생물들의 종류도 많아서 이들의 리간드를 발굴하기는 어렵지만 몇 개의 리간드-수용체 짝은 알려져 있다(표 3.10). 바이러스 감염으로 인지되는 리간드로는 CpG DNA, 이중가닥 RNA(dsRNA), 그리고 단일가닥 RNA(ssRNA) 등이다. 메틸화가 되지 않은 CpG는 박테리아 및 대부분의 바이러스 유전체에 존재하며, dsRNA와 ssRNA는 바이러스 감염세포에서 주로 발견된다.

이처럼 독특한 리간드에 결합한 Toll-유사 수용체들은 여러 가지의 다른 사이토카인 수용체와 마찬가지로 서로 모여들어 어댑터 단백질의 결합을 촉진하게 된다. 패턴인식과 염증유도반응의 신호전달에 관여하는 많은 하류 단계들이 공통적으로 작용한다. 예를 들어 리간드가 TLR에 결합하면 IL-1 수용체-연관 키나아제(receptor-associated kinase, IRAK)이 MyD88과 같은 어댑터에 결합하게 되는데, 이들이 TLR의 세포질 도메인에 결합하면 Traf6을 통한 신호전달이 시작되고, 이후에 NFκB를 활성화시키는 단백질 키나아제의 연쇄반응을 유도한다. TLR3을 제외한 모든 TLR들은 MyD88을 어댑터 단백질로 사용한다. 그림에서 보듯이, TLR과 MyD88 어댑터의 Tir 도메인은 복합체 형성에 중요한 경계면을 형성한다. MyD88과 IRAK의 DD 도메인들도 유사한 방식으로 작용한다. 이 복합체들은 NFκB, Erk, Jnk와 p38 MAPK(mitogen-activated protein kinase) 신호전달 경로에 관여하면서 염증성 사이토카인, 인터페론, 그리고 T세포 공동자극 분자의 유전자 발현을 활성화시킨다. p38 MAPK 경로는 수명이 짧은 mRNA을 안정화시키고, 다양한 사이토카인의 생성을 증가시킨다. 수명이 짧은 mRNA들은 3′말단의 비번역부위(untranslated regions)에 종종 ARE(AU-rich pentameric elements)들을 갖고 있다.

TLR은 세포내 미생물 리간드뿐 아니라 세포외 리간드도 인지할 수 있다. 세포내 섭취작용으로 들어온 단백질과 바이러스 입자들은 수지상세포에서 리소좀 안에 끌려들어가 결국 분해된다. TLR3과 TLR9 등의 TLR들은 엔도솜(endosome)과 리소좀 안쪽을 향해 발현되어 있어 끌려들어온 바이러스 산물과 결합하기에 알맞은 위치에 있다.

TLR은 항바이러스 방어에서 핵심적으로 작용한다. TLR4 결손 마우스에서는 야생형 마우스에 비해 폐에 감염하는 respiratory syncytial virus(RSV)가 더 오랜 기간 지속된다. RSV 감염에 대응하는 자연살해세포 반응과 IL-12 합성도 마찬가지로 TLR4 결손 마우스에서 더 감소한다. 이러한 현상은 TLR4 단백질이 감염의 감지와 항바이러스 반응 생성에 중요하다는 의미로 해석될 수 있다. 이와 달리 수지상세포에서의 바이러스 증식이 TLR4에 의한 신호전달에 의존적이라는 아이디어도 있다. TLR들이 바이러스 병인(pathogenesis)에 영향을 미칠 것이라는 생각의 실마리는 TLR의 기능을 차단하려는 바이러스 단백질에 대한 연구들로부터 온 것이다. Vaccinia virus의 단백질인 A46R과 A52R은 TLR과 IL-1 수용체의 세포질 도메인들과 유사한 아미노산 서열을 갖고 있으며 각각은 IL-1과 TLR4-매개 신호전달을 억제한다. Vaccinia virus는 이 도메인-의존성 세포내 신호전달과 경쟁하면서 숙주 면역반응을 조절할 것으로 생각된다.

Meylan, E., J. Tschopp, and M. Karin. 2006. Intracellular pattern recognition receptors in the host response. *Nature* **442**:39-44.

Saito, T., and M. Gale, Jr. 2007. Principles of intracellular viral recognition. *Curr. Opin. Immunol.* **19**:17-23.

Sioud, M. 2006. Innate sensing of self and non-self RNAs by Toll-like receptors. *Trends Mol. Med.* **12**:167-176.

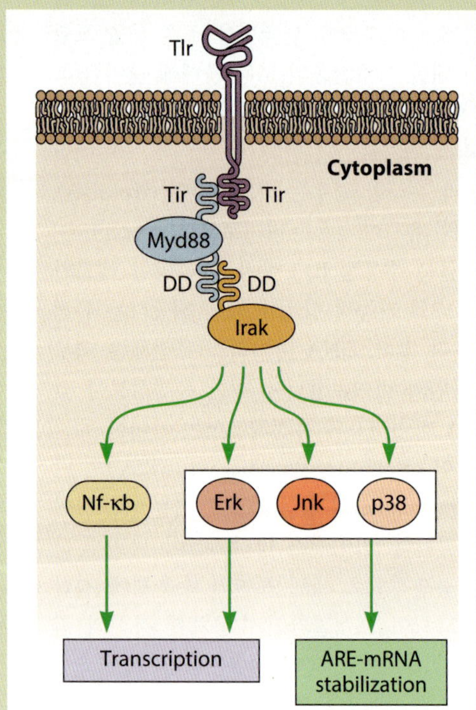

시세포의 반응은 후속 면역반응을 증폭시키는 데 매우 중요하게 작용하는데, 이는 다음 장에서 자세히 논하도록 하겠다. 만일 감염이 멈추지 않고 한 세포에서 더 많은 세포로 퍼지게 되면, pDC(plasmacytoid dendritic cells)로 불리는 특정한 수지상세포가 더 많은 양의 인터페론을 합성하게 된다. 이렇게 인터페론의 생성이 국소부위에서 전신으로 퍼지게 되면 바이러스 감

표 3.4 미생물의 거대분자 패턴을 인식하는 Toll-유사 수용체들

Toll-유사 수용체	인식하는 패턴
Tlr1	트리아실 지단백질
Tlr2	지단백질, 바이러스 당단백질; 그람양성 펩티도글리칸
Tlr3	이중가닥 RNA
Tlr4	지질다당류; 바이러스 당단백질
Tlr5	플라젤린(flagellin)
Tlr6	디아실 당단백질
Tlr7	단일가닥 RNA
Tlr8	단일가닥 RNA
Tlr9	CpG DNA; 메틸화 되지 않은 올리고뉴클레오티드
Tlr10	알려지지 않음
Tlr11	프로필린(profilin)

[a]Data from G. Barton and R. Medzhitov, *Curr. Opin. Biol.* **14**:380-383, 2002; S. Akira and K. Takeda, *Nat. Rev. Immunol.* **4**:499-511, 2004.

염에 의한 일반적인 증상들이 나타나게 되는 것이다.

감염부위의 감염세포와 감염되지 않은 미성숙 수지상세포는 매우 빠르게 인터페론을 생성하지만 오래 지속하지 못한다; 감염 후 수 시간 안에 생성을 시작하지만 10시간 이내에 감소하게 된다. 인터페론 합성과 분비의 조절은 복잡하고 아직 알려지지 않은 부분이 많다. 예를 들어 많은 수의 *IFN-α* 유전자는 감염 후 차등적으로 발현된다. 또한, 인간 *IFN-β* 유전자의 전사는 감염에 의해 촉진되지만, 잠시 동안 만이다. *IFN-β*의 인핸서(enhancer)들은 전사의 타이밍을 정확하게 조절하도록 고안되어 있다(Box 3.7). IFN-α와 IFN-β가 섞여 발현되는 생물학적 의미는 아직 명확하지 않다. 더 나아가, 세포에서 분비되는 인터페론의 양도 같은 바이러스일지라도 분리주(isolates)에 따라 심하게 변할 수 있다. Vesicular Stomatitis virus 감염의 경우, 바이러스의 혈청형에 따라 분비된 인터페론의 농도는 10,000배 이상 다양하게 나타난다. 나중에 이야기하겠지만, 많은 바이러스 단백질 분자들이 인터페론의 양과 그 활동에 영향을 미친다.

인터페론은 인터페론 수용체를 발현하는 세포에만 작용한다

인터페론은 세포 표면의 인터페론 수용체에 결합했을 때만 기능을 할 수 있다. 인터페론 수용체가 없는 세포들은 인터페론을 생성할 수는 있을지라도 그 작용의 혜택을 받을 수는 없다. 인터페론이 해당 수용체에 결합될 때만 비로소 신호전달계가 활성화되어 많은 유전자들의 전사를 증가시키게 된다. 이 신호전달계의 간략한 개요는 그림 3.6에 나와 있다.

Jak/Stat 경로에는 인터페론뿐 아니라 IL-6나 다른 사이토카인들이 해당 수용체에 결합했을 때 반응하는 단백질들이 포함되어 있다. 6개의 Jak kinase(인산화효소)들과 구조적, 기능적으로 관련된 7개의 *stat* 유전자들이 주요 멤버이다. 마우스에서 이 유전자들을 하나씩 제거해 보면서 기능을 유추할 수 있었다. 예를 들어 *stat1* 유전자를 불활성화시킨 마우스에서는 바이러스나 박테리아 감염에 대한 선천면역반응이 전혀 나타나지 않은 반면, *stat4*와 *stat6*를 불활성화시키면 적응면역의 특정 기능에 문제를 일으켰다. 초파리(*Drosophila melanogaster*)와 세포성 점균(*Dictyostelium discoideum*)에서도 *stat* 유전자의 상동체들이 보존되어 있다는 것은 이 경로가 진화적으로 오래되었음을 알려준다. Jak/Stat을 경유하는 신호전달은 DNA의 특정 염기서열에 따라 전사를 활성화시킨다(그림 3.6). 특정 염기서열은 300개 이상의 인터페론에 의해 활성화되는 유전자들(IFN-activated genes)의 프로모터에서 공통적으로 발견된다. 사이토카인 신호전달 단백질의 억제제나 탈인산화효소(phosphatase), 단백질가수분해효소(protease) 등을 통해 조절되기도 한다.

인터페론 감마 신호전달

IFN-α/β가 활성화시키는 공통 신호전달 체계와는 달리, IFN-γ 신호전달은 다양한 경로를 통해서 이루어진다(Box 3.8). 가장 잘 알려진 경로는 IFN-γ 활성화 유전자의 프로모터 특정 부위에 결합하는 전사활성 인자 Gaf (gamma-activated factor)를 형성하는 경로이다. 여러 경로들 사이의 상호대화(cross-talk)가 존재하기는 하지만, 이렇게 혼재한 신호들의 결과는 골자 조차도 예상하거나 이해하기 어렵다. 감염된 조직 환경에서 다양한 사이토카인들이 생성되고 많은 신호전달 경로가 감염 및 비감염 세포에서 동시에 작동한다. 이론적으로는 이러한 다중 신호선날 경로가 질 협력하게 됨으로써 전체적(감염의 제어와 적절한 숙주반응)으로 볼 때 각각의 산술적인 합보다는 더 크게 작용할 것이지만 어떻게 이 협력이 조절되는지는 미지수이다.

인터페론 작용이 항바이러스 상태를 유도한다

인터페론이라는 적절한 이름에서 알 수 있듯이, 인터페론은 세포배양이나 동물에서 많은 종류의 바이러스 복제를 억제 또는 간섭(interfere)한다. 감염 직후, 감염세포나 감염부위의 미성숙 수지상세포에서 새로 만들어 분비한 인터페론이 체내를 순환하기도 하지만, 감염부위에서의 농도가 가장 높으며 해당 수용체를 발현하는 주변 세포에 결합하여 작용한다. 인터페론과 결합해 반응하는 세포들은 다른 종류의 바이러스 증식도 억제하게 되는데 이를 **항바이러스 상태(antiviral state)**라고 한다.

인터페론이 세포 내에서 거의 모든 종류의 바이러스 증식을 억제하도록 만드는 메커니즘은 무엇일까? 지금까지 알려진 바로는 인터페론이 300개 이상의 세포내 유전자의 합성을 촉진시키는데, 구체적인 종류와 양은 세포 유형과 인터페론의 종류에 따라 다양하다. 세포 유형, 바이러스, 세포가 감지하는 인터페론과 다른 사이토카인의 칵테일 종류에 따라 다양한 항바이러스 상태가 존재할 수 있다. 인터페론에 의해서 유도되는 유전자 산물들은 대부분 광범위한 항바이러스 작용을 할 수 있으나, 이

표 3.5 사이토카인[a]의 세 가지 주요 클래스

기능기	주요 구성원	활성
염증성	IL-1, Tnf, IL-6, IL-12	백혈구의 활성화 촉진
항염증성	IL-10, IL-4, Tgf-β[b]	염증성 사이토카인의 활성 억제; 시스템을 일상의 "순환 및 대기" 상태로 복구
케모카인	IL-8	면역반응 초기 동안 면역세포들을 모집

[a]"lymphokines" 및 "monokines" 등의 용어는 원래 활성화된 림프구나 단핵구가 생산하여 분비하는 단백질들을 의미했었다. 이와 비슷하게 "interleukin"도 IL-2와 같이 백혈구나 비혈액세포들로 구성된 서로 다른 집단 사이의 신호 교환용 단백질을 지칭한다.

[b]Tgf-β, transforming growth factor β

중 몇 개에 대해서만 그 메커니즘이 밝혀져 있다. 인터페론은 감염세포의 사멸을 유도할 뿐 아니라, 근방의 감염되지 않은 세포라도 감염될 경우 확실히 사멸하도록 유도한다. 이처럼 국소적 활동 마비를 이끌어 내는 작용은 일종의 감염 **방화선(firebreak)**과 같은 인터페론의 특징을 잘 나타낸다.

인터페론에 의해 발현되는 단백질들은 기능적으로도 다양하여 신호전달, 케모카인 작용, 항원제시, 전사조절, 스트레스 반응, 세포사멸 조절 등에 작용한다. 어떤 단백질들은 이중가닥 RNA (dsRNA), 박테리아 LPS (lipopolysaccharides), TNF-α, IL-1 등과 같은 자극에 의해서도 유도가 된다.

한편 인터페론은 자칫 해로운 여러 유전자 산물의 합성을 유도하기 때문에 인터페론 수용체를 발현하는 세포(우리 몸의 거의 모든 세포)에 잠재적으로 치명적이며, 따라서 감염된 개체에서 다량으로 생산되는 인터페론은 극적인 생리적 변화를 유도한다. 발열, 오한, 구토 및 식욕부진 등처럼 감염에서 공통적으로 나타나는 증상들이 그 예이다. 모든 바이러스 감염이 인터페론의 합성을 유도하는 것은 이러한 "독감-비슷한" 증상이 왜 이렇게 보편적인지를 말해준다.

인터페론이 발견된 이후, 광범위한 항바이러스 약물로서 선전되었지만 결국은 인터페론 자체의 부작용이 바이러스 감염보다 더 심각한 경우도 많아서 약물로서의 사용은 제한적이다. 다만, 인터페론은 hepatitis B virus 및 hepatitis C virus와 같이 지속감염을 일으키는 바이러스의 치료에는 유효하다.

인터페론이 유도하는 유전자 산물과 항바이러스 작용의 예들

dsRNA-활성화 단백질 키나아제(dsRNA-activated protein kinase). 감염세포에서는 종종 바이러스 및 세포 단백질 합성

표 3.6 바이러스 감염에 대응한 면역반응에서 작용하는 몇 가지 사이토카인들

사이토카인	기원	표적 또는 활동
IFN-α/β	미성숙 수지상세포; 여러 유형	항바이러스 상태 유도; 세포증식 억제, NK 세포의 성장과 세포용해 기능 자극; MHC 클래스 I의 발현 증진 및 MHC 클래스 II 분자의 발현 억제
IFN-γ	T세포, NK 세포	대식세포 활성화; Th 세포의 혈관 내피 부착 촉진; IL-6 효과 억제; 항바이러스 상태 유도
Tnf-α	T세포, 대식세포	호중구 활성화; 염증반응과 체열 유도, 근육과 지방 분해 대사 시작(cachexia); 혈관내피세포의 부착분자 발현 유도; 바이러스에 감염된 일부 세포들의 용해 준비
Gm-Csf	T세포, 대식세포, 섬유아세포, 내피세포	골수성 단핵세포들의 성장과 분화 유도; 수지상세포의 성숙에 중요한 단백질
Mip-1α	대식세포, T세포, B세포, 호중구, 랑게르한스 세포	T세포, B세포, 단핵구, 호산구의 화학주성인자
Mip-1β	T세포, 대식세포, B세포	T세포와 단핵구의 화학주성인자
IL-1	대식세포, T세포, B세포, 상피세포	T세포의 공동자극인자; T세포와 B세포의 염증성 반응 개시; 대뇌의 열생성에 관여; 소모성 대사(cachexia) 유발; 간에서의 급성기단백질 합성 유도
IL-2	T세포	T세포의 증식 유도; NK 세포의 성장과 세포용해 기능 자극, B 세포의 항체 생성 유도
IL-4	비만세포, 골수	B세포의 증식과 분화 유도; IgE 생성에 필요; 대식세포 기능 억제/대식세포에 대한 IFN-γ의 효과 차단; Th2 세포의 성장과 분화 자극; 혈관내피의 부착분자 합성 자극
IL-6	대식세포, T세포, 혈관내피세포, 섬유아세포	IL-1 및 Tnf에 반응하여 생성됨; B세포의 성장 자극 및 T세포의 공동자극인자; 간세포의 급성기 단백질 합성 자극
IL-10	T세포, B세포	B세포의 성장과 분화 촉진; 대식세포의 기능 억제
IL-12	대식세포, 단핵구	NK 세포의 성장과 살해 활성의 강력한 자극인자; Th의 Th1 분화 촉진; 미성숙 CD8 T세포가 활성화 기능 CTL로 분화하도록 촉진; 자가반응성 CD4 T세포들의 확장과 활성화 자극

[a]MHC, major histocompatibility complex; IgE, immnoglobulin E; CTLS, cytotoxic T lymphocyes.

표 3.7 일부 케모카인 수용체들과 상응하는 리간드들[a]

수용체[b]	케모카인 리간드
CCr1	Mip1α, Rantes
CCr2	Mcp1, Mcp3, Mcp4
CCr5	Mip1α, Mip1β
CCr6	Mip3α
CCr7	Mip3B
CXCr1	IL-8
CXCr2	IL-8
CXCr3	Ip-10

[a]표에 실린 정보의 출처: C. R. Mackay. *Curr. Biol.* 7:R384-R386. 1997.

[b]케모카인 수용체의 네 가지 패밀리는 CXC, CC, C, CX3C 등의 약자로 나타내며 아미노 말단 근처에 위치한 시스테인 잔기의 패턴에 따라 구분한다. 이 표에서는 이들 중 두 가지만 나타내었다. CXC 패밀리는 두 개의 시스테인 잔기 사이에 하나의 아미노산이 존재; CC 패밀리는 끼어 드는 아미노산이 없다; C 패밀리는 단 하나의 시스테인 잔기뿐이다; CX3C 패밀리는 두 개의 시스테인 사이에 세 개의 아미노산이 존재한다. 이 주요 네 가지 패밀리는 하위 패밀리들로 다시 나뉜다.

이 갑작스럽게 중단된다. 많은 경우, 이 치명적인 방어작용은 숙주세포의 dsRNA-활성화 단백질 키나아제(dsRNA-activated protein kinase, PKR; 제I권의 11장 참조)를 통해서 진행된다. PKR이 매개하는 항바이러스 상태는 두 단계에 걸쳐서 나타나는 작용이다: 먼저 인터페론이 비활성 상태의 PKR 생성을 촉진하여 축적해 두고, 이후 세포가 감염되었을 때만 이 단백질이 활성화되도록 한다.

모든 포유동물 세포에는 항바이러스 활성과 항세포분열, 항종양 활성을 모두 지닌 세린/트레오닌 키나아제(serine/Threonin)인 PKR이 낮은 농도의 비활성 형태로 존재한다. 인터페론이 해당 수용체에 결합하여 신호전달이 활성화되면 비활성 PKR의 농도가 극적으로 증가한다. 만일 세포가 감염되면, 이 효소는 바이러스의 이중가닥 RNA에 의해 활성화되고 번역개시인자 중 하나인 eIF2α를 인산화시킴으로써 세포 내 단백질 합성을 더 이상 도울 수 없도록 효율적으로 억제한다(제I권의 11장 참조). 인산화된 eIF2-α은 내재적 세포방어인 자식작용(autophagy, 아래 참조)도 유도할 수 있다.

그림 3.3 세포방어, 신호전달, 숙주 유전자의 발현 등을 활성화시키는 바이러스 감염의 주요 과정들.

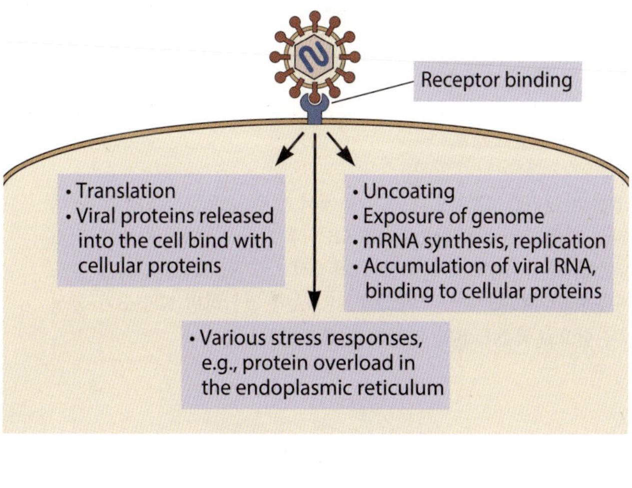

많은 바이러스 유전체는 이러한 PKR의 치명적인 작용을 억제하는 단백질을 생산한다(표 3.9). 이런 현상의 생물학적 중요성은 아직 완전히 이해되지 않았지만, herpes simplex virus I형(HSV-I)의 ICP34.5 단백질에 대해서는 작용 메커니즘과 중요성이 잘 알려져 있다. ICP34.5 단백질은 세포내 단백질 탈인산화효소 I(phosphatase I)에 작용하여 이미 PKR에 의해 비활성 상태로 바뀐 eIF2α의 인산기를 제거하도록 재조정한다(Box 3.9). 이 바이러스가 야생형(wild-type)일 때는 마우스에서 병독성(virulence)을 보이는 반면, ICP34.5 결손바이러스는 약독화되어 특히 뇌조직 감염성이 현저하게 떨어진다. 중요한 것은 PKR 유전자가 결핍된 숙주에서는 이 돌연변이 바이러스가 다시 병독성을 회복한다는 점이다. 이러한 마우스 실험결과들은 HSV 감염에 대한 PKR 매개 방어체계의 중요함을 보여주는 설득력 있는 증거라고 할 수 있다.

RNase L과 2′-5′-올리고(A)합성효소. 인터페론이 유도하는 사례로서 또 하나의 항바이러스 시스템은 2개의 효소와 이중가닥 RNA이다. RNA 분해효소L(RNaseL)은 대부분의 숙주세포 RNA 및 바이러스 RNA를 분해할 수 있는 핵산분해효소이다. 인터페론을 처리하면, 이 효소의 농도가 10-1,000배로 증가하지만 두 번째 효소가 생성될 때까지는 비활성화 상태로 남아있다. 두 번째 효소는 dsRNA에 의해서만 발현이 유도되는 2′-5′-올리고(A)합성효소(2′-5′-oligo(A) synthetase)로서 아데닐산(adenylic acid)을 소중합체(oligomer)로 전환한다. 이 특이한 형태의 소중합체들은 RNaseL을 활성화시켜 세포 및 바이러스 mRNA의 분해를 유도한다. RNaseL 결손 마우스의 연구를 통해 바이러스 감염에 대한 IFN-β의 작용에서 이 효소가 매우 중요하게 작용한다는 것이 밝혀졌다. RNaseL에 의해 분해된 산물은 IFN-β의 생성을 더욱 증폭시킨다.

Mx 단백질. PKR이나 RNaseL이 가진 광범위한 항바이러스 효과와는 달리 적어도 한 개의 마우스 IFN-유도 단백질 및 이와 관계된 2개의 인체 단백질은 바이러스 특이적으로 작용하는 것으로 보인다. IFN-유도 유전자인 *mx1*을 가진 마우스 계통에는 influenza virus를 감염시킬 수 없다. Mx1 단백질은 IFN-유도 GTP분해효소(GTPase)들 중 소그룹 멤버로서 다양한 종류의 음성(−)가닥 RNA 바이러스에 대해 강력하게 작용한다. IFN에 의해 발현이 유도되면, 이 단백질은 핵에 축적되어 influenza virus의 독특한 "캡-강탈(cap-snatching)" 메커니즘을 억제한다

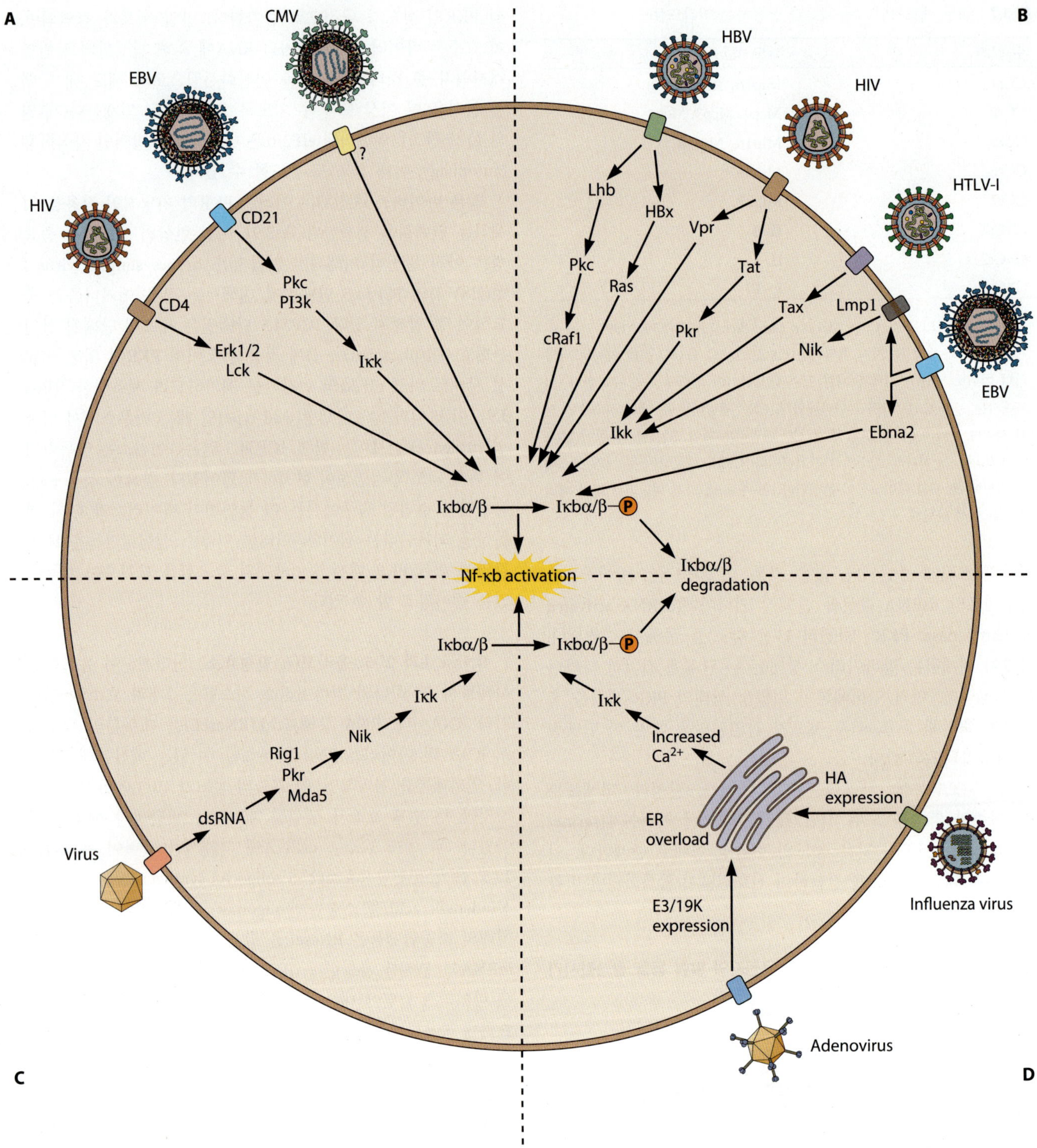

그림 3.4 바이러스 감염에 의해 활성화되는 전사조절인자 NF-κB. NF-κB는 바이러스 감염에 대한 반응에서 매우 중요한 전사조절 단백질이다. 그림 3.3에 나타낸 경로들에 해당하는 바이러스 감염 과정은 네 가지의 다양한 메커니즘으로 NF-κB를 활성화시킨다. **(A)** 바이러스 입자가 수용체에 부착되는 순간 신호전달이 활성화된다; **(B)** 감염세포에서 생성되는 바이러스 단백질이 직접적으로 NF-κB 활성화를 유도하는 신호전달 과정에 관여한다; **(C)** PKR이 바이러스의 dsRNA에 결합하거나 Rig1/Mda5가 바이러스의 ssRNA에 결합하면 NF-κB가 활성화된다; **(D)** 소포체(ER)에서 과발현된 바이러스 단백질은 칼슘의 분비를 촉진함으로써 NFκB의 활성화를 유도한다.

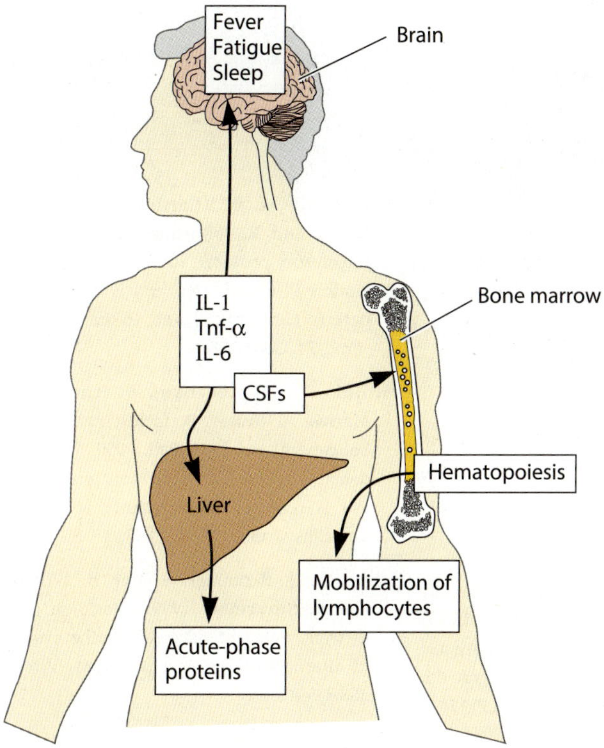

그림 3.5 염증반응에서 나타나는 사이토카인의 전신적 효과. 국소적인 바이러스 감염이 발열, 무기력, 림프세포의 이동(림프절 부종), 혈액내 새로운 단백질 출현 등의 광범위한 전신 효과를 나타내는 경우가 종종 있다. 염증성 사이토카인인 IL-1, IL-6, TNF는 모두 대뇌(특히 시상하부)에 작용하여 바이러스 감염에서 전형적으로 나타나는 다양한 반응을 나타낼 수 있다. 이 사이토카인들은 간에도 작용하여 철, 아연, 만노스-결합 단백질, 피브리노겐, C-반응성 단백질(CRP), 혈장 아밀로이드 단백질과 같은 급성기 단백질(acute-phase proteins)의 분비를 유도한다. 급성기 단백질들은 선천면역 능력도 지니고 있다: 예, CRP는 미생물 표면의 포스포릴콜린에 결합하여 보체반응을 활성화시킨다. 염증반응으로 인해 활성화된 집락자극인자(CSF)들도 골수내 혈구생성과 림프세포 이동에 장기간의 영향을 미친다. Adapted from A.S. Hamblin, *Cytokines and Cytokine Receptors* (IRL Press, Oxford, United Kingdom, 1993), with permission.

(1권, 6장). 이 바이러스의 중합효소인 PB2가 과발현될 경우에는 Mx1의 항바이러스 작용을 극복할 수 있는 것으로 보아, Mx1 단백질은 PB2의 기능을 억제하는 것으로 보인다. 자연상태에서는 influenza virus가 야생형 마우스를 감염시키는 것은 아니기 때문에 influenza virus나 마우스의 생물학적 관점에서 *mx1* 유전자의 중요성이 명확하지는 않다. 더욱이 마우스에서는 개체군의 4분의 1정도가 뚜렷한 영향 없이 *mx1* 유전자의 기능이 결핍되어 있다.

mx1 유전자와 관련된 2개의 인체 유전자에는 *mxA*와 *mxB*가 있다. 이 유전자들의 발현 역시 IFN에 의해 유도되지만 마우스 상동체와는 달리 인체 단백질들은 세포질에 머문다. MxB는 아니지만, MxA의 경우는 influenza virus의 복제를 억제한다. 흥미롭게도 influenza virus만 억제하는 마우스 Mx1과는 대조적으로 인체 MxA는 vesicular somatitis virus, measles virus (홍역 바이러스), 그리고 다른 음성가닥 RNA 바이러스들의 복제를 모두 억제할 수 있다. Mx 단백질들은 세포내 섭취작용(endocytosis)이나 소낭(vesicle) 수송을 조절하는 GTPase인 다이나민(dynamin) 슈퍼패밀리 구성원들과 관련이 있지만, 이런 사실이 어떻게 항바이러스 활성과 연관성을 갖는지는 알려져 있지 않다.

인터페론 조절 단백질. 인터페론 조절 단백질(interferon regulatory proteins: IRFs)계의 구성원들은 IFN의 전사 활성에 중요하게 작용한다. *irf1* 유전자 결손 마우스에서는 바이러스 감염에 대한 효율적인 IFN 반응이 갖춰지지 않는다. 인터페론이 활성화시키는 유전자들의 프로모터에 있는 ISRE에 결합하는 단백질로서 이 계열의 다른 멤버들(*irf2*에서 *irf9*까지)도 발견되었다. Irf2 단백질은 전사 및 세포성장의 억제제이다. Irf4는 오직 T세포와 B세포에서만 합성되고 Irf8은 대식세포계열의 세포에서만 생성된다. *irf8* 유전자 결손 마우스는 감염에 더 취약하고 염증성 사이토카인을 생성할 수 없다. Irf9 단백질(Isgf3나 p48로도 알려짐)은 전사조절인자 Isgf3의 구성성분으로서 DNA에 결합할 수 있는 부분이다(그림 3.6). 몇몇 바이러스들이 생성하는 Irf-유사 단백질들은 인터페론의 작용을 차단하는 것으로 밝혀졌다(표 3.9).

산화질소 합성효소. NOS (Nitric oxide synthase, 산화질소 합성효소)는 중요한 항바이러스 활성을 갖는 IFN-γ에 의해서 유도되는 단백질이다. 이 효소는 몇 가지 종류의 동형(isoform)으로 존재하는 데, 조직에 따라 분포가 다르다. NOS는 아르기닌(arginine)을 시트룰린(citrulline)으로 전환하는 동안 NO (nitirc oxide)를 생성한다. NO는 poxvirus와 herpesvirus 복제를 억제하는 등 다양한 항바이러스 효과를 나타낸다. NO는 IFN-γ에 의해 활성화된 자연살해세포(NK cells)에서 생성되며 자연살해세포가 갖는 항바이러스 활성에 중요하게 작용한다.

전골수세포성 백혈병 단백질. 'Promyelocytic leukemia (PML)'에서 나타나는 PML 단백질은 핵질에 분포하는 동시에 다중단백질 복합체인 핵체(nuclear bodies) (PML bodies, ND10 bodies, 또는 PODs라고도 알려져 있음; 제I권의 제9장 참조)를 구성하는 등의 독특한 핵내 분포를 보인다. 이러한 구조들은 감염에 반응하는 내재적 세포반응에 중요하게 작용한다. 다중단백질 복합체에 존재하는 PML 및 기타 단백질들은 전사억제나 뉴클레오솜 재구성을 통해 항바이러스 효과를 나타내는 것으로 생각된다. PML에 의한 전방위적 억제효과를 극복하는 부분적인 수단으로서, 많은 바이러스 감염들이 PML 소체 구조의 파괴를 촉진한다.

BOX 3.5 BACKGROUND

인터페론 시스템은 항바이러스 방어에 핵심적이다.

바이러스나 세포의 종류에 따라, 인터페론은 바이러스 생활사의 여러 단계를 억제할 수 있다. 인터페론이 수용체에 결합하면 300개 이상의 유전자 전사가 증가된다. 이렇게 생성된 단백질들은 바이러스의 침투, 탈외피, 유전체의 복제 및 조립, 자손 바이러스의 방출을 억제할 수 있다. 바이러스 생활사 중 하나 이상의 단계가 억제되면 누적된 항바이러스 반응이 강력하게 나타난다.

인터페론의 중요성과 그 역할은 다음과 같은 동물모델에서 잘 나타난다: 항-인터페론 항체를 처리하거나, 인터페론 유전자, 인터페론 수용체, 인터페론 반응을 조절하는 유전자들, 또는 인터페론에 의해서 활성화되는 유전자들이 결실되거나 불활성화된 돌연변이가 생긴 마우스에서는 인터페론 반응이 감소한다.

인터페론 반응에 이상이 있는 동물들은 바이러스 감염을 제어하는 능력이 떨어지고 종종 발병 및 사망 빈도가 높아진다. IFN-α/β 반응이 사라지면 대부분의 바이러스에 대한 감염성이 광범위하게 증가한다. 그러나 IFN-γ 반응이 차단되는 경우 바이러스 병인에 미치는 영향은 아무리 크게 잡아도 중간 수준을 넘지 않는다.

이러한 현상은 IFN-α/β가 전반적인 항바이러스 방어에 핵심적으로 작용하는 반면, IFN-γ는 다른 역할을 담당한다는 것을 의미한다.

Huang, S., W. Hendriks, A. Althage, S. Hemmi, H. Bluethmann, R. Kamijo, J. Vilcek, R. M. Zinkernagel, and M. Aguet. 1993. Immune response in mice that lack the interferon-gamma receptor. *Science* **259**:1742-1745.

Ryman, K., W. B. Klimstra, K. Nguyen, C. Biron, and R. Johnston. 2000. Alpha/beta interferon protects adult mice from fatal Sindbis virus infection and is an important determinant of cell and tissue tropism *J. Virol.* **74**:3366-3378.

Stojdl, D., N. Abraham, S. Knowles, R. Marius, A. Brasey, B. Lichty, E. Brown, N. Sonenberg, and J. C. Bell. 2000. The murine double-stranded RNA-dependent protein kinase Pkr is required for resistance to vesicular stomatitis virus. *J. Virol.* **74**:9580-9585.

Zhou, A., J. Paranjape, S. Der, B. Williams, and R. Silverman. 1999. Interferon action in triply deficient mice reveals the existence of alternative anti-viral pathways. *Virology* **258**:435-440.

유비퀴틴-프로테아솜 경로의 구성성분. 프로테아솜(proteasome)은 폴리유비퀴틴화(polyubiquitinqtion)된 세포질 및 핵 단백질을 파괴하는 가수분해효소로서 거대한 다중소단위복합체이다. 이 분해과정은 비정상적이거나 손상된 단백질의 제거작업과 수명이 짧은 조절단백질들의 분해, MHC-I 복합체 조립에 쓰이는 펩티드의 생성과정에 중요하다. 모든 인터페론들이 유비퀴틴-프로테아솜 경로에 관여하는 다수의 단백질 유전자들에서 전사를 촉진한다. 실제로, 인터페론에 의해 발현되는 많은 유전자들이 유비퀴틴-연결효소(ubiquitin ligase)를 생성한다. 증가된 단백질 분해작용은 일부 바이러스들에 대한 항바이러스 효과에 기여한다. 예를 들면, 프로테아솜 억제제는 hepatitis B virus(HBV)에 대응한 IFN-α/β 및 IFN-γ의 항바이러스 효과를 차단한다. HBV에 대해서는 프로테아솜 활성화가 **주요한** 항바이러스 효과인 셈인데, 이는 PKR과 RNaseL 시스템이 전혀 효과가 없다는 실험적인 결과로 뒷받침된다. HBV의 X 단백질은 다양한 프로테아솜 소단위체에 결합하여 프로테아솜의 활성을 조절하는 것으로 생각된다.

표 3.8 인터페론: 항바이러스성 사이토카인들

인터페론[a]	생성 세포	유도인자
IFN-α	거의 모든 유핵 세포	바이러스 감염
IFN-β	거의 모든 유핵 세포	바이러스 감염
IFN-γ	T세포, NK 세포	T세포 수용체의 활성화; IL-2, IL-12

[a]IFN-α와 IFN-β를 종종 I형 인터페론이라 한다. IFN-γ는 종종 II형 인터페론 또는 면역 인터페론이라 한다. 모든 인터페론의 분자량은 약 20 kDa 정도이다. 사람의 IFN-α는 서로 관련성이 높으며 인트론이 없는 24종 이상의 유전자들에서 발현된다. 사람 INF-β는 인트론이 없는 단 한 종의 유전자로부터 합성되며 IFN-α 유전자들과 약 30~45%의 상동성을 보인다. IFN-γ는 3개의 인트론을 가진 한 종의 유전자에서 만들어진다. IFN-α 및 IFN-β 유전자와는 상동성이 별로 없다.

BOX 3.6 BACKGROUND

바이러스 감염에 따라 차별적으로 유도되는 IFN-a의 유전자 심적이다.

- 대부분의 세포들은 종에 따라 20여 종 이상의 IFN-α를 생성한다.
- *IFN-α* 유전자들은 조건에 따라 다르게 유도된다. 이 유전자 계열에 속하는 다양한 유전자들은 바이러스의 특정 종류에 맞춰 유도된다. 예를 들면, Newcastle disease virus의 마우스 감염에서는 *IFN-A4* 유전자의 전사가 유도되지만, *IFN-A1*의 전사는 그렇지 않다. 이처럼, 강력한 IFN들의 차별적 발현이 갖는 기능에 대해서는 연구가 아직 미흡하고 따라서 이해도 깊지 못하다.
- 서로 다른 IFN-α가 차별적으로 발현되는 이유는 전사활성인자인 IRF3와 IRF7가 특정 *IFN-α* 프로모터에 특이적으로 결합하기 때문이다.

Pitha, P. M., and W. C. Au. 1995. Induction of interferon-alpha gene expression, p. 151. *In* P. M. Pitha (ed.), *Interferon and Interferon Inducers*. Academic Press, London, United Kingdom.

BOX 3.7 DISCUSSION

*IFN-β*의 전사활성조절

바이러스 감염이 인간 *IFN-β*의 전사를 활성화시키지만 매우 짧은 시간으로 한정된다. 이런 스위치 온-오프 반응은 코어 프로모터의 바로 상류 서열에 위치한 인핸서에 의해 조절된다. 다른 인핸서들과 마찬가지로, 이러한 조절서열에는 NF-κB, 그리고 AP-1과 Atf 계열의 구성원들과 같은 다양한 전사활성인자들의 결합부위가 존재한다. 그러나 *IFN-β* 인핸서에는 다음과 같은 몇 가지 특징이 있기 때문에 IFN-β 전사에 대하여 정확한 시간적 조절이 가능하다.

- *IFN-β* 인핸서는 축조 단백질인 HMG(Y)의 결합부위 4개를 가지고 있는데, 이 단백질은 정밀하게 이루어진 핵단백질 복합체가 인핸서 상에 잘 형성될 수 있도록 DNA의 구조를 변형시킨다.
- 전형적인 조절용 인핸서와는 대조적으로, 이 인핸서 상의 모든 결합부위 및 배열순서 모두가 특히 바이러스 감염에 대응하는 *IFN-β* 전사활성화에 필수적이다.
- 복합체의 형성은 여러 단계를 거치며 완성되려면 감염 후 여러 시간이 걸린다.
- 전사의 활성은 히스톤 아세틸화효소 GCN5와 공동활성인자인 CBP, RNA 중합효소 II 및 염색질-재구성 복합체인 Swi/Snf 등이 순차적으로 모이면서 일어난다.
- GCN5는 뉴클레오솜을 변형시킬 뿐 아니라 HMG(A1)의 71번째 Lys 잔기를 아세틸화시킴으로써 복합체를 안정화시킨다.
- HMG(A1) 단백질도 CBP에 의해 65번째 Lys 잔기가 아세틸화된다. 그러나 이 아세틸화는 복합체의 DNA 결합능력을 훼손하여 결국 복합체는 해체되고 *IFN-β* 전사가 종결된다.
- 놀랍게도 CBP에 의한 이러한 변형은 GCN5에 의한 HMG(A1)-아세틸화가 이뤄지기 이전 몇 시간 동안은 일어나지 않도록 차단된다. 이처럼 "off" 스위치는 *IFN-β*의 전사가 강력하게 일어날 수 있도록 충분한 시간동안 지연된다.

Munshi, N., T. Agalioti, S. Lomvardas, M. Merika, G. Chen, and D. Thanos. 2001. Coodination of a transcriptional switch by HMG1(Y) acetylation. *Science* **293**:1133-1136.

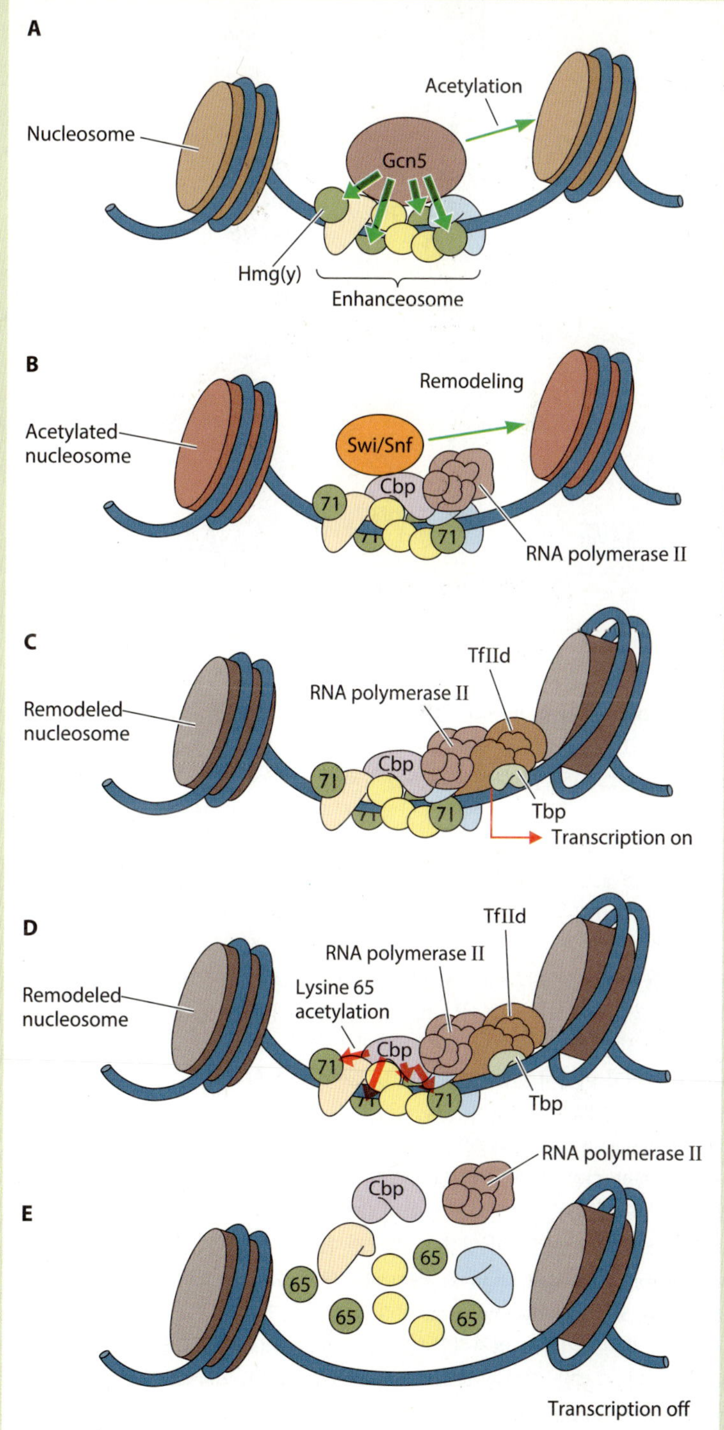

(A) 바이러스가 인간 세포에 감염하면 *IFN-β* 인핸서 영역 중 뉴클레오솜이 없는 부위에 다중단백질 복합체가 형성되게 된다. 전사활성인자(파란색, 노란색, 갈색)들과 HMG(A1)(녹색)의 결합을 유도하는 신호에 대해서는 잘 알려져 있지 않다. 정밀하게 구성된 복합체의 표면에 결합하는 GCN5는 인접한 뉴클레오솜의 히스톤과 HMG(A1) 단백질(녹색 화살표)의 Lys71을 아세틸화시키고 이로 인해 인핸스좀이 안정화된다. **(B)** 이렇게 안정화된 복합체에 CBP와 RNA 중합효소 II의 복합체, 그리고 염색질-재구성 단백질인 Swi/Snf이 차례로 결합한다. Swi/Snf 단백질은 코어 프로모터 DNA를 덮고 있는 인접한 뉴클레오솜을 변형시킨다(녹색 화살표). **(C)** 이러한 변화를 거쳐 TFIID가 결합하고 전사가 활성화된다. HMG(A1)단백질의 Lys71이 아세틸화되어있기 때문에 CBP는 Lys65를 당장 아세틸화시킬 수는 없다. **(D)** 시간이 흐르면, CBP가 HMG(A1)의 Lys65(빨간색 화살표)을 아세틸화하게 되는데, 이때 Lys71 아세틸화에 의한 억제가 어떻게 극복되는지 아직 분명하지 않다. **(E)** CBP에 의한 HMG(A1) 변형이 이 복합체를 해체하고 전사를 "off"시키는 스위치가 작동되도록 한다. Adapted from K. Struhl, *Science* **293:** 1054, 2001, with permission.

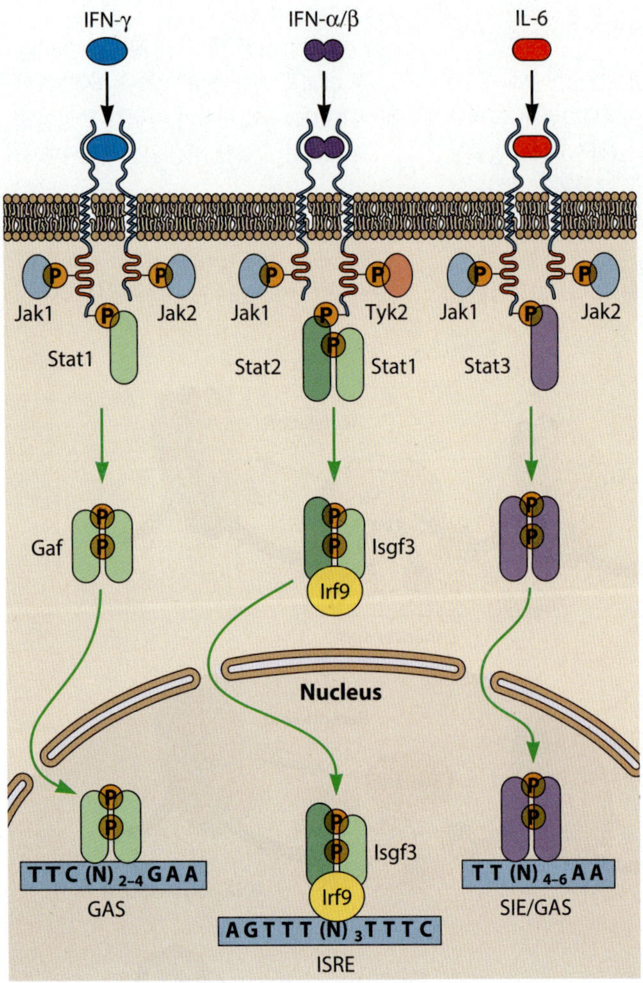

그림 3.6 IFN-α/β, IFN-γ, IL-6의 중복되는 신호전달 경로들. 인터페론은 JAK/STAT 경로들을 통해 신호를 전달한다. JAK은 Janus kinase(Janus-야누스는 로마신화에서 나오는 성과 집의 문을 지키는 신으로 두 얼굴을 가지고 있어 한 번에 두 방향을 모두 볼 수 있다)의 약자로 티로신 키나아제(tyrosine kinase) 계열에 속하며, STAT은 'signal transduction and activators of transcription'의 약자이며 전사활성인자이다. IFN-α/β, IFN-γ, IL-6의 수용체는 각각 다르지만, 모두 Jak/Stat 신호전달 경로에 영향을 준다. 세 가지 인터페론 단백질과 IL-6는 각자의 수용체에 높은 친화력(평형상태의 해리상수 [K_d]가 약 10^{-10} M 정도)으로 결합한다. 인터페론이나 IL-6이 적합한 수용체에 결합하면 수용체는 자신뿐 아니라 티로신 키나아제의 티로신(tyrosine)도 인산화시킨다. 그리고 이어서 STAT 단백질의 티로신이 인산화된다. 포유동물에는 7종류의 STAT 단백질이 있다. 인산화된 STAT 단백질은 다양한 이합체(dimer)를 형성하여 핵으로 들어간다. 핵 내의 STAT 이합체는 경우에 따라 다른 단백질(예, IRF9)들과 함께 IFN-α/β, IFN-γ, IL-6에 의해서 활성화되는 유전자들의 특이적인 전사조절 부위에 결합한다. IFN-α/β, IFN-γ, IL-6이 영향을 주는 전사조절 부위들은 각각 ISREs(interferon-stimulated response elements) 또는 GASs (gamma-activated sites), SIE(Sis-inducible element)라고 불린다. 인터페론이 유도한 전사반응의 후반기에는 이차적인 전사활성인자인 IRF1이 ISGF3을 대체한다. 더 자세한 정보는 D.S. Aaronson and C.M. Horvath, *Science* **296:** 1653-1655, 2002를 참조.

인터페론에 의해 유도되는 다른 단백질들. 인터페론에 의해 가장 강력하게 발현되는 유전자는 *isg56*인데, 이는 p54, p56, p60 단백질 유전자들과 구조적으로 관련된 계보에 속한다. p58 단백질은 번역개시인자인 eIF3의 p48 단백과 상호작용하여 단백질 합성개시를 억제한다. 세포내 핵산의 감지센서인 RigI 및 Mda5의 발현은 인터페론 처리에 의해 더욱 증가한다. 또 다른 내재적 방어 유전자 산물인 Trim5α의 발현도 증가한다. 인터페론에 의해 유도되는 300개 이상의 단백질 중에서 항바이러스 효과를 갖는 다른 단백질들이 더 발견될 것이다. 예를 들어, 인터페론 반응은 human cytomegalovirus(HCMV)의 감염을 제어하는 데 중요하게 작용하지만 PKR, Mx, 그리고 RNaseL 단백질 등은 HCMV에 대한 항바이러스 효과를 보이지 않는다. 마찬가지로, 아직 밝혀지지 않은 IFN-유도 단백질들에 의해 simian virus 40(SV40)와 몇몇 retrovirus들의 침투(penetration)와 탈외피(uncoating) 단계가 차단된다. 그 외 다른 단백질들은 vesicular stomatitis virus, herpes simplex virus, 몇몇 retrovirus들의 성숙(maturation), 조합(assembly), 방출(release)을 방해하지만 메커니즘은 아직 알려지지 않았다.

세포내 마이크로-RNA. 마이크로-RNA(micro-RNA, miRNA)는 19~25 뉴클레오티드의 단일가닥이며 비번역성 숙주 RNA로서 유전자 기능을 조절한다. 세포내 miRNA들이 식물이나 무척추동물에서 활발한 항바이러스 반응을 나타내는 반면, 포유동물 miRNA의 항바이러스 효과에 대한 이해는 아직 초기단계이다. 한 연구에서, 인간 간암세포주인 Huh7 세포주와 신선하게 분리된 마우스 간세포에 IFN-β을 처리하면 다양한 세포내 miRNA 분자들의 발현이 촉진되는 것을 확인하였다. 더 나아가, 이 miRNA들 중 8개는 hepatitis C virus (HCV)의 유전체를 표적으로 삼는 것이었다: 동일한 염기서열로 합성한 miRNA들로 감염세포를 처리하면 바이러스 증식이 억제된다. 또한 IFN-β를 처리하면 간-특이적 숙주 miR-122의 발현이 감소하는데 이 miRNA는 HCV 바이러스 증식에 필요하다고 알려져 있다. 또 다른 예로는 HIV-1dp 감염된 숙주 miRNA들이 감염자 혈액의 단핵구에서 바이러스의 전사를 차단하는 데 핵심적인 역할을 담당하는 것이다. 그러나 다른 종류의 세포에서는 프로바이러스의 유전자 발현을 정상적으로 억제하는 숙주 miRNAs의 발현이 바이러스 감염으로 인해 억제된다. 인터페론에 의한 miRNA 발현이 포유동물세포에서 보편적인 항바이러스 반응인가에 관해서 현재 더 많은 연구들이 활발하게 진행 중이다.

인터페론 반응에 맞서는 바이러스 유전자 산물들.

"항바이러스 상태"라는 말은 인터페론 반응에 의해 바이러스 감염이 더 이상 일어나지 않음을 의미한다. 그러나 감염은 인터페론이라는 사이토카인에 대해 다양한 감수성을 보이기 때문에 이 말은 오해를 낳을 수 있다. Vesicular stomatitis virus

BOX 3.8 BACKGROUND

인터페론 시스템은 항바이러스 방어에 핵심적이다

- IFN-γ는 주로 선천면역과 적응면역에 중요한 효과세포인 자연살해세포와 T세포에서 각각 생산된다.
- IFN-γ의 생성은 IL-1, IL-2, 에스트로겐, 그리고 IFN-γ 자신에 의해서 촉진된다.
- IFN-γ의 합성은 글루코코르티코이드, TGFβ(transforming growth factor β), IL-10에 의해 억제된다.
- IFN-γ의 전사는 전사억제인자 및 전사활성인자들에 의해 조절된다. IFN-γ 프로모터 상의 양성 및 음성 조절서열의 조합은 엄정한 발현 조절에 필수적이지만, 아직은 자세히 알려져 있지 않다.
- IFN-γ의 번역 또한 놀라운 방식으로 조절된다: mRNA의 5′말단에 있는 가매듭(pseudoknot) 구조는 PKR을 활성화시켜서 IFN-γ mRNA의 번역을 차단한다.

Ben-Asouli, Y., Y. Banai, Y. Pel-Or, A. Shir, and R. Kaempfer. 2002. Human IFN-γ mRNA autoregulates its translation through a pseudoknot that activates the interferon-inducible protein kinase Pkr. *Cell* **108**:221-232.

Goodhourn, S., L. Didcock, and R. E Randall. 2000. Interferons: cell signaling, immune modulation, anti-viral responses and virus countermeasures. *J. Gen. Virol.* **81**:2341-2364.

표 3.9 터페론 반응에 대응하는 바이러스성 조정인자들(일부)[a]

조정인자 유형	대표적인 바이러스	알려진 바이러스 단백질	작용 메커니즘
IFN 합성 억제	Epstein-Barr virus	Bcrf1	IL-10의 상동체, IFN-γ의 생성억제
	Vaccinia virus	A18R	dsRNA 생산 조절
	Foot-and-mouth disease virus	L	숙주의 단백질 합성 차단
IFN 수용체 미끼	Vaccinia virus	B18R	수용성 IFN-α/β 미끼 수용체 차단
IFN 신호의 억제	Adenovirus	E1A	Stat1 및 P48 양 감소; Isgf3 형성 차단; Stat1과 CBP/P300 상호작용 간섭
	Vaccinia virus	VH1	바이러스성 탈인산효소가 활성화된 Stat1을 원상태로 환원
	Human papillomavirus 16	E7	p48과 결합
	Hepatitis C virus	NS5a	Isgf3과 Stat 이합체 형성을 차단
	Nipha virus	V 단백질	Stat1과 Stat2의 활성화 및 핵내 축적을 방지
IFN-유도 단백질들의 기능 차단	Adenovirus	VA-RNA I	dsRNA와 결합, Pkr 차단
	Herpes simplex virus	US11	Pkr 활성화 차단
		γ34.5	단백질 탈인산효소 1α를 탈인산화된 eIF2α로 재배치; Pkr 활동의 역전
	Vaccinia virus	E3L	dsRNA와 결합 및 Pkr 차단
		K3L	Pkr의 가짜 기질, 미끼
	Human immunodeficiency virus 1형	TAR RNA	Pkr의 활성화 차단
		Tat	Pkr의 미끼
	Hepatitis B virus	캡시드 단백질	MxA 억제
	Influenza virus	NS1	dsRNA와 Pkr에 결합; ISG15의 활동 차단
	Reovirus	σ3	dsRNA에 결합, Pkr과 2′-5′ 올리고(A)의 합성 억제

[a]For further examples and details, see B. B. Finlay and G. McFadden, *Cell* **124**:767-782, 2006.

와 같은 일부 바이러스의 증식은 인터페론에 매우 민감해서 이 점을 이용하여 인터페론의 활성을 측정하기도 하지만, 다른 바이러스들은 인터페론에 대해 조금 더 저항성을 보이기도 한다. 인터페론의 생성과 작용에 맞서는 다양한 바이러스들의 전략이 있음이 밝혀졌다(표 3.9). 예를 들어, 바이러스가 만드는 수용성 인터페론 수용체들은 미끼(decoy)처럼 작용하고 바이러스의 조절단백질들은 인터페론에 의해 활성화되는 전사를 변화시키거나 차단한다.

많은 바이러스 유전체에서 dsRNA-결합 단백질(dsRNA-binding protein)들을 생성하는데 이들은 인터페론의 생성을 방해한다. 예를 들어 reovirus σ3 단백질, influenza virus의 다기능 단백질인 NS1 단백질, 그리고 hepatitis B virus의 코어항원(core antigen) 등은 모두 항인터페론 기능을 가진 dsRNA-결합 단백질들이다. Vaccinia virus E3L 단백질과 HSV-I의 UL11 단

BOX 3.9 EXPERIMENTS

Herpes simplex virus의 세 가지 단백질이 세포질과 핵에서 인터페론 반응을 조절한다

Herpes simplex virus는 배양세포에서 인터페론에 그다지 민감하지 않지만, 동물실험에서는 급성감염을 제어하는 데 인터페론이 매우 중요한 역할을 담당한다. 적어도 세 가지의 바이러스 단백질이 이러한 인터페론 반응을 조정한다.

- ICP34.5는 숙주 단백질인 탈인산효소 I(phosphatase I)의 조절 소단위체처럼 작용하여 PKR에 의한 eIF2α의 인산화를 역전시킨다. 결과적으로, 이 바이러스 단백질은 번역이 차단되는 것을 막아주고 인터페론에 의해 활성화되는 자식작용을 억제한다.
- US11은 RNA-결합 단백질로서 PKR이 활성화되는 것을 막는다.
- ICP0는 핵에서 바이러스 복제주기가 시작되도록 기능한다. 이 단백질은 RNA 중합효소 II의 전사가 인터페론에 의해 차단되지 않도록 막아준다.

같은 alphaherpesvirus 계열에 속하는 varicella-zoster virus도 배양세포에서는 HSV처럼 인터페론에 별로 민감하지 않지만, ICP34.5나 US11에 해당하는 단백질은 가지고 있지 않다. 이처럼 사람에 감염하는 herpesvirus 계열에서, ICP0 상동체가 인터페론 방어를 위한 유일한 공통적 대응책인지는 아직 분명하지 않다.

Harle, P., B. Sainz, Jr., D. J. Carr, and W. P. Halford. 2002. The immediate-early protein. ICP0, is essential for the resistance of herpes simplex virus to interferon-alpha/beta. *Virology* **293**:295-304.

Mossman, K., and J. R. Smiley. 2002. Herpes simplex ICP0 and ICP34.5 counteract distinct interferon-induced barriers to virus replication. *J. Virol.* **76**:1995-1998.

백질 또한 dsRNA-결합 성질을 가지고 있어 인터페론 생성의 억제에 관련되어 있다(Box 3.9). 흥미롭게도, adenovirus VA-RNA I은 dsRNA 미끼로 작용하고 PKR에 직접 결합함으로써 PKR의 활성화를 차단한다.

여러 가지 종류의 바이러스 유전체들이 다양한 대응책을 암호화하고 있다는 사실에서 인터페론이 숙주방어에서 매우 핵심적인 요소임을 유추할 수 있다(그림 3.7). 그러나 아직도 해결되어야 할 많은 질문들이 남아 있다. 예를 들면, 어떤 바이러스 감염(예, Newcastle disease virus)은 IFN-α에 의해서만 억제가 되고, 다른 바이러스 감염(예, HSV-I)은 IFN-β에 의해서 주로 억제가 된다. 인터페론은 measles virus의 백신주(vaccine strain)에 의해서는 유도되지만, 실제 measles virus 야생형에 의해서는 거의 생성되지 않는다. 동물이 감염되었을 때 인터페론의 반응은 감염경로에 따라 다르다(Box 3.10). 인터페론의 항바이러스 효과와 이에 맞서는 바이러스의 대응책에 대해서는 아직도 밝혀져야 할 부분이 많이 남아 있다.

세포자살 (예정세포사)

세포의 자살행위는 강력한 내재적 방어이다. 감염에 의해 일어나는 생화학적 변화들은 **세포자살(apoptosis)**이라는 조절된 자기-파괴 과정으로 유도한다(그림 3.8과 3.9). 통상적으로 세포자살은 발생이나 분화과정에서 특정 세포군을 제거하는 작용이다. 기관을 구성하는 세포들은 생리학적 자극에 의한 반응으로 세포의 생성과 사멸이라는 큰 변화를 겪지만, 수적인 측면에서는 평형을 유지하고 있다. 따라서 세포자살 경로는 성장조절, 세포주기 진행, 대사 과정 등을 모니터하는 다양한 메커니즘으로 엄격하게 조절되고 있다. 세포자살은 염증이나 다른 방어작용을 일으키지 않지만, 암을 포함한 많은 질병들이 세포자살의 조절 실패로 일어나게 된다. 세포의 주변 환경에서 오는 생존신호들과 세포의 온전함에 관한 내부 신호들은 세포자살 반응을 상시 점검하고 있다. 바이러스 감염과 같은 다양한 사건에 의해 이런 신호들이 교란되면 어김없이 세포사멸이 시작된다. 대식세포와 수지상세포 등이 세포자살로 생겨난 세포 찌꺼기를 세포 내로 잡아들이면, 사이토카인들의 생성이 자극되며 이 세포들은 국소 림프절로 이동하게 된다. 외인성 단백질들은 펩티드로 조각나고 림프절의 T세포에게 제시된다. 이때 비자기(non-self) 펩티드가 감지된다면 면역반응이 활성화될 것이다.

제어된 세포자살, 즉 예정세포사는 세포 외부 및 내부의 다양한 자극에 의해 활성화될 수 있다. 개시신호들의 종류와는 상관없이 이 신호들은 모두 공통적인 효과기(effector)인 **카스파아제(caspase)**로 수렴된다. 카스파아제는 아스파라긴산 잔기 바로 옆을 특이적으로 절단하는 시스테인 단백질가수분해효소(protease) 계열에 속한다. 이러한 효소들은 활성이 거의 없거나 전혀 없는 전구체 상태로 합성된다. 다른 단백질가수분해효소(종종 또 다른 카스파아제들)에 의해 전구체가 절단되면 활성을 가지는 성숙한 카스파아제가 된다. 또는 특정 카스파아제의 전구체 농도가 증가하면 절단과는 무관하게 활성을 얻게 되기도 한다. 이러한 단백질가수분해효소의 활성반응은 혈액응집반응이나 보체반응과는 다르지만(4장, "보체" 참조) 원리는 유사하다: 그다지 강하지 않았던 개시신호가 충분히 증폭되면서 결과적으로는 '예/아니오'의 반응으로 나타난다.

두 종류의 카스파아제 활성경로가 알려져 있다: 외재적인 경로와 내재적인 경로이다. **외재적인 경로**는 세포 표면 수용체가 세포자살을 일으키는 리간드(proapoptotic ligand, 예: TNF-α)와 결합할 때 시작된다. 리간드의 결합이 수용체의 세포질 도메인을 변화시키면 세포사를 촉진하는 신호전달 단백질들이 모여들게 된다(그림 3.9B). 이렇게 형성되는 단백질 복합체는 프로카스파아제(pro-caspase) 8을 불러 모으는데, 이 효소도 결합

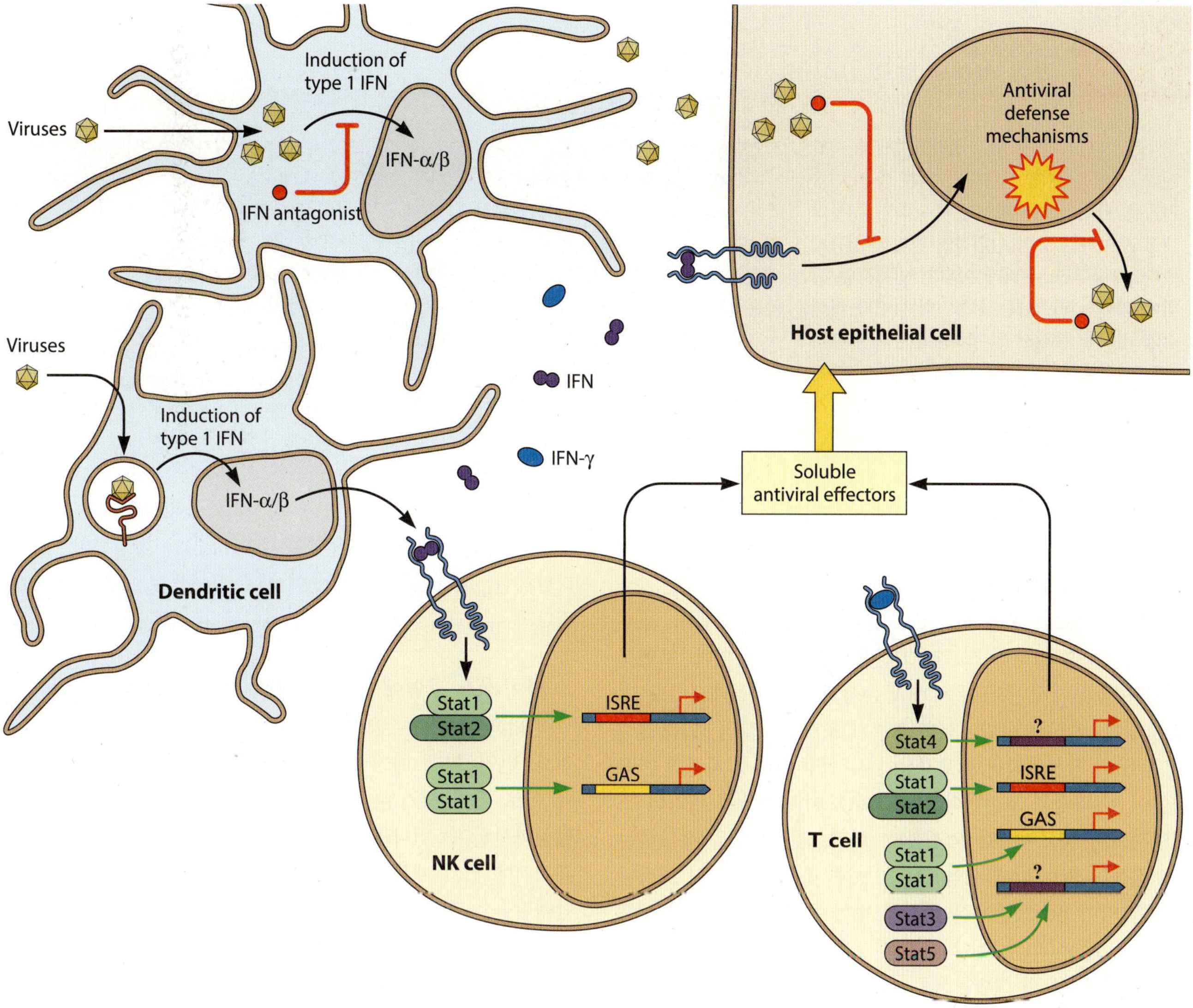

그림 3.7 바이러스에 의한 인터페론의 생성과 작용의 조절. 수지상세포를 포함하여 대부분의 세포에 존재하는 패턴인식 수용체는 세포 표면, 엔도솜, 그리고 세포질에서 바이러스 핵산과 바이러스 단백질을 감지한다. 인터페론은 이들의 내재적인 방어의 결과로서 생산된다. 분비된 인터페론은 인터페론 수용체를 발현하는 세포에 결합하고 세포의 종류에 따라 다르기도 하지만 중첩되는 신호전달과정을 활성화 시킨다. 이렇게 증폭된 신호전달 과정은 인터페론과 그 외의 항바이러스 단백질 유전자의 발현을 새로이 유도한다. 바이러스 유전자 산물들은 감염세포에서부터 반응 중인 세포까지 포함해 인터페론 반응의 대부분의 단계를 조절한다. 바이러스에 의한 이런 조절은 아직 완전히 이해되지 않은 메커니즘을 통해 사이토카인 생성과 작용의 역학관계(dynamics)를 변형시킨다. 예를 들어 수지상세포(파란색 세포질)는 바이러스 감염 또는 바이러스 감염의 부산물을 감지하여 IFN-α/β(보라색 원)와 IFN-γ(파란색 타원)를 생산한다. 그러나 바이러스 감염은 이러한 주요 방어세포의 인터페론 생성을 조절한다(빨간색 실선, 인터페론의 길항제). 수지상세포에서 생성된 인터페론은 선천면역 세포들(예, 자연살해세포[노란색 세포질])이나 T세포(노란색 세포질) 표면의 수용체에 결합하여 인터페론을 생성하거나 다른 인터페론에 의해 활성화되는 유전자들(물음표로 표시되어 있음)의 발현을 촉진한다. 자연살해세포와 T세포 작용의 조합은 수용성 항바이러스 효과물질을 생성시켜 감염된 다른 숙주세포(예, 상피세포, 오렌지색 세포질)들을 파괴하게 된다. 그러나 감염된 표적세포에서 만들어지는 바이러스 유전자 산물들은 인터페론 신호전달을 조절할 수 있거나 자연살해세포와 T세포에 의한 감염세포 인지활동을 차단할 수 있다. 결과적으로, 바이러스에 감염된 세포들은 감염세포들에서 뿐 아니라 감염에 대응하는 선천면역 및 적응면역 세포들에 의해서 생성되는 사이토카인들의 빠른 변화 스펙트럼에 노출되게 된다. Adapted from A. Garcia-Sastre and C. Biron, *Science* **312:** 879-882, 2006, with permission.

BOX 3.10 WARNING
감염 경로에 따른 차이

대부분 자연적인 감염은 점막표면에서 시작된다. 실험을 쉽게 진행하기 위해 많은 연구자들은 바이러스를 혈액에 주입하거나 복강내로 투여하는 등의 인위적인 방법을 사용해 왔다. 그렇다면, 우리가 이러한 인위적인 감염에 의해서 일어나는 선천면역 방어가 자연 감염 경로를 통해서 일어나는 반응과 유사하다고 가정할 수 있을까? 선천면역계가 결손된 동물에서의 연구결과는 이에 관한 통찰을 제시한다.

어떠한 감염경로를 사용하든지 간에 마우스는 vesicular stomatitis virus에 잘 감염되지 않는다. 그러나 PKR이 결손된 돌연변이 마우스에서는 호흡기 경로를 통할 때만 매우 높은 감염률을 나타낸다.

이러한 결과는 적어도 호흡기도에서 PKR 반응이 이 바이러스에 대한 주요한 방어 수단임을 보여준다. 바이러스 입자를 혈액이나 복강으로 주입할 때 생기는 방어는 다른 메커니즘으로 매개된다.

여기서의 교훈은 선천면역 반응에 관한 '일반화'에 대해서 경계할 필요가 있다는 것이다. 감염의 모든 경로에 대해 항상 동일한 방식으로 숙주가 방어하는 것은 아니다.

Levy, D. E. 2002. Whence interferon? Variety in the production of interferon in response to viral infectoin. *J. Exp. Med.* **195**:F15-F18.

과 동시에 활성화된다. 카스파아제 8은 외재적, 내재적 경로에서 모두 최종 효과기로 작용하는 프로카스파아제 3을 절단하여 활성화 시키게 된다.

내재적 경로는 종종 미토콘드리아 경로라고도 불리며, 내부적 발생과정뿐 아니라 스트레스 반응과도 관련이 있다. 보편적인 세포내의 개시인자로는 DNA 손상과 리보뉴클레오티드 고갈이 있다. 이러한 상황에서 세포주기 조절단백질인 p53(2권, 7장 참조)이 활성화되면 세포자살이 시작되며 Bcl-2 계열의 단백질들이 이 과정을 조절한다(그림 3.9A). 이 단백질은 마스터 조절인자로서 세포자살을 억제한다. 한편, 세포자살을 유도하는 단백질들이 Bcl-2의 활성을 조절하는데, 흥미롭게도 이 조절단백질들 역시 Bcl-2 단백질 계열에 속하는 멤버들이다. 항-세포자살(anti-apoptotic) Bcl-2 단백질이 BH3 도메인만을 갖는 단백질에 차별적으로 결합함으로써 조직 특이적인 조절과 스트레스 특이적인 반응을 이끌어 낼 수 있다(그림 3.9A).

평상시에는 세포자살이 잘 통제되고 있는 이유는 항-세포자살 Bcl-2 계열 인자인 Bcl-xL과 Mcl-1 단백질 등이 세포자살을 촉진하는 Bax와 Bak 단백질을 미토콘드리아로 이동하지 못하도록 막고 있기 때문이다. 만일 Bax나 Bak 단백질이 미토콘드리아 막으로 이동하게 되면, 막투과성이 증가하여 미토콘드리아 내부의 시토크롬(cytochrome) c가 세포질로 빠져 나오게 된다. 세포질로 나온 시토크롬 c는 세포단백질(Apaf-1)과 결합하여 dATP나 ATP의 존재 하에 소중합체(oligomer)를 형성한다. 이 소중합체가 프로카스파아제 9에 결합하여 절단하면, 곧 이어서 프로카스파아제 3도 활성화된다. 외재적 신호전달 경로와 내재적 신호전달 경로가 다른 방식으로 만나기도 한다. 예를 들면, 외재적 경로가 활성화되면 성숙한 카스파아제 8이 세포자살을 유도하는 Bid 단백질을 절단하고, *Bid*가 미토콘드리아로 이동하면 내재적인 경로를 활성화시키게 된다. 내재적 신호전달이 이처럼 외재적 신호전달을 증폭시키는 데 기여한다는 증거는 많다.

초기 신호가 어디에서 왔는지 관계없이 일단 카스파아제 3이 활성화 되면, 최종결과는 항상 동일하다: 세포와 세포소기관이 분해되고, 소포 및 막으로 싸인 수포(bleb)를 형성하며, 포스파티딜세린(phosphatidylserine)이 세포 표면으로 노출되고, DNA 절단과 뉴클레오솜의 분절화가 나타난다(그림 3.8A).

바이러스 감염에 대한 방어로서의 세포자살

비리온은 세포 수용체에 결합하고 바이러스 증식은 숙주의 전사, 번역, 복제 메커니즘의 전체 또는 일부를 사용하기 때문에 이로 인해 생기는 다양한 신호들이 외재적, 내재적 경로를 활성화시킬 수 있다(Box 3.11). 많은 감염에서는 표적세포들이 휴지기에 있기 때문에 감염 바이러스에게 필요한 많은 효소와 단백질들을 제공할 수가 없다. 따라서 바이러스 단백질들은 감염세포가 휴지기를 벗어나도록 유도하는데, 이러한 비정상적인 과정에서 세포주기 확인점(checkpoint) 단백질들이 반응하여 세포자살로 이끌게 된다. 보통은 감염초기에 생성되는 바이러스의 초기단백질(예, adenovirus E1A 또는 simian virus 40의 대형 T 항원)들이 세포주기를 활성화시킨다. 대부분의 바이러스 감염이 세포자살을 유도한다는 사실은 당연하게 보인다. 따라서 세포에 감염한 바이러스는 자손바이러스를 생산하기에 충분한 시간 동안 살아남기 위하여 자신들에게 치명적일 수 있는 세포자살 과정을 조절하는 유전자 산물을 만든다.

세포자살을 억제하는 바이러스 유전자 산물들

바이러스 단백질들이 세포자살을 조절할 수 있다는 발견은 정상세포에서의 복잡한 경로들과 이들 간의 조절 네트워크를 자세하게 이해하는 데 매우 중요한 기여를 했다. 이미 언급한 바와 같이, 평상시 세포자살은 세포자살 억제인자(inhibitors of apoptosis; IAPs)라고 불리는 단백질들에 의해 잘 통제되고 있다. 1993년 Lois Miller와 공동연구자들은 baculovirus 유전체에서 IAP의 원형이 되는 유전자를 밝혀냈다. 이 중요한 발견을 통해 효모, 선충류, 초파리, 그리고 인간에 이르기까지 세포내 유

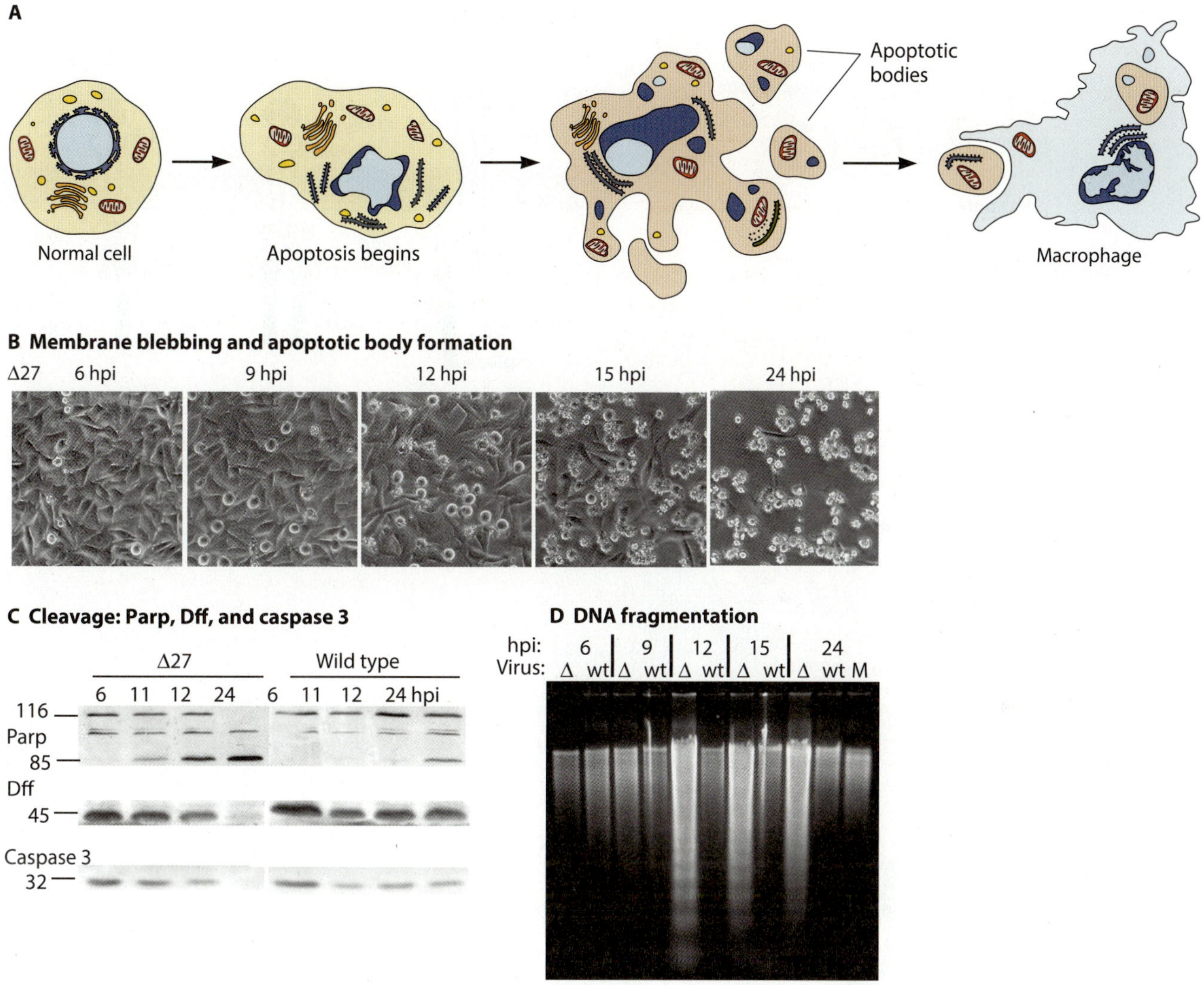

그림 3.8 세포자살, 예정세포사의 진행과정. **(A)** 세포자살에서는 구조적 측면에서 몇 가지 뚜렷한 변화가 일어나는 것이 관찰된다. 정상세포는 왼쪽에 나타나 있다. 예정세포사가 개시되는 두 번째 세포 그림에서 나타나듯이, 첫째로 염색질이 응축되고 나눠진 분절 형태로 핵막 주변에 축적(핵 가장자리에 짙은 파란색 그림자로 표시)되는 현상이다. 세포질 역시 응축되고 세포나 핵막의 윤곽이 현격한 변화를 겪게 된다. 이 반응은 매우 신속하게 진행된다: 불과 몇 분 안에 세 번째 그림처럼 핵의 분절화와 세포 표면이 둘둘 말려 생긴 특징적 "수포(bleb)"가 늘어진 돌기 모양을 띤다. 이 수포들은 죽어가는 세포에서 떨어져 나오는데, 이를 세포자살소체(apoptotic bodies)라고 부르며 대식세포(오른쪽에 있는 세포)가 이 소체를 포식하여 분해시킨다. Adapted from J.A. Levy, *HIV and the Pathogenesis of AIDS*, 2nd ed. (ASM press, Washington, DC, 1998), with permission. **(B)** Herpes simplex virus 1형에 감염된 인체 상피세포의 세포자살. Herpes simplex virus 1형이 감염되면 세포자살이 유도되지만, 감염된 세포의 단백질 생합성이 세포사멸을 막아준다. 바이러스의 즉시초기 단백질인 ICP27은 이러한 억제 작용에 관여하는 바이러스 단백질 중 하나다. ICP27 유전자를 제거한 돌연변이 바이러스(Δ27)에 의한 감염도 세포자살을 촉발하지만 세포사멸은 막지 못한다. Δ27 바이러스에 감염된 인체 상피세포의 위상차현미경 사진이 나타나 있다. 세포자살의 특징인 막의 수포화 현상(blebbing)과 세포자살소체의 형성은 감염 후 시간이 지날수록 점점 증가하였다. hpi, hours postinfection (감염후 시간). **(C)** 세 가지 단백질의 절단공정을 통해 살펴본 감염 후의 세포자살 유도: DNA 분절인자(DNA fragmentation factor, Dff), 폴리(ADP-리보오스) 중합효소(PARP), 카스파아제 3. 이 단백질들은 특이적 항체를 이용하여 확인되었다. 116-kDa 크기의 PARP가 절단되면 85-kDa 크기의 단백질이 생긴다. 세포자살의 유도에 따라 Dff (45-kDa) 및 카스파아제 3 (32 kDa) 등이 절단되면 특이항체라도 이 절단된 단백질 모양을 인지할 수 없게 된다. **(D)** 감염 후 DNA 분절화 현상. 짧은 DNA 분절들이 전기영동 겔에서 사다리처럼 펼쳐지며 이는 세포자살에서 잘 나타나는 현상이다. 야생형 herpes simplex virus 1형이나 Δ27 바이러스에 감염된 세포에서 감염시간의 추이에 따라 나타나는 DNA 사다리들을 볼 수 있다. Reprinted from M. Aubert and J.A. Blaho, *Microbes Infect.* **3**: 859-866, 2001, with permission.

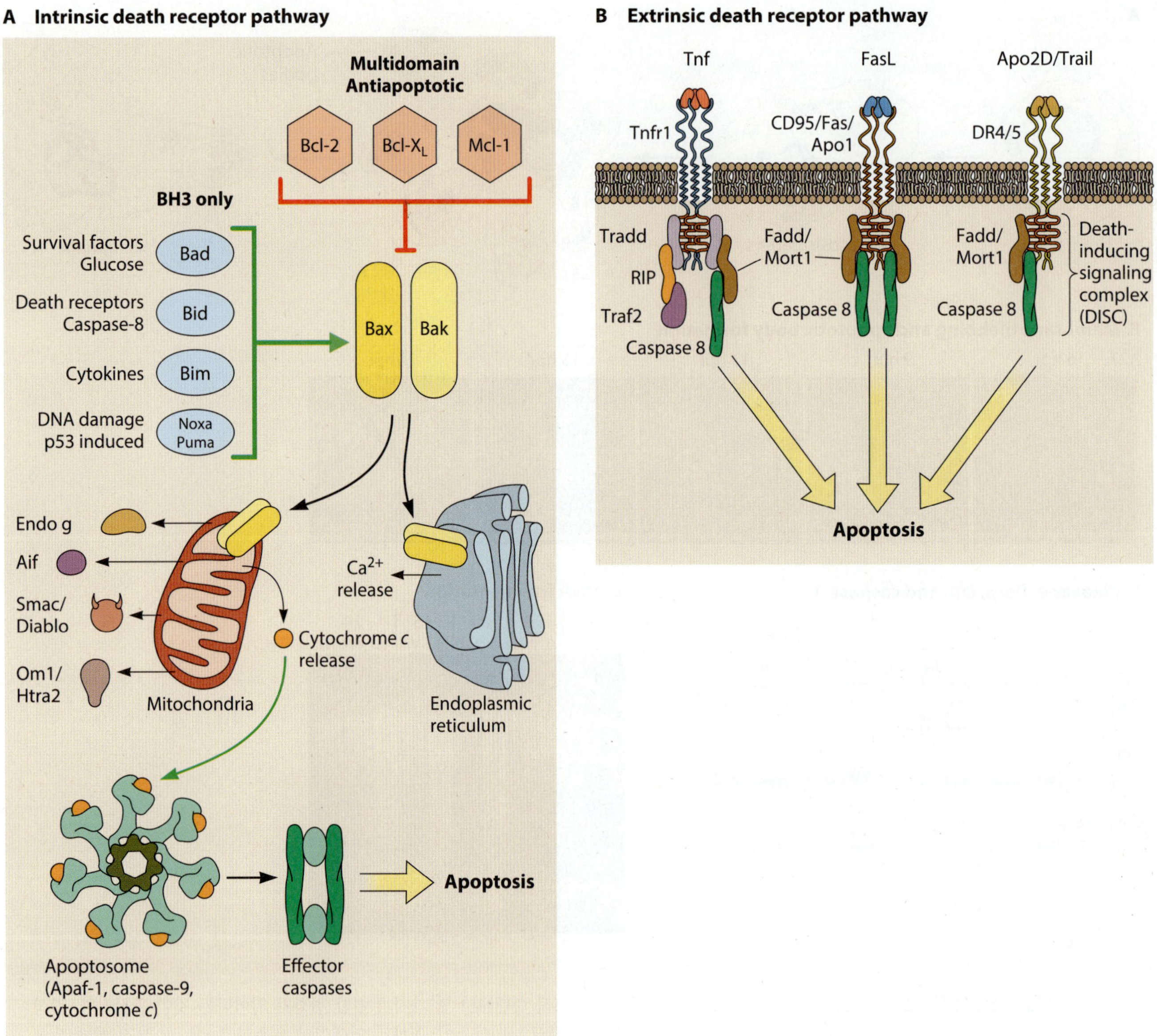

그림 3.9 세포자살의 신호경로. **(A)** 세포자살의 진행과정은 Bcl-2 계열의 단백질에 의해서 조절된다. 이들 중 핵심적인 항-세포자살 조절인자는 Bcl-2, Bcl-X_L, Mcl-1 (분홍색 육각형) 등이다. 이 단백질들은 Bax와 BAk (세포자살 유도인자 [노란색]) 등이 미토콘드리아나 소포체 막으로 이동, 조립되면서 각각 시토크롬 *c*와 칼슘의 유출을 일으킨다. 그림에서처럼, Bax/Bak의 작용에 의해 다양한 다른 단백질들도 미토콘드리아에서 방출된다. 다른 종류의 Bcl-2 단백질 분자들에 결합하는 4종류의 Bcl-2 계열 조절단백질들도 그림 왼쪽 위에 표시하였다(파란색 타원). 이 4종류 단백질은 생존이 위협받거나(Bad), 외재적 경로가 활성화되거나(Bid), 특정 사이토카인이 생성되거나(Bim), DNA 손상이 감지되어 p53의 유도되는(Noxa와 Puma) 등의 조건에 따라 특이적으로 작용한다. APAF-1, 카스파아제 9와 시토크롬 *c* 분자들이 연결된 소중합체(oligomer)는 다시 아포토좀(apoptosome)이라고 부르는 거대한 복합체를 형성하는데, 이 복합체가 카스파아제 효과분자들을 활성화시켜 세포자살의 특징적 현상들이 드러나게 된다. **(B)** 세포 외부로부터 신호를 받는 죽음수용체(death receptors)와 세포사-유발 신호전달 복합체(death-inducing signaling complex). 세포 표면에서 신호를 받아 세포자살 경로를 유도할 수 있는 세 가지의 주요 수용체들을 나타내었다: TNF 수용체, Fas 리간드 수용체(CD95), 그리고 Apo2/Trail 수용체(DR4/5). 이 수용체들이 적합한 리간드와 결합하면, 이 단백질 복합체의 세포질 쪽 도메인은 세포사-유발 신호전달 복합체(death-inducing signaling complex, DISC) 조립에 필요한 스캐폴드(scaffold)를 형성한다. 이 복합체 구성에 중요한 세포질 단백질들을 나타내었다. 카스파아제 8이 이 복합체에 결합하면 곧 활성화되어 세포자살 경로를 출발하게 된다. Adapted from N. Danial and S. Korsmeyer, *Cell* **116:** 205-219, 2004, with permission.

BOX 3.11 BACKGROUND

바이러스 감염이 세포자살 경로를 방해하는 다양한 방법

세포 표면에서.

비리온이 세포 표면의 수용체에 결합한 후 세포자살을 유발하는 사이토카인들을 생성

막융합이나 수용체-매개 세포내 섭취작용을 통한 비리온의 세포질 침투 때문에 발생하는 세포막 투과성 및 구성성분의 변화

세포질에서.

대사 억제제의 생성(예, 숙주의 번역 정지)

세포골격의 변화(예, 액틴 미세섬유의 파괴)

신호전달 경로의 차단(예, 죽음도메인[death domain] 단백질과 인산화효소- 및 탈인산화효소-결합 단백질들)

핵내에서.

DNA의 분해 및 손상

유전자 발현의 변화(예, 열충격[heat shock] 유전자의 발현 증가)

세포주기의 차단(예, p53 또는 pRb의 불활성화)

Hay, S., and G. Kannourakis. 2002. A time to kill: viral manipulation of the cell death program. *J. Gen. Virol.* **83**:1547-1564.

Miller, L. K., and E. White (ed.). 1998. Apoptosis in viral infections, *Semin. Virol.* **8**:443-523.

사체가 밝혀지게 되었다. 세포자살을 억제할 수 없는 돌연변이 바이러스들이 감염된 숙주세포에서는 숙주 DNA가 불안정하고 세포도 너무 빨리 용해되어 결과적으로 자손바이러스의 생산량이 줄면서 크기가 작은 플라크(plaques)가 형성되었다. 그 이후로 세포자살을 조절하거나 차단하는 바이러스 단백질 인자들이 많이 발견되었다(표 3.10).

놀랍게도, human cytomegalovirus는 세포자살을 촉진하는 미토콘드리아 단백질 복합체에 결합하여 세포자살을 억제하는 2.7-kb 길이의 비번역 RNA(β2.7)을 다량으로 생산한다. 세포자살을 차단할 뿐 아니라 미토콘드리아의 기능을 유지시켜 세포가 너무 빨리 죽지 않게 한다. 이를 통해 미토콘드리아 막전위도 유지되면서 각종 대사에 필요한 ATP도 계속 얻을 수 있다. 이외에도 얼마나 많은 종류의 바이러스 RNA가 세포자살 억제제로 작용할지 기대된다.

세포자살은 감시세포의 모니터를 받는다

수지상세포나 대식세포와 같이 특화된 포식세포들은 살아 있는 대부분의 조직을 모니터한다(제I권의 4장 참조). 기동성이 있는 대식세포들은 더 광범위한 면역반응을 활성화시킬 뿐 아니라 초기방어에서도 매우 중요하게 작용한다. 이 세포들은 주로 세포 찌꺼기나 죽어가는 세포에서 누출되는 단백질을 포식하여 정보를 수집하기 때문에 이들을 **감시세포(sentinel cells)**이라고 부른다. 이런 감시세포들은 국소 림프절로 이동하여 그들이 포식하고 가공한 펩티드 항원을 적응면역계의 림프세포(특히 T세포)에 제시한다. 이러한 세포-세포 소통은 말초조직에서 세포사를 일으키는 공격의 속성에 관해 T세포에게 알려주며, T세포로 하여금 이에 적절히 대응할 수 있도록 돕는다. 감시세포들은 손상되어 죽어가는 세포들뿐 아니라 근처에서 바이러스에 감염된 세포가 있으면 세포자살을 유도하는 사이토카

표 3.10 세포자살[a]에 대한 바이러스성 조절인자 일부

세포성 표적	바이러스	유전자	기능
Bcl-2	Adenovirus	E1B 19K	Bcl-2 상동체
	Epstein-Barr virus	LMP-1	Bcl-2 합성 증진; CD40/Tnf 수용체 신호전달 모방
카스파아제	Adenovirus	14.7K	카스파아제 8 불활성화
세포주기	Hepatitis B virus	pX	p53-매개 세포자살 차단
	Human papilloma virus	E6	p53 분해 유발
	Simian virus 40	대형 T	p53 결합과 불활성화
Fas/TNF 수용체	Adenovirus	E3 10.4/14.5K	Fas의 세포 내재화
	Cowpox	CrmB	Tnf 및 LT-α 중화
	Myxoma virus	MT-2	Tnf 수용체 상동체 분비
vFLIPs; DED 박스-소유 단백질	Human herpesvirus 8	K13	죽음(death)수용체에 의한 카스파아제의 활성화 차단
산화성 스트레스	Molluscum contagiosum virus	MC066L	UV- 및 퍼옥사이드-유도 세포자살 억제; 사람의 글루타치온 페록시다아제와 상동체
전사	Huma cytomegalovirus	IE1, IE2	Tnf-α는 억제하지만 UV-유도 세포자살은 억제하지 못함

[a]Data from D. Tortorella. B. Gcwurz, M. Furman, D. Schust, and H. Plough, *Annu. Rev. Immunol.* **18**:861-926, 2000: S. Redpalh, A. Angulo. N. Gascoigne, and P. Ghazal. *Annu. Rev. Microbiol* **55**:531-560, 2001: S. Hay and G. Kannourakis, *J. Gen. Virol.* **83**:1547-1564, 2002.

인을 생성한다. 예를 들면, TNF-α는 TNF 수용체(또는 'death receptor'라고 불림)에 결합하여 세포자살을 유도할 수 있는 사이토카인이다(그림 3.9B).

분자생물학에서 흥미로운 반전 하나는 vaccinia virus의 외피막이 죽어가는 세포의 막에서 유래되었다는 것이다. 이 막에는 포스파티딜세린을 포함하는 세포자살의 세포 표지(marker)가 포함되어 있다. 이러한 인지질은 보통 포식세포의 표면에 있는 수용체에 결합되는데 이 수용체는 죽어가는 세포의 파괴나 세포 찌꺼기의 세포내 섭취작용을 개시할 수 있다. 세포자살 중에 나타나는 인지질로 표지된 외피막을 가진 vaccina virus 입자들이 감수성이 있는 세포의 표면에 결합하게 될 때, 평소에는 세포자살로 인한 세포 찌꺼기를 포식할 때 나타나는 세포내 섭취작용이 바이러스 입자에 대해 촉진되면서 성공적인 세포내 진입이 가능해진다(트로이의 목마를 모방하는 바이러스의 작용의 예).

바이러스에게 적대적인 세포질: 다른 내재적 방어체계들

여러 생물계에서 진화적으로 보존이 잘된 적어도 5 종류의 세포반응이 바이러스에 대항한다. **자식작용(autophagy)**, 후성유전학적 억제(epigenetic silencing), RNA 억제(RNA silencing), 사이토신의 탈아미노화(cytosine deamination), Trim(Tripartitie Interaction Motif) 단백질의 억제 등이 이에 속한다. 처음 네 가지는 감염에 의해 활성화되는 일반적인 방어체계로 작용하는 반면, Trim 단백질은 retrovirus에 대해서만 작용한다. 또한, 이러한 메커니즘은 (감염에 의해 유도되는 것이 아닌) 항상 작동하는 것으로서 몇몇 세포에서만 발견이 된다.

자식작용

세포들은 리소좀(lysosome)과 결합하는 특이한 막구조물을 형성함으로써 자신의 내용물들을 분해하도록 유도할 수 있다. 이 과정을 자식작용(autophagy)라고 부르며 영양분 결핍이나 바이러스 감염과 같은 스트레스에 의해 유발된다. 많은 바이러스의 감염은 내재적 방어를 촉진하는 물질대사 스트레스 상태를 유발한다. 스트레스로 인해 단백질 번역과정에 변화가 일어나는 것은 부분적으로는 eIF2α 키나아제의 활동과 연관된 것이다. 인산화된 eIF2α가 자식작용을 일으키고, 이 작용이 세포질 내의 비리온이나 다른 바이러스 구성인자를 포획하여 분해한다는 가설이 제안되었다. 두 가지의 증거가 이 가설을 지지하는데, 첫 번째는 자식작용이 유도되면 바이러스 증식이 차단된다는 것이다. 예를 들면, 신경세포에서의 Sindbis virus 복제는 자식작용이 시작되면서 억제된다. 두 번째는 몇몇 바이러스의 유전체는 자식작용을 적극적으로 차단하는 유전자 산물을 만든다는 것이다. 예를 들어 herpes simplex virus 감염은 PKR이 매개하는 자식작용을 일시적으로 활성화시키지만, 바이러스 단백질(ICP34.5) 이 eIF2α의 인산화를 역전시켜 탈인산화된 eIF2α로 바꾸면 자식작용이 방해를 받는다. 또한, 이 단백질은 포유동물세포의 자식작용 단백질인 '베클린 1(beclin1)'에 결합하여 기능을 억제하기도 한다. 베클린 1 단백질과 결합하는 이 상호작용은 HSV의 신경 독성에 필수적이다.

자식작용은 세포질에 존재하는 바이러스성 핵산을 붙잡아 TLR(toll-like receptor)을 갖고 있는 세포내 구획으로 전달해주어 침입한 바이러스를 초기에 감지하는 데도 중요한 역할을 담당한다. 따라서 자식작용은 바이러스로 인해 일어나는 스트레스 반응을 바이러스성 핵산을 감지하는 분자(예, 세포질의 RigI/Mda5; 그리고 엔도솜 수용체인 TLR3, TLR7, TLR8, TLR9)들과 연결시키는 작용을 할 것으로 생각된다.

후성유전학적 억제

후성유전학적 억제(epigenetic silencing)는 핵에서 복제하는 DNA 바이러스에 대항하는 내재적 방어이다. 핵으로 진입함과 동시에 외래 DNA 분자들은 전사가 억제된 염색질(chromatin) 구조로 빠르게 전환된다. 이 전사억제 현상은 DNA 메틸화나 히스톤 탈아세틸화(histone deacetylation)와 같은 염색질 변형 때문이다. 이러한 변형은 여러번의 세포분열주기를 지나며 오랫동안 지속될 수 있다. 핵내 단백질들이 유기적으로 복합체를 이룬 **PML 소체**가 이 억제작용을 매개할 것으로 보인다. 인터페론은 PML 소체의 주요한 구성 성분인 PML 단백질("Promyelocytic leukemia proteins" 위의 내용 참조)의 합성을 증가시키는데 이를 포함한 여러 이유를 근거로 PML 소체가 내재적인 항바이러스 작용에 중요하게 작용할 것으로 생각된다. 물론 후생유전학적 억제에 대응하는 바이러스 인자도 밝혀졌다. 예를 들면, human cytomegalovirus의 pp71 단백질은 히스톤 탈아세틸화효소와 상호작용하는 숙주단백질 Daxx에 결합하여 전사억제를 풀어준다. PML에 붙잡혀 전반적으로 억제된 DNA는 herpes simplex virus 1형의 ICP0 단백질에 의해 풀린다. ICP0 단백질은 PML 소체에 축적되어 소체를 구성하고 있는 다른 단백질들이 프로테아솜(proteasome)에 의해 분해되도록 촉진한다. Human cytomegalovirus의 IE1 단백질, Epstein-Barr virus의 EBNA5 단백질, 그리고 adenovirus E4 ORF4 단백질 모두가 PML 단백질의 세포내 분포와 합성에 영향을 미친다. DNA와 PML 소체 구성성분이 결합하는 방식이나 전사를 억제하는 메커니즘에 대해서는 활발한 연구가 진행 중이다.

후성유전학적 억제는 다양한 방식으로 나타나는데, 레트로바이러스 벡터를 이용한 유전자 전달 실험을 하다보면 전달하고자 하는 유전자가 거의 또는 완전히 발현이 되지 않는 경우가 종종 있다. 숙주 유전체에 삽입된 retrovirus DNA는 배아나 성체 줄기세포에서 주로 나타나는 가역적인 후성유전학적 억제의 영향을 받게 되기 때문이다. 히스톤 탈아세틸화효소는 감염후 새로 삽입된 프로바이러스 DNA와 신속하게 결합하여 바이러스 전사를 억제하는 데 작용한다(제I권의 8장과 9장).

RNA 억제

RNA 억제(silencing)는 특정 염기서열을 인지하여 RNA을 분해하는 메커니즘으로서 다양한 식물과 동물에서 모두 발견되는 현상이다. 이는 진핵세포의 진화 초기에 발달한 외래 핵산의 감지 및 파괴 전략일 것으로 추정된다. RNA 억제는 예쁜꼬마선충(*Caenorhabditis elegans*)에서 최초로 발견되었고 이어서 곰팡이, 곤충, 그리고 조류(algae)에서 발견된 RNA 간섭(RNA interference, RNAi)이라는 현상과 관련이 있다(제I권의 10장).

식물, 곤충, 어류 및 인간의 병원체를 포함하는 많은 바이러스 유전체에서 RNAi에 대한 억제제를 만들기 때문에, 항바이러스 방어로 작용하는 RNA 간섭에 대해서 점점 더 많은 내용이 밝혀지고 있다. 이러한 많은 억제제들은 RNA-결합 단백질로서 siRNA(small interfering RNA, 소형 간섭 RNA) 분자에 더 잘 결합하는 것은 아니다(표 3.11). 다른 억제제들은 이러한 RNA들에 결합하여 반응이 일어나지 않도록 격리시키거나, 생성을 억제하거나 혹은 RNAi 증폭과정에 영향을 준다. 또 다른 메커니즘을 가진 억제제들도 곧 발견될 것이다.

RNA 간섭은 실험실에서 수행하는 바이러스 증식뿐 아니라 세포 유전자의 발현을 차단하는 일상적인 방법으로서 사용되고 있다. 일부 연구자들은 이러한 내재적인 방어반응이 특이성이 높고 효능이 좋은 항바이러스 약물을 개발하는 데 활용될 수 있을 것으로 기대한다(9장 참조).

앞에서 말한 바와 같이, 세포의 miRNA 분자들은 인터페론 작용으로 유도되어 항바이러스 효과에 중요한 역할을 담당한다. 더욱 흥미로운 연구 결과는 miRNA가 DNA 바이러스 유전체에도 존재한다는 사실이다(제I권의 10장 참조). Human cytomegalovirus 감염세포에서는 바이러스 miRNA가 MHC I 단백질의 폴리펩티드 서열 B(MicB) 발현을 감소시킨다. 이렇게 되면 결과적으로 자연살해세포의 감염세포 살상능력이 낮아지게 된다. 비슷한 예로서 human herpesvirus 8형이 만드는 miRNA는 B세포 발달에 중요하게 작용하는 숙주 miRNA-155의 모방품이다. 이러한 바이러스 miRNA들이 바이러스의 림프종형성 과정에 기여할 가능성도 있다. 바이러스 유전자 산물과 숙주 miRNA 방어체계 사이의 상호작용은 이제 많은 DNA 바이러스와 RNA 바이러스에서 발견되고 있다.

시토신 탈아미노화 (Apobec [Apolipoprotein B Editing Complex])

모든 포유동물의 유전체는 *apobec3* 유전자를 갖고 있다. Apobec 계열의 단백질은 숙주 유전자의 RNA 편집(editing)을 비롯해 다양한 역할을 담당한다(6장). Apobec3 계열의 몇몇 단백질은 인터페론 작용으로 유도되며 비리온에 함께 포장(packaging)되는 내재적 항바이러스 단백질이다. 감염 후에는 이처럼 함께 포장되었던 세포 효소들이 바이러스 유전체의 역전사과정에 영향을 주고 이로 인해 새로 복제되는 바이러스 DNA가 분해되게 된다. 바이러스의 역전사효소(reverse transcriptase)가 바이러스 RNA를 DNA로 복사할 때, Apobec 단백질은 첫 역전사반응으로 생성되는 음성가닥의 ssDNA를 탈아미노화(deamination)시킨다. 이 효소가 음성가닥의 C를 U로 바꾸기 때문에 탈아미노화된 음성가닥이 복제될 때는 U가 A와 짝을 이루게 되어 결과적으로 양성가닥에서는 G가 A로 바뀌게 된다. 따라서 새로 만들어진 프로바이러스 유전체에는 GC 결합이 AT 결합으로 전환되는 특정 돌연변이가 생긴다. 그러나 탈아미노화 반응은 두 가지 결과를 초래한다: 첫째, DNA에 U가 들어가 있어 우라실-DNA 글리코시드가수분해효소(uracil DNA glycosidase)의 공격을 받게 된다. 이 공격으로 인해 염기가 사라진 DNA 가닥을 내부핵산분해효소(endonuclease)가 잘라버린다. 만일 U가 포함된 DNA가 복제되거나 숙주 유전체에 삽입된다면, 감염성을 갖춘 자손바이러스가 생성될 수 없다. 예를 들어, 모든 트립토판 코돈(TGG)는 종결코돈(TAA)로 바뀌게 된다. 어떤 레트로바이러스학자는 Apobec을 강력한 탈아미노화 무기(WMD; weapon of mass deamination)라고 명명하기도 했다.

Apobec은 이 효소가 비리온에 함께 포장되는 retrovirus들에게 매우 치명적으로 작용한다. 그러나 human immunodeficiency virus(HIV)는 Vif 단백질을 생산함으로써 이 치명적인 방어에 대항한다. Vif는 숙주의 Apobec 및 유비퀴틴 연결효소(ligase)에 결합하여 Apobec의 유비퀴틴화를 촉진시키며 프로테오솜에 의한 Apobec의 분해를 유도한다.

Trim(Tripartitie Interaction Motif) 단백질

내재적 방어 단백질 중 세포가 특정 retrovirus들에 감염되는 것을 막는 독특한 계열의 인자가 있다(6장 참조). 이 인자의 유전자들은 다양한 종에서 독립적으로 진화하여 지역-특이적인 retrovirus의 감염을 막아 왔다는 가설이 제안되었다. 이 인자들

표 3.11 RNA 간섭을 억제하는 바이러스 유전자 산물의 일부 목록

바이러스	유전자 산물	메커니즘
Human adenovirus type 5	VA-RNA I and VA-RNA II[a]	Competition for binding to exoportin-5 and Dicer
Ebola virus	VP35 protein	Binding to dsRNA
Influenza A virus	NSI protein	Binding to dsRNA
Vaccinia virus	E3L protein	Binding to dsRNA
Human immunodeficiency virus type 5	Tat	Inhibition of Dicer?

[a]Both RNAs are cleavedby Dicer, and the products are incorporated into RNA-induced silencing complexes.

은 정상세포에 존재하며 그중 일부는 감염의 "제한(restriction)" 또는 "배제(exclusion)"이라는 과정의 매개체로 인식된지 오래이다. 척추동물의 유전체에 다수의 retrovirus 프로바이러스가 남아 있는 것을 보면 우리와 retorvirus들이 수백만 년 동안 함께 해 왔음을 알 수 있다. 어떤 종류의 세포는 기능적인 수용체를 가지고 있음에도 불구하고 retrovirus 감염에 꽤 저항성을 가지고 있다고 알려져 있다. HIV는 모든 세포가 아니라 일부 세포 종류에만 감염이 한정되어 있다는 것도 최근 알려졌다. 따라서 AIDS 대유행을 막는 새로운 메커니즘을 찾으리라는 희망과 함께 이와 같은 구성적 억제제(constitutive inhibitor)들을 찾기 위한 노력을 경주하고 있다.

알려진 실재는 단순하다: 구대륙 원숭이(Old World monkey)에서는 HIV-1형이 증식하지 못하지만 비리온의 진입은 가능하다. 감염은 진입단계 후에 일어나는 역전사반응 전에 즉시 차단된다. 프로바이러스 DNA가 생성되지 않으며 부전감염(abortive infection)에 그친다. 구대륙 원숭이의 일종인 rhesus macaque의 cDNA 라이브러리를 HIV 허용성(permissive) 세포에 도입시켜 바이러스 복제를 차단하는 우성음성(dominant negative) 유전자를 동정해 낼 수 있었다. HIV의 복제를 차단하는 인자는 rhesus macaque의 Trim5α 단백질이다. Trim은 "tripartitie interaction motif"의 약자다. 여기서 중요한 것은 인간의 Trim5α는 HIV의 복제를 억제하지 못한다는 사실이다. 만일 인간이 rhesus macaque Trim 단백질 유전자를 가지고 있었다면 오늘날 AIDS와 같은 치명적 대유행이 창궐하지는 않았을 것이다.

Rhesus macaque의 Trim5α는 여러 retrovirus 종류 중에서도 HIV의 캡시드 단백질 만을 표적으로 삼는다. Rhesus 세포에서 siRNA을 사용하여 이 단백질의 합성을 저하시켰을 때, HIV 감염에 대한 차단작용이 완화되었지만 murine leukemia virus 감염에는 영향이 없었다. Trim5α는 특정 retrovirus 캡시드 단백질에 결합하여 순차적으로 일어나는 탈피과정을 중단시켜 감염을 막는 것으로 보인다. Trim5α은 유비퀴틴 연결효소(ligase)로서 캡시드의 유비퀴틴화를 높여 프로테아솜에 의한 단백질 분해를 촉진시킨다. 인터페론을 처리할 경우에는 인간과 rhesus 세포 모두에서 Trim5α mRNA의 생성이 증가한다.

Retrovirus 캡시드가 내재적 방어의 표적이라는 아이디어는 새로운 것은 아니지만, 뒷받침이 될 증거를 모으는 데는 시간이 걸렸다. 마우스 retrovirus에 대한 숙주제한인자(host restriction factor)는 알려진지가 30년도 넘었다. Retrovirus 복제의 초기단계를 차단하는 첫 번째 예는 murine leukemia retrovirus의 Friend 주(strain) 감염연구에서 FV1(Friend virus susceptibility)라고 불리는 유전자가 밝혀졌다. FV1 단백질은 역전사 직후에 murine leukemia virus의 복제를 차단한다. 중요한 점은 숙주의 Fv1 작용이 바이러스 캡시드 단백질을 억제하는 데 있다는 것이다. 바이러스 캡시드 110번째 아미노산 잔기 하나가 Fv1에 대한 감수성을 결정한다. 놀랍게도 마우스 Fv1 유전자는 마우스 유전체에 남아있는 내생적(endogenous) retrovirus의 캡시드 유전자로 밝혀졌다! Fv1의 작용 메커니즘은 분명하지 않지만, 감염을 제한하는 특성이 세포내로 침입하는 바이러스 캡시드 단백질과의 특이적인 상호작용에 달려 있다는 건 분명해 보인다. 이러한 발견은 내생적 retrovirus 유전자의 발현이 또 다른 retrovirus의 잠재적인 감염에 대응하는 수단으로 사용되는 "(자연)선택(selection)"의 놀라운 예라고 할 수 있다.

전망

우리 삶의 매 순간마다 엄청나게 많은 수의 바이러스 입자를 만나고 있다. 우리의 물리적, 화학적, 생물학적 방어체계는 대부분의 바이러스들이 아무런 영향을 미치지 못하도록 한다. 그럼에도 불구하고 필연적으로 우리 모두는 살아가는 동안 많은 바이러스 감염을 경험하게 된다. 분명한 것은 우리의 방어 메커니즘이 매우 강력한데도 불구하고 바이러스에 의한 공략이 가능하다는 것이다. 모든 숙주의 방어에는 바이러스의 대응전략이 존재한다.

감염이 성공적일지 혹은 그렇지 못할지는 감염 초기의 확률적 사건들과 관련이 있지만 이를 아직 잘 이해하지는 못하고 있다. 예를 들면, 한 개의 바이러스 입자에 의한 감염의 확률, 세포가 감염을 감지하고 대응할 확률, 또는 감시세포들이 세포 하나가 감염되어 생성된 산물을 감지할 확률 등에 대한 정보는 거의 가지고 있지 않다. 세포배양을 통해 얻은 정보들을 실험동물 모델이나 인체 감염에 적용하여 해석하는 데에는 아직도 많은 어려움이 있다. 그럼에도 불구하고 그 동안의 지식을 바탕으로 우리는 감염초기의 수분~수시간 내에 일어나는 숙주와 바이러스의 상호작용에 관한 몇 가지 원리를 도출해 낼 수 있다.

첫째, 모든 감염들은 하나의 세포에서 시작된다. 많은 세포들이 한꺼번에 동시에 감염될 수도 있지만, 각각의 세포가 어떤 식으로 반응하는지가 감염의 과정을 결정한다. 만일, 감염이 세포의 자생적인 방어(내재적 방어)에 의해 차단되면, 이차적인 선천면역과 삼차적인 적응면역 반응은 활성화되지 않을 것이다. 만일 감염이 이 단계에서 중단되지 않는다면, 비교적 소수의 감염세포에서 일어나는 반응들이 그 다음 이벤트를 결정한다.

둘째, 모든 세포는 세포 표면이나 세포 내에 존재하는 미생물 단백질과 핵산에 결합할 수 있는 수용체를 가지고 있다. 이러한 패턴인식 수용체에 적절한 리간드가 결합하면 강력한 분비형 단백질인 사이토카인의 생산을 개시한다. 사이토카인들은 감염된 하나의 세포에서 유래하는 주요 방어 매개체들이다. 이 사이토카인의 수용체들과 수용체를 발현하는 세포들은 적절한 일련의 효과기 활성을 일으키는 통합적 네트워크를 구성하며 이는 곧 감염에 대한 각 숙주의 반응특성으로 나타난다(그림 3.10).

셋째, 이러한 감염초기 반응들은 일관성이 없다. 각 세포들은 특정 사이토카인에 대한 생산량이 동일하지 않고, 또 같은 종류

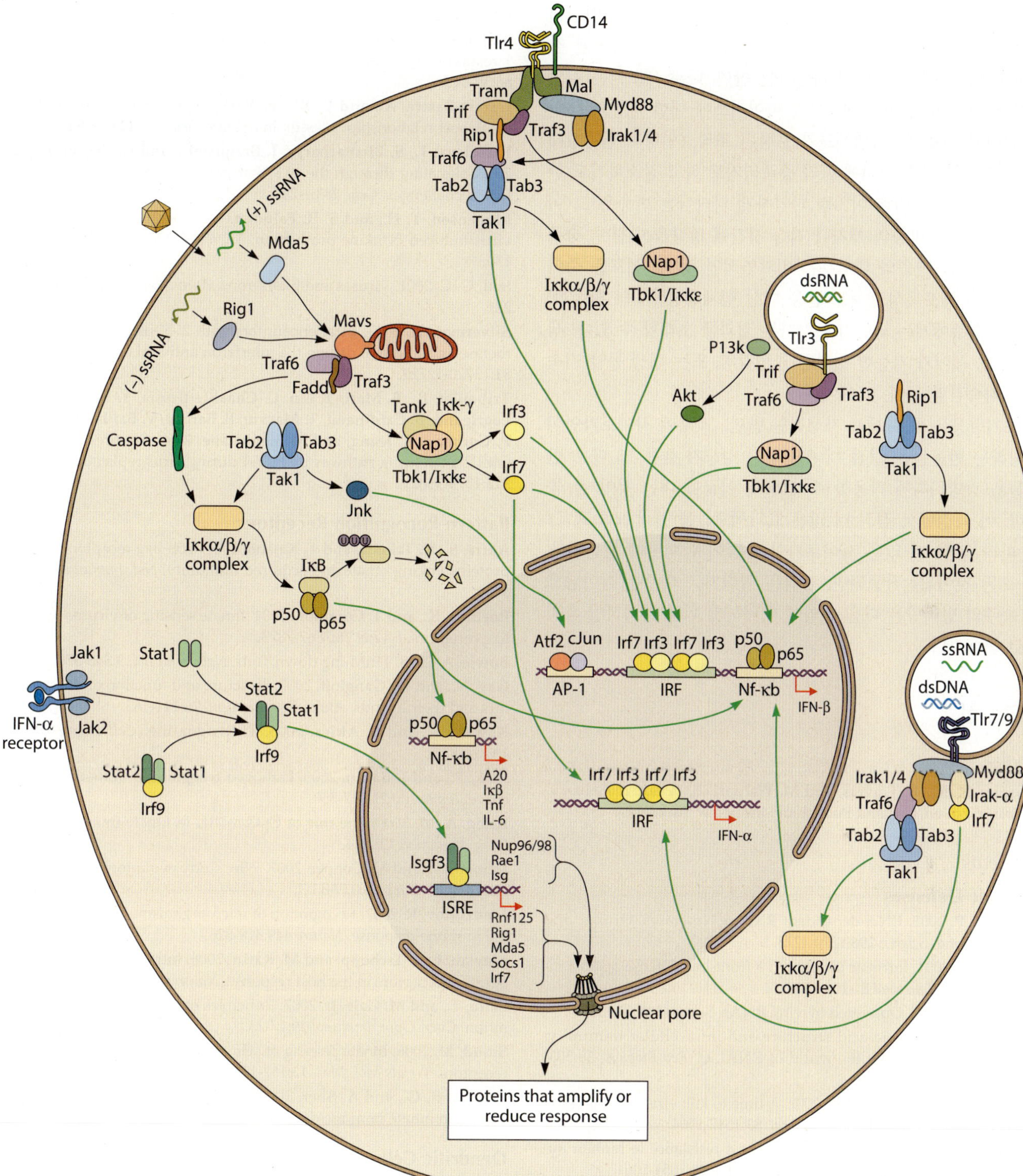

그림 3.10 일부 내재적 방어 작용에 대한 요약. 모든 세포는 세포 표면과 내부에 미생물 유래 단백질과 핵산에 결합할 수 있는 수용체를 가지고 있다. 일반적인 세포를 여기에 그렸지만, 세포의 종류에 따라 방어 반응들의 스펙트럼도 다르게 나타날 것이다. 수용체에 적절한 리간드가 결합하게 되면 이 패턴인식 수용체들은 사이토카인이라는 강력한 분비 단백질을 생산하는 반응을 시작한다. 인터페론과 같은 사이토카인들은 감염된 하나의 세포로부터 발산되는 주요한 반응 매개체들이다. 사이토카인 수용체 및 수용체를 발현하는 세포들은 통합된 네트워크를 형성하여 적절한 효과 작용을 발휘할 수 있게 되며 이로 인해 감염에 대한 각 숙주반응들의 특성이 결정된다.

의 사이토카인을 만들지도 않는다. 그 이유 중 하나는 자연상태에서의 감염은 동시에 일어나지 않기 때문이다. 또한, 어떤 감염세포들은 감염을 재빨리 차단하는 반면, 다른 세포들은 감염 대응이 더 느리다. 어느 한 가지 바이러스에 대한 반응의 차이는 감염된 세포 수, 감염세포가 포함된 조직, (연령과 건강상태 등의) 고유한 숙주 상태에 따라 증폭되기도 하고 감소하기도 한다. 초기 감염에 대해 이처럼 다양하게 나타나는 반응은 그 이후에 나타나는 반응의 세기나 지속 시간에 영향을 미친다. 숙주 방어 중 후속 반응의 대부분은 비가역적인 것(예, 세포를 죽이거나 또는 세포독성 T세포 반응 대신 항체생성반응의 활성화) 이어서 숙주에게는 극단적으로 다른 결과를 초래할 수 있다: 생존, 죽음, 제어가 가능한 간단한 급성감염, 또는 평생 동안 지속되는 지속감염 등이 그 예이다.

초기반응은 주로 세포 자생적인 반면, 그 후에 사이토카인이 개시하는 반응들은 점점 더 복잡하고 강도가 높은 또 다른 반응들을 광범위하게 작동할 수 있도록 이끌어 내는 것이 참 놀랍다. 이 과정에서 점점 더 많은 효과세포들을 불러 모으고, 그에 따라 점점 더 많은 사이토카인과 방어 단백질이 생산된다. 이 모든 것이 잘 작동되면, 감염은 멈춰지고 숙주는 살아남으며 숙주의 방어망은 다음 감염에 대비하기 위해 일시적인 휴지기로 돌아간다.

참고문헌

Books

Murphy, K. M., P. Travers, and M. Walport. 2007. *Janeway's Immunobiology,* 7th ed. Garland Publishing, Inc., New York, NY.

Reviews

Intrinsic Defenses

Ahlquist, P. 2002. RNA-dependent RNA polymerases, viruses, and RNA silencing. *Science* **296**:1270-1273.

Bieniasz, P. 2004. Intrinsic immunity: a front-line defense against viral attack. *Nat. Immunol* **5**:1109-1115.

Cullen, B. R. 2007. Outwitted by viral RNAs. *Science* **317**:329-330.

Fire, A. 2006. Nucleic acid structure and intracellular immunity: some recent ideas from the world of RNAi. *Q. Rev Biophys.* **38**:303-309.

Hay, S., and G. Kannourakis. 2002. A time to kill: viral manipulation of the cell death program. *J. Gen. Virol.* **83**:1547-1564.

Luban, J. 2007. Cyclophilin A, TRIM5, and resistance to human immunodeficiency virus type 1 infection. *J. Virol.* **81**:1054-1061.

Maul, G. 1998. Nuclear domain 10, the site of DNA virus transcription and replication. *Bioessays* **20**:660-667.

Plasterk, R. H. 2002. RNA silencing: the genome's immune system. *Science* **296**:1263-1265.

Sarnow, P., C. Jopling, K. Norman, S. Schulz, and K. Wehner. 2006. MicroRNAs: expression, avoidance, and subversion by vertebrate viruses. *Nat. Rev. Microbiol.* **4**:651-659.

Towers, G. 2007. The control of viral infection by tripartite motif proteins and cyclophilin A. *Retrovirology* **4**:40.

Cytokines and Interferons

Alsharifi, M., A. Mullbacher, and M. Regner. 2008. Interferon type 1 response in primary and secondary infections. *Immunol. Cell Biol.* **86**:39-245.

Garcia-Sastre, A., and C. Biron. 2006. Type I interferons and the virus-host relationship: a lesson in detente. *Science* **312**:879-882.

Kisseleva, T., S. Bhattacharya, J. Braunstein, and C. W. Schindler. 2002. Signaling through the JAK/Stat pathway, recent advances and future challenges. *Gene* **285**:1-24.

Mogensen, T. H., and S. R. Paludan. 2001. Molecular pathways in virus-induced cytokine production. *Microbiol. Mol. Biol. Rev.* **65**: 131-150.

Sen, G. C. 2001, Viruses and interferons. *Annu. Rev. Microbiol* **55**: 255-281.

Silverman, R. 2007. Viral encounters with 2′-5′-oligoadenylate synthetase and RNase L during the interferon antiviral response. *J. Virol.* **81**:12720-12729.

Triboulet, R., B. Mari, Y. Lin, C. Chaable-Bessia, Y. Bennasser, K. Legrigand, B. Cardinaud, T. Maurin, P. Barbry, V. Baillat, J. Reynes, P. Corbeau, K. Jeang, and M. Benkirane. 2007. Suppression of microRNA-silencing pathway by HIV-1 during virus replication. *Science* **315**:1579-1582.

Pattern Recognition Receptors

Akira, S., K. Takeda, and T. Kaisho. 2001. Toll-like receptors: critical proteins linking innate and acquired immunity. *Nat. Immunol.* **2**: 675-680.

Boehme, K., and T. Compton. 2004. Innate sensing of viruses by Toll-like receptors. *J. Virol* **78**:7867-7873.

Bowie, A. 2008. TRIM-ing down Tolls. *Nat. Immunol.* **9**:348-350.

Gay, N., and M. Gangloff. 2007. Structure and function of Toll receptors and their ligands. *Annu. Rev. Biochem.* **76**:141-165.

Kawai., T., and S. Akira. 2006. TLR signaling. *Cell Death Differ.* **13**:816-825.

Kirk, P., and J. Bazan. 2005. Pathogen recognition: TLRs throw us a curve. *Immunity* **23**:347-350.

Krieg, A. M. 2000. The role of CpG motifs in innate immunity. *Curr Opin. Immunol.* **12**:35-43.

Litman, G., and M. Cooper. 2007. Why study evolution of immunity? *Nat. Rev. Immunol.* **8**:329-331

Medzhitov, R. 2007. Recognition of microorganisms and activation of the immune response. *Nature* **449**:819-826.

Meylan, E., J. Tschopp, and M. Karin. 2006. Intracellular pattern recognition receptors in the host response. *Nature* **442**:39-44.

Saito, T., and M. Gale, Jr. 2007. Principles of intracellular viral recognition. *Curr. Opin. Immunol* **19**:17-23.

Sioud, M. 2006. Innate sensing of self and non-self RNAs by Toll-like receptors. *Trends Mol. Med.* **12**:167-176

Trinchieri, G., and A. Sher. 2007. Cooperation of Toll-like receptor signals in innate immune defence. *Nat. Rev. Immunol.* **7**:179-190.

Dendritic Cells

Colonna, M., G. Trinchieri, and Y. Liu. 2004. Plasmacytoid dendritic cells in immunity. *Nat. Immunol.* **5**:1219-1226.

Mellman, R., and R. M. Steinman. 2001 Dendritic cells: specialized and regulated antigen processing machines. *Cell* **106**:255-258.

Novak, N., and W. Peng. 2005. Dancing with the enemy: the interplay of herpes simplex virus with dendritic cells. *Clin, Exp. Immunol.* **142**:405-410.

Steinman, R. M. 2000. DC-SIGN: a guide to some mysteries of dendritic cells. *Cell* **100**:491-494

Virus Immune Modulation

Levy, D. E., and A. Garcia-Sastre. 2001. The virus battles: IFN induction of the anti-viral state and mechanisms of viral evasion. *Cytokine Growth Factor Rev.* **12**:143-156.

Classic Papers

Fire, A., S. Xu, M. Montgomery, S. Kostas, S. Driver, and C. Mello. 1998. Potent and specific genetic interference by double-stranded RNA in *Caenorhabditis elegans. Nature* **391**:806-811.

Isaacs, A., and J. Lindenmann. 1957. Virus interference. I. The interferon. *Proc. R. Soc Fond. Ser. B* **147**:258-267.

Isaacs, A., J. Lindenmann, and R. C. Valentine. 1957. Virus interference. II. Some properties of interferon. *Proc. R Soc. Lond. Ser B* **147**:268-273.

Janeway, C. A., Jr. 1989. Approaching the asymptote? Evolution and revolution in immunology. *Cold Spring Harbor Symp. Quant. Biol.* **54**:1-13.

Marcus, P. L., and M. J. Sekellick. 1976. Cell killing by viruses. III. The interferon system and inhibition of cell killing by vesicular stomatitis virus. *Virology* **69**:378-393.

Matzinger, P. 1994. Tolerance, danger, and the extended family. *Annu Rev Immunol.* **12**:991-1045.

Nagano, Y., and Y. Kojima. 1958. Inhibition of vaccinia infection by a liquid factor in tissues infected by homologous virus. C. *R. Sci. Soc. Biol. Fit.* **152**:1627-1629.

Selected Papers

Apoptosis and Intrinsic Defenses

Everett, R., M. Meredith, A. Oor, A. Cross, M. Kathoria, and J. Parkinson. 1997. A novel ubiquitin-specific protease is dynamically associated with the PML nuclear domain and binds to a herpesvirus regulatory protein. *FMBO J.* **16**:1519-1530.

Galvan, V., and B. Roizman. 1998. Herpes simplex virus type 1 induces and blocks apoptosis at multiple steps during infection and protects cells from exogenous inducers in a cell-type dependent manner. *Proc. Null. Acad. Sci. USA* **95**.3931-3936.

Gitlin, L., W. Barchet, S. Gilfilan, M. Celia, B. Beutler, R. Flavell, M. Diamond, and M. Colonna. 2006. Essential role of MDA-5 in type I IFN responses to polyriboinosinic: polyribocytidylic acid and encephalomyocarditis picornavirus. *Proc. Natl. Acad. Sci. USA* **103**:8459-8464.

Irie, H., H. Koyama, H. Kubo, A. Fukuda, K. Aila, T. Koike, A. Yoshimura, T. Yoshida, J. Shiga, and T. Hill. 1998. Herpes simplex virus hepatitis in macrophage-depleted mice: the role of massive, apoptotic cell death in pathogenesis. *J. Gen. Virol.* **79**:1225-1231.

Ishov, A., and G. Maul. 1996. The periphery of nuclear domain 10 (ND10) as site of DNA virus deposition. *J. Cell Biol.* **134**:815-826.

Kaiser, S. M., H. Malik, and M. Emerman. 2007. Restriction of an extinct retrovirus by the human TRIM5α antiviral protein. *Science* **316**:1756-1758.

Katz, R., E. Jack-Scott, A. Narezkina, I. Palagin, P. Boimel, J. Kulkosy, E. Nicolas, J. Greger, and A. Skalka. 2007. High-frequency epigenetic repression and silencing of retroviruses can be antagonized by histone deacetylase inhibitors and transcriptional activators, but uniform reactivation in cell clones is restricted by additional mechanisms. *J. Virol.* **281**:2592-2604.

Kock, J., and H. E. Blum. 2008. Hypermutation of hepatitis B virus genomes by APOBEC3G, APOBEC3C and APOBEC3H. *J. Gen. Virol.* **89**:1184-1191.

Lee, H., J. Lund, B. Ramanathan, N. Mizushima, and A. Iwasaki. 2007. Autophagy-dependent viral recognition by plasmacytoid dendritic cells. *Science* **315**:1398-1401.

Li, F., and S.-W. Ding. 2006. Virus counterdefense: diverse strategies for evading the RNA-silencing immunity. *Annu. Rev. Microbiol.* **60**: 503-531.

Mercer, J., and A. Helenius. 2008. Vaccinia virus uses macropinocytosis and apoptotic mimicry to enter host cells. *Science* **320**:531-535.

Okeotna, C., N. Lovsin, B. Peterlin, and S. Ross. 2007. APOBEC3 inhibits mouse mammary tumour virus replication *in vivo. Nature* **445**:927-930.

Orvedahl, A., D. Alexander, Z. Talloczy, Q. Sun, Y. Wei, W. Zhang, D. Burns, D. Leib, and B. Levine. 2007. HSV-1 1CP34.5 confers neurovirulence by targeting the beclin 1 autophagy protein. *Cell Host Microbe* **1**:23-35.

Oura, C., P. Powell, and R. Parkhouse. 1998. African swine fever: a disease characterized by apoptosis. *J. Gen. Virol.* **79**:1427-1438.

Pedersen, I., G. Cheng, S. Wieland, S. Volinia, C. Croce, F. Chisari, and M. David. 2007. Interferon modulation of cellular microRNAs as an antiviral mechanism. *Nature* **449**:919-923.

Reeves, M., A. Davies, B. McSharry, G. Wilkinson, and J. Sinclair. 2007. Complex I binding by a virally encoded RNA regulates mitochondrial induced cell death. *Science* **316**:1345-1 348.

Regad, T., A. Saib, V. Lallemand-Breitenbach, P. Pandolfi, H. de The, and M. Chelbi-Alix. 2001. PML mediates the interferon-induced antiviral state against a complex retrovirus via its association with the viral transactivator. *EMBO J.* **20**:3495-3505.

Saffert, R., and R. Kalejta. 2006. Inactivating a cellular intrinsic immune defense mediated by Daxx is the mechanism through which the human cytomegalovirus pp71 protein stimulates viral immediate- early gene expression. *J. Virol.* **80**:3863-3871.

Sakuma, R., A. Mael, and Ikeda, Y. 2007. Alpha interferon enhances TRIM5a-mediated antiviral activities in human and rhesus monkey cells. *J. Virol.* **81**:10201-10206.

Stremlau, M., C. Owens, M. Perron, P. Kiessling, P. Autissie, and J. Sodroski. 2004. The cytoplasmic body component TRIM5a restricts HIV-1 infection in Old World monkeys. *Nature* **427**:848 853.

Talloczy, Z., W. Jiang, H. Virgin IV, D. Leib, D. Scheuner, R. Kaufman, E. Eskelinen, and B. Levine. 2002. Regulation of starvation and virus induced autophagy by the elF2α kinase signaling pathway. *Proc. Natl. Acad. Sci. USA* **99**:190-195.

Taylor, J., D. Unverrich, W. O'Brien, and K. Wilcox. 2000. Interferon coordinately inhibits the disruption of PML-positive NDI0 and immediate early gene expression by herpes simplex virus. *J. Interferon Cytokine Res.* **20**:805-81 5.

Thome, M., P. Schneider, K. Hofmann, H. Fickenscher, E. Meinl, Neipel, C. Mattmann, K. Burns, J.-L. Bodmer, M. Schroter, C. Scaffidi, P. H. Krammer, M. E. Peter, and J. Tschop. 1997. Viral FLICE-inhibitory proteins (FLIPS) prevent apoptosis induced by death receptors. *Nature* **386**:517-521.

Vartanian, J.-P, D. Guetard, M. Henry, and S. Wain-Hobson. 2008. Evidence for editing of human papillomavirus DNA by APOBEC3 in begin and precancerous lesions. *Science* **320**:230-233.

Cytokines and Interferon

Balachandran, S., P. Roberts, L. Brown, H. Truong, A. Pattnaik, D. Archer, and G. Barber. 2000. Essential role of the dsRNA-dependent protein kinase Pkr in innate immunity to viral infection. *Immunity* **13**:129-141.

Ben-Asouli, Y., Y. Banai, Y. Pel-Or, A. Shir, and R. Kaempfer. 2002. Human interferon-gamma mRNA autoregulales its translation through a pseudoknot that activates the interferon-inducible protein kinase Pkr. *Cell* **108**:221-232.

Browne, E., B. Wing, D. Coleman, and T. Shenk. 2001 Altered cellular mRNA levels in human cytomegalovirus infected fibroblasts: viral block to the accumulation of anti-viral nrRNAs. *J. Virol.* **75**:12319-12330.

Chinsangaram, J., M. Piccone, and M. Grubman. 1999. Ability of foot- and-mouth disease virus to form plaques in cell culture is associated with suppression of alpha/beta interferon. *J. Virol.* **73**:9891-9898.

Collins, S., R. Noyce, and K. Mossman. 2004. Innate cellular response to virus particle entry requires IRF3 but not virus replication. *J. Virol.* **78**:1706-1717.

Dokun, A., S. Kim, H., C. Smith, H.-S. Kang, D. Chu, and W. Yokoyama. 2001. Specific and nonspecific NK cell activation during virus infection. *Nat. Immunol.* **2**:951-956.

Garcin, D., J. Curran, and D. Kolakofsky. 2000. Sendai virus C proteins must interact directly with cellular components to interfere with interferon action. *J. Virol.* **74**:8823-8830.

Harle, P., V. Cull, M. P. Agbaga, R. Silverman, B. Williams, C. James, and D. Carr. 2002. Differential effect of murine alpha/beta interferon transgenes on antagonization of herpes simplex virus type I replication. *J. Virol.* **76**:6558-6567.

Leib, D., T. Harrison, K. Laslo, M. Machalek, N. Moorman, and Virgin IV. 1999. Interferons regulate the phenotypes of wild- type and mutant herpes simplex viruses *in vivo*. *J. Exp. Med.* **189**:663-672.

Leib, D., M. Machalek, B. Williams, R. Silverman, and H. Virgin IV. 2000. Specific phenotypic restoration of an attenuated virus by knockout of a host resistance gene. *Proc. Natl. Acad. Sci. USA* **97**:6097-6101.

Li, X.-L., J. Blackford, C. Judge, M. Liu, W. Xiao, D. Kalvakolanu, and B. Hassel. 2000. RNase-L-dependent destabilization of interferon-induced mRNAs: a role for the 2-5A system in attenuation of the interferon response. *J. Biol. Client.* **275**:8880-8888.

Marcus, P., L. Rodriguez, and M. Sekellick. 1998. Interferon induction as a quasispecies marker of vesicular stomatitis virus populations. *J. Virol.* **72**:542-549.

Mossman, K., and J. Smiley. 2002. Herpes simplex virus ICP0 and 1CP34.5 counteract distinct interferon-induced barriers to virus replication. *J. Virol.* **76**:1995-1998.

Najarro, P., P. Traktman, and J. Lewis. 2001. Vaccinia virus blocks gamma interferon signal transduction: viral VH1 phosphatase reverses Statl activation. *J. Virol* **75**:3185-3196.

Paludan, S., and S. Mogensen. 2001. Virus-cell interactions regulating induction of tumor necrosis factor alpha production in macrophages infected with herpes simplex virus. *J. Virol* **75**:10170-10178.

Robek, M., S. Wieland, and F. Chisari. 2002. Inhibition of hepatitis B virus replication by interferon requires proteasome activity. *J. Virol* **76**:3570-3574.

Weber, R., V. Wagner, S. Rasmussen, R. Hartmann, and S. Paludan. 2006. Double-stranded RNA is produced by positive-strand RNA viruses and DNA viruses but not in detectable amounts by negative strand RNA viruses. *J. Virol* **80**:5059-5064.

Yokota, S., N. Yokosawa, T. Kubota, T. Suzutani, I. Yoshida, S. Miura, K. Jimbow, and N. Fujii. 2001. Herpes simplex virus type 1 suppresses the interferon signaling pathway by inhibiting phosphorylation of STATs and Janus kinases during an early infection stage. *Virology* **286**:119-124.

Young, D., L. Didcock, S. Goodbourn, and R. Randall. 2000. Paramyxoviridae use distinct virus-specific mechanisms to circumvent the interferon response. *Virology* **269**:383-390.

Dendritic Cells and Pattern Recognition Receptors

Barton, G., J. Kagan, and R. Medzhitov. 2006. Intracellular localization of Toll-like receptor 9 prevents recognition of self DNA but facilitates access to viral DNA. *Nat. Immunol* **7**:49-56.

Boehme, K., J. Singh, S. Perry, and T. Compton. 2004. Human cytomegalovirus activates inflammatory cytokine responses via CD 14 and Toll-like receptor 2. *J. Virol.* **77**:4588-4596.

Courreges, M., D. Burxyn, I. Nepomnaschy, I. Piazzon, and S. Ross. Critical role of dendritic cells in mouse mammary tumor virus in vivo infection. *J. Virol* **81**:3769-3777.

Kadowaki, N., S. Antonenko, J. Y.-N. Lau, and Y.-J. Liu. 2000. Natural interferon α/β producing cells link innate and adaptive immunity. *J. Exp. Med.* **192**:219-225.

Kariko, K., M. Bucksein, H. Ni, and D. Weissman. 2005. Suppressors of RNA recognition by Toll-like receptors: the impact of nucleoside modification and the evolutionary origin of RNA *Immunity* **23**:165-175.

Kato, H., O. Takeuchi, S. Sato, M. Yoneyama, M. Yamamoto, K. Matsui, S. Uematsu, A. Jung, T. Kawai, K. Ishi, O. Yamauchi, K. Otsu, T. Tsujimura, C. Koh, C. Reis e Sousa, Y. Matsuura, T. Fujita, and S. Ikura. 2006. Differential roles of MDA-5 and RIG-I helicases in the recognition of RNA viruses. *Nature* **441**:101-105.

Krug, A., G. Luker, W. Barchet, D. Leib, S. Akira, and M. Colonna. 2004. Herpes simplex virus type 1 activates murine natural interferon- producing cells through Toll-like receptor 9. *Blood* **103**:1433- 1437.

Meylan, E., J. Curran, K. Hofmann, D. Moradpour, M. Binder, R. Bartenschlager, and J. Tschopp. 2005. Cardif is an adaptor protein in the RIG-1 antiviral pathway and is targeted by hepatitis C virus. *Nature* **437**:1167-1172.

Pichlmair, A., O. Schulz, C., Tan, T. Naslund, P. Liljestrom, F. Weber, and C. Sousa, 2006. RIG-I-mediated antiviral responses to single-stranded RNA bearing 5′-phosphates. *Science* **314**:997-1001.

Seth, R., L. Sun, C. Ea, and Z. Chen. 2005. Identification and characterization of MAVS, a mitochondrial antiviral signaling protein that activates NF-κB and 1RF3. *Cell* **122**:669-682.

Takaoka, A., Z. Wang, M. Choi, H. Yanai, H. Negishi, T Ban, Y. Lu, M. Miyagishi, T. Kodama, K. Honda, Y. Ohba, and T. Taaniguchi. 2007. DAI (CLM-1/ZBP1) is a cytosolic DNA sensor and an activator of innate immune response. *Nature* **448**:501-505.

Triantafilou, M., F. Gamper, R. Haston, M. Mouratis, S. Morath, T. Hartung, and K. Triantafilou. 2006. Membrane sorting of Tolllike receptor TLR2/6 and TLR2/1 heterodimers at the cell surface determines heterotypic associations with CD 36 and intracellular targeting. *J. Biol. Chem.* **281**:31002-31011.

Weber, F., V. Wagner, S. Rasmussen, R. Hartmann, and R. Paludan. 2006. Double-stranded RNA is produced by positive-strand RNA viruses and DNA viruses but not in detectable amounts by negative strand RNA viruses. J. *Virol.* **80**:5059-5064.

Yoneyama, M., M. Kikuchi, T. Natsukawa, N. Shinobu, T. Imaizume, M. Miyagishi, K. Taira, S. Akira, and T. Fujita. 2004. The RNA helicase RIG-I has an essential function in double-strranded RNA induced innate antiviral response. *Nat. Immunol* **5**:730-737.

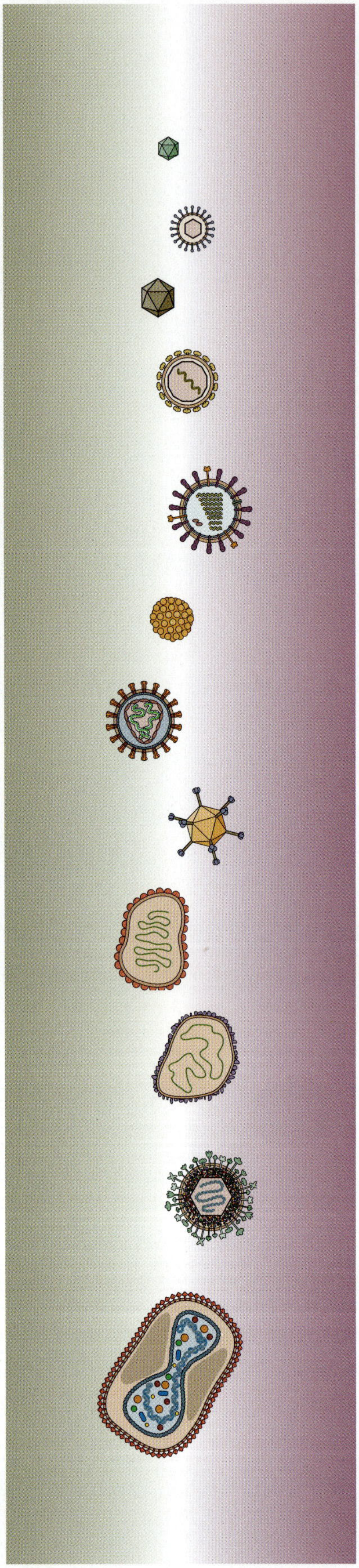

4

면역방어

The trouble with facts is that there are so many of them.
ANONYMOUS

We have met the enemy and he is us.
WALT KELLY
Pogo

서론

항바이러스 방어 작용은 다단계로 이루어지는데 이러한 작용은 한 개의 감염 세포에서 유래하는 반응으로부터 시작된다. 만약, 한 세포의 방어에도 불구하고 바이러스의 증식이 멈춰지지 않고 지속된다면, 보다 공격적이고 광범위한 방어로 이어지는 역치를 넘어서게 된다. 이와 함께 면역반응(immune response)이라고 일컬어지는 방어가 시작된다. 면역반응은 수용성 단백질, 수용체-매개 신호전달(receptor-mediated signaling) 및 세포와 세포 간의 정보교환 등과 같이 상호작용에 의존하면서 협조가 매우 잘 된 상태로 진행된다. 이러한 면역반응은 백혈구에 의존하지 않는 내재적 방어(intrinsic defense)와 비교된다. 백혈구는 모든 단계의 면역방어에 관여한다(표 4.1). 생과 사에 관련된 여러 가지의 놀라운 결정들이 빠르게 이뤄진다: 침입자가 숙주에 정착을 하면 여러 종류의 수용성 단백질 복합체 및 백혈구가 침입자를 제거하기 위해 이동한다. 수십억 개의 세포 중 단지 몇 개의 세포만 감염이 되어도 면역체계에 의해 인지된다는 점은 실로 놀랍다.

면역방어를 구성하는 중요한 세 단계는 인지(recognition), 증폭(amplification) 및 제어(control)이다. 즉, 바이러스 감염은 초기에 인지되어야 하고, 방어체계는 신속히 활성화되면서도 필요한 경우 증폭되어야 하며, 감염이 제어된 후에는 모든 반응들이 중지되어야 한다. 만약 이 반응들 중 어느 하나라도 결함이 있거나, 변형되거나 혹은 우회된다면 병리현상 및 면역이상 등이 유발된다. 항바이러스 방어에 있어서 면역체계의 중요성은 면역체계가 비정상적인 어린이들 및 후천성면역결핍증후군(AIDS) 환자에서 관찰되는 치명적인 바이러스 감염증을 통해서 증명되고 있다.

선천면역 및 적응면역 방어

바이러스 감염에 대응하는 면역반응은 선천면역(비특이적)과 적응면역(특이적)으로 구성된다(그림 3.1). 정상적인 숙주의 **선천면역(innate response)**은 바이러스 감염이 없는 상황에서도 지속적으로 면역기능을 수행하고 있기 때문에 면역방어의 최전방을 담

표 4.1 선천면역계와 적응면역계에 참여하는 백혈구들

세포	기원/기능
림프구	면역반응의 특이성 결정; 외래 항원의 인식과 결합; 골수에서 유래
T세포	사이토카인 분비 Th 및 CTL로 분화; 조절 또는 억제 T 세포들은 Th 유형; 모두 T세포 수용체를 보유
B세포	항체 생성
NK 세포	자연살해세포; 큰 과립을 보유한 세포용해 세포; T 세포 수용체 없슴
단핵 식세포	식세포작용 및 항원제시 임무; 골수에서 유래; 단핵구 계열; 대식세포, 간의 쿠퍼세포, 허파의 폐포 대식세포 포함
수지상세포	면역반응 유도 임무; Th 세포에 항원제시; 이동형 세포들이 뇌를 제외한 모든 조직에서 발견됨
상호감합 (interdigitating) 수지상세포	골수 유래; 대부분의 기관들과 림프절, 비장에 존재; 피부의 랑게르한스 세포 포함
여포 수지상세포	골수 유래 아님; 비장, 림프절, 점막림프조직에 있는 림프여포의 배열에 존재
형질세포형 수지상세포	림프절의 T세포 영역과 혈액에서 발견되는 미성숙 수지상세포의 군; 바이러스 감염에 대응하여 면역세포를 보호하는 다량의 IFN 합성 능력
과립구	무수한 세포질 과립 보유; 염증성 세포
호중구	다형핵 백혈구; 주화성 신호에 반응하여 외래 입자 식세포작용; 염증반응의 주요 백혈구
호산구	IgE 항체를 유도하는 특정 병원체(기생충 따위) 대응 방어 작용; 항바이러스 방어에는 핵심적이지 않음; 과민(알레르기) 반응에 관여
호염구	조직의 비만세포에 상응하는 순환 세포; IgE 항체 반응에 의한 과민 반응 매개

당하고 있다(Box 4.1). 대부분의 바이러스 침입은 바이러스의 증식이 확립되기 이전에 내재적 방어와 선천면역체계에 의해 격퇴 당한다. 그러나 선천면역에 의해 바이러스 감염이 제어되지 못하면 아직 살아 있는 숙주에서는 2차 방어선인 **적응면역(adaptive response)** 반응이 작용하게 된다.

적응면역 방어는 항체반응에 의한 **체액성 면역반응(humoral response)**과 림프구-매개성 반응인 **세포성 면역반응(cell-mediated response)**으로 구별된다. 이러한 면역체계를 "적응면역"이라고 부르는 이유는 다음과 같다. 즉, 적응면역은 감염된 세포와 감염되지 않는 세포를 구별할 수 있으며, 또한 개인차에 따라서 수용성 물질인 항체와 사이토카인 및 림프구(표 4.1)가 조합하여 작용함으로써 외부 침입자를 제거할 수 있도록 구성되어 있기 때문이다. 항원-특이적인 적응면역의 반응조절에는 선천면역을 담당하는 세포와의 긴밀한 정보교환이 필요하다. 정보교환은 사이토카인의 신호 및 림프절 내 수지상세포와 림프구 간의 상호작용을 통해 이루어진다. 선천면역을 담당하는 세포와 사이토카인 등이 적응면역 체계에 필요한 정보를 제공하여 숙주가 외부로부터 오는 위험에 노출되어 있음을 알려준다는 사실은 잘 알려져 있다. 이 때문에 선천면역 체계가 없이는 적응면역의 반응이 일어나지 않는다는 것이 증명될 수 있다.

적응면역 방어체계의 명확한 특징은 **기억(memory)**이다; 동일한 병원체에 의해 재차 감염되면 즉각적으로 매우 강력하고 특이적인 면역반응이 유도되어 감염이 시작되자마자 선천면역체계에 최소한만 의존하면서 감염을 차단하게 된다.

선천면역반응 및 적응면역반응을 매개하는 세포들은 골수 유래 **단핵세포(myelomonocytes)** (단핵구, 대식세포, 수지상세포 및 다양한 과립세포)와 **림프구(lymphocyte)** (자연살해세포, T세포 및 B세포)로 구성된다(표 4.1). 면역체계의 또 다른 특징은 다음과 같다. 즉, 효과세포(effector cell)들은 평상시 전신에 걸쳐 분산되어 있지만 감염이 되면 감염부위로 빠르게 모여든다는 것이다. 강력한 사이토카인이 전신에 분산되어 있는 면역세포를 감염부위로 이동시키는 작용을 한다.

BOX 4.1 BACKGROUND

선천면역 방어는 독립적으로 작동한다

- 세포의 내재적 방어망 이외에 선천면역 방어는 바이러스 감염 후 처음 며칠 간 **유일한** 면역 방어이다.
- 선천면역 방어는 침입자의 일반적 속성을 구별할 수 있다(바이러스, 세균, 원생생물 혹은 기생충).
- 선천면역 방어는 감염이 위험한 역치에 도달하면 적응면역 반응에게 관련 정보를 알려줄 수 있다.

선천면역반응

일반적 특징

내재적 세포방어(intrinsic cell defense)가 감염의 확산을 멈출 수 없게 되면, 세포사멸, 국소적으로 증가한 사이토카인 농도 및 감염부위에서 유래한 기타 스트레스성 물질 등이 혼합되어 숙주방어의 다음 단계인 선천면역반응을 유도한다(그림 3.1). 선천면역의 방어체계는 내재적 방어반응의 일환으로 분비되는 감염세포-유래 **사이토카인**, 국소적으로 존재하는 수지상세포 및 대식세포 등과 같은 **감시세포**, 혈청단백질 복합체인 **보체** 및 세포살해 림프구인 **자연살해세포(NK cells)** 등으로 구성되어 있다. 호중구(neutrophils)와 기타 과립세포들도 수지상세포, 대식세포 및 감염세포로부터 분비되는 사이토카인에 반응함으로써 선천면역에서 중요한 역할을 수행한다.

선천면역반응이 항바이러스 방어에서 중요한 이유는 다음과 같다. 만약 내재적 방어체계가 바이러스 감염을 차단하지 못한다면 선천면역반응이 빠르게 활성화되어 감염 후 수분~수시간 이내에 기능을 수행할 수 있기 때문이다. 이처럼 빠른 반응은 적응면역반응과 대조되는데, 적응면역반응은 바이러스가 증식하는 속도보다 늦게 훨씬 느리고 순차적으로 작용하기 때문이다. 감염된 바이러스에 특이적으로 작용하는 적응면역의 항체와 활성화된 림프구를 조화롭게 작동시키려면 수일에서 수주가 요구된다. 선천면역반응의 신속한 대응이 중요한 특성인 만큼 반응의 지속시간도 일시적이어야 한다. 왜냐하면 지속적인 면역반응이 숙주에 손상을 가져올 수 있기 때문이다. 이제부터 선천면역 체계를 구성하는 중요한 요소들을 논의할 것이다. 구성요소가 매우 다양하지만 모든 요소들은 즉각적인 반응을 시작하며 그 반응들은 후에 적응면역 체계를 구성하는 세포에 의해 인식되고 증폭된다. 그럼에도 바이러스 유전자들은 이 선천면역 체계의 모든 단계를 조정할 수 있는 다양한 유전자 산물을 생산한다.

감시세포

수지상세포와 대식세포는 신체의 국소부위(피부 및 점막표면 등)에 존재하는 중요한 감시세포들(sentinel cells)이다. 이 세포들은 감염 시점에 매우 빨리 활성화되며, 감염의 종류를 분류하고, 내재적 면역반응을 강하게 유도한 후에 면역체계의 세포들과 정보를 교환한다. 수지상세포는 감염된 세포에서 분비된 사이토카인 신호와 결합하며 죽었거나 또는 죽어가는 세포에 존재하는 바이러스 단백질을 획득한다(그림 4.1). 감시세포들은 즉각적인 면역 방어를 시작할 수 있을 뿐만 아니라 외부 침입자의 공격이 있음을 알리는 정보를 적응면역 체계에 전달해 주는 역할을 하는 데 필요한 기능을 갖고 있다. 이와 같이 적응면역 체계를 활성화시킬 수 있는 기능을 갖춘 세포들을 **전문 항원제시세포(professional antigen-presenting cell)**라고 부른다. 만약 피부나 근육주사를 통해서 바이러스 단백질이 체내로 들어오게 되면 신체의 국소부위에 존재하던 수지상세포와 대식세포들이 바이러스 단백질과 결합하여 특이적인 면역반응을 자극하게 된다. 수지상세포가 존재하지 않는다면 대부분의 백신은 효력이 없을 것이다.

수지상세포는 항바이러스 반응에서 두 가지 기능을 수행한다: 이 세포는 바이러스 감염시작 단계에서 알파/베타 인터페론(alpha/beta interferon) 등과 같은 사이토카인을 다량으로 생성함으로써 바이러스의 증식을 직접적으로 억제하는 한편, 이후에는 감염을 제어할 수 있는 T세포-매개 면역반응을 촉발한다. 수지상세포는 기능적으로 다른 상태인 **미성숙(immature)** 세포와 **성숙(mature)** 세포로 존재한다(그림 4.1). 미성숙 수지상세포는 신체의 국소부위, 신체의 강(腔, cavity) 주위 및 점막하층 등에서 발견된다. 수지상세포는 세포 표면의 표지분자에 따라서 여러 종류로 구분할 수 있으며 각기 다른 기능을 수행하는 것으로 추측된다. 일반적으로 수지상세포는 세포내 섭취(endocytosis)에 매우 능숙하며 자극을 받았을 때는 다량의 사이토카인을 분비할 수 있다. 미성숙 수지상세포는 수용성 단백질을 매우 효과적으로 획득하여 성숙단계로 접어들 때까지 엔도솜(endosome)에 보관하는데 성숙한 세포로 분화하기까지는 수 시간~수십 시간이 걸린다. 또한 미성숙 수지상세포는 세포자살(apoptosis)로 인해 생성된 세포 파편이나 소포뿐만 아니라 이미 사멸했거나 혹은 사멸 중인 세포에서 유출된 열충격(heat shock) 단백질 또는 제대로 접히지 못한(unfolded) 단백질 등이 포함된 단백질 복합체들을 집어 삼킨다. 수지상세포가 성숙함에 따라서 세포 내로 잡혀 들어온 단백질은 펩티드로 분해된 다음, 적정 수용체에 결합되어 세포 표면으로 옮겨지는데, 이것을 적응면역 체계의 림프구들이 인식하게 된다("항원제시 및 면역세포의 활성화" 참조).

미성숙 수지상세포는 Toll-유사 수용체(TLRs), RigI 및 Mda5 RNA 검출 단백질 등을 보유하고 있으며 다양한 염증성 사이토카인(proinflammatory cytokine)을 위한 수용체를 발현하고 있다. 이 단백질들은 내재적 방어체계와 면역방어 체계를 연결시켜 주는 교량 역할을 수행한다. 이 수용체(receptor)들이 적절한 리간드(ligand)와 결합하면 대부분의 미성숙 수지상세포는 급격한 형태적 및 기능적 변화를 겪으며 성숙세포로 분화한다. 성숙 수지상세포는 더 이상 세포내 섭취 작용을 하지 않으며, 새로운 세포 표면 수용체들을 발현하게 된다. 새로운 수용체 중 일부는 성숙 수지상세포가 국소 림프절로 **귀소(homing)**하라는 지시를 내리는 케모카인 수용체이다. 그 외 수용체들은 T세포에 부착하는 수용체 및 T세포를 감작하는 데 필요한 보조자극분자(T-cell costimulatory molecules)로서 수지상세포가 림프절에 도착하면 그곳에 위치한 미경험 T세포(naive T cell)를 활성화시키는 데 꼭 필요한 분자들이다. 성숙 수지상세포가 수지를

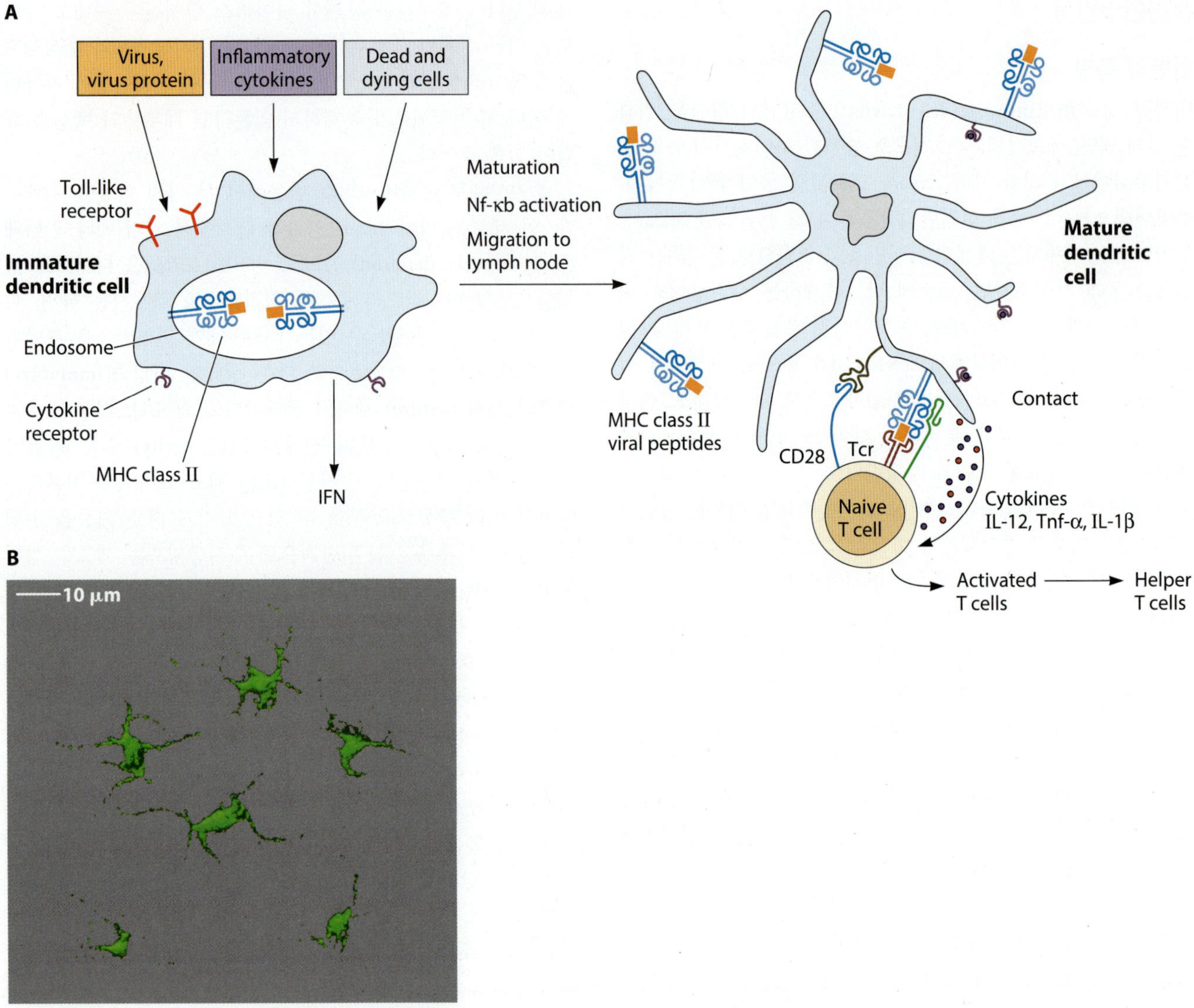

그림 4.1 수지상세포는 사이토카인 신호와 단백질 정보를 미경험 T세포에게 전달한다. **(A)** 미성숙 수지상세포는 세포내섭취 작용을 통해 활발하게 세포외부의 단백질을 취득하여 세포 안에 보관한다. 미성숙 수지상세포는 세포 표면에 MHC class II 복합체를 발현하지 않는다. Toll-유사수용체 (Toll-like receptor)나 사이토카인 수용체에 리간드가 부착되면 성숙 수지상세포로 분화한다. 분화한 세포들은 세포내섭취 작용을 통해 외부 단백질을 취하는 기능을 더 이상 갖지 않으며, 곧 새로운 수용체들을 세포 표면에 발현한다. 이 수용체 중 일부는 케모카인(chemokine) 수용체 종류이며 이들의 작용을 통해 수지상세포가 인근 림프절로 이동하게 된다. 미성숙 수지상세포가 세포내로 들여온 단백질은 펩티드로 잘게 분해되며, MHC class II 단백질에 적재된 후 세포 표면으로 이동된다. 성숙 수지상세포는 수상돌기를 기다랗게 신장하여 림프절에 있는 미경험(naive) T세포와 부착하는데 필요한 면적을 증가시킨다. 성숙 수지상세포는 T세포 분화를 촉진하는 것으로 알려진 염증성(proinflammatory) 사이토카인을 분비한다. 항원-특이적 미경험 T세포들은 T세포 수용체를 통해 MHC class II-펩티드 복합체에 부착한다. 이 접촉 작용은 성숙 수지상세포에서 많이 발현되는 공동자극(costimulatory) 리간드(예, CD28)에 의해 보다 강해진다. 이후 T세포들은 활성화되고 성숙과정을 시작하여 마지막 효과기 상태로 전환되며, 림프절에서 빠져나와 순환계로 진입한다. **(B)** 랑게르한스 세포는 마우스 귀 상피세포에 풍부하게 존재한다. 위 공초점현미경 사진은 살아 있는 간 조직에서 MHC class II-보강녹색형광단백질 (EGFP)이 함께 발현된 융합단백질을 보여주고 있다. Figure provided by Marianne Bose, Jan Cerny, and Hidde Ploegh (Harvard Medical School, Boston, MA)

기다랗게 뻗어 세포 표면적을 증가시킬 때도 급격한 형태적 변화가 일어난다. 성숙 수지상세포는 강력한 이동형(mobile) 신호 센터로서 활동하여 국소적 혹은 전신적으로 작용하는 염증성 사이토카인을 분비한다.

일단 림프조직 내에 도착한 성숙 수지상세포는 항원-특이적 미경험 T세포에 직접 결합하여 자극시킴으로써 적응면역반응을 유도한다. 림프절에 위치한 성숙 수지상세포의 밀도와 그 세포들이 분비하는 사이토카인 조합에 의해서 적응면역반응의 유형이 결정된다(Th1 및 Th2 세포 참조). 수지상세포의 성숙은 선천면역과 적응면역을 연결하는 핵심적 고리이다.

수지상세포는 감염부위에서 발견되는 단백질 및 사이토카인을 수집하는 기능을 수행하는 반면에, 그들이 추적하는 바이러스에 의해 감염될 수도 있다(Box 4.2). 바이러스에 감염된 수지상세포가 림프절로 이동하게 되면서 림프절에 있는 T세포 및 B세포가 뒤이어 바이러스에 감염될 수 있다. 일례로, human immunodeficiency virus 1형의 비리온은 미성숙 수지상세포의 DC-Sign(dendritic-cell-specific, Icam-3-grabbing nonintegrin)이라는 렉틴(lectin)에 부착한 후 림프절로 이동하여 다른 세포에 감염한다. DC-Sign은 림프조직 내에서 성숙 수지상세포가 미경험 T세포와 결합할 때 필요한 단백질이다. DC-Sign에 부착한 바이러스는 수지상세포 내에서 증식하지는 않지만 세포 표면의 밑쪽에 자리잡고, 수지상세포가 림프절로 이동하게 되면 그곳의 $CD4^+$ T세포를 감염시킨다(6장 참조). Venezuelan equine encephalitis virus와 dengue virus는 모기에 의해 전염되는 바이러스로서 감염부위에 존재하는 미성숙 수지상세포 내에서 증식한다. 감염된 미성숙 수지상세포는 성숙한 형태로 림프절로 이동하며, 그곳에서 감염이 증폭되어 숙주에 심각한 결과를 초래한다. 수지상세포의 성숙은 침투한 바이러스의 RNA가 세포의 RNA 인식 단백질인 RigI 및 Mda5 등에 결합하면서 촉진된다. 감염에 의해 수지상세포의 성숙이 유도되는 특징을 이용하여, 면역력을 얻으려는 특정 항원을 약독화 바이러스에 실어 수지상세포에 전달함으로써 강력한 면역반응을 유발할 수 있는 백신의 개발이 시도되고 있다.

예상하는 바와 같이, 바이러스의 유전자 산물은 수지상세포의 기능을 변형시킨다. 일례로, herpes simplex virus 1형 혹은 vaccinia virus의 감염은 각각 신호전달 연쇄과정을 차단함으로써 각각 수지상세포의 성숙을 방해하거나 혹은 성숙을 유도하는 사이토카인의 기능을 간섭한다. 반면에 murine cytomegalovirus 혹은 measles virus에 감염된 수지상세포는 성숙될 수는 있으나, 성숙한 수지상세포는 T세포를 자극할 수 없다. 이와 같이 선천면역의 기능을 수행하는 데 필요한 중요한 요소들을 방해함으로써 cytomegalovirus와 measles virus는 감염 후 매우 심각한 면역억제를 일으키는 것으로 생각된다. 수지상세포의 감염이 면역억제로 이어진다는 사실은 매우 흥미로운 사실이다.

자연살해세포

자연살해세포(NK 세포)는 선천면역 방어의 최전방에 서있다: 이 세포들은 바이러스에 감염된 세포를 즉시 인식하고 살해한다. 자연살해세포도 수지상세포와 비슷하게 수많은 비감염세포로부터 감염된 세포 만을 인식한다. 그러나 메커니즘은 완전히 다르다: 자연살해세포는 "상실된 자기(missing self)" 혹은 "변형된 자기(altered self)"를 인식한다. 자연살해세포는 순환하는 림프구의 약 2%를 차지할(표 4.1) 정도로 풍부한 림프구로써 혈액이나 림프조직을 감시 순찰한다. 자연살해세포는 크기가 큰 과립성 림프구지만, B세포나 T세포에 존재하는 항원인식 수용체가 없다는 것이 다른 점이다. 자연살해세포가 감염된 세포에 부착하면 여러 종류의 사이토카인(특히, IFN-γ와 tumor necrosis factor alpha [TNF-α])들을 분비하는 데 이 사이토카인들이 국소적 염증반응을 유도하고 적응면역 체계에 경고신호를 보내는 것이다. 또한 적응면역의 항체생성을 유도하는 데 중요하게 작용하는 IL-4(interleukin-4, IL-4)와 IL-13을 다량으로 분비한다. 한편, 자연살해세포들은 IgG 항체로 둘러싸인 감염세

BOX 4.2 BACKGROUND

감시세포의 감염: 면역 조절의 기능 장애 유발

바이러스가 수지상세포에 감염하면 면역계의 첫 번째 '명령 및 조절(command-and-control)'을 담당하는 연결고리가 기능을 상실한다. 감시세포가 감염되어 생길 수 있는 결과는 다음과 같으며 이들 중 어느 것이라도 국소적 혹은 전신적 면역반응을 억제할 수 있다.

- 말초 감염 지점을 향하는 세포 모집 방해
- 항원 채집 및 가공과정의 손상
- 미성숙 수지상세포의 감염 및 파괴
- 성숙 방해
- 림프조직을 향하는 세포의 이동 손상
- T세포의 활성화 방해

López, C. B., J. S. Yount, and T. M. Moran. 2006. Toll-like receptor-independent triggering of dendritic cell maturation by viruses. *J. Virol.* **80**:3128-3134.

Mellman, I., and R. Steinman. 2001. Dendritic cells: specialized and regulated antigen processing machines. *Cell* **106**:255-258.

Raftery, M., M. Schwab, S. Elbert, Y. Samstag, H. Walczak, and G. Schonrich. 2001. Targeling the function ol mature dendritic cells by human cytomegalovirus: a multilayered viral defense strategy. *Immunity* **15**:997-1009.

포에도 부착하여 살해하는 방식(항체-의존 세포-매개성 세포살해[Antibody-dependent cell-mediated cytotoxicity, ADCC] 참조)으로 적응면역 방어의 후반부에도 작용한다.

자연살해세포의 숫자는 바이러스 감염 후에 급격히 증가하여 적응면역반응이 확립되면 감소한다. 감염된 세포와 감시자인 수지상세포가 IFN을 생산하면 자연살해세포는 자극을 받아 세포분열을 시작한다. 자연살해세포는 표적세포에 부착하여 퍼포린(perforin)과 그랜자임(granzyme)을 분비, 세포막에 구멍을 내고 카스파아제(caspase)-매개성 세포사를 촉진시킨다. 자연살해세포가 없는 환자들이 varicella-zoster virus, human cytomegalovirus 및 herpes simplex virus 등 여러 종류의 herpesvirus에 심각하게 감염된다는 사실을 바탕으로 자연살해세포가 사람에서 herpesvirus 감염증을 통제하는 데 매우 중요한 역할을 한다는 것이 증명되고 있다. 자연살해세포가 직접적으로 항바이러스 작용을 한다는 것을 실험적으로 증명하기는 쉽지 않지만, 자연살해세포가 생성하는 IFN-γ는 항바이러스 작용에 매우 중요한 역할을 담당한다.

자연살해세포에 의한 감염세포의 인식: "상실된 자기" 혹은 "변형된 자기" 인식 신호

주조직적합성복합체(major histocompatibility complex, MHC) 단백질과 같은 세포 표면 단백질들은 적응면역반응에서 매우 중요한 수용체이다. MHC class I 단백질은 거의 모든 세포의 표면에서 발견된다. MHC class I 단백질은 **자기항원(self antigen)**이며, 만약 세포가 이 항원을 갖고 있지 않으면 자연살해세포에게 살해 당한다. 자연살해세포가 자기항원이 **상실된 자기(missing self)**를 인식하는 메커니즘을 그림 4.2에서 설명하였다. 최소한 2개의 수용체-결합 상호작용이 이와 같은 구별

그림 4.2 자연살해세포는 두 종류의 수용체를 통해 정상적이고 건강한 조직세포를 구분한다. 자연살해세포(NK cell)가 표적세포와 접촉할 때 양성(자극)신호와 음성(억제)신호로 구성된 2개의 신호가 인식될 것이다. 두 종류의 수용체를 통해 수렴된 전달신호가 자연살해세포의 세포독성과 사이토카인의 분비를 조절한다. MHC class I 단백질이 리간드로 작용하는 억제수용체는 정상적인 건강한 세포와의 모든 상호작용을 맡는다. 자연살해세포가 표적세포의 표면에 있는 MHC class I 분자와 접촉하면 그 신호전달이 활성수용체의 반응을 차단한다.

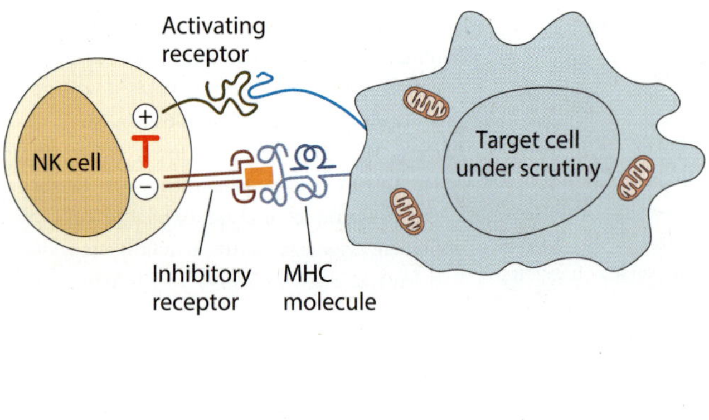

작업에 필요하다: 하나는 자연살해세포를 활성화시키며 또 다른 하나는 세포가 감염되지 않았을 때 자연살해세포가 잘못 활성화되지 않도록 막는다. 활성화 신호는 자연살해세포 수용체가 병원체-특이 리간드(즉, 바이러스에 감염된 세포가 전혀 새로운 당단백질을 세포 표면에 발현하는 경우)와 결합할 때 전달된다. 그로 인해 자연살해세포 내에서 신호전달 연쇄반응이 시작되고 자극을 받게 되면 사이토카인을 대량으로 분비하며 감염된 세포를 살해한다. 그러나 자연살해세포에 존재하는 MHC class I-결합 수용체가 표적세포의 표면에 있는 MHC class I 단백질을 인식하는 경우에는 활성화를 막는 음성조절 신호가 전달된다. 바이러스에 감염된 많은 세포들은 MHC class I 단백질의 발현이 급격히 감소하기 때문에(5장에서 논의) 자연살해세포의 주요 표적이 된다. 자연살해세포가 사용하는 2개의 수용체에 의한 인식시스템에 의해 MHC class I 단백질을 잘 발현하는 정상세포는 비록 다른 종류의 리간드가 세포 표면에 드러나 있는 경우에도 자연살해세포에 의해 살해당하지 않는다. 이와 같은 개념을 증명하기 위해 많은 노력이 진행되고 있다.

자연살해세포의 MHC class I 수용체가 억제신호를 생성한다

사람의 자연살해세포는 C-type 렉틴 계열(lectin family) 혹은 면역글로불린 계열(immunoglobulin faimily [killer cell immunoglobulin-like inhibitory receptor, Kirs])로 구성된 2개의 억제성 MHC class I 수용체를 생성한다. 또한 자연살해세포는 HLA-E를 보유한 표적세포를 인식하면 살해하지 않는다. HLA-E는 다소 특이한 MHC class I 단백질로서 다른 MHC class I 분자들의 신호서열(signal sequence)에서 유래된 펩티드와 결합한다. 신호서열 펩티드와 복합체를 형성한 HLA-E의 존재는 MHC class I 분자가 정상적으로 생성되고 있다는 뜻이므로 자연살해세포로 하여금 살해하지 말도록 지시하는 것이다. 한 가지 흥미로운 사실은 human cytomegalovirus는 감염한 세포에서 HLA-E의 생성을 유도함으로써 자연살해세포에 의해 인식되거나 살해 당할 위기를 피해 간다.

바이러스 단백질이 자연살해세포의 활성을 조정한다

많은 바이러스 유전체는 자연살해세포의 인식작용과 살해작용을 억제하거나 혼동시킬 수 있는 단백질을 생성한다(그림 4.3). 자연살해세포의 활성을 변경시킬 수 있는 메커니즘을 적어도 5종류로 구분한다. 이런 유전자 산물로는 MHC class I 단백질과 동일한 단백질, MHC class I 생성을 조절할 수 있는 단백질, 자연살해세포 활성화 수용체 및 리간드의 작용을 방해하는 단백질, 자연살해세포의 기능과 연관된 사이토카인에 영향을 미치는 단백질 등이 있다. 자연살해세포의 기능적 변화는 *Flaviviridae*, *Papillomaviridae*, *Herpesviridae*, *Retroviridae* 및 *Poxviridae* 등을 포함한 여러 종류의 바이러스 과(family)에서

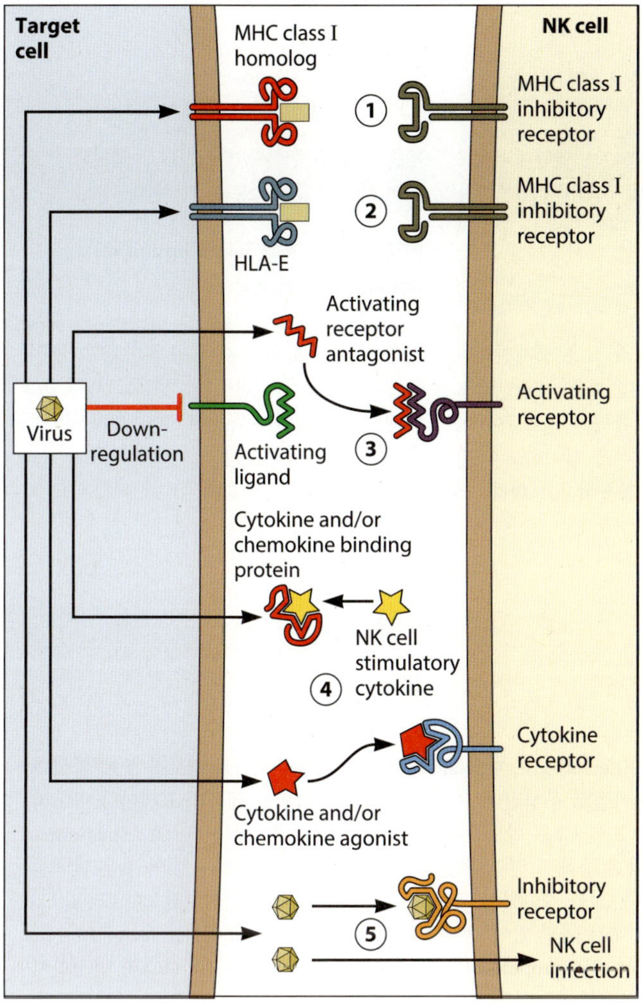

그림 4.3 자연살해세포의 활성을 조절하는 바이러스-유도 메커니즘. **(왼쪽)** 감염된 표적세포, **(오른쪽)** NK 세포. 감염된 표적세포는 활성화된 NK 세포에 의해 용해되어야 한다. 그러나 다섯 가지 범주의 NK 세포-조정 전략들을 그림에서 볼 수 있다(원 안의 숫자들). 감염된 세포에서 생성된 바이러스 단백질들은 빨간색으로 표시되어 있다. (1) 세포성 MHC class I 단백질과 유사한 바이러스 단백질에 의한 방해. (2) 숙주 HLA-A 혹은 HLA-B(사람 MHC class I 상동체)의 발현 혹은 세포 표면으로의 이동 방해로 인한 숙주 HLA-E (혹은 HLA-C)의 증가. (3) 바이러스가 생성한 사이토카인-결합 단백질의 분비되면서 NK 세포를 활성화하는 사이토카인의 활동이 차단된다(또한 바이러스 단백질이 감염된 세포의 표면에 있는 활성 리간드의 양을 줄임으로써 자연살해세포는 활성화되지 않는다). (4) NK 세포를 활성화하는 사이토카인에 결합하거나 케모카인 길항제를 생성하여 사이토카인의 기능을 억제한다. (5) 새로 생성된 바이러스에 의해 수행되는 효과들로서, NK 세포와 맞물려 NK 세포의 억제수용체를 차단하거나, 혹은 아예 NK 세포에 감염하여 여러 가지 효과기 기능을 방해하거나 혹은 세포를 죽이기도 한다.

확인된다. 어떤 바이러스의 유전체는 자연살해세포의 기능적 변화를 유도할 수 있는 물질을 한 가지 이상 생성해 낸다. 일례로, human cytomegalovirus의 유전자는 자연살해세포의 반응을 변형시키는 최소 7가지 이상의 물질을 암호화하고 있다. 자연살해세포의 기능을 방해하는 매우 흥미로운 예로써 hepatitis C virus의 막 단백질 E2는 자연살해세포 표면에 있는 CD81과 결합하여 활성화 신호를 차단한다. 이로 인해 자연살해세포는 더 이상 감염된 세포를 인식하지 못하게 된다. 감염된 표적세포의 표면에서 MHC class I 단백질의 발현을 조정하는 특성을 가진 대표적인 단백질이 HIV-1 Nef 단백질이다. Nef는 특정 종류의 MHC class I 분자들이 세포 표면에 발현되는 데 영향을 미치지만, HLA-E 단백질과 같이 자연살해세포의 불활성화를 유도하는 물질의 발현에는 관여하지 않는다. Poxvirus에 속하는 ectromelia virus나 molluscum contagiosum virus에 감염된 세포는 IL-18과 결합하는 단백질을 생성하여 자연살해세포의 살해기능을 억제하고 IFN-γ도 방해한다.

보체

보체계(complement system)는 열에 취약한 혈청성분이며 항체와 더불어 작용하면 세균을 사멸시키는 기능을 갖는 것으로 1890년에 확인되었다(항체의 기능을 보완해준다는 의미). 보체계는 혈액 내에서 매우 중요한 첫 번째 방어선이며 선천면역 및 적응면역의 병원체 제거용 요소이다(Box 4.3). 보체의 경로는 **고전경로(classical pathway)**, **대체경로(alternative pathway)** 및 **만노오스-결합경로(mannan-binding pathway)**의 세 종류가 있다. 내재적 방어체계의 한 부분으로서 대체경로 보체의 작용은 C1q 혹은 C3b 단백질이 미생물 침입자를 직접적으로 인식하면서 활성화된다(그림 4.4). 만노오스-결합경로에서는 C1q와 유사한 렉틴이 세균이나 바이러스에 존재하는 만노오스-함유 탄수화물과 결합하면서 활성화된다. 또한 보체는 C1q가 병원체 또는 감염된 세포의 표면에 형성되어 있는 항원-항체 복합체에 결합할 때도 활성화되기 때문에 적응면역 시스템에서도 중요한 효과기로 활동한다(그림 4.4).

보체 연쇄반응

보체는 최소한 30종 이상의 혈청 단백질과 세포 표면 단백질로 구성되어 있으며 각 인자들은 순차적으로 작용하여 직접적인 세포 용해로부터 적응면역반응을 증대시키는 데 이르기까지 광범위한 기능을 수행한다(그림 4.4). 아쉽게도 보체 단백질의 이름은 바로크 양식처럼 혼란스러운데 그 이유는 단백질의 기능이 아닌 단백질들이 발견된 순서에 따라서 이름이 붙여졌기 때문이다. 세 종류의 경로에서 공통적인 맥은, 단백질분해효소의 순차적 작용에 의해 **C3 전환효소**(convertase)와 **C5 전환효소**라는 2개의 중요한 단백질분해효소가 활성화된다는 점이다(3개의 경로가 모두 동일한 효소를 활성화시키지만, 각각의 전환

BOX 4.3 TERMINOLOGY

보체 연쇄반응은 4개의 주요 생물학적 기능을 나타낸다.

용해(Lysis)
활성화된 보체성분들(C6, C7, C8 및 C9)이 외래 세포나 외피막을 가진 비리온의 막에 구멍을 만들면서 막 파괴와 용해가 일어난다. 이 구멍들은 지질이중층인 막을 파괴하고 기능을 손상시킨다. 세포나 바이러스는 삼투압 효과에 의해서 파괴된다.

염증의 활성화(Activation of inflammation)
염증반응은 보체 연쇄반응이 진행되는 과정에서 생성되는 보체 단백질의 부산물인 여러 종류의 펩티드에 의해 자극을 받는다. 이러한 펩티드들(C3a, C4a 및 C5a)은 혈관내피세포와 여러 종류의 림프구에 부착하여 염증반응을 자극하고 외래 항원에 대한 반응을 향상시킨다.

옵소닌 작용(Opsonization)
일반적으로 C3b 및 C1q와 같은 보체단백질들은 비리온에 부착하는데 이런 보체단백질에 특이적인 수용체를 보유한 식세포들이 이처럼 보체로 코팅된 비리온을 탐식하고 파괴한다; 이 과정을 옵소닌 작용이라고 한다. 식세포 표면에 존재하는 CR1과 같은 보체 수용체는 C3b에 둘러싸인 바이러스 입자와 결합하여 세포내섭취 작용을 촉진한다.

면역복합체의 용해(Solubilization of immune complexes)
세포 병변을 일으키지 않는 바이러스에 의한 감염은 흔히 항원-항체 복합체가 림프기관이나 신장에 쌓여 병변이 생기도록 한다. 보체 단백질들은 항원과 항체에 모두 부착하기 때문에 이런 복합체를 해체시킬 수 있고, 결과적으로 순환계에 존재하는 면역복합체의 제거를 촉진한다.

그림 4.4 보체계의 활성화 및 조절. 보체계는 고전(classical)경로, 렉틴(lectin)경로, 대체(alternative)경로 등 세 가지 경로를 통해 활성화될 수 있다. 보체 성분 1(C1)은 C1q (패턴인식 단백질), C1r 및 C1s 분자들로 구성된다. 보체 연쇄반응은 감염된 세포의 표면이나 바이러스 입자에 존재하는 항원-항체 복합체에 C1이 결합하면서 활성화된다; 또한 C1은 만노스-결합 렉틴-연관 세린-단백질분해효소(mannose-binding lectin [MBL]-associated serin protease [MASPs])와의 상호작용을 통해 고전경로 및 렉틴경로 사이를 연결한다. 이와 같은 단백질들의 복합체에는 단백질분해효소가 있으며, 이 효소가 보체 단백질 C2와 C4를 절단하여 고전경로 및 렉틴경로의 진행에 필요한 C3 및 C5 전환효소(convertase)를 형성한다. 대체경로는 C1-C2-C4 복합체를 형성하는 과정 없이 보체를 활성화한다. 대체경로에서는 factor B가 C2와 동등한 역할을 수행한다. Factor B는 factor D에 의해 절단된다. Factor P (properdin)는 대체경로에서 형성되는 전환효소를 안정화시킨다. 3개의 경로는 C3 및 C5 전환효소(황갈색 박스)를 형성하며, 이 전환효소를 거쳐 활성화된 보체는 세 가지의 주요 활성을 일으킨다: 염증, 세포용해, 외래항원을 감싸 식세포작용을 증진시킴(옵소닌화, opsonization). C3a와 C5a는 강력한 염증반응 자극제이다(과민성독소 [anaphylatoxin]라고 한다). 막공격복합체는 C5b~C9 보체단백질에 의해 형성되며 막에 구멍을 내어 세포를 용해시킨다. C3b(옵소닌)는 세균과 바이러스 입자를 감싸며 대체경로를 증폭시킨다. 참조: C. Kemper and J. Atkinson, *Nat. Rev. Immunol.* 7:9-18, 2007.

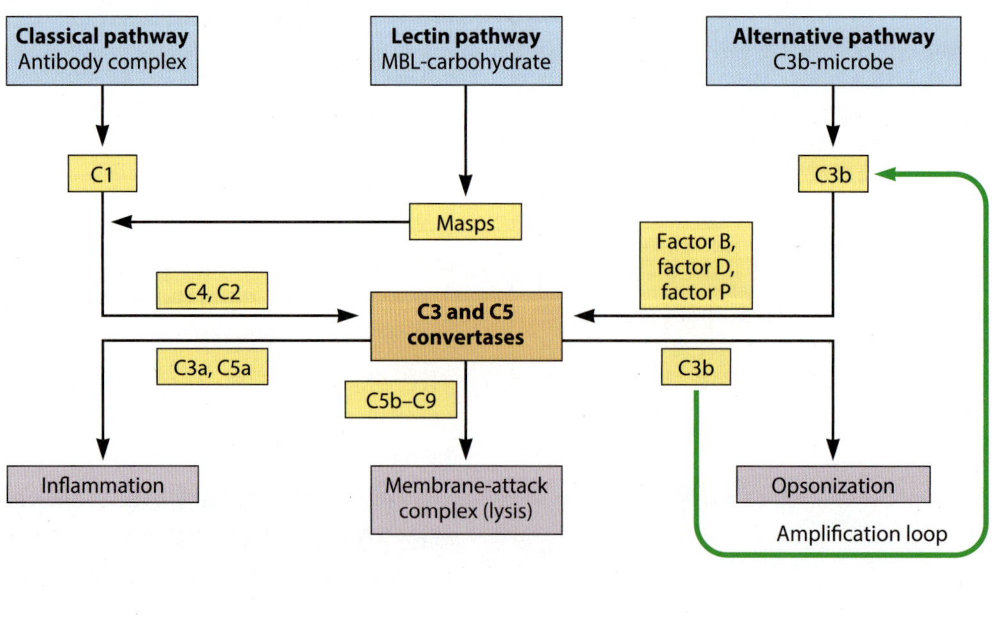

효소를 구성하는 단백질은 다르다). C3와 C5 전환효소가 병원체 혹은 감염된 세포의 표면에 공유결합을 통해 부착된다는 것은 중요한 사실이다. 표면에 부착한 C3 전환효소가 기질과 작용하여 세 종류의 보체경로에서 공통적 효과기로 작용하는 C3b를 생성하며, 염증반응을 매개하는 강력한 수용성 분자인 C3a를 생성한다. C3b는 병원체의 표면에 부착된 상태로 존재하면서, 보다 많은 보체성분들과 결합함으로써 단백질분해효소 연쇄반응을 자극하여 다양한 생체활성 단백질들을 생성한다. 단백질분해효소의 분해 산물들은 염증반응을 자극하고, 림프구를 모집하며, 적응면역반응을 강화시키는 한편, 감염된 세포를 죽인다. 또한 C3b는 대식세포를 활성화시켜서 C3b에 의해 코팅된 복합체를 집어 삼킨다. 혈청에 존재하는 약 90% 이상의 보체성분은 간에서 생산된다. 그러나 보체성분은 병원체가 침입하는 다른 부위에서도 생산된다. 일례로, 초기반응을 주도하는 복합체 C1은 주로 장 상피에서 생성되며, 만노오스-결합 렉틴은 호흡기에서 발견된다. 추가로, 단핵구, 대식세포, 림프구, 섬유세포, 내피세포 및 신사구체 혹은 활액강을 감싸고 있는 세포들도 보체계에 작용하는 대부분의 단백질을 생산할 수 있다. 뇌에 존재하는 성상세포들도 염증성 사이토카인에 의해 자극을 받으면 대부분의 보체 단백질들을 생산할 수 있다. 뇌는 염증에 특별히 민감하게 반응하는 장기인데, 보체 연쇄반응으로 생성되는 펩티드의 염증 작용이 어떻게 조절되는지는 확실하지 않다.

보체 연쇄반응 활성화의 중요한 결과는 국소에서 광범위한 방어선 구축이 시작된다는 것이다(Box 4.3). 연쇄적으로 작용하는 단백질분해효소에 의해 국소적으로 방출되는 보체 성분들은 단핵구와 호중구를 감염부위로 모집하는 데 도움을 주며, 그 세포들의 활동을 자극하고, 혈관의 투과성도 증진시키는 역할을 한다. 보체가 수행하는 항바이러스 효과는 직접적 혹은 간접적으로 나타난다. 세포막 공격 복합체(membrane attack complex)는 감염된 세포를 사멸시키지만, 반면에 식세포들은 C3b 단백질에 의해 감싸인 바이러스를 포식하여 파괴한다. 보체 성분들은 국소적 염증반응을 자극하는 데 이 반응은 감염이 퍼지는 것을 막고 적응면역반응이 침입 병원체를 담당하도록 정보를 전달한다. 활성화된 보체계는 마치 수지상세포가 T세포와 서로 소통하는 것처럼 체액성 면역과 T세포 면역작용이 협력하도록 '교육'한다. 보체의 작용요소들이 B세포와 T세포가 수행하는 면역반응을 조절하는 데 매우 중요한 역할을 담당한다는 것이 증명되고 있다. 보체계는 감염초기의 최전방 방어선과 적응면역 사이를 연결하는 진정한 다리 역할을 한다.

보체와 적응면역방어 사이의 분자적 연결은 얼마간 선택적 작용이며, 이러한 사실은 Th1 반응과 더불어 항체가 형성되는 것을 보면 명확해진다("Th1 및 Th2" 세포 참조). 이때 형성되는 항체는 대부분 IgG2a 동종형(isotype)으로서 보체 연쇄반응을 강력하게 촉진한다. 반면에 Th2 반응에서 형성되는 대표적인 항체로는 IgG1(마우스), IgG4(사람) 및 IgE이며 이 항체들은 보체에 결합하지 못할 뿐만 아니라 대식세포의 Fc 수용체에도 부착하지 못한다(표 4.3). 바이러스 외피막 단백질을 특이적으로 인식하는 많은 항체들이 C1q에 의해 인식되지 못하는 흥미로운 현상이 있는데, 이는 바이러스가 보체-매개성 용해작용으로부터 벗어나기 위한 선택압력(selective pressure)의 결과 때문으로 생각된다.

"자연 항체"의 감염방어 능력

사람이나 고등 영장류의 보체 고전경로(classical pathway)는 바이러스 감염 이전부터 혈청에 존재하던 특별한 항체집단에 의해 활성화 된다(역사적으로 이러한 항체를 "자연 항체[natural antibody]"라고 부른다). 이 항체들은 세포 표면 당단백질의 말단에 존재하는 항원인 α(1, 3)-galactose (α-Gal)에 의해 형성이 촉진된다. 하등 영장류, 대부분의 동물들 및 세균 등은 갈락토오스전달효소(galactosyltransferase)를 생산하여 α-Gal을 세포막 단백질에 부착한다. 그러나 사람이나 고등 영장류에는 이 효소가 없기 때문에 α-Gal 항원을 생성하지 않지만 장내 세

표 4.2 보체 연쇄반응 동안 방출되는 단백질과 펩티드의 생물학적 활성

물질	생물학적 활성
C5b, C6, C7, C8, C9	용해성 막공격 복합체
C3a	염증 및 평활근 수축 매개 펩티드; 혈관 투과성 증진; 비만세포, 호산구, 호염구의 탈과립; 히스타민 방출; 혈소판 응집
C3b	입자의 옵소닌화 및 면역복합체 수용성 증진; 식세포작용 촉진
C3c	골수의 호중구 방출; 백혈구 용해
C3dg	분자 보강제; 적응면역에 광범위한 영향
C4a	평활근 수축; 혈관 투과성 증진
C4b	항원-항체 복합체의 식세포작용, 분해, 제거의 옵소닌
C5a	염증 및 평활근 수축 매개 펩티드; 혈관 투과성 증진; 비만세포, 호산구, 호염구의 탈과립; 히스타민 방출; 혈소판 응집; 호염구, 호산구, 호중구, 단핵구의 주화성 분자; 호중구의 가수분해효소 방출
Bb	세포 이동 억제 및 단핵구와 대식세포 확산 유도
C1q	자살세포 제거, 식세포작용, 항원-항체 복합체의 분해와 제거 옵소닌

표 4.3 바이러스 감염에 대응하는 주요 세포성 및 체액성 면역반응

반응	효과기	활성
세포 매개	Th와 CTL이 분비한 IFN-γ	항바이러스 상태 유도
	CTL	바이러스 감염세포 파괴
	NK 세포 및 대식세포	바이러스 감염세포 직접 파괴 또는 항체의존성 세포 매개 세포독성
체액성	주로 분비형 IgA	비리온-숙주세포 부착 억제
	주로 IgG	외피막 바이러스의 숙주 세포막 융합 억제
	IgG 및 IgM 항체	비리온에 결합(옵소닌화)하여 식세포작용 증진
	IgM 항체	비리온 응집
	IgG와 IgM으로 활성화된 보체	외피막 바이러스 용해; C3b/항체 복합체에 의한 옵소닌화

균이 생성하는 α-Gal에 항상 노출되기 때문에 사람의 혈청에는 α-Gal에 특이적인 항체가 고농도로 존재하며, IgM 및 IgG의 약 2% 이상이 이러한 당을 인식하는 항체이다. 바로 이 항체들이 보체 연쇄반응을 활성화시켜서 α-Gal 항원을 보유한 외래세포나 외피막을 가진 바이러스의 사멸을 일으킨다. 사람이나 고등 영장류가 동물에서 유래된 외피막을 가진 바이러스에 감염되지 않는 일차적인 이유는 다름 아닌 α-Gal 항체-보체 반응 때문인 것으로 추정된다. 그러나 이러한 바이러스들도 플라스크에서 키우는 인간의 배양세포에는 감염할 수 있다. 만약 바이러스를 사람의 세포가 아닌 다른 세포에서 증식시킬 때 신선한 인간혈청을 첨가한다면 바이러스 입자들이 불활화되지만, 사람의 세포에서 증식시킨다면 혈청을 첨가해도 불활화되지 않는다는 사실은 이러한 주장을 뒷받침한다. 항-α-Gal 항체는 적응면역 반응과 내재적 보체반응이 협력하여 감염 경험이 없는 동물유래 바이러스에 즉각적인 면역방어가 이루어질 수 있는 메커니즘을 제공한다.

보체 연쇄반응의 조절

보체 연쇄반응처럼 증폭과정을 이용하는 어떤 형태의 치명적 항바이러스 방어체계라면 당연히 안전장치가 필요하며 매우 정확히 조절되어야 한다. 세 종류의 보체경로 중 어느 하나라도 자발적으로 활성화되는 것은 방지해야 하며 일상적으로 발생하는 대수롭지 않은 감염 때문에 활성화되는 것도 발생하지 않아야 한다. 어느 정도의 조절기능은 보체 단백질 자체에 내재하고 있다. 예를 들어 보체단백질 대부분은 제법 크기 때문에 국소적 조직손상이 있는 경우를 제외하고는 혈관 밖으로 빠져나가서 감염조직을 공격할 수 없다. 따라서 경미한 감염은 보체 반응을 활성화시킬 수 없다. 보체 연쇄 반응 중 생성되는 중간 산물들은 반감기가 100만분의 1초 정도로 매우 짧기 때문에 감염부위로부터 먼 곳까지 쉽사리 확산되지 못한다. 또한 혈청 및 여러 세포의 표면에 존재하는 보체 억제단백질들(예를 들어, complement receptor type 1 protein [Cr1], decay-accelerating factor [Daf 혹은 CD55], protectin [CD59], membrane cofactor protein [CD59])에 의해 심화된 조절기능이 유지된다. 이 단백질들은 C3b나 C4b 등에 결합하여 대체경로 연쇄반응을 제한할 수 있는 유일한 조절인자이다. 외피막을 보유한 바이러스 중 막 표면에 CD55 혹은 CR1이 없는 종류는 대체경로 보체 반응에 대해 취약하다. Human immunodeficiency virus 1형이나 세포 밖에 있는 vaccinia virus 등은 외피막에 CD46, CD55 및 CD59를 갖고 있기 때문에 보체-매개 용해작용을 피할 수 있다.

많은 바이러스 유전체는 보체의 작용을 방해할 수 있는 단백질 유전자를 지니고 있다. 예를 들어, alphaherpesvirus의 당단백질 C는 C3b 성분과 결합하며 여러 종류의 poxvirus 단백질들은 C3b와 C4에 결합한다. Smallpox virus SPICE(smallpox inhibitor of complement enzyme)은 사람의 C3b와 C4b를 불활화시키고, 이로 인해 smallpox에 감염되었을 경우에 높은 치사율이 유발된다(Box 2.11 참조).

몇몇 종류의 바이러스 수용체들, 즉 measles virus와 일부 picornavirus에 속하는 바이러스의 수용체는 보체를 조절하는 단백질이다. Epstein-Barr virus 입자는 CD21(CR2 보체 수용체)에 부착하기 때문에 숙주와 바이러스에 지대한 영향을 미친다. 이 상호작용은 NF-κb 신호전달경로를 활성화시켜서 바이러스의 주요 프로모터들이 전사를 시작하게 해준다. 휴지기 상태에 있는 B세포는 Epstein-Barr virus는 바이러스 유전자의 전사를 지원하지 못하지만 이 바이러스가 보체 수용체와 결합한 상태라면 이런 B세포에서도 증식할 수 있다.

C1q, 콜렉틴, 디펜신 등에 의한 패턴 인식

보체 시작 단백질인 C1q의 기능은 내재적 방어 및 선천면역 방어의 특징을 설명하는 좋은 예이다: C1q는 병원체의 특징적인 분자패턴을 인식할 수 있다. 이 단백질은 Toll-유사 수용체(TLR)와 같은 패턴인식 수용체로서 콜렉틴(collectin) 계열 단백질이며 칼슘에 의존적인 당-부착 단백질(**렉틴, lectin**)이다. 이 계열의 단백질들은 다양한 미생물체에 존재하는 다당류에 부착하여 옵소닌(opsonin)으로 작용하거나 보체 연쇄반응을 활성화하는 물질로 작용한다. 디펜신(defensin)이란 항미생물 렉틴의 또 다른 계열을 대표한다. 디펜신 분자들은 29~51개의 아미노산으로 구성되어 있으며, 시스테인(cystein)이 풍부하고 양전하

를 띤 작은 단백질로서 백혈구나 상피세포로부터 만들어져 세균, 곰팡이 및 외피막 바이러스에 작용한다. 콜렉틴이나 디펜신은 human immunodeficiency virus 1형, herpes simplex virus 들, Sindbis virus 및 influenza virus 등과 같은 외피막 바이러스의 당단백질에 부착한다. 콜렉틴이나 디펜신 중 어떤 종류는 배양세포에서도 항바이러스 기능을 갖고 있다. 이 항바이러스 기능의 바탕은 세포막의 융합을 방해하는 것이다. 가장 관심을 끄는 가설은 다음과 같다: 즉, 이 단백질들이 바이러스 막 당단백질을 교차연결시켜 세포막 융합에 필요한 다른 단백질들이 제 위치로 나올 수 없게 만드는 것이다. 이 렉틴 분자들이 실험실 조건에서는 항바이러스 기능을 보유하고 있다고 할지라도 실제 체내에서의 기능은 아직 충분히 연구되어 있지 않다. 이 단백질 중 일부 종류는 구조변형을 거쳐 전신적 혹은 국소적으로 투여되는 항바이러스 물질로서 시험 중에 있다.

염증반응

감염의 가장 초기단계에서 세포들은 다양한 내재적 방어로 작용하는 사이토카인을 분비한다. 감염된 부위에서 신속히 분비되는 사이토카인과 보체를 활성화하는 데 필요한 수용성 중간물질들은 매우 먼 곳까지 영향을 미치는 새로운 반응들을 시작하게 된다(그림 4.5). 감염 초기의 경고를 알려주는 사이토카인 중 하나인 TNF-α는 여러 기능을 보유하고 있으며 활성화된 단핵구나 대식세포에서 생성된다. TNF-α의 기능은 주변의 모세혈관에 변화를 유도하여 혈액에서 순환 중인 백혈구를 감염부위로 유인하여 진입할 수 있게 하는 것이다. 또한 TNF-α는 감염된 세포의 수용체에 결합하여 항바이러스 기능을 유도한다. 감염과 TNF-α의 수용체 결합, 이 두 현상이 합쳐지면서 수초 이내에 신호전달 연쇄반응이 시작되고 이로 인해 카스파아제가 활성화되고 결국 세포가 사멸된다(그림 3.9B 참조). 바이러스 단백질 중에는 TNF-α의 작용을 변환시킬 수 있는 것들도 있다.

TNF-α가 일으키는 뚜렷한 반응 중 하나가 바로 **염증(inflammation)**이다. 염증의 고전적 4대 증상은 발적(redness), 발열(fever), 부종(swelling) 및 통증(pain)이다. 이러한 증상들은 감염부위에서 혈류의 증가, 말초혈관의 투과성 증가, 식세포의 유입 및 조직 손상이 일어나기 때문이다. 감염부위를 빠져 나가는 쪽의 혈관이 수축되기 때문에 그 부위의 혈류량이 증가하고 이로 인해 감염부위의 모세혈관망이 충혈된다. 이 현상이 발적을 일으키고 조직의 온도를 높이게 된다. 말초혈관의 투과성이 증가함에 따라서 충혈된 모세혈관망으로부터 주위 조직으로 체액과 세포의 배출이 촉진된다. 배출된 체액은 정상조직에서 발견되는 체액보다 단백질 농도가 매우 높기 때문에 부종을 유발한다. 손상된 조직으로 이동하는 세포들은 대부분 단핵성 식세포(mononuclear phagocytes)들이다(표 4.1). 이 세포들은 바이러스에 감염된 세포에서 생성되는 물질들, 국소 방어체계에서 분비되는 사이토카인 및 식세포들이 손상조직 부위의 모세혈관벽에 부착되도록 돕는 2차적 반응 등에 의해서 모여든다. 호중구는 혈액에 풍부하게 존재하지만 정상적인 조직에는 거의 없다. 호중구는 가장 먼저 감염부위로 모여드는 식세포이며, 염증반응의 대표적인 표지세포로 작용한다. 호중구는 다양한 사이토카인과 독성물질을 분비하여 차후의 반응을 결정한다. 감염된 세포, 수지상세포 및 대식세포에서 분비되는 일부 사이토카인들과 수용성 보체성분은 케모카인(chemokine)으로 작용하여 단핵구와 과립세포들을 손상된 세포가 존재하는 곳으로 이동시킨다(그림 4.5). 단핵구는 감염 후 회복반응에서 매우 중요한 역할을 한다. 염증반응은 바이러스 감염을 제어하는 한편, 감염 이후 과도한 반응으로 유발되는 병리현상에 기여할 뿐만 아니라, 대부분의 선천성 면역작용과 마찬가지로 적응면역반응을 유도하는 데 반드시 필요하다. 세포변성을 일으키지 않는 바이러스(noncytopathic viruses)들은 강한 염증반응을 유발하지 않기 때문에 숙주와도 매우 다른 상호작용을 나타낸다. 초기에 유발되는 염증반응이 이후에 후속되는 면역반응의 종류를 결정지으며, 이것이 바이러스 감염의 결과에 영향을 미친다는 점은 잘 알려져 있다.

정확한 메커니즘은 밝혀진바 없지만, 오랫동안 과학자들은 프로인트 항원보강제(Freund's adjuvant [오일 유제에 사멸시킨 *mycobacterium* 균을 섞은 것]) 혹은 수산화알루미늄 겔(aluminum hydroxide gel) 등과 같은 보강제를 사용함으로써 인위적인 염증반응을 일으켰다. 보강제가 유도하는 염증반응은 감염되어 나타나는 것과 비슷하기 때문에 백신에 함유되어 있는 바이러스 단백질에 대해 매우 강한 면역반응을 유도해 준다. 대부분의 백신은 보강제 없이 적응면역반응을 끌어내기 어렵다는 말은 사실이다(8장 보강제 및 백신 참조).

바이러스 감염이 일으킨 염증반응의 속성과 정도는 감염되는 조직 및 바이러스에 따라 다른 세포변성 성질에 의해 결정된다. 염증반응에 참여하는 세포 및 단백질들은 혈액에서 유래하며, 염증반응을 촉진시키는 사이토카인 및 수용성 보체 효과기들의 작용으로 감염부위를 향해 이동한다. 결과적으로 혈액 순환계의 접근이 떨어지는 조직(예, 뇌 및 안구의 내부 등)에서는 조직을 파괴하는 염증반응을 회피할 수 있다. 그러나 "면책특권"을 받은 조직의 특성상 이러한 조직에서 발생하는 바이러스의 감염 동역학(kinetics), 감염 정도 및 감염 후의 결과 등은 혈액 순환계가 손쉽게 접근하는 조직에서 관찰되는 것과 매우 다를 수밖에 없다.

염증반응은 여러 종류의 조절단백질에 의해 매우 엄정하게 조절된다. 세포질에 있는 중요한 단백질 복합체로는 "염증소체(inflammasome)"라고 부르는 것이 있으며 크기는 700 kDa 이상이다. 염증소체 복합체는 신호전달 시작인자인 동시에 세포질 내 패턴인식 수용체의 특성도 갖고 있다. 미생물 고유의 분자에 부착한 염증소체는 염증성 카스파아제 1과 5를 활성화시킨다. 이 2개의 카스파아제는 염증성 사이토카인 IL-1β 및 IL-18

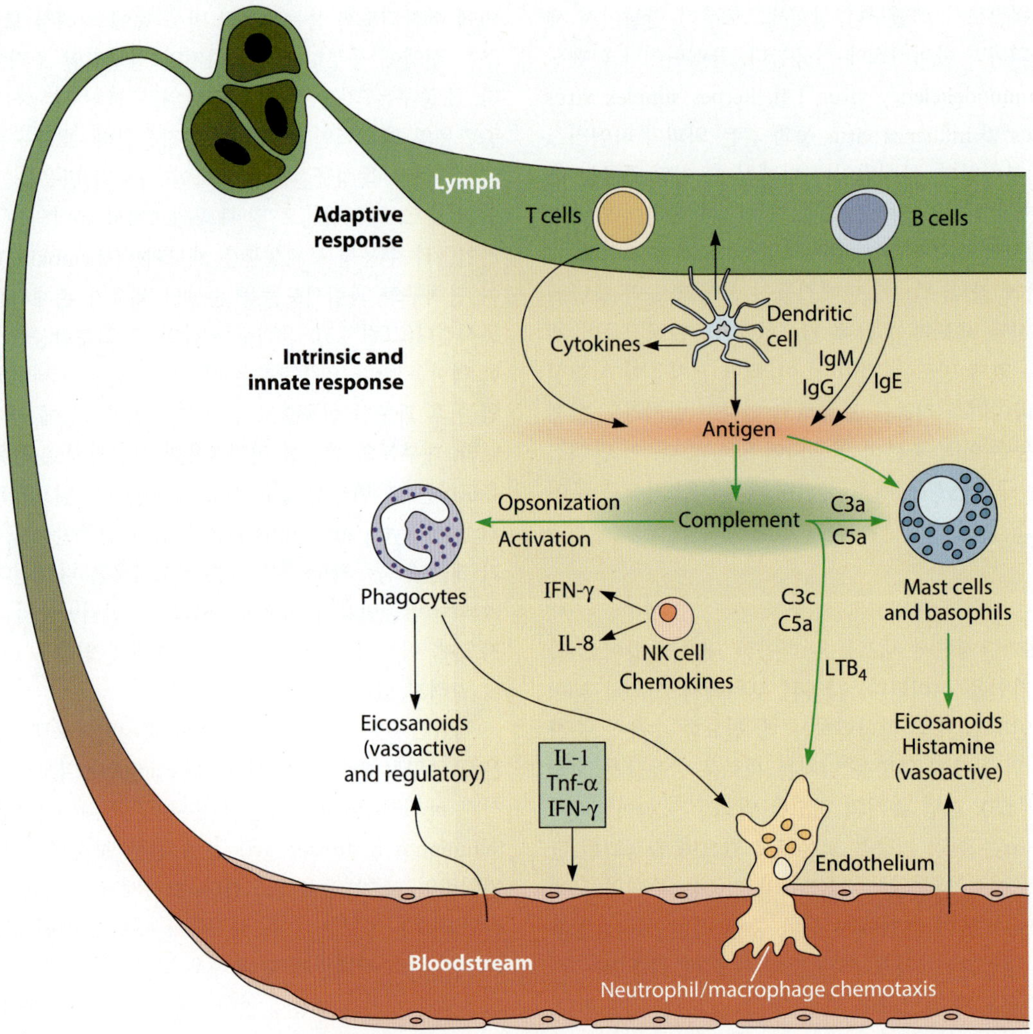

그림 4.5 염증반응은 면역계의 주요 성분들을 통합하여 상승작용을 일으킨다. 바이러스가 체내로 침투하는 지점에서 일으키는 감염은 흔히 염증반응을 촉발한다. 림프계와(상부, 녹색) 순환계(하부, 적색)에 의해 도움을 받는 감염 조직을 그림으로 나타내었다. 염증작용은 여러 방법을 통해서 시작될 수 있다. 예를 들어, 감염을 인식한 미성숙 수지상세포가 분비하는 IFN 등의 사이토카인에 의한 방법, 보체를 활성화하는 고전경로 혹은 대체경로에 의한 방법, 그리고 세포 손상이 일어난 곳에서 분비되는 사이토카인에 의해 손상부위로 이동하여 그곳에서 IgE 항체나 항원에 의해 활성화된 비만세포에 의한 방법들로 시작될 수 있다. C3a, C3c와 C5a는 보체 시스템의 단백질분해효소에 의해 생성된 물질들로서 염증반응을 촉진시킨다. C3a는 혈관의 투과성을 증진시키며 비만세포와 호염구를 활성화시키고, C3c는 혈관으로부터 호중구의 방출을 촉진시키며, C5a도 혈관투과성과 호염구, 호산구, 호중구, 단핵구의 화학주성을 증진하는 한편 호중구에 자극을 준다. IL-1, IFN-γ와 TNF-α 등의 사이토카인은 말초혈관 내피세포에 작용하여 백혈구의 부착과 이동을 촉진시킨다. IL-8과 다른 케모카인(chemokine)들은 림프구와 단핵구의 화학주성을 향상시킨다. IL-1과 TNF-α는 상피세포와 중간엽(mesenchymal) 세포의 수용체에 부착하여 세포분열과 콜라겐 생성을 유도하고 프로스타글란딘(prostaglandin)과 류코트리엔(leukotriene) 생성(eicosanoid 화합물)을 자극한다. LTB4는 특히 활동적인 류코트리엔이며 혈관 및 화학주성에 작용한다. 염증반응이 일어난 감염부위로 들어온 세포들의 활성은 국소적으로 생성되는 TNF-α, IL-1 및 IFN-γ 등과 같은 사이토카인에 의해 조절된다. Adapted from D. Male et al., *Advanced Immunology*, 3rd ed. (Mosby St. Louis, MO, 1996).

의 분비를 유도한다. 세균 감염 시에 드러나는 염증소체의 역할은 명확히 규명되어 있으며 바이러스 감염에서도 비슷한 기능을 수행할 것으로 추정된다.

염증반응을 조정할 수 있는 바이러스 유전자 산물로는 poxvirus의 수용성 사이토카인 수용체, herpesvirus의 보체성분 결합단백질 및 beta- 및 gammaherpesvirus이 생성하는 여러 가지 사이토카인 및 성장인자 등이 있다. 이러한 단백질을 생성하지 못하는 변이 바이러스들은 병독성(virulence)이 급격히 감소하게 된다(1장의 병독성 참조). 이와 같은 병독성의 감소는 숙주 및 바이러스에 모두에게 매우 중요하다. 일례로, 만약 adenovirus 감염으로 일어난 염증반응이 E3 유전자에 의해 생성되는 바이러스 단백질에 의해 억제되지 않는다면 숙주는 매우 심각한 조직손상과 함께 때로는 사망에 이르는 경우도 있다.

적응면역 반응

일반적 특징

적응면역 반응은 **체액성 반응**(항체)(**humoral response** [antibody])과 **세포성 반응**(보조세포 및 효과기 세포)(**cell-mediated response**[helper and effector cells])으로 구성되어 있다. 반응을 담당하는 세포와 반응 과정을 토의하며 소개하겠지만, 두 종류의 반응 **모두**가 항바이러스 방어에 필요하며 서로 협력해서 기능을 발휘한다는 것을 알아야 한다. 그러나 이 두 반응은 감염하는 바이러스와 감염되는 숙주의 속성에 따라서 감염에 대응하는 각각의 기여도가 다를 수 있다. 일반적으로, 항체는 혈액이나 점막 표면에서 바이러스 입자에 부착하여 감염되는 세포의 숫자를 줄이며, T세포는 바이러스에 감염된 세포를 인식하고 죽인다.

선천면역 반응과 유사하게, 적응면역의 반응도 감염된 세포와 감염되지 않은 세포를 구분해야 한다. 이 작업은 선천면역 시스템에서 사용되는 방법과는 매우 다른 방식으로 이루어진다. 특이성이 매우 높은 인식능력은 두 종류의 항원수용체에 기인한다: B세포의 막에 발현된 항체 혹은 T세포 수용체, 그리고 세포내 단백질의 조각을 세포 표면에서 전시해 주는 두 종류 중 하나의 세포막 당단백질 소중합체. 이 세포막 당단백질은 MHC 단백질 계열에 속한다. MHC class I 단백질은 거의 모든 세포의 표면에서 단백질 조각을 전시하는 반면에 MHC class II 단백질은 일반적으로 성숙한 수지상세포, 대식세포 및 B세포(전문적 항원제시세포)의 표면에서만 발견된다.

B세포와 T세포의 수용체는 모두 외래 항원과 결합하지만 항원에 맞물리는 방식은 각각 다르다. B세포 수용체는 세포막에 부착된 항체(a membrane-bound antibody)이며 단백질 자체에 존재하는 **항원결정기**(**epitope**, contiguous sequences or unique conformation)에 부착한다. 반면에, T세포 수용체는 단백질 분해과정을 거쳐 생겨난 선형의 짧은 **펩티드**(**peptide**)와 접촉한다. B세포 혹은 T세포 수용체가 항원결정기 또는 펩티드에 접촉하는 현상은 그 수용체를 가진 세포에 매우 심대한 효과를 유발한다: 항원을 인식한 림프세포는 사이토카인을 생성하며, 복제하고 분열하며, 이종 단백질 혹은 이종 펩티드를 보유한 세포를 죽이고, 항체를 생산하는 등의 반응을 나타낸다. 이종 펩티드 또는 항원결정기와 맞물리면서 일어나는 일련의 과정 전체가 적응면역 반응을 구성하게 된다.

모든 방어 메커니즘이 그렇듯이, 통제되지 않거나 부적절하게 작용하는 적응면역 반응은 손상을 일으킬 수 있다. 그러므로 정확한 반응의 시작과 신속한 반응의 종결이 반응의 증폭 만큼이나 중요하다. 조절기능은 림프구 표면과 감염된 세포 사이의 상호작용, 활성화된 세포의 짧은 생존기간 및 화학적 전달물질의 짧은 반감기 등에 의해 이루어진다. 예를 들어, 선천면역 반응의 보체 단백질들은 T세포 면역반응을 유도하고 조절하는데 중요한 역할을 한다(그림 4.7). 그 조절기능이 바이러스 감염으로 인해 능동적 혹은 수동적으로 파괴되거나, 면역을 담당하는 세포가 바이러스에 감염되면 심각한 결과가 초래된다. 감염 후 발생하는 많은 병리학적 효과들은 숙주의 면역방어 시스템이 부적절하게 반응한 결과 때문에 나타난다(아래 "바이러스에 의해 유발되는 손상" 참조). 다른 한편으로, 성공적으로 감염하는 모든 바이러스의 유전체는 이와 같은 숙주의 방어를 조정할 수 있는 단백질을 암호화하고 있다. 경우에 따라서는 적응면역 시스템이 활발히 작동하고 있는 데도 불구하고 바이러스 감염이 오랜 기간 유지되거나, 지속적이거나, 혹은 잠복상태로 되기도 한다(5장 참조).

선천면역과는 달리, 적응면역 반응은 침입한 병원체 혹은 물질에 대해 특이적으로 작용하고, 항원에 노출된 후 활성화되기까지 오랜 시간(수일~수주)을 요구한다. 그러나 일단 특이적 반응을 확립하고 바이러스 감염이 진압되고 나면 그 숙주는 이후 같은 병원체에 대해 면역력을 얻는다(그림 4.8). 이전에 감염했던 침입자에 대한 이 기억이 적응면역 반응이 갖는 가장 강력한 특징 중 하나이며, 이로 인해 백신 개발이 가능해진다. 감염에 대한 첫 번째 반응이 적절한 수준에 도달하기 위해서는 여러 날이 필요하지만, 이후에 같은 침입자에 대한 반응은 감염 후 몇 시간 이내에 유도될 만큼 매우 빠르게 나타난다. 이와 같은 2차 방어가 일어나는 동안 선천면역도 빠르게 자극된다. 어떻게 기억이 유지되는가에 관한 세포 또는 분자적 메커니즘에 관해 연구가 집중되고 아직 논란의 여지도 많지만, 한번 외래 항원과 접해 본 B세포나 T세포의 일부는 **기억세포**(**memory cells**)로 남게 된다. 이 기억세포는 체내에서 수년 동안 생존하며, 감염이 다시 일어나면 즉각적으로 반응하면서 빠르게 증식하고 방어에 필요한 물질을 생산해낸다. 보통 두 번째 기억반응이 첫 번째 반응보다 강하기 때문에, 유년시절의 감염 경험이 성인이 되어서도 감염 위험을 막아주며 백신에 의해 형성된 면역이 수년 간 유지될 수 있는 것이다.

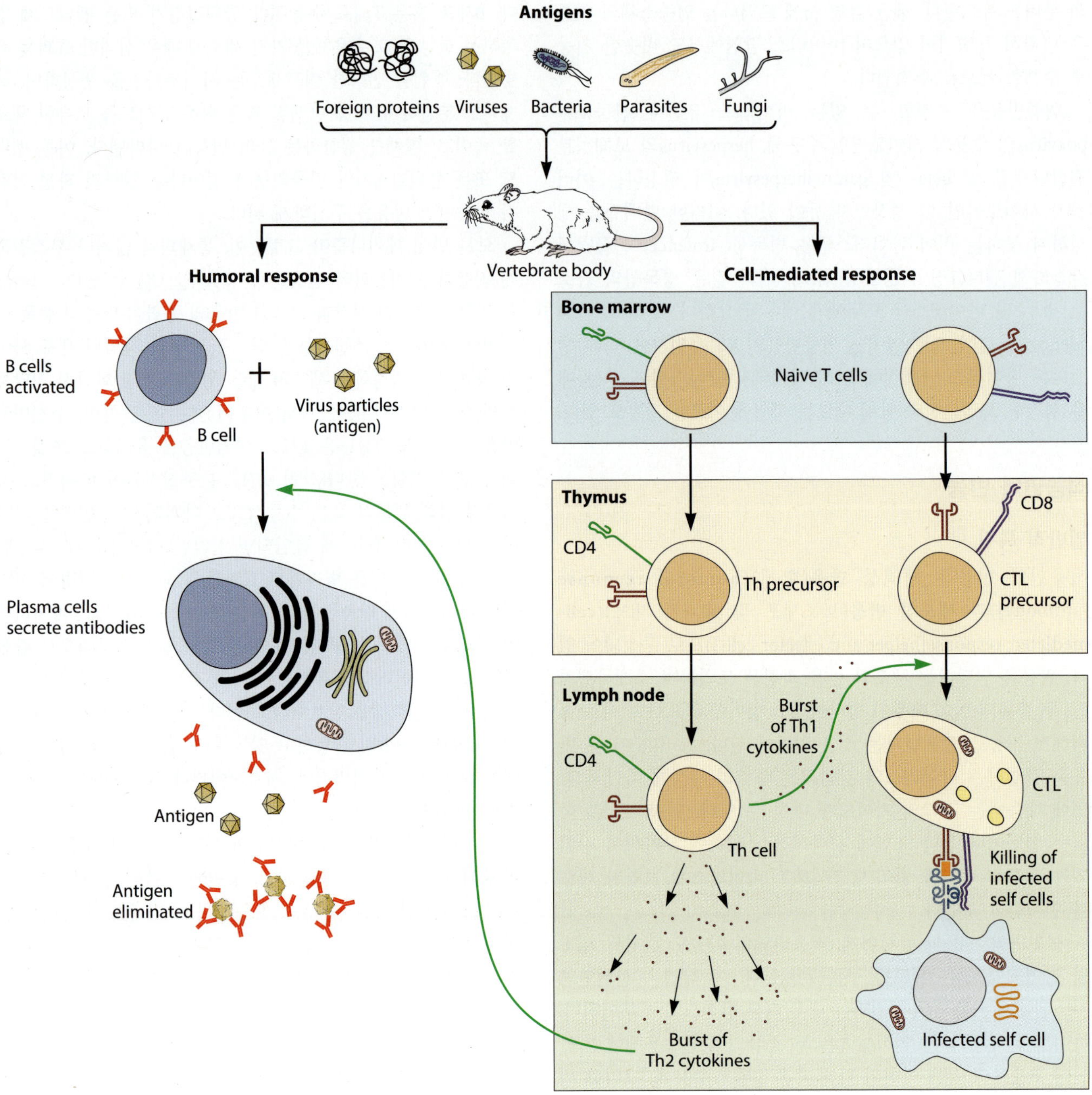

그림 4.6 적응면역계의 체액성 및 세포성 면역. 다양한 외래 단백질 및 입자(항원)들은 즉각적인 내재적이고 선천적인 면역 방어 체계에 의해 인식된 후 적응면역 반응을 자극한다. **(왼쪽)** 체액성 면역은 B세포 계통의 림프구로 구성되어 있다. 이 반응에 의해 생성된 항체는 중요한 효과기 분자들이다. 이 과정은 B 림프구 전구세포에 존재하는 수용체와 항원이 상호작용하면서 시작된다. 이 세포에 항원이 부착되면 항체를 분비하는 형질세포로의 분화가 촉진된다. **(오른쪽)** 세포성 면역은 골수에서 유래하여 흉선에서 선택된 T세포 계통의 림프구로 구성되어 있다. 이 면역 반응의 활성화 과정은 림프절에서 미경험(naive) T세포가 자신의 수용체를 통해서 수지상세포의 MHC class II 단백질과 복합체를 형성하고 있는 바이러스 펩티드와 결합하면서 시작된다. Th 세포 전구세포와 CTL 전구세포인 두 종류의 미경험 T세포 그룹을 제시하였다. Th 세포는 MHC class II 분자에 결합된 항원을 인식하며 강력한 사이토카인을 생성한다. 이 사이토카인들은 활성화된 B세포를 도와 항체를 생성하는 형질세포로 분화시키거나(Th2 사이토카인) 혹은 CTL 전구세포를 도와 바이러스-감염세포를 인식하고 사멸시키는 CTL로 분화시킨다(Th1 사이토카인). Th1 혹은 Th2 사이토카인은 서로 다른 Th 세포들에 의해 생산되며 B세포 혹은 CTL 전구세포들의 세포분열과 유전자 활성을 증진시키거나 억제한다.

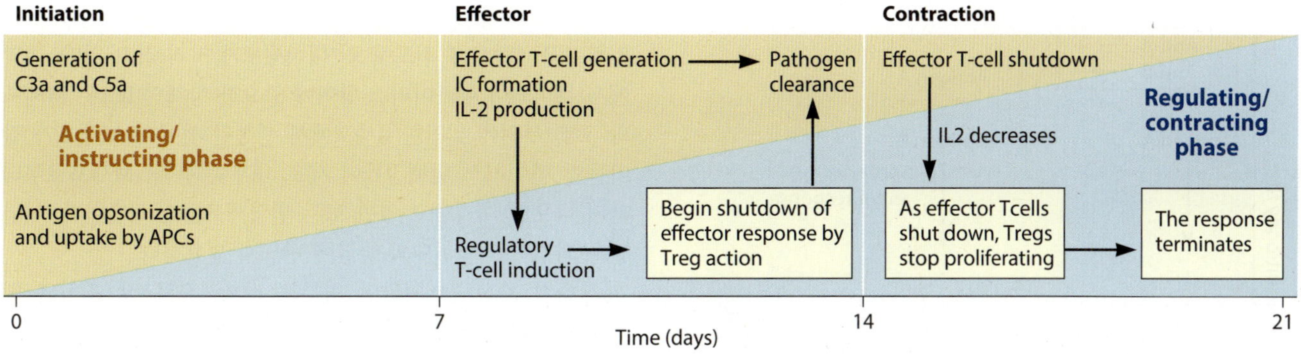

그림 4.7 보체와 조절 T세포에 의한 T세포 반응의 조절. 적응면역 반응의 수위는 부분적으로 조절 T세포(Treg 세포)가 조절한다. 바이러스 급성감염 모델은 보체가(선천면역 반응의 일부) 어떻게 3단계의 T세포-매개 반응을 조절하는지 보여준다. **(시작 단계)** 감염 후 얼마 지나지 않아서, 항원제시세포(APC)가 바이러스 항원을 취하여 가까운 림프절로 이동하면 그곳에서 T세포 반응이 시작된다. 감염부위에서 활성화된 보체연쇄반응은 C3a, C5a 및 C3b를 위시한 다양한 효과기 단백질들을 생산한다. C3b 옵소닌은 항원제시세포가 C3b로 감싸인 항원을 잘 취하도록 촉진하는 한편 C3a 및 Ca는 그들의 성숙을 자극한다. **(효과기 단계)** 림프절에 도달한 성숙한 항원제시세포는 제시하려는 항원에 특이적인 T세포와 반응하여 IL-2 생성 및 CD46에 의해 자극되는 Treg의 활성화를 유도한다. CD46의 리간드는 C3b 옵소닌으로 뒤덮인 면역복합체(IC 형성)를 포함한다. 항원제시세포가 자극한 효과기 상태의 CTL과 Th1 세포들은 림프절을 떠나서 감염부위를 찾아 공격하고 감염된 세포 및 바이러스 입자를 제거한다. 활성화된 CTL 및 CD46-자극 Treg 세포 사이의 균형이 CTL 활동으로 유발되는 면역병리의 정도뿐만 아니라 CTL 활동의 수위도 결정한다. CTL 세포가 너무 많으면 손상을 유발하지만, 너무 적으면 바이러스 감염을 제거할 수 없다; 뒤집어 말하면, Treg 세포가 너무 많으면 효과기 반응을 너무 일찍 종결하며 너무 적으면 CTL 반응을 지속시켜 잠재적인 면역병리현상을 촉진한다. **(저감 단계)** CTL과 Treg 세포 증식의 역동적 반응은 CTL 반응을 조절하여 저감시킨다. 이 단계에서 CTL과 Treg 세포는 둘 모두 급격히 감소한다. CD46-자극 Treg 세포가 CTL 보다 좀 더 빠르게 분열하는 데다가 Treg이 생성하는 사이토카인의 작용을 통해 CTL 반응이 멈춰지기 때문에 반응은 축소된다. 활성화된 CTL과 Th 세포들이 Treg 세포의 증식에 필요한 IL-2를 제공하기 때문에 면역계가 자극 이전의 상태로 돌아오게 되면 Treg 세포는 감소한다. 또한 이 단계가 진행되는 동안, 기억 CTL과 기억 Treg 세포들이 생성된다. Adapted from: C. Kemper and J. Atkins, *Nat. Rev. Immunol.* **7**: 9-18, 2007.

적응면역 시스템의 세포

적응면역 반응은 다음 두 종류의 세포에 의존한다: 림프구와 항원제시세포(표 4.1). 림프구는 골수의 조혈작용에 의해 생성된 백혈구다. 이 세포들은 이동성이 있어 골수를 떠나 혈액과 림프계를 순환하다가 체내의 여러 림프기관에 정착한다(그림 4.9). 림프절이라는 작은 림프기관이 적응면역 반응이 시작되는 필수 기관이다: 림프절이 제거되면 바이러스 감염이 일어나도 적응면역이 자극되지 못한다. 림프기관들은 순환계 곳곳에서 세포의 모집센터 역할을 하고 세포끼리의 의사소통이 이루어지는 곳이다.

림프구를 대표하는 두 부류는 **T세포**와 **B세포**이다. 세포성 면역작용을 구성하는 주요한 성분은 T세포(흉선에서 성숙하는 림프구)와 특별한 종류의 사이토카인들이다. 미성숙 T세포는 두 종류의 효과기 T세포인 조력 T세포(T-helper, Th)와 세포독성 T세포(cytotoxic T lymphocyte, CTL)로 분화된다. 형질세포(plasma cell)는 전구세포인 B세포(닭의 활액낭에 해당하는 포유동물의 골수에서 유래한 림프구)로부터 분화되며 외래 분자에 부착하여 항체반응(일명 체액성 반응)을 수행하는 항체를 생산한다.

T세포와 B세포의 성숙초기 단계에서, 자기(self) 조직 및 자기 단백질에 대해 반응하는 세포는 사멸한다. 살아남은 T세포와 B세포들은 비자기(nonself) 분자를 인식하는 능력을 갖고 있지만, 특별한 능력을 보유한 림프구와 물리적 접촉을 하기 전까지는 림프기관에서 휴지기 상태로 머물러 있다. 일명 항원제시세포로 알려진 이러한 림프구는 말초조직과 림프조직 사이를 끊임없이 이동한다. 이 세포들은 말초조직에서 수집한 펩티드나 단백질을 세포 표면에 전시하여 T세포나 B세포의 수용체가 부착할 수 있도록 해준다. 수용체가 만난 펩티드가 외래 분자로 인식되면 T세포나 혹은 B세포가 자극을 받아서 분열되고 비로소 효과기(effector) 기능을 발휘하게 된다. 수지상세포는 3장에서 말했듯이 중요한 전문적 항원제시세포다. 미성숙 B세포와 단핵구 계통(즉 대식세포)의 세포들도 전문 항원전달세포로 분류된다.

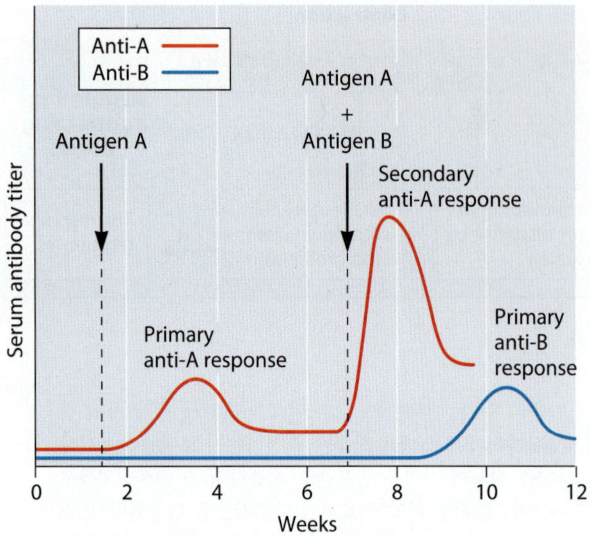

그림 4.8 적응면역 반응의 특이성, 자기제한 및 기억. 이 그림에서 전형적인 적응면역 항체반응의 형태는 항원 A 혹은 A와 B를 섞은 혼합 항원에 노출된 시간(주) 후에 상대적인 혈청 항체의 농도를 나타낸다. 항원 A와 B를 인식하는 항체는 각각 빨간색과 파란색으로 나타냈다. 항원 A에 대한 첫 번째 반응은 3~4주 후에 최고치에 도달한다. 7주차에 항원 A와 B의 혼합물을 동물에게 주사하면, 항원 A에 대한 두 번째 반응은 첫 번째 반응보다 더욱 빠르고 강력하게 발생한다. 그러나 항원 B에 대한 첫 번째 반응은 3~4주 후에 나타난다. 이와 같은 특성들이 면역학적 기억을 증명해 준다. 항체의 양(또한 역가)은 면역 후에 시간이 지나면서 감소한다. 이와 같은 감소 특성을 자기제한(self-limitation) 혹은 해지(resolution) 현상이라 한다. Adapted from: A. K. Abbas et al., *Cellular and Molecular Immunology* (The W. B. Saunders Co., Philadelphia, PA, 1994), with permission.

점막 및 피부의 면역 시스템

적응면역 시스템은 주요 세포 및 조직이 상당히 분산된 체계로 보인다. 그러나 모든 주요 장기 및 신체표면은 선천면역 반응에서 전해진 신호를 받았을 때 한 곳으로 집중하여 적응면역 반응을 유도하는 데 필요한 성분을 보유하고 있다. **점막면역계(mucosal immune system)**는 감염 후 첫 번째로 참여하는 적응면역 방어선이다. 소화기 계통과 호흡기 계통의 점막 아래층에 존재하는 림프조직(흔히 점막과 연관된 림프조직으로 명칭됨)은 항바이러스 방어에 중요한 역할을 담당한다. 이와 같은 림프세포 집합체는 소장의 프로프리아층(lamina propria)에 위치한 페이에르판(Peyer's patches), 인두에 위치한 편도, 상부기도와 맹장에 있는 점막하층 여포(follicles) 등이 있다. 점막표면에는 **M세포**(microfold 혹은 membranous epithelial cell)로 불리는 특별한 형태의 상피세포가 존재하는데, 이 세포는 항원을 채집한 후 통과세포외배출(transcytosis) 과정을 거쳐 더 아래쪽에 위치한 림프조직으로 항원을 전달한다. M세포의 기저면 세포막은 움푹 들어간 포켓 모양인데 그곳에 미성숙 수지상세포, B 림프구, $CD4^+$ T 림프구 및 대식세포가 자리 잡고 있다. 점막에서 분비되며 항바이러스 방어에 중요한 항체인 IgA는 M세포막 포켓 부위에 밀집한 B세포에서 생성된 것이다. M세포가 잡아들인 바이러스 단백질들이 세포 내부를 통과, M세포로부터 빠져 나오면 대기하고 있던 모든 면역세포들과 접촉한다. 이와 같은 과정이 점막면역의 발달에 반드시 필요하다.

신체의 가장 큰 기관인 피부는 자체적으로 잘 조직된 면역세포의 복잡한 군집을 가지고 있다. 림프구와 랑게르한스세포가 **표피면역계(cutaneous immune system)**를 구성하며(또는 피부-연관 림프조직)(그림 4.9C) 피부로 침투하는 바이러스에 대한 면역반응의 시작과 감염을 제어하는 데 중요하다. 랑게르한스세포는 표피에서 청소부 역할을 하는 대표적인 항원제시세포로서, 감시세포 혹은 초기 경고 및 반응을 담당하는 전초기지 역할을 한다. 숫자가 풍부하고 이동성이 있는 랑게르한스세포는 항원을 채집한 후 국소 림프절로 이동하여 T세포에게 항원의 정보를 제공하고, B 림프구를 직접적으로 활성화시킨다. 순환계에 존재하는 T세포 중에는 피부에 친화성을 나타내는 것들이 있는데, 이 세포들이 혈관내피세포에 부착한 후 상피로 이동하여 랑게르한스세포 및 케라틴세포와 상호작용한다. 이러한 피부 친화성 T세포는 measles virus와 varicella-zoster virus 감염에서 특징적으로 나타나는 바이러스 특이적인 피부 발진 및 두창 병변이 형성되는 데 중요한 역할을 한다.

바이러스 입자들은 감염 부위에서 점막 및 피부 면역계에 존재하는 림프구와 상호작용할 수 있다. 그러한 작용이 면역세포를 살해하거나 면역조절 오류를 일으켜 면역반응을 억제하게 될 수 있다. 이 상호작용으로 감염의 첫 번째 결과가 결정되며, 특정 바이러스의 감염 형태를 확립한다. 점막상피에 존재하는 M세포는 poliovirus, 장관계 adenovirus, human immunodeficiency virus 1형 및 reovirus 등을 포함한 다양한 바이러스를 인두 및 소화관으로부터 림프계로 오히려 확산시키는 역할을 한다. M세포는 herpes simplex virus를 비롯한 다양한 바이러스들에 의해 지속감염 혹은 잠복감염의 장소로 사용되는 것으로 추정된다.

적응면역: 특별한 항원수용체를 가진 림프구의 활동

내재적 방어 및 선천면역계에 존재하는 패턴인식 수용체와는 달리, T세포와 B세포의 항원수용체는 개체의 발생 기간 동안 체세포 유전자의 재배열을 통해 만들어진다. 이 수용체들의 특이성은 어떤 표적에 대해서 형성되는 것이 아니다. 세포가 특정 항원과 결합했을 때, 만약 자기항원을 인식하는 세포라면 살해당하고, 만약 외부 침입자나 혹은 감염된 세포에 존재하는 비자기항원을 인식한다면 세포분열과 증식에 필요한 자극을 얻게 된다. 림프구는 특이성(specificity), 기억(memory) 및 자기-비자

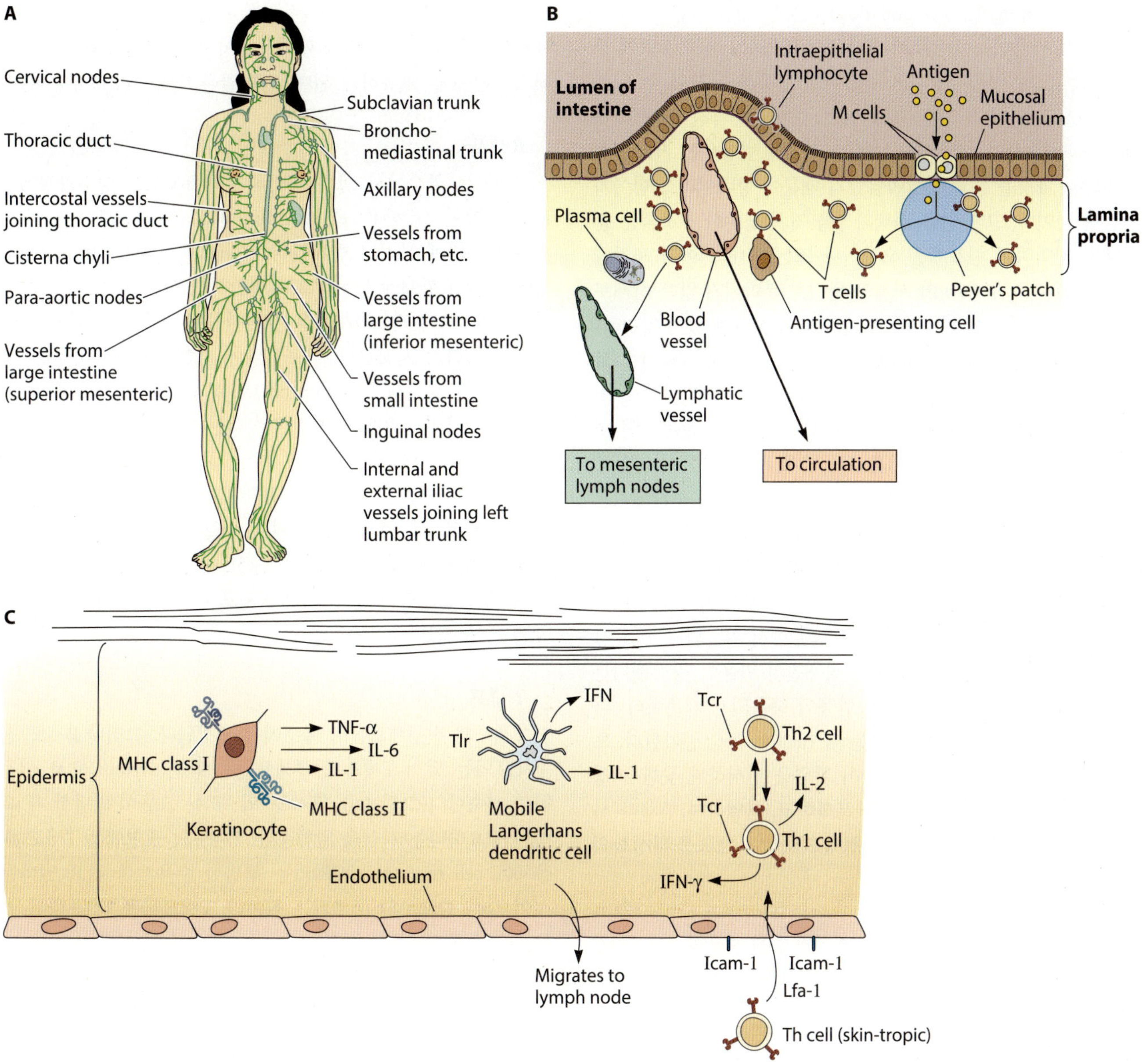

그림 4.9 사람의 림프계 및 점막면역계의 구성체. (A) 주요 림프계를 초록색으로 나타내었다. 림프조직의 집합체인 림프절은 림프계 전반에 걸쳐서 발견된다. 림프절은 세포들의 상호작용에 필요한 환경을 제공하며, 이곳에서 국소지역을 감시하던 이동성 수지상세포가 순환계에 있던 림프구와 정보를 교환한다. **(B)** 장(점막과 연계된 림프조직)에 존재하는 점막면역계를 구성하는 세포들. 그림의 위쪽이 소장의 내강이다. 점막 상피세포들의 기저층이 프로프리아층(lamina propria)을 향해 있는 모습이다. 점막면역계의 세포들과 밀접해 있는 림프관과 말초혈관의 단면이 나타나 있다. 상피세포 내의 M세포는 아래쪽에 B 림프구 및 $CD4^{+}$ T 림프구, 대식세포 및 수지상세포로 채워진 커다란 주머니를 갖고 있다. M세포와 상피세포 내 림프구들은 항원을 장관으로부터 페이에르판(Peyer's patch)에 있는 림프조직으로 전달하는 데 중요한 세포들로서 이곳에서 면역반응이 시작될 수 있다. **(C)** 피부면역계(피부와 연계된 림프조직)는 3종류의 세포로 구성되어 있다: 케라틴 세포, 랑게르한스 세포 및 T세포. 케라틴 세포는 TNF-α, IL-1 및 IL-6 등을 포함한 다양한 사이토카인을 활동적으로 분비하고 식세포활동도 한다. 또한 이 세포들은 MHC class I 및 MHC class II 단백질을 생성하며, 만약 IFN-γ에 의해 자극을 받게 되면 T세포 및 B세포에 항원을 제시할 수 있다. 랑게르한스 세포는 이동성 수지상세포이며 상피에서 중요한 항원제시세포이다. 만약 바이러스 감염의 산물이 피부에서 발견되면, 랑게르한스 세포가 IFN을 분비하며 성숙단계로 진입한다. 성숙 수지상세포는 국소 림프절로 이동하며, 그곳에서 MHC class I 및 MHC class II 단백질을 통해 바이러스 펩티드를 항원-특이적 T세포에게 전달한다. 피부 친화성을 갖춘 특별한 T세포는 혈관내피세포를 통과하여 상피로 들어오며, 그곳에서 항원 및 사이토카인 환경에 따라 성숙한 Th1 및 Th2 세포가 된다. 활성화된 T세포는 IFN-γ를 포함한 사이토카인을 분비하여 케라틴 세포와 랑게르한스 세포의 MHC 발현을 활성화한다. TCR, T세포 수용체. Adapted from: A. K. Abbas et al., *Cellular and Molecular Immunology* (The W. B. Saunders Co., Philadelphia, PA, 1994), with permission..

기 구별(self-nonself discrimination) 기능을 책임진다.

위에서 언급했듯이, 각각의 T세포와 B세포는 세포 표면에 특별한 펩티드나 항원결정기와 결합하여 반응을 유도할 수 있는 수용체를 갖고 있다(그림 4.10). 이런 수용체를 가진 T세포와 B세포는 자기 펩티드 및 자기 항원결정기에 반응하는 세포들이 제거되는 과정을 통과해 살아남았기 때문에 항바이러스 방어가 가능한 것이다. 그와 같은 선택과정을 거쳐 생존한 세포들은 순환계로 진입하여 림프계를 오가거나 또는 체내의 여러 조직에 머물게 된다(그림 4.6). 이 시기는 완전히 분화되지 않은 상태로서 최종적인 면역효과를 발휘할 정도로 무장되어 있지 않기 때문에, 이 세포들을 **미경험(naive)** 세포라고 부른다. 그러나 그들은 엄청나게 다양하고 특이적인 외래 신호에 반응할 능력이 있다. 그런 신호를 인식하게 되면 이 세포들은 즉시 특이적인 면역 효과기능(effector activity)을 획득하게 된다.

초기에 외래의 항원결정기를 인식할 때는 림프조직에서든 체내의 다른 부위에서든 간에 단지 소수의 세포만이 참여한다. 예를 들어, 감염에 노출된 후 B세포 혹은 T세포가 감염된 세포를 인식하는 빈도는 10,000~100,000개의 세포들 중 1개 정도에 불과하다. 그 정도로 적은 세포로는 숙주에서 확산되고 있는 감염에 대항하기에 분명 부족하다. 적응면역 반응이 강력해지는 이유는 약 1~2 주에 걸쳐 초기 반응이 증폭되기 때문이다: 바이러스에 특이적인 림프구의 수는 약 1,000배 이상 증가한다. 초기에 항원을 인식했던 림프구들이 항원을 인식하지 못한 미경험 림프구들을 자극하여 세포가 분화하고, 분열하며 항체나 사이토카인을 생성하게 만든다. 항원에 자극받은 세포를 활성화되었다고 한다. 활성화된 세포는 이후 완전히 분화하여 여러 번의 세포분열을 겪으며 각각의 딸세포들이 부모세포와 동일한 특이적 면역반응을 보유하게 된다(흔히 클론 반응이라고 부른다).

그림 4.10 B세포 및 T세포 표면에 발현된 항원 수용체. **(A)** 각각의 B세포는 세포막에 부착되어 있는 수용체 항체를 약 100,000개 보유하고 있다. B세포 표면에 있는 각각의 수용체 항체는 하나의 항원결정기(epitope)에 대해 동일한 특이성을 갖는다. **(B**와 **C)** 각각의 T세포는 동일한 특이성을 가진 T세포 수용체(TCR)를 약 100,000개 보유하고 있다. **(B)** 세포막 표면에 CD4 단백질을 보유한 T세포는 항상 MHC class II 단백질에 부착된 항원 펩티드를 인식하며 주로 Th 세포로 작용한다. **(C)** 세포막 표면에 CD8 단백질을 보유한 T세포는 항상 MHC class I 단백질에 부착된 항원 펩티드를 인식하고 일반적으로 세포독성 T (Tc)세포로 작용한다.

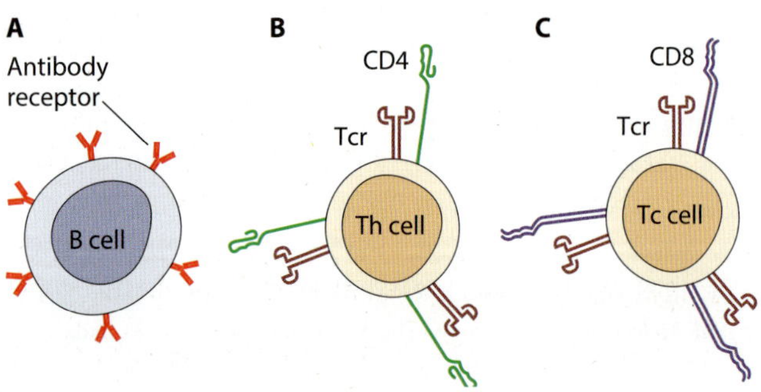

B세포

B세포는 골수에서 생성된다. 각각의 B세포는 성숙과정에서 고유한 항원수용체(B cell receptor, BCR)를 생산하며 이 수용체가 세포막에 부착된 항체인 것이다(그림 4.6과 4.10). 항원이 막에 부착된 항체에 특이적으로 결합하면 신호전달 연쇄반응이 시작된다. 그 결과 새로운 유전자 산물이 생성되며 세포는 빠르게 분열하기 시작한다. 세포분열에 의해 생성된 딸세포들은 효과세포인 형질세포(plasma cell)로 분화하며 그중 소수의 세포들은 기억 B세포가 된다. 기억이라는 이름이 나타내듯이, 기억 B세포 또는 이 세포에서 유래한 클론 세포들은 오랫동안 생존하며 부모 세포와 똑같은 세포막 부착 항체를 생산한다. 이와는 대조적으로 형질세포는 겨우 수일 동안만 생존하며 세포막 부착 항체는 더 이상 만들지 않고 대신 같은 특이성의 분비형 항체를 생산한다. 하나의 형질세포는 1초에 2,000개 이상의 항체를 분비한다.

T세포

T세포의 전구세포들도 골수에서 생성된다. 그러나 B세포 전구세포와는 달리 T세포 전구세포들은 흉선(thymus)으로 이동하여 성숙한다(그림 4.6). "T세포"의 "T"는 그들이 발달할 때 흉선이 필요하다는 사실을 말해준다. T세포의 표면에는 T세포 수용체(T cell receptor, TCR)라는 특별한 수용체를 갖고 있다는 것이 다른 림프구와 구별되는 점이다. T세포들은 각기 다른 기능을 보유하고 있다.

T세포의 성숙과정은 두 종류의 선택단계로 구성된다: 그 중 하나인 양성선택(positive selection)은 T세포 수용체를 통해 주변 세포의 표면에 제시된 분자를 인식할 줄 아는 T세포가 선택되어 살아남는 것이며, 다른 하나인 음성선택(negative selection)은 양성선택에서 살아남은 T세포 중 자기 펩티드를 제시하는 표적세포를 인식하는 T세포를 제거하는 선택이다. 결과적으로 흉선으로 들어가는 미성숙 T세포 중 오직 1~2% 만이 생존하여 바이러스 감염에 대항하고 숙주를 방어할 수 있다. 이러한 미경험 T세포들이 림프조직에서 비자기 항원을 만나면 반응할 수 있다. 미경험 T세포들이 성숙 수지상세포가 제시하는 항원을 접하게 되면 세포 표면의 단백질 분자들이 급속히 변화한다. 항원으로 자극된 세포들 중 일부는 효과기 세포로 분화하여 림프절을 떠나며 표적세포를 살해할 능력을 획득한다(CTLs). 다른 일부 세포들은 보조 T세포(Th cells)로 분화하여 B세포를 자극, 항체 생산을 돕는다. 다른 소수의 세포들은 기억세포가 되어 동일한 항원을 다시 접하게 되면 즉각 효과기 세포로 분화할 수 있는 능력을 갖게 되며, 또 다른 세포들은 조절세포

(Treg cells)가 되어 면역반응이 끝날 때 쯤 T세포-매개 반응들을 멈추게 한다(그림 4.7). 앞서 말했듯이 T세포는 펩티드를 인식할 수 있는 TCR을 생산한다. 이 TCR은 알파(alpha)와 베타(beta) 혹은 감마(gamma)와 델타(delta) 단백질 사슬이 이황화결합(disulfide linkage)에 의해 연결된 이형이합체(heterodimer) 형태이다. TCR의 펩티드 결합부위와 B세포 막부착 항체(BCR)의 항원결정기 결합부위는 매우 비슷한 구조로서, 항원을 인식하는 데 참여하는 단백질 사슬의 아미노말단 쪽 세 부분이 접혀 만들어진다(hypervariable regions). 그러나 BCR이 인식하는 항원결정기는 접힌 상태의 단백질 한 부분인 반면에, TCR은 **오직** 단백질이 잘게 분해되어 생성된 펩티드 단편 만을 인식한다. 더구나 이 펩티드 단편은 반드시 세포 표면에 존재하는 MHC 단백질에 결합되어 있어야 만 한다. TCR이 적합한 펩티드 항원을 전시하고 있는 MHC 분자와 접하게 되면 T세포의 유전자 발현을 위한 신호전달 연쇄반응이 시작된다. 그 결과, 자극된 T세포는 기억세포와 여러 종류의 효과기 세포로 분화할 수 있게 된다.

보조 T세포와 세포독성 T세포는 고유한 세포 표면 단백질에 의해 구분된다

일반적으로 림프구는 세포 표면에 발현된 특이적 단백질, 즉 **분화표지집단(cluster-of-differentiation [CD] markers)**(예: CD3, CD4 및 CD8)에 따라 구별될 수 있다. 이 단백질 분자들은 이종 동물에서 생성되는 단백질-특이 항체로 검출할 수 있다; 이 분자들을 흔히 "CD 항원"이라고 부른다. 현재까지 밝혀진 CD 항원은 247종 이상으로서 림프구의 계통 혹은 분화 단계를 확인하는 데 반드시 필요하다. T세포의 대표적인 하위그룹 두 종류는 CD4 혹은 CD8 단백질 중 어느 것을 갖고 있는지에 따라 구별되는데 이 단백질들은 각각 MHC class II 혹은 MHC class I의 보조수용체로 작용한다(그림 4.11). 골수를 떠나는 미성숙 T세포는 CD4나 CD8 단백질을 생성하지 않는다(이러한 세포를 "이중음성[double-negative]"이라고 부른다). 흉선에 들어가면서 연속적으로 분화하는데, 처음에는 CD4와 CD8 단백질을 모두 발현하며(이중양성, double-positive), 그 다음에는 CD8이나 CD4 단백질 하나만(단일양성, single-positive) 갖게 된다. 미경험 T세포는 이러한 단일양성 세포들이며 신체의 말초로 이동해 활동한다.

$CD4^+$ T세포들은 일반적으로 Th 세포로서 막표면에 MHC class II 단백질을 보유하고 있는 B세포 및 항원제시세포와 상호작용한다. 이 상호작용 후에야 $CD4^+$ Th 세포는 성숙세포가 되어 Th1 세포나 Th2 세포가 된다. Th 세포들은 사이토카인 및 성장인자를 생성하며 이 물질들을 사용해 T세포와 상호작용하는 특별한 종류의 림프구를 자극한다(도와준다). **$CD8^+$ T세포**는 세포독성 T세포(CTL)로 분화하며 MHC class I 단백질을 발현하는 거의 모든 세포와 상호작용한다. CTL은 MHC class I 단백질과 복합체로 존재하는 외래 펩티드를 인식하고 능동적으로 반응하여 그 외래 펩티드를 제시하는 세포를 죽인다. 성숙한 CTL은 세포를 용해시키거나 IFN-γ와 TNF-α 등을 생성하여 바이러스에 감염된 세포를 제거하는 중요한 역할을 수행한다.

Th1과 Th2 세포

미경험(naive) Th 세포가 림프조직에서 성숙한 수지상세포와 만나, 사이토카인 및 수용체-리간드 상호작용을 통해 자극된 T세포는 두 종류의 Th 세포, 즉 Th1과 Th2 중 하나로 분화된다(그림 4.6과 4.12). 두 종류의 Th 세포는 생산하는 사이토카인과 자신들이 일으키는 면역과정에 의해 구별될 수 있다. Th1 세포는 전부는 아니지만 대부분의 바이러스 감염을 제어하는 데 중

그림 4.11 간략히 묘사한 CD4 및 CD8 보조수용체 분자. 그림에 나타낸 두 분자들은 T세포 표면에서 T세포 수용체와 연결되어 있다. CD4 분자는 제1형 세포막 당단백질이며 T세포의 막에 단량체로 존재한다. 이 분자는 V와 C2로 표시된 4개의 특징적인 항체-유사 도메인을 보유하고 있다. V 도메인은 항체의 가변부위(variable domain)와 3차 구조가 유사하다. 첫 두 도메인은 MHC class II 단백질에 부착하는 부위를 형성한다. 세포질 도메인은 특이적인 티로신키나아제(tyrosine kinase)와 상호작용하기 때문에 CD4 분자는 신호전달 특성을 갖게 된다. CD8 분자는 N- 및 O-글리코실화가 이뤄진 제1형 세포막 단백질이다. 이 분자는 α 사슬과 β 사슬이 이황화결합으로 연결된 이형이합체(heterodimer)이며 MHC class I 단백질과 상호작용한다. 2개의 폴리펩티드는 서열이 매우 유사하며 각각 바깥쪽으로 뻗은 형태일 것으로 생각되는 항체-유사 V 도메인을 갖고 있다. 또한 티로신키나아제가 CD8의 세포질 도메인과 상호작용을 하면서 이 분자도 신호전달반응에 참여한다.

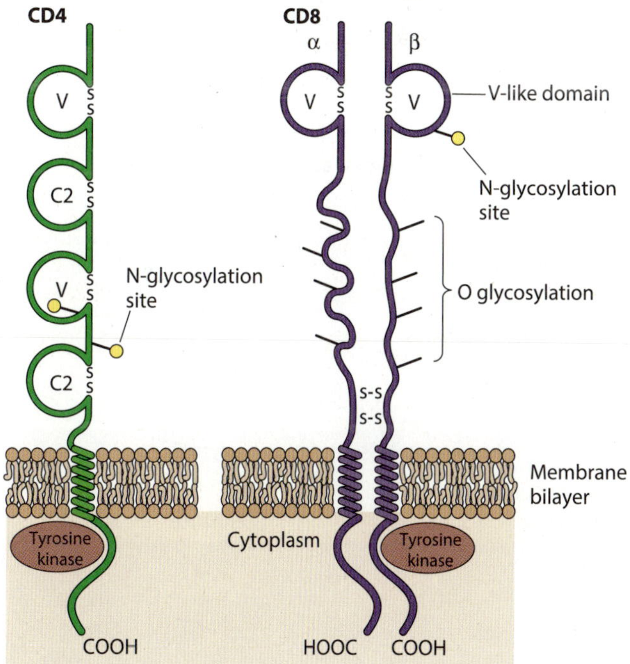

요하다. 이 세포는 세포독성 T 전구세포의 성숙을 자극하여 세포성 면역반응을 촉진시키는데, 염증반응을 자극하는 IL-2 및 IFN-γ를 생성하여 이런 기능을 돕는다. 이 외에도 Th1 세포는 항원제시 수지상세포를 자극하는 사이토카인을 공급하여 수지상세포가 미경험 $CD8^+$ T세포와 의사소통할 수 있게 해준다. 항원을 인식할 때 IL-12가 존재하면 미성숙 Th 세포가 Th1 세포로 분화한다는 것은 알려진 사실이다. 또한 IL-12는 자연살해세포(NK cell)와 Th1 세포를 자극하여 대식세포와 같은 염증반응 세포의 활성을 유도하는 IFN-γ를 분비하도록 한다. IL-4가 존재하면 미성숙 Th 세포들은 Th2 세포로 분화하여 세포성 염증촉진반응보다는 항체생성을 자극한다. 초기 IL-4의 공급원은 자연살해 T(NKT)세포다. Th2 세포는 미성숙 B세포 및 휴지기 식세포의 성숙을 유도하여 항체반응을 촉진한다. Th2 세포는 또한 IL-2나 IFN-γ를 생성하지 않는 반면 IL-4, IL-6 및 IL-10을 생성하여 염증반응을 감소시킨다. Th2 세포는 세포 바깥에 존재하는 세균이나 여러 다세포 기생충의 감염 후에 더욱 활성화된다. 그럼에도 불구하고, Th2 반응은 다량의 바이러스 입자를

그림 4.12 Th 세포: Th1 대 Th2 반응. 미성숙 CD4 Th 세포들은 자신이 분비하는 사이토카인의 종류에 따라서 각각 기능이 정립된 Th1 및 Th2로 불리는 2개의 세포로 분화한다. Th1 세포는 염증반응 및 세포독성 T세포를 증진시키는 사이토카인을 분비하고, Th2 세포는 항체 생성을 촉진시키는 사이토카인을 생산한다. 한 종류의 Th 세포에서 생성된 사이토카인은 다른 종류의 세포에서 생성되는 사이토카인을 억제하는 성향이 있다.

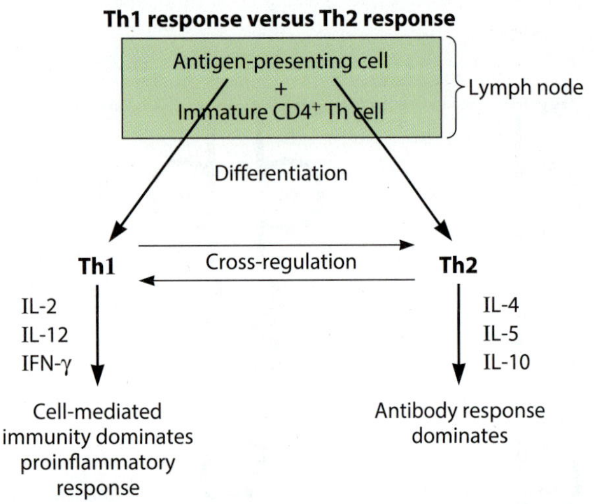

Immune cross-regulation by cytokines

Th1 response		Th2 response	
Enhance	Suppress	Enhance	Suppress
IL-2	IL-4	IL-4	IFN-γ
IL-12	IL-10	IL-5	IL-12
IFN-γ		IL-6	
		IL-10	

혈액에 생성시키는 바이러스의 감염 제어에도 매우 중요하다.

일반적으로, Th1과 Th2 반응은 음양의 관계를 유지하여 만약 하나가 증가하면 다른 하나는 감소한다(그림 4.12). IFN-γ는 Th1 반응을 유도하는 반면에, Th2 세포에 의한 IL-4와 IL-5의 생성을 억제하여 Th2 반응을 감소시킨다. 한편, Th2 사이토카인들은 염증성 반응 및 조직손상의 위험을 내포한 Th1 반응을 차단하는 중요한 도구로 작용한다.

바이러스 감염은 IL-12와 같은 염증성 Th1 사이토카인의 분비를 유도한다. 반면에 세균 감염은 IL-4와 같은 사이토카인의 생성을 촉진하여 Th2 반응을 유도한다. 이와 같이 정확한 조절을 진행하는 메커니즘은 현재 연구 중이다. 성숙한 수지상세포는 자동적으로 염증성 사이토카인을 생성하며, 만약 적절한 Th2 신호가 제공되지 않는다면 항상 Th1 반응을 활성화시킨다는 가설이 있다. 비슷한 가설로서, 수지상세포가 Toll-유사 수용체를 통해 CpG 서열, 단일가닥 RNA 혹은 이중가닥 RNA 서열을 인식하여 NF-κb가 활성화되고 Th1 사이토카인 유전자가 전사되는 것이라는 설명이 설득력을 얻고 있다.

우리는, 많은 바이러스 단백질들이 Th1-Th2 균형을 조정할 수 있다는 것을 알고 있다. 예를 들어, Epstein-Barr virus나 equine herpesvirus 2형이 B세포에 감염하면 Th1 반응이 활성화되어야 한다. 그러나 두 바이러스의 유전자들은 Th1 반응을 억제하는 IL-10과 동일한 단백질을 생성해낸다. 바이러스가 생성한 IL-10 상동체는 감염된 B세포를 살해할 수 있는 Th1 항바이러스 방어를 못쓰게 만드는 반면, 바이러스 유전체의 장기적 생존에 중요한 기억 B세포의 분화를 촉진시킨다.

대부분의 바이러스 감염에서, 하나의 주어진 Th 반응은 일부 Th1 및 일부 Th2 세포들의 조합되는 비율과 각 세포들의 사이토카인 혼합 스펙트럼을 대변하는 것이다. 그러므로 숙주의 초기반응에 있어서 Th 세포들의 적절한 레퍼토리가 확립되는 일은 중요하다: 부적절한 반응이 미치는 영향은 매우 크다. 예를 들어, 약독화된 재조합 mousepox virus를 접종한 마우스에서 Th2 사이토카인인 IL-4가 생성되면 마우스는 바이러스의 확산이 통제되지 못해 죽게 된다(Box 2.8 참조). 근본적인 Th1-Th2 반응이 어떻게 결정되는지에 대해서 전 세계의 많은 연구실에서 심도 있는 연구가 진행되고 있다. 이런 연구를 하는 실질적 이유는 적절한 일련의 반응을 자극하여 강력하고 효과적인 백신을 개발하려는 것이다.

Th17 세포

Th17 세포는 새로운 부류의 $CD4^+$ 조력세포로서 염증반응을 조절하는 데 중요한 역할을 맡고 있다. 이 세포들은 피부, 위장관의 내부 및 체외 환경과 체외 환경의 경계에서 발견된다. 수지상세포가 TGF-β와 IL-6가 존재하는 상황에서 항원을 제시하면, Th17 세포는 IL-17과 IL-21을 생산한다. 이에 더하여, 자극받은 Th17 세포는 IL-23 수용체를 발현하며 이를 통해 활성화된

Th17 세포의 대단위 증식을 유도한다. 활성화된 세포들은 강한 염증반응을 자극하여 디펜신(defensin)을 분비하는 한편, 활성화된 장소로 호중구를 모집한다. Th17 세포는 만성염증을 동반하는 자가면역 질환과 연결되어 있으며 세균을 제어하는 데도 관여한다. 바이러스 감염을 제어할 때도 Th17 세포들이 중요하다는 것이 이제 겨우 이해되고 있다. 예를 들어, 장 점막에 Th17 세포를 다량으로 보유하고 있는 사람은 그렇지 않은 사람보다 lentivirus의 감염을 훨씬 더 효과적으로 제어한다.

기억 T세포

기억 T세포는 오랫동안 생존하는 성숙한 T세포다. 각각의 T세포 수용체는 하나의 특이적 외래 펩티드와 결합한다. 특이적인 외래 펩티드가 확인되면 해당 T세포는 빠르게 분열하여 활성화된 효과기 세포들을 생산한다. 기억 T세포들은 CD8 또는 CD4 표면 단백질 중 한 가지를 보유할 수 있다. 미래에 활용될 것에 대비하는 기억세포들이 체내의 여러 저장소에 격리되어 수용되어 있거나 혹은 지속적으로 재생산되고 있는지에 관해서는 논란의 여지가 있다. 기억세포가 장기간 어떻게 유지되는가를 설명할 수 있는 가설은 다음과 같다, 가설 중 하나는 림프절에 있는 여포 수지상세포(follicular dendritic cells, FDC)가 항체-항원 복합체를 붙잡고 자신의 표면에 오랫동안 전시하고 있으리라는 생각이다. 감염이 치유된 후 체내의 순환 항체 농도가 감소할 때, 전시되었던 면역 복합체로부터 항원이 점진적으로 분리되어 나온다. 이처럼 천천히 분리되어 공급되는 항원이 지속적으로 면역반응을 자극할 수 있다는 것이다.

Human immunodeficiency virus 1형의 감염처럼 만약 면역세포가 바이러스에 의해 직접적으로 감염된다면, 이전에 감염된 병원체에 대응하는 2차 면역반응이 손상될 수 있다.

조절 T세포

예전에 억제 T세포(suppressor T cells)라고 불렀던 조절 T세포(regulatory T cells, Treg)의 존재는 오랫동안 알려져 왔다. 그러나 이들의 기능은 최근까지 논란의 대상이었다. 오늘날에는 대부분의 감염체에 대한 면역반응의 마직막 단계에서 Treg 세포들이 중요한 역할을 수행하는 것이 확실히 밝혀졌다. 이 세포들의 우선적 기능은 면역반응을 종료시키는 것이고 면역계를 원래의 기저상태로 되돌리는 것이다(면역항상성; 그림 4.7). 또한 이 세포들은 면역억제, 자기-관용(self-tolerance) 및 염증반응의 조절 등에서도 중요하다. Treg 세포는 감염으로부터 신체를 보호하는 것과 면역반응에 의한 병리적 손상 사이의 균형을 유지하는 역할을 한다. 공교롭게도 Treg 세포는 면역반응 차단 기능 때문에 백신의 효과를 감소시킬 수 있다.

NKT 세포

NKT 세포는 T세포 수용체를 갖고 있기 때문에 자연살해세포(NK cells)와는 구분된다. NKT 세포 표면의 분자들 중 일부는 자연살해세포와 공통 발현되고 있어 NKT라고 부른다. NKT 세포는 감염초기 선천면역 반응과 적응면역 반응에서 중요한 역할을 수행한다. 표적세포의 MHC class I 분자에 부착되어 있는 펩티드를 인식하는 전형적인 T세포와 달리, NKT 세포는 MHC class I 분자와 형태가 유사한 CD1d 단백질에 부착되어 있는 당지질을 인식한다. 만약 외래 당지질이 인지된다면 NKT 세포는 Th 세포나 혹은 세포독성 T세포처럼 작용한다. NKT 세포는 간에 존재하는 림프구의 약 20~30%를 차지하며 바이러스가 감염되면 IFN-γ를 분비할 능력도 있다. 항바이러스 방어에서 이 세포가 맡은 역할은 아직 이해의 초기단계이다.

γδT 세포

T세포 중 소수에 불과한 γδT 세포는 다른 T세포들처럼 흉선에서 발달하지만, 그 이후부터는 더 이상 비슷한 점이 없다. 이 세포들은 신체의 바깥 세계와 내부의 조직 사이 경계에 존재한다. 이 세포의 이름은 세포의 표면에 발현된 독특한 유형의 γδT 세포수용체에서 유래하였다. 소화관 점막, 피부 및 질 내부 등의 상피세포 층에서 이 유별난 세포들이 풍부하게 발견된다. γδT 세포의 흥미로운 점은 세포 내에서 가공되어 표면의 MHC 단백질에 부착되는 항원을 인식하는 것이 아니라, 펩티드는 물론 가공되지 않은 단백질 자체나 인(phosphorus)을 포함하는 유기물질까지도 인식한다. 이 세포들은 수지상세포 혹은 대식세포 등과 같은 전문 항원제시세포와 상호작용을 하지 않을 뿐만 아니라 자신들의 세포 표면에 CD8이나 CD4 단백질도 발현하지 않는다. 이런 γδT 세포들을 확인, 분리하고 연구하는 작업이 어려웠던 탓에 오랫동안 관심 밖에 있었지만 지금은 γδT 세포가 면역반응의 최전선인 경계 기능 및 항바이러스 기능을 수행하는 중요한 세포로 인식되고 있다.

항원제시 및 면역세포의 활성화

미경험(naive) T세포는 전문 항원제시세포 표면의 MHC class II-펩티드 복합체를 만나면서 깨어난다(그림 4.6). 이와 같은 만남이 미경험 T세포를 효과세포(effector cells) 및 세포독성 T세포(CTL)로 분화시키는 것이다. 활성화된 T세포는 순환계로 들어가며 T세포 수용체가 MHC class I 단백질과 상호작용하면서 감염세포와 비감염세포를 구별할 수 있게 된다(Box 4.4). MHC class I 단백질은 핵을 가지고 있는 거의 모든 세포의 표면에서 발견된다. MHC class I 단백질은 α 사슬(heavy chain) 및 β_2-마이크로글로불린(β_2-microglobulin [light chain])이라 부르는 2개의 소단위체로 구성된다. 림프구들에는 MHC class I 단백질이 가장 고농도로 발현되어 있는 것으로 보이며, 세포 하나 당 약 5×10^5 개가 세포 표면에 있다. 반면에 섬유아세포, 근육세포, 간세포 등에는 세포당 약 100개 혹은 그보다 적게 발현되어 있

BOX 4.4 EXPERIMENTS

바이러스학은 노벨상을 수여받을 만한 통찰력을 제공한다: MHC 제한

1974년에 호주 캔버라의 호주국립대학에 위치한 John Curtin School of Medical Research에서 Rolf Zinkernagel과 Peter Doherty는 어떻게 CTL이 바이러스에 감염된 세포를 인식하는지를 보여주는 고전적인 실험을 수행하였다. Arenavirus에 속하는 lymphocytic choriomeningitis virus는 감염된 세포를 직접적으로 살해하지 못하는 반면에 이 바이러스에 감염된 쥐에서는 뇌가 치명적으로 파괴된다. 애초에 이 두 바이러스학자들은 이렇게 되는 메커니즘을 밝히고자 팀을 이루어 연구를 수행했다. 이들의 예상은 세포병변을 일으키지 않는 바이러스가 뇌에서 증식하는 상황에 대응한 CTL 반응이 뇌 손상을 유도하리라는 것이었다.

특별한 MHC 타입을 보유한 마우스에 이 바이러스를 감염시키고 T세포를 분리하였을 때, 이 T세포들은 오직 표적세포와 T세포가 동일한 MHC 일배체형(haplotype)을 갖고 있을 경우에만 바이러스에 감염된 표적세포를 사멸시켰다. 감염되지 않은 표적세포는 그들이 동일한 MHC 대립유전자를 갖고 있는 경우라도 용해되지 않았다. 이와 같은 T세포 작용에 동일한 MHC가 요구되는 현상을 **MHC 제한(MHC restriction)**이라고 한다.

이 바이러스학자들이 노벨상을 수상할 수 있었던 통찰력은 CTL은 반드시 바이러스에 감염된 세포에 존재하는 두 가지 결정인자를 인식해야 한다는 점을 밝혀냈다는 것이다: 하나는 바이러스에 특이적인 것이고 다른 하나는 숙주의 MHC에 특이적인 것이다. 오늘날 우리는 CTL이 바이러스 단백질에서 유래한 짧은 펩티드를 인식할 때 표적세포에 존재하는 MHC class I 단백질과 결합된 상태에서만 인식된다는 사실을 알고 있다.

Zinkernagel, R. M., and P. C. Doherty. 1974. Restrication of in vitro T-cell mediated cytotoxicity in lymphocytic choriomeningits within a syngeneic or semiallogenetic system. Nature **248**:701-702.

다. MHC class I의 유전자 위치는 사람에서는 세 영역(*A*, *B* 및 *C*) 그리고 마우스에서는 두 영역(*K* 및 *D*)이 발견된다. 이계교배(Outbred)된 개체에서는 이러한 유전자의 대립유전자 형질이 다양한 형태로 존재하기 때문에 MHC class I 유전자는 **다형성(polymorphic)**을 갖는다고 말한다. 예를 들어, 사람의 MHC class I에 위치하는 HLA-B는 유전자에 따라 아미노산이 1개부터 49개까지 차이나는 149종류 이상의 대립유전자가 확인되었다. 세포가 IFN과 IFN-γ와 같은 사이토카인과 결합하면 MHC class I α 사슬, β_2-마이크로글로불린 및 이 유전자와 연관된 프로테아좀(proteasome)과 펩티드 전달(peptide transporter) 유전자의 전사가 현저하게 증가한다.

MHC class II 단백질은 주로 전문 항원제시세포(수지상세포, 대식세포, B세포)에서 생성된다. 섬유아세포, 췌장 β 세포, 내피세포 및 성상세포(astrocyte) 등도 MHC class II를 생성할 수 있지만, 오직 IFN-γ에 노출되었을 경우로 한정된다. MHC class I과 마찬가지로 MHC class II 유전자에도 많은 대립유전자들이 존재한다.

MHC class I 및 class II의 결정적인 특징은, 세포 내부에서 만들어진 짧은 펩티드와 결합한 후 TCR과의 접촉과정을 통해 결국 T세포에게 이 펩티드를 제시하는 것이다. 두 종류의 MHC 단백질들에는 펩티드-결합 틈(peptide-binding cleft)이 구비되어 있는데, 이공간은 비교적 유연하여 충분히 다양한 모습의 펩티드들이 끼어들어갈 수 있다(그림 4.13 및 4.14). 펩티드들이 끼워지기 가능한 모양을 했다고 해서 모두 부착되는 것은 아니다. 다양한 MHC 대립유전자가 존재하기 때문에 MHC 단백질이 특정 펩티드와 결합한 다음 세포 표면에서 제시해 주는 기능은 개인에 따라서 차이가 난다. 이와 같이 다양한 MHC 대립유전자는 개개인이 다양한 감염에 반응하는 능력에 중요한 영향을 미친다. MHC 대립유전자의 다양성이 크면 클수록 면역반응은 더욱 강력하다. 이런 사실은 특정 인구집단에서 바이러스 질병의 확산에 큰 영향을 끼친다. 예를 들어, 근친교배(inbred) 인구집단의 구성원은 시간이 지남에 따라서 MHC의 다양성을 잃기 때문에 감염에 대응하는 능력도 감소한다. 따라서 보호면역이 생기기 어려우며 유행병도 발생하기 쉽게 된다.

T세포는 MHC class I 수용체를 접촉하여 감염된 세포를 인식한다

면역계는 감염되지 않은 세포는 그대로 두는 반면에 바이러스에 감염된 세포는 파괴하여야 만 한다. 다양한 바이러스들이 여러 종류의 세포들에 감염하기 때문에 인식/파괴 시스템은 모든 세포에 굉장히 정확하게 작용한다. 바이러스에 감염된 세포가 구별되는 메커니즘의 일부는 세포 표면에 발현되는 MHC class I 단백질이 조그마한 세포성 펩티드뿐만 아니라 바이러스성 펩티드도 붙잡아 제시하기 때문이다. 복제 중인 바이러스나 숙주세포에서 유래하는 펩티드 분자들은 **내인성 항원제시(endogenous antigen presentation)** 과정에서 만들어진다(그림 4.13).

비감염세포든 감염세포든 세포 내에서는 새롭게 합성된 단백질 분자들의 일부가 프로테아솜의 작용에 의해 분해된다. 분해할 표적단백질에는 여러 개의 유비퀴틴(ubiquitin) 단백질이 공유결합으로 부착되고, 이후 아데노신 5′-삼인산(adenosine 5′-triphosphate, ATP)에 의존하는 풀림(unfolding) 메커니즘에 의해 표지가 마무리되면 프로테아솜의 내부에서 분해된다. 조각난 펩티드 산물이 프로테아솜에서 방출되면 특이적으로 작

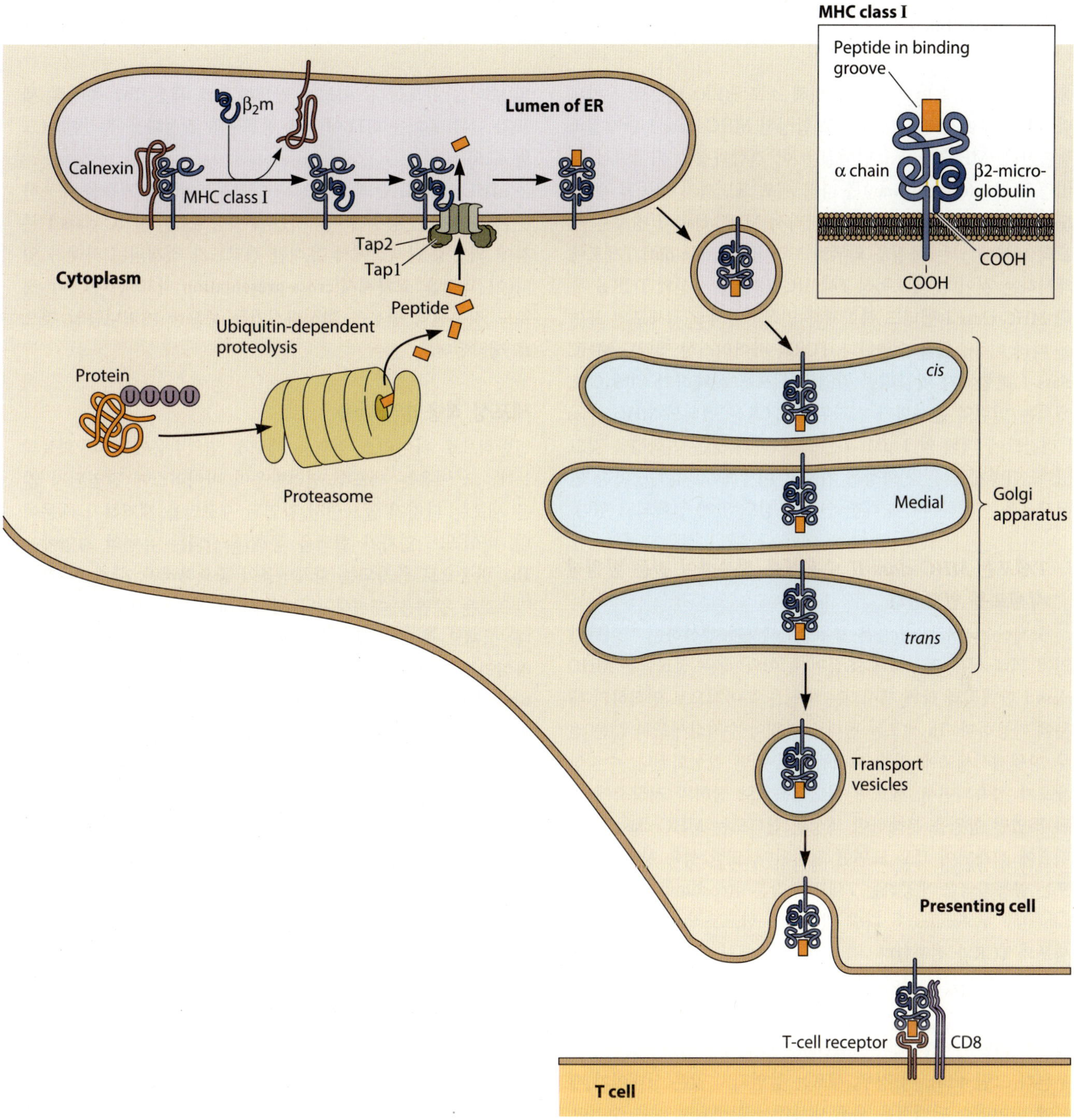

그림 4.13 내인성 항원의 처리공정: MHC class I 펩티드 제시경로. 숙주에서 유래했든 혹은 감염바이러스에서 유래했든 관계없이 세포내 단백질들은 유비퀴틴-의존성 과정에 의해 세포질에서 분해된다. 단백질 분자에 유비퀴틴중합반응(polyubiquitinylation)이 일어나면 분해되도록 표지되는 것이다. 이처럼 변형된 단백질들은 프로테아솜(proteosome)에 붙잡혀 분해되며 이렇게 형성된 짧은 펩티드들은 Tap1-Tap2 이형이합체로 구성된 운반체에 의해 소포체(ER) 내강으로 전달되는데 이때 ATP가 소모된다. 일단 소포체 내부로 들어오면 펩티드는 새로 합성되어 아직 Tap 복합체와 약하게 결합된 상태인 MHC class I 분자와 합쳐진다. MHC class I 분자의 α 사슬과 β-마이크로글로불린(microglobulin)의 조립과정은 소포체의 샤페론(chaperone)인 칼넥신(calnexin)이 도와주지만, 구조의 최종 형태는 펩티드가 제자리에 잘 실려야 완성된다. 펩티드가 실린 MHC class I 복합체는 소포체로부터 골지체로 운반되어 세포 표면으로 노출되는데, 그곳에서 CD8 보조수용체를 보유한 세포독성 T세포의 T세포 수용체와 상호작용을 하게 된다. **(삽입 그림)** MHC class I 분자는 세포막을 관통하는 제1형 당단백질인 α 사슬(43 kDa)과 세포막을 관통하지 않는 β2-마이크로글로불린 (12 kDa)으로 구성된 이형이합체 분자이다. α 사슬은 1, 2, 3 도메인으로 나눠 접히는데, 2와 3 도메인은 접혀서 펩티드가 부착할 수 있는 홈을 형성하고 1 도메인은 항체-유사 구조로 접힌다. Adapted from: D. Male et al., *Advanced Immunology*, 3rd ed. (Mosby, St. Louis, MO, 1996).

용하는 펩티드 운반 시스템에 의해 소포체(ER) 내부로 운반된다. ER 내부에서 펩티드는 새로 합성된 MHC class I 단백질과 결합한다. MHC class I 단백질은 이 결합과정을 거치면서 분비경로(secretory pathway)를 따라 세포 표면까지 이동될 수 있도록 형태적 변화가 일어난다. 따라서 MHC class I 경로는 세포의 내부에 있는 물질을 외부로 드러내어(inside-out) T세포에 제시하는 것이다. 세포독성 T세포(CTL)들은 자신의 TCR을 통해 MHC class I-펩티드 복합체를 인식하면서 표적세포의 표면을 따라 이동순찰을 수행한다. TCR과 바이러스성 펩티드-MHC class I 복합체가 맞물리면 감염된 세포를 살해하기 위해 CTL에서는 일련의 활성화가 시작된다. TCR은 펩티드-MHC class I 리간드에 대해 약 1 μM 혹은 그 이하의 낮은 친화성을 갖고 있다. 이렇게 낮은 친화성을 가지고 어떻게 그처럼 정확한 인식작용을 이행하는지에 대한 연구가 심도 있게 진행되고 있다.

T세포는 MHC class II 수용체를 접촉하여 전문 항원제시세포를 인식한다

항체반응과 CTL 반응은 모두 Th 세포가 생산하는 사이토카인에 의해 매우 정교하게 조절된다. 이와 같은 정교함은 MHC class I 단백질과 함께 제시되는 항원을 특이적으로 인식하기 때문에 가능하다. Th 세포는 펩티드 항원이 수지상세포와 같은 전문 항원제시세포에 의해 제시될 경우에만 활성화된다. 수지상세포가 성숙되면서, 세포내 섭취작용으로 잡혀와 저장소에 가둬 두었던 항원을 분해하여 생성된 펩티드는 MHC class II 단백질에 적재되어 세포 표면에 전시된다. 또한 성숙 항원제시세포는 공동자극을 제공하는 T세포 부착분자(costimulatory T-cell adhesion molecules)를 다량 발현하여 림프조직 내에 있는 Th 세포의 TCR과 접촉한다.

세포 밖에 있는 바이러스 단백질을 획득하여 세포 내부에서 분해하여 조각낸 펩티드가 MHC class II 분자에 적재되는 이 과정을 **외인성 항원 제시(exogenous antigen presentation)**라고 부른다(그림 4.14). 이 경우, 세포는 감염되지 않은 상태이기 때문에 바이러스 단백질은 세포 내부에서 합성되지 않은 것이며, 따라서 잡아들인 바이러스 단백질은 프로테아솜이 아닌 엔도솜에서 분해한다. 더구나 펩티드와 MHC class II 분자는 세포 내의 소낭들이 융합하면서 만나게 된다. MHC class I의 경우처럼 펩티드-MHC class II 복합체도 항원제시세포의 표면으로 이동 전시되어 림프절에 존재하는 T세포와 상호작용을 시작하게 된다. 미경험 $CD4^+$ Th 세포와 MHC class II-펩티드 복합체가 맞물리면 Th 세포의 종합적 변화가 촉발되면서 활성화와 분화가 유도된다(그림 4.6). 완전한 활성화가 유도되려면 다른 표면 단백질 및 공동자극 분자들이 추가적으로 필요하다(그림 4.15).

이와 같은 방식으로 활성화된 Th 세포들은 IL-2 및 친화성이 높은 IL-2 수용체를 함께 생산한다. 분비된 IL-2는 새로 발현된 수용체에 결합하여 Th 세포의 자가-자극(auto-stimulation) 및 증식을 유도한다. 이렇게 탄생한 Th1 혹은 Th2 특이적 세포의 클론 분화는 CTL이나 B 림프구의 활성화를 촉진한다(그림 4.15).

MHC class II 단백질은 전문 항원제시세포의 기능을 대표하는 성분이지만, 경우에 따라서는 수지상세포의 MHC class I 분자에 외인성 단백질에서 유래한 펩티드가 적재되는 사례가 있다(이 과정을 **교차제시[cross-presentation]**라고 한다). 이 경로도 적응면역 반응을 활성화시키는 중요한 메커니즘일 것으로 생각된다.

세포성 적응면역 반응

일반적으로 바이러스 감염은 세포성 면역반응에 의해 회복되는데, 그 이유는 세포성 면역반응이 바이러스에 감염되지 않은 세포는 다치지 않으면서 감염된 세포만을 제거하기 때문이다. 바이러스 입자가 혈액을 통해 확산되는 유형의 감염에는 Th2 반응으로 증가되는 항체반응이 중요하지만, 항체 한 가지만으로는 감염을 제어하거나 제거하지 못하는 경우가 흔히 있다. 실제로 항체는 세포와 세포 사이의 접촉을 통해 확산되는 바이러스 감염(즉, alphaherpesvirus 같은 신경친화성 바이러스)이나 순환하는 면역세포에 감염하는 바이러스(즉, lentivirus나 paramyxovirus에 의한 감염) 같은 경우에는 효과가 매우 미약하거나 아예 효과가 없다. 그런 경우에는 오직 CTL에서 생성되는 항바이러스성 사이토카인이나 감염세포를 살해하는 작용에 의해서만 감염이 멈추게 된다.

세포독성 T세포

세포독성 T세포(CTL)는 바이러스에 감염된 세포를 살해할 수 있는 충분한 장비를 갖추고 있으며, 일단 감염세포를 죽이고 나면 죽은 세포에서 떨어져 나와 다시 다른 감염세포를 살해할 수 있다. 이 치명적 효과세포는 여러 경로를 통한 성숙과정에서 살해작용에 충분한 무장을 갖추게 된다. 감염세포를 살해하려면 최소한 두 종류의 반응이 필요하다. 하나는 CTL이 갖고 있는 TCR과 표적세포 표면에 MHC class I 단백질-외래 항원 복합체의 상호작용이며, 다른 하나는 CTL 전구세포 표면에 존재하는 공동수용체(coreceptor)가 감염세포에 발현된 리간드 분자들과 결합하는 것이다.

펩티드 항원-MHC 복합체를 인식한 TCR을 경유해 신호가 전달되기 위해서는 많은 숫자의 TCR이 집합체(aggregation)를 이루어야 하며, T세포의 세포골격(cytoskeleton)도 **면역시냅스(immunological synapse)**라고 부르는 특별한 구조로 재배치되어야 한다(그림 4.16). 이러한 반응들이 반드시 일어나야만 CTL이 감염세포를 사멸시킬 수 있다.

"면역시냅스"라는 용어는 T세포의 표적세포의 인식을 매개하는 단백질들이 T세포와 표적세포의 접촉지점에서 상당한 정도의 공간적 배열을 하는 현상을 표현한 것이다. 세포막 단백

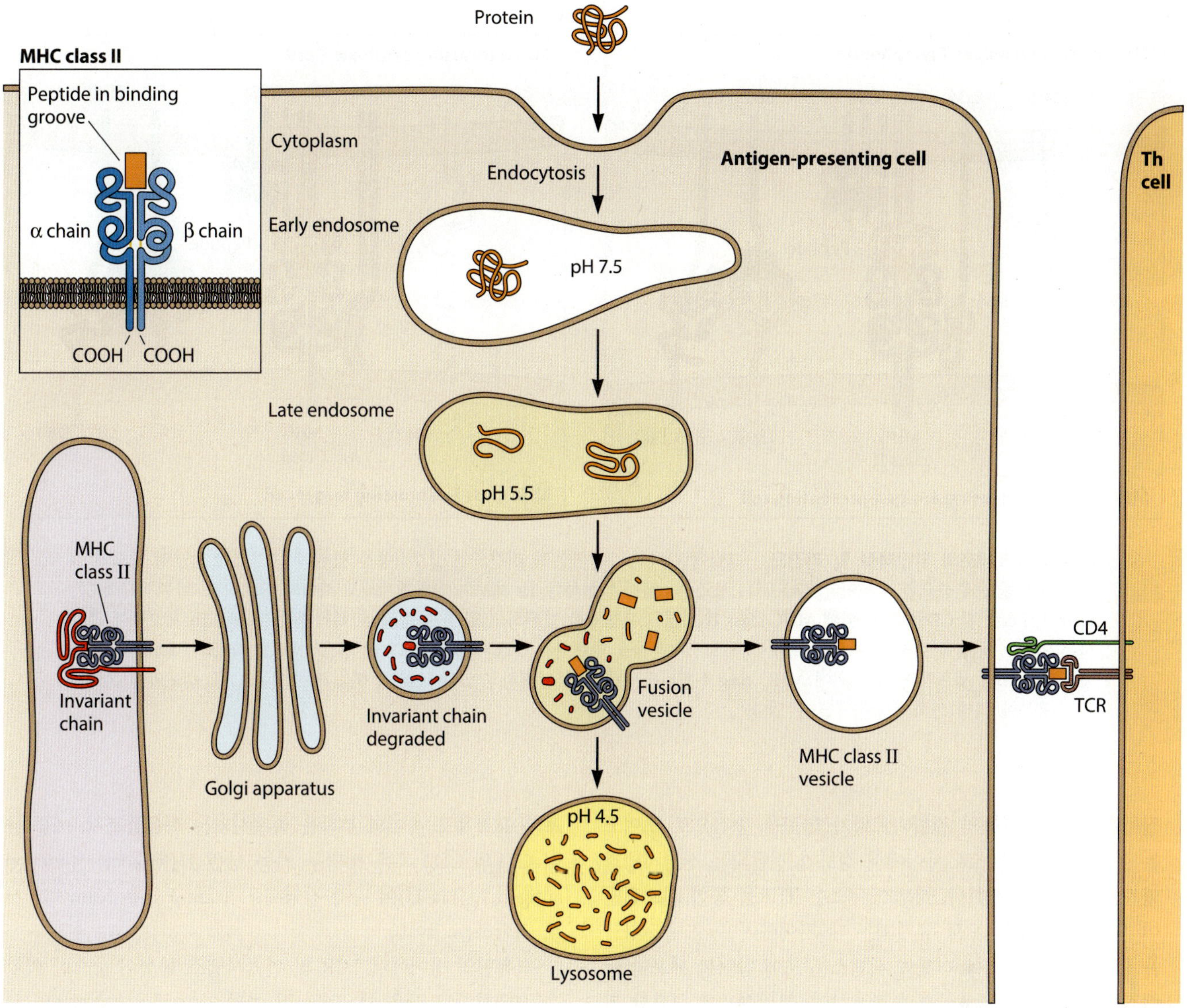

그림 4.14 항원제시세포 내의 외인성 항원 처리공정: MHC class II의 펩티드 제시 경로. 항원제시세포의 소포체 내에서는 MHC class II 분자와 연합되어 있는 불변사슬(invariant chain) 때문에 MHC 분자의 홈에 펩티드가 부착되기 어렵다. 불변사슬-MHC 복합체는 골지체를 거쳐 골지체후(post-Golgi) 소낭으로 보내지면서 불변사슬은 단백질가수분해로 제거된다. 이렇게 하여 MHC class II 분자는 활성화되고 펩티드도 수용하게 된다. 이때 수용되는 펩티드는 내인성 단백질이 아니라 항원제시세포가 잡아들인 외인성 단백질로부터 유래한 것이다. 일부 항원제시세포에서는 세포내섭취 작용(상단부)에 의해 단백질이 잡혀와, pH가 중성인 초기 엔도솜(endosome)으로 들어오게 된다. 이 경로에서 리소좀(lysosome)을 향해 이동하는 엔도솜은 "성숙"한 후기 엔도솜이 되면서 pH가 낮아지는 특징이 있다. 낮은 pH는 소낭에 든 단백질분해효소를 활성화시켜서 외래 단백질을 펩티드로 분해한다. 어느 시점에 이르면 펩티드를 담은 엔도솜은 활성화된 MHC class II 분자를 보유한 소낭과 융합한다. 이렇게 새로 형성된 펩티드-MHC class II 복합체는 세포 표면으로 이동할 수 있는 능력을 획득하며 표면에서는 CD4 보조수용체를 보유한 Th 세포의 T세포 수용체(TCR)와 상호작용을 한다. **(삽입 그림)** MHC class II 분자는 세포막을 관통하는 제1형 당단백질로서 α-사슬(34 kDa)과 β-사슬(29 kDa)로 구성된 이형이합체이다. 각각의 사슬은 1과 2 도메인으로 접히고 α-사슬과 β-사슬은 함께 접혀서 MHC class I 분자와 유사한 구조를 만든다. α-사슬과 β-사슬의 두 아미노-말단부위가 홈을 형성하며 그곳에 펩티드가 부착된다. 닫힌 형태의 MHC class I 펩티드 홈과는 다르게, MHC class II 펩티드 부착 홈은 양끝이 열려있다. 각 사슬의 두 번째 도메인은 항체-유사 구조로 접혀진다. 사람의 유전체는 3개의 MHC class II 유전자좌(DR, DP 및 DQ), 마우스의 유전체는 2개(1A 및 1E)의 MHC class II 유전자좌를 보유하고 있다. MHC class II 분자는 α와 β 소단위체(subunit)로 구성된 이합체이다. 사람의 3개 유전자 세트는 네 가지 유형의 MHC class II 분자를 생성한다. Adapted from: D. Male et al., *Advanced Immunology*, 3rd ed. (Mosby, St. Louis, MO, 1996).

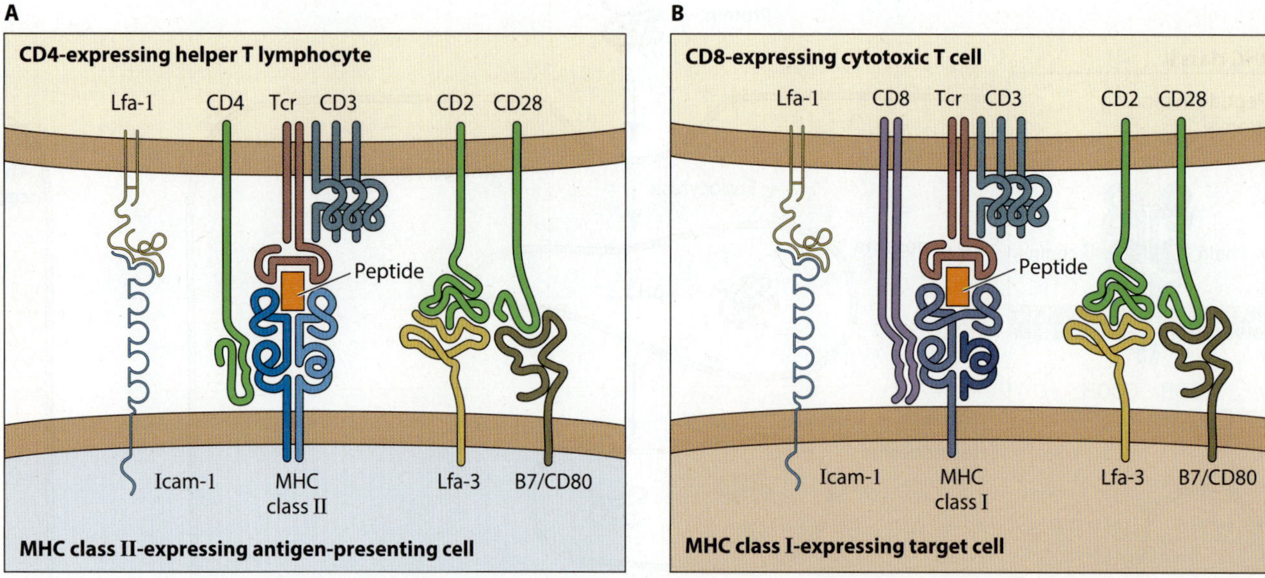

그림 4.15 T세포의 막단백질 및 리간드. 그림에 나타낸 수용체들과 리간드의 상호작용은 항원인식 및 신호전달의 개시와 그 외 T세포 반응에 중요한 작용이다. **(A)** CD4 보조수용체를 발현하는 Th 세포와 항원제시세포 사이의 상호작용. 항원제시세포는 Icam-1, Lfa-3 및 CD80 (B7) 외에 MHC class II-펩티드 복합체를 발현하고 있다. 이와 같은 복합체들은 모두 Th 세포막에 존재하는 인식 수용체에 부착할 수 있다. **(B)** CD8 보조수용체를 발현하는 CTL과 표적세포와의 상호작용. 표적세포는 Icam-1, Lfa-3 및 CD80 (B7) 세포막 단백질 외에 MHC class I-펩티드 복합체를 발현하고 있다. 이러한 복합체는 모두 CTL 세포막에 존재하는 수용체에 의해 인식되고 부착될 수 있다.

질들과 그 단백질들의 결합파트너가 한곳을 중심으로 모여드는 이 현상은 신경세포 사이에서 정보가 전달되는 신경시냅스와 기능적으로 유사하다. 시냅스 구조는 TCR을 통한 신호전달이 오랫동안 안정적으로 유지되는 데 기여하여 특정 유전자들을 활성화시킨다. 이에 더하여 시냅스 구조에 참여한 세포막 단백질이 세포 내의 세포골격과 작용하여, 분비작용에 필요한 기구들을 세포막 쪽으로 집중시킴으로써 접촉지점에 다수의 효과기 물질들을 유지시킨다. MHC class I과 복합체를 구성하고 있는 펩티드 리간드가 소수인 경우에도 T세포를 자극할 수 있는데, 그 이유는 이 복합체들이 면역시냅스를 구성하는 T세포들과 연이어 접촉하면서 결과적으로 수많은 TCR과 작용하는 효과를 낳기 때문이다. 기존에 참여하지 못했던 TCR 분자들도 뒤따라 이 면역시냅스 영역으로 진입하여 리간드와 결합하고 신호를 전달할 가능성이 높다.

TCR과 MHC-펩티드 복합체 사이의 첫 번째 상호작용을 **신호 1(signal 1)**로 부른다. 이 신호로는 T세포를 활성화하는데 충분하지 못하다. 두 번째로 필요한 **신호 2(signal 2)**는 CTL 표면에 있는 부차적인 혹은 공동자극 분자들이 감염세포 표면의 리간드와 결합하고 집합체를 형성하면서 면역시냅스를 만드는 과정에 의해 생성된다(그림 4.16). 신호 2를 생성하는데 필요한 작용 중 하나는 CTL에 있는 CD28 단백질이 표적세포에 있는 CD80 단백질과 결합하는 것이다. 기타 상호작용들은 T세포와 표적세포 사이의 부착을 촉진시키는 작용들로서, 예를 들어 CTL의 CD2 혹은 백혈구 기능 항원 1 (leukocyte function antigen 1, [Lfa-1])이 각각 감염세포의 Lfa-3 혹은 Icam-1과 서로 결합하는 것이다.

적응면역 방어에서 TCR 및 면역시냅스 형성이 중요한 역할을 수행한다고 봤을 때, TCR 및 여러 가지 공동수용체들의 구조, 기능 및 위치 등에 영향을 미치는 바이러스 유전자 산물들이 존재한다는 것은 놀랄 일이 아니다. 실제로 *Retroviridae* 및 *Herpesviridae* 과에 속하는 여러 바이러스의 감염은 TCR의 기능 저하를 유도한다. 또한 바이러스 감염은 세포 표면에 존재하는 다양한 부속 분자들의 발현량을 감소시켜서 CTL의 인식기능이나 이후의 효과기 기능을 변화시킨다.

CTL은 두 가지 메커니즘을 이용하여 살해기능을 수행한다: 표적세포로 CTL의 세포질 과립을 전달하는 것과 세포자살(apoptosis)을 유도하는 것이다. 이와 같은 살해 시스템은 분화과정에서 형성된다. 성숙한 CTL은 표적세포를 파괴할 수 있는 **퍼포린(perforin)**과 같은 고분자물질과 세린 단백분해효소(serine protease) 계열에 속하는 **그랜자임(granzyme)**이 담긴 세포질 과립으로 채워져 있다. 세포질 과립은 CTL이 표적세포와 직접적으로 접촉할 때 직접 분비되며, 표적세포는 이를 수용체-매개 세포내 섭취작용으로 받아들인다. 감염세포 내로 들어간 퍼포린은 이름이 의미하듯이 엔도솜의 막에 구멍을 만들어 그

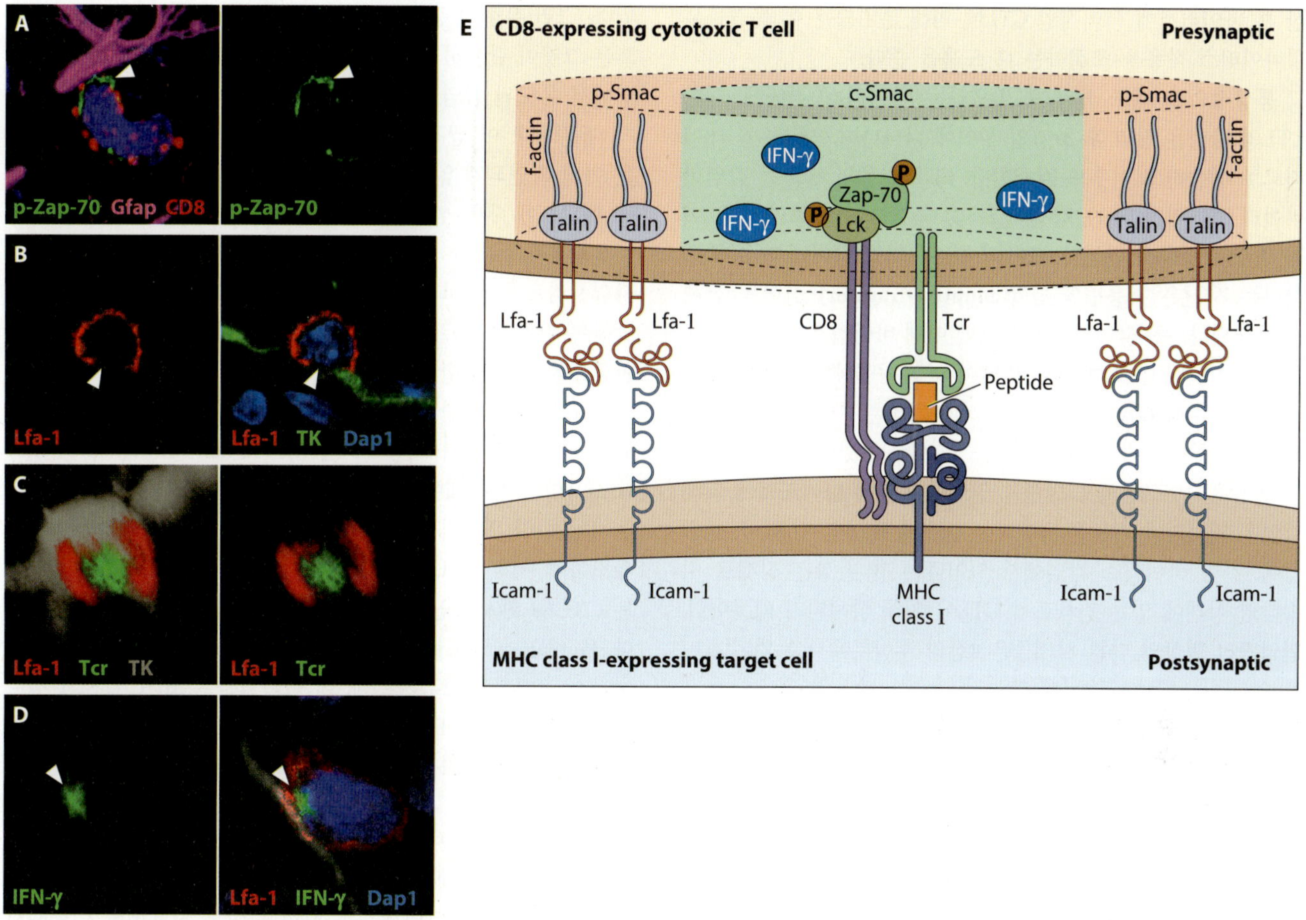

그림 4.16 면역학적 시냅스. *In vivo*에서 CD8$^+$ CTL과 adenovirus에 감염된 성상세포 사이에 형성된 면역학적 시냅스의 형태학적 특징들을 나타내었다. 여러 가지 색들은 단백질을 확인하기 위한 특이 항체의 작용을 나타낸다. 쥐의 횡문근에 herpes simplex virus의 티미딘키나아제(thymidine kinase, TK) 유전자를 발현하는 재조합 adenovirus 벡터를 주사하였다. **(A)** CD8$^+$ CTL(적색)과 감염된 성상세포(Gfap, 자주색 [성상세포 표시])의 상호작용은 T세포 수용체(TCR) 신호를 자극하여, 감염된 세포와의 경계부위를 향해 Zap70(녹색)과 같은 티로신키나아제(tyrosine kinase)의 인산화 및 분극(polarization)을 일으킨다. 흰색 화살표는 분극된 pZap70을 나타낸다. **(B)** LFA1(적색)과 같은 부착분자들은 서로 모여들어 면역학적 시냅스가 형성된 접촉면에서 **주변부** 고리(peripheral ring)인 p-SMAC(peripheral supermolecular activation cluster)을 형성한다. 성상세포 쪽에 형성되는 시냅스후 구조는 adenovirus의 감염지표(녹색)인 TK-특이 항체로 염색하여 확인한다. T세포와 감염된 성상세포 (흰색 화살표) 사이의 면역학적 시냅스 중앙부에 특징적으로 LFA1이 없는 점에 유의하기 바란다. **(C)** 3차원 재구성으로 얻은 회전된 이미지가 감염된 성상세포(TK, 흰색)를 향해 있는 TCR 분자(녹색)의 전형적인 중앙 분극화(c-SMAC)와 p-SMAC(적색)에 존재하는 LFA1의 주변부 분포상황을 나타내고 있다. **(D)** TCR(적색)을 보유한 CTL의 내부에 존재하는 효과기 분자인 IFN-γ(녹색)는 감염된 표적세포(TK, 흰색)와 인접한 부위를 향해 배열되어 있다; 흰색 화살표는 T세포-표적세포 접촉면을 표시한다. CTL의 직경은 약 10 μm이다. **(E)** 세포골격(액틴과 탈린[talin] 단백질이 표시됨)이 분극화된 특징적 배치와 pSMAC을 향한 부착물질 LFA1의 구성을 보여주고 있는 면역학적 시냅스의 개략적 단면. TCR 분자들은 c-SMAC을 향하고 있다. 인산화된 TK (Zap70 및 Lck)와 효과기 IFN-γ 분자들은 면역학적 시냅스 중앙에 위치해 있다. Figure kindly provided by Pedro Lowenstein, Kurt Kroeger, and Maria Castro. See C. Barcia et al., *J. Exp. Med.* **203**: 2095-2107, 2006.

랜자임을 세포질로 분비하고 이 효소로 인해 결국 세포자살이 시작된다. 퍼포린 경로에 의한 CTL의 살해 방법은 매우 빠르게 진행되기 때문에 표적세포와 접촉하여 인식되면 수분 안에 이루어진다. 활성화된 CTL 표면의 Fas 리간드는 표적세포에 나와 있는 Fas 수용체에 결합하면서 표적세포의 세포자살을 유도한다. Fas 경로를 통한 세포사멸은 퍼포린을 통한 사멸보다 많이 느리다. 활성화된 많은 CTL들은 IFN-γ를 분비하는데, 이를 받아들인 주위의 세포들은 바이러스에 저항할 수 있는 상태로 전환되며 MHC class I과 II 단백질 생성이 강하게 유도된다. 또한 활성화된 CTL은 IL-16과 같은 강력한 사이토카인 및 Rantes (regulated on activation, normal T-cell expressed and secreted)와 같은 케모카인 단백질을 분비한다. 감염된 표적세포를 인식한 후 바이러스에 특이적인 CTL에 의해 분비되는 이 물질들은 항바이러스 작용을 조절하는 데 도움을 준다.

통상적으로 세포 병변을 일으키는 바이러스 감염에 대한 CTL의 활성은 감염 후 3~5일 사이에 나타나며, 약 1주일 내에 최고로 상승하고 이후로 감소한다. CTL 반응의 정도는 감염한 바이러스의 역가(titer), 감염 경로 및 숙주의 나이 등과 같은 여러 변수에 영향을 받는다. CTL이 항바이러스 방어에 매우 중요하다는 사실은 **적응면역-전달(adoptive-transfer)** 실험을 통해서 증명된다. 즉, 감염된 동물에서 얻어낸 바이러스-특이적 CTL을 아직 이 바이러스에 대한 면역이 없는 동물에게 투여하면 감염을 막아준다(Box 4.5 참조). 그러나 CTL은 대규모의 세포 살해를 유도함으로써 직접적 손상을 가할 수도 있다. 이런 면역병리 현상은, 세포가 세포 병변을 일으키지 않는 바이러스에 의해 감염은 되었지만 기능은 유지되는 경우에 발생할 수 있다. 예를 들어, 간염 바이러스 감염에서 일어나는 간 손상은 실제로 지속감염 상태에 있는 간세포가 CTL에 의해 살해되기 때문이다. 면역병리 현상의 다른 사례들은 4장의 후반부에서 논의된다.

CTL 증식의 조절

Box 4.6에서 기술된 실험기법을 이용하여 여러 과학자들이 lymphocytic choriomeningitis virus 및 Epstein-Barr virus 등과 같은 바이러스의 급성감염으로부터 현재까지 알려지지 않았던 대량의 CTL 전구세포 증식을 발견하였다. 예를 들어, lymphocytic choriomeningitis virus에 감염된 마우스의 비장에서 유래한 CTL의 50% 이상은 **하나**의 바이러스 펩티드에 대해 특이적이었다. 이 반응은 감염 후 8일째에 최고치에 도달하였으나 약 10%에 해당하는 바이러스-특이적 T세포는 1년 후에도 여전히 검출되었다. 이 결과는 hepatitis B virus 감염 또는 human immunodeficiency virus 감염 사례와는 대조적이다: 이런 바이러스에 감염된 환자의 비장에서 유래한 CTL은 1% 미만 만이 하나의 바이러스 펩티드에 특이적이다.

이와 같은 발견으로 인해 새로운 연구 방향이 제시되고 있다. 우리는, 어떤 감염에서는 CTL 전구세포가 대량으로 증식하는 반면에 다른 감염에서는 왜 그렇지 않은지를 이해할 필요가 있다. 그런 유형의 증식이 감염을 위축시키기 위해 필요하거나, 혹은 그것이 단순히 과도한 증식의 결과이거나, 혹은 실험실 조건에서 유도된 감염이기 때문에 제어되지 않은 결과일 수도 있기 때문이다. 이 급격한 CTL 증식을 제어할 수 있는 메커니즘은 아직 확인되지 않았다. T세포의 기능과(즉 세포 살해 등) 특정 펩티드에 대한 상관관계를 밝혀내는 연구들도 진행 중이다.

5장에서 논의한 것처럼, 바이러스 단백질들은 숙주를 빨리 사멸시키는 작용부터 숙주에 오랫동안 생존하는 지속감염을 유발하는 작용에 이르기까지 다양한 효과를 통해 치명적인 CTL 반응들을 무디게 할 수 있다. 많은 바이러스 단백질들은 MHC class I 분자에 의한 항원제시를 감추거나 감소시켜 CTL의 항원 인식을 방해한다(그림 5.5 참조). Human immunodeficiency virus 1형의 유전체는 CTL의 기능을 방해하는 3종류의 단백질을 생산한다: Nef와 Tat은 감염세포에서 Fas 리간드의 생성을 유도하여 이후 CTL을 Fas-매개 세포자살로 이끄는 한편, Env는 CXCR4 케모카인 수용체에 작용하여 CTL의 사멸을 촉발한다. Human cytomegalovirus에 감염된 세포는 최소 6종류의 바이러스 단백질을 보유하는데, 이 단백질들은 MHC class I 경로를 방해하며 또한 Fas 리간드의 생성을 증가시켜 바이러스-특이적 CTL의 세포자살을 유발한다(표 5.3 참조).

T세포에 의한 비세포용해성 감염제어

적응면역 시스템으로 세포내 바이러스를 완전하게 소멸하려면 단지 CTL이 감염세포를 직접 죽이는 작용에만 의존해서는 안 된다. CTL이 생성하는 IFN-γ 및 TNF-α 등의 사이토카인들은 세포를 용해하지 않고도 감염세포로부터 바이러스를 제거할 수 있다. 이런 메커니즘이 작용되려면 감염세포가 항바이러스 경로를 활성화할 수 있는 능력을 지니고 있어야 하며, 이로 인한 항바이러스 반응에 대해 증식 중인 바이러스도 감수성이 있어야 한다.

Hepatitis B와 C virus가 간에 감염된 경우에는 바이러스-특이적 CTL보다 감염된 세포의 숫자가 몇 배 더 많을 때가 있다. 더구나, 뇌나 간과 같이 생명유지에 매우 중요한 기관이 감염되었을 경우에는 CTL에 의한 감염세포 살해가 오히려 해로

BOX 4.5 DISCUSSION

T세포-매개 지연성 과민반응을 관찰하기 위한 적응면역 전달 시험

사전에 감염된 마우스에서 나타나는 지연성 과민반응(delayed-type hypersensitivity)은 귀-부종 시험(ear-swelling assay)을 통해 관찰된다. 피내 주사로 마우스 귀의 등쪽 귓바퀴에 바이러스 항원을 주사하고 다른 귀는 대조항원을 주사한다. 24시간 후, 항원을 주사한 귀에서는 지연성 과민반응에 의한 염증반응이 일어나 부어오르는 반면에 대조항원을 주사한 귀에서는 아무런 반응이 나타나지 않는다.

감염된 동물에서 뽑아내어 정제된 활성화 T세포를 사전 감염이 없는 동물에 주사하면 동일한 부종반응이 관찰된다. 이와 같은 적응면역 전달실험(adoptive transfer assay)을 통해 지연성 과민반응이 T세포에 의해서 매개된다는 것을 알 수 있다.

BOX 4.6

DISCUSSION

항바이러스 세포성 면역반응 측정

고전적 분석법: 제한희석과 크롬 방출

지난 45년 간 바이러스 학자들은 제한희석 방법과 용해된 표적세포에서 방출되는 크롬(chromium)을 측정하는 실험을 통해 특정 병원체에 면역이 된 동물의 혈액, 비장, 혹은 림프기관에 존재하는 CTL을 증명하였다. 이와 같은 실험은 두 가지 속성에 기초하여 $CD8^+$ CTL 전구세포 혹은 기억 CTL을 측정한다: (i) 외부 단백질과 펩티드가 CTL 증식을 자극하는 작용과 (ii) 활성화된 CTL이 표적세포를 용해하는 능력.

바이러스 감염에서 살아남은 동물로부터 얻어낸 림프구들을 불활화된 바이러스, 바이러스 단백질, 혹은 합성된 바이러스 펩티드 등이 존재하는 조건에서 1~2주 동안 배양한다. 이러한 상태에서는 바이러스-특이적 CTL 전구세포들이 분열하여 증식한다(클론 확장).

수가 늘어난 CTL들은 MHC class I과 함께 바이러스 펩티드를 제시하고 있는 표적세포를 파괴할 능력을 보유하는지 검사를 받게 된다. 바이러스 항원을 보유하고 있을 것으로 추정되는 표적세포를 대부분의 세포내 단백질들과 결합하는 특성이 있는 방사성동위원소 크롬-51이 섞인 배양액에서 키운다. 키운 CTL을 세척하여 세포막 바깥의 동위원소를 제거한 후, 표적세포와 함께 배양한다. 표적세포가 용해되는 정도는 크롬-51이 세포배양액으로 누출된 정도에 의해 측정된다.

실험 전에 세포 부유액을 연속으로 희석해 두면 본래의 부유액에 존재하던 $CD8^+$ CTL 전구세포의 숫자를 가늠할 수 있다(따라서 이와 같은 실험을 "제한희석[limiting dilution]"이라고 함). 이 실험은 세포성 면역반응을 양적으로 측정할 수 있게 하는 반면에, 시간이 많이 걸리고 기술적으로 어려우며 비용도 많이 든다.

바이러스에 특이적인 T세포의 확인과 계수

제한희석 방법은 T세포를 기능적으로 규명할 수는 있지만 항원인 펩티드에 대한 특이성은 확인할 수 없다. 최근까지만 해도 과학자들은 T세포들이 펩티드를 인식하는 특성에 기초하여 각각의 T세포를 확인하는데 적잖은 어려움이 있었다. 그 이유는 MHC-펩티드 복합체와 T세포 수용체 사이의 친화성이 낮고 떨어지기도 쉽기 때문이었다. 친화성 등에 대한 정보 없이 항원에 특이적인 T세포의 반응을 측정하는 것이 불가능한 것은 아니지만 매우 어려웠다.

항원-특이적 T세포의 염색시약으로서 **인공적인 MHC 4합체(tetramer)**가 사용되기 시작하면서 중대한 발전이 있었다. MHC class I 단백질의 세포 외부 도메인을 대장균에서 생산하였다. 이처럼 인공적으로 합성된 MHC class I 분자는 카르복시 말단에 별도의 13개 아미노산을 보유하는데 이곳에 비오틴표지(biotinylation)를 붙일 수 있다. 세포외 도메인 만으로 구성된 이 MHC class I 단백질들은 특이적-T세포가 인식하는 펩티드와 함께 in vitro에서 접혀진다. 비오틴이 표지된 4합체 복합체를 순수분리하여 바이러스에 감염된 동물에서 유래한 T세포와 함께 섞어준다. 비오틴이 표지된 MHC class I-펩티드 복합체와 결합하는 각각의 T세포들은 여러 가지 면역조직화학적 방법으로 검출된다. 세포분리 기법이 사용될 수 있으며, 염색된 세포들은 살아 있는 상태다.

각 T세포들의 개수를 확인하는 다른 방법은 **효소결합면역반점검사(enzyme-linked immunospot assay, ELISPot)**이다. 이 실험에서는 사이토카인이 T세포의 대리자 역할을 한다. 사이토카인-특이 항체로 코팅된 세포배양접시에 신선한 림프구들을 넣는다. 이 세포들이 바이러스에 특이적인 펩티드에 의해 자극을 받으면 펩티드를 인식한 CTL은 사이토카인을 분비하게 된다. 분비된 사이토카인은 배양접시 바닥에 코팅된 항체와 결합하게 된다. 배양접시를 세척한 후에 사이토카인이 부착된 지점(focus)을 염색하면 이를 분비한 CTL의 숫자를 셀 수 있다.

세포내 사이토카인 염색법(intracellular cytokine assay)은 특이적인 CTL의 숫자를 비교적 빠르게 셀 수 있는 방법이다. 신선한 림프구를 브레펠딘 A(brefeldin A)로 처치한다. 곰팡이의 대사산물인 브레펠딘 A는 세포내 분비경로를 차단하여 사이토카인의 분비를 방해한다. 이후에 세포들을 글루타르알데히드(glutaraldehyde) 등과 같이 단백질을 교차연결하여 보존하는 화학물질로 고정시킨다. 이처럼 처치된 세포들에 구멍을 내면(permeabilized) 특정한 사이토카인에 특이적인 항체가 세포 내로 들어가 세포 내에 남아있는 사이토카인과 반응한다. 항체와 반응한 세포들은 FACS(fluorescence-activated cell sorter)를 이용해 계수할 수 있다. 적절한 소프트웨어를 사용하고 잘 보정하면 염색의 정도와 사이토카인의 발현 정도가 일치하게 되며 펩티드-MHC class I 분자 복합체에 반응한 세포의 숫자가 결정된다.

항바이러스 항체반응의 측정

항체는 체액성 면역반응의 가장 중요한 효과기 분자들이다. 항체를 측정하는 방법은 다양하지만 바이러스학에서 사용되는 표준방법은 **중화항체법(neutralization assay)**이다. 이 시험에서 바이러스의 감염성은 항체의 존재 여부에 따라 결정된다. 이러한 일반적 개념을 토대로 2개의 변형된 방법인 **플라크감소실험(plaque reduction assay)**과 **중화지표(neutralization index)** 등이 나와 있다. 플라크 실험에서는 이미 알고 있는 플라크형성단위(plaque-forming unit, PFU) 수 만큼의 바이러스를 연속희석된 항체나 혈청에 노출시킨다. 플라크의 숫자를 50% 감소시키는 최고 희석배율을 그 혈청이나 항체의 플라크감소역가로 결정한다. 중화지표를 계산하기 위해서는 검사할 항체나 혈청이 있을 때와 없을 때 바이러스 원액(stock)의 역가를 비교한다. 중화지표는 바이러스 역가의 차이로서 계산된다. 이 실험을 수행하기 위한 전제 조건은 다음과 같다: 측정하려는 바이러스가 배양세포에서 증식할 수 있어야 하며, 플라크형성 등과 같이 바이러스 증식을 확인할 수 있는 방법이 있어야만 한다.

항체가 바이러스 단백질에 부착하는 것을 측정할 수 있는 중요한 방법으로서 면역침전법(immunoprecipitation), 웨스턴 블롯(Western blot), 효소결합면역흡착법(enzyme-linked immunosorbent assay, ELISA) 및 혈구응집억제법(hemagglutination inhibition) 등이 있다.

울 수 있다. Hepatitis B virus에 특이적인 CTL을 다른 동물에 적응면역 전달(adoptive transfer) 방법으로 전해 주면, IFN-γ와 TNF-α가 생성되어 수많은 감염세포를 파괴하지 않으면서 바이러스를 제거한다. CTL에서 생성된 IFN-γ와 TNF-α가 일으키는 비세포용해성(noncytolytic) 바이러스 제거 현상은 영장류 lentivirus, arenavirus, adenovirus, coronavirus. hepadnavirus 및 picornavirus 등을 포함한 많은 바이러스 감염에서 증명되고 있다. 면역계의 다양한 세포들에서 생산되는 다른 사이토카인들도 바이러스를 제거하는 데 참여하는 것으로 보인다. 이외에도 (앞에서 설명했듯이) CTL이 분비하는 디펜신은 비세포용해성 방법으로 human immunodeficiency virus를 제거한다. $CD4^+$ T세포 또한 몇몇 감염에서는 CTL이 크게 관여하지 않아도 비세포용해성 방법에 의해 바이러스를 제어할 수 있다. 이런 사례는 vaccinia virus, vesicular stomatitis virus 및 Semliki Forest virus 감염에서 볼 수 있다. CTL이 생성하여 분비하는 강력한 항바이러스 사이토카인들을 보면 CTL이 수많은 감염세포를 어떻게 제어할 수 있는지에 대한 답이 나온다. 그러나 사이토카인이 어떻게 감염된 세포를 살해하지 않고 바이러스를 제거할 수 있는지는 아직 잘 이해되지 않고 있다.

발진과 농포: T세포-매개 지연성 과민증의 예

Measles virus, smallpox virus 및 varicella-zoster virus 등에 의한 여러 감염증에서는 점막의 표면에서 일차 감염이 시작되었음에도 불구하고 전신에 걸쳐서 발진이나 병변이 발생한다. 이 현상은 일차 감염이 국소적 방어체계를 벗어나, 바이러스 입자 또는 감염된 세포들이 전신적 순환계를 통해 확산되면서 피부 밑에 감염세포가 모인 여러 병소(foci)를 형성하는 것이다. 감염 초기에 활성화된 Th1 세포와 대식세포들은 이차 감염이 진행되는 지점들로 이동하여 IL-2와 IFN-γ와 같은 사이토카인을 과도하게 생성하는 반응을 한다. 이런 사이토카인들은 국소적으로 모세관의 투과성을 증가시키는데, 이 현상이 **지연성 과민증(delayed-type hypersensitivity, DTH)**에 부분적으로 기여한다(Box 4.5). 이와 같은 반응으로 인해, 여러 바이러스들이 일으키는 발진 및 체액이 가득한 농포성 병소들이 형성된다.

항체반응

활성화된 B세포인 형질세포에서 특이적 항체가 만들어진다

골수를 빠져 나온 B세포가 순환계로 들어와서 림프액 및 림프 조직으로 이동하는 동안, B세포 표면의 항체 수용체(B cell receptor, BCR)가 특이 항원에 결합하게 되면 B세포는 곧 분화하여 특이 항원에 맞는 항체를 생성한다. 항원과 복합체를 형성한 BCR들이 세포 표면에 한데 모이면서 활성화 신호가 유도된다. 이 BCR의 모임은 주변에 인접한 수용체의 세포질 도메인과 연결되어 있는 Src 계열의 티로신 키나아제(Scr family tyrosine kinase)를 통해 신호를 활성화시킨다. CD19, CD21 및 CD8 등과 같은 B세포 보조수용체(coreceptors)들은 BCR 및 보조수용체가 집합된 지점으로 티로신 키나아제를 모이게 하여 신호를 증폭시킨다. 수지상세포와 마찬가지로 B세포도 항원제시세포로서 MHC class II 시스템과 외인성 항원제시 경로를 이용한다(그림 4.14).

BCR에 항원이 결합하는 것은 활성화 과정의 일부분일 뿐이다. 이에 더하여 Th 세포가 생성하는 사이토카인도 필요하다. Th2 세포의 T세포 수용체가 B세포의 표면에 전시된 MHC class II-펩티드 복합체를 인식하면, 그 Th2 세포들은 CD40 리간드(TNF와 비슷한 단백질)뿐만 아니라 국소적으로 고농도의 자극용 사이토카인을 생성한다. BCR과 CD40 리간드가 서로 맞물리면 사이토카인의 국소적 교환이 촉진되어 활성화된 B세포의 증식과 분화가 한층 더 자극된다. 완전히 분화된 형질세포는 특이 항체를 다량으로 생산한다: 하루에 생산되는 IgG의 양은 체중 1 kg당 30 mg에 달한다.

항체

그림 4.17에서 보듯이, 항체는 특징적인 공통 구조를 갖고 있다. IgA, IgD, IgE, IgG 및 IgM 등 5종류(class)의 항체들은 각기 고유한 중쇄(heavy chain)인 α, δ, ε, γ 및 μ에 따라 구분하며 각각의 특징은 표 4.4에 요약하였다. IgG, IgA, 및 IgM은 바이러스 감염 후 공통적으로 생산된다. B세포가 분화하는 동안에 중쇄 유전자의 불변부위(constant region)에서 "바꿔치기(switching)"가 발생하는데, 이 현상은 체세포재조합(somatic recombination)에 의한 것으로서 부분적으로는 특이적 사이토카인의 조절을 받는다. 그와 같은 바꿔치기가 일어나면 세포마다 특이한 유형의 항체를 생산하게 된다.

항원 또는 바이러스 감염과 접촉한 후 초기에 일어나는 **1차 항체반응(primary antibody response)** 동안 생성되는 항체는 특징적인 흐름을 따라 진행된다. 먼저 IgM 항체가 처음으로 나타나며, 이후에 점막 표면에는 IgA 그리고 혈청에는 IgG가 출현한다. IgG 항체는 항체반응의 주류를 이루며 반감기가 약 7~21일에 이를 정도로 매우 안정된 항체다. 특정 항원에 대한 특이 항체는 기억 B세포의 존재로 인해 수년 간 검출될 수 있다. 차후에 처음에 접했던 동일 항원이나 바이러스 감염을 다시 만나게 되면 신속한 항체반응인 **2차 항체반응(secondary antibody response)**이 촉진된다(그림 4.8).

항체에 의한 바이러스 중화

세포성 면역반응이 바이러스에 감염된 세포를 제거하는 데 중요한 역할을 하지만, 항체반응도 바이러스 감염을 예방하는 데 중요하며 또한 감염을 제거하는 데도 기여한다. 점막표면으로 침투하는 비리온은 분비된 IgA 항체에 노출될 것이다. 이

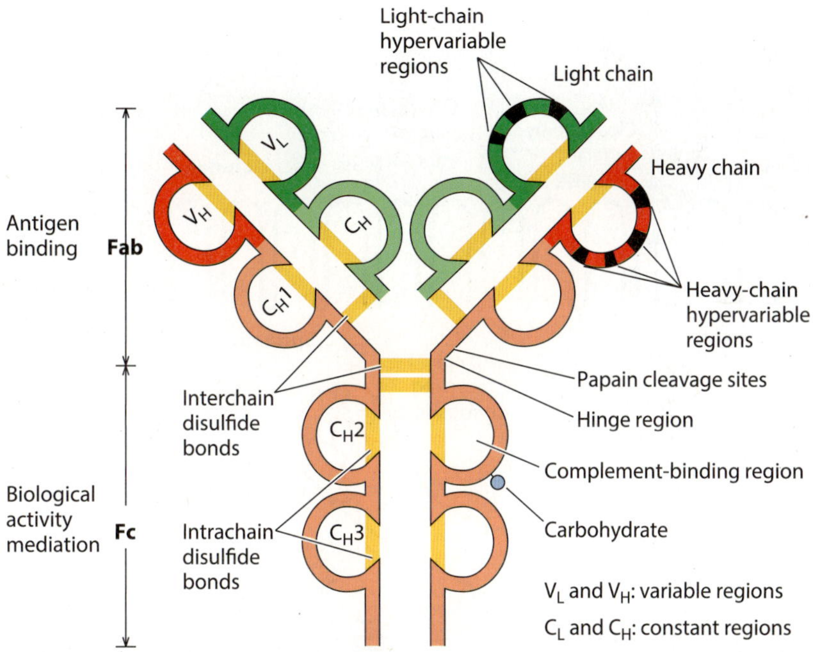

그림 4.17 항체의 구조. 그림은 IgG를 구성하는 소단위체와 도메인 구조를 개략적으로 나타내고 있다. 경쇄(light chain)와 중쇄(heavy chain)는 이황화결합(노란색 막대)으로 연결되어 있다. 중쇄의 가변부위(V_H)와 경쇄의 가변부위(V_L) 및 중쇄의 일정부위(C_H)와 경쇄의 일정부위(C_L)가 항체의 왼쪽 지역에 표시되어 있다. 항원-결합 도메인(Fab)의 극가변부위(hypervariable region)와 불변부위(invariable region)가 강조되어 있다. 일정부위(constant region, Fc)는 보체의 부착(고전경로 활성화)과 대식세포 및 다른 세포에서 발견되는 Fc 수용체 부착 등을 비롯해 다양한 주요 기능을 수행한다. 파파인(papain) 단백질분해효소는 Fab와 Fc 도메인을 결정하는 데 사용되며 이 효소에 의해 절단되는 부위가 모여 있는 곳이 표시되어 있다.

와 마찬가지로 혈액을 통해 확산되는 비리온은 순환하는 IgG와 IgM 항체에 노출될 것이다. 혈액과 림프 순환계에 존재하는 항체는 rabies virus, vesicular stomatitis virus 및 enterovirus 등의 감염을 예방하는 데 중요하다. 면역이 결핍된 동물이라도 바이러스-특이적 항혈청이나 정제된 단일클론 항체를 주사(수동면역)해 주면 치명적 바이러스 감염으로부터 보호를 받는다. Eastern/Western equine encephalitis virus(*Togaviridae* 과에 속하는 alphaviruses)에 감염된 사람을 대상으로 한 실험에서, 항체 역가가 높은 사람은 회복하였으나 항체 역가가 낮은 사람은 바이러스 뇌염에 의해 사망하게 될 확률이 높았다.

항바이러스 방어에서 항체의 중요성을 대표적으로 증명해 준 사례는 아마도 소아마비를 예방하기 위한 poliovirus 백신의 성공일 것이다. 우리는 생산되는 항체의 종류가 바이러스 감염의 결과에 심대한 영향을 미친다는 사실을 배웠다. Poliovirus 감염은 혈액 내에서 IgM과 IgG의 반응을 강하게 자극하지만, 실제로는 점막에 존재하는 IgA가 바이러스 방어에서 가장 중요한 역할을 한다. 이 IgA 항체는 첫 번째 감염 장소인 장에서 poliovirus를 직접적으로 중화시킬 수 있다. 약독화 생백신인 Sabin poliovirus 백신은 점막에서 강력한 IgA 반응을 일으키기 때문에 효과가 높은 것이다. IgA는 점막 상피세포 아래층에

표 4.4 역글로불린의 다섯 클래스

속성	IgA	IgD	IgE	IgG	IgM
기능	점막; 분비형	B세포 표면	알레르기; 아나필락시스; 상피세포 표면	주요 전신 면역; 기억 반응	주요 전신 면역; 일차 반응; 응집반응
서브클래스	2	1	1	4	1
경쇄	κ, λ	κ, λ	κ, λ	κ, λ	κ, λ
중쇄	α	δ	ε	γ	μ
혈청 농도(mg/ml)	3.5	0.03	0.00005	13	1.5
반감기 (일)	6	2.8	2	25	5
보체 활성화					
고전경로	−	−	−	+	++
대체경로	−/+	−	+	−	−

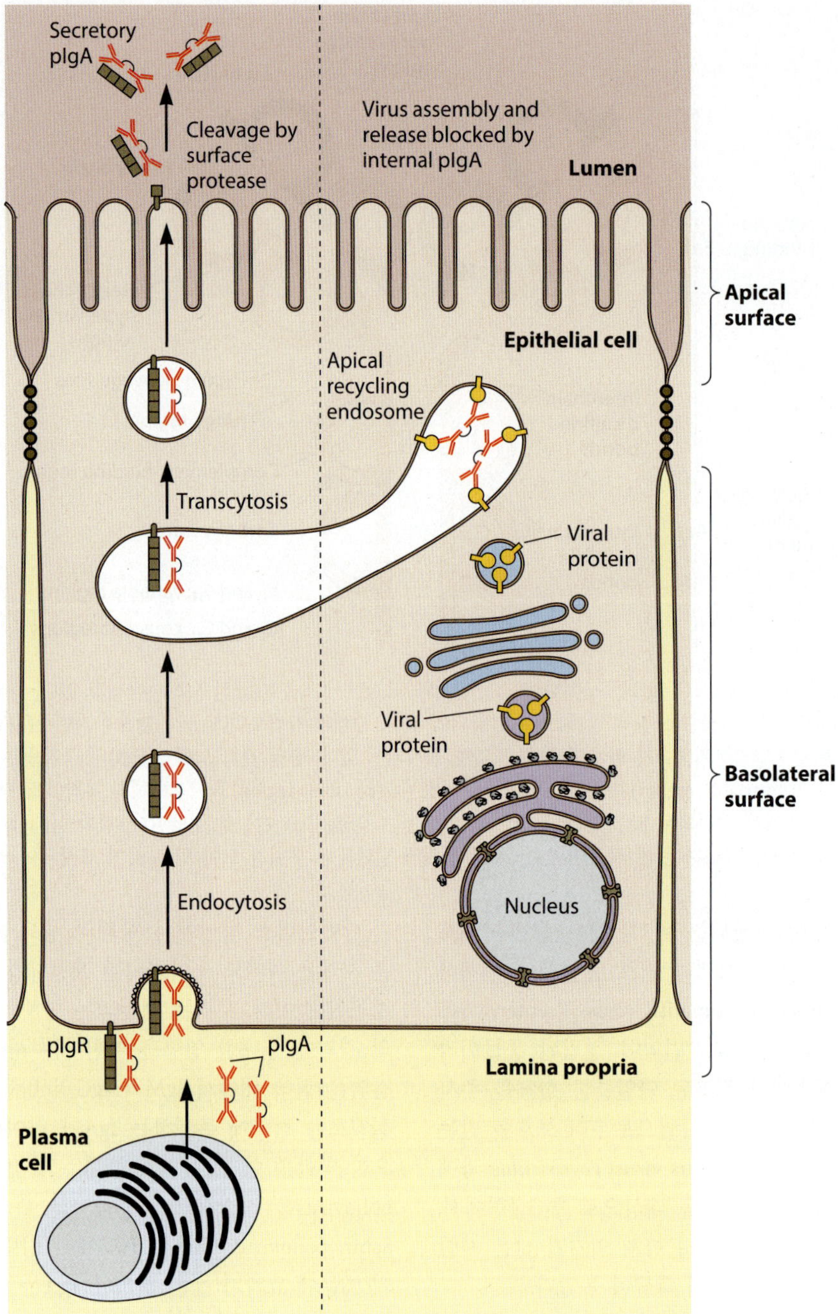

그림 4.18 분비항체인 IgA는 점막표면에서 일어나는 항바이러스 방어에 중요하다. 그림은 위치가 고정된(polarized) 상피세포 한 개를 나타낸 것이다. 그림 위쪽은 세포의 정단표면(apical surface)을 나타낸 것이며 아래쪽은 기저면(basal surface)을 나타낸 것이다. **(왼쪽)** 점막의 프로프리아층에 존재하는 항체-생성 B세포(형질세포)가 IgA 항체를 분비한다(polymeric IgA [pIgA]로 불림). pIgA는 이합체로서 각 분자의 Fc 말단이 서로 연결되어 있다. IgA가 효과적으로 방어를 수행하기 위해서는 체강을 접하고 있는 상피세포의 정단표면으로 이동되어야만 한다. 이와 같은 과정을 통과세포외배출(transcytosis)이라고 부른다. **(오른쪽)** 흥미롭게도, 상피세포에 바이러스가 감염했다면 통과세포외배출 과정 동안 서로 다른 소낭 내부에 있던 IgA 및 바이러스 구성성분이 마주치게 되어 세포 내부에서 IgA에 의해 붙잡힐 수 있다. 이와 같은 과정은 막을 갖는 바이러스에 대해서 발생하는데, 그 이유는 바이러스의 막단백질들이 통과세포외배출 과정을 매개하는 단백질들과 종종 같은 구획을 따라 처리되기 때문이다. Adapted from M. E. Lamm, *Annu. Rev. Microbiol.* **51**:311-340, 1997, with permission.

존재하는 형질세포가 만들어 낸다. 이 항체는 2개의 항체 분자가 연결된 동형이합체(homodimer) 형태로 분비된다. 이런 이합체는 상피세포의 기저면에 발현되어 있는 다합체 형태의 항체 수용체와 결합해 복합체가 되는데, 이 복합체는 세포내섭취 작용에 의해 세포 안으로 들어가 세포를 통과하여 맞은 편 정단면까지 이동(**통과세포외배출**)한다. 항체와 결합하고 있던 수용체가 단백질 분해 작용에 의해 절단되면 IgA 이합체는 떨어져 나와 점막으로 분비되며, 그곳에서 침입하는 바이러스와 마주치게 된다.

IgA는 감염된 점막 상피세포 내에서 일어나는 바이러스 복제도 차단할 가능성이 있다(그림 4.18). IgA는 상피세포를 통과하여 세포 정단면에서 분비되기 때문에, 세포를 통과하는 동안 세포 내에서 생성된 바이러스 단백질과의 상호작용이 가능하다. 세포 내에서 이동 중인 IgA의 항원결합 도메인은 소포체(ER), 골지체, 분비 경로에 존재하는 기타 수송 소낭 등의 내강을 향해 있다. 따라서 바이러스 막단백질 I형의 외부 도메인에 IgA가 인식할 수 있는 항원결정기가 있다면 이에 대해 IgA가 결합한다. 이와 같은 상호작용은 배양된 세포에 감염한 Sendai virus와 influenza virus의 단백질을 통해 증명되었다. 이러한 여러 실험에서 IgA가 특정한 바이러스 막단백질과 결합할 수 있을 때만 항체와 바이러스 항원이 같은 지점에 함께 나타나는 것이 관찰되었다. 이 연구결과는 점막 표면에 발생한 바이러스 감염을 제거하는데 적응면역의 림프구들만 작용하는 것이 아니라는 것을 의미한다.

항체에 의한 바이러스 중화작용의 일차적인 메커니즘은 바이러스와 세포수용체 사이의 상호작용을 구조적으로 방해하는 작용이라는 것이 일반적 견해다(그림 4.19). 어떤 항체들은 바이러스가 세포수용체에 부착하는 것을 막는 반면에, 바이러스-특이 항체의 대부분은 세포 내로 진입하는데 필요한 전반적인 구조변화를 방해하는 것으로 생각된다. 또한 항체들은 바이러스 입자 간의 응집을 촉진함으로써 감염에 참여할 바이러스의 농도를 감소시킨다. 시험관 실험에서 외피막을 보유한 여러 바이

그림 4.19 중화항체와 human rhinovirus 14의 상호작용. (A) 정상적 감염경로. 바이러스는 ICAM-1 수용체에 부착하여 세포내섭취 작용을 통해 세포 내로 들어간다. 엔도솜의 내부 pH가 낮아지면서 바이러스 입자의 외피가 벗겨지고 바이러스 RNA 유전체가 세포질 내로 방출된다. (B) 항체에 의한 human rhinovirus 14의 중화 메커니즘. 특성이 확인된 단일클론 항체를 이용하여 최소한 다섯 가지의 중화 메커니즘이 제시되어 있으며 다음과 같이 그림에서 설명하고 있다: (1) 부착의 차단-바이러스에 항체가 결합하면 바이러스와 수용체간의 상호작용을 공간적으로 방해한다; (2) 세포내섭취 작용 차단-캡시드에 부착하는 항체는 캡시드 구조를 변형할 수 있고 이로 인해 세포내섭취 작용이 영향을 받는다; (3) 탈피의 차단-바이러스 입자에 부착한 항체는 캡시드를 안정화된 구조로 고정시켜 pH-의존성 탈피과정이 불가능해진다; (4) 세포 내에서의 탈피 차단-항체 자체가 세포내섭취 작용을 통해 소낭에 담겨 세포질로 들어가면 감염이 시작된 후라도 세포 내에서 바이러스 입자와 상호작용할 수 있다; (5) 응집-모든 항체는 2가(divalent)이기 때문에 바이러스 입자들을 응집할 수 있으며 이로 인해 바이러스 입자의 농도에 영향을 미치는 한편 식세포작용을 촉진하게 되어 바이러스 입자의 파괴를 돕는다. (A) Adapted from T. J. Smith et al., *Semin. Virol.* **6**: 233-242, 1995, with permission.

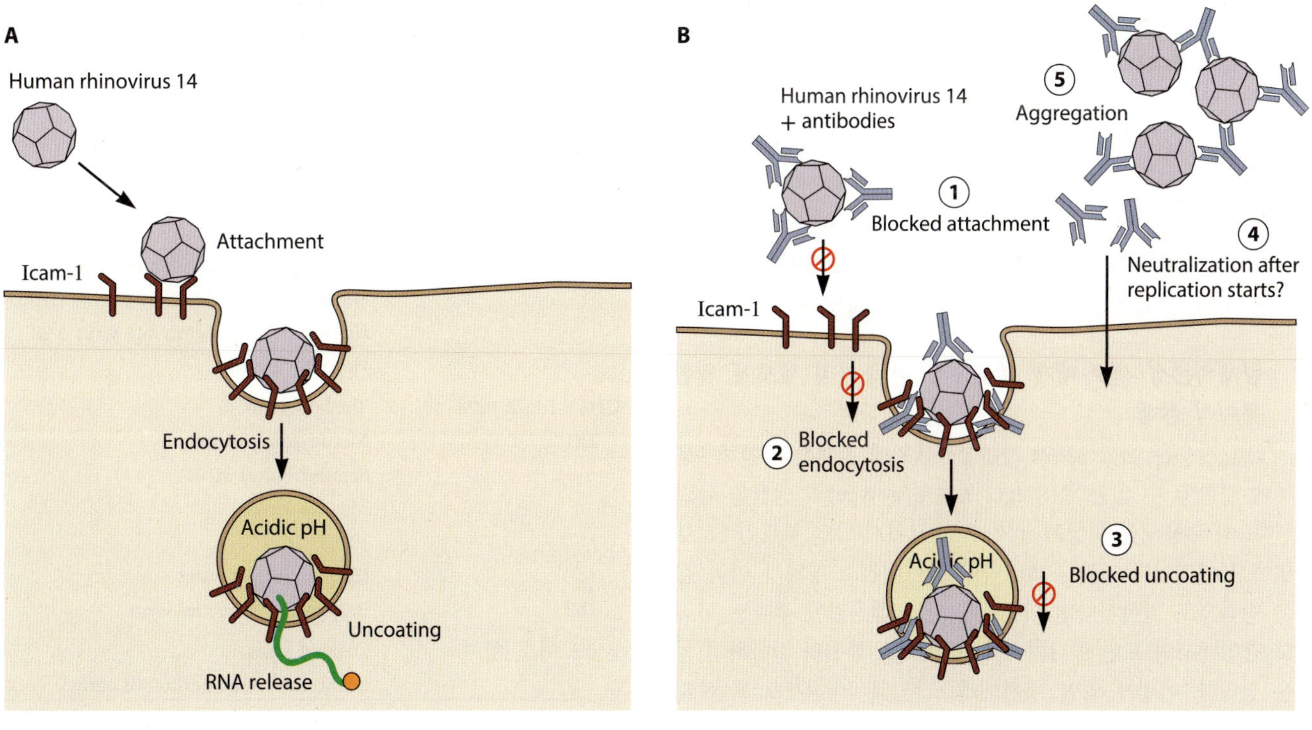

러스들이 항바이러스 항체와 보체에 의해 막이 파손되는(보체 활성화 고전경로) 결과도 확인되었다. 또한 감염 후에 중화능력이 없는 항체도 많이 생성된다; 이 항체들은 바이러스 입자에 특이적으로 결합할 수는 있으나 감염을 방해하지는 못한다. 경우에 따라서는 이런 항체들이 오히려 감염을 도울 수도 있다: 바이러스에 결합한 항체가 대식세포의 Fc 수용체에 의해서 인식되면, 이 항원-항체 복합체는 세포내섭취 작용에 의해 세포 안으로 옮겨진다.

항체의 중화작용에 관해 우리가 알고 있는 상당한 부분은 병원체 중 "항체도피(antibody escape)" 돌연변이체 혹은 **단일클론 항체-저항 돌연변이체(monoclonal antibody-resistant mutant)**를 분리하고 그 특성을 분석하는 과정에서 얻은 것이다. 이러한 돌연변이체들은 중화항체가 존재하는 상황에서 바이러스를 증폭시켜 보는 실험과정을 통해 선별된다. 돌연변이 바이러스를 분석해서 항체와 결합하는 지점 및 세포에 침입하는 데 필수적인 바이러스 단백질의 부분을 정확히 분자수준까지 확인할 수 있다. 항원연속변이(antigenic drift)(5장 및 10장 참조) 현상은 바이러스 중 항체도피 변이체가 선택되고 확립된 결과라고 하겠다.

항체는 바이러스에 감염된 세포를 대상으로 그 외 주목할 만한 반응들을 유발할 수 있다. 예를 들면, CTL이 바이러스를 제거하는 것과 매우 비슷하게 항체도 외피막을 가진 수많은 바이러스(즉, alphavirus, paramyxovirus 및 arenavirus 등)의 막단백질에 부착하여 지속감염 상태의 세포에서 바이러스를 제거할 수 있다. 이 과정은 세포를 용해시키지 않고 보체반응과도 무관하다. 이때 항체는 IFN 및 기타 사이토카인들과 협력적으로 작용한다. 감염세포의 표면에 부착된 바이러스-특이적 항체들은 바이러스 입자가 세포막을 통해 출아(budding)하는 것을 방해하며, 세포내섭취 작용을 통해서 바이러스 막단백질이 세포 표면에 발현되는 정도를 줄인다. 마우스의 복강에 투여한 항바이러스 항체는 신경친화성 바이러스인 reovirus, poliovirus 및 herpesvirus 등이 뇌로 전파되는 것을 차단할 수 있다. 뿐만 아니라 이러한 바이러스를 복강에서 멀리 떨어진 부위에 주사한 경우에도 감염이 차단된다. 이와 같이 흥미로운 효과에 대한 분자적 메커니즘은 아직 정확히 밝혀져 있지 않다.

항체의존성 세포-매개 세포독성: 비특이적 세포에 의한 특이적 살해

Th1 반응은 대식세포와 자연살해세포에 존재하는 항체수용체에 결합할 수 있는 특정 IgG 동종형(isotype)의 생산을 유발한다. 이 수용체들은 항체 분자 중 카르복시-말단 부위인 Fc 부위에 특이적이다(그림 4.16). 만약 항바이러스 항체가 이와 같은 방식으로 결합한다면 아미노-말단의 항원결합 부위는 아직도 감염세포의 표면에 나와 있는 바이러스 항원과 결합하지 않은 상태다. 이렇게 되면, 항바이러스 항체는 대식세포 혹은 자연살해세포와 감염세포 사이를 잇게 되어 감염세포를 제거에 기여할 수 있다. 이 과정을 **항체-의존성 세포-매개 세포독성(antibody-dependent cell-mediated cytotoxicity**, 흔히 ADCC)이라고 한다. 항원을 구별하는 능력이 다소 약한 자연살해세포를 위해 항체가 세포살해에 필요한 특이성을 제공하는 것이다. 이와 같은 메커니즘은 배양된 세포를 이용한 실험에서 잘 증명되고 있지만 실제 동물에 감염한 바이러스를 제어하는 데 중요한지는 알려져 있지 않다.

면역계와 뇌

뇌 및 척수 등과 같은 중추신경계의 세포들은 강력하고 일시적인 선천면역 반응을 유도할 수는 있으나 놀랍게도 적응면역 반응은 일으킬 수 없다. 이와 같은 현상의 첫 번째 이유는 중추신경계에 림프조직이나 수지상세포가 없기 때문이다. 더욱이 포유동물의 중추신경계는 촘촘한 혈관내피세포의 접합으로 구성된 **혈액-뇌 장벽(blood-brain barrier)**에 의해 혈액에 존재하는 많은 세포와 단백질들과 격리되어 있다. 이런 특징 때문에 중추신경계에 바이러스가 감염되면 예상치 못한 결과를 초래한다. 예를 들어, 만약 바이러스 입자를 혈류와 접촉할 수 있는 뇌실이나 혹은 뇌를 감싸는 뇌막에 주사하면 선천면역 반응이 활성화되고, 강력한 염증반응이 일어나며, 적응면역 반응이 유도된다. 이와 달리, 만약 바이러스 입자를 혈관이나 뇌실이 없는 뇌조직내로 직접 주사하면 단지 일시적 염증반응만 유도된다. 이때 적응면역 반응은 활성화되지 않는다; 항체 및 항원에 의해 활성화된 T세포는 형성되지 않는다.

중추신경계가 적응면역 반응을 시작할 수 없지만 그렇다고 면역계와 격리되어 있는 것은 아니다. 혈액-뇌 장벽은 말초에서 순환하던 활성화된 면역세포가 들어올 수 있도록 열려 있다. 항원-특이적 T세포는 주기적으로 뇌 안에 들어와서 면역적

표 4.5 면역병리와 연관된 세포들과 메커니즘

제안 메커니즘	바이러스
$CD8^+$ T세포 매개	Coxsackievirus B
	Lymphocytic choriomeningitis virus
	Sin Nombre virus
	Human immunodeficiency virus 1형
	Hepatitis B virus
$CD4^+$ T세포 매개	Theiler's virus
Th1	Mouse coronavirus
	Semliki Forest virus
	Measles virus
	Visna virus
	Herpes simplex virus
Th2	Respiratory syncytial virus
B세포 매개 (항체)	Dengue virus
	Feline infectious peritonitis virus

인 순찰을 수행한다. 게다가 최소 두 종류의 신경아교세포(glial cell)인 성상세포(astrocyte)와 미세아교세포(microglia)는 T세포와 접촉할 수 있는 다양한 세포 표면 수용체들을 보유하고 있다. 성상세포는 중추신경계에 가장 많은 세포로서 면역계의 세포들이 분비한 사이토카인에 반응한다. 자연적으로 발생하는 모든 뇌 감염은 말초조직에서 시작되며, 중추신경계 밖에서 시작되는 어떠한 감염도 적응면역 반응을 촉발한다. 그러나 만약 감염이 뇌로 확산된다면, 그로 인해 일어나는 뇌에 대한 면역 공격은 매우 파괴적이다. 신중한 과학자라면 실험에서 바이러스를 말초조직에 감염시키지 않은 채 뇌에 주입할 수 있으며 바이러스로 인한 적응면역 반응을 피할 수 있다. 한편, 그 동물이 만약 첫 감염에서 말초조직으로 투여된 바이러스에 면역되었다면 적응면역 반응이 활성화될 것으로 예상할 수 있다. 말초감염으로 면역된 동물의 뇌에 차후 동일한 바이러스를 투여하면 뇌에 대한 대규모의 면역 공격이 발생한다: 뇌에 존재하는 바이러스-감염 표적세포들은 활성화된 T세포에게 인식되어 파괴된다. 자연적 감염 및 실험적 감염 모두를 통해서 확인된 바에 의하면, 뇌의 염증반응은 일시적이 아니라 지속적으로 유지되어 모세혈관의 누출, 부종 및 세포사멸 등을 유발한다. 두개골에 둘러싸여 제한된 공간 속의 뇌에서 부종이 발생하면 많은 해로운 결과를 가져오는데, 이 증상이 출혈 및 세포사멸과 함께 발생한다면 재앙에 가까운 피해를 일으킨다. 어떤 의미에서는 뇌가 "면역특권(immunoprivileged)" 지역이지만, 뇌는 완전히 격리되어 있는 것이 아니며, 감염되었을 때는 면역계에서 생성되고 자극된 T세포의 공격에 취약할 수밖에 없다.

면역병리: 과유불급

숙주에서 발생하는 바이러스 질병의 임상증상(즉, 발열, 조직 손상, 쑤심, 통증 및 메스꺼움)은 주로 감염에 대한 숙주의 반응으로 인해 발생한다(표 4.5). 면역계에 의한 손상을 **면역병리(immunopathology)**라고 부르며, 이는 숙주가 바이러스 감염을 제거하기 위해 지불해야 하는 값이다. 세포를 용해시키지 않는 바이러스 감염에서는 면역반응이 질병의 유일한 원인으로 추정한다. 실제로, 면역병리를 동반하는 대부분의 감염은 비세포용해성 바이러스와 지속감염을 일으키는 바이러스에 의한 것이다(5장 참조). 대부분의 면역병리는 활성화된 T세포가 유도하는 것이지만 항체나 과도한 선천면역 반응에 의해 발생하는 질병도 있다(Box 4.7).

면역병리에 의한 병변

CTL이 일으키는 병변

CTL이 일으키는 면역병리 중 특성을 가장 잘 보이는 사례는 lymphocytic choriomeningitis virus에 감염된 마우스에서 발생한다. 이 감염은 세포 병변을 일으키지 않으며 오직 면역능력을 갖춘 동물에서만 조직 손상을 가져온다. 특정 아형(subtype)

BOX 4.7 EXPERIMENTS

증식이 불가능한 결손 바이러스 벡터와 치명적인 면역병리

1999년 9월에 18세의 남자가 유전자전달 벡터 용도로 디자인된 결손-adenovirus(a defective adenovirus)의 안전성을 검사하기 위한 임상시험에 참가하였다. 이 시험은 일반적인 과정으로서 보통은 증식능력이 있는 adenovirus라고 해도 단지 가벼운 호흡기 질병만 일으킨다. 대부분의 사람들은 자신의 호흡기에 지속적으로 상주하는 adenovirus를 갖고 있으며 실제로 그 바이러스에 대해 항체도 생성된다. 그 젊은이에게는 다량의 바이러스 벡터가 주사되었고 그로부터 4일 후에 다발성 장기부전으로 사망했다. 명백히 무해한 바이러스에 대해서 무엇이 이와 같은 치명적 반응을 유발한 것일까?

몇 가지 관련 사항들:

- 자연적으로 발생하는 adenovirus 감염에서는 바이러스가 순환계로 직접 들어가는 경우가 결코 없다. 대부분의 감염은 소수의 감염성 바이러스들에 의해 점막 표면에서 발생한다.
- 대부분의 사람들은 유전자전달을 위해 사용한 adenovirus 벡터에 대해 이미 항체를 보유하고 있다.
- 다량의 바이러스가 직접적으로 혈류로 주입되었다.

설득력 있는 가설 중 하나는, 투여된 대부분의 결손-바이러스들은 그 청년의 몸에 있던 항체에 의해 붙잡혔다. 대부분 보체단백질로 구성된 선천면역계가 항체-바이러스 복합체에 반응하였으며 결과적으로 보체반응이 과도하게 활성화되었다. 증폭된 보체반응이 간, 폐 및 신장 등을 지나는 혈관벽에서 광범위한 염증반응을 일으켰으며 결과적으로 다발성 장기부전을 유발하였다.

감염에 대한 면역반응이 매우 복잡하다는 것을 전제할 때, 이와 같은 설명은 매우 난순화한 논리이다. 그럼에도 불구하고, 이와 같은 치명적 임상시험은 유전자전달 방법과 임상 프로토콜을 대거 재평가하는 전기가 되었다. 면역병리 현상을 확인하고 이를 감소시키며, 궁극적으로 제거하는 방법과 기술을 찾기 위한 연구가 지속되었고 마침내 유전자전달이 실현 가능하게 되었다.

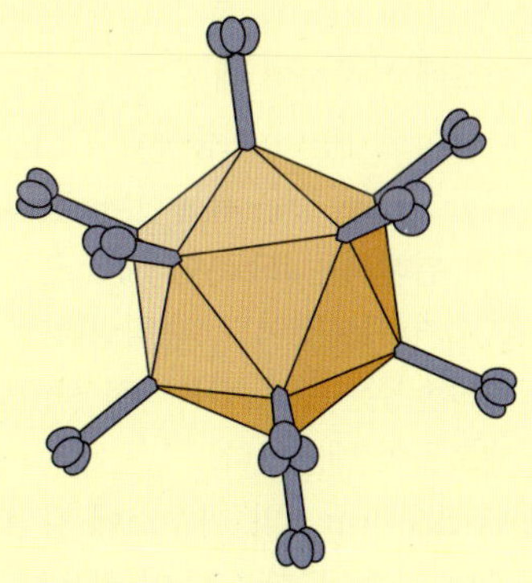

BOX 4.8 BACKGROUND

형질전환 마우스는 CTL의 항바이러스 기능을 확인하는 데 유용하다

CTL에 의한 세포사, B세포의 기능 및 IFN 반응 등에 필요한 단백질을 생성하는 유전자에 돌연변이가 있는 마우스를 연구하면 그 유전자 산물들이 면역방어에서 기여하는 바를 이해하는 데 필요한 정보를 얻을 수 있다. 다만 이런 실험에서는, 연구하려는 바이러스가 위와 같은 형질전환 마우스에 감염할 수 있어야 한다는 것이다.

CTL 반응을 유전적으로 조작하면 많은 정보를 얻을 수 있다. 세포 병변을 유도하지 않는 바이러스의 경우, 그랜자임(granzyme)-매개 혹은 Fas-매개 세포사는 작동하지 않는 반면에 퍼포린(perforin)-매개 세포사가 숙주 방어에 중요한 요소다. 퍼포린에 결함이 있는 마우스에 바이러스가 감염하여 지속감염을 일으킨다면 TNF-α나 IFN-γ 등과 같은 사이토카인을 과량으로 생산하게 되어 숙주가 죽게 된다. 반면에 그랜자임이 결핍된 마우스는 바이러스 감염에서 완전히 회복된다. CTL의 사멸기능을 담당하는 다양한 단백질들이 어떻게 조화롭게 작용하여 다양한 바이러스 감염을 제어하는지를 밝히는 연구는 중요한 분야이다.

또한 형질전환 마우스 모델은 어떤 세포 병변 바이러스에 대해서는 CTL 사멸기능이 방어에 기여하는 정도가 기대 이하로 미미하다는 것을 증명해 주었다. Vaccinia virus와 vesicular stomatitis virus의 병원성은 CTL 사멸작용 시스템이 없어도 영향을 받지 않는다: 초기 감염에서 회복되려면 CTL보다 IgG 중화항체의 생성에 크게 의존한다. 사실, CD4^{+} Th 세포와 CTL로부터 분비되는 사이토카인들은 **초기** 면역방어를 위해 필요하지만 다른 많은 세포 병변 바이러스에 의한 감염에서 회복되는 데는 작용하지 못한다. 이와 같은 관찰 결과를 놓고 생각해 볼 수 있는 것은 다음과 같다. CTL이 감염된 세포를 인식하고 용해시키는 것은 급성 세포 병변을 일으키는 바이러스의 감염을 막기에는 너무 느려서 효과적이지 못하다는 것이다: 신속하게 유도되는 선천면역 방어와 림프구에서 생성되는 초기 사이토카인 반응 등이 중요한 최전방 시스템이다.

Rall, G., D. Lawremce. amd C. Patterson. 2000. The application of transgenic and knockout mouse technology for the study of viral pathogenesis. *Virology* **271**:220-226.

Yeung, R., J. Penninger, and T. Mak. 1994. T-cell development and function in gene knockout mice. *Curr. Opin. Immunol.* **6**:298-307.

의 T세포를 통한 적응면역 전달(adoptive transfer), 특정 세포 및 유전자 제거(gene knockout) 마우스 및 형질전환 마우스 등을 이용한 실험에서 CTL이 조직 손상을 일으킨다는 것이 명백하게 증명되었다(Box 4.8). CTL이 어떻게 조직손상을 일으키는 메커니즘은 확실하지 않지만 세포독성(cytotoxicity) 때문으로 추정된다. 예를 들어, 퍼포린(CTL의 주요한 세포사멸 단백질)이 없는 유전자 제거 마우스에서는 감염 후 경미한 질병이 발생한다. 또한 CTL은 염증세포를 감염지점으로 모집하는 단백질을 분비하는데, 이 염증세포들이 다시 염증반응을 촉진하는 사이토카인의 분비를 촉진한다.

Hepatitis B virus 감염에서 나타나는 간 손상 또한 CTL의 활동에 의존적이다. 형질전환 마우스에서 생성되는 hepatitis B virus의 막단백질은 동물에 아무런 영향을 미치지 않는다. 마우스에 hepatitis B virus에 특이적인 CTL을 투입하면, 사람에서 관찰되는 급성 간염과 유사한 간병변이 발생한다. 첫째로, CTL은 간세포에 부착하여 세포자살을 유도한다. 그 다음, CTL이 분비하는 사이토카인이 호중구과 단핵구를 모집하고 이 세포들은 더욱 심한 세포손상을 유발한다. 간염으로 인해 사망하는 것을 예방하기 위해서는 IFN-γ에 대한 항체를 투여하거나 혹은 대식세포를 제거하는 것이다. 면역병리에 CTL이 요구되는 것은 맞지만 조직손상은 주로 비특이적 사이토카인과 감염지점으로 모여든 세포들이 매개한다.

Coxsackievirus B가 마우스에 감염하여 발생하는 심근염(심장 근육의 염증) 또한 CTL이 일으킨다. 특히, 퍼포린은 심근염을 유발하는 결정인자이다. 퍼포린 유전자가 없는 마우스는 경미한 수준의 심장병에 걸리지만 감염 자체는 제거할 수 있다. 이 질병을 일으키는 기여 인자는 림프구를 감염 부위로 모여들게 조정하는 케모카인이다. 예를 들면, 케모카인-대식세포 염증 단백질 1α(chemokine macrophage inflammatory protein 1α)가 없는 마우스에서는 심근염이 발생하지 않는다. 이러한 관찰에 따르면 감염 때문에 발생하는 심장근육의 염증은 면역기능으로 인해 유발된 조직손상과 바이러스가 일으키는 세포병리의 복합적 결과라는 것을 나타내고 있다.

CD4^{+} T세포가 일으키는 병변

CD4^{+} T 림프구는 CTL이 생성하는 것 보다 더욱 많은 사이토카인을 생성하며, 많은 비특이적 세포들을 모아들여 활성화시킨다. 이로 인해 생기는 염증반응을 지연성 과민반응이라고 부른다. 모여든 대부분의 세포는 호중구와 단핵구이며, 이 세포들은 방어에 참여하지만 조직 손상을 일으킬 수 있다. 면역병리는 단백질가수분해효소, 과산화수소(peroxide) 및 산화질소(nitiric oxide) 등의 활성화 자유라디칼 및 TNF-α와 같은 사이토카인이 방출되면서 발생한다. 세포 병변을 일으키지 않으면서 지속감염을 하는 바이러스의 경우, CD4^{+} T세포에 의한 염증반응은 대부분 면역병리를 유발한다. 경우에 따라서 면역병리 현상이 발생하기도 하지만, 이러한 반응은 세포 병변을 일으키는 바이러스에 대해서 방어효과를 나타낸다.

CD4^{+} Th1 세포. CD4^{+} Th1 세포가 생성하는 사이토카인은

염증반응을 촉진하지만 항체생성은 촉진하지 않는다. 이 세포들은 중추신경계에 감염한 바이러스에 의해 유도되는 탈수초(demyelination) 현상에 필요하며 여러 다른 종류의 바이러스에 의한 설치류 감염에서 중추신경계 질병을 일으킨다. 마우스가 Theiler's murine encephalomyelitis virus (a picornavirus)에 감염되면, $CD4^+$ Th1 세포가 생성하는 염증성 사이토카인은 대식세포와 미세아교세포를 자극하여 신경세포의 탈수초를 중개한다. 어떻게 탈수초가 일어나는지는 알려져 있지 않으나, 활성화된 식세포들이 Th1 세포가 분비한 염증성 사이토카인에 더하여 과산화수소와 산화질소 라디칼을 방출하면서 복합적으로 작용하여 미엘린(myelin)을 생산하는 희소돌기아교세포(oligodendrocyte)를 파괴하는 것으로 추정된다. 수많은 다른 바이러스 감염에서 볼 수 있는 비슷한 탈수초 병리의 근본원인은 면역병리에 의해 발생한다는 것이 공통된 견해다.

허피스 실질 각막염(herpes stromal keratitis)은 선진국에서 발생하는 시력손상의 가장 흔한 원인 중 하나다. 안구 손상은 거의 면역병리에 의해 발생한다. 사람의 경우 눈에 감염하는 herpes simplex virus는 각막 상피에 병변을 일으키며 감염이 반복되면서 각막혼탁 및 시력의 감퇴로 이어진다. 이 질병에 대해 마우스 모델을 이용한 연구 결과로 $CD4^+$ Th1 세포가 면역병리 현상을 일으키는 데 중요하다는 것이 증명되었다. 놀랍게도 바이러스는 각막 상피세포에서 증식하는데, $CD4^+$ T세포에 의한 염증은 상피 아래층에 있는 감염되지 않은 실질세포에서 발생한다는 사실이 발견되었다. 더 놀라운 점은 각막에서의 바이러스 증식이 $CD4^+$ T세포가 실질세포를 공격하는 시점에서 멈춘다는 것이다. 현재 허피스 실질 각막염은 각막 실질의 감염되지 않은 세포에 대해 조직 손상을 주는 염증반응이 일어나면서 발생하는 것으로 생각된다. 이 염증반응은 각막 상피의 감염된 세포에서 분비된 사이토카인이 자극하여 진행되는 것으로 추정된다(주변 세포 활성화 [bystander cell activation]).

$CD4^+$ Th2 세포. $CD4^+$ Th2 세포가 생성하는 사이토카인은 체액성 면역반응을 촉진시킨다. Respiratory syncytial virus는 유아와 노인에서 하부 호흡기 질병을 일으키는 중요한 병원체이다. 이 질병을 연구할 동물모델을 개발하는 것이 그동안 어려웠지만, 면역억제 마우스를 이용하여 어느 정도의 성과가 있었다. 면역이 억제된 마우스가 감염되면, 호흡기의 병변은 미약하였지만 바이러스 항원에 특이적인 $CD4^+$ Th2 세포를 사용해 적응면역을 전달시킨 후에는 매우 심각한 병변이 발생한다. 이때의 호흡기 병변에는 많은 호산구들이 침윤해 있는데 바로 이 세포들에 의해서 병변이 발생하는 것으로 추정된다. $CD4^+$ Th2 세포가 생성한 사이토카인이 호산구를 모집하고 증식하도록 자극하기 때문에 이러한 현상이 일어나는 것으로 추정하고 있다.

Th1과 Th2 세포의 균형

Th1 혹은 Th2 반응이 부적절해도 질병이 발생할 수 있다. 예를 들어, respiratory syncytial virus는 호흡기 감염을 일으킬 수 있지만 Th1 반응을 이끌어 내는 백신을 접종한 어린이들에서는 감염이 예방될 수 있다. 이 어린이들은 질병으로부터 보호 받으며 부작용도 겪지 않는다. 그러나 포르말린으로 불활성화시킨 바이러스 백신은 Th2 반응을 유도하는데, 이 사백신을 어린이들에게 접종하면 감염에도 취약할 뿐더러 허파로 호산구가 침윤되는 특징을 보이는 비정형적인 심각한 질병이 발생한다. 이처럼 특별한 병리현상은 마우스에 대한 $CD4^+$ Th2 세포의 적응면역 전달 실험에서 예측된 바 있다. 현재 사용하는 백신은 오직 Th1 반응만을 유도하도록 만들어져 면역병리에 의한 질병이 발생하지 않도록 하고 있다.

B세포가 일으키는 면역병리 병변

만약 면역 시스템이 접근하지 못하는 부위에서 대규모의 바이러스 증식이 일어나거나 혹은 부적절한 면역반응이 유발된 상태에서 감염이 지속된다면, 바이러스-항체 복합체가 높은 농도로 축적된다. 그런 복합체들은 세망내피계(reticuloendothelial system)에 의해 효과적으로 제거되지 않기 때문에 지속적으로 혈액을 타고 순환하다가 결국 가장 좁은 모세혈관에 쌓여 병변을 일으킨다. 이럴 때 보체까지 활성화되면 병변은 더욱 악화된다(그림 4.20). 이 면역복합체가 혈관, 신장 및 뇌에 쌓이면 각각 혈관염, 신사구체염 및 의식장애 등이 발생한다. 이와 같은 형태의 면역병리는 lymphocytic choriomeningitis virus에 감염된 마우스에서 처음으로 설명되었다. 사람에서도 면역복합체가 확인되긴 했지만 이 면역복합체에서 바이러스 항원이 발견된 사례는 단지 hepatitis B virus 감염뿐이다.

항체가 바이러스 감염을 촉진하는 경우도 있다. 뎅기출혈열(dengue hemorrhagic fever)에서 이와 같은 병리 메커니즘이 설명될 수 있는데, 이 질병은 모기에 의해 전파되며 카리브 해안, 중미 및 남미, 아프리카 및 남방 아시아 등에 있는 풍토병으로서 이 지역의 수십억 명이 위험에 노출되어 있다. 첫 번째 감염은 대부분 무증상이지만 심한 두통, 등과 팔다리가 아프고 반점이 생기는 급성 열병이 유발될 수 있다. 이 질병은 대부분 자연적으로 치유되며 환자들은 7~10일 내에 회복한다. 바이러스는 4종류의 혈청형(serotype)으로 구분되며 하나의 혈청형에 대한 항체는 다른 혈청형에 의한 감염을 예방하지 못한다. 즉, 이전과 다른 혈청형의 dengue virus가 감염하면, 이전 감염에서 생성되었지만 중화능력이 없는 항체가 비리온에 부착하고 이 항체의 Fc에 맞는 수용체를 보유한 말초혈액의 단핵구에 붙잡혀 세포 내로 들어가는 것이다. 이렇게 감염된 단핵구는 염증성 사이토카인을 분비하고, 이 사이토카인이 다시 T세포를 자극하여 더욱더 많은 사이토카인의 생성이 촉진된다. 이와 같은 악순환

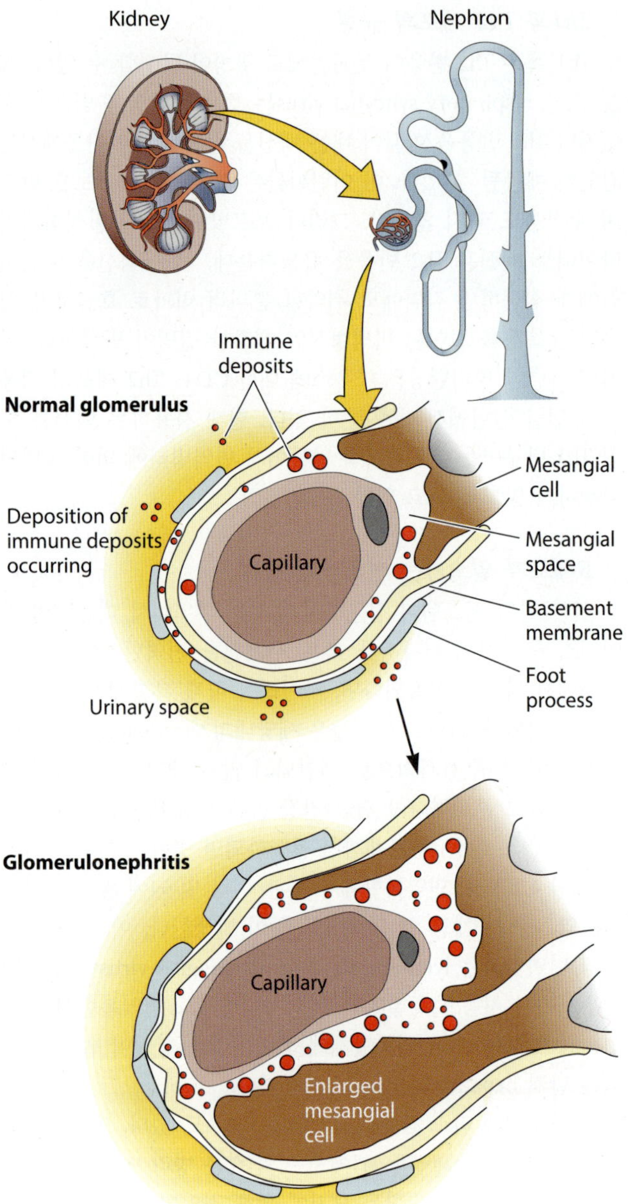

그림 4.20 면역복합체가 신장에 쌓여 발생한 사구체신염. **(위)** 정상적 신사구체(glomerulus) 및 신장의 네프론(nephron, 신단위)에서의 신사구체 위치. **(가운데)** 정상적 신사구체. 빨간색 점들은 면역복합체를 나타낸 것이다. 작은 복합체들은 소변을 통해 배출되며 큰 복합체들은 기저막에 남겨진다. **(아래)** 사구체신염. 면역복합체가 맥관강(mesangial space)과 내피세포 주위에 축적된다. 맥관세포(mesangial cell, 혈관사이세포)의 기능은 신장에서 면역복합체를 제거하는 것이다. 사구체신염이 발생하면 맥관세포들은 상피하부를 향해 확장된다. 이러한 현상은 사구체의 모세관을 압박하며 내피세포의 족형돌기(foot process)가 서로 융합되는 결과를 낳는다. 기저막에 누수가 발생하고 여과기능은 차단되어 결국 사구체의 기능이 망가져 소변이 생성되지 못한다. Adapted from C. A. Mims et al., *Mims' Pathogenesis of Infectious Disease* (Academic Press, Orlando, FL, 1995), with permission.

이 이어지며 사이토카인 및 다른 화학적 매개물들이 고농도로 생성되고 결국 뎅기출혈열의 특징인 혈장누출과 출혈이 촉진되는 것으로 생각된다. 체내의 과다 출혈로 인해 환자는 종종 치명적인 뎅기쇼크증후군(dengue shock syndrome)을 겪게 된다. 뎅기출혈열은 약 14,000건의 1차감염 중 1건 정도로 발생한다. 그러나 이전 감염과 다른 혈청형의 dengue virus에 재차 감염되면 출혈열의 발생빈도는 급격히 증가하여 90건 중 1건의 비율로 발생하며 쇼크증후군도 50건 중 1건의 비율로 관찰된다.

바이러스 감염이 유도하는 면역억제

바이러스 유전자의 산물에 의한 면역방어의 변환은 미약하면서도 특이적인 약화 현상부터 광범위한 반응의 억제까지 이를 수 있다(표 4.6). 면역억제에 관한 분자적 메커니즘은 앞에서 논의하였다. 바이러스 감염에 의한 면역억제 현상은 100여 년 전부터 관찰되었는데 measles virus에 감염된 환자들은 감염 중과 감염 후에도 결핵검진을 위한 피부반응에 반응하지 않는다는 것을 보았기 때문이다. 그러나 human immunodeficiency virus 유행병이 진행될 때까지도 이와 같은 현상을 이해하는 데 많은 시간이 걸렸으며, 잘 알려진 바와 같이 파괴적인 면역결핍증후군을 이해하기 위해 전에 없는 많은 노력이 경주되었다. Rubella virus 및 measles virus와 같이 흔한 바이러스에 의한 면역억제 또한 공중보건 측면에서 심각한 문제다. 예를 들어, 매년 제3세계 국가에서 measles virus 감염으로 사망하는 수백만 명의 어린이들 중 대부분이 이 바이러스에 의한 일시적 면역억제 기간 중 또 다른 병원체에 감염되어 사망에 이른다.

전신적 염증반응 증후군

바이러스 증식이 특정 역치를 넘어서게 되면 면역방어는 국소를 벗어나 이동성을 띠고 수위도 증폭되면서 전체적인 반응으로 전환된다는 점은 면역방어의 중요한 측면이다. 이 역치가 어떻게 결정되는지는 알려져 있지 않다. 일반적으로 숙주는 이와 같은 전체적 반응이 일어나더라도 잘 견뎌내며 이 반응은 감염을 빠르게 제어한다. 그러나 만약 그 역치가 너무 빠르게 무너지거나 혹은 면역반응이 감염에 비례하여 진행되지 않는다면, 염증성 사이토카인과 스트레스를 일으키는 물질 등이 대량으로 생성되어 전신으로 분비되면서 감염된 숙주가 죽게 된다. 흔히 숙주가 감염의 경험이 없고 침입하는 바이러스와 함께 진화하지 못했거나(인수공통전염병; 10장 참조) 혹은 그 숙주가 매우 어리고 영양부족이거나 다른 질병에 걸려 있는 경우에 그와 같은 불행한 결과가 나타난다. 이런 유형의 병인을 **전신적 염증반응 증후군(systemic inflammatory response)**이라 하고 때로는 "사이토카인 폭풍(cytokine storm)"이라고 부른다. 1918년 influenza virus의 치명적 효과는 이러한 반응 때문에 유발된 것으로 여겨진다. 다른 병원성 미생물에 의해서도 이와 유사한 증

표 4.6 바이러스에 의한 면역억제 메커니즘의 일부 사례

메커니즘	대표적인 바이러스	면역억제	감염 바이러스 특이성 여부
면역세포의 감염	Human immunodeficiency virus, canine distemper virus, lymphocytic choriomeningitis virus	두드러짐	아니오
태아 감염 후의 관용	Rubella virus	중간	예
사이토카인 방어경로의 파괴	Measles virus	중간	아니오
바이로카인 및 바이로셉터	Poxvirus, herpesvirus	약함	예

후군(즉, 독성쇼크증[toxic shock syndrome]과 독성패혈증[toxic sepsis])들이 촉발된다.

자가면역 질환

자가면역 질환은 숙주가 자신의 조직에 대해 면역반응을 일으키면서 발생한다("면역관용[immune tolerance]의 파괴"). 실험동물에서는 바이러스 감염이 강력한 자가면역 반응을 일으킬 수 있으나 사람의 자가면역 질환에서는 바이러스 감염이 어떠한 역할을 하는지 증명하기 어려웠다. 바이러스 감염이 숙주동물에서 어떻게 자가면역 질환을 일으킬 수 있을까? 하나의 가설은 다음과 같다. 바이러스가 해부학적으로 격리된 부위에서 증식하면서 그 동안 잘 노출되지 않았던 자가항원이 배출되고 이어서 면역계가 인식하게 된다는 것이다. 이와 같은 가설을 약간 변형한 가설에 따르면, 바이러스 감염이 평상시에는 면역계로부터 감춰져 있던 세포-유래 자가항원의 노출을 유도한다는 것이다. 사이토카인 혹은 항원제시세포 내의 단백질분해효소의 활성을 조율하는 바이러스-항체 복합체 등이 자가항원의 노출을 유도할 가능성이 있다. 감염이 진행되는 동안 생성되는 사이토카인이 숙주에서 부적절한 세포막 단백질들의 발현을 자극하고 숙주의 방어시스템이 이 막단백질들을 인식한다. 또 다른 가능성은 다음과 같다. 바이러스 입자가 조립될 때 정상적 조건에서는 면역계에 노출되지 않았던 숙주 단백질들이 바이러스 입자에 함께 포장되는 것이다(제I권의 4장 참조); 바이러스가 새로운 세포에 감염할 때 이러한 숙주 단백질들이 새 세포에 전달되고 이를 면역계가 인식하게 되는 것이다.

바이러스가 유도하는 자가면역 질환에 대한 일반적인 가설은 바이러스와 숙주 단백질이 공통적인 항원결정기를 갖고 있다는 것이다. 이 아이디어를 흔히 **분자적 의태(molecular mimicry)**라고 부른다. 감염으로 인해서 그런 공통적 항원결정기에 대한 면역반응이 발생하면 이후에 자가면역 반응으로 이어진다는 것이다. 그러나 바이러스와 숙주 단백질에서 여러 가지 펩티드 서열이 공통적인데도 불구하고 이 가설에 대한 직접적 증거를 확보하기는 어렵다. 그 이유 중 한 가지는 사람에서 자가면역 질환을 촉발시킨 후 임상증상이 나타나기까지 두 사건 사이의 기간이 매우 길다는 것이다. 이러한 문제점을 극복하기 위하여 외래 유전자의 산물이 자가항원처럼 발현되게 만든 형질전환 마우스모델이 확립되었다. 이렇게 하여 어떻게 자가면역 반응이 시작되고 어떠한 종류의 세포와 수용성 매개인자 등이 관여하는지 정확히 연구할 수 있게 되었다(Box 4.9).

이종 T세포 면역

이전에 경험했던 감염에 대해 빠르고 특이적인 면역반응이 가능한 이유는 적응면역계의 면역 기억세포들 때문이다. 그렇지만 생각했던 것처럼 이러한 기억세포들이 항상 특이적인 것이 아니다. 이 사실은 여러 연구를 통해 확인되었으며 특히 한 결과는 매우 유익한 정보를 제공하고 있다. 같은 병원체에 의한 감염인데도 불구하고 각 개체마다 놀라울 만큼 서로 다른 감염과정이 진행된다는 것은 잘 알려진 사실이다. 왜 이러한 현상이 발생하는지는 매우 복잡하지만, 유전적으로 동일한 마우스를 이용한 실험을 통해 과거에 감염된 경험이 새로운 감염에 대한 결과에 영향을 끼칠 수 있다는 점이 명백해졌다. 이와 같은 현상을 **이종 T세포 면역(heterologous T-cell immunity)**이라고 부른다: 하나의 특정 바이러스 항원결정기에 대한 기억 T세포가 전혀 다른 바이러스(이종항원)에 감염되는 동안에 활성화될 수 있다는 것이다. 이처럼 교차반응이 가능한 기억 T세포의 존재는 새로운 바이러스에 대한 면역반응이 감염을 보호하는 방향으로 작용할지, 혹은 면역병리를 일으키는 쪽으로 작용할지, 혹은 Th1과 Th2 반응 간의 균형을 변화시키는 방향으로 작용할지를 결정하는 데 영향을 미친다. 교차반응하는 T세포가 인지하는 항원결정기는 또 다른 형태의 분자적 의태로서 감염의 결과를 결정짓는 데 중대한 역할을 한다.

기억 T세포에 있는 T세포 수용체(TCR)가 적합한 항원결정기를 인식하면 그 T세포는 증식하고 사이토카인도 분비한다. 이 사이토카인들은 거의 즉각적으로 이후의 면역반응에 영향을 미친다. 만약 이종 기억 T세포가 비슷한 모양의 항원결정기에도 반응한다면, 전혀 관련이 없는 감염에 의해서도 세포가

BOX 4.9 EXPERIMENTS

바이러스 감염은 자가면역질환을 촉진시키거나 막아준다

질환촉진

Lymphocytic choriomeningitis virus(LCMV)의 단백질을 췌장의 β 세포나 희소돌기아교세포(oligodendrocyte)에서 발현하는 형질전환 마우스가 개발되었다. 이 바이러스 단백질의 발현은 아무런 영향을 미치지 않아 마우스들은 건강하다. 바이러스 유전자 산물들은 마우스의 발생과정 내내 존재하기 때문에 자기항원(self antigen)인 것이다.

이 형질전환 마우스에 LCMV를 감염시키면 면역반응을 자극하여 자기항원을 인식하며 췌장 세포에서 형질전환된 경우는 인슐린-의존성 당뇨병, 희소돌기아교세포에서 형질전환된 경우는 중추신경계 탈수초 질병이 각각 유발된다.

LCMV에 특이적인 CTL의 작용은 염증, 인슐린을 생성하는 β 세포 파괴증(insulitis), 그리고 당뇨를 일으킨다. 바이러스에 감염되지 않은 마우스에서는 LCMV-특이적 림프구가 말초조직에 존재한다는 것이 *in vitro* 연구에서 확인되는 데도 불구하고 형질전환된 바이러스 유전자의 산물에 반응하지 않는다는 점이 흥미롭다. 이처럼 형질전환 마우스 모델을 통해 자기항원에 대한 무반응성을 유지하면서 자가면역질환을 예방하는 메커니즘이 밝혀질 수 있다. 자기항원에 대한 면역관용은 자기항원에 반응하는 T세포의 수와 MHC class II-펩티드 복합체에 대한 친화성, 감염에 의해 생겨난 기억세포의 수 및 사이토카인의 생성양상 등에 의해 무너질 수 있다는 것이 밝혀졌다.

가설: 만약 어떤 한 사람이 생후 수개월 이내에 기관-친화성(organ-tropic) 바이러스에 감염되어 지속감염이 성립된다면, 그 바이러스에 대한 면역관용이 확립된다. 세월이 지나 동일한 바이러스에 다시 감염되면 원래 바이러스에 지속감염된 기관의 세포를 표적으로 면역-매개성 공격이 가해진다.

질환차단

비(非)비만성 당뇨 마우스 종과 특별한 종의 랫트(rat)에서는 모두 제1형 당뇨병이 자연 발생한다. 둘 중 어느 동물이라도 LCMV에 감염되면 당뇨의 발생 빈도가 감소한다. 이 실험 모델에서 IL-12는 자기항원-반응성 $CD4^+$ T세포의 수를 늘리고 활성화를 유도하여 자가면역질환을 악화시킨다. 게다가 IFN의 생성은 단핵구나 수지상세포에 의해 생성되는 IL-12를 감소시킨다.

설명: Lymphocytic choriomeningitis virus 감염은 IFN 생성을 유도하는데, 이것이 결국 IL-12의 발현을 감소시킴으로써 자가면역질환을 예방한다.

Fujinami, R. 2001. Viruses and autoimmune disease—two sides of the same coin? *Trends Microbiol.* **9**:377-381.

von Herrath, M., and M. Oldstone. 1996. Virus-induced autoimmune disease. *Curr. Opin. Immunol.* **8**:878-885.

활성화될 수 있다. 결과적으로 이와 같은 즉각적인 면역반응이 새로운 병원체에 대해 맞추어지는 것이 아니라, 오히려 관련이 없는 예전의 감염에 적합한 면역반응이 유발된다. 여러 종류의 바이러스 중 하나를 이용해 마우스를 면역시키고 이후에 그들 중 다른 바이러스를 이용해 공격접종(challenge)을 하면, 이종 병원체의 감염에 대해 서로 호혜적인 방어는 아니더라도 부분적인 방어효과가 나타난다. 예를 들어, arenavirus에 속하는 lymphocytic choriomeningitis virus에 의해 감염되면 이후에 감염하는 poxvirus에 속하는 vaccinia virus에 대해 실질적 방어효과가 관찰된다. 그러나 이 순서와 반대로 감염되는 경우에는 효과가 없다. 다른 바이러스를 예로 들면, murine cytomegalovirus와 vaccinia virus의 경우에는 상호 간에 부분적인 방어효과를 나타낸다. 사람의 감염에서는 이 같은 발견이 미치는 중요성이 이제 겨우 나타나기 시작했다. 그 예로, Epstein-Barr virus에 감염되어 단핵구증(mononucleosis)을 앓고 있는 환자에서는 면역원성이 강한 Epstein-Barr virus의 항원결정기에 대한 통상적 면역반응보다는 influenza virus의 특별한 항원결정기에 대해 강력한 T세포 반응이 나타난다. Epstein-Barr virus에 의한 감염이 예전에 감염되었던 influenza virus로 인해 생성된 기억 T세포를 활성화시켰기 때문에 이 반응이 나타난 것으로 보인다. 이러한 환자들은 이전에 influenza virus에 감염된 경험이 없는 환자들보다 증상이 더욱 심하면서 다소 달라진 단핵구증을 겪는다.

이종 바이러스에 대한 T세포 교차반응성 현상은 예상보다 많이 발생한다. 동물 모델에서 이러한 반응으로 인해 질병의 진행과정이 바뀌는 것을 보아 사람의 감염에서도 비슷한 영향이 있을 것으로 추정된다. 이 원리의 중요성은 과거의 감염이 지금까지 감염된 적이 없던 병원체에 대한 방어에 영향을 미친다는 데 있다.

초항원은 면역체계의 "단락"을 일으킨다

어떤 바이러스 항원은 매우 강력한 T세포 분열촉진제(mitogen)로 작용하며 이를 **초항원(superantigens)**이라고 한다. 이런 단백질은 항원제시세포의 MHC class II 단백질에 부착하여 T세포 수용체의 Vβ 사슬과 상호작용한다. **모든** T세포의 약 2~20%는 초항원과 결합할 수 있는 특정 유형의 Vβ 사슬을 만들기 때문에 초항원은 MHC class II-펩티드 복합체와 T세포 사이의 상호작용에 단락(전류의 합선과 유사)을 일으킨다. 항원에 특이적인 소수의 T세포(단지 0.001~0.01%의 T세포만이 주어진 하나의 항원에 반응함) 활성에 반해서, 초항원과 결합할 수 있는 특정 Vβ 사슬을 만드는 모든 T세포가 활성화되고 증식한다. 초항원은 협력적 면역반응을 명백하게 방해하며 숙주의 방어 작용을 엉뚱한 방향으로 이끈다.

초항원으로 알려진 물질들은 모두 미생물의 산물이며 많은 초항원들이 바이러스에 감염된 후 생성된다. 가장 잘 알려진 바이러스의 초항원은 mouse mammary tumor virus의 긴말단반복(long terminal repeat) 서열 상에 있는 U3 지역에서 생산되는 것이다. 이 retrovirus는 어미의 젖을 통해 새끼에게 손쉽게 전파된다. 그러나 이 바이러스는 대부분의 체세포 조직에서 거의 증식하지 못하기 때문에 바이러스가 어떻게 젖으로 들어가는지 의문이었다. 갓 태어난 마우스의 소장 상피에 존재하는 B세포가 이 바이러스에 감염되면 바이러스-유래 초항원이 생성되고 T세포 수용체 Vβ chain을 보유한 T세포가 이를 인식한다. 그 결과, 엄청나게 많은 T세포가 활성화되고 감염된 B세포를 자극하는 성장인자 및 다른 물질들을 생성한다. 그러면 감염 B세포들이 숙주의 젖샘으로 바이러스를 수송한다. 초항원 유전자가 결실된 돌연변이 바이러스에 감염된 마우스에서는 바이러스가 좀처럼 증식하지 못하며 젖을 통해 새끼에게 전파되는 정도도 미미하다. 즉, 초항원의 발현은 면역계를 자극하여 장으로부터 유선으로 감염을 확산시킨다.

자유 라디칼에 의한 메커니즘

두 종류의 자유기, 즉 과산화물($O_2^{\cdot -}$)과 산화질소(NO)는 염증반응 중에 생성되며 바이러스가 일으키는 병리현상에서 중요한 역할을 한다. 과산화물(superoxide)은 식세포 내에 있는 크산틴산화효소(xanthine oxide)가 생성하는데 influenza virus 혹은 cytomegalovirus에 감염된 마우스의 허파에서 매우 크게 증가한다. 크산틴산화효소를 억제하면 이런 바이러스에 의해 발생하는 마우스의 폐사를 예방할 수 있다. 그러나 과산화물은 특정 세포나 바이러스에 대해서는 독성이 없어, 실제 독성효과는 과산화물이 산화질소와 작용하여 과산화아질산염(peroxynitrite, $ONOO^-$)을 생성한 결과일 것으로 생각된다.

산화질소(NO)는 바이러스에 감염된 조직에서 선천면역 반응의 일종으로 염증반응이 일어나면서 많이 생성된다(그림 4.21). 산화질소 기체는 배양 세포나 동물 모델에서 여러 바이러스의 증식을 억제하는 것으로 나타났다. 이 기체는 세포 내에서 효과를 발휘하여 바이러스 증식을 억제할 가능성이 높지만 정작 작용하는 분자수준의 지점은 잘 알려져 있지 않다. 산화질소는 IFN이 유도하는 세 종류(isotype)의 산화질소합성효소에 의해 생성된다. 저농도의 NO는 방어 효과를 발휘하지만 고농도 혹은 장기간에 걸친 NO 생성은 잠재적으로 조직손상의 원인이 된다. 그 예로, 감염된 동물에 산화질소합성효소의 억제제를 처리하면 조직손상이 예방된다. NO는 대체로 활성이 없지만 과산화물과 빠르게 반응하여 과산화아질산염을 형성하는데 이 물질은 과산화물이나 NO보다 반응성이 더욱 높아 세포에 독성효과를 발휘한다(그림 4.21). 중추신경계에서는 활성화된 성상세포와 미세아교세포가 NO를 만들며 이는 희소돌기아교세포와 뉴런에 직접적인 독성효과를 나타낸다.

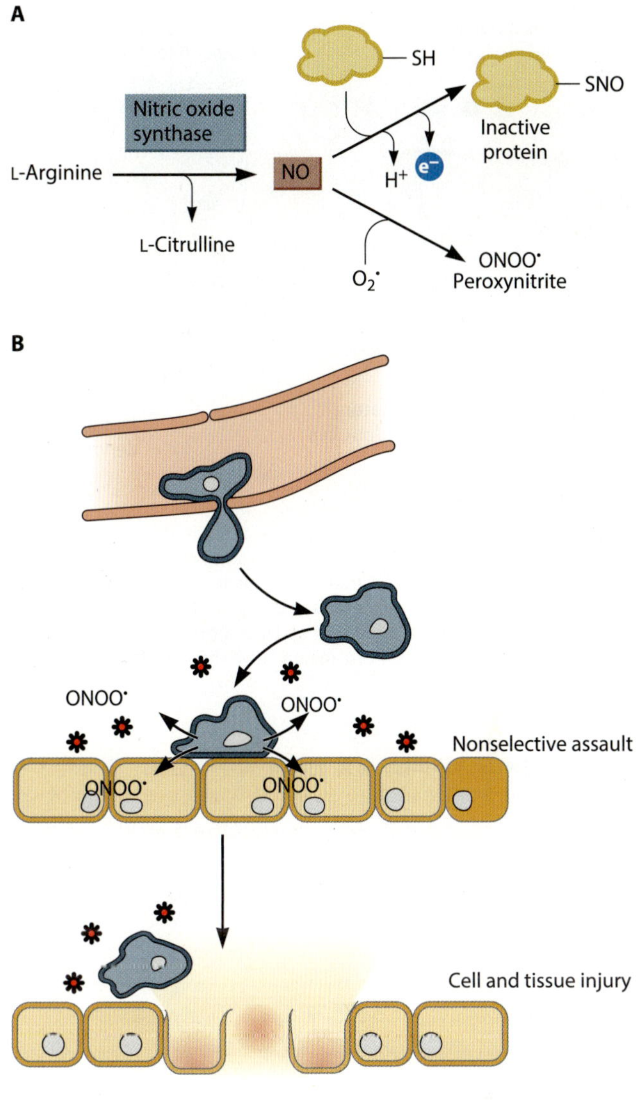

그림 4.21 Nitric oxide 생성의 결과. (A) NO와 $ONOO^-$의 생성. 산화질소(nitric oxide) 생성효소가 L-아르기닌(L-arginine)을 가공하여 생성하는 산화질소는 단백질과 반응하여 불활성화시키거나 혹은 $O_2^{\cdot -}$와 반응하여 과산화질소(peroxynitrite, $ONOO^-$)를 생성한다. Adapted from C. S. Reiss and T. Komatsu, *J. Virol.* **72**:4547-4551, 1988, with permission. (B) NO/$O_2^{\cdot -}$/$ONOO^-$의 생물학적 효과. 식세포는 바이러스가 활발히 증식하는 부위로 이동하여 NO/$O_2^{\cdot -}$/$ONOO^-$를 생성함으로써 세포를 파괴하여 조직손상을 일으키지만 이 때문에 바이러스 생성량도 제한된다. Adapted from T. Akaike et al., *Proc. Soc. Exp. Biol. Med.* **217**:64-73, 1998, with permission.

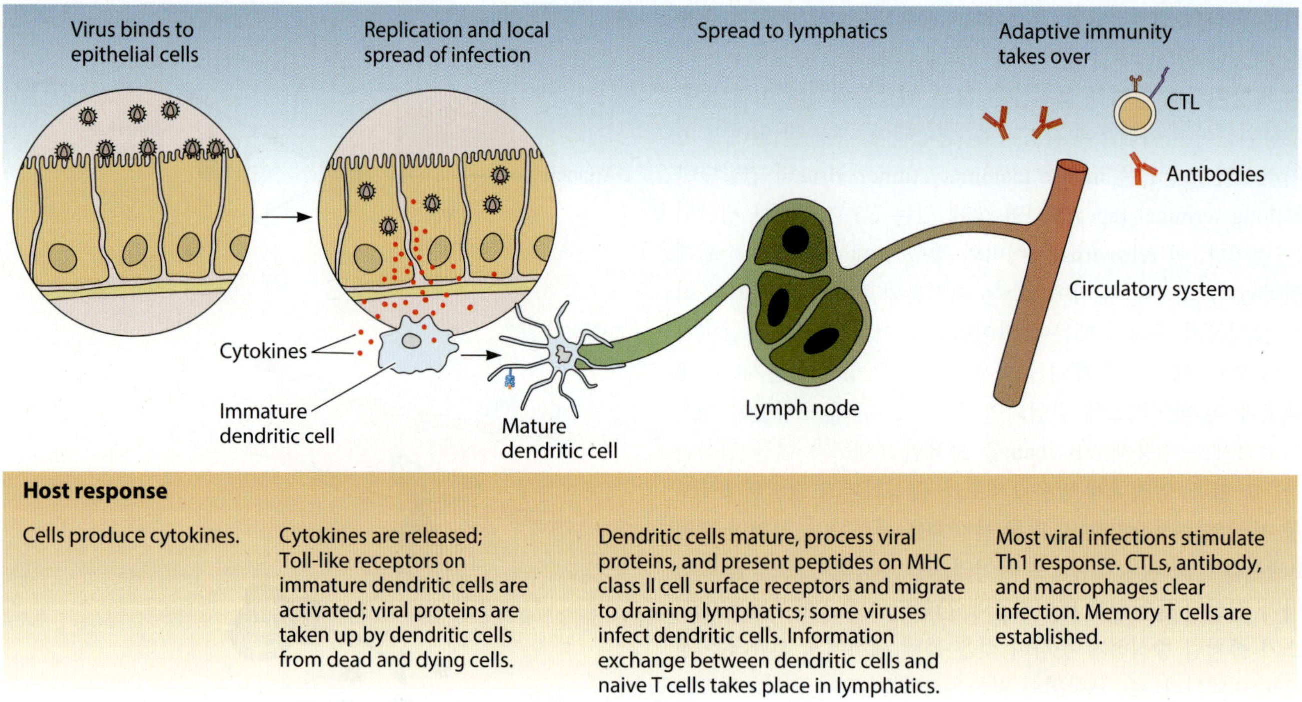

그림 4.22 바이러스 감염 단계와 숙주의 반응. 전형적인 바이러스 감염 부위인 상피세포에서 발생한 바이러스 감염을 4단계로 묘사하고 있다. 바이러스는 반드시 상피세포에 부착한 후 증식을 시작해야 한다. 감염된 세포는 사이토카인을 생성하며 사이토카인은 그 지역에 존재하는 수지상세포에게 보내는 신호가 된다. 이 경우 대부분은 국소적 방어가 감염을 제어한다. 그러나 만약 바이러스 증식이 멈추지 않으면 적응면역계가 림프절로 유입된 성숙 수지상세포 및 사이토카인 등과 접촉하면서 활성화된다. 적응면역 반응은 활성화된 효과기 T세포와 B세포를 생성하며, 이 세포들이 순환계로 방출되어 감염을 제어하고 침입자에 대한 정확한 기억을 낳게 된다.

전망

감염에 대항하는 숙주의 반응은 그 넓은 범위와 복잡함으로 인해 꽤 혼란스러운 느낌이 들것이다. 중요한 원리를 설명하려면 숙주의 반응에 의해 제거되는 가상의 급성 바이러스 감염을 생각해보는 것이 유용하다(그림 4.22). 다음의 중요한 사실을 명심하자: 감염에 성공적인 모든 바이러스는 숙주의 방어를 조정할 수 있는 유전자 산물을 생산한다(표 4.7, 그림 4.23).

초기 감염을 개시하기 위해서는 물리적 장벽이 무너져야 하며 바이러스 입자는 감염이 허용되는 세포에 진입해야 한다. 바이러스 단백질 및 바이러스 핵산들은 침투와 거의 동시에 병원체 인식 수용체에 의해 붙잡힌다. 신호전달 연쇄반응이 진행되면서 잠재적 전사활성 단백질들이 세포질에서 놓여 핵으로 들어간다. 이제, 감염된 세포들은 IFN과 같은 사이토카인을 생성한다. 바이러스 단백질들이 새로 합성되면서 세포는 세포자살 혹은 자식작용(autophagy) 등과 같이 다른 종류의 내재적 방어를 시작한다. 미성숙 수지상세포 및 대식세포와 같은 국소적 감시세포들은 국소적으로 방출된 사이토카인과 접촉하며 감염세포에서 생성된 바이러스 단백질을 탐식한다. 미성숙 수지상세포의 첫 번째 반응은 IFN과 다른 사이토카인을 대량으로 생산하는 것이다. 만약 바이러스가 항-IFN 단백질 혹은 항-세포자살 유전자 산물을 생성한다면 감염세포에서 자손 바이러스 입자들이 만들어져 방출된다. 만약 새로 감염된 세포에 이미 IFN이 부착되어 신호가 전달됐다면 바이러스 핵산 생성에 필요한 단백질 합성이 억제된다. 곧이어, 처음 보는 세포 표면 항원과 비정상적으로 적게 발현된 MHC class I 단백질이 확인되면 자연살해세포가 이 감염세포를 인식한다. 감염세포에서 생성된 IFN은 자연살해세포를 자극하여 세포 파괴 및 IFN-γ 생성 등의 활성을 강화시킨다(Box 4.10). 어떤 경우에는 혈청의 보체성분이 활성화되어 외피막을 보유한 바이러스와 감염세포를 파괴한다. 일반적으로 내재적 방어 및 선천면역 방어는 적응면역 반응이 요구되기 전에 대부분의 바이러스 감염을 종결시킨다.

만약 바이러스 증식이 내재적 방어를 앞지르면 중대한 역치에 도달한다: 순환하는 미성숙 수지상세포가 생성하는 IFN의 농도가 증가하면서 더욱 광범위한 숙주반응이 유도되고, 감염된 숙주는 독감과 유사한 증상들을 경험하게 된다. 바이러스 증식이 지속되면서, 바이러스 항원은 성숙 수지상세포에 의해 국

표 4.7 바이러스에 감염된 세포에서 비롯된 면역 조절 전략[a]

전략	사례
조절인자 분비	바이로카인 (리간드 모방)
	바이로셉터 (수용체 모방)
감염세포 표면의 조절인자	보체 억제인자
	응고 조절인자
	면역 수용체
	부착 분자
스텔스	잠복성
	면역특권 조직의 감염
항원 고도변이	실수율이 높은 복제효소
	항체 선택에 의한 항원부동
	CTL 선택에 의한 항원결정기 부동
림프구 회피 또는 살해	직접적인 세포 병변성 감염
	NK 세포의 인식 차단
	신호전달, 성숙, 또는 효과기 기능 간섭
적응 면역반응 차단	MHC-I 또는 MHC-II 합성 변경
	항원 가공 공정 차단
	면역반응 유전자들의 전사 차단
보체 억제	수용성 수용체 모방
	바이러스의 Fc 수용체
사이토카인 활동 차단	신호전달 연쇄반응 차단
세포자살 조절	세포사 신호경로 차단
	자유라디칼 청소
	죽음 수용체 또는 리간드 차단
패턴인식 수용체 간섭	리간드 변경
	미끼 리간드 합성
	신호전달 하류 차단

[a]Adapted from G. Finlay and G. McFadden, *Cell* **124**:767-782, 2006.

소 림프절 혹은 비장으로 전달되어 T세포와 정보교환이 이루어지는 거점이 확립된다. 림프조직을 향한 대규모의 림프구 모집이 발생하면서 T세포의 재순환도 차단된다. 감염 후에 나타나는 특징적 증상 중 하나인 부푼 림프절은 이 단계의 면역작용을 나타내는 표지다.

수일 이내에, Th 세포와 CTL이 출현한다; 이런 세포들은 적응면역 반응의 활성화를 나타내는 첫 번째 신호다. Th 세포는 사이토카인을 생성하여 이와 같은 반응을 증폭시킨다. 첫 번째로는 IgM, 그리고 이후에는 기타 항체 종류가 생산되는 반응이 신속하게 이어진다. 이러한 항체의 상대적 농도는 감염의 경로와 Th 세포들이 생성한 사이토카인의 패턴에 따라서 결정된다. 면역반응이 증폭됨에 따라서 CTL들이 감염된 세포를 살해하고 바이러스를 제거하며 항체는 바이러스 및 감염세포에 부착한다. 항체-바이러스 복합체는 대식세포 및 자연살해세포에 의해 인식되어 항체-의존성 세포-매개 세포독성(ADCC)을 일으키고 또한 고전경로를 통해 보체가 활성화된다. 항체나 보체가 관여하는 이 두 종류의 반응은 모두 감염세포 및 외피막을 가진 바이러스가 대식세포 및 자연살해세포에 의해 직접적으로 살해되도록 유도한다.

염증반응은 흔히 감염된 세포가 죽게 되면서 발생하며, 이후에 선천면역 및 적응면역 반응이 전개된다. 사이토카인, 화학주성 단백질 및 혈관확장 물질 등이 감염 지점으로부터 방출된다. 이와 같은 단백질, 침윤하는 백혈구, 그리고 여러 가지 보체 성분 등이 모두 작용하여 염증반응의 특징인 부종, 발적, 발열 및 통증을 유발한다. 많은 바이러스 단백질들은 이러한 반응과 이후에 진행되는 면역세포의 활성을 변환한다.

만약 감염이 첫 번째 지점을 벗어나 확산된다면, 두 번째 그리고 세 번째의 바이러스 증식이 체내의 다른 기관에서 나타난다. 초기 감염지점에서 활성화된 T세포는 후에 바이러스가 증식하는 부위에서 지연성 과민반응(특징적 발적 및 병변 형성)을 일으킬 수 있다. 면역병리는 특히 세포 병변을 일으키지 않는 바이러스에 감염되었을 때 나타나는데, 사이토카인, 항체 및 세포 등이 감염에 대응하며 질병을 악화시키는 데 기여한다. 마지막으로, 선천면역 및 적응면역 반응이 조합하여 감염을 제어하는 것이며, 기억 T세포 및 기억 B세포와 수명이 긴 항체들이 있기 때문에 숙주가 면역성을 갖게 되는 것이다. 높은 농도로 증폭되

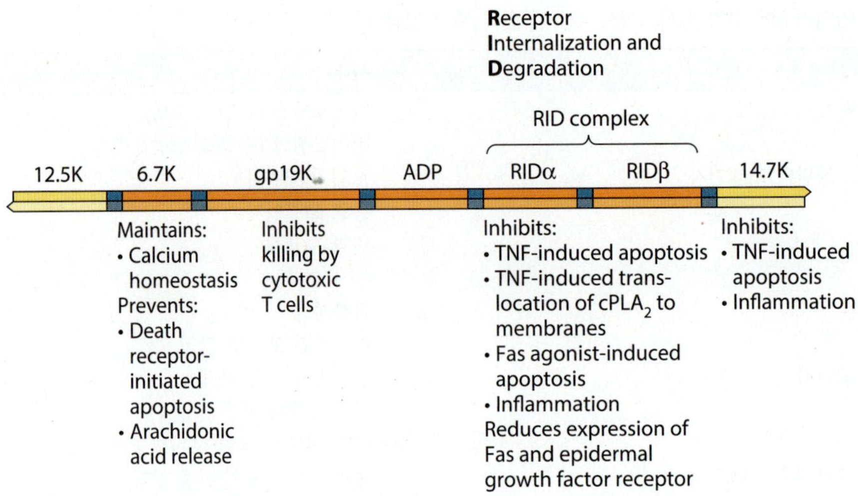

그림 4.23 Adenovirus 2형의 E3 지역은 숙주의 방어를 변조할 수 있는 단백질 5종류의 유전자 집단. 연구 초기, 이 단백질들의 이름은 분자량에 따라 명명되었다(즉, 14.7K는 14.7 kDa에서 유래). 그러나 최근에 밝혀진 몇몇 단백질들은 기능에 따라서 이름이 지어졌다. RID는 "receptor internalization and degradation"을 나타내는 머리글자이다. RID 단백질 복합체는 RIDα 와 RIDβ로 구성되며 이 복합체는 그림에서 제시한 바와 같이 다양한 기능을 나타낸다. 이 기능들의 분자적 메커니즘은 같은 것도 있지만 그렇지 않은 경우도 있다. 내재성 막단백질(integral membrane protein)들은 붉은색으로 표시하였다. gp19K는 당단백질로써 MHC class I 단백질 생성을 감소시키고, 감염된 세포가 CTL에 의해 사멸되는 것을 방해한다. 14.7K 단백질은 TNF가 유도하는 세포자살을 방해한다. 6.7K 단백질은 칼슘 항상성을 유지하며 사멸수용체-개시(death-receptor-initiated) 세포자살과 아라키돈산(arachidonic acid)의 방출을 방지한다. $cPLA_2$, cytoplasmic phospholipase A2. Adapted from W. S. M. Wold and A. E. Tollefson, *Semin. Virol.* **8**:515-523, 1998, with permission.

었던 면역 림프구의 숫자는 세포자살에 의해 급격히 감소하며, 면역계는 감염 전의 정상 상태로 회복한다. 기관이나 조직에서 유발되는 면역반응이 미미하거나 혹은 아무데도 감염되지 않은 경우, 높은 변이율로 인해 새로운 돌연변이 바이러스가 생성된 경우, 자손 바이러스가 세포에서 세포를 통해 직접적으로 확산되는 경우에는 적응면역 작용이 아예 발생하지 않거나 부분적으로만 발생한다. 결과적으로 말해, 단기간 진행되는 급성감염부터 평생 동안 진행되는 지속감염까지 다양한 형태의 감염 유형이 존재할 수 있다(제5장 참조).

BOX 4.10 EXPERIMENTS

선천면역의 활성화가 시작되는 역치

선천면역 반응을 촉발하는 역치는 개인에 따라 다르다. 그러나 이 역치를 설정하는 분자적 메커니즘에 대한 이해 수준은 빈약한 것이 사실이다. 그나마 이 문제에 대한 일부 심도 있는 내용이 마우스의 γHV68 잠복감염 연구를 통해 우연히 밝혀졌다: γHV68은 gammaherpesvirus로서 마우스의 B세포에 잠복감염을 한다. 고전적인 개념의 잠복감염이란 숙주에게 발각되지 않는 상태를 유지하는 감염으로 알려져 왔다. 그러나 뜻밖에도 잠복감염 상태의 γHV68 herpesvirus 감염은 Listeria(리스테리아증)와 Yersinia(흑사병) 등과 같은 다양한 병원성 세균에 교차-방어를 제공하는 원인으로 밝혀졌다. 여기서, 잠복감염된 B세포를 면역세포가 인식하고 이로 인해 IFN-γ가 형성되기 때문에 이 잠복감염은 대식세포를 활성화한다. 연구자들은 잠복 상태인 바이러스 감염이 선천면역의 수위를 설정해 놓는 것으로 결론지었다. 더구나 잠복감염이란 활성화된 면역상태를 의미할 뿐만 아니라 감염된 동물도 이와 같은 흥미로운 공생관계에서 발생하는 이득을 활용한다는 것이다.

Barton, E. S., D. W. White, J. S. Cathelyn. K. A. Brett-McClellan, M. Engle, M. S. Diamond, V. L. Miller, and H. W. Virgin IV. 2007. Herpesvirus latency confers symbiotic protection from bacterial infection. *Nature* **447**:326-329.

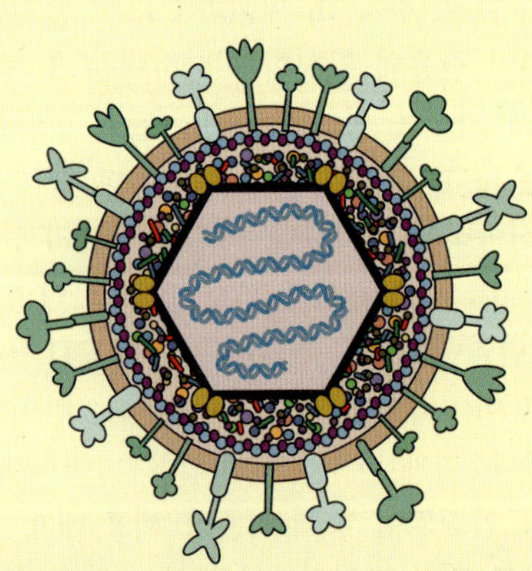

참고문헌

Textbooks

Murphy, K. M., P. Travers, and M. Walport. 2007. *Janeway's Immunobiology*, 7th ed. Garland Publishing, New York, NY.

Nathanson, N (ed.). 2007. *Viral Pathogenesis and Immunity*, 2nd ed. Academic Press, London, United Kingdom.

Reviews

Dendritic Cells

Alsharifi, M., A. Mullbacher, and M. Regner. 2008. Interferon type I responses in Primary and secondary infections. *Immunol. Cell Biol* **86**:239-245.

Colonna, M., G. Trinchieri, and Y. Liu. 2004. Plasmacytoid dendritic cells in immunity. *Nat Immunol.* **5**:1219-1226.

López, C. B., J. S. Yount, and T. M. Moran. 2006. Toll-like receptor-independent triggering of dendritic cell maturation by viruses. *J. Virol.* **80**:3128-3134.

Novak, N., and W. Peng. 2005. Dancing with the enemy: the interplay of herpes simplex virus with dendritic cells. *Clin. Exp. Immunol.* **142**:405-410.

Steinman, R. M. 2000. DC-SIGN: a guide to some mysteries of dendritic cells. *Cell* **100**:491-494.

Zuniga, E., B. Hahm, K. Edelmann, and M. Oldstone. 2005. Imunosuppressive viruses and dendritic cells: a multifront war. ASM *News* **71**:285-290.

NK Cells

Biron, C. A., and L. Brossay. 2001. NK cells and NK T-cells in innate defense against viral infections. *Curr. Opin. Immunol.* **13**:458-464.

Fauci, A., D. Mavilio, and S. Kottilil. 2005. NK cells in HIV infection: paradigm for protection or targets for ambush. *Nat. Rev. Immunol.* **5**:835-844.

Lodoen, M., and L. Lanier. 2005. Viral modulation of NK cell immunity. *Nat. Rev. Microbiol* **3**:59-69.

Moretta, A., C. Bottino, M. C. Mingari, R. Biassoni, and L. Moretta. What is a natural killer cell? *Nat. Immunol.* **3**:6-8.

Orange, J. S., M. S. Fassett, L. A. Koopman, J. E. Boyson, and J. L. Strominger. 2002. Viral evasion of natural killer cells. *Nat. Immunol.* **3**:1006-1012.

Park, S.-H., and A. Bendelac. 2000. CD 1-restricted T-cell responses and microbial infection. *Nature* **406**:788-792.

Complement and Inflammation

Carroll, M. 2004. The complement system in regulation of adaptive immunity. *Nat. Immunol.* **5**:981-986.

Inohara, N., M. Chamaillard, C. McDonald, and G. Nunez. 2005. NOD-LRR proteins: role in host-microbial interactions and inflammatory disease. *Annu. Rev. Biochem.* **74**:355-383.

Lachman, P. J., and A. Davies. 1997. Complement and immunity to viruses. *Immunol. Rev.* **159**:69-77.

Weiss, R. A. 1998. Transgenic pigs and virus adaptation. *Nature* **391**:327-328.

Virus Immune Modulation

Coscoy, L. 2007. Immune evasion by Kaposi's sarcoma-associated herpesvirus. *Nat. Rev. Immunol.* **7**:391-401.

Finlay, G., and G. McFadden. 2006. Anti-immunology: evasion of the host immune system by bacterial and viral pathogens. *Cell* **124**:767-782.

Lorenzo, M. E., H. L. Ploegh, and R. S. Tirabassi. 2001. Viral immuneevasion strategies and the underlying cell biology. *Semin. Immunol.* **13**:1-9.

Marlin, M., and M. Carrington. 2005. Immunogenetics of viral infections. *Curr. Opin. Immunol.* **17**:510-516.

Mossman, K., and A. Ashkar. 2005. Herpesviruses and the innate immune response. *Virol. Immunol.* **18**:267-281.

Pasieka, T., T. Baas, V. Carter, S. Proll, M. Katze, and D. Leib. 2006. Functional genomic analysis of herpes simplex virus type I counteraction of the host immune response. *J. Virol* **80**:7600-7612.

Redpath, S., A. Angulo, N. R. J. Gascoigne, and P. Ghazal. 2001. Immune checkpoints in viral latency. *Annu Rev Microbiol.* **55**:531-560.

Tortorella, D., B. E. Gewurz, M. H. Furman, D. J. Schust, and H. L. Ploegh. 2000. Viral subversion of the immune system. *Annu Rev Immunol* **18**:861-926.

Adaptive Immunity

Belkaid, and Y. B. Rouse. 2005. Natural regulatory T cells in infectious disease. *Nat. Immunol* **6**:353-360.

Delon, J., and R. N. Germain. 2000. Information transfer at the immunological synapse. *Curr Biol.* **10**:R923-R933.

Dimmock, J. J. 1993. Neutralization of animal viruses. *Curr. Top. Microbiol. Immunol.* **183**:1-149.

DiVico, A., anti R. Gallo. 2004. Control of HIV-1 infection by soluble factors of the immune response. *Nat. Rev. Microbiol.* **2**:401-41 3.

Doherty, P. C., and J. P. Christensen. 2000. Accessing complexity: the dynamics of virus-specific T-cell responses. *Annu Rev Immunol.* **18**:561-592.

Guidotti, L. G., and F. V. Chisari. 2001. Non-cytolytic control of viral infections by the innate and adaptive immune response. *Annu. Rev. Immunol.* **19**:65-91,

Lamm, M. E. 1997. Interaction of antigens and antibodies at mucosal surfaces. *Annu. Rev. Microbiol.* **51**:311-340.

Martin, M., and M. Carrington. 2005. Immunogenetics of viral infections. *Curr. Opin. Immunol* **17**:510-516.

Medzhitov, R. 2007. Recognition of microorganisms and activation of the immune response. *Nature* **449**:819-826.

Central Nervous System Defense

Hickey, W. F. 2001. Basic principles of immunological surveillance of the normal central nervous system. *Glia* **36**:118-124.

Lowenstein, P. R. 2002. Immunology of viral-vector-mediated gene transfer into the brain: an evolutionary and developmental perspective. *Trends Immunol.* **23**:23-30.

Immunopathology

Davies, M., and P. Hagen. 1997. Systemic inflammatory response syndrome. *Br. J. Sing.* **84**:920-935.

Iannacone, M., G. Sitia, and L. Guidotti. 2006. Pathogenetic and antiviral immune responses against hepatitis B virus. *Fut. Virol.* **1**:189-196.

Lane, T. E., and M. J. Buchmeier. 1997. Murine coronavirus infection: a paradigm for virus-induced demyelinating disease. *Trends Microbiol.* **5**:9-14.

Reiss, C. S., and T. Komatsu. 1998. Does nitric oxide play a critical role in viral infections? *I. Virol.* **72**:4547-4551.

Rouse, B. T. 1996, Virus-induced immunopathology. *Adv Virus Res.* **47**:353-376.

Sansonetti, P. 2006. The innate signaling of danger and the dangers of innate signaling. *Nat. Immunol.* **7**:1237-1242.

Simas, J. P., and S. Efstathiou. 1998. Murine gammaherpesvirus 68: a model for the study of gammaherpesvirus pathogenesis. *Trends Microbiol.* 7:276-282.

Streilein, J. W., M. R. Dana, and B. R. Ksander. 1997. Immunity causing blindness: five different paths to herpes stromal keratitis. *Immunol. Today* **18**:443-449.

Classic Papers

Janeway, C. A., Jr. 2001. How the immune system works to protect the host from infection: a personal view. *Proc. Nall. Acad. Sci. USA* **98**:7461-7468.

Zinkernagel, R. M. 1996. Immunology taught by viruses. *Science* **271**:173-178.

Zinkernagel, R. M., and P. C. Doherty. 1974. Restriction of *in vitro* T-cell-mediated cytotoxicity in lymphocytic choriomeningitis within a syngeneic or semiallogeneic system. *Nature* **248**:701-702.

Selected Papers

Dendritic Cells

Kadowaki, N., S. Antonenko, J. Y.-N. Lau, and Y.-J. Liu. 2000. Natural interferon α/β producing cells link innate and adaptive immunity. *J. Exp. Med.* **192**:219-225.

Ludewig, B., K. Maloy, C. Lopez-Macias, B. Oderntatt, H. Hengartner, and R. M. Zinkernagel. 2000. Induction of optimal antiviral neutralizing B-cell responses by dendritic cells requires transport and release of virus particles in secondary lymphoid organs. *Eur. J. Immunol.* **30**:185-196.

Trevejo, J., M. Marino, N. Philpott, R. Josien, E. Richards, K. Elkon, and E. Falck-Pedersen. 2001. TNF-α-dependent maturation of local dendritic cells is critical for activating the adaptive immune response to virus infection. *Proc. Natl. Acad. Sci. USA* **98**:12162-12167.

NK Cells

Brown, M., A. Dokun, J. Heusel, H. Smith, D. Beckman, E. Blattenberger, C. Dubbelde, L. Stone, A. Scalzo, and W. Yokoyama. 2001. Vital involvement of a natural killer cell activation receptor in resistance to viral infection. *Science* **292**:934-937.

Complement and Inflammation

Cecchinato, V., C. J. Trindade, A. Laurence, J. M. Heraud, J. M. Brenchley, M. Ferrari, L. Zaffiri, E. Tryniszewska, W. P. Tsai, M. Vaccari, R. Washington Parks, D. Venz.on, D. C. Douek, J. J. O'Shea, and G. Franchini. 2008. Altered balance between Thl7 and Till cells at mucosal sites predicts AIDS progression in simian immunodeficiency virus-infected macaques. *Mucosal Immunol.* **1**:279-288.

Lubinski, J., L. Wang, D. Mastellos, A. Sahu, J. D. Lambris, and H. Friedman. 1999. *In vivo* role of complement interacting domains of herpes simplex virus type 1 glycoprotein gC. *J. Exp Med.* **90**: 1637-1646.

Rosengard, A., Y. Liu, Z. Nie, and R. Jimenez. 2002. Variola virus immune evasion design: expression of a highly efficient inhibitor of human complement. *Proc. Natl. Acad. Sci USA* **99**:8808-8813.

Rother, R. P., and S. P. Squinto. 1996. The α-galactosyl epitope: a sugar coating that makes viruses and cells unpalatable. *Cell* **86**: 185-188.

Vanderplasschen, A., E. Mathew, M. Hollinshead, R. Sim, and G. Smith. 1998. Extracellular enveloped vaccinia virus is resistant to complement because of incorporation of host complement control proteins into its envelope. *Proc. Natl. Acad. Sci. USA* **95**:7544-7549.

Collectins and Defensins

Leikina, E., H. Delanoe-Ayari, K. Melikov, M. Cho, A. Chen, A. Waring, W. Wang, Y. Xie, J. Loo, R. Lehrer, L. Chernomordik. 2005. Carbohydrate-binding molecules inhibit viral fusion and entry by crosslinking membrane glycoproteins. *Nat. Immunol.* **6**:995-1001.

Selsted, M., and A. Ouellette. 2005. Mammalian defensins in the antimicrobial immune response. *Nat. Immunol.* **6**:551-557.

Adaptive Immunity

Callan, M., L. Tan, N. Annels, G. Ogg, J. Wilson, C. O'Callaghan, N. Steven, A. McMichael, and A. Rickinson. 1998. Direct visualization of antigen-specific CD8+ T-cells during the primary immune response to Epstein-Barr virus *in vivo*. *J. Exp. Med.* **187**:1395-1402.

Nagashunmugam, T., J. Lubinski, L. Wang, L. T. Goldstein, B. Weeks, P. Sundaresan, E. Kang, G. Dubin, and H. Friedman. 1998 *In vivo* immune evasion mediated by herpes simplex virus type 1 IgG Fc receptor. *J. Virol.* **72**:5351-5359.

Selin, L. and R. Welsh. 2004. Plasticity of T cell memory responses to viruses. *Immunity* **20**:5-16.

Sigal, L., S. Crotty, R. Andino, and K. Rock. 1999. Cytotoxic T-cell immunity to virus-infected non-haematopoietic cells requires presentation of exogenous antigen. *Nature* **398**:77-80.

Central Nervous System Defense

Stevenson, P., J. Austyn, and S. Hawke. 2002 Uncoupling of virus-induced inflammation and anti-viral immunity in the brain parenchyma. *J. Gen. Virol.* **83**:1735-1743.

Stevenson, P., S. Hawke, D. Sloan, and C. Bangham. 1997. The immunogenicity of intracerebral virus infection depends on the anatomical site. *J. Virol.* **71**:145-151.

Stevenson, P., S. Freeman, C. Bangham, and S. Hawke. 1997. Virus dissemination through the brain parenchyma without immunologic control. *J. Immunol.* **159**:1876-1884

Thomas, C., G. Schiedner, S. Kochaneck, M. Castro, and P. Lowenstein. 2000. Peripheral infection with adenovirus induces unexpected long term brain inflammation in animals injected intracranially with first generation, but not with high capacity adenovirus vectors: toward realistic long term neurological gene therapy for chronic diseases. *Proc. Natl. Acad. Sci. USA* **97**:7482-7487.

Immunopathology

Deshpande, S., S. Lee, M. Zheng, B. Song, D. Knipe, J. Kapp, and B. Rouse. 2001. Herpes simplex virus-induced keratitis: evaluation of the role of molecular mimicry in lesion pathogenesis. *J. Virol.* **75**:3077-3088.

Evans, C., M. Horwitz, M. Hobbs, and M. Oldstone. 1996. Viral infection of transgenic mice expressing a viral protein in oligodendrocytes leads to chronic central nervous system autoimmune disease. *J. Exp. Med.* **184**:2371-2384.

Gebhard, J., C. Perry, S. Harkins, T. Lane, I. Mena, V. Asensio, I. Campbell, and J. Whitton. 1998. Coxsackievirus B3-induced myocarditis: perforin exacerbates disease, but plays no detectable role in virus clearance. *Am. J. Patltol.* **153**:417-428.

Klimstra, W., K. Ryman, K. Bernard, K. Nguyen, C. Biron, and R. Johnston. 1999. Infection of neonatal mice with Sindbis virus results in a systemic inflammatory response syndrome. *J. Virol.* **73**:10387-10398.

Posavad, C., D. Koelle, M. Shaughnessy, and L. Corey. 1997. Severe genital herpes infections in human immunodeficiency virus-infected individuals with impaired herpes simplex virus-specific CD8+ cytotoxic T lymphocyte responses. *Proc. Natl. Acad. Sci. USA* **94**:10289-10294.

Tripp, R., A. Hamilton-Easton, R. Cardin, P. Nguyen, F. Behm, D. Woodland, P. Doherty, and M. Blackman. 1997. Pathogenesis of an infectious mononucleosis-like disease induced by a murine β-herpesvirus: role for a viral superantigen? *J. Exp. Med.* **185**: 1641-1650.

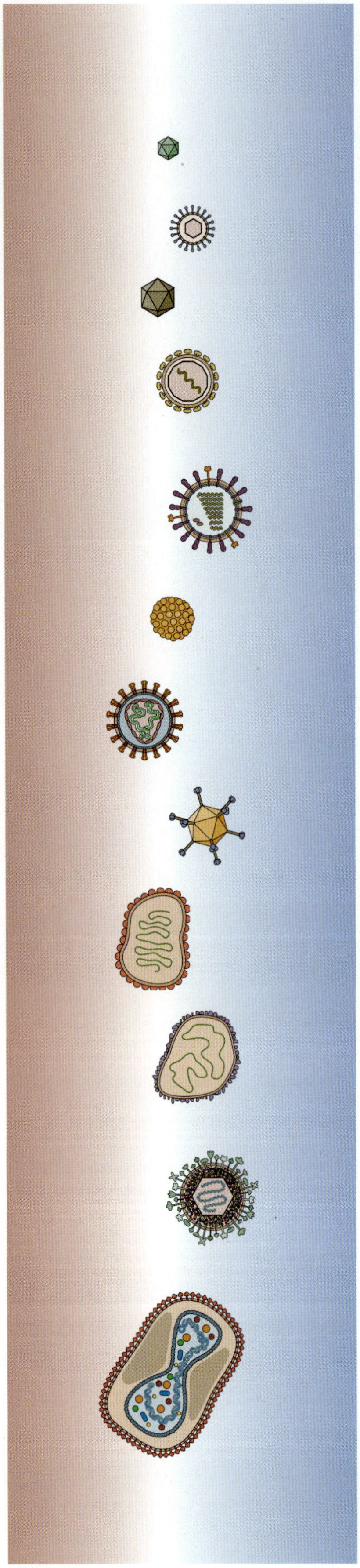

5

감염의 양상

You know something's happening, but you don't know what it is, do you, Mr. Jones?
BOB DYLAN
Ballad of a Thin Man

How can you expect one species to follow the logic of another?
PHILIP K.DICK
The Crack in Space

서론

사람의 집단에서 개인이 바이러스에 감염되는 것과 실험실에서 기르는 세포를 감염시키는 것은 다르다. 전자의 경우 감염이 시작 그리고 감염으로 인한 궁극적인 결과에 이르기까지 숙주의 방어와 숙주의 개체수, 환경의 영향과 같은 복잡한 변수들이 관여하기 때문이다. 이와 같은 복잡한 요인들이 있고 또 바이러스와 숙주의 종류도 매우 많이 존재함에도 불구하고 감염에서 나타나는 일반적인 양상이 있다. 일반적으로 자연적인 감염(natural infections)에는 신속하고 자기-제한적(self-limiting)인 방식(**급성감염: acute infections**)과 오랜 동안 지속되는 방식(**지속감염: persistent infections**)이 있다. 이러한 양상은 바이러스 과(family)에 따라 놀라울 정도로 오랫동안 안정적이며 특징적으로 나타나고 있다. 이 두 감염 양상에서 나타나는 변이와 조합은 매우 다양하다(그림 5.1). 모든 감염은 일단 급성감염으로 시작되지만 뒤이은 감염제어 과정이 이후에 전개되는 감염의 양상을 변화시킨다고 볼 수 있다. 예를 들어 모든 잠복감염(latent infections)은 어떤 세포에서는 급성감염으로 시작되지만, 다른 세포에 감염되었을 때는 감염성 바이러스 입자를 전혀 생산하지 않는다. 그럼에도 불구하고 바이러스의 유전체는 세포 속에 잔존하다가 훗날에 재활성화된다. 바이러스의 재빠른 증식과 잠복감염 사이에 놓일 중간 정도에는 강력한 면역반응으로 인해 바이러스 증식이 소량에 그치는 "**Smoldering infections**"이 있다. 한편, **지발성 감염**(**slow infections**), **부전감염**(**abortive infections**), **형질전환감염**(**transforming infections**) 등은 더욱 복잡한 지속감염의 변형이라고 하겠다.

이 장에서는 각 감염 양상에 대해 자세히 설명하겠지만, 특정 감염을 시작하거나 유지하는 데에 필요한 분자적 메커니즘에 대한 이해 수준은 매우 초보적 단계에 머물러 있다. 여기서는 관찰되는 감염 양상의 기초가 되는 원리에 대하여 설명할 것이다.

증식 주기와 숙주의 방어

배양된 동물세포에 바이러스를 감염시키는 초기 실험을 통해 다양한 바이러스 증식주기에서 나타나는 공통적인 특성들이 알려졌다. 어떤 감염 양상에서는 새로운 바이러스

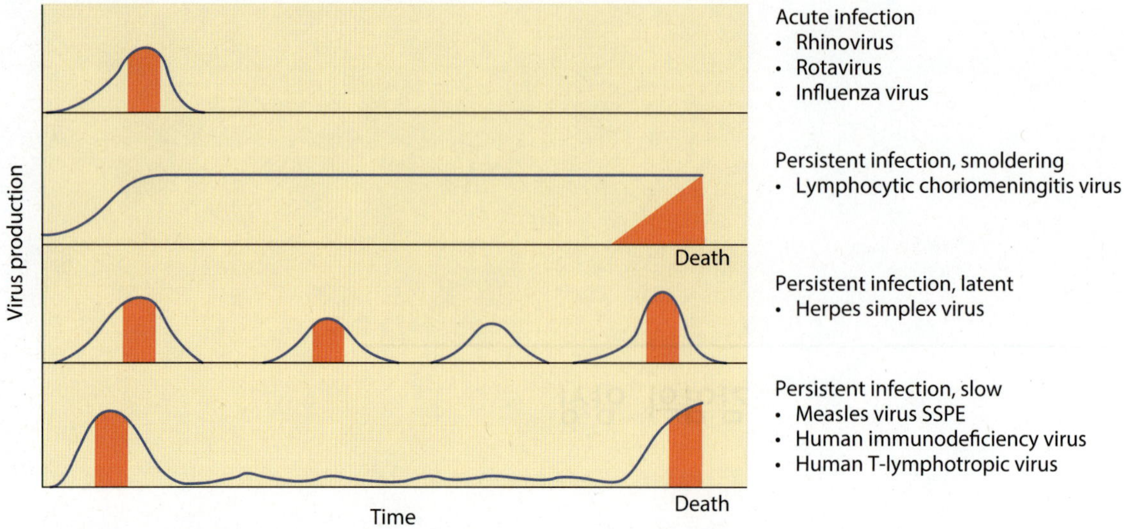

그림 5.1 감염의 일반적 양상. 비리온의 상대적인 생성 정도를 감염 후 시간의 추이에 따라 나타내었다(파란선). 증상이 나타나는 시간은 빨간색 면으로 표현하였다. 가장 위에 있는 그래프는 가장 일반적인 급성감염을 나타낸 것이다. 이 급성감염은 바이러스가 생산되고 증상이 나타나며 그 병이 치유되는 데까지 7~10일 정도가 소요된다. 두 번째 그래프는 숙주의 평생 동안 계속 비리온이 생산되는 전형적인 "속에서 끓는(smoldering)" 지속감염을 나타낸다. 바이러스에 따라 숙주가 죽을 때까지 증상이 나타날 수도 있고 그렇지 않을 수도 있다. 바이러스는 일반적으로 감염기간 내내 생산된다. 아래의 두 그래프는 지속감염의 다른 양상들을 나타내고 있다. 세 번째 그래프는 급성감염으로 시작되었다가 정지된 뒤에 재활성화되는 것을 반복하는 잠복감염의 양상을 나타낸다. 재활성은 병증을 동반할 수도 있고 아닐 수도 있지만, 이를 통해 바이러스는 분명히 생성된다. 네 번째 그래프는 급성감염이 된 후 수년이 지나서야 치명적인 병 증상을 나타내는 느린 바이러스 감염(지발성 감염)을 보여준다. 이러한 감염양상 동안 바이러스 입자의 생산은 계속되거나(예, human immunodeficiency virus), 생산되지 않을 수(예, measles virus SSPE)도 있다. Adapted from F. J Fenner et al. *Veterinary Virology* (Academic Press, Inc., Orlando, FL, 1993), with permission.

입자를 만들어 내는 과정에서 급격히 세포를 죽게 하지만(**세포병변성 바이러스: cytopathic viruses**), 다른 감염에서는 바이러스 입자를 생산할 때 숙주 세포를 즉시 죽게끔 만들지 않는다(**비세포병변성 바이러스; noncytopathic viruses**). 또 다른 감염에서는 세포를 죽이지도 않고 자손바이러스를 만들지도 않는다. 증식주기에서 나타나는 이런 특징들은 안정된 감염 양상이 만들어지는 과정의 일부일 뿐이다. 숙주의 반응도 감염 양상의 진화에 중추적인 역할을 한다. 3장과 4장에서 언급했던 것처럼, 감염의 결과에 가장 중요한 것은 바이러스의 증식주기와 숙주 방어의 분자생물학적 상호작용이다. 이러한 작용들은 역동적인 한편, 분자와 세포 수준에서 혼란스럽게 보임에도 불구하고 오랜 기간에 걸쳐 수많은 감염 개체들을 평균적으로 산출해 보면 놀라울 정도로 안정적이고 예측이 가능한 양상을 보여준다.

바이러스 성장의 수학과 감염 양상의 상관성

바이러스 집단의 크기 변화는 간단한 한 개의 수식으로 표현할 수 있다: 성장률은 개체수의 복제율과 사망률의 차이로서 다음과 같은 수식으로 쓸 수 있다.

$$dN/dt = (b-d)N$$

여기서 dN/dt는 개체수(N)의 시간의 변화에 따른 상대적인 변화를 의미한다. b와 d는 각각 생성과 사망의 평균이다. $(b-d)$는 주로 본질적인 증가율을 의미하는 상수 r로 쓴다. 그러므로 우리는 다음과 같은 수식 5.1을 얻을 수 있다.

$$dN/dt = rN \qquad (5.1)$$

$$\text{그리고 } \ln N = rt$$

이것은 기하급수적으로 증가하는 성장률에 대한 수식이다. t에 대한 N을 그래프로 그려보면 기울기 r을 갖는 직선을 얻을 수 있다(그림 5.2A).

만일 b가 d를 훨씬 앞서게 되면 (배양 세포를 감염시키는 경우처럼) 다음 세대 바이러스의 수는 축적될 것이다. 만일 b와 d가 같다면 개체수는 일정한 크기로 유지될 것이다. 만일 개체수의 증가와 감소가 직선적 관계를 갖는다면 복제율 증가의 기울기는 K_b와 같고 바이러스 사망률 또는 감소율의 기울기는 K_d와 같다. 그렇다면 개체수 N의 안정성은 다음과 같이 나타낼 수 있다.

$$b_0 - k_b N = d_0 + k_d N$$

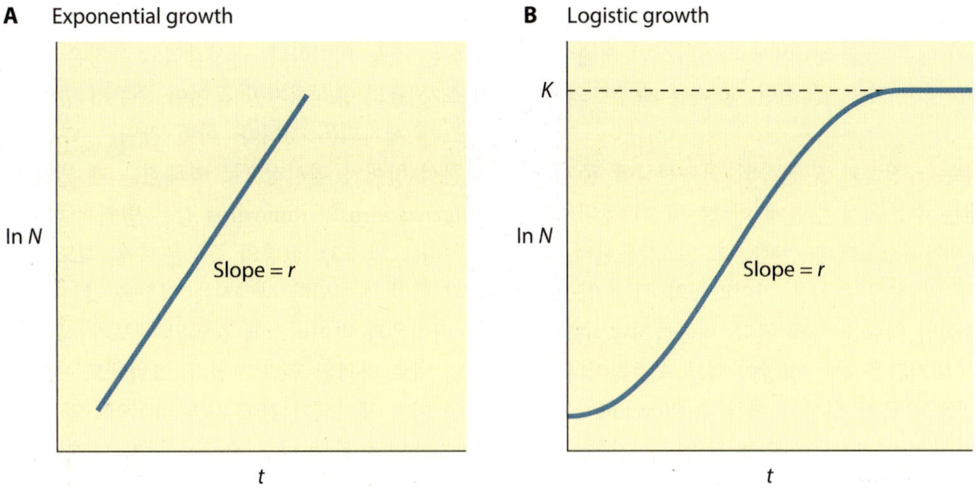

그림 5.2 일반적인 성장 방정식에 따른 두 종류 그래프. (**A**) 단순한 지수적 성장의 그래프. (**B**) 성장의 극한값인 *K*를 나타내는 로지스틱 성장의 그래프. 두 그래프 모두에서 *r*값은 기울기를 나타낸다.

또는

$$N = (b_0-d_0)/(k_d+k_b)$$

개체수 N에 대한 이런 표현은 환경의 **수용능력(carrying capacity)** ***K***라고 부른다. '환경'이라는 용어는 하나의 세포, 하나의 개체, 또는 숙주집단 전체로 정의할 수 있다. N이 K보다 클 경우 바이러스의 전체 수는 감소하고 N이 K보다 작을 경우 전체 개체 수는 증가한다. 개체 증가의 상한선이자 감염 양상에 영향을 주는 수용능력 K는 바이러스학에서 특별히 관심을 갖는 값이다.

그러므로 $r = (b_0-d_0)$와 $K = (b_0-d_0)/(k_b+k_d)$라는 식을 식 5.1에 대입하여 논리적 성장 수식이라고 불리는 성장과 개체수의 조절에 관한 기본적인 식을 얻을 수 있다(식 5.2).

$$dN/dt = rN(K-N/K) \qquad \textbf{(5.2)}$$

*t*에 대한 lnN을 그래프로 그려보면 그림 5.2B와 같은 곡선이 그려진다. 여기서 *K*는 성장의 한계선으로 볼 수 있다. 그리고 성장 비율은 기울기 *r*이다.

자연계에는 두 가지의 바이러스 성장 전략이 존재한다. 이러한 전략은 감염 양상의 특징과 깊은 관련이 있다. 첫 번째는 ***r*-복제전략(*r*-replication strategy)**이다. 이 전략에서는 많은 숫자의 자손 바이러스가 생산되고 꾸준한 반복감염으로 성장이 유지되며 새로 감염할 수 있는 숙주가 존재하는 한, 절대 성장을 멈추지 않는다(식 5.1; 그림 5.2A). 두 번째는 ***K*-복제전략(*K*-replication strategy)**이다. 이 방법은 숙주의 개체수가 바이러스의 포화 밀도와 같거나 유사하다(예, 감염시킬 새로운 숙주가 드물거나 아예 없는 경우 [식 5.2; 그림 5.2B]). 게다가 바이러스의 번식률은 점차 느려지거나 사라질 정도로 낮아질 것이다.

r-복제전략은 종종 **급성감염(acute infection)**으로 나타나는데, 이 경우 병독성을 갖는 짧은 복제주기로 많은 자손 바이러스를 생산한다. 병인(pathogenesis)은 나타나기도 하고 나타나지 않기도 하지만, 통상적으로 바이러스 분비 속도가 빠르고 전파도 효과적이다. *r*-복제전략을 따라 발생하는 급성감염은 바이러스에 감수성이 있는 숙주가 고갈된 경우 함께 사라지게 된다. 감수성이 있는 세포들에서는 바이러스 복제가 여러 주기 동안 반복되다가, 모든 세포가 감염되는 순간 급작스럽게 바이러스 전파가 정지하는 것처럼, *r*-복제전략을 선택하는 환경은 배양세포에서 소수의 바이러스가 감염된 상황(낮은 MOI의 감염)과 유사하다.

K-복제전략은 종종 지속감염(persistent) 또는 **잠복감염(latent infection)**에서 나타난다. 이 양상에서, 감염된 숙주는 매우 긴 시간(숙주나 바이러스의 생식에 필요한 영양자원이 최대한 공급될 경우) 동안 생존할 수 있다. 모든 세포가 감염되고 보다 빠른 복제가 이루어지면서 특별한 선택 이점이 없게 되는데 이와 비슷한 환경조건은 배양 세포를 높은 MOI로 감염하는 방법을 통해 비슷하게 모방할 수 있다. 어떤 박테리오파지(bacteriophage: 세균을 숙주로 삼는 바이러스)들은 이러한 환경조건이 주어지면 바이러스 DNA를 숙주 유전체에 효과적으로 삽입하여 흔히 용원(프로파아지: prophage)을 형성한다.

지속감염의 다른 사례들은 *r*-전략과 *K*-전략이 혼합된 형태로 나타난다: 바이러스는 집단 내 대부분의 개체들에서 평생에 걸쳐 계속 생성되지만 면역제거(immune elimination) 기능에 의해 균형을 이룬다(smoldering infection). 또 다른 경우(예를 들어 잠복감염), 바이러스 유전체는 숙주가 살아 있는 한 계속 살아 있게 된다. 감염성이 있는 바이러스들은 숙주가 위험에 처하거나 스트레스 상황에 놓였을 때에 산발적으로만 생성된다.

이러한 상황에선 복제를 재개하여 분비되는 한편, 다른 세포로 이동하는 메커니즘이 매우 효과적이어서 바이러스의 개체수가 매우 적은 경우라도 생존 확률 및 집단 내 다른 숙주로의 전파 확률이 높다.

바이러스와 숙주는 *r*-전략과 *K*-전략의 연속선상에 존재한다. 숙주의 한 세대는 수분에서 수년에 이르는데 이 세대기간이 숙주에 감염한 바이러스들에게 선택압력으로 작용한다. 더불어 이와 같은 숙주의 성장 특성은 바이러스의 성장 양상을 진화시키는 데 중추적인 역할을 하게 된다. 세균들처럼 수분에서 수시간의 짧은 세대기간을 갖는 성장이 빠른 숙주들이나 생활주기의 어떤 단계에서 특히 성장이 빠른 숙주(cycling cells)들은 복제가 매우 빠른 바이러스들에 의해 감염되는 경향이 있다. 수년에 걸친 세대기간을 갖는 숙주(예: 포유류, 어류, 식물)들은 특정 유형의 지속감염을 확립하는 바이러스들에게 감염되는 경향이 있다. 심지어 이처럼 천천히 자라는 숙주에게도 빠르게 증식하는 바이러스가 감염될 수도 있다. 그러나 이렇게 급격하게 증식하는 바이러스는 숙주의 방어 작용에 의해 발병과 확산이 금세 제한된다.

위에서 쓰인 간단한 성장 방정식은 한 종류의 동일한 배양세포들에서 사용될 수 있다. 그러나 숙주 개체들이 모인 큰 집단에서 바이러스가 어떻게 퍼져 나가며 유지되는지 표현하려면 더 많은 항들이 수식에 포함되어야 한다. 이런 항들은 감염된 개체에서 바이러스가 분비되고 다른 개체로 전파되는 속도, 감염된 한 개인이 한 명 이상의 사람들에 감염될 가능성, 감수성이 있는 개체의 수와 밀도(Box 5.1) 등을 표현해 주어야 한다. 이에 관한 몇 개의 요소들은 10장에서 논의될 것이다.

급성감염

정의와 요건

급성감염(acute infections)은 흔하기 때문에 연구도 잘되어 있다. "급성"이라는 용어는 짧지만 때때로 심각한 병이 급격히 발생하는 것을 의미한다. 급성감염의 특징은 감염성이 있는 바이러스가 빨리 증식하지만 곧이어 숙주의 방어가 가동되고 바이러스가 제거되는 것이다. 이런 감염은 숙주의 내재적 방어와 선천성 방어가 일시적으로 약해졌을 때 발생한다. 급성감염은 influenza virus와 rhinovirus 같은 병원체들의 전형적인 감염경로이다(그림 5.3). 질병의 증상은 수일 정도의 상대적으로 짧은 시간 동안 진행되다 사라지는 경향을 갖는다. 건강한 숙주에서는 비리온과 바이러스에 감염된 세포가 적응면역 반응에 의해 수일 내로 파괴된 후 제거된다. 그럼에도 불구하고 바이러스 감염이 미처 제거되기 전에 자손 바이러스의 일부가 복제가 빠르게 진행되는 동안 다른 숙주로 퍼져 나가는 경우가 항상 있다(Box 5.2, Box 5.3). 만일 초기 감염이 국소 면역반응을 피해 혈액이나 신경계로 퍼져 신체 다른 부위로 이동한다면 같은 몸 안에서도 여러 차례의 복제를 거쳐 몇 가지 새로운 증상들을 일으킬 수 있다. 이와 같은 다발적 감염 양상은 어린아이에서 수두를 일으키는 varicella-zoster virus(alphaherpesvirus의 일종)의 특징이다(그림 5.4).

가끔씩, 급성감염이면서도 증상이 제한적이거나 아예 증상이 보이지 않는 경우가 있다. 실제로 급성감염이 증상을 보이지 않는 불현성(inapparent) 급성감염은 매우 흔한 현상으로 집단적 감염을 일으키는 주요 공급원이 될 수 있다(Box 5.3). 이러한 감염은 증상이 발견되지 않았어도 바이러스-특이 항체가 존재하기 때문에 알아낼 수 있다. 예를 들어 미국인구의 95% 이상이 백신을 맞지 않고도 varicella-zoster virus에 특이적인 항체를 가지고 있음에도 불구하고 실제로 수두를 앓았던 경험자들은 그 수의 절반도 넘지 않는다.

급성감염은 효과적으로 억제되어 제거되는 경향이 있다

일단 숙주에서 초기 방어선이 무너져 바이러스의 감염이 확립되게 되면, 새로운 방어 반응들이 연쇄적으로 나타난다(3장과

BOX 5.1 BACKGROUND

시간과 공간에 따른 바이러스의 확산: 유행성 감염의 모형

본문에 나온 간단한 성장 공식에서는 감염 가능한 세포와 또는 동물이 고르게 섞여 있다고 가정하였다. 또, 바이러스의 성장에 대해서는 시간이란 인자 만을 고려하였다. 현실적으로 개체들은 고르게 섞여 있지 않고 사람들은 지리적으로 떨어져 있으며 각 개인은 세계 곳곳을 자유롭게 돌아다닐 수 있다. 이러한 *r*과 *K* 값에 위와 같은 공간개념을 도입하면 바이러스의 확산은 극도로 다양한 양상을 보이게 된다. 전염은 종종 서로 이질적인 개체들을 통해 파도처럼 확산되는 양상을 보인다. 예를 들어, 시골보다는 도시에 더 많은 사람이 살고 있으므로 도시에서 높은 전파양상을 나타낸다. 한 인구집단이 면역력을 획득하게 되고 감염된 개체가 감염 가능한 숙주가 많이 있는 다른 지역으로 이동하게 되면 더 복잡한 형태의 감염양상이 나타난다. 예를 들어 영국과 아프리카 사하라 이남에서 일어난 홍역은 복잡한 파형을 가지고 전파되었다. 이러한 연구들은 전염병학을 연구하는 역학 연구자들과 이러한 전염병을 효과적으로 제어하려고 하는 사람들에게 중요한 정보를 제공한다.

Anderson, R., and R. May. 1979. Population biology of infectious diseases: part I. *Nature* **280**:361-367.

Ferrari, M., R. Grais, N. Bharti, A. J. Conlan, O. N. Bjørnstad, L. J. Wolfson, P. J. Guerin, A. Djibo, and B. T. Grenfell. 2008. The dynamics of measles in sub-Sahran Africa. *Nature* **451**:679-684.

Grenfell. B. T., O. N. Bjørnstad, and J. Kappey. 2001. Traveling waves and spatial hierachies in measles epidemics. *Nature* **414**:716-723.

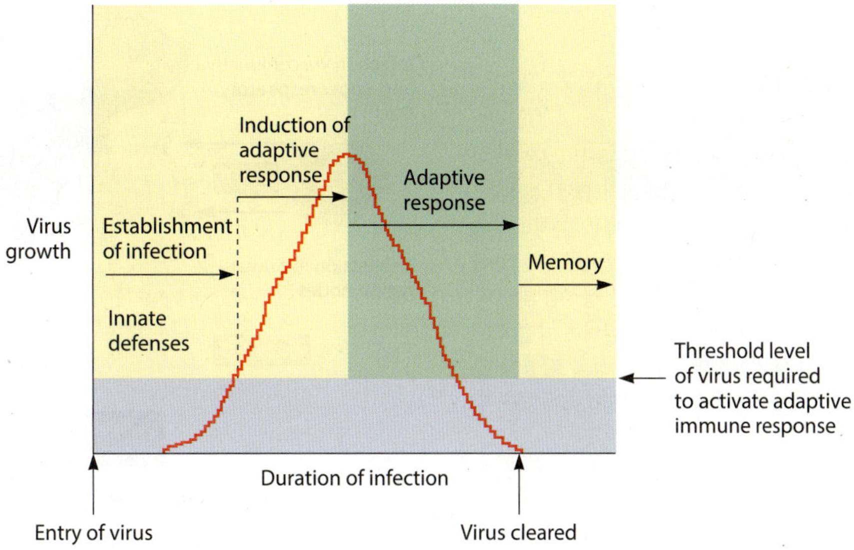

그림 5.3 전형적인 급성감염의 과정 바이러스의 상대적인 성장 정도를 감염 후 시간의 추이에 따라 나타냈다. 지그재그 곡선(빨간색)으로 표시한 것처럼 바이러스의 농도는 시간에 따라 증가한다. 감염이 확립되는 시기에는 선천면역반응만 일어난다. 만일 감염이 바이러스와 숙주 입장에서 특정 수준 이상으로 확대되면(보라색) 적응면역반응이 개시된다. 4~5일 후 적응면역반응 관련 분자와 효과기세포들은 감염된 조직이나 바이러스를 없애기 시작한다(초록색). 이러한 작용이 일어난 후 기억세포가 생성되면서 적응면역반응이 사라진다. 항체, 여분의 효과기세포, 그리고 기억세포는 차후에 다시 동일한 바이러스가 감염해 오더라도 지속적인 방어능력을 제공한다. Redrawn from C. A. Janeway, Jr., and P. Travers, *Immunobiology: the Immune System in Health and Disease* (Current Biology Ltd. And Garland Publishing, New York, 1996), with permission.

4장 참조). 감염에 의한 증상과 질병은 바이러스, 감염된 조직, 숙주의 방어전략에 따라 나타날 수도 혹은 나타나지 않을 수도 있다. 질병의 특징적 증상이 나타나기 전의 초기 기간을 **잠복기(incubation period)**라고 부르는데, 이 시기에 바이러스 유전체는 계속 복제되며 숙주는 이에 반응하여 인터페론(interferon)과 같은 사이토카인을 분비한다. 이런 사이토카인은 주로 발열, 식욕부진, 몸살, 통증, 메스꺼움 등과 같이 급성감염의 전형적인 증상을 유발하는 광범위한 효과를 나타낸다. 바이러스 감염의 잠복기는 놀랍게도 하루 이틀에서 수년에 이르기까지 매우 다양하다(표 5.1). 잠복기가 짧은 경우는 주로 처음 감염이 일어난 부위에서 질병의 특징적 증상이 나타나고, 잠복기가 긴 경우는 처음 감염이 일어난 부위가 아닌 다른 부위에서 숙주의 면역반응이나 조직이 파괴되면서 감염의 징후가 드러난다. 잠복기 동안에 일어나는 여러 현상들은 관찰 가능한 감염증상에 영향을

BOX 5.2 BACKGROUND

Influenza virus(독감바이러스)에 의한 단순한 급성감염

Influenza virus는 이미 바이러스에 감염된 사람의 재채기나 기침에 의해 생긴 분비물이 다른 사람의 호흡기로 들어가면서 전염된다. 바이러스는 호흡기의 외벽에 있는 융털에서 복제를 시작하고 주변의 세포로 전이된다. 감염성 입자들은 복제가 가장 왕성한 4일에서 5일 사이에 콧물과 가래에서 분리될 수 있다. 초기감염 후 48시간이 지나면서 급작스럽게 병 증상이 나타나 환자들은 자신이 감염되었음을 알 수 있다. 병 증상은 3일 정도 지속되고 그 이후 감소한다.

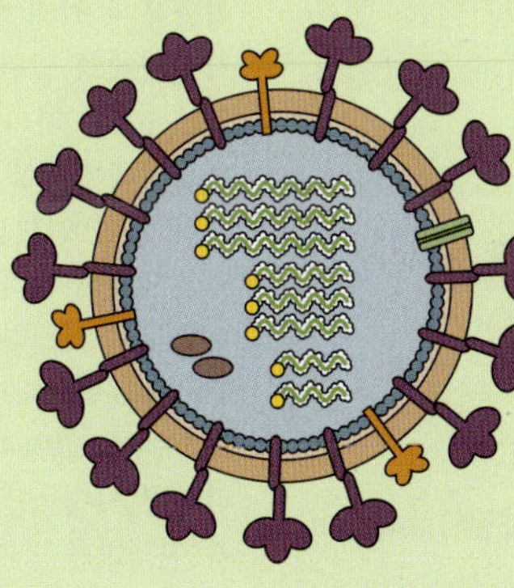

감염은 일반적으로 일주일 이내에 선천면역 및 적응면역의 작용에 의해 없어진다. 그러나 숙주의 면역반응이 계속되면서 수주 동안은 병에 걸린 것처럼 느껴질 수 있다.

BOX 5.3 DISCUSSION

불현성 급성감염

감염이 성공하지 않은 것과 불현성 급성감염을 구분하는 것은 매우 중요하다. 불현성 급성감염은 병의 증상을 나타내지 않을 뿐 감염은 일어난 것이기 때문이다. 숙주 안에서 감염 상태를 유지하기에 충분한 양의 바이러스 입자를 생산해 내지만 그 바이러스의 양이 병의 증상을 나타내기에는 부족한 상태이다. 불현성 급성감염은 바이러스 특이적 항체의 농도가 건강한 개체에서 나타나는 수준보다 증가하는 양상을 보일 때 진단이 가능하다. 90% 이상의 감염이 불현성을 보이는 poliovirus(소아마비바이러스)와 같이 잘 적응된 병원성 바이러스가 이러한 양상을 따른다.

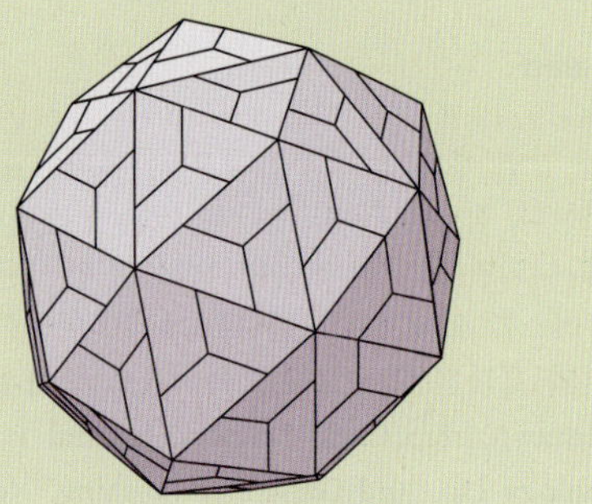

주는 것이 분명하지만, 이러한 영향이 어떠한 과정을 통해서 일어나게 되는지를 밝히는 것이 병인 연구의 큰 과제이다. 이 과제를 성공적으로 해결하는 것은 병을 진단하거나 치료법을 개발하고자 하는 데 가장 중요하다. 3장에서는 "바이러스 감염의 초기에서 일어난 일이 후기에 일어날 모든 것을 결정한다"는 격언에 대해 더 자세히 설명하고 있다.

내재적 및 선천적 방어반응은 거의 모든 급성감염을 제한하고 억제한다. 이 면역반응들이 없거나 약해지면, 감염이 온몸으로 확산되어 여러 조직이 피해를 입을 수 있기 때문에 급성감염의 결과는 매우 심각해 질 수 있다. 처음 감염된 숙주에서는 감염개시 첫 수 일 동안 항체나 활성화된 세포독성 T세포(CTL)를 통한 적응면역 반응이 바이러스의 복제를 억제 할 수 없지만 비리온 및 바이러스 감염세포를 궁극적으로 제거하는 데는 필수적이다. 적응면역 반응은 동일한 감염원에 의한 재감염을 방어하는데 중요한 **T세포** 및 **B세포**의 기억세포를 생성한다.

항원의 변이는 급성감염 바이러스의 양성선택 가능성을 높인다

만일 전형적인 급성감염에서 환자가 살아남게 된다면, 이들은 동일한 바이러스의 재감염에 대해 면역력을 얻게 된다. 그러나 rhinovirus[코감기], influenza virus[독감], human immunodeficiency virus[에이즈] 등에 의한 급성감염에서는 이 바이러스들에 대한 강력한 면역반응이 있는 데도 불구하고 감

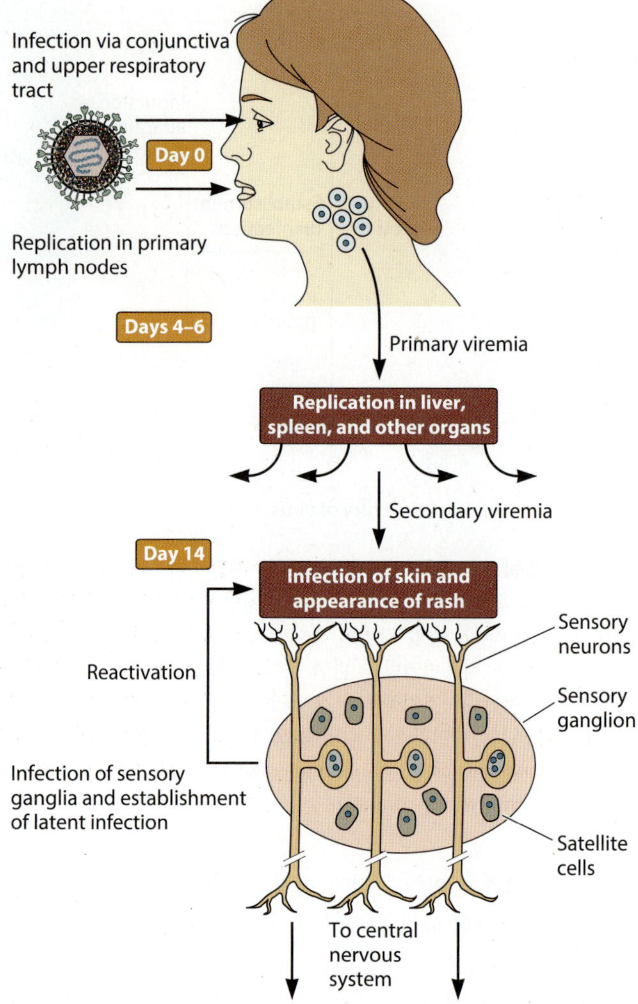

그림 5.4 varicella-zoster virus(수두대상포진바이러스)의 감염과 전파 모형. 결막과 호흡기 점막에서 시작된 감염은 인접한 림프선을 통해 퍼진다. 4~6일 후 감염된 T세포가 혈류로 이동하고 **일차 바이러스혈증(primary viremia)**을 일으킨다. 감염된 T세포들은 간, 비장, 기타 기관들로 침입하여 이차감염을 일으킨다. 감염된 세포와 비리온들이 또 다시 혈류로 이동하면서 **이차 바이러스혈증(secondary viremia)**을 일으킨다. 최초 감염 후 2 주째에는 감염된 피부조직으로 귀소하는(skin-homing) T세포가 효과적으로 피부에 침입하여 세 번째의 감염을 일으킬 수 있다. 수두(chicken pox)를 일으키는 수포성 발진은 면역반응에 의해 발생한 것이다. 그 다음, 피부에서 생성된 비리온은 감각신경계의 말단을 감염시키고, 말초신경계의 등 쪽에 위치한 신경절(ganglia)을 따라 퍼져 말초신경계를 감염하여 잠복감염을 형성한다. 말초신경계에서의 잠복감염은 면역계의 활발한 감시 아래 유지된다. 나이가 들어 면역능이 약해지면 재활성화를 더 이상 억제할 수 없어 새로운 감염주기가 시작된다. 이때 비리온은 말초신경계를 떠나 다시 피부를 감염시킨다. 대상포진이라고 불리는 재발성 질병은 치료 후 신경증(postherpetic neuralgia)이라는 오래 지속되는 매우 고통스런 통증을 동반한다. 일반적으로 감염환자에서, 눈에 보이는 재활성화–대상포진 피부병증–는 단지 1회의 경험으로 그치게 되는데 그 이유는 재활성화가 면역반응이 자극하기 때문이다. 이와 같은 면역반응의 재자극 현상은 성인에게 수두대상포진(varicella-zoster) 생백신을 투여하여 재활성화와 대상포진을 예방하려는 시도의 이론적 근거가 된다.

표 5.1 일상적인 바이러스 감염 질환 중 일부의 잠복기

질병	잠복기(일)[a]
독감	1-2
보통 감기	1-3
세기관지염, 크루프(croup)	3-5
급성호흡기질환(adenovirus)	5-7
뎅기열	5-8
단순포진	5-8
장관계 바이러스 질환	6-12
급성회백수염(소아마비)	5-20
홍역	9-12
천연두	12-14
수두	13-17
유행성이하선염	16-20
풍진	17-20
단핵구증	30-50
A형 간염	15-40
B형 및 C형 간염	50-150
광견병	30-100
유두종(사마귀)	50-150
AIDS	1-10 yr

[a]Until first appearance of prodromal symptoms.

염이 반복된다. 이런 반복감염이 가능한 이유는 초기 급성단계에서 면역반응에 의한 제거과정, 즉 선택압력을 이겨낸 일부 비리온이 분비되어 다시 감염을 일으킬 수 있기 때문이다. 대부분의 급성감염 사례에서 바이러스의 구조적 특성과 감염을 막아주는 중화항체의 능력이 가장 핵심적인 변수로 작용한다.

비리온은 **구조단백질(structural protein)**을 구성하는 아미노산의 많은 변이를 견뎌 내면서 감염성을 유지할 수 있는데(예: influenza virus, human immunodeficiency virus), 이를 구조적 가소성(structural plasticity)이라고 한다. 만일 비리온을 중화시킬 수 있는 항체가 존재하는 데도 바이러스가 복제할 수 있다면 결국 항체에 저항성을 지닌 돌연변이 바이러스가 선택적으로 살아남아 퍼진다. 이러한 돌연변이 바이러스는 첫 번째 감염으로 인해 면역성을 가진 개체에서도 다시 감염을 일으킬 수 있다. 반면에 구조단백질의 아미노산 변이를 견디지 못하는 바이러스도 있는데(예: poliovirus, measles virus, yellow fever virus), 이러한 바이러스들은 비록 돌연변이율이 높을지언정 항체에 대한 저항력을 갖는 바이러스가 선택되어 살아남을 가능성은 낮다.

자연상태의 감염에서 항체-저항성 비리온이 어떻게 생성되고 지속되는지에 대한 원리는 아직 잘 정리되지 않았는데 그 이유는 구조적 가소성과 같은 예외적 사례가 흔하기 때문이다. 예를 들어 picornavirus 과에 속한 rhinovirus는 놀라울 정도의 구조적 가소성을 지니고 있지만, 같은 과에 속하는 poliovirus는 그렇지 않다. 사람에 일상적으로 감염하는 rhinovirus의 혈청형은 100종류가 넘는데, 이를 보면 사람이 매년 한 차례 이상 감기를 앓게 되는 현상이 이해된다. 또한 이 사실은 감기에 대한 백신을 만드는 것이 왜 어려운지를 말해준다. 전 세계에 돌고 있는 poliovirus의 혈청형이 왜 겨우 세 가지에 불과한지는 아직 의문이지만, 운 좋게도 poliovirus의 이런 특징 때문에 1950년대에 만들어진 poliovirus 백신이 21세기까지도 유용했다. 이와 비슷하게, 외피막을 가진 influenza virus에서는 항체-저항성 종류가 쉽게 선택되는 반면, 같은 외피막 바이러스인 measles virus와 yellow fever virus는 막단백질의 아미노산 서열에 변이가 많지 않으며 항체-저항성 변이바이러스가 매우 드물다. 결과적으로 독감백신은 매년 새로 접종을 받아야 하지만 measles virus 백신은 평생 한 번만 접종하면 된다.

항원의 변이(antigenic variation)는 항체의 선택압력에 대응하여 비리온의 구조단백질이 변하는 것이다. 면역능이 갖춰진(immunocompetent) 숙주에서 항원의 변이는 두 가지 모습으로 나타난다. **항원 소변이(antigenic drift)**는 바이러스가 자연적인 숙주에서 또 다른 숙주로 건너 감염하는 과정에서 비리온의 표면 단백질(항원)이 약간 달라져 나타나는 반면(그림 5.5), **항원 대변이(antigenic shift)**는 바이러스가 완전히 새로운 표면 단백질을 합성하는 유전자를 획득하면서 비리온의 표면 단백질에 나타나는 큰 변화이다. 이처럼 극적인 변화는 하나의 숙주가 혈청형(serotype)이 서로 다른 두 가지 바이러스에 동시 감염되었을 때 생길 수 있다. 분절 유전체(segmented genome)를

그림 5.5 항원소변이(antigenic drift): 홍콩독감 바이러스 대유행 기간(1968-1995) 중에 분리된 influenza virus 적혈구응집소(HA)의 아미노산잔기 변화의 분포. 공간충진 모형(space-filling model)을 이용해 바이러스 수용체 결합부위(노란색)와 변이된 아미노산잔기(초록색)을 표시했다. **(왼쪽)** 1968년과 1995년 사이에 분리한 비리온의 HA 잔기의 모든 변이들; **(가운데)** 후년에도 유지가 된 아미노산 잔기 변이들; **(오른쪽)** A/Hong Kong/68 HA 중 단일항체로 선별된 변종에서 나타난 아미노산 잔기 변이들. HA1과 HA2 사슬의 α-탄소의 투사도는 각각 파란색과 빨간색으로 나타내었다. Adapted from T. Bizebard et al, *Curr. Top. Microbio. Immunol.* **260**:55-64, 2001, with permission.

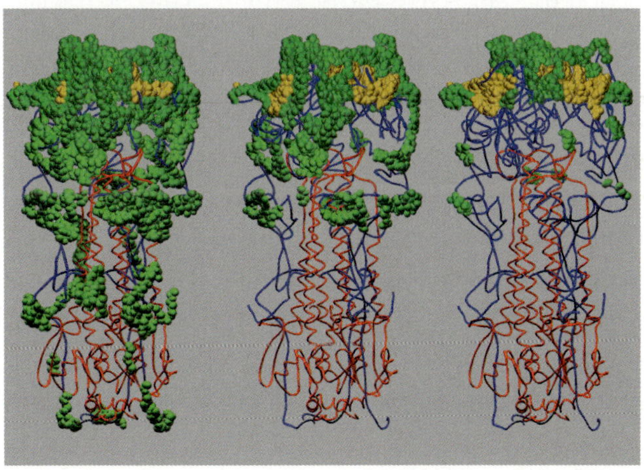

BOX 5.4 DISCUSSION

Human immunodeficiency virus 감염 중 일어나는 재조합과 항원대변이 (antigenic shift)

세계적으로 유행하는 influenza virus의 항원대변이(antigenic shift)는 잘 연구되어 왔지만, HIV에서는 비교적 최근에야 연구가 시작되었다. 이러한 경우 항원대변이는 유전자 재조합에 의해서만 일어난다. 이 재조합은 감염 후 역전사와 주형-선택 복제(copy-choice replication)를 수행하게 될 유전체 2개가 한 입자에 포장되면서 발생한다. 얼핏 보면 유전자 재조합은 좀처럼 일어나지 않는 것으로 보이지만, 최근 실험 결과에 의하면 생각보다 훨씬 많이 일어난다고 한다. HIV에 감염된 사람의 비장세포를 관찰해 보면 세포당 3-4개의 서로 다른 프로바이러스 유전체(proviral genome)가 관찰되고 이로써 상당량의 재조합체도 생성될 수 있다. 유전자 재조합으로부터 발생한 항원대변이는 사람과 바이러스 모두에게 양날의 검으로 여겨질 수 있다: 비리온들이 면역반응에 의해 소멸되는 것을 피하게 되어 숙주에게 심각한 결과를 초래할 수 있을 것이다. 그러나 면역시스템이 제대로 작용한다면 CTL과 항체가 새로운 조합을 감지하고 감염된 세포를 제거할 수 있는 면역적 목록도 확장된다.

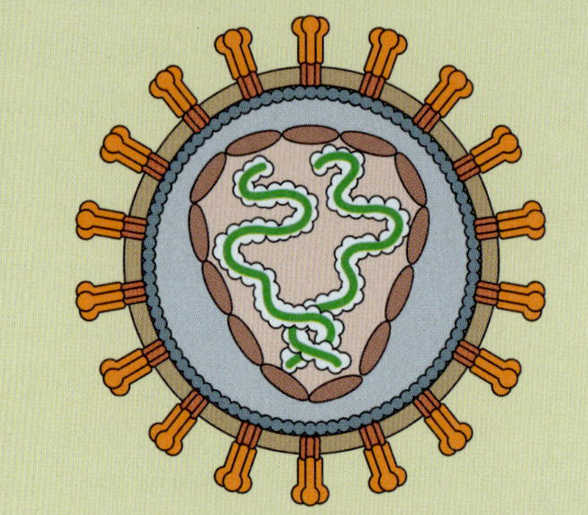

Jung, A., R. Maier, J.-P. Vartanian, G. Bocharov, V. Jung, U. Fischer, E. Meese, S. Wain-Hobson, and A. Meyerhans, 2002. Multiply infected spleen cells in HIV patients, *Nature* **418**:144.

가진 바이러스는 이 분절들을 서로 교환하거나 또는 같은 세포에서 증식하면서 재조합 유전체를 생성할 수 있다. 유전자 재편성(reassortment)이나 유전자 재조합이 일어난 바이러스는 유전 정보의 한 블록을 교환하면서 하이브리드 비리온을 갖게 되고 이러한 비리온은 일시적으로 면역방어를 회피할 가능성이 있다(Box 5.4: 10장도 참고).

급성감염은 일상적 공중보건문제를 일으킨다

독감이나 홍역과 같은 급성감염은 매년 수백만 명 이상의 사람들에게 심각한 유행병을 일으키는 가장 흔한 감염양식이다. 급성감염은 의사와 역학자, 제약회사, 공중보건관리자들에게 큰 문젯거리인데, 주된 문제점은 감염된 사람들이 증상을 느끼거나 면역반응이 나타날 무렵이면 대부분의 감염 자체는 본질적으로 종료된 상태로서 이미 다른 개체로 전파되었다는 것이다. 이런 감염은 역추적하여 원인을 밝히기도 어렵고 사람이 많고 혼잡한 환경(예: 어린이집, 군대 내무반, 대학 기숙사나 요양원, 학교, 사무실)에서는 관리하기도 어렵다. 항바이러스제 치료가 효과를 보려면 증상이 나타나기 이전인 감염 초기에 처방을 해야 한다. 왜냐하면 환자가 통증을 느낄 때는 이미 감염 자체는 해소되는 중이기 때문이다. 감염이 되었다고 예측될 때 미리 항바이러스제를 투여할 수도 있다. 그러나 이런 방법은 약의 가격이 적정하고 안전하며 부작용이 없어야만 효용성을 갖는다. 8장에서 언급했던 것처럼 우리가 가진 항 바이러스제의 종류는 매우 적은 데다 일반적인 모든 급성감염에 효과적인 약제는 사실 존재하지 않기 때문이다.

지속감염

정의와 요건

지속감염은 일차적인 감염이 적응면역 반응에 의해 효율적으로 제어되지 못했을 때 발생하며, 대신 비리온, 단백질 그리고 바이러스 유전체가 종종 숙주의 평생 동안 계속 생산되거나 유지되는 감염양식이다. 활발한 면역반응이 일어나는 중에도 수개월에서 수년에 걸쳐 비리온이 지속적으로 또는 간헐적으로 생산될 수 있다(그림 5.1). 어떤 경우에서는 바이러스 단백질이 더 이상 검출되지 않을 때에도 바이러스 유전체가 존재할 때가 있다. 지속감염은 궁극적으로 바이러스가 제거되는 **만성감염(chronic infection)**, 그리고 평생 동안 숙주에 남아 있는 **잠복감염(latent infection)** 또는 **지발성 감염(slow infection)**으로 구별된다.

바이러스들의 지속 양상은 놀라울 정도로 유사한데(표 5.2), 특히 세포병변을 일으키지 않는 바이러스들(noncytophatic viruses)에서는 더욱 그렇다. 예를 들어 lymphocytic choriomeningitis virus와 같은 arenavirus는 자연 숙주에서는 본질적으로 세포병변을 일으키지 않는 바이러스인데 만일 숙주가 감염된 세포를 완벽히 제거하지 못하면 바이러스는 지속감염을 유지한다. 다른 바이러스들의 생활주기에서는 세포병변을 일으키는 시기와 세포용해를 일으키지 않은 시기 두 가지가 모두 나타난다. Epstein-Barr virus는 세포의 종류에 따라 별도의 전사 및 복제 프로그램을 통해 바이러스 입자의 생성 없이 바이러스 유전체를 유지한다. 한편, adenovirus와 circovirus, human herpesvirus 7형 등의 감염은 대부분의 사람들에서 만연하는 지속감염이다. Adenovirus는 대부분의 호흡기 감염에서 아데노이드와 편도선

표 5.2 사람에게 나타나는 바이러스 지속감염 사례[a]

바이러스	지속감염 장소	결과
Adenovirus	아데노이드, 편도선, 림프구	알려진 것 없음
Epstein-Barr virus	B세포, 비인두 상피	림프종, 육종
Human cytomegalovirus	콩팥, 침샘, 림프구[a], 대식세포[a], 줄기세포[a], 버팀질세포[a]	폐렴, 망막염
Hepatitis B virus	간, 림프구	간경화, 간암
Hepatitis C virus	간	간경화, 간암
Human immunodeficiency virus	$CD4^+$ T세포, 대식세포, 미세아교세포	AIDS
Herpes simplex virus 1형 및 2형	감각 및 자율신경절	입술 발진, 생식기 포진
Human T-lymphotropic virus 1형 및 2형	T세포	백혈병, 뇌 감염
Papillomavirus	피부, 상피세포	유두종, 육종
Polyomavirus BK	콩팥	출혈성 방광염
Polyomavirus JC	콩팥, 중추신경계	진행성 다초점 백질뇌증
Measles virus	중추신경계	아급성 경화성 범뇌염
Rubella virus	중추신경계	진행성 풍진 범뇌염
Varicella-zoster virus	감각신경절	대상포진(싱글스), 대상포진후신경통

[a]Proposed, but not certain.

과 같은 림프조직에서 분리되지만, 배양된 림프세포에서는 바이러스가 효율적으로 복제하지 못한다. 이처럼 느려진 adenovirus의 감염 진행과 복제속도는 일부 림프세포에서 adenovirus를 오랜 기간 유지시켜 줄 가능성이 있다. 이러한 사례들을 통해 분명하게 알 수 있는 것은 단지 한 가지 메커니즘에 의해 지속감염이 일어나는 것이 아니라는 점이다. 그러나 하나의 공통 주제로 부각되는 것은 바이러스 세포병변효과와 숙주방어가 줄어들 때 지속감염이 일어날 가능성이 높다는 것이다.

비효율적인 내재직 또는 선천적 면역반응은 지속감염을 촉진할 수 있다

일차 감염은 적응 면역반응에 의해 제거되지만, 이 기능은 내재적 방어 및 선천면역과 긴밀하게 연계되어야만 가능하다. 만일 이런 초기 활동과 방어체계들 사이에 신호전달이 일어나지 않는다면 숙주는 감염의 확산을 제어하지 못해 죽게 되거나 숙주 내에서 지속감염이 나타날 수도 있다. 예를 들어, 세포자살(apoptosis)은 바이러스의 복제와 확산을 제어하는 내재적 세포 방어활동이다. 일부 척추동물 세포주에서 sindbis virus의 감염은 급성으로서 세포자살이 유도되는 세포병변성 감염이다. 그러나 만약 숙주의 Bcl2 단백질이 세포자살을 차단한다면 지속감염이 확립된다. 이와 비슷하게, sindbis virus는 배양된 '유사분열 후 신경세포'에서 지속감염을 일으키는데 그 이유는 이 세포들이 바이러스가 유도하는 세포자살에 대해 본질적인 저항성을 갖기 때문이다. 동물 숙주를 이용하여 *in vitro* 연구의 내용을 확인한 사례도 있다. 예를 들면, sindbis 비리온을 성체 마우스 뇌에 주입하면 세포병변현상이 없는 지속감염을 확립하지만 반대로 신생 마우스 뇌에 주입하면 치명적이며 뚜렷한 세포병변현상을 동반하는 감염이 일어난다. 이는 신생 마우스의 신경세포에는 바이러스에 의한 세포자살을 억제하는 유전자 산물이 결핍되어 있기 때문이다.

숙주의 인터페론 반응은 감염 양식을 확립하는 데 있어 예상치 못한 역할을 한다. 예를 들어, flaviviridae 과에 속하는 pestivirus의 일종인 bovine viral diarrhea virus는 전 세계 대부분의 소에서 평생에 걸친 지속감염을 확립한다. 놀랍게도, 지속감염된 소에서는 바이러스 항원에 특이적인 항체나 T세포가 나타나지 않는다. 이 바이러스의 종류에는 세포병변을 일으키는 것과 일으키지 않는 것이 있어서 어떻게 지속감염이 일어나는지를 이해하는 데 유용하게 사용되어 왔다. 세포병변을 일으키지 않는 바이러스를 임신초기 120일 내의 소에 감염시켰을 때는 지속감염이 된 새끼소를 낳았다. 이와는 대조적으로 세포병변를 일으키는 바이러스를 태아에게 감염시켰을 경우에는 바이러스의 확산이 곧 저지되면서 빠르게 제거되었다. 이러한 표현형의 차이는 감염을 제거하는 우태아의 신속한 인터페론 반응에 따른 것이라는 점을 알 수 있다. 이와는 대조적으로 세포병변을 유발하지 않는 바이러스의 감염은 태아 조직에서 인터페론 생산을 유도하지 않고, 따라서 적응면역도 활성화되지 않기 때문에 결과적으로 감염되어도 세포가 죽지 않고 지속감염을 확립할 수 있다.

적응면역 반응이 변조되면 지속감염이 공고해진다

MHC 단백질의 생산과 기능의 방해

세포독성 T세포(CTL; cytotoxic T lymphocyte) 반응은 바이러스 감염에 대항하는 가장 강력한 적응 면역반응 중 하나로서 감염된 세포 표면에 제시된 항원을 인지하여 감염된 세포를 죽일 수 있는 숙주 T세포의 능력에 (일부) 의존한다. T

표 5.3 바이러스에 의한 MHC class I 항원 합성의 조절

바이러스	관찰된 영향이나 예상 메커니즘
RNA	
Human immunodeficiency virus 1형	Tat 단백질이 MHC class I 유전자의 전사를 감소시킨다. Vpu는 MHC class I의 합성 초기단계를 방해한다. Nef는 MHC class I의 세포내섭취를 세포 표면에서 촉진한다.
Mouse hepatitis virus	특정한 MHC class I 유전자들의 전사를 감소시킨다.
Respiratory syncytial virus	MHC class I 유전자의 전사를 감소시킨다.
Poliovirus	바이러스 3A 단백질이 MHC class I 단백질을 가진 소포의 수송을 저해한다.
DNA	
Adenovirus	19 kDa 크기의 E3 당단백질이 MHC class I을 ER에 머물게 한다. 또 MHC class I 유전자의 전사를 감소시킨다.
Epstein-Barr virus	EBNA-4가 항원성 펩티드의 생성 및 세포질에서 ER로 이동하는 과정을 차단할 것이다. MHC class I의 세포 표면 발현을 대립유전자(allele)-특이적으로 감소시킨다.
Human cytomegalovirus	US3 단백질은 MHC class I 분자를 ER에 머물게 한다. US6 단백질은 펩티드가 TAP에 의해 ER 내강으로 이동하는 것을 억제한다. US11과 US2 단백질은 다른 메커니즘을 통해 MHC class I 분자가 ER 내강에서 세포질로 이동하게 만든다. UL10은 ER에서 MHC class I의 이동 속도를 늦추어 준다. UL83은 IE-1 단백질의 펩티드 항원제시를 차단한다.
Herpes simplex virus	ICP47 단백질은 TAP 운반체에 결합하여 펩티드가 ER로 이동하는 것을 차단한다.
Vaccinia virus	알려지지 않은 메커니즘을 통해 감염세포의 MHC class I의 발현이 감소해 있다.

세포의 항원인지 능력은 주조직적합성복합체(MHC; major histocompatibility complex) class I 단백질에 의해 바이러스 펩티드가 제시되는 과정을 필요로 한다. 내인성 펩티드 항원이 생성되어 세포 표면으로 이동하는 경로는 4장에서 다루고 있다(그림 4.13). 만일 바이러스 펩티드가 MHC class I 분자에 결합되는 것을 막아주는 어떤 메커니즘이 있다면 일시적으로 작용할 지라도 감염 형성에 강력한 선택적 이점을 제공할 것이다. 많은 급성감염 사례에서 MHC class I 생성이 변조되는 것을 볼 수 있다(표 5.3). 아마도 이런 조정 작용으로 인해 초기 CTL 반응에 의한 감염조직의 제거 활동이 늦춰지거나 차단되어 충분한 자손바이러스가 퍼져 나가게 될 것이다. 결과적으로, 감염된 세포들의 면역적 제거(immune elimination)를 방해하는 어떤 과정이든 간에 지속감염을 조장하는 잠재력을 가지고 있다.

MHC class I 경로는 면역반응에 필수적이고 매우 잘 조절된다. 그러나 MHC와 관련된 많은 공정들 또는 조절 단계들은 바이러스 감염이 이 경로를 방해한다는 사실이 확인되고서야 비로소 알려지기 시작했다. 바이러스 단백질을 이용하여 MHC I 경로를 저해하는 메커니즘을 밝히는 것은 시사하는 바가 크다. 예를 들어, 다수의 바이러스 단백질들이 MHC 경로의 다양한 시점에서 MHC class I 기능을 방해한다(그림 5.6; 표 5.3). MHC 유전자의 발현을 낮추거나, 프로테아솜(proteasome)에 의해 펩티드가 생성되는 것을 방해하거나, 세포 표면으로 이동되는 MHC-항원 펩티드 복합체의 조립이나 수송을 막음으로써 MHC class I에 의한 항원제시를 줄일 수 있다. Betaherpesvirus인 human cytomegalovirus는 주로 어린 시절에 감염되지만 건강한 개체에서는 흔히 불현성(inapparent) 감염에 한정된다(부록 A). 그러나 감염 자체는 절대 제거되지 않고 신장뿐 아니라 침샘이나 유선에서 지속감염을 확립한다. 감염성이 있는 비리온도 침이나 모유 그리고 소변을 통해 분비된다. 또한, 단핵세포(monocytes)나 대식세포(marcophages) 계열의 초기 전구세포에서는 잠복감염이 확립된다: 다만 이런 세포에서는 비리온이 생성되지 않는다. 장기나 골수이식을 위한 면역억제제 투여 또는 human immunodeficiency virus 감염 등으로 인해 개체의 면역능력이 저하되면, 잠복상태인 cytomegalovirus의 복제가 재활성화되면서 종종 생명을 위협하는 지경에 이르기도 한다.

Human cytomegalovirus가 중요한 연구대상인 이유는 급성감염 시기 동안 MHC class I에 의한 바이러스 항원 제시를 저해하는 다양한 메커니즘을 가지고 있기 때문이다. 바이러스의 US6 단백질은 소포체 내강으로 운반되는 펩티드의 이동을 저해한다. US3 단백질은 MHC class I과 결합하여 소포체 안에만 머물도록 붙잡아 두는 반면 US11과 US2 단백질은 MHC class I 분자를 소포체에서 세포질로 방출하여 프로테아솜이 분해하도록 유도한다. 왜 human cytomegalovirus가 항원제시를 저해하는 수많은 단백질을 생성하는지는 아직 모르지만, 한 가지 가능성은 이러한 기능을 하는 많은 유전자산물(단백질)들이 서로 부가적이나 상승적으로 작용하여서 면역반응을 지체시킴으로써 바이러스가 단핵세포/대식세포의 전구세포를 감염시키고 잠복감염이 형성될 수 있도록 하는 것이다.

단백질에 유비퀴틴을 첨부하는 작업은 세포내섭취(endocytosis), 분류(sorting), 분해(degradation)에 관련되는 중요한 조절 메커니즘이다. 다수의 gammaherpesvirus들과 poxvirus의 유전체에는 E3 유비퀴틴 연결효소(ligase) 활성을 가진 '아연-결

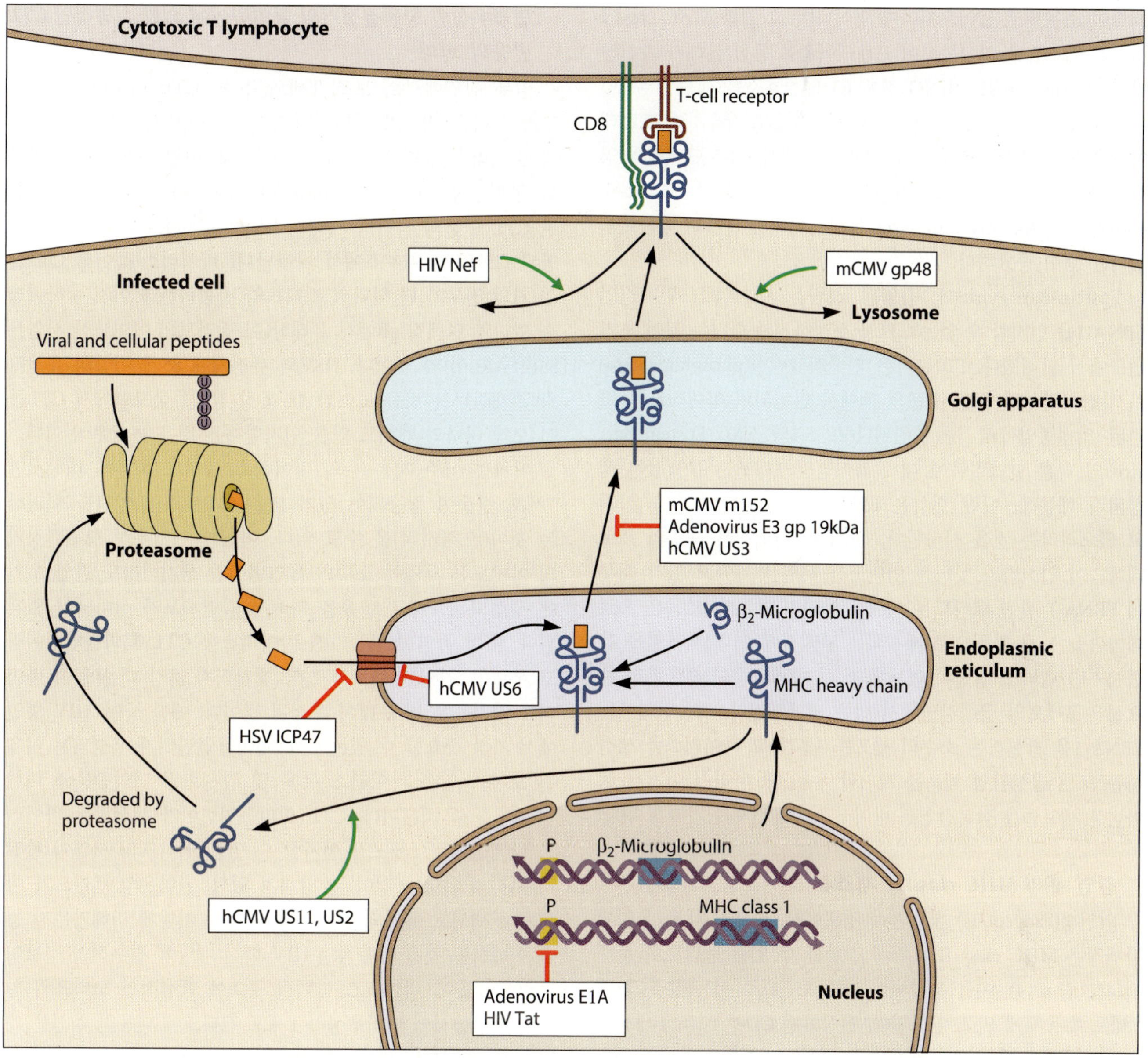

그림 5.6 바이러스 단백질은 MHC class I 시스템에 의한 세포 표면 항원제시를 차단한다. 거의 모든 세포에서는 세포질에서 새롭게 합성되는 단백질의 일부분이 프로테오좀으로 보내져 펩티드 조각(오렌지 색)으로 분해된다. 이런 펩티드들은 소포체 막에 있는 Tap 운반체(분홍색 채널)에 의해 소포체의 내강으로 옮겨진다. 이동된 펩티드는 새롭게 합성된 중쇄(heavy chain)와 β_2-마이크로글로빈 사슬(β_2-microglobulin chain)로 이루어진 MHC class I 단백질(파란색)의 오목한 부위에 결합한다. 펩티드-MHC class I의 완전한 복합체는 골지 기관을 거친 후 세포 표면으로 옮겨지고, 그곳에서 감염된 세포와 상호작용하는 $CD8^+$ T세포에 부착된 T세포 수용체에 의해 인식된다. 몇몇 바이러스 유전자 산물들은 이 경로의 거의 모든 과정을 차단할 수 있다(빨간색 막대). 초록색 화살표는 그 경로를 촉진시켜 주는 것을 나타낸다. 핵 안에서 MHC class I 유전자의 전사는 그림에 나타낸 것과 같이 E1A나 Tat에 의해 프로모터(P)부위가 제어되어 발현이 저해된다. HSV, herpes simplex virus; hCMV, human cytomegalovirus; mCMV, mouse cytomegalovirus; HIV, human immunodeficiency virus.

합 RING 집게(zinc-binding RING finger)' 단백질 계열이 암호화되어 있다. 이 단백질들은 적응면역 반응을 무력화시키고 바이러스 복제를 촉진하는 한편, 세포자살을 저해한다. Human herpesvirus 8의 K3와 K5 단백질, murine gammaherpesvirus 68의 MK3 단백질들이 이러한 기능을 담당한다. K5와 MK3 단백질은 서로 연관성이 높은 막관통단백질 III형에 속하지만 MHC class I 경로에서는 각기 다른 단계에서 작용한다. K5 단백질은 감염된 세포의 표면에서 MHC class I 단백질과 공동자극분자의 세포질쪽 도메인에 유비퀴틴을 첨부하는데, 유비퀴틴이 붙여진 분자들은 세포내섭취 작용이 촉진되어 결과적으로 표면에 남은 농도가 감소된다. 유사한 MK3 단백질 또한 E3 유비퀴틴 연결효소이다. 그러나 이 경우 유비퀴틴 첨부작용은 MHC class I 단백질이 소포체로 들어오자마자 일어나며 그 결과 MHC class I 분자는 세포질로 역이동되어 프로테아솜을 통한 분해가 촉진된다. Myxoma virus도 RING 집게 E3 연결효소를 생산할 수 있는데, 이는 K5 단백질과 비슷한 메커니즘으로 작용하여 프로테아솜을 통한 분해를 촉진한다. 인체 감염에서는 K5 단백질의 영향을 평가할 수 없는 반면, 자연적 숙주인 토끼에서는 MV-LAP 유전자가 결여된 myxoma virus 돌연변이체가 급격히 약독화되었다는 점이 중요하다.

Epstein-Barr virus에 감염된 사람은 바이러스 단백질인 EBNA-1을 인지할 수 있는 CTL을 생성하지 못한다는 것이 초기 연구에서 밝혀졌다. EBNA-1은 인산화단백질(phosphoprotein)로서 잠복감염된 모든 세포의 핵에서 발견되며 바이러스와 관련된 악성종양에서 늘 발견된다(표 5.4와 5.5). Epstein-Barr virus의 다른 단백질들에 대해 특이적인 T세포는 문제없이 생성되기 때문에, 이런 현상은 EBNA-1이 특별한 성질을 가지고 있으리라는 것을 시사한다. 사실, 이 단백질은 숙주의 프로테아솜이 인식하지 못하는 아미노산 서열을 가지고 있기 때문에 EBNA-1 관련 펩티드는 아예 생산되지 않는다. 보통은 프로테아솜을 거쳐 항원으로 제시되는 단백질에 이 억제서열을 융합시키면 펩티드 생성이 억제된다. 이 메커니즘의 생물학적 중요성은 B세포의 급성감염에서 더욱 명백해진다. 적응면역계는 EBNA-1을 발현하는 소수의 세포를 제외하고 바이러스를 생산하는 모든 급성감염 세포를 제거할 수 있다. 따라서 여기서 살아남은 세포들은 잠복감염된 바이러스의 유전체를 가지게 된다.

감염 후의 MHC class II 재조정

외인성(exogenous) 항원제시 경로에서, 세포질 내로 유입된 단백질은 MHC class II 분자에 결합할 수 있는 펩티드로 분해되고(그림 4.14), 이들 복합체는 세포 표면으로 이동되어 $CD4^+$ T세포 수용체에 의해 인지된다. 활성화된 $CD4^+$ 보조 T세포는 CTL의 성숙을 촉진하고 항바이러스 반응을 조절하여 도와준다. 따라서 MHC class II 항원제시 경로를 조절하는 바이러스 단백질들은 보조 T세포의 활성을 방해하게 될 것이다.

많은 바이러스의 유전자산물들이 MHC class II 경로를 재조정한다. 예를 들어, human cytomegalovirus의 US2 단백질은 class II DR-alpha와 DM-alpha 분자의 프로테아솜 분해를 촉진한다고 보고되었다. Epstein-Barr virus의 BZLF2 단백질은 세포 표면과 세포내에 존재하는 MHC class II 분자와 상호작용함으로써 T세포 활성화를 차단한다. Herpes simplex virus의 KOS 주(strain)가 감염되면, 엔도솜 구획(endocytic compartment)으로부터 MHC class II 복합체를 제거해 버린다. Human immunodeficiency virus의 Nef 단백질은 MHC 분자와 CD4 분자가 세포 표면에 출현하지 못하도록 차단한다. Nef는 엔도솜 내부의 산성화를 막음으로써 항원 펩티드가 MHC class II 단백질에 적재(loading)되지 못하게 영향을 줄 수 있다.

면역우성인 항원결정기의 돌연변이에 의한 치명적인 CTL 반응의 회피

일부 감염에서는 보조 T세포(Th)와 CTL 세포의 집단 규모가 놀라울 정도로 제한되어 있다. 이 T세포들은 극히 소수의 바이러스 펩티드하고만 반응하는데 이런 펩티드를 **면역우성 항원결정기(immunodominant epitope)**라고 부른다. 제한된 CTL 반응의 극단적 사례는 herpes simplex virus 1형에 감염된 C57BL/6 마우스에서 나타난다. 바이러스-특이적 CTL들의 거의 전부가 단 하나의 펩티드와 반응하는데 이것은 바이러스 외피막 단백질 gB에서 유래한(이 펩티드의 아미노산 서열은 SSIEFARL이다) 것이다. HSV의 유전체에 85개 이상의 유전자가 존재한다는 것을 고려할 때 특정 감염동물모델에서 CTL들이 오직 하나의 펩티드 만을 인지한다는 것은 놀라운 일이다.

이처럼 아주 적은 수의 바이러스 펩티드 종류에 대해서만 T세포 반응이 집중되어 있기 때문에 T세포의 인지를 회피하는 것이 오히려 쉬울 수도 있다. 이러한 면역우성 항원결정기의 아미노산 서열에 소수의 돌연변이만 생기더라도 감염 초기에 생성되는 T세포 반응을 피해서 감염세포가 살아남아 있게 된다. 이런 돌연변이를 가진 바이러스를 **CTL 회피돌연변**이라고 부르며, 감염된 세포가 결국 제거되지 않기 때문에 이 바이러스 입자들은 더욱 많이 축적될 것이다. 예를 들어, HIV 병인에서 가장 중요할 수 있는 CTL 회피돌연변이가 생성되는 이유는 오류가 많은 바이러스 복제 및 활성화된 면역반응에 대한 지속적 노출 때문이다. CTL 회피돌연변이가 생산하는 바이러스 단백질에는 T세포가 인지할 수 있는 펩티드의 서열이 완전히 사라져 있다는 것이 잘 밝혀져 있다. 면역우성 펩티드가 어떻게 선택되고 유지되는지, CTL 반응은 어떻게 피해가는지 등을 이해하는 것은 효과적인 HIV 백신 개발에 필수적인 정보이다. 예를 들어, 바이러스 단백질 구조에 핵심적인 모티프의 일부이면서 동시에 면역우성인 T세포 펩티드에 대응한 백신을 개발할 수 있다면 CTL 회피돌연변이가 살아남을 가능성을 낮출 것이고 따라서 감염개시 후 바이러스의 확산도 상당히 감소시킬 수 있을 것이다.

면역우성 항원결정기와 CTL 회피돌연변이는 감염자 수가 계속 늘고 그 위험성도 증가하고 있는 hepatitis C virus 감염에서도 중요한 역할을 한다(세계 전역에 7천만 명 이상의 사람들이 hepatitis C virus에 감염되어 있다[부록A]). 전체 감염자의 20~30% 미만의 사람에서만 급성감염으로 유발된 CTL 반응이 효과적일 뿐, 감염자의 절대 다수에서 교활한 지속감염이 나타난다. 수년 후, 이러한 지속감염은 간에 심각한 손상을 입히고 치명적인 간암을 유발할 수도 있다. 지속감염된 침팬지에서는 CTL을 회피하는 돌연변이를 갖는 바이러스 유전체가 발견되다. 이와는 대조적으로 급성감염으로부터 회복한 동물에서 분리된 바이러스에는 이러한 돌연변이가 없다. 이들 연구에서 내릴 수 있는 결론은 명확하다. 만약 CTL 회피돌연변이가 초기에 나타난다면 지속감염의 확립 가능성이 높고, 만약 CTL이 회피돌연변이가 나타나기 전에 급성감염을 제거할 수 있다면 지속감염은 형성되지 않는다.

CTL에 의한 인지를 피하기 위해 CTL 항원결정기가 완전히 결실되거나 심하게 변형될 필요는 없다. 사실상 바이러스 펩티드에 특이적인 T세포가 똑같지는 않지만 유사한 펩티드에 결합하는 경우에도 이 T세포들은 약하게 반응하거나 전혀 반응하지 않게 된다. 이런 경우, 돌연변이나 (원래의) 부모 바이러스 모두가 집단 내에 비슷하게 유지될 수 있다. 이렇게 약간만 변경된 바이러스 펩티드는 hepatitis B의 지속감염 환자에서 분리된 적이 있다.

활성화된 T세포 죽이기

때때로 CTL이 감염된 세포와 맞물렸을 때 표적세포 대신 CTL이 죽는 경우가 있다. 예상하지 못했던 이 현상은 바이러스 방어의 좋은 예를 보여 준다. 활성화된 T세포들은 Fas라고 부르는 막수용체(membrane receptor)를 세포 표면에 발현한다. Fas는 TNF 계열의 막-연관 사이토카인 수용체로서 Fas-리간드(FasL)라는 막단백질과 결합한다. 활성화된 T세포의 Fas가 표적세포의 FasL와 결합하면 수용체가 3합체(trimer)를 형성하면서 신호를 발생시키고, 이 신호들은 T세포의 자살(apoptosis)을 초래한다. 만약 바이러스가 세포 표면에 있는 FasL의 양을 증가시킨다면 이 단백질과 결합한 모든 T세포(Th세포나 CTL)는 죽게 될 것이다. 이런 메커니즘은 human immunodeficiency virus에 감염된 환자들에서 빈번히 나타나는 "자발적인" T세포 자살을 설명하기 위해 제시되었다. HIV의 Nef, Tat, SU 단백질, human T-lymphotropic virus의 Tax 단백질 그리고 human cytomegalovirus의 IE2 단백질은 모두 FasL의 생산을 증가시키고 T세포 자살을 일으키는 단백질로 알려져 왔다. T세포를 죽이는 이 예사롭지 않은 메커니즘은 바이러스 감염에만 국한된 것은 아니다. 만약 그랬다면, 진화적 측면에서 Fas 시스템은 오래 전에 제거되었을 것이다. 실제로, Fas가 매개하는 CTL 죽이기는 대부분의 복잡한 생물에서 나타나는 정상적인 활동이다. 이 기능은 바이러스 감염이 진정되어 T세포가 더 이상 필요하지 않을 때나 조직 내의 T세포가 해로운 작용을 할 때 제거하기 위한 작용이다. 예를 들어, 눈과 같이 약하면서 대체가 불가능한 조직세포는 세포 표면에 FasL의 높은 함량을 유지함으로 T세포의 공격으로부터 벗어나 있다.

지속감염은 면역감시가 느슨해진 조직에서 확립될 수 있다

신체의 세포와 기관에 따라 면역방어 정도에는 차이가 있다. 특별히 면역저하가 일어난 상황은 아니지만 감시가 느슨한 기관이라면 바이러스 입자가 감염했을 경우에 지속감염이 확립될 수도 있다. 주변 환경에 노출되어 있는 표면을 가진 조직들(예: 피부, 분비기관, 담관, 신장세관 등)은 외부물질에 일상적으로 노출되어 있기 때문에 면역방어의 활성화에는 비교적 높은 역치(threshold)가 존재한다. 이런 조직에서는 *Papillomaviridae*와 *Betaherpesvirinae*에 속하는 바이러스들에 의한 지속감염이 흔하게 나타난다. Human cytomegalovirus 입자는 면역감시가 상대적으로 소홀한 분비선이나 분비관(예: 신장, 침샘, 유선)의 내강 표면을 구성하는 세포에서 복제하면서 지속적으로 분비물과 함께 방출된다. 면역감시를 회피하는 가장 극적인 예는 피부사마귀를 일으키는 papillomavirus에서 나타난다. 이 감염성 바이러스의 생산적인 증식은 최종분화를 마친 가장 바깥쪽 피부층에서만 잘 일어나는데, 이곳은 면역반응이 일어나지 않는 지역이다. 또 건조한 피부는 계속 벗겨져 나가는데 이 때문에 효과적인 감염 전파가 일어난다. 이 주장은 가장 위생적인 병원에서도 청결한 표면에 손가락을 문질렀을 때 인체 피부조직 케라틴이 70~80%를 차지하는 하얀 필름막이 나타난다는 사실에서 확인할 수 있다. 분자생물학자의 실험실에서도 건조한 피부 흔적이 많이 발견되는데 단백질 젤을 은염색(silver-staining)할 때 진하게 보이는 밴드가 종종 사람 케라틴(keratin)인 경우가 있다.

중추신경계, 눈의 유리액 그리고 림프 유출(lymphoid drainage) 지역과 같은 신체의 특정 구획에는 염증반응의 개시세포와 효과세포가 결여되어 있다. 그 이유는 이런 조직들이 염증의 전형적인 증상인 체액 축적이나 부종 또는 이온 불균형에 의해 손상을 입을 수 있기 때문이다. 더욱이, 대부분의 신경세포는 재생되지 않기 때문에 세포사멸을 일으키는 면역방어는 치명적이다. 따라서 면역감시가 약화된 이런 조직에서는 지속감염이 흔하다(표 5.2).

면역계의 세포들이 감염되었을 때 지속감염이 일어나기도 한다

많은 바이러스가 면역시스템의 세포를 감염시킨다. 이렇게 감염된 림프구나 단핵세포는 신체 말단으로 이동하면서 오히려 비리온이 복제하여 분비될 수 있는 새로운 부위로 쉽게 데려다 준다. 만약 이런 세포들이 급성감염으로 인해 죽거나 손상을 입으면 면역반응이 제대로 작동하지 않을 수도 있어서 지속감염으로 바뀔 수 있다. 간단히 정리하면, 면역반응 결손의 정도는 바이러스가 감염시키는 면역세포의 종류나 수에 직접 비례한다. 4장에서는 바이러스 감염에 의한 신체 전반의 면역억제가 미치는 영향과 결과에 대해서 논의하고 있다.

Human immunodeficiency virus는 면역세포들의 감염이 얼마나 복잡하며 역동적인지 알려 주는 중요한 예를 보여준다(6장). 이 바이러스는 $CD4^+$ Th 세포뿐 아니라 림프절, 뇌 또는 다른 기관 등으로 비리온을 이동시킬 수 있는 단핵세포, 수지상 세포, 대식세포들을 감염시킨다. 따라서 언뜻 보기에는 이런 초기감염 후 수일 내에 면역체계가 완전히 망가져 버릴 것만 같다. 그러나 면역세포는 계속 보충되기 때문에 이런 참사는 일어나지 않는다. 새로운 세포들이 계속해서 감염되고 죽지만, 평균적으로 면역체계는 기능을 가진 채로 수년 정도를 지속할 수 있다. 그 결과, 약물치료를 받지 않은 감염 환자에서는 바이러스를 제거하는 면역반응이 있음에도 불구하고 지속적으로 막대한 양의 바이러스 입자가 생성된다. HIV 감염질환의 초기단계에는 면역억제가 아니라 지속적인 면역활성이 나타난다. 질환의 마지막 단계에 가서야 바이러스 복제가 면역세포의 보충(replenishment)을 능가하면서 심각한 면역억제가 나타난다. 결과적으로 바이러스에 의한 감염과 바이러스와 관련되지 않은 이차감염이 통제되지 못하고 퍼지면서 환자는 회복이 어렵게 된다.

지속감염을 일으키는 두 가지 바이러스

Measles Virus(홍역바이러스)

Paramyxoviridae 과에 속하는 measles virus는 흔한 인체감염 병원체이다(부록 A). 바이러스 유전체의 구성과 복제 전략은 rhabdovirus인 vesicular stomatitis virus와 유사하다(제I권의 부록). measles virus는 전 세계적으로 매년 4억 명의 감염자 중 250,000명의 사망자(대부분이 영유아)를 낳는 가장 전염성이 강한 인간 바이러스 중 하나다. 그나마 몇몇 나라는 감염자 수를 추정하기 어려워서 이 수치는 상당히 낮게 어림잡은 것이다. 일반적으로 measles virus는 평생 동안 단 한 번의 감염만 일으킨다. 결과적으로 바이러스는 새롭게 감염이 일어날 수 있는 영유아 개체수가 충분히 많은 집단에서만 퍼져 나간다. 집단유전학자들은 measles virus 확산이 유지될 수 있는 집단의 규모를 최소 30만에서 50만 사이로 계산했다. measles virus의 세포수용체에는 CD46과 CD150 단백질이 포함되는데, CD150은 지금까지 시험된 모든 종류의 measles virus의 수용체로 이용되는 반면에 CD46은 백신과 실험실용 바이러스의 주요 수용체이다. 많은 학자들은 measles virus가 광범위한 세포주성(cellular tropism)을 갖는 것으로 보아 이 두 가지 외의 다른 수용체가 존재할 것이라고 생각한다. 초기 복제 후에 measles virus는 림프절로 진입하는 조직내 단핵세포와 림프세포를 감염시킨다. 림프조직에서 더 늘어난 바이러스들은 단핵세포와 B세포 그리고 T세포들의 일부를 감염시키고 이 세포들은 곧 순환계로 들어간다. 림프조직의 이차감염은 이차적인 바이러스혈증(viremia)을 일으키고, 이어서 입과 폐의 상피세포에 이르러 복제는 계속된다. 전형적인 홍역 피부발진인 코플리크반(Koplik's spot)이라 불리는 구강 손상은 지연성 과민반응(delayed-type hypersensitivity reaction)에 의해 유발된다. 합병증이 없는 급성감염의 진행은 약 2주 간 진행된다(그림 5.7). 급성감염은 기침과 발열, 결막염을 유발하지만 평생면역을 얻게 된다.

홍역 감염자의 대다수는 별다른 후유증 없이 회복되지만 특징적인 체내 면역억제 효과는 완치 후에도 1~2주 동안 지속된다. 그 결과, 이 기간 동안 홍역과 무관한 병원체에 이차로 감염되면 숙주방어가 제어하지 못하며 만약 즉각적인 치료와 보호가 없다면 치명적인 결과로 이어질 수도 있다. 제3세계 국가의 상당수의 어린이들이 홍역에 감염된 후 이차 감염으로 인해 사망한다. 이런 면역억제를 설명하려는 여러 메커니즘이 제시된 바 있다. measles virus가 면역계의 세포를 감염시키면 그로 인해 면역반응이 억제될 수 있을 것이다. 인터루킨-12는 항원제시세포(APCs)의 Toll-유사 수용체가 감염에 의해 자극될 때 생산된다. 그러나 감염된 T세포와 B세포, 그리고 대식세포는 세포주기 중 G_1 말기에 멈춰서 정상적인 기능을 할 수 없게 된다. 감염되지 않은 림프구 또한 감염된 세포 표면에 발현한 바이러스 막단백질과 직접적으로 접촉하여 영향을 받게 된다.

아주 드물게는 measles virus 유전체와 구조단백질이 적응면역계에 의해 제거되지 못한 채 감염된 환자 몸에서 수년 동안 지속적으로 존재한다. 이에 대한 메커니즘은 아직 불확실하지만 감염 환자를 대상으로 한 연구에서 지속감염과 항체 농도 사이의 명백한 상호관련성이 보고되었고, 이에 대한 중요성에 대해서는 계속 논의 중이다. 배양세포의 감염에서 항체의 효과를 살펴본 결과, measles virus에 특이적인 항체는 세포 표면에 존재하는 바이러스 막단백질과 결합하여 항체-단백질 복합체를 형성하고, 이 복합체를 세포내로 섭취하여 단백질 분해를 유도한다. 바이러스 막단백질 중 일부는 융합단백질로서 세포-세포 간 융합을 일으켜 세포자살을 유도할 수 있기 때문에 항체를 처리하면 세포의 죽음을 유도하는 메커니즘이 효율적으로 차단되어 배양세포에서의 바이러스 지속감염이 가능해진다.

일차감염 후에 나타나는 바이러스혈증 시기 동안 감염된 림프세포를 통해 measles virus가 두뇌로 진입할 수 있다는 것은 매우 중요한 발견이다. 면역감시가 낮은 뇌와 같은 조직에서의 이차감염은 다양한 결과를 초래한다. 3000명의 감염자 중 1명 꼴로 일어나는 **급성감염후뇌염(acute postinfectious encephalitis)**이 그중 한 가지다. 또 다른 질병인 **아급성범발성전뇌염(subacute sclerosing parencephalitis, SSPE)**은 매우 드물지만 느리게 발병하면서 종종 치명적인 뇌염이다. 이 질병은 지속감염이 독특하게 변형된 지발성 감염(slow infection)의 형태다 ("지발성 감염 : Sigurdsson의 전설" 아래 설명 및 그림 5.1 참조). 백만 명 중 한 명 정도의 어린이나 청년기의 성인이 홍역에 걸린 후 약 6년에서 8년 정도의 잠복기를 가진 뒤 SSPE로 발전한다. SSPE는 아이들이 커서 감염되었을 때 보다는 1~2살에 감염되었을 때 발생하기 쉽다. 이 질병은 뇌에 있는 소수의 감염 세포로부터 시작된다. 이런 세포 안에서는 바이러스 유전자의 발현 특히 피막단백질(envelop protein)의 합성이 줄어들며 완전히 조립된 입자는 환자의 뇌조직에서 좀처럼 검출되지 않는다. 기질단백질(matrix, M)이 변형되어 비리온의 조립이 효과적이지 못할 수도 있다. 조립된 입자가 관찰되지 않는다 하더라도 뉴클레오캡시드(nucleocapsid)는 생성되며 감염성이 있는 유전체는 시냅스를 통해 신경세포들 간에 전파된다. 완성된 비

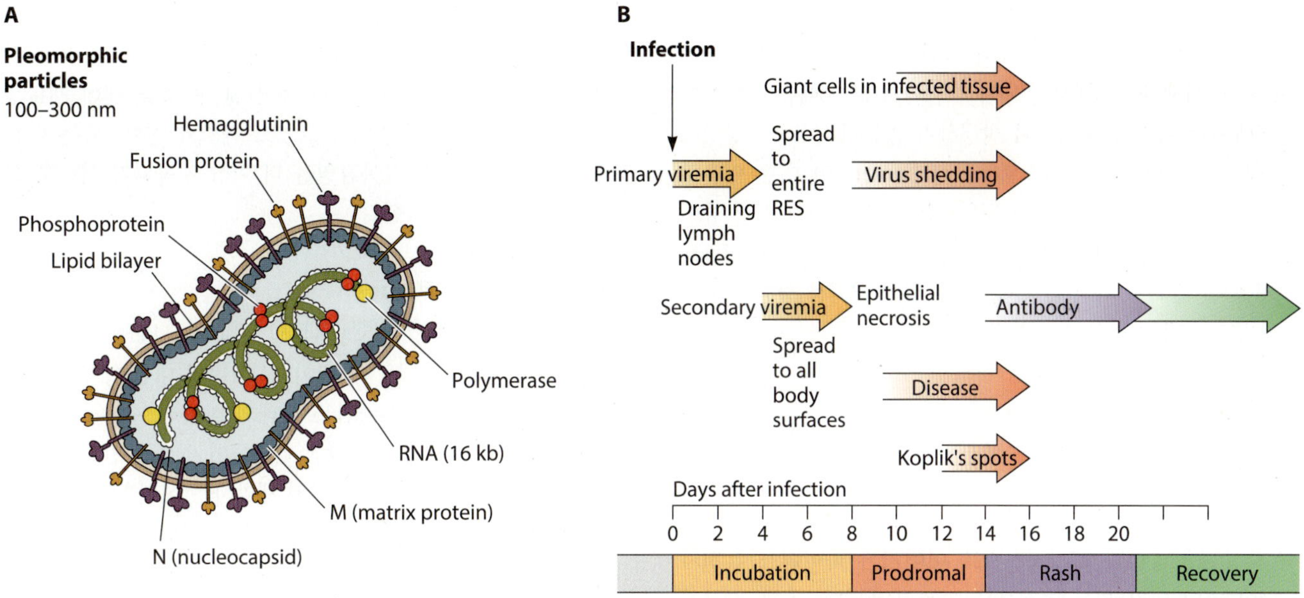

그림 5.7 measles virus에 의한 감염. (**A**) 비정형의 홍역 비리온 구조 모식도. (**B**) 체내에서 일어나는 홍역감염의 확산과정에서 일어나는 임상적 홍역의 진행 경과와 사건. 감염이 진행되면서 임상적으로 정의된 4단계가 순차적으로 발생한다(아래쪽 그림). 홍역의 특징적인 증상은 일차와 이차 바이러스혈증에 의해 림프계에서 세망내피계(reticuloendothelial, RES)로 전파되어 결국 신체 전체로 퍼지게 되면서 나타난다. 임상적 단계와 일치하는 전형적인 반응시점은 색조 화살표로 표시했다. 홍역감염에서는 특징적인 구강 내 병변(Koplik's spot)과 피부의 홍반성 구진성 발진(papules)이 나타나는데, 이는 홍역 바이러스에 대한 면역반응 때문에 생기는 면역병리 현상의 전형적인 사례이다. Redrawn from A. J. Zuckerman et al., *Principles and Practice of Clinical Virology,* 3rd ed. (John Wiley & Sons, Inc., New York, NY, 1994), with permission.

리온이 없이 진행되는 이런 전파 메커니즘은 바이러스 수용체 대신 바이러스 융합단백질을 필요로 한다.

이러한 흥미로운 발견과 지속감염 메커니즘의 연관성을 시험해 볼 만한 가설은 아직 없는데, 불가능한 것은 아니지만 인체감염에서 이러한 아이디어를 시험해 본다는 것이 매우 어렵기 때문이다. 그럼에도 불구하고 적당한 동물모델을 사용한다면 다음과 같은 근본적인 질문에 답할 수 있을 것이다. 급성감염 동안 나타나는 일시적인 면역억제는 뇌에서의 감염을 촉진하는가? M 단백질 합성이나 입자조립이 훼손되는 것은 질병 유발에 필요충분한 조건일까? 또는 뇌 안에서 일어나는 다른 자연선택 과정에 영향을 미치는 것인가? 바이러스 유전자 발현의 결손은 숙주 방어 작용에 노출된 수년 동안 자연선택의 결과들이 누적되어 나타나는 것인가? 인체 measles virus 수용체를 발현하는 유전자도입 마우스(transgenic mouse)는 이런 중요한 문제를 과학적 실험으로 답해줄 것이다.

Lymphocytic Choriomeningitis Virus

Lymphocytic choriomeningitis virus(LCMV)는 Arenaviridae 과에 속하며 인체에서 무균성 뇌막염(aseptic meningitis)과 관련되었다고 알려진 첫 번째 바이러스이다. 이 바이러스가 더 중요하게 여겨지게 된 것은 최근 이 바이러스의 연구가 특히 지속감염과 CTL 인식, 그리고 표적세포 사멸과 관련하여 바이러스 병인(pathogenesis)과 면역학에서 근간이 되는 기초적인 원리를 제시하기 때문이다. LCMV는 설치류에서 사람으로 전파되는데 사람에 감염하면 신경학적, 발생학적으로 치명적인 손상을 일으킬 수 있다(인수공통 감염의 예[10장]). 감염된 설치류에서는 별 해로운 영향이 나타나지 않으며 분변이나 소변을 통해 평생 동안 많은 양의 비리온을 배출한다. 비리온을 평생 만들어내는 이런 마우스를 보균자(carrier)라고 한다. 보균 상태는 두 가지 이유로 성립되는데, 감염이 세포용해를 일으키지 않아야 하고, 만약 마우스들이 태어나기 전 모체에서 감염되거나 태어난 후에 즉시 감염이 되는 경우라면 바이러스 단백질은 '외래(foreign)'로 인식되지 않아 면역계가 감염을 제거하지 못하게 된다. 그러나 만약 건강한 성체 마우스의 뇌에 바이러스를 주입하면 마우스들은 급성 면역병리학적(immunopathological) 뇌염으로 인해 죽게 되는데, 이 현상은 사람이 감염되어 나타나는 것과 유사한 형태의 질병이다.

마우스 모델에서 보면 CTL은 바이러스 제거반응과 대뇌감염에서 나타나는 치사반응(lethal response) 모두에서 필요하다. 만약 성체 마우스의 CTL을 제거한다면 뇌 속에 바이러스 입자를 주입해도 마우스는 죽지 않는다. 대신 이 마우스는 신생아의 지속감염에서 보는 것과 마찬가지로 비리온을 평생 동안 생성하게 된다. 바이러스에 반응하는 CTL을 지속감염된 신생마우스에게 투여하는 경우 몇 주 후에 감염이 제거될 수 있었다. 지속감염된 신생마우스에서는 뇌가 감염되지 않기 때문에 활성화된 T세포가 촉진하는 뇌염이 발생하지 않는다. 이러한 상황에서, 마우스의 면역효과 시스템(effector system)이 어떤 이유로 감염을 제어하지 못하게 되는 것인지는 현재 연구가 진행 중이다. 최근 실험 결과는 LCMV 면역반응에 주요 펩티드(dominant peptide)를 인식할 수 있는 T세포 클론이 제거되는 능동적인 과정이 관여한다는 것을 시사하고 있다.

잠복감염

일반적인 특성

잠복감염은 3가지의 일반적인 특성으로 요약된다. 첫째, 생산적 감염(productive infection)으로 이어지는 바이러스 유전자 산물이 거의 없거나 아주 적은 농도로 발현된다. 둘째, 잠복상태의 유전체를 가지고 있는 세포는 면역체계에 의해 잘 인식되지 않는다. 셋째, 바이러스 유전체는 온전하게 유지되어 나중에 새로운 숙주를 감염시킬 수 있을 정도의 자손 바이러스를 생산해 낼 수 있다(그림 5.1). 잠복유전체는 신경세포와 같은 분열하지 않는 세포 안에서 복제되지 않고 유지하거나(예: herpes simplex virus, varicella-zoster virus), 또는 분열하는 세포에서 자체분열을 유지하고 지속하거나(예: Epstein-Barr virus 또는 cytomegalovirus), 또는 숙주 염색체에 삽입되어 숙주 유전체와 동시에 복제되면서 유지될 수도 있다(예: adeno-associated virus).

잠복감염에서 바이러스 유전체의 이런 "장기주차(long-term parking)"는 바이러스 유전체의 안정성이란 측면에서 눈여겨볼 만하다. 즉, 바이러스와 숙주세포 유전자 발현을 조절하는 인자들 사이의 균형이 유지되어야 한다. 잠복감염을 성립하고 유지하는 메커니즘은 다양하지만, 한 가지 공통점은 바이러스 유전체의 후생적(epigenetic) 변형이 핵심적인 역할을 한다는 점이다. 일반적으로, 단지 몇 개의 바이러스 유전자 생성물 만이 잠복감염된 세포에서 발현된다. 잠복기 상태의 herpes simplex virus(alphaherpesvirus 중 하나)를 가진 신경세포에서는 바이러스 단백질이 아닌 독특한 RNA 전사체가 생성된다. alphaherpesvirus의 하나인 varicella-zoster virus 경우에는 잠복감염된 세포가 생산적 복제를 위해 필요한 몇 개의 바이러스 단백질만을 합성하기도 한다(그림 5.4). B세포를 감염시키는 Epstein-Barr virus(gammaherpesvirus의 일종)의 잠복감염은 더 복잡하다. 적어도 9개의 바이러스 단백질과 길이가 짧은 바이러스 RNA가 잠복감염 바이러스 유전체의 복제를 촉진하고 숙주면역반응을 조절하는 데 필요하다(표 5.4). Cytomegalovirus와 같은 betaherpesvirus에서는 바이러스가 만드는 microRNA가 잠복감염의 성립에 작용하리라고 여겨진다.

만약 잠복기가 생존전략으로서 가치를 지니려면 재활성이 일어나기 위한 메커니즘이 분명히 존재해야 한다. 이를 통해 감염성 있는 비리온이 다른 숙주로 확산될 수 있을 텐데 재활성은 자발적으로 일어날 수도 있고 스트레스와 장애, 또는 다른 상해와 같이 숙주에서 잠복감염을 더 이상 지속되기 어려운 상황 이후에 나타나기도 한다.

Herpes Simplex Virus

미국에 사는 모든 성인들의 4분의 3정도가 herpes simplex virus(단순포진 바이러스) 제1형이나 제2형에 대한 항체를 갖고 있으며 말초신경계 안에는 잠복 상태의 바이러스 유전체가 존재한다. 대략 4억 명 정도의 감염 인구들이 일생 동안 자발적으로 재활성이 되는 바이러스로 인해 재발하는 허피스(herpes) 질병을 겪을 것이다. 반면, 나머지 더 많은 인구에서는 신경계 내에 잠복상태의 바이러스 유전체를 갖고 있지만 재활성으로 인한 감염이 나타나지는 않는다. Herpes simplex virus는 유일한 자연 숙주인 사람들 사이에 널리 퍼져 있는 것으로 알려져 있는 잘 적응된 병원체의 예다. 그러나 왜 이렇게 널리 퍼져 있는 바이러스에 의해 어떤 사람들이 다른 이들보다 더 잘 감염되는지는 잘 알려져 있지 않다(Box 5.5). 실험적으로는 마우스, 쥐, 기니피그, 또는 토끼를 포함한 다양한 실험동물을 감염시킬 수는 있지만 자연 상태의 동물 숙주에 대해서는 알려진 바가 없다. Herpes simplex virus로 대표되는 alphaherpesvirus들은 주로 완전히 분화되어 더 이상 분열하지 않는 말초신경계의 신경세포에서만 잠복감염을 일으키는 특징이 있다. 사실 대부분의 신경계 바이러스(예, rabies virus)는 말초신경계를 감염한 후에 중추신경계로 확산되어 치명적인 질병을 일으키거나 죽음으로 이끌 수도 있다.

일차감염

Herpes simplex virus 감염은 보통 점막표면의 표피세포에서 시작된다(그림 5.8). 비리온은 감각신경세포의 말단과 인접한 세포 기저부에서 방출된다. 감각신경 말단은 많이 존재하기 때문에 쉽게 감염될 수 있지만 다른 자율신경 말단은 상피의 더 깊은 층으로 들어갈 때에야 비로소 감염된다. 예를 들어 모세혈관의 내피세포나 모낭 주위의 세포들은 교감신경 말단과 연결되어 있어 바이러스에 노출될 수 있다. 만약 눈이나 다른 안면 조직이 감염되면 부교감신경과 두개골 신경 말단에 퍼질 수 있다. 이런 신경 말단들과 바이러스 피막(envelop) 사이의 융합(fusion)을 통해 바이러스는 내부의 피포(tegument) 단백질과 함께 뉴클레오캡시드를 축색 원형질(axoplasm)로 투입시킨다. 세포 안으로 들어온 뉴클레오캡시드는 '디네인(dynein)'이라는 운동단백질에 의해 미세소관을 타고 움직여 감염된 주변 조직에 뻗어 있던 특정 신경세포의 세포체(cell body)까지 이동한다.

표 5.4 Epstein-Barr virus 잠복감염 동안에 발현되는 유전자 산물

유전자 산물	기능
EBNA-1	세포주기 S기 동안에 Epstein-Barr virus의 잠복감염 유전체의 복제를 유지한다. 염기서열-특이적 DNA 결합단백질로서 생산적 감염의 복제에 이용되는 원점과는 구별되는 *oriP*라는 독특한 복제원점에 결합한다.
EBNA-2	Epstein-Barr virus와 숙주세포 유전자의 발현을 조절하는 전사조절인자. LMP-1 유전자의 프로모터와 CD23(낮은 친화력의 IgE에 대한 Fc 수용체), CD21(Epstein-Barr virus의 세포수용체, CD23의 리간드, 보체단백질인 C3d의 수용체)과 같은 세포유전자의 프로모터를 활성화시켜서 발현을 촉진시킨다.
EBNA-LP	조직에서 배양한 일차 B세포에서 EBNA-2와 함께 cyclin D2를 활성화시키는 데 필요하다.
EBNA-3A와 EBNA-3C	잠복감염 확립의 초기에 중요한 역할을 한다.
LMP-1	잠복감염된 B세포를 면역반응으로부터 보호하는 막결합단백질. LMP-1은 B세포에서 몇 가지 표면부착 단백질과 칼슘-의존적 단백질인산화효소와 항-세포자살 인자인 Bcl-2의 합성을 촉진한다.
LMP-2	src 계열 신호전달 과정의 활성화를 차단하는 데 필요한 막결합단백질로서 잠복감염이 재활성화되는 메커니즘을 억제한다. LMP-2A와 LMP-2B의 형태로 2종류의 스플라이싱이 된 산물이 존재하는데, LMP-2B에는 수용체-결합 도메인이 존재하지 않고 LMP-2A의 기능을 조절하는 것으로 보인다.
EBER-1과 EBER-2	폴리(A)가 부착되지 않고 단백질을 암호화하지 않는 소형 RNA 분자들로서 RNA 중합효소 III에 의해 합성된다. 각각 166개와 176개의 염기로 이루어진 핵산이다.
miRNAs	적어도 20종의 다른 miRNA 분자들이 2개의 바이러스 전사체에서 생성된다. 한 세트는 BART 유전자에서 나오고, 다른 세트는 BHRF1 클러스터에서 생성된다.

BOX 5.5 DISCUSSION

위생가설(the hygiene hypothesis): 왜 사람마다 herpes simplex virus에 대한 감수성에 차이가 있는 것일까?

선진국의 성인 중 약 80% 이상이 말초신경계에 잠복감염된 herpes simplex virus를 가지고 있다. 이들 중 일부는 재활성화로 인한 조직손상을 겪는 반면 다른 일부는 전혀 증상이나 조직손상이 없다. 이렇게 높은 감염률과 숙주반응의 다양성은 무엇으로 설명할 수 있겠는가?

가설: Th1과 Th2 반응 중에서 적절한 적응면역 반응을 촉진시키는 선천면역 반응의 효율성은 개개인이 어린 시절에 겪는 미생물 감염에 의해 결정된다. 극단적인 예로, 매우 위생적인 환경에서 어린 시절을 보낸 경우 선천면역의 자극이 감소되고 그 결과 적절한 적응면역 반응이 발달되지 않아서 성인이 된 후 감염을 제어하는 역량이 감소한다.

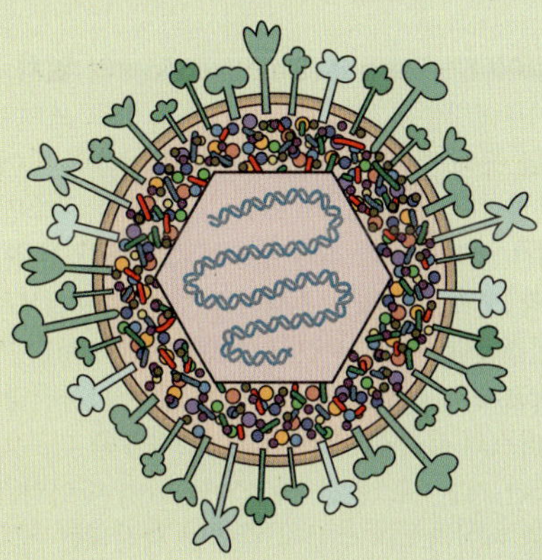

이 가설에 따르면 서구사회에서 herpes simplex virus 감염뿐 아니라 알레르기나 천식 질환의 발생률 증가는 '과도하게 위생적인' 생활환경에서 기인하는 것이다. 이러한 환경에는 멸균된 유아식의 빈번한 사용, 과도한 항균비누 및 세척제의 사용, 신생아들이 가족이나 친구를 적게 만나는 것들도 포함한다. 어린 시절 소수의 미생물에만 노출되었던 사람의 경우 효율적인 Th1 반응을 유도, 축적하는 데 실패하기 때문에 더 심각한 증상을 동반하는 잠복감염 herpesvirus의 빈번한 재활성화로 고통 받게 된다. 그 대신 미생물감염으로 인해 선천면역이 초기에 부적절하게 자극된 경우, 나중에 외래 항원에 노출되었을 때는 오히려 부적절한 Th2 반응을 유도하게 된다. 이와 같은 위생가설에 찬성하거나 반대하는 많은 관찰 결과들이 일회성이거나 실험적 통제가 미흡해서 이 가설을 검증하는 게 쉽진 않다. 다만, 이 아이디어가 상당한 연구와 논쟁을 촉진시키고 있다는 것은 사실이다.

Camateros, P., J. Moisan, J. Henault, S. De, E. Skamene, and D. Radzioch. 2006. Toll-like receptors, cytokines and the immunotherapeutics of asthma. *Curr. Pharm. Des.* **12**:2365-2374.

Rouse, B. T., and M. Gierynska. 2001. Immunity to herpes simplex virus: a hypotheis. *Herpes* **8**(Suppl. 1):2A-5A.

Strachan, D. 1989. Hay fever, hygienc, and household size. *Br. Med. J.* **299**:1259-1260.

Zock J., E. Plana, D. Jarvis, et al. 2007. The use of household cleaning sprays and adult asthma: an international longitudinal study. *Am. J. Respir. Crit. Care Med.* **176**:735-741.

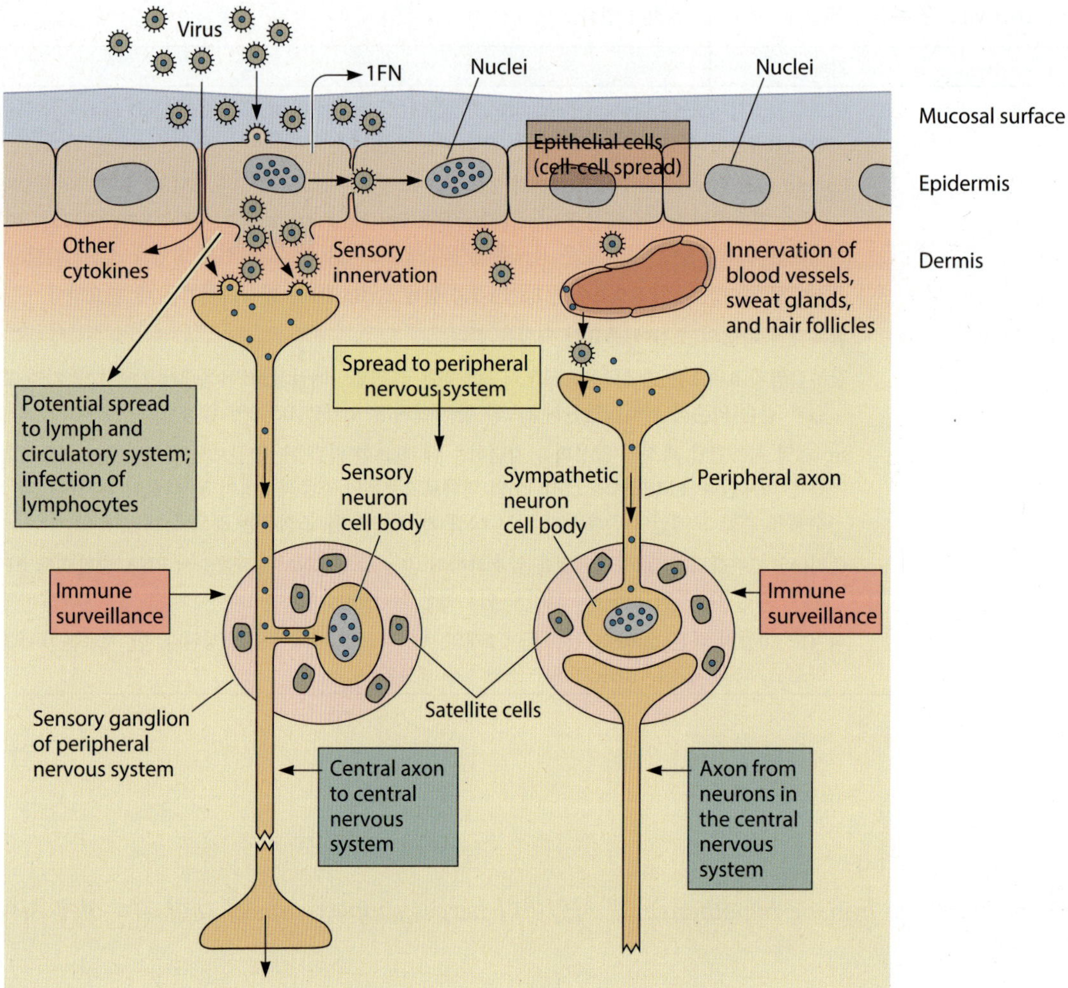

그림 5.8 감각 신경절과 교감 신경절에 일어나는 Herpes Simplex Virus의 일차 감염. 바이러스의 복제는 주로 점막 상피세포와 같이 초기 감염이 일어난 곳에서 이루어지는데, 외상은 보일 수도 있고 보이지 않을 수도 있다. 이러한 상황에서 인터페론(IFN)과 그 외 사이토카인과 같은 인자를 통해 숙주의 내재면역 및 선천면역 방어에 의해 감염이 퍼지는 것이 억제된다. 바이러스는 수지상세포(dendritic cells)나 자연살해세포(natural killer cell)처럼 국소면역에 효과를 나타내는 세포들을 감염시킬 수도 있다. 바이러스는 상피세포들 사이에서 국소적으로 퍼질 수도 있고, 또한 섬유아세포(fibroblast)로 차있는 피부 안쪽이나 모세관 내피세포, 땀샘, 그리고 모낭 주위의 기모근 근육에 존재하는 다른 피부세포로도 퍼질 수 있다. 기저표면(basal surface)을 통해 방출된 바이러스 입자는 인접한 신경말단을 감염시킨다. 이런 엑손(axon) 말단은 척수후근신경(dorsal root ganglia)(왼쪽)에 있는 감각신경이나 교감신경절(sympathetic ganglia)(오른쪽)에 있는 자율신경으로부터 이어진 것이다. 비리온의 피막은 신경세포 말단의 세포막과 융합하고 바이러스의 뉴클레오캡시드와 그 바깥쪽 피포(tegument) 단백질은 신경세포 말단에서 디네인(dynein) 운동단백질과 연합한 미세소관-기반 시스템을 타고 이동하여 바이러스 DNA를 신경세포체의 핵 안으로 전달한다. 이렇게 말초신경절로부터 중추신경계로 바이러스의 생산적 감염이 확산되는 경우는 드물다. 뇌와 척추 같은 중추신경계와 달리 말초신경계의 신경절은 혈액과 가까이 위치하고 있고 림프구와 체액성 면역계[면역감시]에 노출되어 있다. 그 결과 감염된 신경절에는 염증이 일어나고 림프구와 대식세포가 들어간다. 신경절은 주로 감염 후 7일에서 14일 정도면 바이러스 입자가 사라지고 증상이 완화되며 신경절의 일부 신경세포에서는 잠복감염이 형성된다(그림 5.9도 참조).

바이러스의 DNA가 핵 안으로 들어가면 이 신경세포에서 생산적 감염이 시작된다.

잠복감염의 확립과 유지

신경세포에서 시작된 이런 급성감염 직후 바이러스의 유전체는 휴면상태가 되면서 뉴클레오솜(nucleosome)에 둘러싸이게 된다(제I권의 제8장). 뉴클레오솜으로 덮여 있는 바이러스의 유전체는 몇 가지 메커니즘에 의해 핵 안의 세포의 크로마틴에 묶인 채로 제한적인 전사만 일어나고 조용한 잠복감염을 확립한다. 이 잠복기의 확립은 감염된 조직을 보호하려는 내재면역, 선천면역 방어들 뿐 아니라 바이러스의 조절 단백질과 RNA에도 의존하는 듯하다.

일반적으로, 대부분의 신경세포들은 DNA 복제나 세포분열을 하지 않는다. 따라서 핵 내의 바이러스 유전체가 휴지기를 확립하면 바이러스는 자신을 지속하기 위한 더 이상의 생산적 복제를 진행할 필요가 없다. 일반적인 항바이러스 약제나 백신으로는 잠복감염을 치료할 수 없으며 결과적으로 잠복감염은 완벽한 지속성을 갖는다. 즉, 허피스바이러스 학자의 말처럼 "허피스(herpes)는 영원하다."

오랜 기간의 연구에도 불구하고 herpes simplex virus의 잠복기에 대한 자세한 분자적 메커니즘은 아직 잘 이해되지 못했다. 하지만 일반적인 경로는 잘 알려져 있고 이 바이러스 감염의 확립, 유지, 재활성에 필요한 가능한 조절 단계의 윤곽은 그림 5.9에 나타나 있다. 마우스의 전형적인 일차감염에서 보여주는 감염성 바이러스의 생산과 잠복감염의 확립과정을 시간의 추이에 따라 그림 5.10에서 설명하고 있다.

상당량의 비리온이 생성되는 말초신경절의 심각한 급성감염 뒤에 강력한 염증반응이 뒤따른다는 사실이 여러 동물모델에서 확인되었지만 충분히 고려되지 못한 사례가 많았다. 염증반응이 뒤따르는 데도 불구하고 1, 2주 뒤에는 감염성 입자가 더 이상 신경절에서 분리되지 않기 때문에 이 경우 잠복감염이 확립되었다고 정의할 수 있다. 만약 실험동물이 herpesvirus의 일차감염에서 살아남았다면 잠복감염을 확립한 것이 분명하다. 이 과정이 얼마나 오래 걸리는지는 동물 종에 따라 다양하며 감염성 바이러스 입자의 농도나 유전형(genotype)에도 영향을 받는다. 잠복감염된 신경절 내의 염증성 세포는 수개월에서 수년 간 지속적으로 존재할 수도 있는데, 이는 아마도 잠복감염 상태의 바이러스가 낮은 수준이지만 연속되는 재활성과 일부 바이러스 단백질이 합성되기 때문일 것으로 생각된다.

아직도 많은 질문들이 풀리지 않은 채 남아 있다. 왜 신경세포가 잠복감염의 주요 장소로 선호되는지는 알려져 있지 않다. 특정 실험조건에서는 비신경세포에서도 조용한(quiescent) 감염이 나타나기도 하지만 자연상태에서 이런 조건은 분명히 없다. 세포용해성이 뚜렷한 이 바이러스가 일차감염한 신경절의 신경세포가 어떻게 살아남는지도 이해하기 어렵다. 바이러스의 생산적 주기에 가동되는 유전자의 발현이 일단 시작된 후에 멈추게 되면, 감염은 국소적 내재면역방어에 의해 물러나게 된다는 실험적 증거들이 있다. 왜 감염이 말초신경계의 일차신경세포에서 멈추고 이들 말초신경과 시냅스로 직접 연결되어 있는 중추신경계로는 거의 퍼지지 않는지 이 또한 의문이다.

잠복기-관련 전사체

잠복감염된 대부분의 신경세포는 **잠복기-관련 전사체(latency-associated transcript, LATs)**라는 RNA 분자를 합성한다(제I권의 8장 참고). 일부 연구자들은 잠복감염된 모든 신경세포가 LATs를 합성한다고 주장하지만, 다른 연구자들은 5~30%에서만 발현한다고 말한다. Herpes simplex virus의 잠복단계를 연구한 결과 이 현상은 동물모델에 따라 다르게 나타났다.

토끼에 감염된 후 LATs을 합성하지 않는 herpes simplex virus 1형의 돌연변이는 잠복감염을 확립하기는 하지만 자발적인 재활성은 현저히 줄어든다. 이런 중요한 발견에도 불구하고 LATs의 기능을 밝히는 것은 매우 어렵다. 대부분의 LATs에는 잠정적으로 두 종류의 단백질을 암호화하는 중요한 2개의 ORF(opne reading frame)가 포함되어 있지만 그 단백질들이 잠복기에 생성된다는 증거는 거의 없다. 더욱이 이 ORF들을 파괴해도 잠복기에서 어떤 표현형도 야기하지 않고, 또 밀접하게 관련된 herpes simplex virus 2형 유전체(genome)에서는 그 서열이 보존되어 있지도 않다.

대조적으로, 또 다른 alphaherpesvirus인 varicella-zoster virus는 잠복감염된 사람의 신경절에서 LAT들을 한 종류도 합성하지 않는다. 오히려, 적어도 5종류 정도의 또 다른 전사체를 합성한다. 연구자들의 상당한 노력에도 불구하고 이 바이러스 전사체들이나 여기서 유래하는 단백질들이 varicella-zoster virus 잠복감염의 확립이나 유지에 어떤 기능을 하는지는 알아내지 못했다. Alphaherpesvirus가 신경세포에서 잠복기를 형성하는 것은 공통적인 특징이라고 할 수 있는 반면, 이 잠복감염이 똑같은 메커니즘으로 일어나는 것은 아니라고 할 수 있다.

만약 herpes simplex virus의 LAT들이 단백질로 번역되지 않는다면 RNA 분자 자체가 뭔가 생물학적 활성을 가져야 할 것이다. 한 가지 발상은 LATs가 micro-RNA 전구체로서 숙주 mRNA의 번역을 감소시키거나 파괴하리라는 것이다. Betaherpesvirus와 gammaherpesvirus에 의한 잠복감염에서도 중요한 역할을 할 것으로 추정되는데 이 micro-RNA 분자들은 어쩌면 모든 herpesvirus 잠복감염에서 공통적인 특징일 것으로 여겨진다. 다른 가설은 herpes simplex virus 1형의 LATs가 신경세포에서의 일차감염이나 재활성될 때 세포자살(apoptosis)을 억제한다는 추측이다. 실은 LATs가 ICP0(바이러스의 핵심 전사활성인자)의 번역을 방해하는 안티센스(antisense) 분자로 작용하여 잠복기를 유지한다는 증거들도 있다. Herpes simplex virus 1형의 LATs가 바이러스 유전체의 구조를 바꾸어 잠복기로 전이시킨다는 또 다른 가정을 지지하는 증거도 몇 가지 있는데 이는 아마도 포유류에서 Xist RNA에 의한 X 염색체 불활성 과정과 유사할 것이다.

말초신경절에는 신경세포 수보다 더 많은 비신경세포(nonneuronal cell)가 있다

신경세포는 herpes simplex virus의 주요 감염 장소로 지목되지만, 사실은 신경세포절의 단지 10% 만이 전형적인 신경세포이고 나머지 90%는 비신경 위성세포(satellite cells)와 섬유콜라겐 간질(fibrocollagenous matrix) 합성과 관련된 슈반세포(Schwann cells) 등이다. 이 비신경세포들은 신경절의 신경세포와 긴밀하고도 직접적으로 닿아 있다. 몇몇 비신경세포는 바이

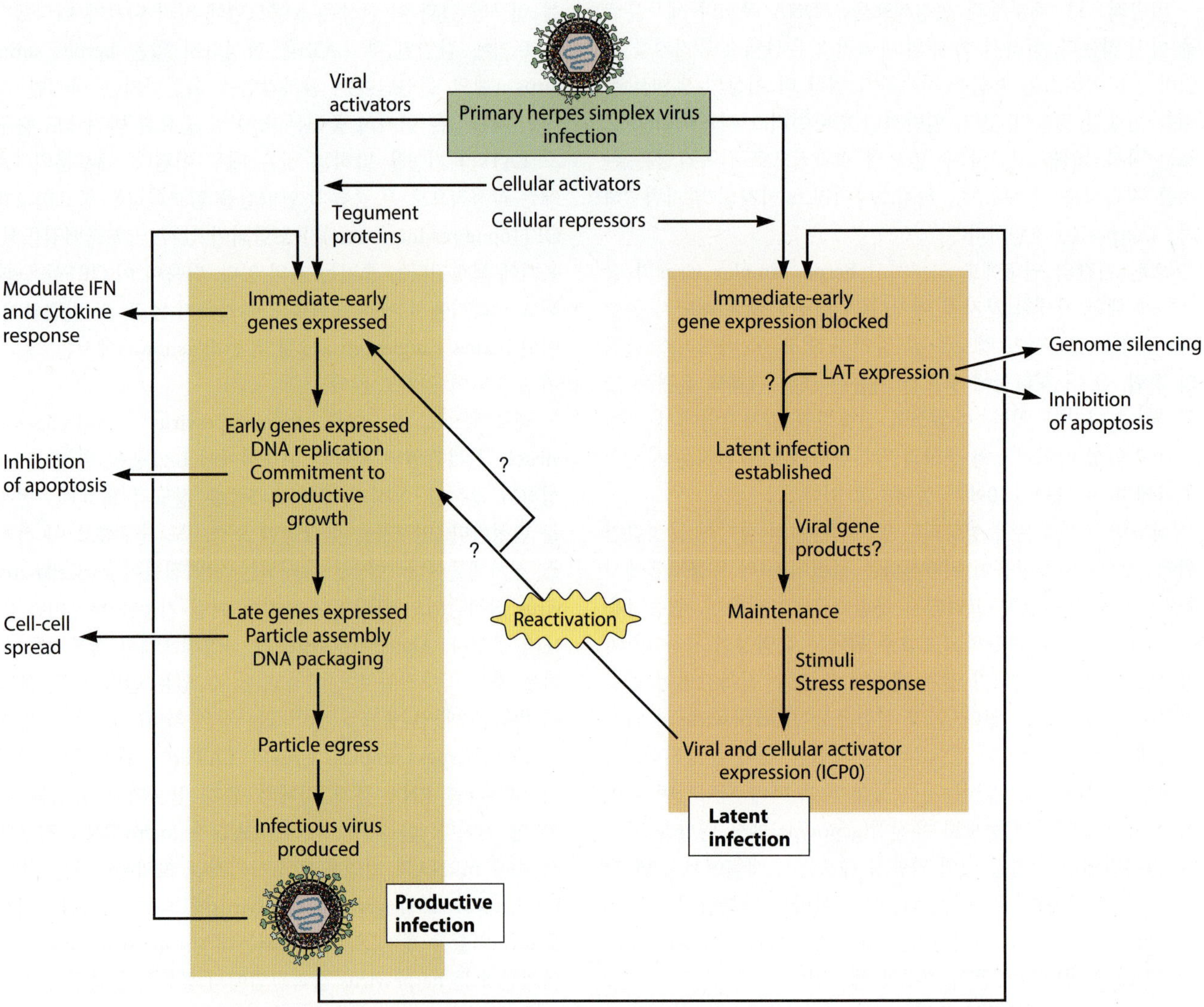

그림 5.9 herpes simplex virus에 의한 잠복감염의 확립과 지속, 재활성화에 관한 전체적인 흐름. 가장 위의 초록색 상자는 점막에서 일어나는 바이러스 입자에 의한 일차감염을 보여준다. 생산적 감염은 왼쪽의 경로로, 잠복감염은 오른쪽 경로로 나타냈다. 물음표를 표시한 단계는 바이러스 단백질의 기능과 합성에 대해 우리가 잘 알지 못하는 부분이다. 생산적 감염을 통해 만들어진 감염성 입자는 다른 세포를 감염시킬 수 있으며, 그림에 나타낸 것처럼 새로운 세포에서는 생산적 경로 또는 잠복경로로 들어갈 수 있다. 감염은 또한 입자의 방출 없이 세포에서 다른 세포로 전파될 수 있다. 감염에 의해 유도되는 세포자살을 방해하는 바이러스 유전자 산물도 있다. 뿐만 아니라 인터페론(IFN)과 다른 사이토카인의 항바이러스 효과 또한 바이러스 유전자 산물에 의해 조절될 수 있다. 잠복감염을 확립하는 데 이런 과정들이 어떻게 기여하는지는 잘 알려져 있지 않다. 재활성화는 잠복기에서 생산적 감염의 시작으로서 사선의 화살표로 나타냈다. 재활성화가 "다시 돌아가기(즉시초기 유전자 발현)"를 위해 혹은 "중간에서 시작하기(DNA 복제를 위한 초기 유전자의 발현)"위해 필요한 지에 대해서는 물음표로 표시하고 현재 논쟁 중임을 나타내었다. 실험적 결과들은 즉시초기 단백질 ICP0의 합성이 잠복감염의 재활성화에 충분조건임을 보여 준다. Adapted from M. A. Garcia-Blanco and B. R. Cullen, *Science* **254**:815-820, 1991, with permission.

러스가 신경절에 처음 침입했을 때 감염되어 신경절에서 감염성 입자를 주로 분비하는 주요 출처가 될 수도 있다. 이처럼 감염을 지원하는 세포들은 다량의 사이토카인을 생산하여 신경절 전체에 걸친 항바이러스 반응을 촉진시킬 수 있다. 게다가 뇌나 척추와는 대조적으로 말초신경계는 내재 및 적응면역계의 항체, 보체, 사이토카인, 림프구들이 접근하기 쉽다.

말초신경세포들은 상피세포(일차감염 지점)에 직접 맞닿아 있기 때문에 바이러스 입자는 순환하는 항체에 노출되지 않고 신경계의 안팎으로 이동할 수 있게 된다. 마우스 모델에서 보면 감염 이전에 백신을 접종한 동물이나 특정 바이러스 항체를 투여하여 수동면역을 얻은 동물에서 강한 항체반응이 있는 데도 불구하고 바이러스는 신경세포에서 효과적으로 잠복기를 확립

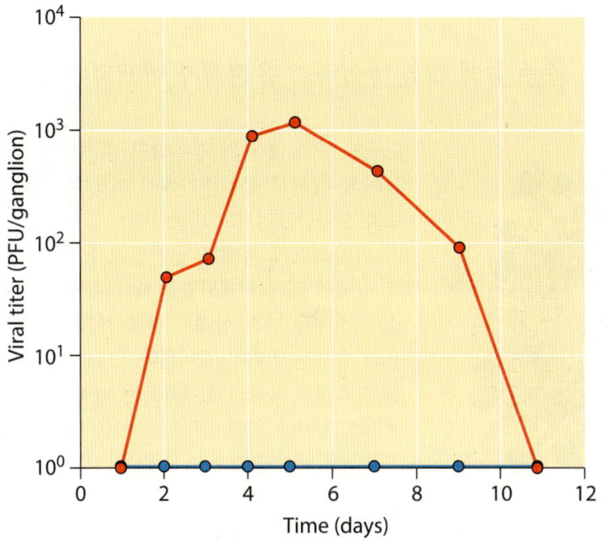

그림 5.10 급성감염 동안 마우스의 삼차신경절에서 일어나는 감염성 Herpes simplex virus 1형의 복제 마우스를 마취시키고 한쪽 눈에 멸균된 바늘로 가볍게 상처를 낸 뒤 herpes simplex virus의 표준주를 약 10^5 PFU(plaque forming unit)을 떨어뜨려 감염시켰다. 몇 분 후 여분의 액체를 제거하고 동물이 회복되도록 놔둔다. 정해진 시간 후에 동물을 안락사시키고 삼차신경절을 재빨리 제거하여 얼렸다. 그래프의 각 지점(빨간선)은 감염 후 정해진 시간에 2개의 다른 실험에서 분리된 8개의 신경절로부터 얻은 바이러스 역가(PFU)의 평균을 나타낸다. 감염시키지 않은 동물의 대조군은 파란선으로 나타내었다.

할 수 있다. 이렇듯 흥미로운 면역회피 현상은 인체에 유용한 alphaherpesvirus 백신을 만들기 위해 노력하는 이들에게 심각한 난관이 존재한다는 것을 일러준다.

재활성화

감각 신경절에서 잠복감염이 재활성화되면 특정 신경절이 뻗어 있는 점막조직에서 비리온이 나타난다. 연인들처럼 사랑하는 사이에서는 점막 접촉(mucosal contact)이 빈번하기 때문에 재활성화 이후 생성된 비리온의 전파가 확실하게 이뤄지는 효과적인 수단이다. 하지만 여기에는 모순된 두 가지 사실 또한 드러난다. 첫째, 이 재활성화는 이미 면역되어 있는 개체에서 일어난다. 둘째, 개체가 다른 사람을 감염시키기 위해서는 충분한 수의 비리온이 활발히 생산되어야 한다. 이 두 가지는 모두 사실이며, 이러한 모순은 감염성 비리온이 생산되어 분비되는 시점에 비해 면역반응은 보다 느리게 일어난다는 단순한 사실로 설명이 된다. 재활성화 후에 일어나는 상피세포사이의 감염 전파는 바이러스 단백질인 ICP47의 작용에 의한 것이다. 이 단백질은 MHC class I이 바이러스의 항원을 T세포에 제시하는 작업을 차단한다. 이런 차단활동은 활성화된 CTL이 감염 세포를 제거하기 전에 수차례의 복제주기를 반복하기에 충분한 시간을 제공한다.

재활성화 후에 나타나는 면역반응은 매우 강해서 보통 수일 내에 감염된 상피세포를 제거해 낼 수 있지만 비리온의 분비가 그보다 먼저 일어난다. 전형적인 "단순포진(cold sore)", 입가의 헤르페스(herpes)는 바이러스가 재활성화된 신경세포의 축색말단과 연결된 상태의 감염된 상피세포를 공격하는 염증성 면역반응의 결과이다. Herpes simplex virus가 잠복감염된 사람들 중 일부에서는 매 2~3주 마다 재활성이 일어나기도 하며 또 다른 사람들에서는 재활성이 드물거나 아예 일어나지 않기도 한다. 중요한 점은 뚜렷한 질병이나 증상 없이도 재활성화를 통해 감염성 비리온이 분비될 수 있다는 것이다(그림 5.1).

재활성화 : "전부 혹은 전무"가 아니다

잠복감염이 재활성화되는 신호전달 과정은 활발한 연구주제이다. 햇볕에 타거나, 스트레스, 신경손상, 신경 생장인자(nerve growth factor)의 손실, 스테로이드, 중금속, 외상(치과 수술을 포함) 등이 모두 재활성화를 촉진시킨다. 재활성화를 유도하는 대부분의 자극은 신체 전반에 적용되는 것이지만 동물모델에서 재활성화가 유도될 때는 바이러스 유전체를 갖고 있는 신경절에서 오직 0.1% 정도의 신경세포 만이 바이러스 단백질과 비리온을 합성할 수 있다. 잠복상태에는 다단계 조절과정이 작동하고 있으며 압도적으로 많은 추진력이 이 상태를 유지시키는 데 기여하고 있을 것이다. 재활성화를 조절하는 네트워크는 잠복감염된 모든 신경세포에 영향을 주는 "켜짐 또는 꺼짐(on-and-off)" 방식의 회로가 아니다. 이 네트워크의 비선형적인 반응은 잠복감염된 구성세포들이나 신호전달 과정이 균질하지 않기 때문일 것으로 생각된다. 말초신경절을 구성하는 감염된 신경세포의 종류도 다를 뿐 아니라 개개의 신경세포에 존재하는 바이러스의 유전체 수도 매우 다양하다(Box 5.6). 재활성화가 일어날 수 있는 하나의 조건이라면 하나의 신경세포에 존재하는 바이러스 유전체의 개수가 많을수록 재활성화가 일어나기 더 쉬워진다는 의미이다.

재활성화의 신호전달 과정

얼핏 보면, 재활성을 유도할 수 있는 잠재적 신호는 매우 다양하다. 하지만 그들 모두 herpes simplex virus의 즉시초기 유전자(immediate-early gene) 전사에 필요한 특정 세포 단백질의 생산이나 활성을 자극하는 것들이며, 궁극적으로는 생산적인 전사체계를 활성화한다. 게다가 이러한 외인성 신호는 모두 세포주기와 전사 조절단백질의 합성을 유도하여 신경세포에서 바이러스의 복제가 일어나도록 해준다. 바이러스의 즉시초기 유전자 단백질인 ICP0의 합성은 실험모델의 잠복감염에서 재활성화를 유도하는 데 충분하다고 알려져 있다(그림 5.9). ICP0 단백질과 LATs는 바이러스 크로마틴 구조를 조절하는 데 있어서 상반된 기능을 가짐으로써 각각 전사를 활성화시키거나 유전자 발현을 억제한다. 잠복감염된 신경세포 하나가 재활성화되는 것

BOX 5.6 EXPERIMENTS

*herpes simplex virus*가 잠복감염된 신경세포에는 종종 수백 개의 바이러스 유전체가 내포되어 있다

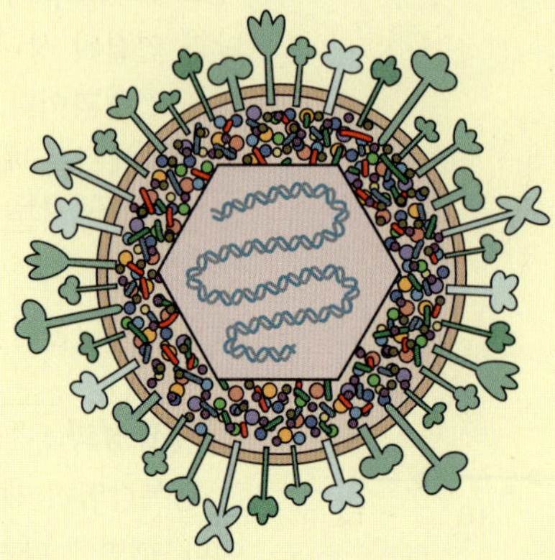

일차감염 후 바이러스의 잠복감염이 나타나는 신경절의 최종 개수는 숙주 바이러스의 종류(strain), 감염된 비리온의 농도, 감염 당시의 조건 등에 따라 좌우된다. 마우스의 삼차신경절은 대략 20,000개의 신경세포를 포함하고 있다. 이들 중 적게는 1%에서 많게는 50%의 신경세포에 감염이 가능하다. 마우스 실험에서, 잠복감염된 신경세포의 수는 감염된 비리온의 역가가 증가함에 따라 증가한다.

감염된 많은 신경세포는 잠복기의 바이러스 유전체를 여럿 갖게 되는데, 적게는 10개 미만에서 1,000개 이상까지 다양하다. 유전체 숫자가 10,000개를 넘는 경우는 드물다. 이러한 잠복상태 유전체 개수가 다양한 이유는 수수께끼로서 하나의 신경세포에 여러 차례 감염된 것을 반영하는 것인지, 아니면 하나의 바이러스 입자에 감염된 신경세포에서 유전체가 복제되어 생기는 결과인지 분명하지 않다. 또 만약 후자의 경우라면 비가역적으로 들어선 생산적 증식주기에서 어떻게 신경세포가 살아남았는지도 의문이다.

바이러스의 복제가 돌연변이나 항바이러스 약제에 의해 억제되었을 때 다수의 바이러스 유전체를 가진 상태로 잠복감염된 신경세포의 숫자는 현저히 줄어든다. 그러므로 자연적 감염에서 하나의 신경세포는 여러 개의 바이러스 입자에 의해 감염되고 이들 각각이 잠복감염에 참여할 것으로 보인다.

Sawtell, N. M. 1997. Comprehensive quantification of herpes simplex virus latency at the single-cell level. *J. Virol.* **71:**5423-5431.

은 "전부-혹은-전무" 과정을 필요로 할지 모르지만 크로마틴 구조 변화와 같이 "스위치를 켜는" 하나의 반응은 생산적 감염경로에 관여하는 일련(cascade)의 유전자 발현을 일깨운다. 글루코코티코이드(glucocorticoid)는 이런 활성인자(activator)의 훌륭한 예로서 면역억제반응을 유도하는 한편, 신속하고 효과적으로 전사를 촉진시킨다. 이런 특징들을 보면 임상에서 글루코코티코이드를 투여했을 때 herpesvirus의 재활성이 왜 자주 유도되는지가 설명된다.

잠복감염은 뚜렷한 스트레스나 활성신호가 없는 상태에서도 재활성화될 수 있다. 이런 자발적 재활성화(spontaneous reactivation)는 낮은 농도의 불규칙적인 신호에서 유래하는 것으로 보인다. 이런 신호는 순환적 신호(사이토카인)나 신경세포 사이로 뻗어 있는 조직(국소적 외상으로 인한 신경전달의 활성화)으로부터 신경세포에 전달된다. 이와 같은 스트레스 신호가 개개 신경세포에 의해 감지되고 하나 또는 소수의 신경세포에서 갑작스런 바이러스 전사를 유도한다. 이처럼 산발적인 전사라도 자극이 충분히 강할 때는 궁극적으로 역치를 넘어서면서 복제와 재활성화로 이어지게 된다. 이런 관점은 잠복감염된 신경절에서도 즉시초기 유전자나 초기 유전자의 전사체가 매우 낮은 수준에서 검출된다는 사실과 일치한다. 따라서 면역계는 낮은 수준의 비생산적인 재활성화에 의해 지속적으로 자극을 받을 것이고 이처럼 지속적으로 활성화된 면역계는 광범위한 재활성화가 일어나더라도 이를 신속하게 제어할 수 있을 것으로 생각된다.

아직 남아 있는 한 가지 의문은 '신체 전체에 영향을 미치는 재활성 신호가 **모든** 잠복감염 신경세포를 깨우지 못하도록 막는 것은 무엇인가?'하는 것이다. 글루코코티코이드나 외상처럼 모든 신경절에 영향을 주는 자극이 오직 소수의 신경세포 만을 활성화시키는 이유는 무엇일까? 생각해 볼 수 있는 이유 하나는 만약 재활성화가 광범위하게 일어난다면 그 즉시 치명적인 면역반응과 마주치게 된다는 것이다. 재활성화로 인해 모든 감각, 교감신경이 파괴되는 것은 바이러스의 진화에서 긍정적인 선택의 방향이 아닐 것이다. 따라서 선택적 이점이라면 잠복감염된 신경세포의 일부에서만 재활성화가 되도록 해서 숙주가 생존하는 동안에는 주요 말초신경계 조직의 기능적 수명이 보존되도록 하는 것으로 추측할 수 있다. 이런 가설은 한 개인에서 잠복감염된 모든 신경세포가 재활성화되는 것을 어떻게 회피하는지에 대해 근본적인 질문을 하고 있다.

Epstein-Barr Virus

Epstein-Barr Virus는 1964년에 Bert Achong과 협력하여 이 바이러스를 발견한 Michael Epstein과 Yvonne Barr의 이름에서 유래했다. Human herpesvirus 4형이라고도 불리는 Epstein-Barr Virus는 gammaherpesvirus의 아과(subfamily)에 속한다. 사람만이 유일한 숙주로서 사람에게 감염하는 매우 보편적인 바이러스 중 하나이다. 사실, 미국에서는 35~40세 성인 95%까지 혈청양성반응이 나타나며, B세포에 잠복감염된 바이러스 유전체를 가지고 있다. Epstein-Barr virus의 두 종류(strains)는 유전체의 말단반복서열이 다르고, 잠복감염 동안 발현하는 핵 내의 항원(nuclear antigen)과 소형 RNA의 생성에 차이가 있다. Epstein-Barr Virus 1은 미국과 유럽에서 Epstein-Barr virus 2보다 약 10배 정도 더 흔하게 발견되는 반면, 아프리카에서는 두 종류가 비슷하게 나타난다. 이른 나이에 감염된 대부분의 사람들에서는 증상이 없지만 일부에서는 **전염성 단핵구증**

(**infectious mononucleosis; mono**)을 일으킨다.

Epstein-Barr Virus는 B 림프구에서 잠복감염을 확립한다(그림 5.11). 또한 인체의 암과 연관이 깊은 인간 herpesvirus 중 하나이다(표 5.5; 부록 A). 7장에서 배우겠지만, 이런 바이러스에 의한 종양은 잠복감염을 형성함으로써 발생하는 것이다. Herpes simplex virus가 잠복기 동안 별다른 질환을 유도하지 않는 것과는 대조적으로 Epstein-Barr virus의 잠복기는 여러 중요한 질병과 관련이 있다고 여겨진다.

일차감염

Epstein-Barr virus 비리온은 상피세포와 B세포 사이를 오가며 감염할 수 있다. 한 연구에서는 두 종류의 세포에서 서로 다

그림 5.11 Epstein-Barr virus의 일차감염과 지속감염. (**왼쪽**) 일차감염. Epstein-Barr virus는 인두구강부(oropharynx, 예, 편도선)의 상피세포를 감염시킨다. 생산된 비리온은 림프조직에 있는 휴지기의 B세포를 감염시킬 수 있다. 바이러스에 감염된 B세포는 잠복기 바이러스 단백질들과 RNA를 발현하고 체세포분열과 유전체 복제에 들어가도록 자극한다. 이런 B세포들은 항체를 생산하고 B림프 아세포(B cell blasts)로서의 기능을 갖는다. 잠복감염 B세포는 자연살해세포와 CTL에 의해 공격당한다. (**오른쪽**) 지속감염. 감염된 B세포의 대부분은 선천면역방어의 결과로 죽임을 당하지만 적은 수(대략적으로 100,000당 1개)의 B세포는 LMP-2A mRNA만 합성하며, 증식은 하지 않는 소형 기억 B세포의 형태로 지속된다. 이런 기억 B세포들은 아마 오랜 기간 생체 내에서 Epstein-Barr virus의 저장소로 쓰이며 말초혈관세포를 분리하여 배양하였을 때 감염성 바이러스를 생산하는 출처이다. 감염된 B세포에 대한 제한적 면역반응은 자기-제한적 증식을 일으키거나 전염성 단핵구증, 또는 제한받지 않는 다클론성 B세포 림프종의 증식을 유도한다. 세포배양 중 자극을 주거나 세포분열이 일어날 때, 바이러스의 유전체를 복제하고 유지하는 데 필요한 바이러스 단백질은 다시금 생산된다. 잠복감염 B세포 중 일부는 림프조직에서 인두구강부 상피세포에 가까이 접근한다. 이곳에서 B세포는 자극을 받아 상피세포를 감염시키고 복제할 수 있는 비리온을 생산할 수 있게 된다. 생산된 감염성 비리온은 침 속으로 분비되어 다른 숙주로 이동할 수 있다.

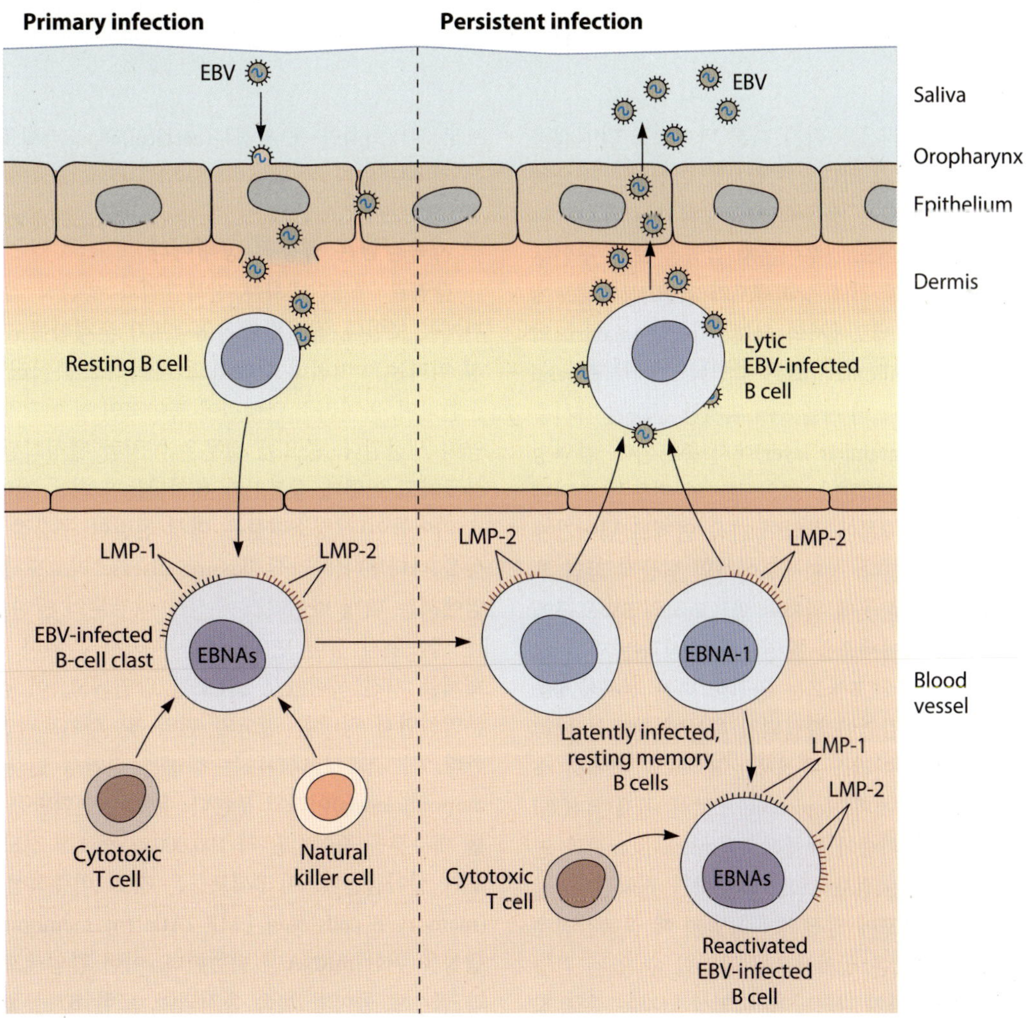

표 5.5 Epstein-Barr virus 감염과 관련된 질병들

질병	특징
급성감염	
감염성 단핵구증	가장 잘 알려진 감염의 임상 증상이다: 1~2주 안에 치료되지만 피로증상은 더 길어질 수 있다
구강 백반증	AIDS 환자와 조직이식 수혜자에서 일차감염이 혀의 상피세포에 사마귀 같은 병소를 나타내는 일차감염의 결과
잠복감염의 이상, 림포구증상 장애, 악성종양	
B-림프세포 증식질환	조직 이식 후 바이러스 일차감염을 경험한 환자에서 자주 발견된다. 처음에는 증상이 나타나지 않으나 치료하지 않으면 B세포 림프종으로 나타난다.
X-염색체 관련 림프세포 증식증후군	남성이 X염색체-연관 돌연변이를 가지고 있으면 바이러스 일차감염 이후 심각한 면역결핍이 나타난다.
버킷림프종	적도 부근 아프리카에 가장 빈번한 소아종양 버킷 B세포 림프종세포는 c-myc 위치가 염색체 8번의 긴팔(long arm)에서 면역글로불린 유전자들이 위치한 염색체 2, 14, 22번 중 하나로 이동한다. 종양에서 새로 적출된 B세포에서는 EBNA-1 만이 생산된다.
호지킨 병	종양의 구성세포들은 혼합되어 있다; 1~2%의 세포 만이 악성이고 나머지는 침윤된 림프구들이다; 호지킨 림프종과 바이러스의 연관성은 이 병이 발생하는 지리적 위치에 따라 다양하다. 종양에서 새로 적출한 B세포에서는 EBNA-1, LMP-1, LMP-2A가 발현된다.
코인두암종	중국에서 가장 보편적인 암 중의 하나로 상피세포암이다. 종양세포가 EBNA-1, LMP-1, LMP-2를 생산하지만 EBNA-2는 생산하지 않는다.

[a]Data from G. C. Faulkner et al., *Trends Microbiol.* **8**:185-189, 2000.

르게 발현된 수용체가 비리온의 각기 다른 바이러스 단백질과 결합하면서 상이한 바이러스 리간드 복합체를 형성하는 것으로 보고하였다. 다른 연구에서는 공통적인 수용체가 존재한다는 결과를 제시하기도 했다. 어느 경우이든지 감염은 보통 구인두강(oropharyngeal cavity)의 점막 상피세포와 같은 상피세포에서 시작한다. 이러한 상피세포에서의 복제는 papillomavirus의 복제를 연상시키는데 papillomavirus는 감염이 기저세포(basal cells)에서 끝나지 않고 보다 더 바깥쪽에 위치한 분화된 가시층(spinous layer)과 과립층(granular layer)에서 종료된다. 감염성 비리온은 이런 조직에서 분비된다. 혀의 상피와 편도선 조직에는 림프세포가 풍부하기 때문에 감염이 다음 단계로 넘어가게 되는 완벽한 환경을 제공한다. 상피세포에서의 생산적 감염 후에 방출된 비리온은 가까운 곳에 위치한 림프조직의 B림프구에 감염되는데 이 감염은 상피세포를 감염시킨 방식과는 다른 경로를 통해 이뤄진다. 감염된 B세포는 완전히 다른 전사체계를 가지고 있어 독특한 잠복감염이 확립되기 때문에 감염성 비리온은 생산되지 않는다. 바이러스 유전체는 B세포의 핵에서 스스로 복제가능한 원형의 에피솜(episome)으로서 존재한다(제I권의 9장). 바이러스의 에피솜이 뉴클레오솜(nucleosome)과 연합하면서 CpG 잔기에서는 점차적으로 메틸화가 진행된다. 잠복감염된 B세포가 상피세포에 밀접 접촉하였을 때 잠복감염은 재활성화될 수 있고 더 많은 상피세포를 감염할 수 있는 감염성 비리온을 생산하는 결과가 나타난다. 감염성 입자는 주로 침으로 분비되지만 폐나 경부(cervical)의 상피세포에서의 분비되는 경우도 있다.

지속감염은 역동적 상태이다

감염된 개개인에서는 잠복감염과 생산적 감염이 역동적인 관계를 보인다. 잠복감염된 B세포가 존재함에도 불구하고 감염성 비리온은 여전히 생산되고, 바이러스-특이적 CTL은 혈관을 순환하며, 바이러스 단백질에 특이적인 항체도 상대적으로 많은 양이 생산된다. 중요한 질문은 이처럼 활성화된 면역반응에도 불구하고 어떻게 잠복기가 유지되는가 하는 것이다.

아이들이나 청소년들은 대개 친밀한 구강접촉 후에 감염증상을 나타낸다(따라서 "kissing disease"라고도 불린다). 급성감염에서는 대개 바이러스 유전자 대부분의 발현이 필요하며 이는 급속하게 강한 면역반응을 자극하게 된다. 정상적인 면역체계를 가진 사람에서 B세포가 감염되고, 이 감염된 B세포가 분열하면서 상당한 정도의 면역 및 사이토카인 반응을 유도한다. 이 결과로 나타나는 질병을 전염성 단핵구증(infectious mononucleosis)이라고 부른다. 유도된 면역반응은 감염된 세포들 대부분을 죽이지만 약 100,000개 중 1개 정도의 감염된 B세포가 살아남는다. 이 B세포들은 작고 비증식성인 기억 B세포(memory B cells)로서 LMP-2A(latent membrane protein 2A) 생성을 위한 mRNA만 발현한다. 이런 감염세포들은 림프조직과 골수로 돌아와 계속 유지되며, 또한 B7 공동자극 수용체를

생산하지 않기 때문에 CTL에 의해 죽지도 않는다(제4장 참조). 이 세포들에게 계속 자극을 주거나 in vitro에서 배양하면 무한한 번식이 가능하다. 이 세포들이 감염된 환자의 말초혈액에서 생겨나는 B세포주의 전구체들이다.

감염된 사람의 말초혈액을 배양해 보면 감염되지 않은 B세포는 죽는 반면, 드물지만 배양액(media) 속의 성장인자가 잠복감염된 B세포의 복제를 자극하기도 한다. 이렇게 배양된 불멸의 림프아세포(lymphoblasts)는 생체 내(*in vivo*)에서 순환하는 잠복감염된 세포와 분명히 동일하지 않다는 점을 반드시 명심해야 한다. 어쨌거나 바이러스가 감염된 B세포들이 실험실에서 무한히 증식시킬 수 있는 불멸의 세포주를 형성하고, 결과적으로 이렇게 실험실에서 만들어진 세포들은 Epstein-Barr virus의 잠복감염을 가장 잘 이해하도록 해주는 모델이다. 이런 세포들은 적어도 10개의 유전자 산물을 합성하는데, 여기에는 세포의 특성을 변화시키는 데 중요한 핵단백질(EBNAs라고 부름)과 3개의 바이러스성 잠복막단백질(LMPs), EBER-1, EBER-2라고 부르는 소형 RNA 분자와 적어도 20개의 micro-RNA들이 포함된다(표 5.4). 세포 배양시스템을 이용해서 B세포의 형질전환 메커니즘을 이해하려 상당히 노력하고 있지만, 밝혀진 바이러스 유전자들이 바이러스 감염으로 인한 종양에서는 정작 발현되지 않는 경우도 종종 있다.

바이러스의 세 가지 유전자발현 프로그램이 잠복감염의 서로 다른 표현형을 만든다

감염된 B세포에서 발현되는 바이러스의 유전자 산물들에 의해 적어도 3개의 구별된 유전자발현 프로그램 또는 표현형이 결정된다. 이들을 잠복기1(EBNA1, Bam A RNAs, EBER RNAs 1과 2의 발현), 잠복기2(EBNA-1, LMP-1, LMP-2, Bam A RNAs, EBER RNAs, micro-RNAs의 발현), 잠복기3(모든 잠복기 단백질과 RNA들의 발현)이라고 부른다. 바이러스 감염은 B세포가 신속하고 지속적으로 분열하도록 자극한다. 이런 B세포의 분열체(blast)에서는 잠복기에 관련된 모든 유전자를 발현한다(잠복기 3) (그림 5.11; 표 5.4). 바이러스 단백질들은 주로 잠복기를 확립하고 감염된 세포의 성장을 촉진하는 데 필요하다. 이런 표현형은 면역결핍환자에서 나타나는 B세포 림프종의 특징이기도 하다. 잠복기3의 표현형은 코인두암종(nasopharygeal carcinoma)과 호지킨씨 림프종(Hodgkin's lymphoma), T세포 림프종에서 유사하게 나타난다. 버킷림프종(Burkitt's Lymphoma)의 B세포에서는 잠복기1 프로그램(EBNA1만 발현)이 나타나지만, 이는 바이러스에 감염된 일반인들에서 흔히 보이는 잠복기 양상은 아니다.

B세포 표현형의 복잡한 다양성은 정상 B세포 생활사를 보면 가장 잘 이해할 수 있다

감염되지 않은 B세포의 경우, 휴지기에 들어가 기억세포가 되기 위해서는 반드시 항원과 결합하고 림프조직 배중심(germinal center) 안의 보조 T세포(helper T cells)로부터 적절한 신호를 받은 적이 있어야만 한다. 놀랍게도, 잠복감염 동안 바이러스의 LMP-1과 LMP-2a 단백질은 이러한 모든 과정을 모방하여, 결국 감염된 B세포가 다른 신호나 자극 없이도 기억세포로 분화할 수 있게 한다.

감염세포에 대한 활발한 면역적 제거와 바이러스 지속감염 사이의 평형유지는 중요하다

정상 면역기능을 가진 개인은 바이러스 단백질을 생산하는 잠복감염 B세포에 직접 대항하는 CTL을 갖고 있지만 잠복감염 세포들은 제거되지 않는다. LMP-1과 같은 바이러스 단백질은 잠복감염된 세포의 세포자살이나 면역인식을 억제한다. 더 나아가, 앞서 논의했듯이 EBNA-1 펩티드들은 전혀 T세포에게 제시되지도 않는다. 잠복감염된 B세포의 증식과 그들을 죽이려는 면역반응의 평형이 깨질 때(예, 면역억제) 불멸화된 B세포는 림프종을 형성할 수 있다(그림 5.11; 7장 참조). 감염은 되었지만 분열하지 않는 B세포에서 어떤 바이러스 단백질이 생산되는지 여부는 논쟁거리다. 바이러스에 감염되어 증식하는 세포는 확실히 바이러스의 단백질을 생산하기 때문에 숙주 면역반응계의 최상의 표적이 된다. 정상 면역반응은 증식하지 않는 B세포를 죽이지 못하기 때문에 이들이 감염의 생존자로 살아남아서 대부분의 잠복감염 세포들이 양성(benign)상태로 남아 있게 된다.

재활성화

인체 내에서 Epstein-Barr virus 잠복감염의 재활성화를 유도하는 신호는 정확히 알려져 있지 않지만, 배양된 세포를 이용한 연구를 통해 상당한 정보를 얻고 있다. 일련의 특정 신호전달 경로나 바이러스의 핵심적인 전사활성인자인 Zta(Z 또는 zebra 단백질; 제I권의 그림 8.18과 아래 참조)의 합성을 통해 생산적 감염을 유도한다. 주요 프로모터의 CpG 잔기가 메틸화(methylation)되었을 때만 Zta가 온전히 생산적인 재활성화 프로그램을 유도한다는 것은 잘 알려져 있다. 잠복감염된 세포의 바이러스 유전체에서 시토신(cytosine) 잔기의 메틸화가 서서히 나타나면, 이후에 Zta가 발현되었을 때 재활성화가 원활하게 이뤄진다. 포르볼 에스테르(Phorbol ester)처럼 Zta는 바이러스의 세포용해성 유전자의 전사를 증가시킨다. Zta 단백질은 잠복기와 관련된 프로모터를 억제하고 비리온 생성에 필요한 용해성 복제원점(viral lytic origin of replication)을 인지하는 데 중요하다.

많은 신호전달 과정은 잠복감염 상태의 Epstein-Barr virus을 효과적으로 재활성화시킨다. 이런 경로는 B세포의 항원 수용체인 CD21이 항면역글로불린 항체와 상호작용 후 무리를 이루거나(tyrosine kinase의 활성화), 포르볼 에스테르의 결합(protein kinase C 자극), 칼슘 이온투과담체(calcium ionophores)의 도입 등과 같은 다양한 상호작용에 의해 활성화된다. 따라서 잠복감염이 매우 안정하게 유지된다는 것은 놀라운 일이다. 바이러스가 생산하는 LMP2-A 단백질이 티로신 키나아제의 신호전달을 방해함으로써 재활성화를 억제하고 잠복감염을 유지하는 데 중요한 기여를 한다는 것이 알려져 있다. 재활성화가 효과적으로 일어날 때는 LMP-2A에 의한 신호전달의 차단을 우회하는 두 번째 신호전달이 반드시 있으리라 추측되지만, 아직 밝혀진 바는 없다.

지발성 감염(slow infection); Sigurdsson의 유산

운동실조증(운동장애)나 치매(심각한 인지능력 손상)가 특징인 많은 치명적 뇌질환은 지발성 감염(slow infection)이라는 지속감염의 한 형태에서 유래한다(그림 5.1). 숙주와 감염성 병원체 사이에 최초의 접촉이 있은 후 알아볼 만한 증상이 나타날 때까지는 수**년** 정도의 시간이 걸리며 이런 긴 잠복기간(incubation period)은 특징적이다(표 5.1). 일단 증상이 나타나면, 보통 빠른 시간 내에 사망하게 된다. Measles virus, polyomavirus인 JC virus와 retrovirus인 human immunodeficiency virus, human T-lymphotrophic virus와 같은 바이러스들이 질병의 마지막 단계에서 심각한 신경손상을 유발하는 지발성 감염 패턴을 확립한다. 많은 경우, 지속감염은 별다른 증상 없이 말초부위에서 유지되다가 오랜 시간이 흐른 후에야 뇌로 들어간다.

이렇게 오랜 기간에 거쳐 일어나는 감염성 질환의 발병에 영향을 미치는 분자적 메커니즘을 명료하게 밝히는 것은 매우 어려운 일이다. 카라쿨 양(karakul sheep)의 무리가 독일에서 아이슬란드로 수입되면서 아이슬란드의 토종양에서 maedi/visna라고 부르는 질병이 나타났을 때인 1930년대 즈음부터 이런 독특한 질병에 대한 실험적 분석이 시작되었다. 수년에 걸쳐 Bjorn Sigurdsson과 그의 동료들의 신중한 연구 덕분에 지금은 maedi/visna 증후군이 human immunodeficiency virus와 유사한 lentivirus에 의해 일어났다는 것이 밝혀졌다. Sigurdsson이 발견한 가장 충격적인 사실은 초기 감염 후에 10년 이상의 기간에 걸쳐 질병으로 느리게 진행된다는 것이다. 이러한 특징은 최근 프리온(prions)에 의해 일어난다고 알려진 치명적이고 느리지만 쉬지 않고 진행되는 뇌 감염질환 연구에 실험적인 틀을 제공하고 있다(부록 B 참조).

부전감염

부전감염(abortive infection)에서는 감수성이 있는 세포나 숙주에 비리온이 감염되긴 하지만 복제는 완전하게 이뤄지지 않는다. 주된 이유는 필수적인 바이러스나 세포의 유전자가 발현되지 않기 때문이고 따라서 부전감염은 비생산적 감염이라고 한다. 그렇다 하더라도 감염된 숙주에게 아무 일이 없었던 것처럼 여겨지거나 긍정적인 영향을 준다고는 할 수 없다. 세포 표면과 바이러스의 상호작용 이후 순차적인 탈피과정은 막을 손상시키고 엔도솜(endosome)을 파괴하거나 세포자살, 사이토카인 생산을 일으키는 신호전달 과정을 활성화시킬 수 있다. 부전감염 세포는 면역계에 의해 인지되지 않는 경우도 있으며 분열하지 않는 세포에서는 세포가 생존하는 한 바이러스 유전체가 지속적으로 남아 있을 수 있다. 어떤 부전감염은 CTL이 감염된 세포를 인지할 수 있을 정도로 진행되기도 한다. 그런 감염은 충분한 수의 세포가 감염될 경우, 숙주에 손상을 줄 수 있는 정도의 염증반응뿐 아니라 인터페론 생성도 유도한다. 최근 human immunodeficiency virus의 구조단백질인 Vpr이 비감염성 바이러스 유전체를 갖는 입자와 만나게 되면 세포에 손상을 준다는 것이 밝혀졌다. 이런 비감염성 입자가 T세포에 결합하면 Vpr은 G2 정지(G2 arrest)를 유도한다. 이는 비록 감염된 개체에서 대부분의 입자가 복제에 결함이 있다 하더라도 비리온에 존재하는 Vpr을 통해 면역억제가 가능하다는 것을 제시한다.

현대 바이러스유전학이 출현하면서 바이러스학자들은 많은 결손 바이러스들을 제작할 수 있게 되었고, 이들에게 결핍된 유전자 산물을 보완해 주지 않는 상태에서 부전감염을 개시할 수 있다. 이처럼 결함이 있는 바이러스 유전체를 유전자치료용 벡터나 백신으로 이용하려는 아이디어가 각광을 받고 있다. 세포병변을 일으킬 것으로 추정되는 유전자를 바이러스 벡터에서 분명히 제거하여야만 효율적으로 이용될 수 있을 것이다. 익히 알려져 있는 여러 종류의 결손 바이러스 벡터는 필수적인 유전자를 제거하고 치료용 유전자만이 삽입되어 발현되도록 설계되어 있다. 감염으로 인한 세포독성이 없다는 것을 확실히 하기 위해 매우 신중한 노력이 필요하다. 내재적 및 선천적 방어는 복제에 결함이 있는 바이러스 입자에 의해서도 활성화될 수 있기 때문에 바이러스 벡터의 안전성에 신중함을 기하는 것은 필수적이다(Box 4.7). 치료용 유전자들은 대개 상당한 수의 세포에 전달되어야 하기 때문에 많은 양의 바이러스 입자를 투여하게 되는데, 이때 세포독성과 염증성 숙주반응은 특히 주의를 기울여야 할 부분이다.

형질전환 감염

형질전환 감염(transforming infection)은 지속감염의 특별한 한 유형이다. 세포가 특정 DNA 바이러스나 retrovirus에 감염되었을 때 성장 특성이 바뀌는 결과를 낳을 수 있으며 감염되지 않은 세포보다 빠르게 증식하기 시작한다. 이런 변화가 바이러스 유전정보의 통합(integration)으로 발생하는 경우도 있다. 또 세포 유전체가 복제할 때 함께 복제되기도 한다. 바이러스 입자는 더 이상 생산되지 않을 수 있으나 일반적으로 전부 또는 일부의 바이러스 유전체가 지속적으로 남는다. 이런 지속감염의 패턴과 함께 세포의 생장에도 변화가 나타나기 때문에 형질전환이라고 부르는 것이다. 이처럼 변형된 세포의 일부는 동물에서 암을 일으키기 때문에 종양유발성(oncogenic)으로 여겨진다. 이런 중요한 감염 유형은 7장에서 자세히 논의할 것이다.

관점

감염의 모든 양식은 감염 시작 후 최초 수분에서 수 시간 사이에 일어나는 숙주의 방어와 이에 대한 바이러스의 대응이 충돌하는 과정에서 대부분 확립된다. 이런 선택압력이 강하기 때문에 살아남는 숙주와 바이러스 집단은 매우 다양하리라고 예상할 수 있다. 바이러스 측면에서 감염의 양식과 일치하는 두 종류의 차별적 번식 전략이 진화과정에서 출현한 것으로 보이는데, 하나는 많은 수의 자손 바이러스를 만드는 것이고(많은 번식 결과물 또는 ***r*-복제전략; 급성감염**), 다른 하나는 상대적으로 적은 번식 결과에 그치는 반면 자원경쟁의 측면에서는 더 유리한 것이다(***K*-복제전략; 지속감염**).

급성감염에서는 숙주방어의 조절이 능동적이든 수동적이든 간에 매우 짧은 시간동안만 일어난다. 급성감염은 숙주의 물리적, 내재적, 선천적 방어를 넘어 진행되고 적응면역반응에 의해서만 중단되고 제거될 수 있다. 급성감염의 패턴을 유지하려면 많은 수의 새로운 숙주(세포)가 필요하다.

지속감염은 적응면역계를 포함, 필수적인 **모든 방어**가 종종 오랜 기간 비효율적이기 때문에 나타나는 결과다. 비효율적이라는 것이 항상 기능이 없다는 것을 의미하지는 않는다. 예를 들어, 어떤 지속감염에서는 낮은 수준의 바이러스 복제 속도가 면역계의 바이러스 제거 속도와 동등하다. 이런 특정 지속감염 양식은 "Smoldering" 감염이라고 부르는데, 매우 오랜 기간 능동적 숙주방어에 대항하며 유지된다. 바이러스의 복제속도가 매우 낮거나 아예 복제하지 않더라도 바이러스의 유전체는 남아 있을 때, 이러한 지속감염은 면역방어를 피해 효과적으로 숨을 수 있다. 이 감염양식의 성공은 주기적인 비리온의 생산과 비리온이 새로운 숙주로 전달되는 메커니즘이 존재할 때만 보장된다.

초기 감염양식이 단지 두 가지에 불과하다는 것은 사실 몇 가지 질문의 여지를 남긴다. 특정 양식이 특정 바이러스 과(family)에서 특징적으로 나타난다고 할 때(예를 들어, influenza virus는 항상 급성감염을, herpesvirus는 항상 평생감염을 일으킨다.), 왜 하나의 특정 감염양식이 다른 양식에 비해 선택적으로 선호되었는가? 우리는 급성감염과 지속감염이 숙주와 바이러스의 성질, 둘 모두에게 영향을 받는다는 것을 알고 있다. 어떤 바이러스 감염은 급성과 지속감염 시기를 모두 지내는 것처럼, 이 두 가지 감염양식이 상호배타적이지는 않다. 이에 대한 답은 10장에서 논의될 터인데, 바이러스 집단은 선택압력의 결과로 출현하고 번식하게 된다는 것을 설명할 것이다. 신속하거나 제한적으로 일어나는 복제로 인한 선택상의 이익이나 불이익은 이른 시점에 나타난다. 그처럼 상호적응하는 숙주와 바이러스의 유전체들은 지속적인 관계를 맺으며 훗날까지 생존할 수 있다.

바이러스 감염을 확립하고 유지하는 데 선택압력으로 작용하는 병인(pathogenesis)의 역할에 대해서는 많은 연구와 논쟁이 이루어지고 있다. 하나의 가설은 성공적인 패턴을 통해 공생(symbiosis)하게 됨으로써 숙주를 돕지도 해치지도 않게 된다는 것이다. 이 맥락에서, Lewis Thomas가 주장하는 바와 같이 '병인, 즉 질병이 유발되는 것'은 이런 경계선의 한계를 넘어서 공생 상태에서 이탈하는 것과도 같다. 양성공생(benign symbiosis)은 안정성을 위한 한 가지 방법이지만, 겉보기엔 성공적인 많은 바이러스 감염들이 안정적이지 못하다. 따라서 다른 가설에서는 병인이 바이러스 집단의 필수적인 생존 특징으로서 공생관계의 진화과정에서 선택되었다고 말한다. 바이러스 집단이 오랜 기간 동안 생존하기 위해서 일부 개체들은 단기간 동안 해를 입기도 한다. 우리는 새로운 바이러스의 감염과 병인의 진화에 대해 10장에서 계속 논의를 하게 될 것이다.

선택은 예상치 못한 방향으로 일어난다. 실험실 조건에서, 바이러스의 집단이 r-선택 조건(낮은 MOI, 급속한 성장)에 적응하게 되면 K-선택 조건(높은 MOI, 감소된 성장)에 노출되었을 때 잘 자라지 않게 되고, 반대의 조건에서도 마찬가지 양상으로 나타난다. 이 사실은 하나의 패턴이 다른 패턴에 비교하여 바이러스 집단에 안정성의 기반을 제공한다고 할 수 있다. 명백하지만 잘 이해되지 않는 또 다른 사실은 감염된 개체나 조직에서 병원체들 사이의 상호작용이 복잡하고 예상치 못한 선택조건을 제공하는 역할을 하는 것이다. 체내의 전반적 혹은 국소적인 면역억제를 통해, 한 종의 바이러스 감염은 완전히 상관없는 다른 바이러스의 감염에 영향을 미칠 수 있다(제4장). 더욱이 몇몇 바이러스 감염은 숙주에 이득을 주기도 하는데, 이 사실은 장내 세균의 용원성(lysogens)에서 잘 나타난다. 용원균은 화학성분 조절 연속배양장치(chemostat)를 이용한 생장실험에서, 비용원균(nonlysogens)과 경쟁하여 더 잘 자란다. 이러한 "좋은 감염(good infection)"이라는 개념은 감염 패턴의 진화적 복잡성뿐만 아니라 숙주-바이러스 간 상호작용을 바라보는 현재의 주요 관점에도 의문 부호를 던지고 있다.

참고 문헌

Books

Ahmed, R., and I. Chen (ed.). 1999. *Persistent Viral Infections.* John Wiley & Sons, New York, NY.

Anderson, R., and R. May. 1991. *Infectious Diseases of Humans: Dynamics and Control.* Oxford University Press, Oxford, United Kingdom.

Arvin, A., G. Campadelli-Flume, E. Mocarski, P. Moore, B. Roizman, R. Whitley, and K. Yamanishi. 2007. *Human Herpesviruses: Biology, Therapy and Immunoprophylaxis.* Cambridge University Press, Cambridge, United Kingdom.

Keeling, M., and P. Rohani. 2007. *Modeling Infectious Diseases in Humans and Animals.* Princeton University Press, Princeton, NJ.

Mims, C. A., A. Nash, and J. Stephen. 2001. *Mims' Pathogenesis of Infectious Disease,* 5th ed. Academic Press, San Diego, CA.

Richman, D. D., R. J. Whitley, and F. G. Hayden (ed.). 2002. *Clinical Virology,* 2nd ed. ASM Press, Washington, DC.

Wilson, E. O., and W. H. Bossert. 1971. *A Primer of Population Biology* Sinauer Associates, Inc., Stamford, CT.

Reviews

Alcami, A., and U. Koszinowski. 2000. Viral mechanisms of immune evasion. *Trends Microbiol.* **8**:410-417.

Anderson, R., and R. May. 1979. Population biology of infectious diseases: part I. *Nature* **280**:361-367.

Gewurz, B. E., R. Gaudet, D. Tortorella, E. W. Wang, and H. L. Ploegh. 2001. Virus subversion of immunity: a structural perspective. *Curr. Opin. Immunol.* **13**:442-450.

Hislop, A., G. Taylor, D. Sauce, and A. Rickinson. 2007. Cellular responses to viral infection in humans: lessons from Epstein-Barr virus. *Annu. Rev. Immunol.* **25**:587-617.

Knipe, D., and A. Cliffe. 2008. Chromatin control of herpes simplex virus lytic and latent infection. *Nat. Rev. Microbiol.* **6**:211-221.

Oldstone, M. B. A. 2006. Viral persistence: parameters, mechanisms and future predictions. *Virology.* **334**:111-118.

Suttle, C. 2007. Marine viruses—major players in the global ecosystem. *Nat. Rev. Microbiol.* **5**:801-812.

Thormar, H. 2005. Maedi-visna virus and its relationship to human immunodeficiency virus. *AIDS Rev.* **7**:233-245.

Tortorella, D., B. E. Gewurz, M. H. Furman, D. J. Schust, and H. L. Ploegh. 2000. Viral subversion of the immune system. *Annu. Rev. Immunol.* **18**:861-926.

Weiland, S., and F. Chisari. 2005. Stealth and cunning: hepatitis B and hepatitis C viruses. *J. Virol.* **79**:9369-9380.

Weiss, R. A. 2002. Virulence and pathogenesis. *Trends Microbiol.* **10**:314-317.

Wenner, M. 2008. The battle within. *Nature* **451**:388-389.

Xu, X., G. R. Screaton, and A. J. McMichael. 2001. Virus infections: escape, resistance, and counterattack. *Immunity* **15**:867-870.

Lymphocytic Choriomeningitis Virus

Peters, C. 2006. Lymphocytic choriomeningitis virus—an old enemy up to new tricks. *N. Eng. J. Med.* **354**:2208-221 I

Zinkernagel, R. 2002. Lymphocytic choriomeningitis virus and immunology. *Curr. Top. Microbiol. Immunol.* **263**:1-5.

Measles Virus

Borrow, P., and M. B. A. Oldstone. 1995. Measles virus-mononuclear cell interactions. *Curr. Top. Microbiol. Immunol.* **191**:85-100.

Kerdiles, Y., C. Sellin, J. Druelle, and B. Horvat. 2006. Immunosuppression caused by measles virus: role of viral proteins. *Rev. Med. Virol.* **16**:49-63.

Rail, G. 2003. Measles virus 1998-2002: progress and controversy. *Annu. Rev. Microbiol.* **57**:343-367.

Rima, B., and W. Duprex. 2005. Molecular mechanisms of measles virus persistence. *Virus Res.* **111**:132-147.

Schneider-Schaulies, J., V. ter Meulen, and S. Schneider-Schaulies. 2001. Measles virus interactions with cellular receptors: consequences for viral pathogenesis. *J. Neurovirol.* **7**:391-399.

Yanagi, Y., M. Taleda, and S. Ohno. 2006. Measles virus: cellular receptors, tropism, and pathogenesis. *J. Gen. Virol* **87**:2767-2779.

Herpes Latency

Efstathiou, S., and C. Preston. 2005. Towards an understanding of the molecular basis of herpes simplex virus latency. *Virus Res.* **111**:108-119.

Khanna, K. M., A. J. Lepislo, V. Decman, and R. L. Hendricks. 2004. Immune control of herpes simplex virus during latency. *Curr. Opin. Immunol.* **16**:463-469.

Ku, C., J. Besser, A. Abendroth, C. Grose, and A. Arvin. 2005. Varicella-zoster virus pathogenesis and immunobiology: new concepts emerging from investigations with the SCIDhu mouse model. *J. Virol.* **79**:2651-2658.

Nash, A. A. 2000. T-cells and the regulation of herpes simplex virus latency and reactivation. *J. Exp. Med.* **191**:1455-1457.

Redpath, S., A. Angulo, N. R. J. Gascoigne, and P. Ghazal. 2001. Immune checkpoints in viral latency. *Annu. Rev. Microbiol.* **55**:531-560.

Rickinson, A. 2002. Epstein-Barr virus. *Virus Res.* **82**:109-113.

Thorley-Lawson, D. A. 2001. Epstein-Barr virus: exploiting the immune system. *Nat. Rev. Immunol* **1**:75-82.

Papers of Special Interest

Modulation of Host Defenses

Borderia, A., and S. Elena. 2002. R-and K-selection in experimental populations of vesicular stomatitis virus. *Infect. Genet, and Evol.* **2**:137-143.

Charleston, B., M. D. Fray, S. Baigent, B. V. Carr, and W. I. Morrison. 2001. Establishment of persistent infection with non-cytopathic bovine viral diarrhoea virus in cattle is associated with a failure to induce type I interferon. *J. Gen Virol.* **82**:1893-1897.

Chen, Y., I. Golding, S. Sawai, L. Guo, and E. Cox. 2005. Population fitness and the regulation *of Escherichia coli* genes by bacterial viruses. *PLOS Biol.* **3**:1276-1282.

Deitz, S. B., D. A. Dodd, S. Cooper, P. Parham, and K. Kirkegaard. 2000. MHC I dependent antigen presentation is inhibited by poliovirus protein 3 A. *Proc. Natl. Acad. Sci. USA* **97**:13790-13795.

Erickson, A. L., Y. Kimura, S. Igarashi, J. Eichelberger, M. Houghton, J. Sidney, D. McKinney, A. Sette, A. L. Hughes, and C. M. Walker. The outcome of hepatitis C virus infection is predicted by escape mutations in epitopes targeted by cytotoxic T lymphocytes. *Immunity* **15**:883-895.

Griffith, T. S., T. Brunner, S. M. Fletcher, D. R. Green, and T. A. Ferguson. 1995. Fas ligand-induced apoptosis as a mechanism of immune privilege. *Science* **270**:1189-1192.

Guidotli, L. G., R. Rochford, J. Chung, M. Shapiro, R. Purcell, and F. V. Chisari. 1999. Viral clearance without destruction of infected cells during HBV infection. *Science* **284**:825-829.

Karp, C. L., M. Wysocka, L. M. Wahl, J. M. Ahearn, P. J. Duomo, B. Sherry, G. Trinchieri, and D. E. Griffin. 1996. Mechanism of suppression of cell-mediated immunity by measles virus. *Science* **273**:228-231.

Lee, A., L. Hertel, R. Louie, T. Burster, V. Lacaille, A. Pashine, D. Abate, E. Mocarski, and E. Mellins. 2006. Human cytomegalovirus alters localization of MHC class II and dendrite morphology in mature Langerhans cells. *J. Immunol.* **177**:3960-3971.

Levitskaya, J., M. Coram, V. Levitsky, S. Imreh, P. M. Sleigerwald-Mullen, G. Klein, M. G. Kurilla, and M. G. Masucci. 1995. Inhibition of antigen processing by the internal repeat region of the Epstein-Barr virus nuclear antigen-1. *Nature* **375**:685-688.

Reyburn, H. T., O. Mandelboim, M. Vales-Gomez, D. M. Davis, L. Pazmany, and J. L. Strominger. 1997. The class I MHC homologue of human cytomegalovirus inhibits attack by natural killer cells. *Nature* **386**:514-517.

Wiertz, E. J. H. J., T. R. Jones, L. Sun, M. Bogyo, H. J. Geuze, and

H. L. Ploegh. 1996. The human cytomegalovirus US 11 gene product dislocates MHC class I heavy chains from the endoplasmic reticulum to the cytosol. *Cell* **84**:769-779.

York, I. A., C. Roop, D. W. Andrews, S. R. Riddell, F. L, Graham, and D. C. Johnson. 1994. A cytosolic herpes simplex virus protein inhibits antigen presentation to CD81 T lymphocytes. *Cell* **77**:525-535.

Herpes Latency

Ahmed, M., M. Lock, C. G. Miller, and N. W. Fraser. 2002. Regions of the herpes simplex virus type 1 latency-associated transcript that protect cells from apoptosis in vitro and protect neuronal cells in vivo. *J. Virol.* **76**:717-729.

Bornkamm, G., U. Behrends, and J. Mautner. 2006. The infectious kiss: newly infected B cells deliver Epstein-Barr virus to epithelial cells. *Proc. Natl. Acad. Sci. USA* **103**:7201-7202.

Cohrs, R., and D. Gilden. 2007. Prevalence and abundance of latently transcribed varicella-zoster virus genes in human ganglia., *J. Virol.* **81**:2950-2956.

Cui, C., A. Griffiths, G. Li, L. Silva, M. Kramer, T. Gaasterland, X. Wang, and D. Coen. 2006. Prediction and identification of herpes simplex virus 1-encoded microRNA. *J. Virol.* **80**:5499-5508.

Decman, V., P. Kinchington, S. Harvey, and R. Hendricks. 2005 Gamma interferon can block herpes simplex virus type 1 reactivation from latency, even in the presence of Iate-gene expression. *J. Virol.* **79**:10339-10347.

Duca, K., M. Shapiro, E. Delgado-Eckert, V. Hadinoto, A. S. Jarrah, R. Laubenbacher, K. Lee, K. Luzuriaga, N. F. Polys, and D. A. Thorley-Lawson. 2007. A virtual look at Epstein-Barr virus infection: biological interpretations. *PLoS Pathos.* **3**:1388-1400.

Epstein, M., B. Achong, and Y. Barr. 1964. Virus particles in cultured lymphoblasts from Burkin's lymphoma. *Lancet.* **i**:702-703.

Feldman, L. T., A. R. Ellison, C. C. Voytek, L. Yang, P. Krause, and T. P. Margolis. 2002. Spontaneous molecular reactivation of herpes simplex virus type 1 latency in mice. *Proc. Natl. Acad. Sci. USA* **99**:978-983.

Halford, W. P., and P. A. Schaffer. 2001. ICP0 is required for efficient reactivation of herpes simplex virus type I from neuronal latency. *J. Virol.* **75**:4240-3249.

Kent, J., P.-Y. Zeng, D. Atanasiu, J. Gardner, N. Fraser, and S. Berger. 2004. During lytic infection herpes simplex virus type 1 is associated with histones bearing modifications that correlate with active transcription. *J. Virol.* **78**:10178-10186.

Khanna, K., R. Bonneau, P. Kinchington, and R. Hendricks. 2003 Herpes simplex virus specific memory CD8$^+$ T cells are selectively activated and retained in latently infected sensory ganglia. *Immunity* **18**:593-603.

Knickelbein, J. E., K. M. Khanna, M. B. Yee, C. J. Baty, P. R. Kinchington, and R. L. Hendricks. 2008. Noncytotoxic lytic granule- mediated CD8$^+$ T cell inhibition of HSV-1 reactivation from neuronal latency. *Science* **322**:268-271.

Kubat, N. J., A. L. Amelio, N. V. Giordani, and D. C. Bloom. 2004 The herpes simplex virus type 1 latency-associated transcript (LAT) enhancer/*rcr* is hyperacetylated during latency independently of LAT transcription. *J. Virol.* **78**:12508-12518.

Miyashita, E. M., B. Yang, G. J. Babcock, and D. A. Thorley-Lawson. 1997. Identification of the site of Epstein-Barr virus persistence in vivo as a resting B cell. *J. Virol.* **71**:4882-4891.

Peng, W., G. Henderson, M. Inman, L. Ben Mohamed, G. Perng, S. Wechsler, and C. Jones. 2005. The locus encompassing the latency-associated transcript of herpes simplex virus type 1 interferes with and delays interferon expression in productively infected neuroblastoma cells and trigeminal ganglia of acutely infected mice. *J. Virol.* **79**: 6162-6171.

Sawtell, N. 1998. The probability of in vivo reactivation of herpes simplex virus type 1 increases with the number of latently infected neurons in ganglia. *J. Virol.* **72**:6888-6892.

Sawtell, N., and R. Thompson. 2004. Comparison of herpes simplex virus reactivation in ganglia in vivo and in explants demonstrates quantitative and qualitative differences. *J. Virol.* **78**:7784-7794.

Shimeld, C., J. L. Whiteland, N. A. Williams, D. L. Easly, and T. J. Hill. 1997. Cytokine production in the nervous system of mice during acute and latent infection with herpes simplex virus type I. *J. Gen. Virol.* **78**:3317-3325.

Speck, P., and A. Simmons. 1998. Precipitous clearance of herpes simplex virus antigens from the peripheral nervous systems of experimentally infected C57BL/10 mice. *J. Gen. Virol.* **79**:561-564.

Stevens, J., K. Wagner, G. Devi-Rao, M. Cook, and L. Feldman. 1987. RNA complementary to a herpes *a* gene mRNA is prominent in latently infected neurons. *Science* **235**:1056-1059.

van Lint, A., L. Kleinert, S. Clarke, A. Stock, W. Heath, and F. Carbone. 2005. Latent infection with herpes simplex virus is associated with ongoing CD8$^+$ T-cell stimulation by parenchymal cells within sensory ganglia. J. *Virol.* **79**:14843-14851.

Zabolotny, J. M., C. Krummenacher, and N. W. Fraser. 1997. The herpes simplex virus type 1 2.0-kilobase latency-associated transcript is a stable intron which branches at a guanosine. *J. Virol.* **71**:4199-4208.

Measles Virus

Cattaneo, R., G. Rebman, K. Baczko, V. ter Meulen, and M. Billeter. 1987. Altered ratios of measles virus transcripts in diseased human brains. *Virology* **160**:523-526.

Ghosh, S., E. Armitage, D. Wilson, P. Minor, and M. Afzal. 2001. Detection of persistent measles virus infection in Crohn's disease: current status of experimental work. *Gut* **48**:748-752.

Lawrence, D., C. Patterson, T. Gales, J. D'Orazio, M. Vaughn, and G. Rail. 2000. Measles virus spread between neurons requires cell contact but not CD46 expression, syncytium formation, or extracellular virus production. *J. Virol.* **74**:1908-1918.

Liebert, U., K. Baczko, H. Budka, and V. ter Meulen. 1986. Restricted expression of measles virus proteins in brains from cases of subacute sclerosing panencephalitis. *J. Gen. Virol.* **67**:2435-2444.

Slow Viral Infections

Iwasaki, Y. 1990. Pathology of chronic myelopathy associated with HTLV-1 infection (HAM/TSP). *J. Neurol. Sci.* **96**:103-123.

Lutley, R., G. Petursson, P. Aalsson, G. Georgsson, J. Klein, and N. Nathanson. 1983. Antigenic drift in visna: virus variation during longterm infection of Icelandic sheep. *J. Gen. Virol.* **64**:1433-1440.

Poiesz, B., F. Ruscetti, M. Reitz, V. Kalyanaraman, and R. Gallo. 1981. Isolation of a new type C retrovirus (HTLV) in primary uncultured cells of a patient with Sezary T-cell leukaemia. *Nature* **294**:268-71.

Sigurdsson, B. 1954. Rida, a chronic encephalitis of sheep with general remarks on infections which develop slowly and some of their special characteristics. *Br. Vet. J.* **110**:341-354.

Ter Meulen, V., J. R. Stephenson, and H. W. Kreth. 1983. Subacute sclerosing panencephalitis. *Comp. Virol.* **18**:105-159.

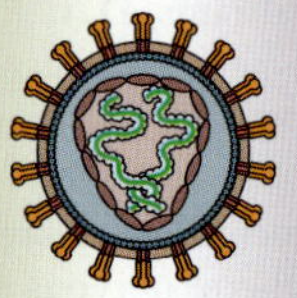

6

Human Immunodeficiency Virus의 병인

Nature is not human-hearted.
LAO TZU
Tao Te Ching

서론

세계적 범위의 문제

후천성 면역결핍증후군인 AIDS는 Human immunodeficiency virus(HIV)의 감염으로 인해 유발되는 최종단계의 질환에 붙여진 이름이다. 거의 모든 기준에서 봐도 HIV는 세계에서 가장 치명적인 질환으로 간주된다. 1981년 처음으로 임상적인 실체가 인지된 이후 1992년까지 에이즈는 미국에서 25세에서 44세 사이의 사람에서 사망에 이르게 하는 가장 중요한 원인이 되었다. 2000년 이래 증가율은 감소하고 있지만, 세계적인 통계치에 따르면 아직도 큰 타격을 입고 있는 아프리카의 개발도상국들과 아시아의 몇몇 나라들에서 특별히 많은 사람들이 감염되어 있음을 알 수 있다(그림 6.1). United Nations'AIDS 프로그램의 연말 보고에 따르면 2007년 새롭게 HIV에 감염된 사람의 수는 250만 명에 이르고, 세계적으로 감염된 사람의 전체 수는 약 3,320만 명에 이른다. 이러한 숫자는 전 세계적으로 15세에서 49세의 인구 100명당 1명에 해당하는 것이다. 최근에는 HIV 감염을 치료하는 유용한 약들 덕분에 부유한 나라들에서는 연간 사망자 숫자가 줄어들고 있지만, 사하라 아프리카 이남지역에서 2007년에만 160만 명의 사망자가 발생할 정도로 HIV/AIDS는 여전히 사망에 이르게 하는 가장 중요한 질병이다. 이 지역 중 어떤 곳에서는 성인의 25~35%가 감염되어 있다. 이 지역에 사는 15세 미만의 어린이들 중 1/3이 부모 중 한 명 또는 모두를 AIDS로 인해 잃었다. 이러한 지역에서는 모든 세대의 사람들이 이 치명적인 질병에 의해 죽어가고 있다. AIDS는 다른 어떤 전염병보다도 더 많은 사람을 죽게 했고, 최근 반세기 동안 HIV는 지속감염을 유발하는 어떠한 병원체보다도 빠르게 전파되고 있다. 이 바이러스의 임상적인 출현은 아마도 국경의 붕괴, 대규모의 인구이동으로 인한 경제적 빈곤 그리고 세계 전역에 걸친 여행이 빈번하고 용이하다는 사실 등을 포함하여, 정치, 경제 그리고 사회적 변화의 결과인 것 같다. 아프리카와 다른 곳에서 HIV/AIDS 대유행에 대처하기 위한 자금과 전문적 기술이 국제적인 노력으로 제공되고 있지만, 해결해야 할 문제들이 엄청나게 많다. 이와 같은 의학적 중요성 때문에 HIV는 가장 많이 연구된 감염의 원인체이다. 바이러

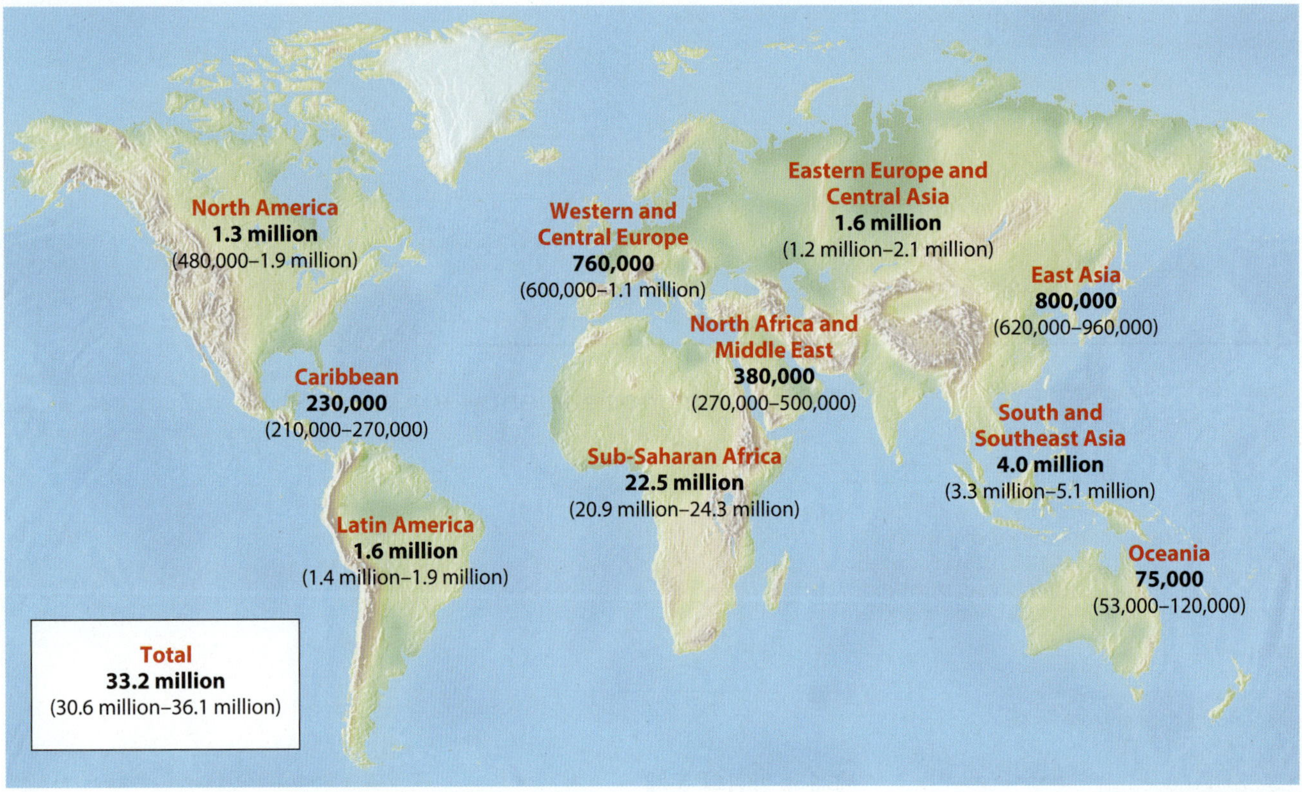

그림 6.1 세계의 HIV에 감염된 환자의 추정치, 2007년. Data from the Joint United Nations Programme on HIV/AIDS, November 2007.

스에 대한 연구는 AIDS 및 관련된 수의학 질병을 이해하는 데 기여했다; 즉 바이러스학, 세포생물학, 면역학을 새롭게 이해하는 시야를 제공해 주었고 연구자들은 HIV 감염의 예방과 제어를 위한 전략을 개발할 수 있는 기회가 허락되었다. 이 장에서는 HIV가 유도하는 병인(pathogenesis)의 많은 측면과 그것의 분석을 통해 무엇을 배우게 되었는지를 서술할 것이다. 의생명과학 연구자 및 의사들이 신체의 방어시스템에 치명적으로 작용하는 HIV를 제어하기 위해 노력하는 동안 방대한 분야의 문제점에 직면하는 이유는 바로 이 질병의 복잡성 때문이다.

HIV는 Lentivirus이다

바이러스의 발견과 특성

AIDS의 병인에 관한 첫 번째 단서는 1983년에 파리에 있는 Pasteur 연구소에서 림프절 종창 환자의 림프절로부터 retrovirus를 분리함으로써 나왔다. 초기에는 이 바이러스에 대한 충분한 이해가 없었지만, 이듬해에 미국 국립보건원의 연구자들이 AIDS 환자들의 혼합된 혈액세포에서 세포병변을 유발하는 T세포-친화성 retrovirus를 분리하고 San Francisco 소재 University of California에 있던 AIDS 환자의 혈액세포로부터 이와 유사한 바이러스를 분리함으로써 이러한 발견의 중요성이 명확해졌다. 비록 미국 국립보건원에서 분리한 바이러스가 Pasteur 연구소에서 제공된 샘플로부터 유래되었다는 것이 밝혀졌지만(Box 6.1), San Francisco에 있는 University of California의 시료에서 분리된 바이러스와 이후에 국립보건원 실험실에서 분리된 바이러스는 고유한 것이었다. 흔히 발생하는 현상으로서, 각 실험실들은 그들이 분리한 바이러스에 각기 다른 이름을 부여했다: LAV(lymphadenopathy-associated virus), HTLV-III(human T-cell lymphotropic virus type III) 및 ARV (AIDS-associated retrovirus). 전자현미경 검사를 통해서 이러한 바이러스들이 형태적으로 retrovirus의 한 그룹인 lentivirus와 유사한 것이 밝혀졌고 추후의 연구를 통해서 이와 같은 특징적 연관성을 확인하였다. 1986년에 국제바이러스분류위원회(International Committee on Taxonomy of Viruses)가 현재 사용되는 이름인 Human immunodeficiency virus를 사용하도록 권장하였다.

Lentivirus는 *Retroviridae* 과에서 별도의 속을 구성한다(표 6.1). Equine infectious anemia lentivirus는 가장 먼저 확인된 바이러스 중 하나였다. 1904년에 발견된 이 바이러스는 말에서 간헐적인 자가면역성 용혈성 빈혈을 일으킨다. 면

BOX 6.1 DISCUSSION

AIDS 바이러스의 발견으로부터 얻은 교훈

첫 번째 AIDS 바이러스는 파스퇴르(Pasteur) 연구소에 있는 Francoise Barre-Sinoussi에 의해 공동연구자인 Jean-Claude Chermann 및 Luc Montagnier와 함께 림프절 종창(lymphadenopathy) 환자로부터 분리되었다. 'Bru'라고 이름 붙인 이 분리주는 오직 일차 배양세포에서만 성장하였다. 우리는 현재 Bru가 감염초기에 흔히 분리되는 느리게 성장하면서 낮은 역가의 바이러스를 생산하는 종류라는 것을 알고 있다.

1983년 7월 20일과 8월 3일 사이에 파스퇴르 연구소에 있던 Bru에 감염된 세포가 'Lai'라는 이름의 두 번째 AIDS 바이러스에 의해 오염되었다. Lai는 AIDS 증상이 뚜렷한 환자로부터 분리되었으며 이것은 세포배양에서 잘 성장하는 바이러스 계통에 속하는 것이다. HIV-1 Lai는 빠르게 성장하여 배양세포의 대부분을 차지하였다.

이렇게 오염된 사실을 모른 채로 파스퇴르 연구소의 연구원들은 'Bru'로 생각하고 배양된 바이러스 샘플을 영국의 Robin Weiss와 미국의 Malcolm Martin 및 Robert Gallo 실험실로 분양하였다. 초기의 Bru 샘플들과는 다르게, 이 바이러스는 그것을 분양받은 실험실에서 매우 왕성하게 성장하였다. 실제로, Lai는 Weiss에 의해 AIDS 환자로부터 분리된 바이러스주들을 오염시킨 것이 밝혀졌다. 돌이켜 보면 그러한 오염이 그리 놀랄 일이 아닌 것이, 그 당시에는 생물학적 샘플을 다루는 시설들이 제한되어 있었기 때문에 HIV 샘플을 저장하거나 새로운 바이러스주를 생산하는 데 동일한 배양기와 후드(hoods)가 사용되었었다.

또한 Lai는 국립보건원의 Gallo 실험실에서 여러 명의 AIDS 환자로부터 채취되어 배양되던 혈액세포를 오염시켰다. Gallo와 공동연구자들은 그들의 환자로부터 유래되었다고 믿고 그들이 발견한 바이러스를 두 번째 타입의 AIDS 바이러스라고 보고하였다.

이 두 번째 타입을 발견했다는 주장, 혈액 검사법을 개발하기 위한 국가 간 경쟁, 그리고 이후의 DNA 염기서열 분석을 통해서 프랑스 바이러스와 Gallo의 바이러스가 하나의 동일한 바이러스(Lai)였다는 사실은 중요한 정치적 의미를 지닌 공론적인 과학적 논쟁을 불러 일으켰다. 1991년도에 Simon Wain-Hobson과 파스퇴르 연구소의 동료들은 마침내 보존된 원래의 샘플인 Bru와 Lai의 염기서열 분석을 통해서 2개의 바이러스가 다른 것임을 증명하였다. 그 이후에 논쟁은 잠잠해졌지만 그것은 바이러스학에서 다음과 같은 중요한 교훈을 남겼다: 즉 오염은 심각한 문제가 될 수 있다는 것, 실험실에서의 계대배양은 빠르게 증식하는 바이러스 만을 선택할 가능성이 있다는 것, 그리고 유전체의 염기서열 분석 같이 철저한 분석을 통해야만 비싼 댓가의 지불을 미리 막는 안전장치가 된다는 것 등이다.

Goudsmit, J. 2002. Lots of peanut shells but no elephant. A controvesial account of the discovery of HIV. *Nature* **416**:125-126.

Wain-Hobson, S. J. P. Vartanian, M. Henry, N. Chenciner, R. Cheynier, S. Delassue, L. P. Martins, M. Sala, M. T. Nugeyre, D. Guetard, et al. 1991. LAV revisited: origins of the early HIV-I isolates from Insitut Pasterur. *Science* **252**:961-965.

Weiss, R., and M. Martin. Personal communication.

양의 lentivirus(visna/maedi virus)와 염소의 lentivirus(caprine arthritis-encephalitis virus) 또한 수년 동안 알려져 있었다. 이 바이러스들은 모두 긴 잠복기와 관련되어 있어서 **지발성 바이러스(slow virus)**라고 불린다(5장). HIV의 발견으로 인해 추가적인 lentivirus의 연구가 시작되었고 HIV에 이어 고양이(feline immunodeficiency virus)와 다양한 비인간 영장류(nonhuman primates)로부터 lentivirus(simian immunodeficiency virus [SIV]) 분리가 이루어졌다. 1986년에는 서부 아프리카의 일부 지역에서 유행하는 다른 타입의 HIV가 발견되었고 이는 HIV-2로 명명되었다. HIV-2에 감염된 사람에서도 AIDS가 유발되지만 HIV-1에 비해 잠복기가 길고 낮은 사망률을 보였다.

지난 10년 간 독립적으로 분리된 많은 HIV-1과 HIV-2의 특성이 분석되었다. 염기서열을 비교 분석한 결과 HIV-1 분리주는 크게 2개의 그룹으로 구분된다: 대부분의 HIV-1은 그룹 M (most HIV-1)에 포함되고, 그룹 O는 비교적 드물게 나타나는 "outliers"를 나타낸다(Box 6.2). 최근에 그룹 M은 9개의 아형 [**분기군(clades)** A부터 K까지로 명명하며 재조합 바이러스로 밝혀진 E는 제외함]으로 나뉘는데 각각 다른 지역에서 유행

표 6.1 Lentivirus들[a]

바이러스	감염숙주	일차적인 감염세포	임상적 장애
Equine infectious anemia virus	말	대식세포	첫해는 주기적 감염, 자가면역 용혈성 빈혈, 가끔씩 뇌염
Visna/maedi virus	양	대식세포	뇌염/폐렴
Caprine immunodeficiency virus	염소	대식세포	면역결핍, 관절염, 뇌염
Bovine immunodeficiency virus	소	대식세포	림프샘 장애, 림프구 증가증
Feline immunodeficiency virus	고양이	T 림프구	면역결핍
Simian immunodeficiency virus	영장류	T 림프구	면역결핍과 뇌염
Human immunodeficiency virus	사람	T 림프구	면역결핍과 뇌염

[a]Adapted from Table 1.1 (p. 2) of J. A., Levy, *HIV and the Pathogenesis of AIDS*, 3rd ed. (ASM Press, Washington, DC., 2007), whith permission.

BOX 6.2

BACKGROUND

BACKGROUND. HIV-1 감염의 최초 기록

HIV-1 감염의 최초 기록은 1959년에 현재 콩고민주공화국의 도시 킨샤사(Kinshasa)의 반투(Bantu)족 남성의 혈청으로부터 나왔다. 계통발생 분석을 통해서 그 바이러스의 염기서열(ZR59)은 계통분기군 B와 D의 조상 매듭(node)에 가깝게 위치한다는 것이 확인되었다. 이것은 M 그룹의 기저부가 아니므로, 이 그룹은 초기에 유래하였음을 의미한다(그림의 상단 부근의 빨간색 화살표머리). 그리고 역으로 계산하면 M 그룹에 속하는 바이러스들은 1930년 경에 침팬지로부터 아프리카 사람에게 종간 전파를 통해서 전파되었다는 것을 추정할 수 있다. 이 바이러스의 빠른 진화와 최소 10개의 아형(계통분기군 A부터 K까지)으로 분화된 시점은 제2차 세계대전 말이나 그 직후로 추정한다. 분리된 종간 전파(그림 하반부의 빨간색 화살표머리)가 N과 O 그룹의 기원을 설명한다.

Sharp, P. M. 2002. Origins of human virus diversity. *Cell* **108**:305-312.

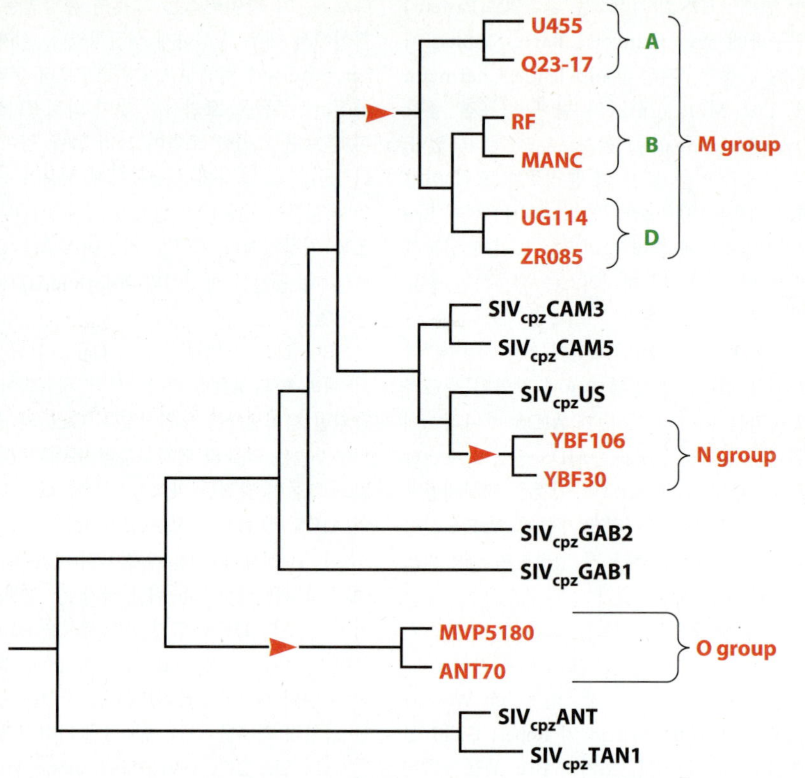

한다. 예를 들면, 분기군 B는 북미와 유럽에서 가장 흔한 아형이다. 1998년에 카메룬(Cameroon)의 AIDS 환자에서 분리된 YBF30 주를 근거로 하여 새로운 N 그룹이 제안되었다. 이 바이러스의 염기서열은 그룹 O보다는 M에 더 가까웠다. 카메룬에서 관련된 바이러스주의 확인은 HIV-1 그룹이 세 갈래로 분리되었다는 것을 증명한다. HIV-2에서도 8개 그룹이 확인되었다. 서부 아프리카의 다른 지역에서 발견된 그룹 A와 B가 전 세계에서 유발되는 대부분의 감염을 차지한다.

그림 6.2는 *pol* 유전자의 염기서열을 바탕으로 lentivirus의 계통분류상 관계를 보여준다. 아프리카 원숭이와 유인원 분리주는 그들이 분리된 동물에서는 풍토병으로 감염하지만 원래의 숙주에서는 질병을 일으키지 않는다(Box 6.3). 그러나 아프리카의 긴꼬리원숭이(African sooty mangabeys)에서 기원한 바이러스는(SIV$_{smm}$) 아시아 짧은꼬리원숭이(Asian macaques)에 감염되었을 때 치명적인 AIDS-유사 증상을 보인다. 사람들이 식용을 위해 이 동물들을 사냥하거나 애완용으로 키우는 경우가 있기 때문에 긴꼬리원숭이와 사람 사이의 접촉은 흔하다. 그런 상호작용, 그리고 몇몇 HIV-2의 분리주와 SIV$_{smm}$의 염기서열이 거의 구분되지 않는다는 사실 등은 HIV가 인간 외의 영장류로부터 인간에게로 이종 간 전파를 통해 유래되었다는 가설을 지지해 준다. 기존에 알려진 HIV-1 그룹들이 적어도 3개의 독립된 전파과정을 통해서 침팬지로부터 야기됐다는 최근 연구결과도 이 가설을 지지하고 있다. 침팬지(*Pan troglodytes troglodytes*)로부터 분리된 SIV$_{cpz}$는 HIV-1의 염기서열과 가장 유사하기 때문에, 이런 아종이 사람에 감염한 바이러스의 기원이라는 것을 의미한다. 이번 장에서는 HIV-1과 HIV-2가 공유하는 유사한 특징에 대하여 설명할 경우 HIV로 축약해서 사용하고, 하나 혹은 다른 하나 만을 언급할 때에는 유형을 밝힐 것이다.

표 6.1에 요약된 것처럼, lentivirus들은 면역결핍 및 조혈기능과 중추신경계의 장애를 일으키고 때때로 관절염과 자가면역질환을 일으킨다. Lentivirus의 유전체는 비교적 크기 때문에 단순한 retrovirus보다 상대적으로 많은 유전자를 보유하고 있다(그림 6.3). Lentivirus의 유전체는 모든 retrovirus들이 공통적으로 보유하는 3개의 구조단백질인 Gag, Pol 및 Env 외에 여러 개의 **보조단백질(auxiliary proteins)**들을 생산할 수 있다. 2개의 HIV 보조단백질인 Tat과 Rev는 바이러스의 증식에 필수적인 **조절** 기능을 수행한다. 나머지 4개의 Nef, Vif, Vpr 및 Vpu

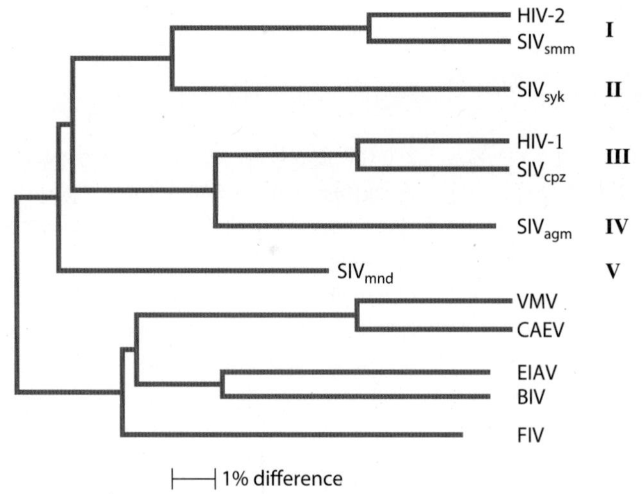

그림 6.2 Lentivirus의 계통발생학적 관계. 대표적인 lentivirus들의 계통발생학적 관계를 확립하기 위하여 *pol* 유전자의 염기서열을 비교하였다. 다섯 그룹의 영장류 lentivirus(I부터 V까지 명시)가 제시되었다: HIV-1, HIV-2, sooty mangabey 원숭이에서 유래한 SIV (SIV_{smm}), Sykes' 원숭이에서 유래한 SIV (SIV_{syk}), 침팬지에서 유래한 SIV (SIV_{cpz}), 아프리카 녹색원숭이에서 유래한 SIV (SIV_{agm}), 개코원숭이에서 유래한 SIV (SIV_{mnd}). 비영장류 lentivirus로는 visna/maedi virus (VMV), caprine arthritis-encephalitis virus (CAEV), equine infectious anemia virus (EIAV), bovine immunodeficiency virus (BIV)와 feline immunodeficiency virus (FIV) 등이 있다. 눈금자는 *pol* 유전자의 염기서열의 % 차이를 나타낸다. 영장류 lentivirus의 계통발생학적 분지의 순서에는 다소의 논란이 있다. Adapted from Fig. 2 of P. A. Luciw, p. 1881-1952, *in* B. N. Field et al. (ed.), *Fields Virology*, 3rd ed. (Lippincott-Raven, Philadelphia, PA, 1996), with permission.

는 대부분의 T세포주에서 바이러스의 생성에 필수적으로 작용하지 않기 때문에 **부속(accessary)** 단백질로 알려져 있다. 그러나 이런 단백질들은 바이러스 증식을 조절하며, 또한 *in vivo*에서 효과적인 바이러스의 생성 및 질병을 유발하는 데 필수적으로 작용한다.

HIV 증식주기의 특징과 보조단백질들의 역할

HIV 보조단백질의 기능에 대해 우리가 알고 있는 대부분의 정보는 바이러스의 다른 성분이 없는 상태에서, 단백질 발현벡터를 이용하여 세포 내에서 일시적으로 발현된 단백질이 세포에 미치는 영향을 연구하는 방식으로 얻어진 것이다(제I권의 Box 8.8). 비록 이런 방법이 단순하고 민감하기는 하지만, 이러한 방법이 바이러스 감염 후 발생되는 상황과 유사한 조건을 만들지는 못한다. 변이주의 제작과 분석을 통해 세포에서 이런 단백질의 기능을 조사하는 연구도 많았다. 그러나 이 바이러스의 숙주가 사람이기 때문에, 세포배양에서 얻은 결과를 바탕으로 병리기전을 밝히는 작업은 어렵다.

cis-작용 조절서열과 Tat 및 Rev

Tat은 LTR(long terminal repeat)에 있는 TAR 서열과 상호작용한다. 모든 retrovirus와 마찬가지로, 삽입된 HIV DNA의 발현은 숙주세포의 전사기구가 인식하는 바이러스 LTR 상의 전사조절 염기서열에 의해서 조절된다. HIV-1 LTR은 다양한 세포에서 프로모터(promoter)로서 기능하지만, 그 기본 수준은 매우 낮다. 제I권의 8장(그림 8.10)에서 서술한 바와 같이, HIV의 LTR은 예를 들어 NF-kB(제I권의 그림 8.11)와 같이 많은 세포 유형에 특이적인 전사활성인자들이 부착하는 인핸서(enhancer) 서열을 갖고 있다. 활성화된 T세포에서 세포질 내 억제인자로부터 Nf-kB가 분리되어 있는 것을 보면, HIV가 복제하기 위해서는 T세포가 활성화되어야만 한다는 것을 알 수 있다.

HIV LTR에는 전사개시 지점의 하류(downstream)에 TAR이라는 바이러스 조절 서열이 있다(그림 6.4). 제I권의 8장(그림 8.13)에서 서술되었듯이, TAR RNA는 안정적이고 불룩한 줄기-고리(bulged stem-loop) 구조를 형성하여 조절단백질 Tat(표 6.2) 및 기타 숙주유래 단백질들과 결합하여 전사를 자극한다. 보통 Tat이 없는 상황에서는 바이러스 전사가 미성숙하게 종결된다. Tat의 중요한 역할은 전사의 진행성을 향상시킴으로써 바이러스 RNA의 신장을 촉진하는 것이다.

Tat 단백질이 감염된 세포에서 방출되어 다른 세포가 이를 획득하게 되면 그 세포의 기능에 영향을 미친다. Tat은 단핵구와 호염구 그리고 비만세포에 화학주성인자로 작용한다. 또한 Tat가 들어간 세포에서는 많은 주요 단백질의 발현이 유도되고, 이들 중 몇몇 단백질은 바이러스의 확산과 면역세포의 기능에 중요한 효과를 발휘한다. 예를 들면, 일시적인 발현 실험에서 Tat은 표적세포에서 CXCr4와 CCr5 보조수용체의 유전자 발현을 증가시키고 많은 케모카인(chemokine)의 발현을 증가시킨다. 몇몇 배양세포에서는 Tat 단백질이 세포독성을 나타낸다는 보고가 있고 쥐의 뇌에 주입했을 때 신경독성이 있다는 것도 알려져 있다. Tat을 발현하는 형질전환 마우스에서 카포시(Kaposi) 육종과 유사한 질병이 유발된다고 보고되었다. 비록 사람에서 나타나는 이 질병이 거의 herpesvirus에 의하여 일어나는 것이지만 Tat은 카포시 육종 병변에서 방추세포의 성장을 촉진시킴으로써 AIDS 환자에서 악성종양이 유발되는 데 관여한다.

다양한 스플라이싱 지점과 Rev의 역할. 단순한 발암성 retrovirus와는 다르게 HIV의 전체 길이 전사물에는 5′과 3′에 많은 스플라이싱 지점이 포함되어 있다. 조절단백질인 Tat 및 Rev와 부속단백질인 Nef는 감염 초기에 복합적으로 스플라이싱이 된 mRNA로부터 합성된다(그림 21, 제I권의 부록). 그런 다음에 Tat이 전사를 자극하기 때문에, 이런 mRNA들은 감염 초기에 풍부하게 발견된다. 그러나 Rev 단백질의 축적은 mRNA

BOX 6.3 DISCUSSION

TRIM5 제한, 바이러스와 숙주 유전자들의 공진화 사례인가?

Trim (Tripartitie motif) 5α 단백질은 붉은털원숭이(rhesus macaque) 등과 같은 구대륙 원숭이(Old World monkey)의 세포 내에서 HIV-1의 증식이 불가능하도록 만드는 "요소"가 무엇인지를 확인하는 과정에서 발견되었다. Trim5α는 스플라이싱이 된 붉은털원숭이의 TRIM5 mRNA로부터 번역된다. 이 붉은털원숭이의 단백질은 SIVmac의 증식에는 뚜렷한 영향을 미치지는 않지만, HIV-1의 경우에는 바이러스가 세포 내로 감염한 직후에 캡시드 단백질에 결합하여 파괴하거나 혹은 감염된 바이러스 입자를 조기에 해체시킴으로써 바이러스의 증식을 차단한다.

TRIM5는 크고 다양한 유전자 패밀리의 하나로서 진화하는 동안 팽창하였으며 약 3천 5백만 년 동안 선택되어 존재해 왔다. 영장류의 유전체에는 수백 개의 TRIM 유전자가 존재한다; 사람에서는 80개의 유전자가 발견되었다. 그러나 각각의 영장류들은 TRIM5 유전자로부터 각기 다른 항바이러스 특이성을 보유한 단백질을 발현하며, 이들은 각기 다른 바이러스 캡시드와 작용한다.

현재의 이론에 따르면, TRIM5 유전자는 각각 다른 영장류들이 특별한 유행병 바이러스로부터 자신들을 보호하기 위해 독립적으로 진화된 것으로 추정한다. 사람의 Trim5α가 침팬지 *Pan troglodytes* 유전체로부터 부활한 약 4백만 년된 내생성 바이러스(endogenous virus) PtERV1의 증식을 차단한다는 것이 발견된 이후 이러한 개념이 지지를 받고 있다. Retrovirus의 감염에 감수성이 있는지 여부는 다양한 숙주-바이러스의 상호작용에 의존하는데, 아직도 각각의 영장류에서 TRIM5 단백질들의 항바이러스 작용이 어떻게 작용하여 저항성과 감수성을 부여하는지는 명확치 않다. 그러나 PtERV1이나 혹은 이와 관련된 고대의 바이러스에 대한 TRIM5 유전자의 선택적 변화가 사람에서 발생함으로써 사람이 HIV-1에 보다 높은 감수성을 갖게 된 것으로 추정된다.

붉은털원숭이 Trim5α 단백질은 RING 도메인(RF), B box 및 꼬인-코일구조(coiled-coil) 도메인을 갖고 있다. 많은 아연(Zn)-결합 RING 도메인은 E3 유비퀴틴 연결효소 활성을 가지며, Trim5α는 RING에 의존적인 자가-유비퀴틴화를 매개한다는 것이 실험실 연구로 밝혀졌다. 이러한 특성은 다음과 같은 가설을 지지한다. 즉, Trim5α의 항바이러스 활성은 이 단백질 자체뿐만 아니라 이것과 연합된 바이러스 단백질에 유비퀴틴을 부착한 후 프로테아솜(proteasome)에서 분해시키는 것이다. 또한 아연-결합 모티프를 보유하고 있는 B box는 단백질-단백질 상호작용에 연관되어 있으며 유비퀴틴 부착에 특이성을 부여하는 것으로 추정된다. SPRY 도메인은 HIV-1 캡시드 단백질과 상호작용을 하며 항바이러스 활성과 연관이 있다. Trim5α는 동질성 혹은 이질성 다합체 구성을 촉진하는 꼬인-코일구조의 작용에 의해 다른 Trim-관련 단백질들과 함께 3합체로 존재한다.

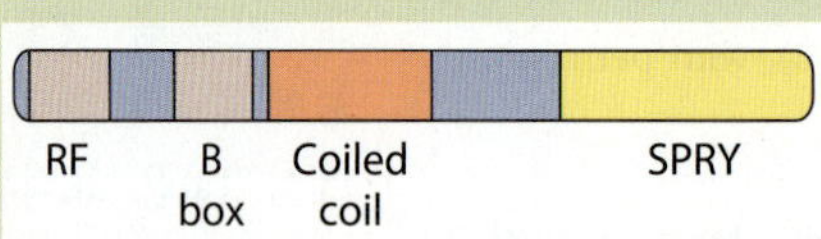

현재 TRIM5와 이와 관련된 단백질들의 항바이러스 메커니즘을 밝히는 데 관심이 집중되고 있다. 관련 지식을 통해 HIV의 취약성을 밝혀낸다면 항바이러스 약제를 개발하는데 또 다른 목표를 제시할 것이다.

Kaiser, S. M., H. S. Malik, and M. Emerman. 2007. Restriction to and extinct retrovirus by the human TRIM5α antiviral protein. *Science* **316**:1756-1758.

Luban, J. 2007. Cyclophilin A. TRIM5. and resistance to human immunodeficiency virus type I infection, *J. Virol.* **81**:1054-1061.

Stremlau, M., C. M. Owens, M. J. Perron, P. Kiessling, P. Autissier, and J. Sodroski, 2004. The cytoplasmic body component TRIMA5α restricts HIV-1 infection in Old World monkeys. *Nature* **427**:848-853.

Tower, G. 2007. The control of viral infection by tripartite motif proteins and cyclphillin A. *Retrovirology* **4**:40.

들의 패턴에 변화를 가져와서 바이러스 유전자의 발현에 일시적인 시프트를 일으킨다.

Rev 단백질은(표 6.2) RNA-부착단백질로서 신장된 전사물의 *env* 부위에 있는 구조요소인 **RRE(Rev-responsive element)**의 특정 염기서열을 인식한다(그림 6.4). 제I권의 10장(그림 10.14~10.16)에서 논의한 것처럼, Rev는 RRE를 갖고 있는

그림 6.3 HIV-1과 HIV-2 프로바이러스 DNA의 구성. 색깔 있는 막대의 수직적 위치는 바이러스 단백질 생성을 지시하는 3개의 다른 ORF의 위치를 나타낸다. LTR들은 전사의 시작과 종결, 역전사 및 통합에 필요한 서열을 보유하고 있다. Adapted from Fig. 1 of M. Emerman, *Curr. Biol.* **6**:1096-1103, 1996, with permission.

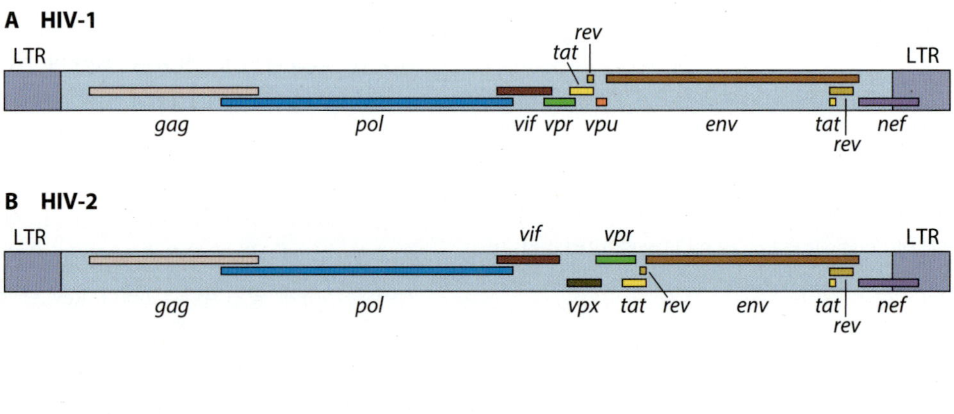

표 6.2 HIV 보조단백질들[a]

단백질[b]	크기 (kDa)	기능	위치
조절용			
Tat	14	전사촉진; TAR에 결합하여 바이러스 전사의 개시 및 신장 촉진	일차적으로 세포핵
Rev	19	바이러스 mRNA의 발현 조절: RRE에 결합하여 아직 스플라이싱이 되지 않았거나 한 곳만 스플라이싱이 된 RNA들을 핵에서 내보냄	일차적으로 세포핵
보조용			
Nef	27	다면성, 바이러스 복제를 증가 또는 감소시킴; MHC-1과 CD4 수용체의 하향조절; T세포의 활성화에 영향; 비리온 감염성 증진	세포질, 세포막
Vif	23	바이러스 감염성 증가; 비리온 조립과 바이러스 DNA 합성에 도움	세포질
Vpr	15	바이러스 복제에 도움; G_2 정지 유발; 통합복합체 전구체의 핵내 유입 촉진	비리온
Vpu[c]	16	바이러스 방출에 도움; Env-CD4 복합체 파괴; CD4 분해 유발	세포막 내재성 단백질
Vpx[d]	15	통합복합체 전구체의 핵내 유입	비리온

[a]Adapted from Table 1.5 (p. 10) of J. A., Levy, *HIV and the Pathogenesis of AIDS*, 3rd ed. (ASM Press, Washington, DC., 2007), whith permission.
[b]그림 6.3에 나타낸 HIV 유전체 상의 바이러스 유전자들 위치 참조
[c]HIV-1에만 존재한다. 발현은 Vpr에 의해 조절된다.
[d]HIV-2에만 존재한다. Vpr 유전자의 중복에서 기원되었을 가능성 있음.

그림 6.4 Tat의 활성화 메커니즘. HIV LTR 중 일련의 조절서열들을 위쪽 그림에 크게 나타냈다. 숫자들은 전사 개시지점을 기준으로 연관된 위치를 나타낸다. R에 나타낸 반대방향의 화살표들은 회문식(palindromic) 서열을 나타내며, 전사된 mRNA에서 줄기-고리 구조(TAR)로 접혀지는 이곳에 Tat이 결합한다(중앙). Tat은 개시된 HIV-1 RNA 전사가 효과적으로 신장되기 위해 필요하다. 또한 *env* 전사물에 있는 RRE의 위치와 불안정화 요소(instability element, INS)로 알려진 시스-활성 서열의 위치도 나타내고 있다.

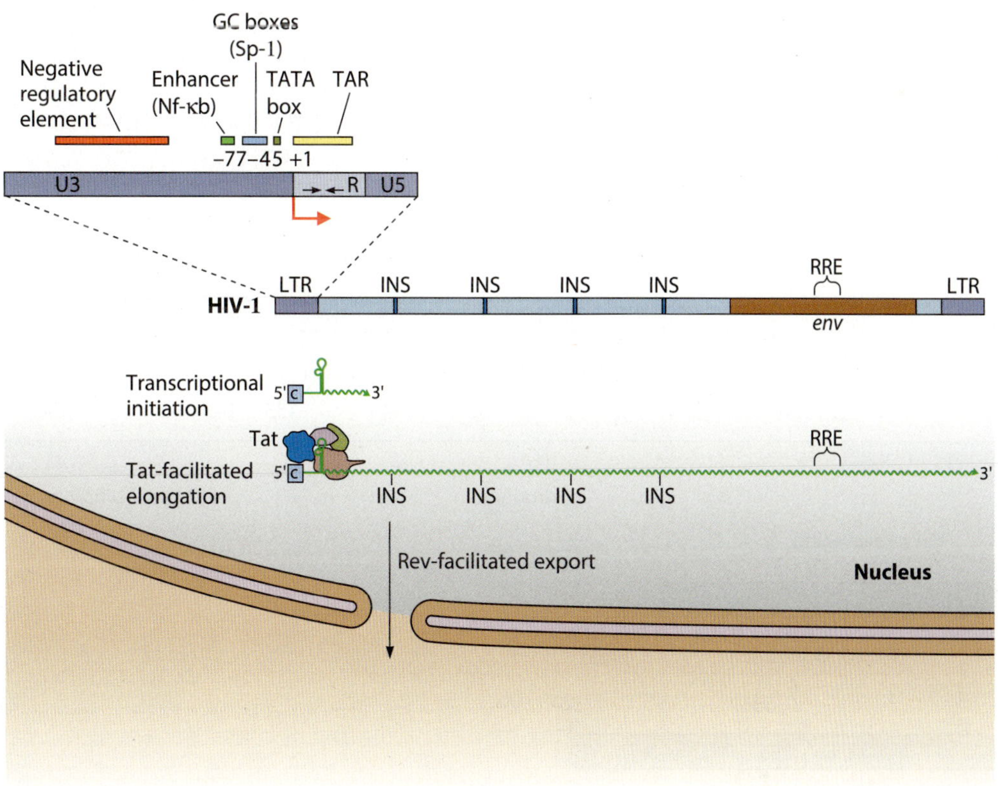

RNA의 핵외 방출을 유도한다. Rev 농도가 증가하게 되면 RRE를 보유한 (스플라이싱이 아직 되지 않았거나 혹은 한번 스프라이싱이 된) 전사물들이 핵으로부터 방출된다. 이런 방법으로 Rev는 바이러스의 구조단백질과 효소의 합성을 촉진시키고, 새로운 바이러스 입자로 들어가기 위한 전체 길이의 유전체 RNA가 이용될 수 있게 작용한다. 부속단백질인 Vif, Vpr, Vpu(HIV-1의 경우) 또는 Vpx(HIV-2의 경우)는 감염 후에 Rev의 도움을 받아 세포질로 빠져 나간 (1회 스플라이싱이 이뤄진) mRNA로부터 발현된다(그림 22, 제I권의 부록).

HIV의 유전자 발현이 Rev에 의존하는 하는 것은 스플라이싱이 되지 않았거나 1회 스프라이싱이 된 전사물에 존재하는 시스(*cis*)-활성 억제서열[cis-acting repressive sequences, 또는 **불안정요소(instability element)**라고 불림]에 부분적으로 의존하기 때문이다. 이런 서열은 흔히 A+U 비율이 높고, *gag*와 *pol* mRNA 영역 내에 위치한다. 이런 영역에 염기서열의 변이가 일어나면 Rev가 없어도 전사물의 안정성, 핵외 방출 및 번역률이 증가된다. 이러한 반응은 세포에 의존적이지만 이런 염기서열이 작용하는 메커니즘과 Rev가 어떻게 그들의 효과를 방해하는지에 대한 것은 알려져 있지 않다. 하지만 이런 현상을 보면 Rev 유전자가 없는 사람 혹은 영장류 세포에서 개개의 HIV-1 구조단백질과 효소의 mRNA를 발현시키려고 했던 초기 연구가 실패했던 이유를 알 수 있다.

부속단백질

외관상 매우 다르게 보였던 여러 기능들은 HIV의 부속단백질 때문이라고 생각했었다. 대개는 배양세포 내의 플라스미드 벡터로부터 단백질이 과잉 생산된 조건에서 그 기능을 관찰하였기 때문에 몇몇 제안된 기능에 대한 생물학적 중요성은 항상 명확하지 않았다. 그러나 최근 연구는 부속단백질 기능에 대한 공통적인 메커니즘을 풀어 나가고 있다: 모든 부속단백질들은 **어댑터 단백질(adapter protein)**로 작용하며, 여러 세포내 복합체와 작용하여 표적 단백질을 분해하는 데 작용한다.

Vif 단백질. Vif는 바이러스의 감염성 인자를 상징한다. 이 단백질은 감염된 세포의 세포질과 세포막에 축적된다(표 6.2와 그림 6.5). 초기 연구에서 Vif 유전자가 결핍된 변이 바이러스는 야생형(wild type)에 비해 $CD4^+$ T세포주, 말초혈액 림프구 및 대식세포에서 감염력이 약 1,000배 떨어진다는 것이 증명되었다. 그러나 직접적인 세포 간 전이는 정상 바이러스보다 약간만 낮은 것으로 나타났다. 그러므로 Vif가 없이 생성된 바이러스 입자는 감염력에 결함이 있게 된다. 감수성 숙주세포에서 플라스미드 벡터를 이용하여 따로 Vif를 생성하더라도 바이러스를 생산하는 세포에서 Vif의 결핍은 보상되지는 못한다. 오히려 Vif는 바이러스의 조립시기에 필요하다.

Vif는 RNA에 결합하는 단백질이다. 적은 양의 Vif가 HIV

그림 6.5 HIV-1 보조단백질에서 이미 알려졌거나 추정되는 기능적 영역의 구성. 보존되어 있거나 중요한 시스틴 잔기의 위치가 Nef와 Vif에 표시되어 있다. 단백질의 기능을 위해 인산화되는 세린 잔기들은 Vpu에 나타나 있다. Vif의 자주색 부분은 보존되어 있으며 그 기능은 알려져 있지 않다. 숫자는 실험실에서 정립된 HIV-1, NL43 바이러스주 단백질의 아미노산 위치에 해당된다. 이미 알려진 기능은 표시해 두었다. G^{myr}은 Nef의 두 번째 위치에 있는 미리스토일화(myristoylated) 글리신 잔기를 나타내며, Nef가 막에 부착하는 것을 촉진한다.

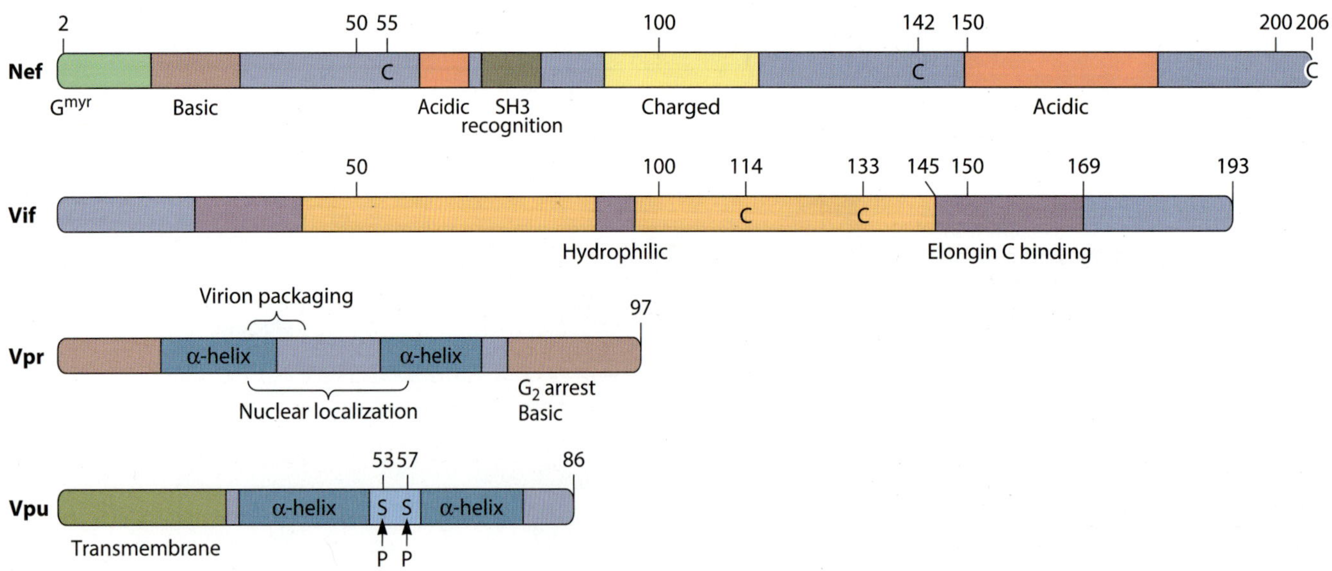

입자에서 그리고 또한 Vif를 발현하는 플라스미드를 갖고 있는 세포에서 생성된 이질적인 retrovirus 입자에서 검출될 수 있다. Vif에 결함이 있는 유전자로부터 생성된 HIV 입자는 정상적인 자손 바이러스의 RNA를 담고 있고 감수성 세포에 들어가면 역전사도 개시할 수 있지만, 바이러스 전체 길이의 이중가닥 DNA는 검출되지 않는다. 이는 바이러스 진입 후 다음 단계인 역전사의 완료 단계에서 Vif가 필요하다는 것을 의미한다. Vif에 대한 요구 여부는 세포의 유형에 따라 다르다. 감염을 허용하는 세포와 비허용성 세포의 융합세포에서 *vif* 변이주를 감염시켜 실험한 결과 비허용성 표현형이 우세하다는 것이 증명되었다; 융합된 이핵접합체에서 생산된 바이러스 입자의 감염력은 Vif 생산에 의해 강화되었다. 이러한 발견은 Vif 단백질이 자손 바이러스의 감염력을 억제하는 데 작용하는 숙주세포의 기능을 억제하는 것으로 추정한다.

Vif가 세포의 시티딘 탈아미노효소(cytidine deaminase)의 RNA-결합단백질 패밀리인 Apobec3(apoplipoprotein B mRNA editing enzyme catalytic peptides 3)의 항바이러스 작용을 차단하는 데 중요한 역할을 한다는 사실이 발견되면서 Vif의 특징이 모두 밝혀졌다. 이 효소들은 감염을 허용하지 않는 세포에서 합성되고 바이러스 RNA와 NC 단백질과의 상호작용을 통해 자손 바이러스 안에 포장된다. Apobec3G(A3G)는 가장 먼저 확인된 Vif의 표적물질이다. Vif는 A3G와 결합하고 이것을 소모시킴으로써 A3G가 바이러스 입자 안에 포장되는 것을 차단한다는 것도 밝혀졌다. 이러한 과정에서 Vif는 A3G를 폴리유비퀴틴화(polyubiquitination)시기는 E3 유비퀴딘 연결효소(ubiquitin ligase) 복합체 내의 세포성 단백질들(Cul5, elongins B와 C, Rbx1)과 짝을 이루어 프로테오솜(proteosome) 내에서 A3G를 분해시킨다(그림 6.6). Vif의 발현은 비슷한 메커니즘을 통해 A3G 처럼 림프구에서 많이 생성되는 인간 Apobec3F 및 3C의 항바이러스 작용을 차단한다.

A3G는 수많은 항바이러스 작용들을 수행하는 것으로 보인다. A3G가 바이러스 RNA와의 결합을 통해 새롭게 감염된 세포에서의 역전사를 억제하는 것으로 제시되고 있다. 또한 이 효소는 역전사효소에 의해 합성되는 바이러스 DNA의 첫 번째 (-)가닥에서 디옥시시티딘(deoxycytidine)의 탈아미노화(deamination) 과정을 촉매하여 디옥시우리딘(deoxyuridine, dU)을 형성한다. 이 dU는 세포성 우라실-DNA 글리코실화효소(uracil-DNA glycosylase)의 기질로 작용하며, 이러한 작용에 의해 만들어진 무염기(abasic) 지점들은 새롭게 형성된 DNA (-)가닥에서 내부핵산분해의 표적이 되는 것으로 추정된다. 만약 dU가 제거되지 않는다면, 탈아미노화가 이뤄진 (-)가닥에 상보적으로 형성된 (+)가닥은 정상적인 디옥시구아노신(deoxyguanosine)의 위치에 디옥시아데노신(deoxyadenosine)을 대신 갖게 된다(그림 6.6). 이와 같이 G→A로의 변이가 일어나는 빈도는 비허용성 세포에서 생성된 *vif*-결핍 바이러스의 유전체에서 비정상적으로 높으며, Vif로 인해 Apobec3 단백질의 보호능력이 떨어진다는 사실에 비추어 볼 때 왜 이런 염기전이가 HIV 유전체에서 가장 빈번히 발생하는 점돌연변이인지 알 수 있다. Apobec3 단백질들은 retrovirus에 대응하여 선대부터 존재하던 선천성 방어의 한 방식을 나타내는 것으로 추정된다(3장 참조).

Vpr 단백질. 바이러스 단백질 R 혹은 Vpr(표 6.2와 그림 6.5)로도 불리는 이 단백질은 세포 안에서 바이러스들이 증식하고 T세포를 파괴하는 속도에 영향을 미친다는 초기 관찰 결과에서 그 이름이 유래되었다. T세포에 적응된 대부분의 HIV-1은 *vpr* 유전자가 변이되어 있다. Vpr 단백질은 영장류 lentivirus 유전체의 *vif*와 *tat* 사이에 있는 열린번역틀(open reading frame)로부터 생성된다(그림 6.2). SIV와 HIV-2의 유전체들은 *vpr*이 중복되어 생긴 것으로 보이는 *vpx*를 갖고 있다. 그 외 다른 lentivirus들은 *vpr*과 관련된 염기서열들을 갖고 있지는 않지만 비슷한 기능을 담당하는 단백질들을 생성하는 데 관여하는 것으로 추정되는 작은 ORF를 가지고 있다.

Vpr과 Vpx는 바이러스 입자 내에 포장된다. 비리온 내부에 Vpr이 포장되는 것은 Gag 폴리프로틴의 카르복실 말단에 있는 프롤린-풍부 도메인과 특수한 상호작용을 통해 이루어진다. 이어서 Vpr은 숙주의 우라실 DNA 글리코실화효소인 Ung2가 비리온에 포장되는 과정을 매개한다. 대략 100~200개의 Vpr 분자들이 뉴클레오캡시드에 위치하고 있다. 이와 같이 Vpr이 바이러스 입사 내에 존재하는 섯은 바이러스 승식 주기의 초기단계에서 Vpr의 기능이 필요하다는 관찰과도 일치하는 것이다.

HIV-1의 Vpr에 대하여 두 가지의 주요 기능이 인식되고 있다. 이 단백질은 G_2 세포주기를 정지시켜 바이러스 핵산이 세포의 핵 속으로 들어가는 것을 촉진하는 것으로 추정된다. HIV-2의 경우, 이러한 기능들은 각기 Vpr과 Vpx에 의해 수행된다. 비록 Vpr 자체는 숙주의 DNA를 손상시키지는 않지만, 배양세포 실험에서 독자적인 유전자를 발현시켜 보면 DNA의 손상과 유사한 반응을 일으키며 결국 G_2 정지와 세포자살을 초래한다. 최근에 Vpr이 Vif처럼 어댑터 단백질로 작용하여 다른 유비퀴틴 연결효소(ubiquitin ligase) 복합체를 탈취할 수 있다는 사실이 보고되고 있다. Vpr의 경우, 이러한 복합체에는 스캐폴드 단백질 Cul4A, Rbx1 E2 연결효소, 손상 DNA-결합단백질(Ddb1) 등이 포함되어 있다; 폴리유비퀴틴화 및 그에 따른 분해작용의 표적물질에는 Vpr과의 결합에 의해 옮겨 온 Ung2 단백질이 포함된다. Vpr과 Ddb1이 포함된 복합체와의 결합이 DNA의 수선을 방해하며, 그로 인해 손상된 DNA가 축적되고, DNA 손상반응은 활성화되면서 G_2 정지를 초래할 수 있다는 의견이 제시된다. 감염된 세포들이 체세포분열로 들어가는 것을 막음으로써 유발되는 생물학적 이득은 분명치 않지만, 세포주기의 G_2기

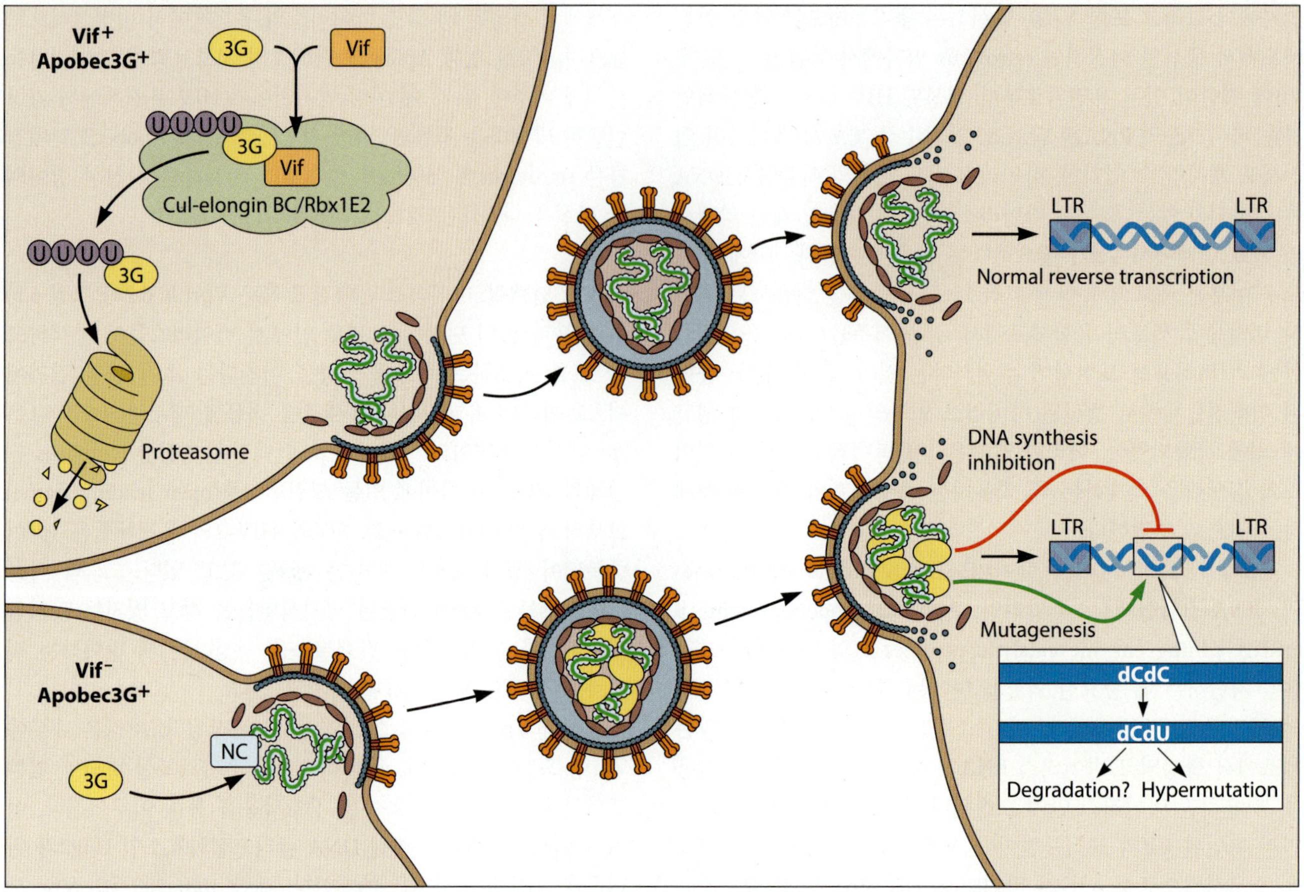

그림 6.6 Vif와 Apobec3G의 활동 메커니즘. **(위)** Vif는 Apobec3G (3G)의 폴리유비퀴틴화를 매개하여 프로테아솜에서 파괴함으로써 3G의 항바이러스 작용을 방해한다. **(아래)** Vif가 없는 상태에서, 3G는 바이러스 RNA와 NC 단백질과의 상호작용을 통해서 새로 만들어진 바이러스 입자 내에 포장된다. 새로 감염된 세포 내에서, 3G는 바이러스 RNA의 역전사를 방해하며 새롭게 생성된 DNA 내에 존재하는 시토신 염기들은 우라실 염기로 변환되어 cDNA 분해를 일으키거나 C를 A로 변환시키는 과정에서 과도한 돌연변이가 발생한다. Adapted from B. Cullen, *J. Virol.* **80**:1067-1076, 2006, with permission.

에서 LTR 프로모터의 활성이 증가된다면 바이러스의 생성을 촉진시킬 것이다. Paramyxovirus 5형과 hepatitis B virus를 포함하여 다른 여러 바이러스들 역시 Ddb1을 표적으로 하는 단백질들을 생성한다는 사실은 이러한 반응이 바이러스의 증식에 있어서 어느 정도의 생리학적 이익을 제공하는 것으로 추정한다.

Vpr은 핵공 단백질들과 결합하는 것으로 알려져 있다. 제I권의 5장에서 제시되었듯이, 비록 필수적이지는 않더라도 이러한 상호작용은 HIV-1 preintegration 복합체가 핵 내로 들어가는 과정에서 핵공에 결합하는 것을 촉진시킨다. SIV에 감염된 짧은 꼬리원숭이 연구에서, *Vpr*을 제거하면 바이러스의 병원성을 약화시킬 수 있을 것으로 추정되었다. 하지만 *Vpr*과 *Vpx* 모두를 제거하면 이 동물에서 바이러스의 증식이 감소된다. 따라서 HIV-1의 Vpr은 2개의 SIV 유전자 산물과 함께 결합할 경우에 HIV의 병원성에 중요한 영향을 미치는 것으로 보인다.

Vpu 단백질. 작은 Vpu 단백질은 HIV-1 및 이와 연관된 SIV_{cpz}(그림 6.2)에만 존재하기에(unique) 바이러스 단백질 U라는 이름이 붙여졌다. Vpu 단백질의 아미노산 서열은 세포막 도메인(그림 6.4)을 구성하는 27개의 소수성 아미노산들로 이루어진 아미노기 말단을 포함하고 있다. 생화학적인 연구결과 Vpu는 막의 내재단백질(integral membrane protein)이며 이들은 자기들끼리 중합복합체를 형성하는 것으로 밝혀졌다. 감염된 세포에서 이 단백질은 핵 근연 지역에 축적된다.

Vpu의 생성은 자손 바이러스의 올바른 성숙과 적정 위치로의 이동을 위해 필요하며 효율적인 방출을 위해서도 필요하다(표 6.2). Vpu가 없다면, 여러 개의 코어가 포장된 바이러스 입자들이 만들어지고, 이들은 세포막 보다는 다중소낭체(multivesicular body)를 통해 출아된다. Vpu는 또한 HIV-1가 일으키는 융합을 통한 세포변성을 감소시키는데, 이것은 아마도 바이러스들의 효율적인 방출이 세포융합을 증진시키는 데 필요한 세포 표면의 Env 단백질 축적을 방해하기 때문으로 생각된다.

Vpu 단백질은 influenza virus의 M2 단백질과 비슷한 구조와 생화학적인 특징들을 가지고 있다. 제I권의 12장에서 언급되었듯이, M2는 이온채널 단백질로서 골지체의 pH를 조절하여 새로 만든 적혈구응집소(HA) 단백질이 배출경로에서 미리부터 성숙한 형태로 변환되지 않도록 보호한다. Vpu는 지질이중막에서 중합체를 이루어 채널과 유사한 구조를 형성하며 바이러스의 방출 시에 중요한 역할을 하는 것으로 생각된다. 같은 맥락으로, Vpu의 합성은 Moloney murine leukemia virus 및 lentiviruses인 visna/maedi virus와 HIV-2 등의 다른 retrovirus가 생성하는 바이러스 입자들의 방출을 향상시킨다는 점도 흥미로운 사실이다. 최근 연구에 따르면 Vpu는 조립된 바이러스 입자들을 세포 표면에서 붙잡아 엔도솜 상태로 격리시키는 한 가지 이상의 세포성 단백질들의 작용과 반대로 작용하여 바이러스 입자의 방출을 증가시킨다는 것으로 추정한다.

Vpu의 두 번째 기능은 CD4를 분해하는 것이다. Vpu는 소포체에서 새롭게 형성된 CD4 수용체의 세포질 도메인과 특별한 상호작용들을 통해 이를 붙잡아 놓는다. 이러한 역할에서, Vpu는 Vif와 Vpr처럼 어댑터 단백질로 작용하여 CD4를 Scf 유비퀴틴 연결효소 복합체(Cul1, Skp1, Roc1 등을 포함)와 연결함으로써 CD4가 소포체와 연관된 프로테오솜 분해 경로 상에 유입되도록 매개한다. 이와 같은 Vpu의 두 작용은 서로 별개로 작용하는데 그 이유는 바이러스 방출의 촉진활동이 Env 혹은 CD4의 발현과 관련이 없기 때문이다.

Nef 단백질. T세포주에서 잘 증식하도록 적응된 대부분의 HIV-1 실험실 바이러스들은 *nef* 유전자가 제거되었거나 혹은 *nef* 유전자에 돌연변이가 있다. 복구된 *nef* 유전자는 이러한 세포들 내에서 바이러스 복제의 효율성을 낮추는 역할을 하기 때문에 "음성인자(negative factor)"라는 이름이 붙여졌다. 다양한 기능들이 Nef에 의해 수행되며(표 6.2와 그림 6.7), 감염된 세포에서 Nef가 다양한 효과를 유발할 수 있다는 것이 분명해졌다. Nef 단백질의 이러한 기능들은 바이러스주와 세포 유형에 따라 다르게 나타난다.

위에서 언급하였듯이, Nef는 여러 유형으로 스플라이싱된 초기 전사물에서 번역된다. Nef mRNA의 5′말단에는 2개의 시작코돈이 있으며, 이 2개의 코돈을 모두 이용하여 감염된 세포에서 두 가지 형태의 Nef가 생성된다. 이 단백질들의 크기는 번역 후 수식(posttranslational modification) 과정의 차이 때문에 다양하게 나타날 수 있다. Nef는 Vpr의 경우와 유사하게, Gag 폴리프로틴의 카르복실 말단에 있는 p6 도메인과의 상호작용을 통하여 바이러스 입자 내로 포장된다. 바이러스 입자에 포장된 Nef는 바이러스의 분해에 기여하는 것으로 보이고 또한 역전사도 증가시킨다. Nef는 프로바이러스 DNA가 통합(integration)된 이후에 많은 양이 합성된다. Nef는 번역 이후에 아미노기 말단이 미리스토일화(myristoylation)되며(그림 6.5와 6.6), 그로 인하여 세포의 세린 키나아제와 함께 복합체를 형성함으로써 세포막의 내부 표면에 고정된다. Nef에는 잠재적으로 트레오닌

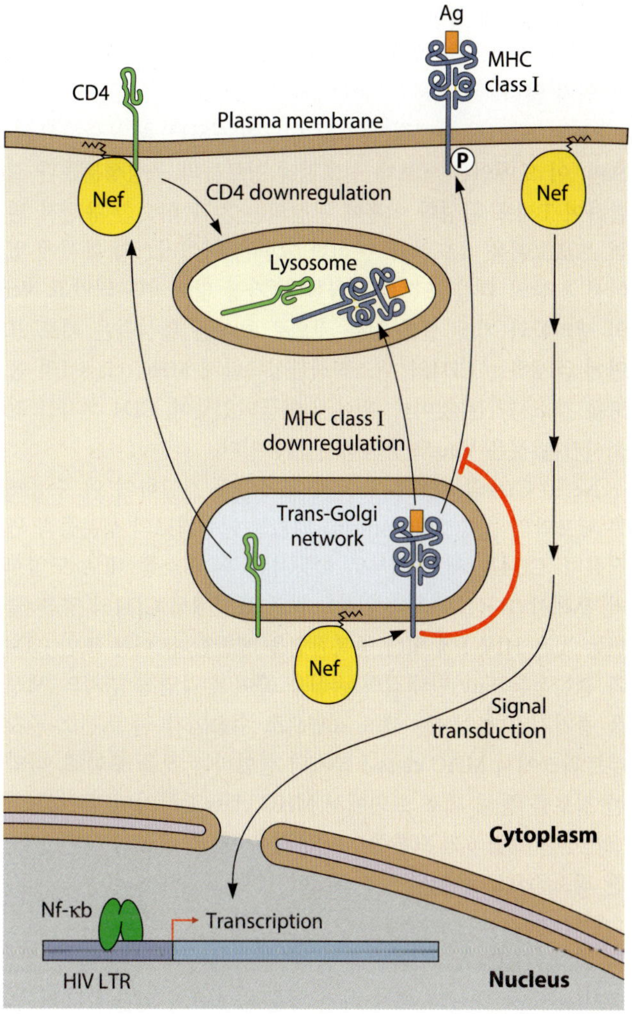

그림 6.7 Nef의 세포내 기능. Nef는 번역 후에 미리스토일화(myristoylation)된다; 톱니모양의 길쭉한 부분은 두 번째에 위치하고 있는 글리신 잔기에 연결되어 있는 미리스트산을 나타낸다. 미리스토일화가 일어나면 Nef가 세포막에 부착할 수 있게 되며, 비로소 세포막에 부착된 세포성 단백질들과 상호작용을 할 수 있다. Nef는 CD4의 세포질 도메인에 존재하는 아미노산 서열과 결합, 클라스린(clathrin)에 의한 세포내 섭취작용을 유도하고 이후에 리소좀(lysosome)에서 CD4가 분해되게 함으로써 세포 표면에서 발현되는 CD4의 양을 감소시킨다(왼쪽). 반면에, 트랜스-골지의 막에 Nef가 결합하면 세포 표면에서 발현되는 MHC class I의 양이 감소한다. 이러한 작용은 수용체를 세포 표면으로 전달하는 정상적인 소포체 분류작용을 방해하게 되며, 한편 MHC class I은 리소좀으로 전달되어 분해된다(오른쪽). 또한 Nef는 세포의 전사활성물질인 Nf-κb 및 그 밖의 세포성 전사 관련 단백질의 활성을 증가시켜 신호전달에 영향을 미친다.

과 세린 잔기에 인산화가 될 부위가 수없이 많고 이 단백질 자체도 인산화가 되어 있지만 이러한 수식의 중요성은 아직 알려져 있지 않다.

Nef는 단백질-단백질 상호작용 도메인(SH3)을 포함하고 있으며, 이 도메인은 세포내 신호전달 경로들의 구성성분들과 결합하여 T세포 활성화 이후에 관찰되는 것과 비슷한 유전자 발현 프로그램을 유도한다. 이러한 발현은 바이러스의 복제에 있어서 최상의 환경 조건을 제공한다. 가장 많이 연구되었고 Nef의 생리학과 가장 관련 깊은 것으로 보이는 활성들은 세포 표면에 존재하는 CD4와 주조직적합성복합체 MHC class I의 농도를 감소시키는 것이다. 위에서 언급되었듯이, CD4 분자를 감소시키는 것은 Vpu도 공유하는 기능이다.

Nef는 CD4의 세포질쪽 꼬리 도메인과 결합하여 이 수용체를 세포막의 클라스린(clathrin)-의존성 이동경로의 성분들과 연결하며, CD4를 세포 내부로 이동시킨 후 리소좀 내로 도입시켜 분해시킨다(그림 6.7, 왼쪽). 세포 표면에서 CD4의 양을 줄이는 것은 HIV-1에 의한 중복감염을 제한한다. 이는 또한 CD4와 결합하는 Env 단백질의 손실을 줄여서 감염성 입자의 생성을 증가시킨다. Nef는 세포 표면으로 수송되기 전 트랜스-골지 네트워크에서 MHC class I 분자와 결합하는 것을 포함해, 다양한 경로를 통해 세포 표면에서 MHC class I 분자의 발현을 감소시킨다(그림 6.7, 오른쪽). 이와 같은 MHC class I 분자들 또한 리소좀으로 유입되어 분해되어 세포 표면에서의 농도가 감소한다. 바이러스 감염에 대한 강한 세포독성 T세포(CTL) 반응은 먼저 MHC class I 분자에 의해 제시되는 바이러스의 항원결정기(epitope)를 인식해야 하기 때문에, Nef에 의한 CTL의 억제는 감염된 세포가 CTL에 의해 용해되는 것을 피할 수 있게 해주어 결국 HIV-1의 병인에 기여하는 중요한 인자가 될 수 있다. T세포 활성화에 필요한 보조자극 분자인 CD28, MHC class II 그리고 CCr5를 비롯한 다른 많은 세포 표면 분자들이 Nef에 의해 감소되는 현상 또한 감염 결과에 영향을 줄 것이다. Nef에 의해 수행되는 많은 다른 활성들도 병원성에 영향을 준다. 예를 들어, Nef는 수지상세포와 T세포 사이의 상호작용과 바이러스 전파를 향상시킨다고 보고 되어있고, Nef에 의한 Fas 리간드 신호가 증가하면 CTL의 세포자살이 촉진되어 감염된 세포가 오히려 보호를 받을 수 있다.

비록 초기의 세포배양 실험에서는 바이러스 생산에 부정적인 효과만 제시되었지만 그 후의 동물실험에서 Nef가 HIV의 발병을 현저하게 증가시키는 것으로 증명되었다. Nef가 결핍된 돌연변이 SIV로 붉은털원숭이를 감염시킨 결과, 감염 초기에는 혈액에서의 바이러스 수치가 낮게 나타났지만 나중에는 높은 수치로 나타난 것은 역돌연변이와 관련이 있었다. 더욱 중요한 점은, *Nef*가 결손된 바이러스에 감염된 붉은털원숭이 성체에서는 임상증상이 나타나지 않았고 사실상 그 후에 야생형 바이러스로 감염시켰는 데도 불구하고 감염을 막아냈다는 것이다. 오랫동안 무증상으로 생존하고 있는 사람들과 AIDS가 발병하지 않는 감염자의 혈액에서 분리된 HIV-1에서 *Nef*가 결손된 상태였다는 사실은 이 바이러스 단백질이 발병에 현저한 기여를 할 수 있다는 것을 제시한다. 그러나 인위적으로 *nef*를 결손시킨 돌연변이체에 감염된 사람이 결국은 AIDS에 걸렸고, *nef*- 결손 SIV로 면역접종을 시킨 암컷 원숭이에서 태어난 새끼원숭이가 AIDS와 유사한 질환을 일으킨다는 사실이 밝혀지면서, 인위적으로 *nef*를 결손시킨 바이러스를 이용하여 사람에 사용할 백신을 개발할 수 있을 것이라는 초기의 희망은 좌절되었다.

표적세포

제I권의 5장에서 논의된 바와 같이, 숙주세포를 향한 바이러스의 부착과 침투는 바이러스 단백질과 세포단백질 사이의 상호작용에 의존한다. HIV 막단백질인 SU에 대한 주요 수용체는 세포 표면의 CD4 분자다. 또한 바이러스 막단백질은 바이러스와 세포막의 융합을 유도하고 세포질 내로 들어가기 위해서 보조수용체(coreceptor)와 상호작용을 해야 한다. 특정한 보조수용체에 결합하는 능력은 서로 다른 HIV-1 주의 세포 친화성에 결정적인 요소이다. 예를 들어, 알파-케모카인 수용체(alpha-chemokine receptor) CXCr4에 결합하는 것은 T세포에 감염하는 바이러스주의 절대적인 특징이다. 이런 바이러스주에 감염되면 T세포들이 융합되어 합포체가 형성된다. 베타-케모카인 수용체인 CCr5에 결합하는 것은 합포체를 형성하지 않는 단핵구/대식세포 친화성 바이러스주의 특징이다. 그러나 이런 바이러스주 중의 일부는 T세포에도 감염할 수 있다. CXCr4나 CCr5 보조수용체에 부착하는 HIV 주는 일반적으로 각각 X4와 R5라고 불린다. HIV의 병인 메커니즘에 있어서 이들 두 케모카인 수용체의 중요성은 두 가지의 발견으로 증명되었다. CCr5 유전자에 변이가 있는 사람은 결함이 있는 수용체 단백질을 생산하고, HIV-1 감염에 저항성이 있다. CXCr4의 리간드 유전자에 변이가 있는 사람도 마찬가지다(표 3.7). 후자의 변이는 이용 가능한 리간드의 숫자를 증가시킴으로써 보조수용체에 결합하는 바이러스와 경쟁하여 바이러스의 침입을 방해한다. 이런 생각은 수용체에 결합하는 케모카인이 특정 HIV 주의 감염을 저해한다는 세포배양을 이용한 이전의 연구결과와 일치한다(그림 6.8). CD4와 하나 혹은 그 이상의 이러한 케모카인 수용체를 보유하고 있는 조혈세포계 세포들이 HIV 감염의 주요 표적이며 이들이 높은 역가의 바이러스를 생산한다.

HIV와 SIV에 대한 추가적인 보조수용체들이 여러 실험실의 세포배양 실험에서 확인되었으나, 자연상태의 감염에서 그들이 어떠한 역할을 하는지는 확인되지 않고 있다. 이런 보조수용체들은 아마도 처음에 확인된 것보다도 더 다양한 범위의 세포에 바이러스가 감염하는 것을 허용할 것이다. 그들 중 몇 가지는 흉선과 뇌세포에 존재하며 유아나 중추신경계에 감염하는 데 중요한 역할을 한다. 이런 보조수용체들에 결합하는 것이 표적세

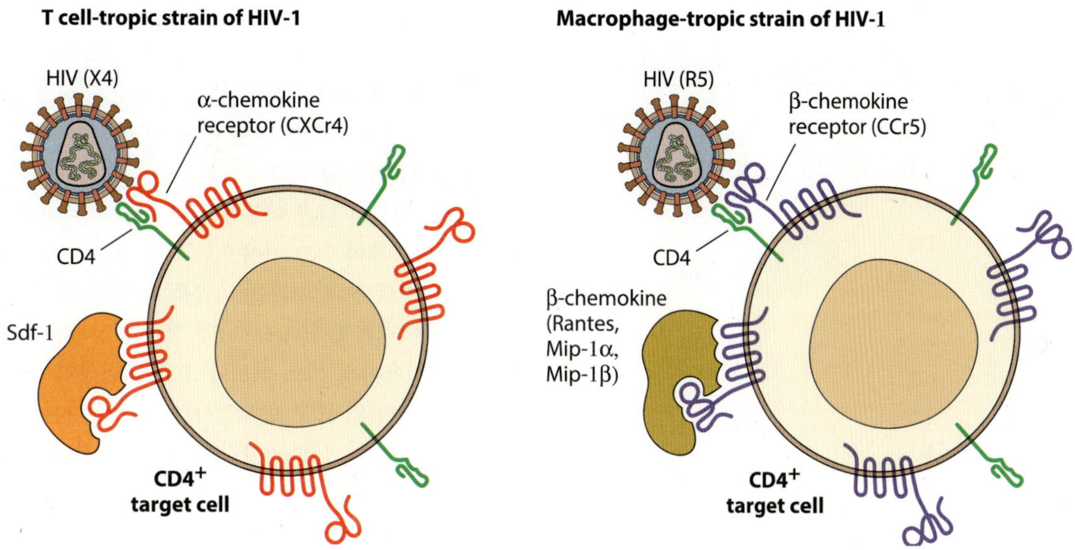

그림 6.8 T세포와 대식세포/단핵구-친화성 HIV-1의 보조수용체. CXCr4는 T세포 친화성 바이러스의 대표적인 보조수용체이다; 이러한 바이러스(X4로 나타냄)의 침입은 그 수용체의 자연적 리간드인 Sdf-1에 의해 저해된다. 대식세포/단핵구-친화성 바이러스(R5로 나타냄)의 보조수용체는 CCr5이며, 자연적 리간드인 Rantes와 대식세포 염증 단백질인 Mip-1α 및 Mip-1β에 의해 바이러스의 침입이 저해된다. 일차배양 T세포와 단핵구는 2개의 보조수용체를 생산한다; T세포는 두 종류의 바이러스에 모두 감수성이 있으나 단핵구는 오직 대식세포-친화성 바이러스에만 감염되며 그 이유는 아직 밝혀져 있지 않다. Adapted from Fig. 3 of A. S. Fauci, *Nature* **384**:529-533, 1996, with permission.

포에서 바이러스의 복제에 영향을 미치는 신호를 자극하거나, 복제가 허용되지 않은 세포에서 “방관자(bystander)” 효과를 나타냄으로써 해를 끼친다는 것이 제시되었다.

세포배양 연구는 HIV가 세포에 침입하는 다른 메커니즘도 밝혀내었다. 예를 들어, 바이러스는 직접적인 세포 간 접촉을 통해서도 효율적으로 전파될 수 있다. 게다가, 세포는 세포 표면의 갈락토실 세라마이드(galactosyl ceramide)나 Fc 수용체(항체-바이러스 복합체로)에 결합한 뒤 세포 내로 유입된 바이러스 입자에 의해서도 감염될 수 있다. HIV는 세포 배양 시 많은 종류의 사람세포에 감염할 수 있고, 소량이지만 체내의 여러 조직에서도 발견되었다. 아래에서 논의되겠지만, 이런 세포와 조직의 감염은 사람에서 HIV-1에 의한 병인 메커니즘과 연관이 있는 것으로 생각된다.

전파의 경로

바이러스 감염의 원천

HIV-1이 동정되기 전에도, 역학 연구자들은 이 바이러스의 가장 유력한 전파경로가 성적 접촉, 혈액 및 엄마로부터 아기로의 감염이라고 확증했다. 예상되는 바와 같이, 전파의 효율은 노출된 개인이 접촉하게 되는 체액에 존재하는 바이러스의 농도에 크게 영향을 받는다. 표 6.3은 감염된 세포의 비율과 여러 가지 체액에 존재하는 HIV-1 농도의 추정치를 보여준다. 가장 높은 수치는 말초혈액 단핵구, 혈장과 뇌척수액에서 관찰되지만, 정액과 여성의 생식기 분비액도 바이러스의 중요한 원천으로 생각된다.

적어도 HIV-1 감염에서, 다른 전파의 경로는 상대적으로 중요하지 않거나 존재하지 않는다; 즉 이런 경로 중에는 가벼운 비(非)성적 접촉, 감염된 사람의 침이나 소변에 접촉하는 것, 흡혈 곤충에 대한 노출이 있다. 다행스럽게도 HIV-1의 감염성은 공기 건조(24시간 내 90~99%), 열(56~60℃에서 30분), 일반적인 살균제에 대한 노출(10% 표백제나 70% 알코올) 및 극단적인 pH에 노출(<6 또는 >10에서 10분간)되는 것 등에 의해 감소한다. 이런 역학연구에서 비롯된 정보와 결과는 공공구역 및 보건소 등지에서 전파를 막기 위한 안전 규정을 확립하는 데 이용된다.

전파의 방식

HIV-1의 전파방식은 지역에 따라 다양하다. 미국에서는 동성 간의 성적 접촉이 주요 전파경로이지만 1990년대 중반 이후로 이성 간의 성적 접촉에 의한 전파의 횟수와 상대적인 비율이 증가해 왔다; 이성 간 성적 접촉에 의한 전파는 전 세계적으로 가장 일반적인 전파방식이다(그림 6.9). 만약 감염된 사람이 고농도의 바이러스를 배출한다면 한번의 접촉만으로도 바이러스가 충분히 전파될 수 있다. 감염된 염증성 세포가 정액과 질액 모두에 존재하기 때문에, 성적 접촉을 통해 전파되는 다른 질병

표 6.3 체액에서 분리되는 감염성 HIV-1[a]

체액	바이러스 분리 빈도[b]	바이러스 추정량[c]
세포 비포함 체액		
척수액	21/40	10–10,000
귀 분비액	1/8	5–10
대변	0/2	불검출
젖	1/5	<1
혈장	33/33	1–5,000[d]
침	3/55	<1
정액	5/15	10–50
땀	0/2	불검출
눈물	2/5	<1
소변	1/5	<1
질-경부	5/16	<1
감염된 세포		
기관지액	3/24	불검출
PBMC (말초 단핵구)	89/92	0.001–1%[d]
침	4/11	<0.01%
정액	11/28	0.01–5%
질-경부액	7/16	불검출

[a]Adapted from Table 2.1 (p. 28) of J. A., Levy, *HIV and the Pathogenesis of AIDS*, 3rd ed. (ASM Press, Washington, DC., 2007), whith permission.
[b]분석 검체 수 대비 양성 시료의 수
[c]세포가 포함되어 있지 않은 체액 1 ml 당
[d]급성기나 병이 진행된 상태에서는 검출량이 많다(~5 × 10^6 PBMCs/ml/혈액)

을 갖고 있다면 HIV-1 전파의 가능성을 증가시킬 수 있다. 생식기 괴사 병변의 존재와 그에 따른 감염된 혈액세포와의 직접적인 접촉도 전파의 가능성을 증가시킨다. 이성 간 성적 접촉과 남성 간 호모섹스를 통한 성적 접촉 모두에서 섹스 파트너가 가장 위험한 사람이다.

오염된 바늘과 다른 약물 도구를 공유하는 관습 때문에 정맥을 통한 약물투여가 그 다음으로 가장 흔한 전파경로이다. 이것도 마찬가지로 전파의 확률은 약물 사용자와의 접촉 시 노출의 빈도와 바이러스혈증(viremia)의 정도와 상관관계가 있다. 당연히, 약물 사용자의 섹스 파트너 또한 위험성이 높다.

헌혈한 혈액의 HIV 항체검사가 미국과 다른 선진국에서 확립되었을 당시인 1985년까지, 수혈을 받거나 또는 응고인자 VIII 및 IX 등과 같은 다른 혈액성분을 받는 사람은 감염의 위험성이 높았다. HIV-1 감염자로부터 헌혈된 1단위(500 ml)의 혈액을 수혈받은 수여자는 거의 예외 없이 감염되었다. 적절한 열처리를 통해 만들어지는 응고인자와 최신 생명공학 기법을 이용한 응고인자의 생산방식은 이런 식으로 기원하는 전파를 제거하였다. 이런 방어책은 이런 경로가 이해되기 전에 병에 걸린 혈우병 환자들에게는 별 위안이 되지 못했다. 다행스럽게도 면역글로불린, 알부민, B형 간염백신과 같은 다른 혈액 유래 제품들은 HIV-1 전파와 관련이 없었는데, 이는 제품 생산 방법이 바이러스를 파괴하는 단계를 거치기 때문이다.

엄마로부터 아기에게 전파되는 HIV는 태반(5~10%)을 경유해 발생하거나 출산 시 오염된 산도(genital tract)에 노출(15%)되어 일어난다. 또한 바이러스는 수유 시 모유에 존재하는 감염세포를 통해서도 전파될 수 있다. 감염된 엄마로부터 아기로

그림 6.9 미국과 세계에서의 HIV 전염 방식. (**A**) 미국에서의 주요 전염 방식과 매년 진단되는 수치를 통한 AIDS 발생 숫자의 비교. Adapted from Fig. 1 (p. 591) of Centers for Disease Control and Prevention, *Morb. Mortal. Wkly. Rep.* 55:589-592, 2006. (**B**) 각각의 주요 전염 방식에서 발생하는 예를 퍼센트로 표현한 세계적인 HIV의 전염. From January 1998 data published by the Joint United Nations Programme on HIV/AIDS.

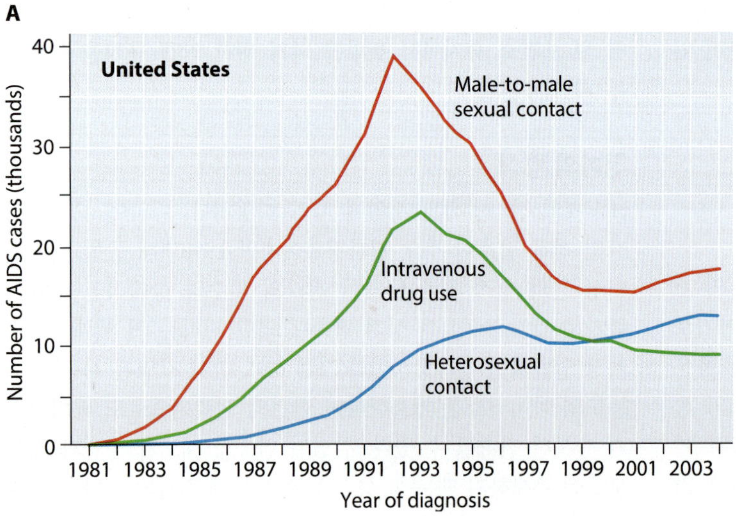

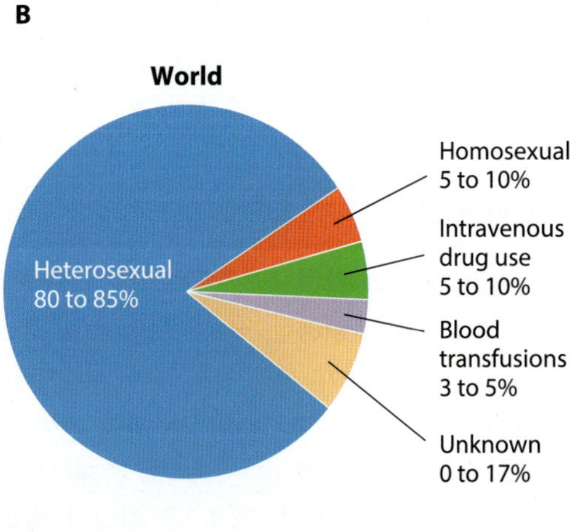

의 전파율은 모체의 감염 정도(즉, 존재하는 바이러스의 농도)와 수유의 비율(유아가 노출되는 빈도)에 따라 최저 11%에서 최고 60%에 달한다. 임신 중 항바이러스 제제의 투여는 신생아가 접촉하는 바이러스의 양을 감소시키는 효과적인 방법이고, 이를 통해 전파의 빈도를 감소시키는 방법이다. 분만 초기, 단 한번의 항바이러스제 투여로도 발병률을 크게 낮출 수 있다. 불행히도 가격 때문에, 감염의 위험성이 가장 큰 후진국에서는 이 방법이 사용될 수 없다. 감염된 엄마로부터 모유 수유를 금지시키자는 캠페인은 논리적이지만 실제로는 신생아의 생존율을 감소시키고 있다. 이는 모유 수유가 후진국에 만연한 다양한 다른 감염을 방어해 주기 때문이다. 전 세계에서 매해 약 700,000명의 어린이들이 HIV에 새로 감염되고 있다.

전파의 역학

직접적으로 바늘에 찔리는 것이나 수혈을 제외하고, 대부분의 바이러스처럼 HIV는 점막표면을 통해서 체내로 들어간다(1장 참조). 성적 접촉에 의한 경우, 직장 또는 생식기에 존재하는 초기의 표적세포는 아직 밝혀지지 않았다. 바이러스에 감염된 세포가 질액 및 정액에 존재하는 전염성 바이러스 입자보다 훨씬 많기 때문에, 이것이 전파의 가장 유력한 원인이다. 세포배양 연구를 통해서 HIV-1이 세포와 세포의 접촉을 통하여 $CD4^-$ 상피세포에 직접적으로 전파될 수 있다는 것이 밝혀졌다. 이런 식의 전파가 자연적인 전파와 연관성이 있는지는 아직 밝혀지지 않았다. 장 점막과 자궁경관과 자궁상피의 조직 생검(biopsy) 표본 분석 결과에 따르면, 이 층의 세포들은 아무런 손상 없이도 감염될 수 있다는 것이 제시되었다. 전 단락에서 서술한 것처럼, 감염은 바이러스와 점막의 갈락토실 세라마이드 또는 Fc 수용체 사이의 상호작용을 통해 일어날 수 있다.

초기 감염의 주된 경로는 4장에서 소개한 점막 및 피부 면역계 세포에 의한 바이러스의 획득일 것이다; 이러한 세포에는 장 상피의 M 세포; 질과 자궁경부 상피의 수지상세포, 항원제시 $CD4^+$ 랑게르한스 세포; 장과 생식기 점막에 존재하는 $CD4^+$ T세포가 있다. 게다가, 수지상세포는 감염세포 표면의 HIV-1 막단백질과 높은 친화력으로 결합하고 바이러스가 감수성이 있는 T세포와 만날 때까지 며칠간 안정화시킬 수 있는 CD-sign(dendritic cell-specific, Icam-3-grabbing nonintegrin)이라는 당단백질을 발현한다(그림 6.10). 병변을 형성하는 생식기 감염부위에서 수가 늘어난 활성화된 T세포 또한 가능성 있는 표적이다. 성기를 삽입하는 섹스 파트너가 상대적으로 감염의 위험이 낮긴 하지만, 남성으로의 전파도 음경 요도를 덮고 있는 세포를 통해서 일어날 수 있는데, 이는 아마도 감염된 파트너의 자궁경부나 장 점막에 존재하는 감염된 대식세포 또는 랑게르한스 세포에 의한 것으로 보인다. 포경수술을 받지 않은 남성에서 감염의 위험이 두 배로 높은 것은 포피에 덮여 있는

A

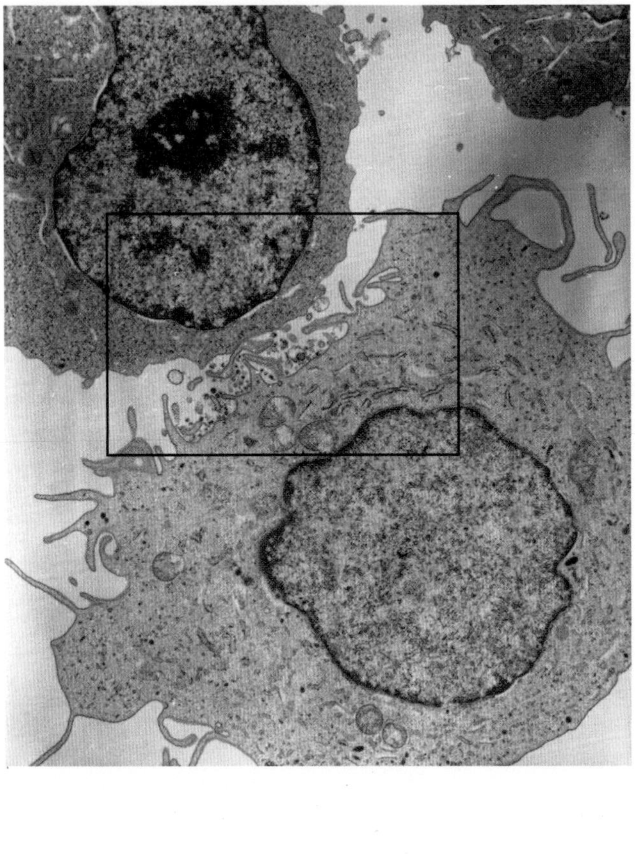

B

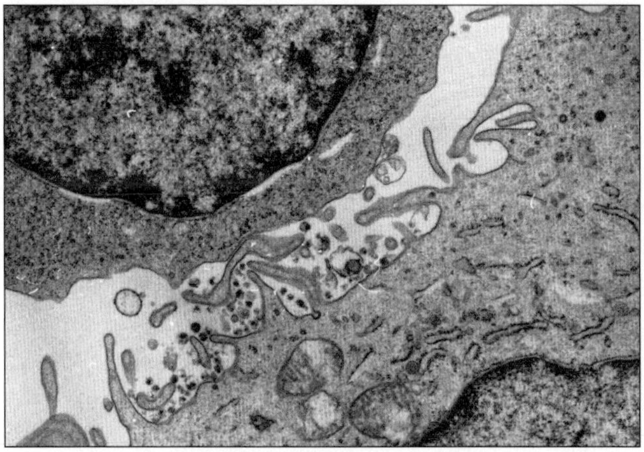

그림 6.10 성숙한 수지상세포와 감수성이 있는 T세포 사이에 형성된 시냅스에 존재하는 HIV 입자. 많은 수의 HIV 입자들이 성숙한 수지상세포와 T세포가 결합된 부분에 모여 있다(아래쪽이 수지상세포). 사진 B는 박스 구역의 형상을 고배율로 나타내고 있다. 전자현미경 사진은 Clive Wells에 의해 제작되었으며 Medical College of Wisconsin에 있는 Li Wu에 의해 제공되었다. Reprinted from J.-H. Wang, A. M. Janas, W. J. Olson and L. Wu, *J. Virol.* **81**:8933-8943, 2007, with permission.

점막이 HIV 감염에 적합하다는 점을 제시한다. 남성과 여성 호르몬 모두 세포와 세포의 접촉이나(prostaglandins) 혹은 질벽 점막의 짓무름(progestine)을 촉진함으로써 HIV 전파를 촉진하는 것으로 보인다.

세포 밖에 자유롭게 존재하는 바이러스 입자, 수지상세포에 부착된 바이러스 입자 또는 바이러스에 감염된 세포들은 배수 림프절(draining lymph node)이나 순환계로 진입함으로써 주요 표적인 $CD4^+$의 감수성 세포를 만나게 된다. 활성화되지 않은 말초혈액 단핵구는 감염에 매우 적합하지 않지만, 활성화된 소수의 $CD4^+$ 림프구는 어느 때에나 혈액에서 순환하고 있다. 그러므로 혈액에서 감염될 최초의 $CD4^+$ 세포는 대식세포이다. 분화하는 상태의 대식세포는 바이러스 복제에 적합하고 림프절에서는 활성화된 림프구에 자손 바이러스를 전달할 수 있다. 이런 측면에서 감염은 길게 지속되지만 되돌리기 불가능한 방향으로 진행된다.

감염의 과정

바이러스 출현의 양식 및 감염의 면역세포 지표

HIV-1 감염의 여러 다른 단계와 관련된 병리학적 상태는 표 6.4에 요약되어 있음.

급성기

감염 후 최초 며칠 동안 림프절 내의 활성화된 림프구에 의해 많은 양의 바이러스가 생성되고, 때때로 림프절의 비대(lymphadenopathy)나 혹은 감기와 비슷한 증상을 일으킨다. 혈액으로 배출된 바이러스는 적절한 세포배양을 이용한 감염성 실험이나 바이러스 RNA 및 단백질을 직접적으로 검사하여 검출할 수 있다(그림 6.11). 이 단계에서 혈장 1 ml당 5×10^3의 감염성 비리온 또는 1×10^7의 바이러스 RNA(즉, $\sim 5 \times 10^6$ 바이러스 입자)가 검출될 수 있다. 이 시기에 장에 위치한 $CD4^+$ T세포 중 약 30~60%가 소실된다. 이곳에 있는 기억 T세포는 감염에 가장 감수성이 높으며 생존해 있는 휴지기의 기억세포 중 일부는 복제능력이 있는 프로바이러스를 보유하고 있다. 그러나 이러한 프로바이러스는 이런 기억세포 내에서 전사를 수행하지 못한다. 대신 장기간 생존하여 잠복기 바이러스의 저장고 역할을 한다. HIV 감염 후 수년 뒤에, 이런 기억세포가 바이러스 관련 항원과 상호작용하면 활성화가 일어나 잠복상태로 존재하던 프로바이러스의 전사를 일으킬 것이다. 만약 항바이러스제 치료가 계속되지 않는다면, 이렇게 만들어진 자손 바이러스는 새로운 감염을 시작할 것이다.

바이러스혈증의 초기 최고값은 감수성이 있는 T세포군이 줄어들고, 세포성 면역반응이 증가하면서 감염 후 몇 주 이내에 급격히 감소한다. CTL의 숫자는 중화항체가 검출되기 이전에 증가한다. 초기 감염에 대해 유발되는 염증반응은 추가적인 $CD4^+$ T세포의 생산을 자극하고, 이와 같은 현상들이 $CD4^+$ T세포가 감소되는 것을 막는다. $CD4^+$ T세포의 수치는 정상 수준으로 돌아오지만, 다시 이 세포들은 감염 가능한 세포의 새로운 원천을 의미하고 이들이 다시 감염되면서 만성적인 면역 자극을 제공한다.

급성감염 시기에는 바이러스 그룹이 상대적으로 균질하다. 대부분의 경우, 주된 바이러스는 감염을 유발했던 바이러스 그룹에서 약간만 달라진 변이주이다. 초기에 분리되는 이런 바이러스들은 일반적으로 CCr5-대식세포 친화성이다; 이런 선택적

표 6.4 HIV 감염과 연관된 병리적 상태[a]

급성기

단핵구증-유사 증후군: 발열, 불안, 인두염, 림프절 종창, 두통, 관절통, 설사, 반구진 발진, 수막뇌염

무증상기

특별한 증상이 없지만 다음과 같은 증상을 겪는 환자가 가끔 나타날 수 있음: 피로감, 가벼운 체중감소, 전반적인 림프절 종창, 아구창, 구강 모백반증

증상 발현기 및 AIDS

200–500 $CD4^+$ T세포/ml

- 전반적인 림프절 종창
- 구강 병변(아구창, 모백반증, 이구창성 궤양)
- 대상포진
- 혈소판 감소
- 전염성 연속종
- 피부 기저세포 육종
- 두통
- 항문/생식기 사마귀
- 잠복성 결핵의 재활성화

200 미만의 $CD4^+$ T세포/ml

- 원생생물 감염: *Pneumocystis jiroveci, Toxoplasma gondii, Isospora belli, Cryptosporidium*, microsporidia (미포자충)
- 세균 감염: *Mycobacterium avium-M. intracellulare, Treponema pallidum*
- 진균 감염: *Candida albicans, Cryptococcus neoformans, Hist0-oplasma capsulatum*
- 바이러스 감염 및 종양: cytomegalovirus, 구강 또는 생식기 herpes simplex virus 감염의 반복적 병발, 림프종 (주로 Epstein-Barr virus이나 일부는 human herpesvirus 8), 항문생식기 종양 (human papillomavirus)
- 신경학적 증후군: 공포척수병과 같은 척수병들; 순수감각 운동실조증, 감각이상/촉각장애; 급성 탈수초 다발신경병, 다발성 단신경염, 말단부 대칭성 다발신경병 등의 말초 신경장애; 근 질환; AIDS성 치매 복합증

[a]Adapted from Table 1 (p. 597) of A. S. Fauci and R. C. desrosies, *in* J. M. Coffin et al. (ed.), *The Retroviruse* (Cold Spring harbor Laboratroy Press, Plainwiew, NY) with permission.

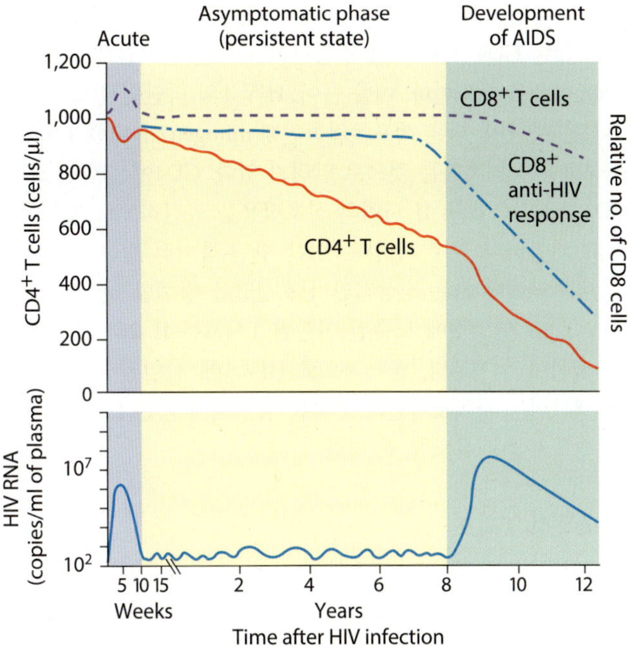

그림 6.11 HIV-1 감염 후 유발되는 현상의 개략적 도표. Adapted from Fig. 13 of J. A. Levy, *HIV and the Pathogenesis of AIDS*, 3rd ed. (ASM Press, Washington, DC, 2007), with permission.

인 전파의 원인은 백신 개발과 관계가 크기 때문에 집중적으로 연구되고 있는 주제이다.

무증상기

감염 후 3~4개월까지, 바이러스혈증은 시간이 지나면서 가끔씩 작은 폭발 양상을 보이지만 일반적으로는 낮은 수준으로 감소한다. 일명 **바이러스 설정치(virologic set point)**라고 불리는 이 시기의 바이러스혈증 수위는 특정 개인에서 질병이 얼마나 빠르게 진행할지에 대한 직접적인 예측지수가 될 수 있다: 설정치가 높으면 높을수록 질병은 더 빨리 진행한다. 이 시기에, $CD4^+$ T세포 수는 일정한 속도로 감소하며 대체로 60,000 cells/ml/year로 감소하는 것으로 추정된다. 직접적인 세포 병인은 바이러스, 그리고 계속된 면역자극과 부적절한 사이토카인 생성에 의한 세포자살 두 가지로 설명된다. 수년 간 연장된 지속적인 무증상기에 CTL 수치는 평소보다 약간 증가한 상태로 유지되지만, 바이러스 복제는 주로 림프절에서 낮은 비율로 계속된다. 림프조직에서는 상대적으로 안정적 풀을 이룬 비리온이 여포수지상세포(follicular dendritic cell)의 표면에 부착된 상태로 검출될 수 있다. 또한 적은 수의 감염된 T세포도 관찰된다. **임상적 잠복상태**로 알려진 이런 지속감염의 무증상기에는 림프절에 있는 약 300-400개의 감염된 세포 중 오직 1개의 세포 만이 바이러스를 배출한다. 급성감염에서처럼, 이 시기의 바이러스 증식은 항바이러스성 CTL의 작용에 의해 억제되는 것으로 생각된다. 이런 특이적 림프구의 수는 이 시기가 끝나면서 감소한다. 무증상기에는 바이러스들이 좀 더 이질적인 그룹을 형성하는데 이것은 아마도 면역학적 압력의 결과로 인해 특정 돌연변이체에 대한 지속적 선택 때문일 것으로 추정한다(4장).

유증상기와 후천성면역결핍증후군

감염된 사람이 AIDS 증상을 나타내는 질병 말기에는 $CD4^+$ T세포의 숫자가 200/ml로 감소하는 것과 증가된 바이러스 양이 특징적이다. 전체 CTL의 수 또한 HIV에 특이적인 CTL이 급격하게 떨어지기 때문에 감소한다. 림프절에서 바이러스 복제가 증가하는 것과 동시에 림프조직의 정상적인 구조와 세포들이 파괴된다. 이러한 림프절 변성의 원인은 분명하지 않다; 그것은 아마도 직접적인 바이러스 복제로 인한 것이거나 만성적인 면역자극의 간접적인 효과 때문일 것이다.

이런 마지막 시기에, 바이러스 그룹은 다시 상대적으로 균질하며 일반적으로 CXCr4 T세포에 친화적인 바이러스들로 구성된다. 확장된 세포 숙주범위, 합포체 형성을 일으키는 능력, 빠른 복제 역학, $CD4^+$ T세포의 세포병변 등과 같은 증가된 병독성과 연관된 특성이 뚜렷하게 나타난다. 또한 후기에 나타나는 바이러스는 중화항체에 덜 민감하고, 감염을 증가시키는 항체에 좀 더 쉽게 인식된다. 몇몇 경우에서, 향신경성이 강화되었거나 다른 장기에 대한 병원성이 증가된 바이러스주가 나타난다. 이런 변화는 바이러스 막단백질 유전자 또는 tat 등과 같은 조절유전자의 특이적 돌연변이 때문인 것으로 추석할 수 있다.

감염에 대한 반응의 다양성

HIV-1에 감염된 성인을 대상으로 한 연구에 따르면, 약 10% 정도는 감염 초기 2~3년 내에 AIDS로 진행한다는 것이 밝혀졌다. 감염된 사람의 80%는 질병이 10년 동안 진행된다는 증거를 보였고, 이들 중 50%는 ADIS로 발전했다. 남은 사람들 중, 10~17%는 20년이 넘게 AIDS에 걸리지 않았다; 이들 중 아주 낮은 비율의 사람들은 질병이 전혀 진행되지 않았고 증상도 나타나지 않았다. 이런 다양성에 기여하는 변수는 무엇일까?

한 가지 변수는 개인의 면역계가 다른 병원체의 감염으로 인해 자극되는 정도이다. HIV-1은 활성화된 T세포에서 가장 효과적으로 증식하고, 바이러스의 양은 다른 미생물에 의한 기회감염에 의해 면역계가 활성화될 때 증가하는 것으로 알려져 있다. 이런 활성은 HIV-1이 기생충이나 다른 병원체에 의한 만성감염이 빈번한 사하라 사막 이남의 아프리카에서 좀 더 위험하다는 사실을 설명할 수 있다. 유전자가 상이한 군에서 예상되는 바와 같이, 개인의 유전자 구성의 다양성은 감염에 대한 면역반응을 변화시킬 수 있고, 생존에 영향을 끼칠 수 있다. 앞에서 기술한 것과 같이, 케모카인 또는 케모카인 수용체나 면역계의 다양한 구성요소 중 어느 한 가지의 차이도 질병의 경과에 영향을 미칠 수 있다. 감염된 사람 간 바이러스의 양적 차이와 관련된 다형성을 식별하기 위한 유전자 분석이 시작되고 있고, 예상 대로 주조직적합성 대립유전자가 영향을 받는 유전자 중 하나이다.

바이러스 유전체의 돌연변이 축적도 분명히 질병의 경과에 영향을 미친다. 위에서 기술한 것처럼, HIV-1에 감염된 후 오랜 기간 동안 생존한 몇몇 사람은 *nef* 유전자에 결실이 있는 바이러스를 보유하고 있다. 다른 사람들의 경우를 보면 배양세포에서 낮은 역가의 바이러스를 생산하거나 제한된 세포 친화성을 가진 약독화 바이러스에 감염된 것으로 보인다. 낮은 바이러스 역가와 감염을 증가시키는 데 작용하는 항체가 아닌 중화항체의 존재 등도 이러한 감염 시 나타나는 특징이다. HIV-1에 감염되었음에도 불구하고 비진행성 또는 오랜 기간 생존하는 드물게 운이 좋은 사람들에 대한 추가적인 연구는 바이러스 병인에 대한 더 나은 이해를 이끌어 내고, 효과적인 예방이나 치료에 대한 새로운 전략을 제시할 것이다.

세포성 면역의 장애 원인

HIV 질병의 정의된 특징은 면역세포의 손상된 기능이다. 이런 장애는 궁극적으로 치명적인 결과를 유도하는데 그 이유는 면역세포에 의한 방어가 다른 병원체뿐만 아니라 이 바이러스와 전투를 하는 데 있어서 중요하기 때문이다. 처음에는 면역계가 HIV 감염을 억제하는 것처럼 보인다. 그러나 바이러스는 제거되지 않고, 무증상기에 지속되는 감염은 면역세포의 기능장애를 증가시킨다. 결국, 대부분의 AIDS 환자는 건강한 면역체계를 가진 사람에게는 별다른 위해를 가하지 못하는 미생물에 의한 기회감염에 노출되게 된다. HIV-1 질병의 전형적인 면역세포 기능장애는 바이러스가 특정 세포 유형을 직접적으로 공격하고, 감염 또는 자극된 세포에서 만들어진 바이러스 유전물질 또는 특정 단백질에 대해 감염되지 않은 세포가 반응한 결과이다.

$CD4^+$ T세포

말초 혈액에서 HIV의 주요 저장고는 $CD4^+$ T세포이다. 질병의 말기 신호인 심각한 T세포 감소 이전에, 이미 $CD4^+$ T세포의 기능장애를 탐지할 수 있다. 이런 비정상적 현상으로서 조직배양 시 집락을 형성하는 능력의 감소, IL-2와 그 수용체 발현의 감소 및 다양한 항원에 대한 증식반응의 감소 등이 있다. 이런 장애의 정확한 원인은 알려져 있지 않다. 몇몇 기능의 손실은 세포의 직접적인 파괴로 설명될 수 있다. 게다가 CD4의 표면 발현이 몇몇 바이러스 단백질(SU, Vpu 및 Nef)에 의해 감소되면서, MHC class II-CD4 상호작용이 감소하고 이것이 항원 특이적인 반응의 감소로 이어진다. 감염된 $CD4^+$ 림프구가 림프기관에 격리되는 현상도 $CD4^+$ T세포가 감소되는 이유가 될 수 있다. 항 HIV-1 CTL에 의해 순환 중인 감염된 $CD4^+$ 림프구가 파괴되기 때문에 그들의 전체 숫자가 감소된다. 감염된 세포에서 나온 비감염성 비리온과 바이러스 단백질(Tat 혹은 SU)은 감염되지 않은 $CD4^+$ 림프구에 결합하거나 또는 들어감으로써 부적합한 반응을 유도한다. 예를 들어, HIV-1의 막단백질 및 Tat 단백질은 항원 및 다른 세포분열촉진제(mitogen)에 대한 T세포의 증식반응을 억제하는 것으로 알려져 있다. CD4에 결합한 SU가 CD4와 MHC class II 사이의 상호작용을 공간적으로 방해하는 것도 가능하다. 이런 결합은 또한 항원-특이적 반응에서 반드시 유도되어야 하는 정상적인 신호전달을 방해할 것이다. 또한 HIV-1 SU 단백질에 노출된 비감염 T세포는 IL-2와 그 수용체의 생산이 억제된다. 궁극적으로 HIV-1에 감염된 대식세포에서 생산되는 사이토카인의 변화는 감염되지 않은 $CD4^+$ T세포의 세포자살을 유도할 수 있다.

세포독성 T세포

위에서 언급한 것처럼, CTL의 숫자가 급성기 후에는 비정상적으로 높고 질병의 말기 중에는 급격히 감소한다. 초기의 증가는 $CD4^+$ T세포가 파괴되는 동안 면역계가 $CD8^+$ 와 $CD4^+$ T세포의 항상성을 유지하려 애쓰는 중에 발생한 불균형의 결과일 것이다. 후기의 항HIV-1 CTL 수치의 감소는 CTL 전구세포의 직접적인 감염과 파괴로 인해 일부 설명될 수 있다. 부가적으로 가장 중요한 것은 CTL 증식과 기능은 $CD4^+$ T세포에서 오는 반응유발성 신호전달에 의존하기 때문에 $CD4^+$ T세포군의 감소는 또한 CTL의 기능장애로 이어진다.

단핵구와 대식세포

HIV-1에 감염된 대식세포는 감염된 사람의 몸 전체의 조직에서 쉽게 검출될 수 있다. 그러나 혈액 중 적은 비율의 단핵구/대식세포 만이 바이러스에 감염되어 있으므로 이들 세포군에서 보이는 기능적인 장애는 간접적인 영향에 의한 것으로 보인다. 단핵구/대식세포의 이상에는 화학주성 장애, T세포 증식촉진 장애, Fc 수용체 기능과 보체-매개 제거기능의 장애 등이 있다. 배양세포를 이용한 실험결과에서 이런 효과의 일부는 바이러스 막단백질에 노출된 결과라는 것을 제시하고 있다.

B세포

HIV-1에 감염된 사람은 비정상적으로 많은 양의 IgG, IgA 및 IgD를 생산한다. 이런 특성은 림프절에서 세포분열이 증가하여 생성된 B세포들의 기능장애를 나타낸다. 또한 감염된 사람은 일차와 이차면역에 대해 낮은 반응성을 보인다. 또한 질병 말기에, 전체 B세포가 감소할 수도 있다. 일부 B세포의 소실은 $CD4^+$ 보조 T세포의 기능 감소 때문이다(그림 4.6). 감염된 사람에서 분리한 B세포는 배양 시 아무런 자극 없이도 증식할 수 있고, 또한 특정한 항원이나 세포분열촉진제에 대한 반응성에 문제가 발생한다. TM 등과 같은 바이러스 단백질의 결합은 다클

표 6.5 AIDS 발병과 연관된 면역세포의 기능장애

영향을 받는 세포 유형	알려졌거나 추정되는 원인		
	장애 상태	직접 원인	간접 원인
$CD4^+$ T세포	집락형성 ↓ 항원에 대한 증식 반응 ↓ IL-2 및 IL-2R 발현 ↓ 순환하는 총 개수 ↓	HIV-1에 의한 직접 살해 감염세포의 CD4 하향조절(SU, Vpu, Nef 주도) 감염세포들을 림프기관에 붙잡아 둠 항-HIV-1 $CD8^+$ CTL에 의한 감염세포 파괴	감염성이 없는 비리온의 SU 분자가 세포 표면의 CD4에 결합, 면역반응을 억제하고 부적절한 세포내 신호전달 유발
$CD8^+$ T세포	급성기에 이은 비정상적 과잉 항-HIV CTL 활성 상실 말기로 가면서 개수 상실	$CD4^+$/$CD8^+$ 전구세포 및 미성숙 $CD8^+$ 흉선세포를 감염하고 죽임	$CD4^+$ 풀이 고갈되면서 $CD4^+$ **및** $CD8^+$ 세포들을 더욱 많이 생산하여 항상성을 회복하려는 면역계의 시도 $CD4^+$ 풀이 고갈되면서 IL-2 생산 차질
단핵구(수지상세포)/대식세포	화학주성 결손 단핵구-의존성 T세포 증식 ↓ 항원제시세포 활성 ↓ Fc 수용체 기능 ↓ 보체 C3 수용체-매개 제거/산화성 호흡돌발 ↓ 개수 감소	소수의 순환세포들만 감염되지만 사이토카인 생성이 변화(Tnf-α; IL-1 ↓)된 그 세포들로 인해 $CD4^+$ 세포의 세포자살 및 기타 장애가 유발될 수 있음	감염성이 없는 비리온 (SU와 TM)에 노출, 주화성 리간드를 하향조절하고 특정 케모카인 종류의 비정상적 분비 유발 공동자극분자(예, B7)의 발현 감소 CTL의 세포독성 반응에 의한 세포 살해
B세포	비정상적 증식 고감마글로불린혈증 추가적 항원 신호에 대한 빈약한 반응 자가항체 생성		감염성이 없는 비리온(TM)에 노출되면 다클론적 활성화 유발 $CD4^+$ 조력 T세포 기능 상실 숙주 단백질에 대한 바이러스 단백질의 분자 의태
NK 세포	NK 세포독성 기능 ↓		$CD4^+$ 풀의 고갈에 따른 IL-2의 상실

론 B세포 활성화를 유도하는데 이는 명백한 자발적 세포증식의 이유를 설명해 준다. AIDS 환자에 흔히 감염되는 Epstein-Barr virus와 human cytomegalovirus 감염 또한 비정상적인 B세포의 기능에 기여할 것이다.

자연살해세포

자연살해세포의 기능장애는 HIV-1 감염 전반에 걸쳐서 관찰되는데 말기에 더욱 심각해진다. 자연살해세포의 세포독성은 IL-2에 의해 좌우되므로 이런 비정상 상태는 손상된 $CD4^+$ T세포의 기능과 사이토카인 생성의 감소에 따른 결과일 것이다. 자연살해세포의 기능 감소는 다른 미생물 감염에 대한 선천성 면역반응을 무능력하게 만들 것이다.

자가면역

앞서 기술한 T세포의 기능장애, B세포의 비정상적 활성화 같은 면역계의 불균형 때문에 HIV-1 감염과 병행하여 나타나는 자기(self)를 비자기(nonself)로부터 구분하는 시스템의 기능이 무너지는 것과 같은 면역계의 이상은 놀라운 일이 아닐 것이다. 초기의 연구에서 혈소판, T세포 및 말초신경에 대한 항체가 AIDS 환자에서 검출되었다. 그 후, 정상적인 세포성 단백질에 대한 다수의 자가항체가 감염된 사람에서 검출되었다(표 6.6). 이런 항체의 출현에 대한 정확한 원인은 분명하지 않지만, 이들 중 일부는 아마도 바이러스 입자 표면의 세포 단백질이나 세포 단백질과 유사한 바이러스 단백질에 의해 자극될 것이다(분자적 의태로 불림) (제4장 및 표 6.7).

HIV에 대한 면역반응

체액성 면역반응

HIV-1에 대한 항체는 급성감염 후에 빠르면 바이러스 노출 후 며칠 이내에 검출될 수 있으나 일반적으로는 1~3개월 이내에 검출된다. 혈액으로 분비되고 신체의 점막에 위치하는 이런 항체는 생식기 및 여타 다른 체액에서도 검출될 수 있다. 이런 현상은 혈액이나 소변에서 항-HIV 항체를 검출하는 가정용 키트를 디자인하는 데 이용된다. 다양한 동종형(isotype) 중, IgG1 항체가 감염의 모든 시기에 항체-의존성 세포독성 반응, 보체-의

존성 세포독성 반응, 중화와 방어반응 등을 유도하는 주요한 역할을 한다고 알려져 있다(그림 6.12; 4장). 다른 항체의 농도는 임상적 시기에 따라서 다양하지만, 동종형과 질병의 임상적 단계 사이의 연관성에 대해서는 알려져 있지 않다.

중화항체는 감염 초기, 무증상기에 바이러스 복제를 억제하는 역할을 하는 것으로 추정된다. 그러나 이런 항체의 역가는 일반적으로 매우 낮다. 이런 특성은 HIV-1 막단백질 구조에 대한 최근 분석에 따르면 많은 중화 항원결정기들이 면역계로부터 숨어 있다는 사실과 일치한다. 중화항체 역가가 낮으면 저항성이 있는 돌연변이체가 선택되기 쉽다. 실제로, 많은 사람들이 감염 초기의 바이러스를 중화하는 항체를 생성하지만, 혈청을 모아 분석하는 무렵이 되면 바이러스를 중화시킬 수 있는 항체가 존재하지 않는다는 사실은 그때의 바이러스는 효과적으로 면역계를 피해 탈출하였다는 것을 의미한다. 몇몇 연구는 AIDS가 진행하면서 중화항체가 소실된다는 것을 밝혔지만, 감염 말기에 존재하는 이런 항체의 임상적 관련성은 아직 뚜렷하게 밝혀지지 않았다.

중화항체는 일반적으로 바이러스 막단백질 복합체인 SU-TM의 특이적 부위에 결합한다. HIV-1 SU의 가변부위 3(V3)은 초기 표적 중 하나이다. 항-V3 항체는 바이러스가 CD4 수용체에 결합한 후에 진행되는 보조수용체와의 상호작용을 저해하는 것으로 보인다. V3 고리(loop) 내의 아미노산서열은 매우 다양하기 때문에[여기에서 "가변(variable)"이라는 이름이 나왔다], 이 부위에 대한 중화항체는 대부분 바이러스주에 따라서 특이적이다. 결과적으로, 상대적으로 강한 항원성에도 불구하고 V3는 백신 개발이나 광범위하게 특이적인 항바이러스 제제를 개발하

표 6.6 HIV 감염에서 관찰되는 자가항체[a]

항체 작용 대상	연관되는 임상 조건
CD4	$CD4^+$ 세포 손실
세포 구성분[골지체, 중심체, 비멘틴(vimentin)]	면역 장애
적혈구	빈혈
HLA	림프구 고갈
림프구	$CD4^+$, $CD8^+$, B세포 손실
수초염기성 단백질(MBP)	치매, 탈수초
신경(미엘린)	말초 신경병
호중구	호중구 감소증
핵단백질(항-핵 항체)	자가면역 증후군
혈소판	혈소판 감소증
정자, 정장(seminal plasma)	무정자증

[a]Adapted from Table 10.4 (p. 253) of J. A., Levy, *HIV and the Pathogenesis of AIDS*, 3rd ed. (ASM Press, Washington, DC., 2007), whith permission.

표 6.7 정상적인 세포 단백질과 유사하여 교차반응이 나타나는 HIV 단백질[a]

정상 세포 단백질	HIV 단백질
성상세포 단백질	MA, TM
뇌세포 단백질	SU (V3 고리)
상피세포 단백질	MA
뉴로루킨(neuroleukin: phosphohexose)	SU
혈소판 당단백질	SU
혈소판 단백질	CA
티모신(thymosin)	MA, TM
혈관 활성 장펩티드	SU (T 펩티드)

[a]Adapted from Table 10.4 (p. 253) of J. A., Levy, *HIV and the Pathogenesis of AIDS*, 3rd ed. (ASM Press, Washington, DC., 2007), whith permission.

는 데 좋은 표적이 되지 못한다. 다른 종류의 중화항체들은 SU가 CD4 수용체에 결합하는 것을 막는다. 이런 항체는 SU의 수많은 보존된 위치에 결합하고 대부분 다양한 HIV-1 주와 반응한다. SU나 TM에 존재하는 다른 보존부위 혹은 변이가 다양한 부분 모두 중화항체의 표적이 될 수 있다. 또한 바이러스 막단백질의 탄수화물 포함 부위에 대한 광범위한 중화활성도 발견되었다. 아직 완전히 이해하지는 못했지만, 부착단백질인 Lfa-1이나 Icam 등과 같이 비리온 표면에 존재하는 다른 단백질에 대한 항체도 상대적으로 중요하다. 이런 세포 표면 단백질에 대한 항체는 감염에 따른 합포체의 형성을 방해하는데, 그 이유는 아마도 항체로 처리된 세포는 집합체를 형성하지 못하기 때문인 것 같다. 어떤 경우에는 이런 항체가 항바이러스 항체에 의한 HIV-1의 중화를 돕는 것으로 보인다(그림 6.12, 왼쪽 아래).

간섭항체(interfering antibody)라고 불리는 항체는 비리온 또는 감염된 세포에 결합할 수 있고 중화항체와의 상호작용을 방해한다(그림 6.12, 왼쪽). 한편, **증진항체(enhancing antibody)**라고 불리는 항체들은 그 항체로 둘러싼 비리온이 감수성 세포로 들어가게 하여 실제로 감염을 촉진시킬 수 있다(그림 6.12, 오른쪽). 보체-매개성 항체증진 작용에서, 보체 수용체인 Cr1, Cr2, Cr3는 비리온-항체 복합체가 감수성 세포에 부착하는 데 중요한 역할을 한다. Fc-매개 증진 작용에서 비리온의 부착은 단핵구/대식세포, 자연살해세포뿐만 아니라 인간의 다른 세포 유형에도 풍부한 Fc 수용체를 통해 일어난다. CD4는 결핍되어 있지만 Fc 수용체를 가진 세포에서 HIV-1이 증식할 수 있다는 것이 밝혀졌기 때문에 아마도 Fc-매개 감염 증진에 있어서 CD4 수용체에 결합하는 것이 반드시 필요한 일은 아니다.

동일한 세포 수용체(보체 또는 Fc)가 감염 증진과 항체-의존

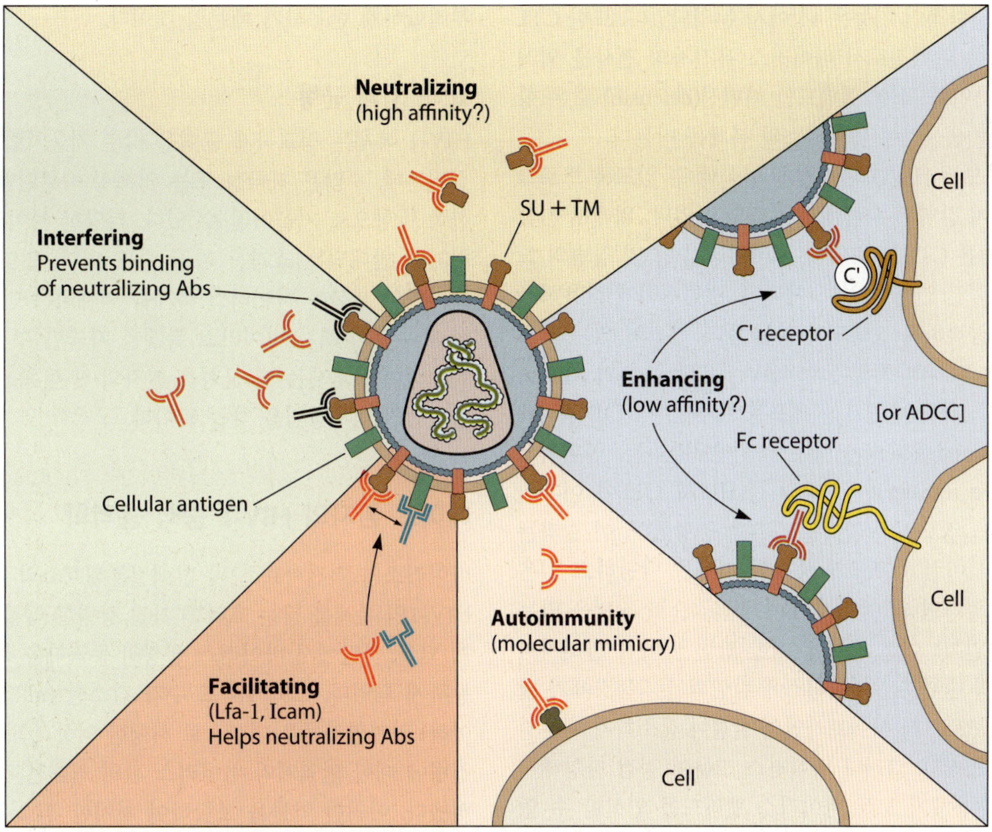

그림 6.12 HIV 감염에 대한 항체 반응. 본문에서 묘사된 여러 반응에 관한 요약을 제시하였다. "세포성 항원"이란 바이러스 피막에 포함되어 있는 세포의 막단백질을 지칭한다. 이 반응에서는 항체의 상대적 친화력이 중요할 것으로 추정한다. 이 가설에 의하면, 친화력이 높은 항체가 SU에 매우 강력하게 부착하여 바이러스로부터 SU가 떨어져 나오게 만듦으로써 바이러스를 중화한다; 친화력이 낮은 항체는 SU에 부착하지만 SU를 떼어낼 만큼 강력하지 못하다. 친화력이 낮은 항체가 부착하면 SU에 형태적 변화가 유도되며 이로 인해 바이러스의 침입이 촉진된다. C′ 보체; ADCC, antibody-dependent cellular cytotoxicity.

성 세포독성 반응에 연관되어 있다는 것은 주목할 만하다. 감염 증진의 경우, 이 수용체들은 항체로 덮인 비리온이 그 수용체를 가진 감수성 세포 내로 들어오는 것을 허용한다. 항체-의존성 세포독성의 경우, CTL, 자연살해세포, 단핵구/대식세포에 있는 이 수용체들이 항체로 덮인 감염된 세포를 인식하고 파괴하도록 한다.

중화항체와 증진항체 모두 SU와 TM에 있는 항원결정기(epitope)를 인식한다. 결과적으로 각기 다른 반응을 지시하는 특징을 구분하기는 어렵다. 실제로 SU에 대한 다클론 항체는 중화반응과 증진반응의 활성을 모두 갖고 있기 때문에, 각각의 효과가 어떻게 우세해지는지를 결정짓는 것은 불가능하다. 이런 개념과 항-HIV-1 항체의 다른 클래스 사이의 특징은 그림 6.12에 요약되어 있다.

항체-의존성 감염의 증진에 관한 임상적 중요성은 확실하지 않지만, 순환하는 감염성 바이러스와 항체의 복합체에 대해 언급된 사실을 고려하면 이런 현상이 HIV-1 병인에 기여한다는 것을 제시한다. 추가로, 감염성-증진항체가 질병이 진행되는 사람에서 증명되고 있다. 다른 바이러스의 감염(dengue virus, coronavirus 등 다른 바이러스) 뿐만 아니라 다른 종류의 lentivirus 감염에 관한 연구결과는 심화된 질병의 증상과 증가된 증진항체 사이의 연관성을 보여주고 있다. 이러한 관찰과 더불어 다양한 HIV-1주의 Env로 예방접종한 사람에서 증진항체가 발견된 점은 효과적인 백신 개발 전략을 확실히 복잡하게 만들고 있다.

세포성 면역반응

항원-특이적 세포성 면역반응에는 CTL과 보조 T세포의 활성이 포함된다. CTL의 대부분은 $CD8^+$이고, 바이러스 복제를 제한하거나 억제하는 일반적인 기능은 4장에서 논의되었다. 또한 CTL은 정의되지 않은 단백질로서 바이러스 유전자의 전사를 억제하는 Caf, 케모카인들, 소형 펩티드인 디펜신(defensin) 같은 항바이러스 물질을 생산하여 바이러스의 복제를 막는다.

CTL은 거의 모든 HIV-1 단백질을 인식할 수 있도록 프로그램이 되어 있으며 감염된 사람에서 검출되고 있다. 위에서 기술한 바와 같이, 좋은 CTL 반응은 낮은 바이러스 양 및 질병의 느린 진행과 직접적인 연관이 있다. 게다가, 광범위하게 작용하는 반응은 질병이 급격하게 진행되지 않는 것과 연관이 있는 것으로 보인다. 질병 말기의 특징은 항-HIV-1 CTL 수치가 급격히 감소하는 것이다. 사람의 림프성 세포로 재구성된 SCID(severe combined immunodeficiency) 마우스의 연구결과는, 인위적으로 주입(adoptive transfer)한 사람의 항-HIV-1 CTL이 이후의 HIV 공격을 어느 정도 방어한다는 사실을 증명했다. 이 결과는 HIV-1 질병에서 이런 림프구가 중요한 기능을 담당하고 있음을 나타낸다. 그렇다면 왜 이런 CTL이 궁극적으로 질병을 막는데 실패하는 것일까? 이런 문제에 대한 답변은 아직 알려지지 않았지만, 실패의 대부분은 바이러스에 감염되어 기능장애가 발생한 $CD4^+$ T세포로부터 사이토카인의 발현이 감소하기 때문일 것으로 보인다(표 6.5). 그러나 바이러스 그룹이 점점 다양해지면서 T세포의 수용체가 모든 바이러스 펩티드를 인식할 수 없거나, AIDS 환자에서 높은 비율로 생산되는 바이러스에 CTL이 부적합하게 반응하기 때문일 것이다.

요약: 임계 균형

HIV-1 복제는 정교하게 균형을 맞춘 저울처럼 뭔가에 의해 조절되는데, 수많은 자극성 또는 억제성 숙주단백질에 의해 어느 한쪽 방향으로 기울어질 수 있다. 다양한 사이토카인들은 중요하지만 반대되는 효과를 가질 수도 있다. 면역반응과 특정 케모카인의 생산은 바이러스 복제를 억제하는 반면, 면역세포 활성과 특정 항체는 바이러스 복제를 자극할 수 있다(그림 6.13). 현대의학의 과제는 이 균형을 환자의 생존 쪽으로 기울여 주는 실용적인 억제방법을 찾는 것이다.

에이즈 환자의 HIV-1 증식 동역학

바이러스의 역전사효소 및 단백질분해효소의 활성을 억제하여 HIV-1의 복제를 막는 효과를 가진 강력한 약물을 이용할 수 있게 되어, 사람에서 바이러스 생성의 동역학을 측정하는 것이 가능하게 되었다. CD^+ T세포 수가 감소한 (ml당 500개 또는 그 이하) 말기환자들을 대상으로 시행한 임상시험을 통해서 HIV-1 질병에 대한 면역계와 바이러스 간의 거대한 전투가 있음을 밝혀냈다. 이러한 약물을 조합하여 처치한 후 2주 동안에는 혈장의 바이러스 RNA 수치가 급격히 감소되는 것을 볼 수 있다; 이

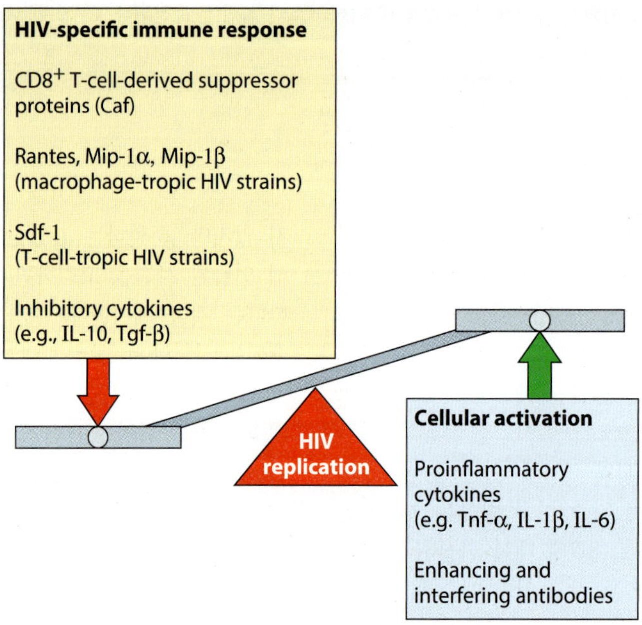

그림 6.13 HIV-1 복제 조절과 숙주단백질 사이의 균형에 의한 HIV-유도 질병의 과정. 세포의 활성화와 염증유발 사이토카인이 바이러스 복제를 자극한다. 이러한 현상들은 저해성 단백질로 인해 균형을 이룬다. Adapted from Fig. 4 of A. S. Fauci, *Nature* **384**:529-533, 1996, with permission.

후에 두 번째로 이어지는 감소 경향은 서서히 진행된다. 이런 초기 감소 현상은 혈중 내 존재하던 바이러스의 제거와 바이러스를 생성하는 CD4+ 림프구들이 혈액에서 소실되고 있음을 의미한다. 두 번째 나타나는 감소에 대한 가장 중요한 요소는 조직의 대식세포와 수지상세포 등과 같이 오래 생존하는 감염세포가 소실되기 때문이며, 부가적으로 작용하는 요소는 잠복감염 되어 있던 비활성화 상태의 T세포가 소실되기 때문일 것으로 추정한다. 감염된 후 비활성 단계로 돌아간 CD4+ T세포의 존재는 항바이러스 약물 처치를 통해 바이러스를 박멸하는 데 있어서 주요한 장애물로 작용한다.

약물이 존재하지 않는 안정화된 상태에서 바이러스의 생산 비율은 바이러스 소멸 비율과 동일하다. 임상연구에 대한 수학적 데이터 분석을 통해서 바이러스 및 바이러스에 감염된 세포의 소멸 비율뿐만 아니라 혈액과 다른 신체 부위에서의 HIV-1 생산 비율을 추정할 수 있다. HIV-1 생산 추정 결과를 보면 놀라지 않을 수 없다. 혈중으로 분비되는 바이러스는 최소 하루에 10^{10} 개체 정도로 추정된다. 이런 결과는 하루에 하나의 감염된 세포에서 1번의 복제주기가 있음을 의미한다. 이러한 단계에서 지속적인 고도의 복제능력이 바이러스가 병원성을 유발하는 데 중요한 핵심동력이라는 것은 의심할 여지가 없다. HIV-1의 높은 돌연변이 비율로 인해, 평균적으로 모든 가능성이 있는 돌연변이가 모든 위치의 유전자에서 매일 셀 수도 없이 많이 일어날 것이라고 예상할 수 있다. 높은 비율의 돌연변이 비율과 바이러스의 증식 비율을 기본으로 하여, 한 명의 감염된 환자로부터 생성되는 HIV의 유전적 다양성은 세계적으로 대유행하는 influenza virus의 다양성보다 그 정도가 클 것으로 추정되고 있다. 이처럼 어마어마한 변이와 감염에 의한 지속적인 공격은 면역계에게는 커다란 도전임이 틀림없다.

그림 6.14에서 설명하듯이, 혈중에서 생성되는 90% 이상의 바이러스 입자는 약 1.1일의 평균 반감기를 가진 감염된 CD4+ 림프구로부터 유래된다. 약 1%에서 7% 정도는 다른 조직에 존재하는 반감기가 약 8.5일에서 145일 정도로 수명이 긴 세포들로부터 비롯된다. 결론적으로, 만약에 약물치료를 통해 바이러스의 새로운 합성을 **완벽하게** 저해할 수 있다고 가정하면, 이러한 수명이 긴 조직으로부터 잠재적으로 바이러스를 생성하는 세포가 완전히 소멸되기 전까지 약 3년에서 5년 정도의 약물치료 기간이 소요된다. 안타깝게도 이것은 최소한으로 측정된 수치일 뿐이다. 완벽한 근절은 가능하지 않은데, 그 이유는 어느 정도의 프로바이러스들은 인식이 되지 않는 지역, 즉 수명이 긴 비활성 기억 T세포나 혹은 뇌와 같이 약물이 침투할 수 없는

그림 6.14 혈액 내 및 그 외 지역에서의 HIV-1 생성 동역학 요약. 퍼센트는 여러 세포군에 의해 생성되어 혈액의 혈장에 존재하는 것으로 계산된 상대적 바이러스 양을 나타낸다. 각각의 세포군에서 50%의 세포가 파괴되거나 제거되는 평균시간을 날짜로 표현한 것을 반감기($t_{1/2}$)로 나타내고 있다. 또한 혈장에 존재하던 바이러스가 50% 제거되는 평균 시간을 반감기 시간으로 나타내고 있다. Adapted from Fig. 1 of D. D. Ho, *J. Clin. Investig.* **99**:2565-2567, 1997, with permission.

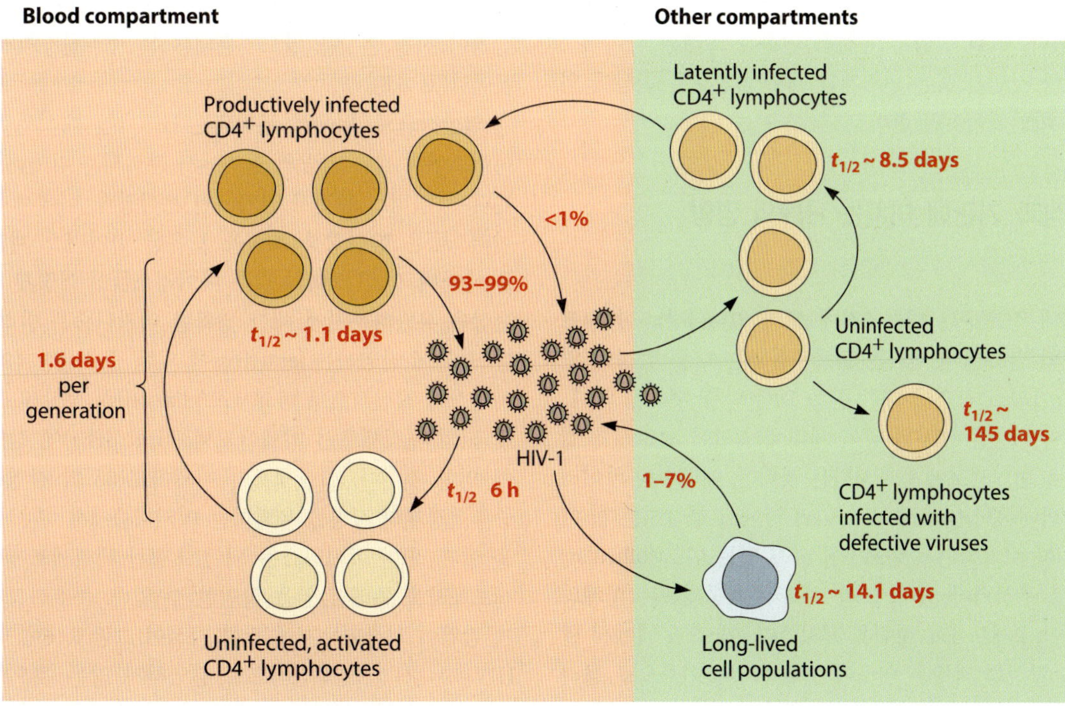

곳에 잠복해 있기 때문이다. 모든 HIV-1 억제제는 뜻하지 않은 부작용을 유발하기 때문에 장기적인 약물치료는 많은 환자들에게서 문제를 야기할 수 있다.

항바이러스제로 치료한 환자에서 나타나는 또 다른 급격한 변화는 혈중 내 $CD4^+$ 림프구의 생성이다. 초기의 회복 비율을 기준으로 계산해 보면, 지속적인 감염이 일어나는 동안에 혈중에서 매일 4×10^7 정도의 세포가 대체된다. 말초혈액의 림프구는 신체 전체를 기준으로 볼 때 작은 비율을 차지하고 있으며, 림프구의 이동, 귀소 및 순환은 복잡한 과정이다. 약물치료 후 대체되는 $CD4^+$ 림프구가 새로운 세포인지 혹은 다른 부위에 존재하던 세포들이 재분포한 것인지는 확실하지 않다. 순환계에서 증가되는 세포의 숫자가 전체 숫자에 비례적이라고 가정한다면, 적어도 하루에 2×10^9개의 새로운 $CD4^+$ T세포가 생성된다는 것을 의미한다. 이런 추정에 논쟁의 여지가 있는 이유는 이 세포들의 정상적인 증식 능력을 초과하는 것이기 때문이다. 그러나 어느 연구에서는 HIV-1에 감염된 사람들에게 강력한 혼합약물로 치료하였을 때 새로운 $CD4^+$ T세포의 생성 비율이 정상보다 증가한다는 것을 제시하고 있다. 세포의 생성 비율과 재분포 비율이 모두 증가하는 것이 말초에서의 $CD4^+$ T세포의 부활에 기여하는 것으로 추정한다.

고활성 항레트로바이러스 치료(highly active antiretroviral therapies, HAART)로 치료한 환자를 대상으로 오랫동안 연구한 결과는 이러한 문제를 명확하게 밝히는 데 도움이 되고 있다. 어떤 분석은 단지 바이러스의 양과 $CD4^+$ 세포의 숫자 간의 반비례 관계는 있을 수 없음을 나타내고 있다. 예를 들어, 어떤 환자들에서는 $CD4^+$ T세포 수치는 여전히 높음에도 불구하고, 바이러스가 6달 후에 다시 출현하여 치료 전의 수치로 상승하는 경우가 있다. 이런 상황은 유전적 변화가 초래된 바이러스 집단으로 인한 것인지 혹은 면역계의 재활성과 같은 현상에 의한 것인지는 확인되어야만 한다.

다양한 조직과 기관에 미치는 HIV의 영향

림프기관

대다수의 체내 림프구는 림프조직에 모여 있다(4장). 이 림프구들은 신체의 말초에 존재하는 림프구들과는 다른 환경에 있기 때문에 바이러스 감염에 대한 반응 또한 다를 수밖에 없다.

림프조직의 기능은 HIV와 같이 체내에 침입한 병원체를 걸러내고 그들을 면역세포에게 제시하는 것이다. 대다수의 바이러스는 림프절의 배중심(germinal center) 안에서 붙잡히는데, 이곳은 긴 수지를 보유하면서 림프구를 싸고 있는 여포(follicular) 수지상세포로 구성되어 있다. 또한 여포 수지상세포는 항체와 보체를 붙들어, B세포에게 항원을 제시한다. 이 조직 내에서 발생하는 세포 활성화 과정은 이곳에 잔류하거나 이곳으로 몰려든 림프구에서 HIV-1 복제가 일어나는 것을 허용하게 된다. 림프절은 말초혈관에 비해 바이러스에 감염된 세포를 더 많이 보유하는 것으로 보인다.

감염 초기에 림프절의 배중심에는 활성화된 면역세포의 증식이 다소 있기는 하지만 아무런 변화가 일어나지 않은 것처럼 보인다(그림 6.15). 무증상기 초기에, 감염된 사람은 두 곳 혹은 또는 더 많은 장소에서 비대해진 림프절을 촉진할 수 있는데 이것은 여포 수지상세포가 과다 증식하고 혈관 내피세포가 증식한 결과 때문이다. 질병의 중간 단계(ml당 200~500개 정도의 $CD4^+$ T세포)에서는 림프절이 망가지기 시작하고, 세포사멸이 일어나며, 여포 수지상세포가 항원을 붙드는 효율도 감소한다. 질병이 더욱더 진행되면(ml당 < 200 $CD4^+$ T세포) 림프기관의 구조가 파괴되고 여포 수지상세포도 사라진다(그림 6.15). 이런 상황에서 HIV-1의 양은 말초혈액에서 급격히 증가한다. 결국에는 림프조직이 더 이상 면역반응을 매개하지 못하게 되면서 기회감염이 증가하게 된다.

신경계

AIDS 환자 중 약 1/3에서는 질병이 진행되는 기간에 신경계 질환이 동반되는 경우를 볼 수 있다. HIV-1은 감염 초기에 신경계로 침투하는데, 주로 혈장 내 자유롭게 떠다니는 비리온이나 혈액에 있는 감염된 단핵구 및 림프구를 통해서 감염을 일으킨다. 뇌 감염으로 인해 유발되는 질병의 대부분은 아급성(subacute) 뇌염인데, 이는 AIDS 치매 복합증상이라고도 불린다; 약 2/3 정도의 HIV-1 감염 환자에서 AIDS 치매가 나타난다. 질병은 천천히 진행되어 약 1년까지 이어지나, 중증 징후가 나타난 후의 생존기간은 평균 6개월 이내이다. 또한 다양한 AIDS-관련 기회감염이 신경 손상을 일으키는데 이는 중추신경계의 림프종 때문이다(표 6.8).

일반적으로, 뇌에서 분리되는 HIV-1는 대식세포-친화성 바이러스이며 같은 사람의 혈액에서 분리되는 바이러스주와 구별된다. 바이러스 유전자 염기서열 분석결과, 뇌에서 분리되는 바이러스들은 향신경성 특성을 보유한 바이러스 계열이라는 것을 나타내고 있다. 이와 같은 바이러스들이 어떻게 신경 이상과 손상을 유발하는지에 대한 명확한 메커니즘은 밝혀져 있지 않다. 동물에 감염하는 lentivirus에 의한 중추신경계의 질병은 바이러스가 직접적으로 아교세포(glial cells), 성상세포(astrocytes) 및 뇌의 대식세포인 미세아교세포(microglia)에 감염하는 결과에 의한 것이다. 성상세포와 미세아교세포의 감염은 HIV-1이 중추신경계의 질병을 유발하는 메커니즘에서 매우 중요한 역할을 한다. 또한 바이러스는 뇌 말초혈관 내피세포에서 발견되며 세포배양을 통해 감염을 확인할 수 있다. 중추신경계에서 어떻게 감염이 시작되는지에 관한 가설이 그림 6.16에 나타나 있다. HIV-1는 신경에 직접적으로 감염하지 않는 것으로 보이므로

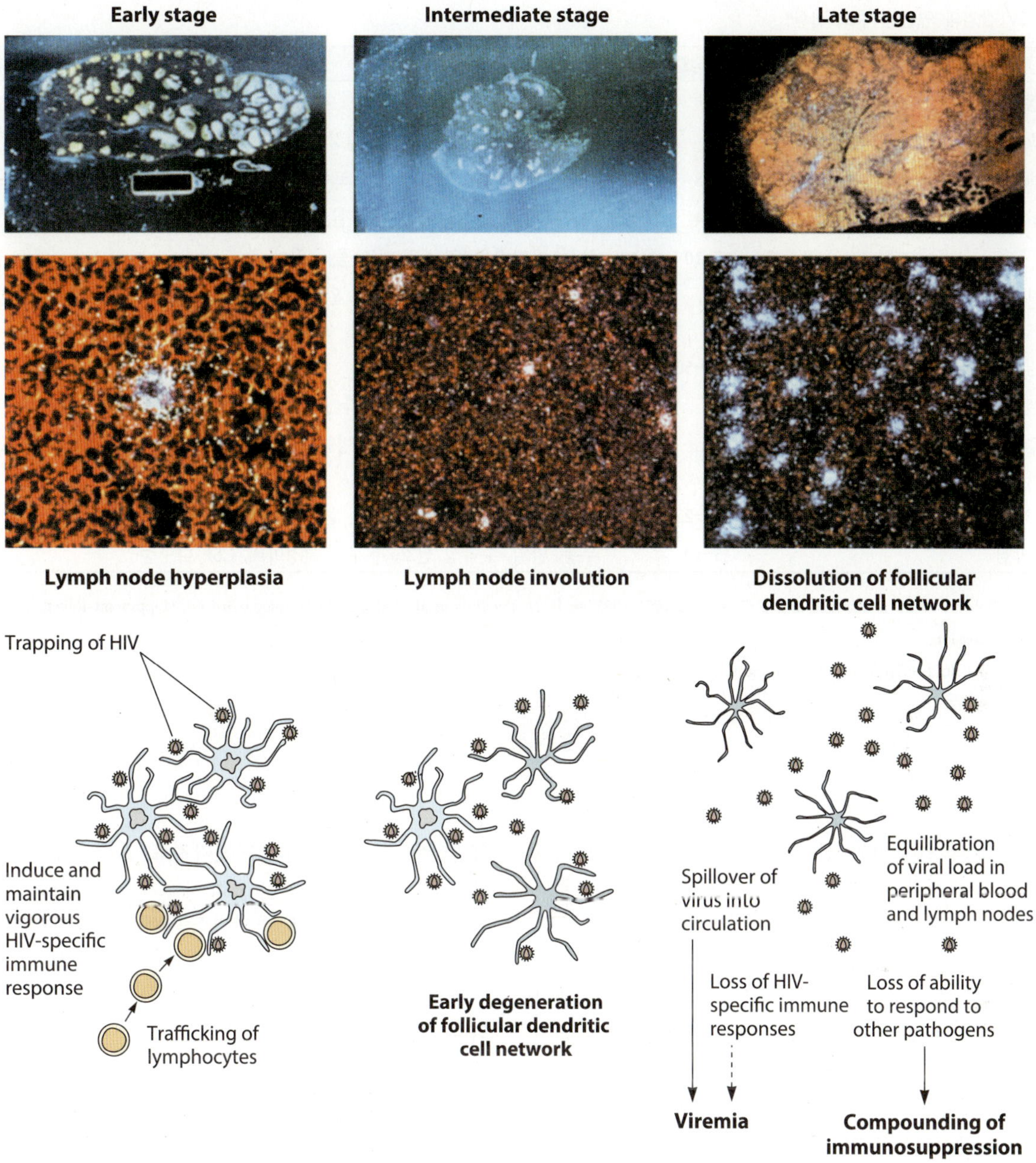

그림 6.15 림프조직에서의 HIV-1 감염 효과. **(위)** 선택적 염색(상부) 및 바이러스 복제 위치를 나타내는 청색-백색 점(**하부**)으로 림프절 배중심의 변화를 보였다. 바이러스 복제는 중합효소연쇄반응(PCR)으로 검출하였다. 이 사진들은 대부분의 정상 세포군이 결합조직으로 대체될 때인 HIV-1 감염의 초기, 중기, 말기의 상태를 나타내고 있다. **(아래)** HIV-1 질병의 다양한 단계에서 림프절의 배중심에서 나타나는 증상들(본문 참조). (위) Reprinted from J. A. Levy, *HIV and the Pathogenesis of AIDS*, 3rd ed. (ASM Press, Washington, DC, 1998), with permission. (아래) Adapted from Fig. 10 of A. S. Fauci and R. C. Desrosiers, p. 587-635, *in* J. M. Coffin et al. (ed.), *The Retroviruses* (Cold Spring Harbor Laboratory Press, Cold Spring Harbor, NY, 1998), with permission.

표 6.8 HIV 감염과 연관된 주요 질환[a]

질환	발병률(%)	임상 특성
기회 감염		
Toxoplasma gondii	10	부분발작, 의식장애, CT 링-증강 장애
Cryptococcus neoformans	4–8	두통, 착란, 발작, CSF 크립토코쿠스 항원
진행다초점백질뇌병	1–4	사지무기력, 보행이상, 시력상실, 정신상태, CT-MRI 백질 병소
림프종	5–10	복시, 무기력, 뇌염, CT 대조-증강 장애
HIV-1 연관 아급성뇌염	90	인지결손, 기억상실, 정신운동 완서증, 추체(pyramidal tract)로 신호, 운동실조, 무기력, 우울증, 기질성정신병, 실금, 간대성근경련, 발작
말초 신경병	10–50	
만성 말단 대칭 다발성 신경병		통증성 촉각장애, 무감각, 지각이상, 무기력, 자율신경장애
만성 염증성 탈수초성 다발성 신경병		무기력, 감각 결손, 단일신경병증 복합, 두개골 신경마비, 반사저하 또는 무반사, CSF 다구증
공포척수병	11–22	보행이상, 점진적 경직 하반신 불완전 마비, 후주 결손, 실금
무균성수막염	5–10	두통, 발열, 수막성 신호, 두개골 신경마비, CSF 다구증

[a]Adapted from Table 4 of M. S. Hirshch and J. Curran, p. 1953-1995, *in* B. N. Fuedkds et ak, (ed.), *Fields Virology*, 3rd ed. (Lippincott-Raven, Philadelphia, PA. 1991), whith permission.

[b]CSF, Cerebrospinal fluid; CTm computed tomography.

바이러스의 직접적인 복제가 신경세포들의 소실을 유도한다고 보기는 어렵다. 오히려 감염된 미세아교세포와 대식세포로부터 생성되는 독성이 있는 세포 생성물과 바이러스 단백질(SU, TM, Nef, Rev와 Tat) 등이 신경세포를 손상시킨다고 볼 수 있다(그림 6.17). 이러한 바이러스 단백질들이 신경계 질병을 야기한다는 것이 세포배양을 통해 많은 증거로 제시되고 있다. 또한 신경 프로모터의 조절 하에서 HIV-1 *env* 유전자를 발현하는 형질전환 마우스에서 HIV-1에 감염된 사람에서와 마찬가지로 성상아교세포, 미세아교세포 및 신경세포(neuron)에 이상이 나타났다. HIV-1 단백질들에 의해 신경계 질병이 유발된다는 사실은 항바이러스제 치료를 했을 때 AIDS 환자들에서 치매 증후군이 감소된다는 결과가 뒷받침하고 있다.

소화기계

보다 진행된 단계의 HIV 질병은 흔히 소화기계에 손상을 일으킨다. 영양결핍과 체중감소를 동반하는 설사나 만성 영양흡수 장애가 자주 관찰된다. 아프리카에서는 이러한 질환을 슬림 질병(slim disease)이라고 부른다. 어떤 경우에는, 이러한 소화기계 질병이 human cytomegalovirus나 herpes simplex virus 등을 같은 다른 미생물의 기회감염과 연관되어 발생한다. 기회감염이 확인되지 않는 경우에도 HIV-1는 단독으로 소화기계의 질병을 유발한다. 중추신경계와 마찬가지로, 소화기계의 조직 대식세포가 HIV-1 증식의 주된 표적 세포가 된다. HIV-1가 일으키는 손상은 바이러스 복제, 바이러스 단백질의 독성효과 및 특정 사이토카인에 의한 간접적 파괴 효과로 인한 결과라고 생각된다.

다른 기관계

HIV는 폐렴을 동반한 환자의 폐, 심장근육의 기능장애를 가진 환자의 심장, 신부전을 가진 환자의 신장과 관절염이 있는 환자의 관절액에서 발견된다. HIV는 감염된 사람의 부신에서도 확인된다. 이러한 병리조직에서의 바이러스 역할은 명확히 밝혀져 있지 않다. 폐의 기회감염은 흔히 발생한다; *Pneumocystis jiroveci*는 원충으로서 일반적으로 숙주의 폐에 잠복하고 있으며 AIDS 환자의 50%에서 폐렴을 일으킨다. 다른 미생물로는 *Mycobacterium tuberculosis*, *Mycobacterium avium*, 곰팡이 및 human cytomegalovirus 등이 폐 감염을 유발시킨다. 세포막의 투과성에 영향을 미치는 SU나 혹은 다른 바이러스 단백질의 독성효과는 폐 손상과 심장 질병을 동반하는 전기생리학적 이상이 유발되는 이유를 설명해 줄 수 있다. 신장의 내피세포나 다른 세포의 직접적인 감염은 세뇨관 손상의 잠재적 원인이 되는 것으로 알려져 있다. 또한 항원-항체 복합체의 침전도 신장 손상을 유발할 수 있다.

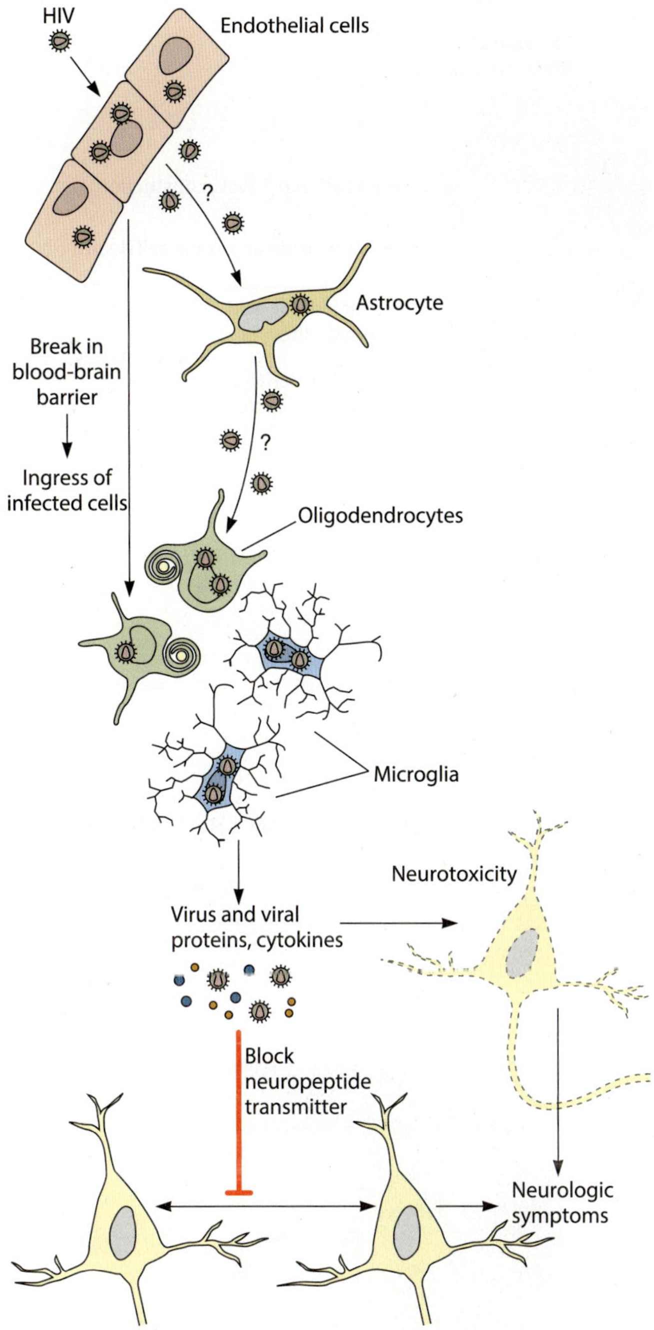

그림 6.16 HIV-1의 신경병인. 바이러스는 뇌의 모세혈관 내피세포를 감염시키고 이 세포들의 기저면 부분을 통해 뇌로 이동한다고 제안되었다. 이 세포들과 성상세포의 감염으로 인해 뇌-혈관 장벽이 손상되면 감염된 T세포와 대식세포, 혹은 혈액 내 바이러스들이 혈액으로부터 뇌로 들어갈 수 있다. 최종적으로 다른 뇌세포[희소돌기아교세포(oligodendrocyte)와 미세아교세포(microglia)]에도 감염이 발생한다. 이런 세포로부터 HIV-1와 바이러스 단백질의 생성이 일어나며, 다양한 사이토카인과 다른 세포성 산물도 분비된다. 이러한 산물은 신경친화성 인자의 생산을 막아 세포-세포 간의 전달을 방해한다. 직접적인 세포감염, 고농도의 바이러스 단백질(SU, TM, Tat과 Nef), 사이토카인 등은 세포벽에 유해한 효과를 유발하여 직접적인 신경독성을 일으킨다. 미세아교세포에서 복제가 잘 되는 신경세포 친화성 돌연변이 바이러스는 유해한 사이토카인이나 다른 신경독성 생성물뿐만 아니라 더 많은 바이러스의 생산을 촉진한다. Adapted from Fig. 9.11 in J. A. Levy, *HIV and the Pathogenesis of AIDS*, 2nd ed. (ASM Press, Washington, DC, 1998), with permission.

HIV와 종양

HIV-1 감염은 악성종양의 발생 가능성을 증가시킨다: 어떤 형태의 종양은 궁극적으로 감염된 사람의 약 40%에서 발생한다. 이런 경우 종양 발생의 메커니즘은 다른 retrovirus와는 매우 다르다. 다른 retrovirus에 의한 종양 발생은 바이러스에 의한 종양 유전자의 직접적인 변환이나 retrovirus의 DNA 통합으로 인한 종양억제 유전자의 비활성화 또는 세포성 종양 유전자의 활성으로 인해 설명될 수 있다(7장). HIV와 연관된 종양 발생은 숙주의 면역체계를 손상시키는 간접적 효과로 유발된다. 다른 바이러스(종양유발 바이러스)나 형질전환된 세포에 대한 면역감시 기능의 결핍 등이 종양 발생에 기여하는 요인으로 생각된다. HIV 감염과 연관되어 생성되는 고농도의 사이토카인은 세포의 부적절한 증식을 일으키며, 종양 유발 바이러스의 복제를 활성화하고, 종양에서 혈관의 생성(혈관 신생)을 촉진한다. HIV에 감염된 사람에서 발생하는 종양은 감염되지 않은 환자에서 발생하는 종양보다 훨씬 공격적이다. 이러한 악성종양은 많은 조직과 기관에서 발생할 수 있으나, 특히 카포시 육종(Kaposi's sarcoma)이나 B세포 림프종 등이 AIDS 환자에서 자주 발생한다. 이러한 경우에 종양세포가 면역계에서부터 비롯된다는 것은 매우 중요한 일이다. 카포시 육종을 발생시키는 것으로 추정되는 내피세포는 림프구 활성의 보조세포로 작용할 수 있다. 가장 설득력이 있는 가설은 내피세포, B세포 그리고 상피세포 유래 암(carcinoma)을 일으키는 상피세포의 증식은 면역세포가 생성하는 사이토카인에 의해 촉진된다는 것이다. 이 장에서 논의되었듯이 HIV-1 감염환자에서 많이 나타나는 악성종양은 종양 바이러스의 감염과 관련되어 있다.

카포시 육종

카포시 육종(Kaposi's Sarcoma)은 1872년 헝가리인 Moritz Kaposi에 의해 처음 발견되었다. 이는 다발성 종양으로 다른 종양과는 다르게 환부에 있는 여러 종류의 세포들이 포함되어 있다; 주된 세포는 방추세포(spindle cell)인데 이는 내피세포에서 기원된 것으로 여겨진다. 이 종양은 침투성의 염증세포와 많은 신생혈관을 포함하고 있다. 카포시 육종은 지중해 연안과 동유

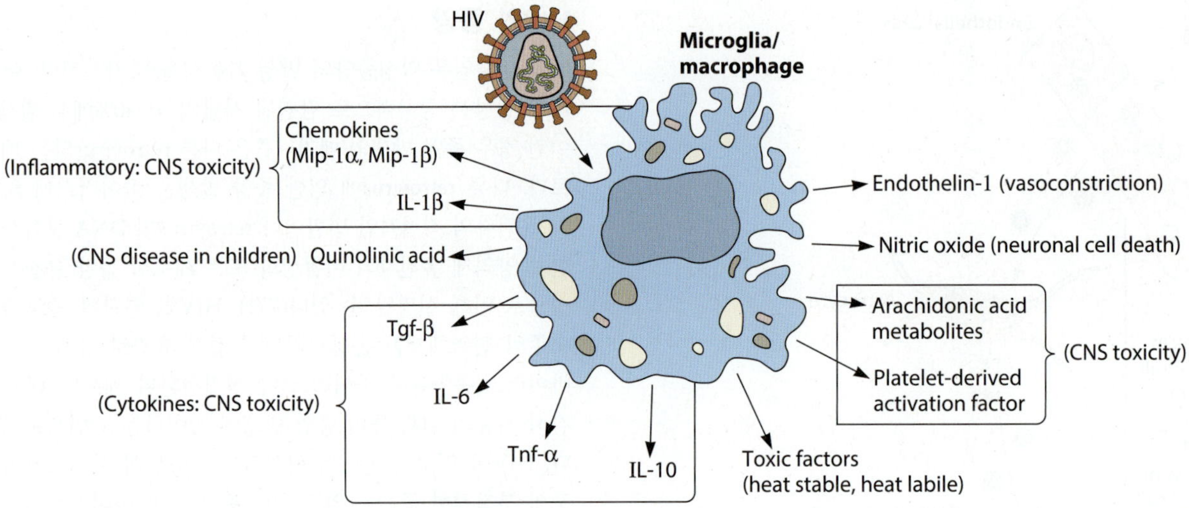

그림 6.17 신경세포 병인에서 나타나는 감염된 미세아교세포/대식세포의 역할. HIV 혹은 바이러스 막단백질에 노출된 이후에 미세아교세포/대식세포는 중추신경계의 세포에 독성을 나타내는 사이토카인과 대식세포-유래 염증성 케모카인을 생성하게 된다.

럽의 노인에서 흔히 발견되는 종양이다. 이 지역에서 그리고 면역력이 있는 사람들에게서 발생하는 카포시 육종은 대부분 피부나 말단 부위에 비침습적(전형적)인 형태로 나타나며 사망에 이르는 경우는 드물다. 좀 더 침습적인 형태이며 때로 치사적인 전형적인 카포시 육종은 면역력이 약한 사람들이 많이 있는 사하라 사막 이남의 아프리카 지역에서 관찰된다. HIV에 감염된 사람에서 발생하는 카포시 육종은 좀 더 침습적인 형태로 나타나며 피부점막과 내장에 동시에 영향을 미친다. 이 질병은 HIV-1에 감염된 동성애자의 약 20%에서 발병되고 있는 반면에(그림 6.18), 미국에 있는 HIV-1에 감염된 여자, 수혈 등의 경로를 통해 감염된 감염자 및 혈액제품에 의해 감염된 혈우병 환자들에서는 2%에서만 발병한다. 본 발병률로 볼 때 성적 접촉이 질병의 특징적 전파방식으로 추정된다.

카포시 육종으로부터 확립된 방추세포의 배양은 7장에서 정의된 기준에 비추어 완전히 형질전환된 것은 아니다. 그러나 매우 다양한 염증유발 단백질 및 혈관생성 단백질을 생성한다. 이러한 물질들이 종양 내에 있는 다른 유형의 세포를 모집하는 데 관여하는 것으로 생각된다. 또한 AIDS 감염환자에서 유래된 방추세포는 HIV-1에 감염되지 않으며, 카포시 육종은 바이러스에 감염되지 않은 사람들에서도 발생한다. 따라서 HIV는 카포시 육종이 발생하는 데 관여하는 단독요인이 될 수 없다. 역학연구에 의하면 성적 접촉으로 전파되는 또 다른 바이러스가 유발요인이라는 것이 밝혀졌다. 후속 연구결과, gammaherpesvirus의 새로운 멤버가 카포시 육종의 발생과 연관된 것으로 나타났

그림 6.18 HIV-1에 감염된 젊은 남자에서 나타난 카포시 육종. 병변의 분포를 보면 림프계통이 관련되어 있음을 알 수 있다. Reprinted from Color plate 9 of J. A. Levy, *HIV and the Pathogenesis of AIDS*, 3rd ed. (ASM Press, Washington, DC, 2007), with permission. Photo courtesy of P. Volberding.

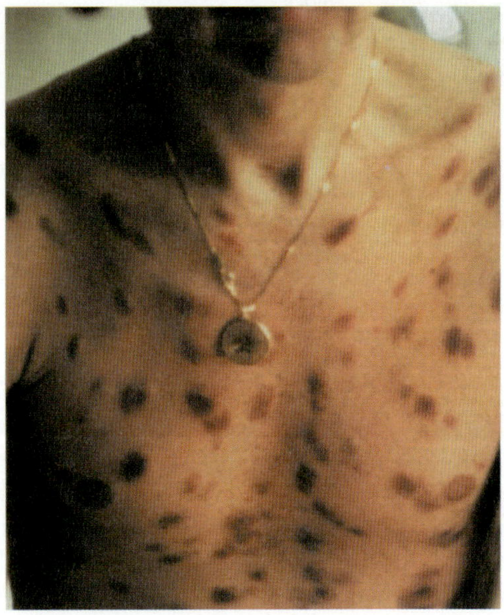

다. 이 새로운 바이러스는 human herpesvirus 8형(HHV 8)으로서 방추세포에 감염할 수 있다. *In situ* 혼성화 실험결과, HIV-1 감염과 무관하게 카포시 육종의 병변 중 많은 곳에서 이 바이러스의 RNA 전사물이 확인되었다. 또한 HHV 8은 B세포에도 감염할 수 있으며 AIDS-관련 B세포 림프종과 관련이 있는 것으로 생각된다.

카포시 육종의 발생에 HHV 8의 감염이 필요하다는 증거는 매우 뚜렷하다. 일반인 집단에서는 이 바이러스에 대한 항체가 6%로 나타나는 데 비해 카포시 육종의 풍토성 유행지역에서는 25%로 나타남으로써 이 바이러스에 광범위하게 노출되고 있음을 알 수 있다. 그럼에도 불구하고 이 질병이 발현되는 사람은 매우 적어서 다른 변수가 이 질병의 발생에 중요하게 작용하는 것으로 생각된다. HIV-1과 연관된 면역결핍은 AIDS 환자에서 발병률이 높다는 사실을 설명할 수 있으며, Tat 등과 같은 바이러스 단백질의 생성 또한 다른 요인으로 제시된다. 카포시 육종에서 HHV 8의 정확한 역할은 좀 더 명확히 밝혀져야 한다. 바이러스 유전체는 성장 조절, 세포 신호전달 및 면역조절에 중요한 역할을 한다고 알려진 세포 단백질을 생성하는 유전자와 유사한 ORF를 보유하고 있다(그림 7.2). 1981년에 AIDS에 관한 첫 번째 보고서에서 카포시 육종에 걸린 7명의 환자를 기술하고 있다는 것은 아이러니한 일이다. 이후에 HIV-1은 확인된 반면, 두 바이러스가 모두 첫 번째 환자들에게 존재했으며 질병을 유발하는 데 기여했음에도 불구하고 HHV 8의 발견은 이후로도 여러 해가 지나서야 이루어졌다.

B세포 림프종

B세포 림프종(B-Cell Lymphoma)은 일반인 집단에 비해 AIDS 환자에서 60~100배까지 높은 비율로 나타나고 있다. 이 종양은 특히 항-HIV 제재를 사용하여 수명이 연장된 환자 집단에서 더욱 높게 나타나며 림프절, 장, 중추신경 및 간 등의 다양한 장기에서 발견된다. 복강이나 다른 체강에서 나타나는 B세포 림프종은 일명 일차삼출림프종(primary effusion lymphoma) 또는 체강기반림프종(body-cavity based lymphoma)으로 불리며, 거의 대부분 human herpesvirus 8형과 관련이 있다. 다클론항체성 및 단클론항체성 B세포 림프구는 모두 중추신경계에서 발견되며, 단클론항체성 타입이 더욱더 흔하게 발생한다. Epstein-barr virus는 모든 AIDS와 연관된 뇌의 일차림프종에서 확인된다. B세포 림프종을 유발하는 이 두 종류의 herpesvirus가 왜 특이적

그림 6.19 HIV-1 감염으로 인한 종양의 유도. 대식세포, CD4 T세포 혹은 다른 세포에의 감염은 사이토카인의 생성을 유도하며, 이는 다시 B세포, 혈관내피세포 및 상피세포 등과 같이 다양한 세포의 증식을 유도한다. 사이토카인의 생성과 혹은 이후의 바이러스 감염의 결과로 인해 증진된 세포분열이 악성종양의 발생을 유도할 수 있다. B세포 림프종이나 카포시 육종 등과 같은 일부 사례를 보면 종양세포에 의해 계속 진행되는 사이토카인 생성은 악성종양 상태를 유지시킨다. Adapted from Fig 12.12 of J. A. Levy, *HIV and the Pathogenesis of AIDS*, 3rd ed. (ASM Press, Washington, DC, 2007), with permission.

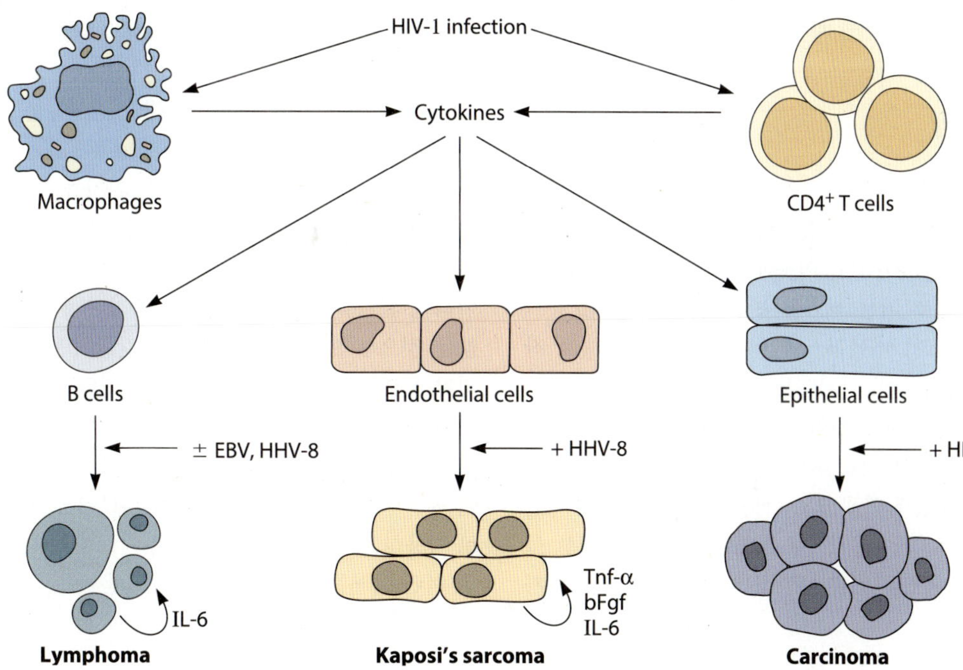

장기에서만 발현하는지는 아직 밝혀져 있지 않다. 반면에, 뇌 이외의 부위에서 발생하는 종양의 60% 정도에서는 이 두 종류의 herpesvirus가 감염되었다는 단서가 발견되지 않는 것을 보면 HIV-1 감염 환자에서 발생하는 B세포 형질전환에는 이 바이러스들의 감염이 필요치 않음을 알 수 있다.

림프종은 림프계의 배중심(germinal center)이 파괴되어 나타나는 것으로 보인다. 항원을 제시하는 여포 수지상세포가 용해되면 B세포가 일반적인 세포자살에 덜 민감하게 되면서 좀 더 오랫동안 생존하며 증식하게 된다. Epstein-Barr virus 잠복성 막단백질 1(latent membrane protein 1)(표 7.8과 그림 7.15 참조) 역시 세포자살을 저해하는 것으로 나타난다. 대식세포나 $CD4^+$ T세포(그림 6.19) 혹은 SU 또는 TM과 같은 일부 바이러스 단백질에 의해서 생성된 사이토카인이 일으키는 B세포의 증식 또한 이 과정에서 모종의 역할을 하는 것으로 보인다. 어떠한 메커니즘에 의한 것이든, 조절되지 않는 증식은 세포의 형질전환이나 악성 종양의 발생에 필요한 염색체 변화를 일으킨다.

항문과 생식기 종양

항문과 생식기 종양(Anogenital Carcinoma)은 일반 집단보다 HIV-1에 감염된 사람들에서 2~3배 높은 발생률을 보인다. 이 종양들은 성적 접촉을 통해 전파되는 human papillomavirus의 감염과 연관성이 있다. 이 바이러스 중 고위험군 혈청형 16과 18이 자궁경부암이나 항문 종양과 관련된다. 이 종양들은 선(glandular) 상피세포 인근의 기저 편평세포 부위에서 나타나며 면역력이 떨어진 사람에서 더 악화된 상태로 진행한다. 바이러스 단백질인 E6과 E7이 각각 종양억제단백질인 p53과 Rb와 결합하여 불활성화시키거나, 또는 human papillomavirus가 연관되지 않은 경우에는 p53 종양억제단백질의 돌연변이 등이 형질전환을 유도하는 메커니즘으로 제시되고 있다.

치료 및 예방 전망

항바이러스제와 치료

항바이러스제와 치료는 9장에서 광범위하게 논의된다. 관련 내용 중 임상적으로 연관된 내용을 이곳에서 요약하고자 한다. 미국에서 AIDS 치료제로 처음 허가를 받은 것은 뉴클레오시드(nucleoside) 유사체로서 바이러스의 역전사효소 저해제로 작용하는 AZT(zidovudine)이다. AZT는 세포 내로 들어간 후 삼인산염(triphosphate) 형태로 변환된다. 실험실 연구에 의하면 AZT는 정상적인 뉴클레오시드 삼인산과 경쟁물질로 작용하여 바이러스의 역전사효소에 의해 DNA 내로 섞여 들어가면 핵산의 신장을 종결시키는 작용을 하는 것으로 나타났다. 내성 돌연변이체의 빠른 출현으로 인해 AZT를 이용한 HIV 감염환자의 치료는 그다지 효과적이지 못하다. 하지만 AZT, 라미부딘(lamivudine) (3TC, 다른 뉴클레오시드 유사체), 혹은 네비라핀(nevirapine) (비뉴클레오시드 억제제) 등은 임신부에서 태아로 전해지는 감염을 차단하기 위한 예방적 치료제로 사용될 수 있다. 실제로, 이러한 목적으로 이런 약제를 짧은 기간 동안 투여하는 방법은 개발도상국에서 효과적이고 경제적인 치료방법이 된다. 항바이러스제는 주사바늘로 인한 상처 혹은 다른 형태의 급작스런 바이러스 노출 사고 후에 사용되고 있다.

고활성 항레트로바이러스 치료

강력한 항바이러스제의 사용은 선진국의 AIDS에 지대한 영향을 미쳤다. 그림 6.9A에서 설명한 것처럼, 미국에서의 AIDS 발생은 1990년 초에 정점을 보인 후에 점차 감소하고 있으며 이후에 사망률도 4배 감소하였다. 또한 치료받은 환자들의 면역세포 기능이 크게 개선됨에 따라서 광범위한 기회감염 병원균들에 대한 예방 또는 억제 목적으로 사용되던 치료제들을 사용하지 않아도 되었다. 최대의 효과를 발휘하기 위해서 이 항바이러스제들은 복합제로 처치되어야 하는데 그 이유는 이들이 항종양치료에도 효과가 있는 것이 입증되었기 때문이다. AIDS 환자의 혈중 RNA 수치가 가장 뚜렷하게 감소하는 것은 두 가지의 항-역전사효소제와 한 가지의 항-단백질효소제를 복합적으로 처치하는 3가 약제 치료법을 실시하는 경우로 밝혀졌다(HAART, Highly Active Antiretroviral Therapy). 과학이나 의학에서 종종 그렇듯이, 두 가지 효소를 억제할 수 있는 약제의 개발은 우연히 이루어졌다. AZT는 처음에는 항암제로 개발되었고, 최초의 단백질효소 억제제는 항고혈압제로 개발된 레닌(renin) 억제제 유도체로부터 만들어졌다. 추가로, 이러한 효소들을 연구하면서 얻어진 구조적 및 생화학적 지식은 이런 1세대의 약물을 개발하는 데 큰 도움이 되었으며 향상된 차세대 약물을 개발하는 데 이용되고 있다. Retrovirus의 주요 효소 중 3번째인 통합효소(integrase)에 대한 억제제를 도입하면서 연구가 더욱 가속화되고 있다.

HAART 치료를 받고 있는 많은 환자들은 혈장 내 HIV RNA 수치가 수년 동안 검출의 최소한계인 50 copy/ml 이하로 유지되고 있다. 하지만 조직이나 혈액을 정밀검사한 결과에 의하면 이러한 환자들에서 바이러스의 증식이 완전히 억제되고 있지 않은 것으로 드러났다. 실제로는 간헐적인 바이러스의 증식이 있지만 검출되기 어려운 수준으로 확인되었다. 일부 환자에서는 약제 내성 바이러스가 출현하여 지속적인 치료를 방해하고 있다. 약제들은 심각한 부작용을 나타내기 때문에 환자들이 치료에 원만하게 동의하지 않는 것이 치료에 실패하는 중요한 요소로 작용하고 있다. 새롭게 개발된 치료제와 치료요법 등은 앞으로 이런 문제들을 최소화하는 데 도움이 될 것이다.

항바이러스제를 찾는 다른 접근

다단계의 HIV-1 복제과정은 증식을 차단할 수 있는 중요한 기회를 부여한다(그림 9.4 참조); 다양한 방법이 이미 개발되었거나 개발되어지고 있다. 확실한 치료제 후보는 3번째 retrovirus 효소인 통합효소에 관한 것이다. 이 단백질에 대한 구조 및 생화학적 정보가 구축되어 있고(제I권의 7장), 이 효소의 활성을 억제할 수 있는 저해제를 임상적으로 사용하는 것이 허용되었다. 바이러스 뉴클레오캡시드(nucleocapsid, NC) 단백질의 Zn^{2+} 손가락 도메인(finger domain)을 파괴하는 약제도 유용할 것이다. 또한 바이러스 막단백질이나 숙주세포의 케모카인 보조수용체에 작용하는 HIV 융합 억제제도 상용화되었거나 혹은 임상시험 단계에 있다.

궁극적으로, 치료제는 접근이 불가능한 조직 및 비활성 림프구와 같이 장기간 생존하는 세포 속에 존재하는 프로바이러스(provirus)에 작용할 수 있어야 한다. 비활성 림프구는 바이러스 단백질을 생성하지 않기 때문에 면역세포에 의해 탐지되지 않는다. 예를 들어, 약제를 통해서 치료를 수행하기 위해서는 혈관-뇌 장벽(blood-brain barrier)을 통과할 수 있고 중추신경계나 약제가 도달하기 힘든 조직으로 들어가서 바이러스의 증식을 차단할 수 있는 약제의 개발이 필요하다. 장기간 생존하는 $CD4^+$ 기억 T세포 등과 같은 세포에 잠복해 있는 프로바이러스를 활성화시킬 수 있는 약제를 개발한다면, 이런 세포에서 바이러스 항원이 밖으로 노출되면서 면역체계가 인식할 수 있게 되어 이 세포들을 사멸시키는 데 도움이 될 수 있다. 복제 능력이 있는 프로바이러스를 갖고 있으면서 활성화된 기억 T세포는 사멸될 것이고(그림 6.4), 자손 바이러스의 증식은 기존에 존재하던 항바이러스 약제에 의해 차단될 수 있을 것이다. 하지만 약물의 접근이 어렵고 장기간 생존하는 저장세포와 연관된 문제를 해결하는 것은 매우 어려운 과제이기에, HIV 감염을 치료하는 것은 아직 요원해 보인다.

면역계-기반 치료

짧은꼬리원숭이(rhesus macaques)에 대한 면역접종이 SIV 감염을 방어하는 데 매우 효과적인 것으로 보여, HAART와 HIV-특이적 면역성 강화법을 묶은 복합적 치료방법이 제안되었다. 전략적 방해치료라고 명명된 첫 번째 접근은, HAART의 일시적 중지가 일부 바이러스의 증식을 촉발하고 자가면역을 유발할 수 있는 바이러스 항원의 방출을 일으킬 수 있다는 이론에서 비롯되었다. 이 이론적 근거는 HAART의 일시적 중지를 몇 번 반복하면 항바이러스 면역을 증대시킬 수 있으며 이로 인해 질병의 경과가 개선될 수 있다는 것이다. 다른 접근은 환자가 HAART 치료법을 유지하고 있는 가운데 HIV 항원을 부여하는 방법이다. 현재 전략적 방해치료를 이용한 치료가 만성적인 감염환자에서 일부 효과가 있는 듯하지만, 두 방법 모두 현재 검증 중에 있다.

BOX 6.4 BACKGROUND

HIV-1과 면역방어 사이의 상관관계는 아직 잘 밝혀져 있지 않다

백신 개발을 위해서는 HIV-1의 방어에 필요한 특이적 면역반응을 깊이 이해하여야만 한다. 체액성 면역반응이 필요한 것일까? 항체는 반드시 바이러스를 중화시켜야 하는 것인가 혹은 항체들이 살해세포를 활성화시킬 수 있는 것인가? 직장이나 질과 같은 부위에서 점막면역은 필요한 것인가? T세포가 정말 중요한가? 그렇다면 어느 종류의 세포가 작용할까? 이와 같이 다양한 질문에 대한 해답들이 백신 자체의 성격뿐만 아니라 백신접종의 방법과 접종 부위 등을 알려줄 것이다.

HIV-1 감염에 대한 방어 면역을 위해 필요한 사항들[a]

세포독성 림프구 활성 ($CD4^+$ 및 $CD8^+$ 세포)
선천적 면역반응(비만세포성 수지상세포와 $CD8^+$ 세포의 비세포독성 항바이러스 반응)
자연살해세포 활성
항체-의존적 세포성 세포독성
중화항체

[a]Adapted from Table 15.2 of J. A. Levy, *HIV and the Pathogenesis of AIDS*, 3rd ed. (ASM Press, Washington, DC, 2007), with permission.

감염예방을 위한 예방백신의 개발

바이러스성 감염에서 가장 효과적인 방어 방법은 백신접종이다, 이에 관련된 사항은 8장에서 자세히 언급되어 있다. HIV-1의 경우, 바이러스가 면역체계에 감염된다는 점에서 백신 개발은 매우 어려운 과제이다. 또한 HIV와 면역방어의 상관관계가 아직도 명확히 정립되지 않고 있다(Box 6.4). 다른 복잡한 사항들 중에는 바이러스의 유전적 다양성이 크다는 것과 높은 변이율 및 감염을 촉발시킬 수 있는 부적절한 면역반응의 위험성 등이 있다. 마지막으로, 백신을 테스트하기 위해 사람을 대체할 수 있는 HIV 질병에 대한 동물모델이 적절치 않다는 것이다. 지금은 SIV-macaque 모델이 유용하며, HIV-1 보조수용체가 발견되고 클로닝이 됨으로써 형질전환 마우스 모델을 제작하는 것이 가능해졌다. 그러나 궁극적으로 백신의 방어효과는 사람에서 시험되어야 한다. 이 경우 다양한 사회적, 윤리적 문제가 고려되어야 한다. 현재로서는 감염의 위험에 노출된 사람들이 감염에 대한 위험을 줄이는 방향으로 행동하는 것이 가장 효과적인 예방책이다.

많은 문제가 있음에도 불구하고, 효과적인 백신이 개발될 수 있는 희망이 있으며 전 세계적으로 새로운 계획을 바탕으로 자원과 에너지 및 관심이 이러한 모험적 사업에 투자되고 있다. HIV-2에 감염된 사람이나 불활화 백신(killed vaccine)을 접종하여 바이러스 공격시험을 이겨내는 다른 종류의 lentivirus 시스템에서 HIV-1에 대한 교차방어가 나타난다는 사실은 매우 고무적인 일이다. 어떤 사람들은 일차감염까지도 무력화시킬 정도의 선천성 방어 능력을 갖고 있다. 방어 기능에 연관된 유전형질에는 특정 케모카인이나 케모카인 보조수용체의 돌연변이도 포함된다. 게다가, 케냐와 감비아 지방에서 HIV-1에 지속적으로 노출되었음에도 감염되지 않은 매춘부들을 대상으로 연구한 결과 일부 MHC class I 대립유전자가 이 방어에 관여하는 것으로 나타났다. 이러한 방어 특성은 이 MHC 분자들에 의해 제시된 펩티드 조각들이 HIV-1 단백질에 강한 면역원성을 부여하는 부위라는 것을 나타낸다. 이런 펩티드를 규명하는 것은 백신 개발에 매우 유용한 역할을 할 것으로 생각된다. 다른 접근방법은 다양한 특징을 보유하고 있는 바이러스의 막에 대해 형성되는 중화항체에 대한 자세한 분석이며, 이는 백신 개발에 대해 새로운 이론적 근거를 제공할 것으로 기대된다.

이전의 HIV 감염이 다음 감염에 대한 방어효과를 나타낸 예에서는, 감염된 바이러스가 결함을 가지고 있거나 혹은 감염된 바이러스의 양이 면역체계가 활성화되어 바이러스를 제거할 수준이었던 것으로 보인다. 성숙한 짧은꼬리원숭이를 *nef* 유전자가 결손된 약독화 바이러스로 면역시킨 경우 SIV에 대한 방어능력이 장기간 지속되었다. 앞에서 언급한 것처럼, 면역접종된 암컷은 안타깝게도 감염된 새끼를 분만했고, 그 새끼들은 결국 백신으로 사용된 약독화 바이러스에 감염되어 사망했다. 즉 감염이 태아로 전달된 것이 확인되었다. 사람에서 약독화 백신이 사용될 수 있을지는 불분명하다. 하지만 AIDS 백신이 100% 효과적일 필요는 없다는 것을 인식하는 것이 중요하다. AIDS와 같이 치명적인 질병에서는, 부분적인 방어만으로도 20~40%의 희생자를 막을 수 있으며 이는 수백만 명의 목숨을 연장시킬 수 있을 뿐더러 감염의 전파도 상당부분 억제할 수 있다는 의미다.

미국에는 AIDS 백신을 평가하는 몇몇 기관이 있으며 이들은 초기의 백신 검정을 담당한다. 하지만 이러한 연구는 제한적인 일부 지원자에 한정되어서 이루어지고 있다. 백신의 효능을 정확히 평가하기 위해서는 좀 더 크고 발병률이 높은 집단에 대한 평가가 이루어져야 한다. 그러려면 국제적인 협력을 통해 발병률이 높은 집단이 있는 개발도상국에서 광범위한 테스트가 실시되어야 하며, 그러한 지역에서 유행하는 바이러스 계통을 표적으로 삼는 백신이 만들어져야 한다. 지금은 이런 노력들이 수행되고 있으며 그중 일부는 미래에 성공적인 결과를 거둘 수 있을 것이다.

전망

폐포자충(*Pneumocystis*) 폐렴—로스엔젤리스. 1980년 10월부터 1981년 5월까지, 5명의 젊은 동성애자들이 생검을 통해서 *Pneumocystis carinii* 폐렴으로 판명되어 캘리포니아의 로스엔젤리스에 소재하는 세 곳의 병원에서 치료를 받았다. 그들 중 2명은 사망했다....

M. S. Gottlieb et al. (Centers for Disease Control)
Morb. Motal. Wkly. Rep. **30**: 250-252, 1981

첫 번째 경고가 시작되면서, 곧 미국과 유럽 전역의 큰 단위의 도시지역 의사들은 젊은 동성애자들을 죽음에 이르게 하는 이해하기 어려운 새로운 질병에 직면하게 되었다. 이 보고서에 관해, 오해를 유발할 정도로 자제된 표현을 사용한 편집자의 논평에서 "폐포자충 폐렴은 심각한 면역결핍환자에 국한되어 나타나는 데 반해, 5명의 건강한 사람에서 발생한 이 질병은 이례적인 것이고, 이들은 모두 동성애자라는 점에서 동성애자들의 생활방식과 성적 접촉을 통해 질병이 발생한다는 사실 간에 연관성이 있는 것으로 관찰되었다"라고 묘사되었다. 곧 이 질병은 동성애자 집단과 수혈에 의존하여 살아가는 혈우병 환자들을 파괴하기 시작했다. 이와 같은 고통의 상태는 전에 없던 사회적 행동주의를 이끌어내면서 AIDS 연구를 위한 공적인 투자를 요구하였으며 최초로 환자를 대변하는 변호사가 과학적 검토위원회에 포함되는 계기가 되었다.

초기의 AIDS 연구는 매우 인상적이었다. 질병의 병원체는 2년 내에 동정되었고 이후 혈액공급에 대한 안전기준이 빠르게 개발되었다. 또한 기존에 존재하던 retrovirus에 관한 폭넓은 지식을 바탕으로 조만간 치료와 백신의 적용이 가능할 것처럼 보였다. 하지만 불행히도 30여 년이 지난 지금까지 AIDS는 신종유행병으로서 이 질병으로 인한 사망자 수가 매년 증가하고 해마다 16,000명이 새로 감염되고 있다. 대부분 성적 접촉으로 인해 감염되는 질병은 사회적 요인들로 인해 질병을 예방하기 위한 노력들이 어렵고 복잡해진다. 비록 어느 정도의 치료법이 개발되긴 하였지만, 이것은 매우 비싸고 매우 고통스러우며 전 세계 대부분의 희생자들에게 적용되기에는 어려움이 있다. 또한 효과적인 백신의 개발 역시 요원해 보인다. 왜 초반의 낙관론이 좌절되었을까?

HIV와의 전쟁에서 가장 어려운 점은 HIV가 면역체계에 감염함으로써, 적절히 기능해야 하는 면역균형을 무너뜨린다는 것이다. 병리 메커니즘이 복잡하고, 또한 의사들은 HIV 뿐만 아니라 건강한 사람들에게서는 거의 나타나지 않는 많은 다른 감염체들도 치료해야만 한다. 다른 문제점은 이 바이러스가 매우 증식성이 뛰어나다는 것이고 역전사효소의 복제 충실도가 매우 낮아 돌연변이체가 다량으로 생성된다는 점이다. 약제와 백신 개발자들은 계속해서 변화하는 바이러스에 적합한 약제를 개발하여야 하는데 이들을 검증할 적합한 동물모델도 확립되어있지 않다. 더욱이 HIV는 처음에 생각한 것보다 훨씬 복잡하며 바이러스가 가진 보조단백질 및 구조단백질은 자체적으로도 독성을 지니고 있다. 아마도 결국에는 이러한 복잡한 사항들이 효과적인 치료법의 열쇠가 될 것으로 생각된다. 이 바이러스는 다양한 단계를 거쳐서 증식하고 있고, 여러 개의 추가적인 바이러스 단백질과 숙주단백질 등이 복제를 방해할 수 있는 좋은 목표가 될 것이다. 비록 우리는 이미 HIV의 생물학에 관해 상당히 많이 알고 있지만, 만약 우리가 이러한 표적들을 이용하고 다른 것들도 발견하면서 효과적인 백신을 개발하기 위해 무엇이 필요한지를 배운다면 보다 많은 지식을 얻게 될 것이다.

참고문헌

Books

Levy, J. A. 2007. *HIV and the Pathogenesis of AIDS,* 3rd ed. ASM Press, Washington, D.C.

Reviews

Reviews and commentaries by multiple authorities, on the 20th anniversary of the discovery of the AIDS, discussing the history and status of the AIDS pandemic as of 2003. Twenty years on. A special issue of *Nature Medicine* **9**:838-886.

Contreras, X., T. Lenasi, and B. M. Peterlin. 2006. HIV latency: present knowledge and future directions. *Future Med.* **1**:733-745.

Cullen, B. R. 2006. Role and mechanism of action of the APOBEC3 family of antiviral resistance factors. *J. Virol.* **80**:1067-1076.

Fauci, A. S., and R. C. Desrosiers. 1997. Pathogenesis of HIV and SIV, p. 587-636. *In* J. Coffin, H. Varmus, and S. Hughes (ed.). *Retroviruses.* Cold Spring Harbor Laboratory Press, Cold Spring Harbor, NY.

Freed, E. O., and M. A. Martin. 2007. HIVs and their replication, p. 2107-2185. *In* D. M. Knipe and P. M. Howley (ed.). *Fields Virology.* 5th ed. Lippincott Williams & Wilkins, Philadelphia, PA.

Heeney, J. L., A. G. Dalgleish, and R. A. Weiss. 2006. Origins of HIV and the evolution of resistance to AIDS. *Science* **313**:462-466.

Kaul, M., G. A. Garden, and S. A. Lipton. 2001. Pathways to neuronal injury and apoptosis in HIV-associated dementia. *Nature* **410**:988-994.

Kuritzkes, D. R. and B. D. Walker. 2007. HIV-1: pathogenesis, clinical manifestations, and treatment, p. 2187-2214. *In* D. M. Knipe and P. M. Howley (ed.). *Fields Virology,* 5th ed. Lippincott Williams & Wilkins, Philadelphia, PA.

Lindwasser, O. W., R. Chaudhuri, and J. S. Bonifacino. 2007. Mechanisms of CD4 downregulation by the Nef and Vpu proteins of primate immunodeficiency viruses. *Curr. Mol. Med.* **7**:171-184.

Malim, M. H., and M. Emerman. 2001. HIV sequence variation: drift, shift, and attenuation. *Cell* **104**:469-472.

McCune, J. M. 2001. The dynamics of CD4+T cell depletion in HIV disease. *Nature* **410**:974-979.

McMichael, A. J., and S. L. Rowland-Jones. 2001. Cellular immune responses to HIV. *Nature* **410**:980-987.

Nabel, G. J. 2001. Challenges and opportunities for development of an AIDS vaccine. *Nature* **410**:1002-1007.

O'Brien, S. J., and J. P. Moore. 2000. The eflecl of genetic variation in chemokines and their receptors on HIV transmission and progression to AIDS. *Immunol. Rev.* **177**:99-111.

Pornillos, O., J. E. Garrus, and W. I. Sundquist. 2002. Mechanisms of enveloped RNA virus budding. *Trends Cell Biol* **12**:569-579.

Roeth, J. F., and K. L. Collins. 2006. Human immunodeficiency virus type 1 Nef: adapting to intracellular trafficking pathways. *Microbiol. Mol. Biol. Rev* **70**:548-563.

Rowland-Jones, S., S. Pinheiro, and R. Kaul. 2001. New insights into host factors in HIV-1 pathogenesis. *Cell* **104**:473-476.

Sharp, P. M. 2002. Origins of human virus diversity. *Cell* **18**:1-20.

Research Articles of Special Interest

Discovery of the First AIDS Virus

Barre-Sinoussi, F., J. C. Chermann, F. Rey, M. T. Nugeyre, S. Chamaret, J. Gruest, C. Dauguet, C. Axler-Blin, F. Vezinet-Brun, C. Rouzioux, W. Rozenbaum, and L. Montagnier. 1983. Isolation of a T-lymphotropic retrovirus from a patient at risk for acquired immune deficiency syndrome (AIDS). *Science* **220**:868-871.

HIV Origin

Keele, B. F., F. Van Heuverswyn, Y. Li, E. Bailes, J. Takehisa, M. L. Santiago, F. Bibollet-Ruche, Y. Chen, L. V. Wain, F. Liegeois, S. Loul, E. Mpoudi Ngole, Y. Bienvenue, E. Delaporte, J. F. Y. Brookfield, P. M. Sharp, G. M. Shaw, M. Peters, and B. H. Hahn. 2006. Chimpanzee reservoirs of pandemic and nonpandemic HIV-1. *Science* **313**:523-526.

Simon, F., P. Mauclère, P. Roques, I. Loussert-Ajaka, M. C. Miiller-Trutwin, S. Saragosti, M. C. Georges-Courbot, F. Barré- Sinoussi, and F. Brun-Vézinet. 1998. Identification of a new human immunodeficiency virus type 1 distinct from group M and group O. *Nat. Med.* **4**:1032-1037.

Zhu, T., B. T. M. Korber, A. J. Nahmias, E. Hooper, P. M. Sharp, and D. D. Ho. 1998. An African HIV-1 sequence from 1959 and implications for the origin of the epidemic. *Nature* **391**:594-597.

Heterosexual Transmission of HIV

Derdeyn, C. A., J. M. Decker, F. Bibollet-Ruche, J. L. Mokili, M. Muldoon, S. A. Denham, M. L. Heil, F. Kasolo, R. Musonda, H. Hahn, G. M. Shaw, B. T. Korber, S. Allen, and E. Hunter. 2004. Envelope-constrained neutralization-sensitive HIV-1 after heterosexual transmission. *Science* **303**:2019-2022.

Auxiliary Proteins

Schröfelbauer, B., Y. Hakata, and N. R. Landau. 2007. HIV-1 Vpr function is mediated by interaction with the damage-specific DNA-binding protein DDBI. *Proc. Natl. Acad. Sci. USA* **104**:4130-4135.

Sheehy, A. M., N. C. Gaddis, J. D. Choi, and M. H. Malim. 2002. Isolation of a human gene that inhibits HIV-1 infection and is suppressed by the viral Vif protein. *Nature* **418**:646-650.

Dendritic Cells

Geijtenbeek, T. B. H., D. S. Kwon, R. Torensma, S. J. van Vliet, G. F. van Duijnhoven, J. Middel, I. L. M. H. A. Cornelissen, H. S. M. Nottet, V. N. KewalRamani, D. R. Littman, C. G. Figdor, and Y. van Kooyk. 2000. DC-SIGN, a dendritic cell-specific HIV-1-binding protein that enhances *trans*-infection of T cells. *Cell* **100**:587-597.

T-Cell Depletion

Hellerstein, M., M. B. Hanley, D. Cesar, S. Siler, C. Papageorgopoulos, E. Wieder, D. Schmidt, R. Hoh, R. Neese, D. Macallan, S. Deeks, and J. M. McCune. 1999. Directly measured kinetics of circulating T lymphocytes in normal and HIV-1-infected humans. *Nat. Med.* **5**:83-89.

Long-Lived Reservoirs

Lehrman, G., I. B. Hogue, S. Palmer, C. Jennings, C. A. Spina, A. Wiegand, A. L. Landlay, R. W. Coombs, D. D. Richman, J. W. Mellors, J. M. Coffin, R. J. Bosch and D. M. Margolis. 2005. Depletion of latent HIV-1 infection *in vivo:* a proof-of-concept study. *Lancet* **366**:549-555.

Genetic Susceptibility

Marlin, M. P., M. Dean, M. W. Smith, C. Winkler, B. Gerrard, N. L. Michael, B. Lee, R. W. Doms, J. Margolick, S. Buchbinder, J. J. Goedert, T. R. O'Brien, M. W. Hilgartner, D. Vlahov, S. J. O'Brien, and M. Carrington. 1998. Genetic acceleration of AIDS progression by a promoter variant of *CCR5. Science* **282**:1907-1911.

Smith, M. W., M. Dean, M. Carrington, C. Winkler, G. A. Huttley, D. Lomb, J. J. Goedert, T. R. O'Brien, L. P. Jacobson, R. Kaslow, S. Buchbinder, E. Vittinghoff, D. Vlahov, K. Hoots, M. W. Hilgartner, and S. J. O'Brien. 1997. Contrasting genetic influence of *CCR2* and *CCR5* variants on HIV-1 infection and disease progression. *Science* **277**:959-965.

Winkler, C., W. Modi, M. W. Smith, G. W. Nelson, X. Wu, M. Carrington, M. Dean, T. Honjo, K. Tashiro, D. Yabe, S. Buchbinder, E. Vittinghoff, J. J. Goedert, T. R. O'Brien, L. P. Jacobson, R. Detels, S. Donfield, A. Willoughby, E. Gomperts, D. Vlahov, J. Phair, and S. J. O'Brien. 1998. Genetic restriction of AIDS pathogenesis by an SDF-1 chemokine gene variant. *Science* **279**:589-393.

Websites

http://www.unaids.org *UNAIDS, the Joint United Nations Programme on HIV/AIDS*

http://www.iavireport.org *Archives of the International AIDS Vaccine Initiative*

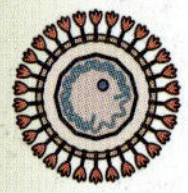

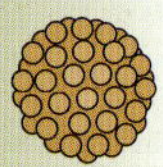

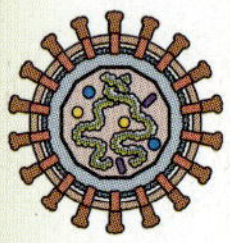

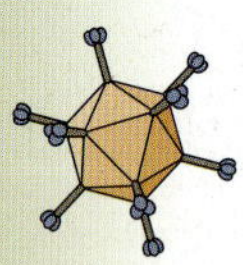

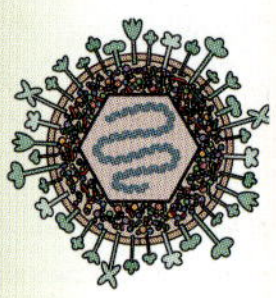

7

형질전환과 종양 형성

Cause and effect, means and ends, seed and fruit, cannot be severed; for the effect already blooms in the cause, the end pre-exists in the means, the fruit in the seed.

Ralph Waldo Emerson

서론

암은 선진국의 주된 사망 요인으로 미국에서만 매년 약 500,000명의 사람이 죽는다. 그 결과, 국가 건강 기관에서의 이러한 치명적인 질병을 이해하고 제어하기 위한 노력은 오래전부터 최우선 시 되는 일이었다. 일반적인 세포증식과 마찬가지로 **종양 형성(oncogenesis)**과 암 발생의 메커니즘에 대한 우리들의 일반적인 이해수준은 지난 반세기 동안 크게 향상되었다. 이러한 향상은 몇몇 바이러스 과(family)의 구성원들이 동물에서 어떻게 암을 발생시키는지를 밝히기 위한 노력을 통해 상당부분 이루어졌다고 할 수 있다. 사실, 이 장에서 우리가 논의 한 바와 같이 종양 형성 바이러스의 연구는 종양 형성의 분자적 기초에 대한 구체적인 이해로 이르게 했다.

암은 유전적 질환이라는 것이 이제는 명백하다(Box 7.1에 정의). 암은 돌연변이가 축적되어 온 세포의 연속적인 개체수 증가로 인한 결과이다(Box 7.2). 이러한 돌연변이는 세포의 상호교환, 생장, 증식을 통제하는 조절경로에서 다양한 단계에 영향을 미치며, 통제되지 않는 생장을 유발하고 조직의 탈구조화를 증가시키며 궁극적으로는 암을 유발한다. 하나 또는 그 이상의 돌연변이는 유전될 수 있다(Box 7.2). 또는 내부 발생적인 DNA 손상의 결과로 인해 발생될 뿐만 아니라 환경적인 발암원(carcinogen) 또는 바이러스를 포함한 전염성 병원체에 노출됨으로써 발생할 수 있다. 바이러스는 모든 인간 암에서 대략 20% 정도에 해당하는 발암원의 요인으로 추정된다. 간암 및 자궁경부암과 같은 몇 가지 암은 바이러스가 주요 원인이다. 하지만 악성종양의 유도가 어떤 바이러스에서도 증식을 위한 필요조건이 **아님**을 이해하는 것은 중요하다. 그 보다는 이러한 부적절한 결과가 감염 또는 바이러스에 대한 숙주의 반응으로 인한 부작용이라는 것이다. 이로써 바이러스는 종양 발생의 공동요인 또는 우연한 개시자로 생각될 수 있다.

암 발생에 대한 이해는 궁극적으로 각각의 세포가 동물 내에서 어떻게 행동하는지에 대한 이해에 달려 있다. 앞서 1, 3, 4장에 기술된 바와 같이 바이러스성 병인 분석은 총체적인 생물, 특히 몸의 면역방어에 대한 연구까지 아울러야 할 것이다. 하지만, 몇

BOX 7.1 TERMINOLOGY
암 관련 용어

Benign (양성의) 주변 세포로 침윤하지 않는 생장을 설명할 때 사용하는 형용사; malignant(악성)의 반대

Cancer (암) 악성 종양; 캡슐에 싸이지 않고 주변 세포로 침윤하여 정상세포를 비정상세포로 대체하는 생장; 림프관을 통해 체내의 다른 부위로 퍼짐; 기능을 하지 못할 정도로 기관의 손상이 오거나, 극심한 쇠약과 빈혈증 또는 과다출혈에 의해 사망한다.

Carcinogenesis (발암) 암을 진행시키는 복잡하고 다단계적인 과정

Carcinoma (암, 암종) 상피조직의 암

Endothelioma (내피종) 적혈구의 과생성이 특징인 암

Fibroblast (섬유아세포) 결합조직으로부터 나온 세포

Fibropapilloma (섬유유두종) 결합조직 세포의 고형 암

Hepatocellular carcinoma (간세포암) 간 상피세포 암

Leukemia (백혈병) 백혈구 혈액암

Lymphoma (림프종) 림프조직의 암

Malignant (악성의) 점진적이고 치명적인 성질의 질병에 적용되는 형용사; 양성(benign)의 반대

Neoplasm (신생물, 종양) 비정상적인 새로운 생장 i.e., a cancer

Oncogenic (종양 형성) 종양을 발생

Retinoblastoma (망막아종) 망막 세포의 암

Sarcoma (육종) 섬유아세포의 암

Tumor (종양) 조직의 비정상적인 생장에 의해 만들어진 혹. 염증으로 인한 것이 아니며 악성 또는 양성이 있다.

몇 바이러스 과의 구성원들이 동물에서 어떻게 암을 일으키는가를 이해하는 것은 실험실에서 배양세포의 연구로 시작되었다.

특히, 초기의 연구자들은 배양된 몇몇 세포의 생장 특성과 형태가 특정 바이러스 감염에 의해 바뀔 수 있다는 것을 알았다. 우리는 그 결과 이러한 세포가 **형질전환(transform)**되었다고 생각한다. 이러한 세포배양 시스템의 장점은 많다. 분자바이러스학자는 특정 유형의 세포를 대상으로 통제된 방식으로 세포들의 움직임을 조작하고 바이러스에 의한 효과를 구별할 수 있다. 많은 경우, 세포배양에서 바이러스에 의해 형질전환된 세포들은 동물에 이식되었을 때 종양을 형성할 수 있다. 하지만 언제나 종양이 생성되는 것은 아니며 이는 형질전환된 배양세포가 곧 종양이 **아님**을 깨닫는 데 중요하다. 세포배양 시스템의 큰 장점은 연구자들이 바이러스에 감염된 세포에서 종양 형성 가능성을 확립하는 분자적인 사건을 연구하는 것이 가능하다는 것이다.

형질전환 세포의 특징

세포성 형질전환

체내에서 세포의 증식은 정밀하게 조절된 과정이다. 어린 동물이 성체로 자라고 있을 때 세포 증식의 총량은 죽는 세포의 총량을 초과한다. 성체에서는 세포의 증식과 죽음의 과정이 철저하게 균형이 맞춰진다. 어떤 세포에서는 이 균형을 유지하기 위해 높은 세포 증식률을 필요로 한다. 예를 들어 사람의 장 세포와 백혈구는 반감기가 단 며칠이기 때문에 빠르게 대체될 필요가 있다. 반면 적혈구는 100일 넘게 살고, 건강한 신경세포는 거의 죽지 않는다. 가끔 이러한 철저한 조절과정이 깨지고, 특정 세포는 체내에 그 수가 충분함에도 불구하고 자라고 분열하여 마치 불멸의 존재처럼 행동한다. **불멸성(immortality;** 영생성)의 획득은 일반적으로 종양 형성 초기 단계가 될 것으로 받아들인다. 불멸화된 세포는 확장될 수 있고 결국 **종양(tumor)**이라는 덩어리를 형성할 수 있는 세포 클론을 생성하기 위해 하나 또는 그 이상의 유전적 변화를 얻게 될 것이다. 어떤 종양은 **양성(benign)**이다. 이 종양은 체내에서 특정 크기에 도달한 후에는 성장을 멈추고 일반적으로 큰 해를 끼치지 않는다. 또 다른 종양 세포는 기관과 조직의 정상적인 기능을 손상시키고 약화시키는 **악성(malignant)** 종양을 형성하기 위해 생장하고 무한정 분열한다. 때때로 종양에 있는 어떤 세포는 세포 집단의 경계를 벗어나 주변 세포로 침입하며 몸의 다른 부위로 퍼져 나갈 수 있게 되는 추가적인 돌연변이를 획득하기도 한다. 옮겨간 곳에서 계속 자라고 분열하여 **전이(metastases)**라고 부르는 이차 종양을 발생시킨다. 이런 세포들은 대부분 심각하고 생명을 위협하는 질환을 일으킨다.

동물의 종양바이러스에 대한 많은 분자생물학적 연구가 정상 세포의 일차배양에 이용되었다. 쥐(rat) 또는 생쥐(mouse) 배아 섬유아세포가 그 예이다. 이러한 세포들의 장점은 세포를 종양 형성 상태로 전환시키는 데 필요한 모든 분자적인 변화를 연구할 수 있다는 것이다. 그 동물체의 정상 조직에 해당되는 일차세포(primary cells)는 배양할 때 자라고 분열할 수 있는 능력이 제한되어 있다. 설치류와 같은 몇몇 동물 종에서 유래한 세포는 배양을 유지할 때 자발적인 형질전환을 겪는다. "위기(crisis)" 기간이 지난 후 거의 대다수의 세포는 죽고 불멸화된 세포가 나타난다(그림 7.1). 그런 세포는 정상세포와는 다르며 동물 체내에 도입될 때도 종양을 유도하지 않기 때문에 세포가 불멸화된 후의 형질전환 과정에 필요한 바이러스 유전자 산물을 확인하는 데 이용될 수 있다. 불멸세포들이 아직 완전히 이해되지 못한 이유는 인간과 유인원의 세포의 경우, 세포배양 계대를 거듭하더라도 불멸화에 필요한 자발적 형질전환을 좀처럼 겪지 않기 때문이다. 사실 세포주로 확립된 인간 세포는 일

BOX 7.2 BACKGROUND

유전적 변형과 결장암 발달의 관계

결장암(colon carcinoma)은 세계에서 네 번째로, 선진국에서는 두 번째로 흔한 암이다. 결장암의 발달 과정에 있어서 임상단계는 특히 잘 밝혀져 있다. 게다가 한 단계에서 다음 단계로의 진행을 허용하는, 돌연변이가 잦은 유전자들이 몇 가지 알려져 있다. 초기의 선종(adenoma) 또는 용종(polyps)은 양성 종양을 형성한다. 이들이 악성 전이 암으로 전환하는 것은 *p53*과 *dcc*(deleted in colon carcinoma) 유전자에서 추가적인 돌연변이가 발생하는 것과 관련이 있다. 위 유전자를 통해 유전되는 돌연변이는 각각 결장암을 발달시킬 위험을 크게 증가시킬 수 있다. 예를 들어 가족력이 있는 선종성 용종증 환자는 apc (adenomatous polyposis coli; 선종성 용종증 대장균군) 유전자 결손이 유전될 수 있다. 이러한 양성 종양 **숫자**가 엄청나게 증가하면 악성 종양으로의 진행 기회가 상승한다. 대조적으로, 유전성 비용종성 결장암 환자는 일반적인 집단과 같은 속도로 암이 발달한다. 하지만 이런 환자에서는 용종이 더 빈번하게 암으로 발달했다. 이는 DNA에서 짝이 어긋난(mismatch) 염기를 바로잡는 단백질을 코딩하는 유전자의 결손이 돌연변이율을 더 증가시키기 때문이다. 결과적으로 각 용종이 악성 종양으로 발달할 **가능성**은 5%에서 70%로 증가할 것이다.

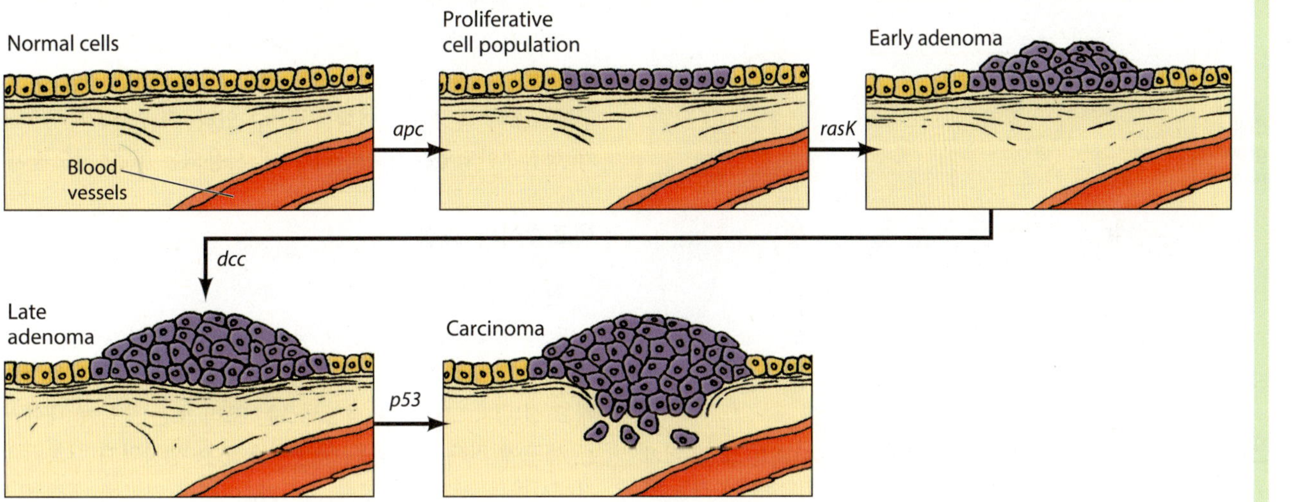

반적으로 종양으로부터만 얻어지거나 또는 화학적인 발암원 또는 발암성 RNA나 DNA 바이러스(또는 그들의 형질전환 유전자)를 일차세포에 노출시켜 얻을 수 있다. 이런 형질전환 세포들이 공통적인 특징들을 많이 공유하고 있다는 사실은 그 세포들이 어떻게 얻어졌는지에 상관없이 바이러스성 형질전환 연구를 위한 주요 원동력을 제공한다.

정상세포와 구별되는 형질전환세포의 특징

형질전환 세포의 결정적 특징은 DNA 복제와 세포분열을 정상적으로 조절하는 신호 또는 상태에 대한 반응이 부족하다는 점이다. 이러한 특징은 표 7.1에서 제공된 생장 요인과 행동을 나타낸 목록에 나타나 있다. 앞서 말한 대로 형질전환 세포는 불멸이다: 새로운 배양액으로 세포수를 정기적으로 나눠주면 무한정 생장하고 분열할 수 있다. 염색체의 말단에서 텔로머 DNA를 유지하는 효소인 **텔로머라아제**(telomerase)의 생산 여부가 불멸화와 관련이 있다. 게다가 형질전환된 세포는 대체로 혈청에 존재하는 생장인자에 대한 요구가 감소하는 것으로 보인다. 몇몇 형질전환 세포는 실제로 자신에게 **자가분비 생장자극**(autocrine growth stimulation)을 제공하는 생장인자와 동일한 종류의 수용체를 생성한다. 정상세포는 필수영양소의 농도가 역치 이하로 떨어지면 생장을 멈추고 휴지기에 들어간다(이를 G_0라 하며, "세포 증식의 조절"에서 설명하고 있다). 형질전환 세포는 이러한 능력이 떨어지며, 어떤 것은 부적절한 환경에서도 생장을 계속하기 위해 노력함으로써 자기자신 조차도 죽게 할 것이다.

형질전환 세포는 고밀도로 자란다. 이 특징은 세포가 서로 겹겹이 쌓이는 모습으로 나타난다. 이런 세포들은 형질전환이 되지 않은 세포 위에서도 자라기 때문에, **병소**(foci)라고 부르는 외관상으로 식별할 수 있는 덩어리를 형성한다(그림 7.2). 형질전환 세포는 **접촉저해**(contact inhibition) 특성을 잃기 때문

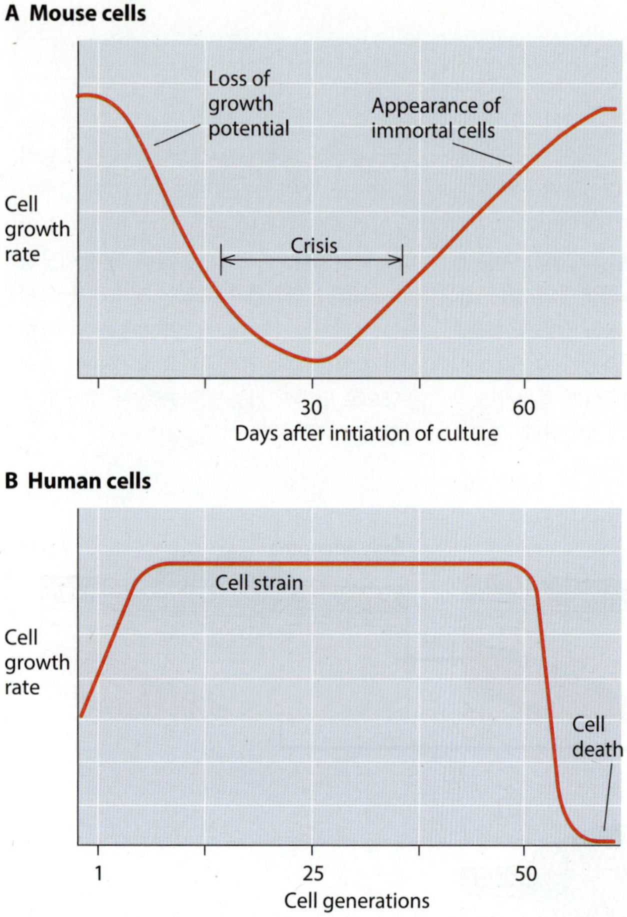

그림 7.1 배양세포가 확립되는 단계들. **(A)** 마우스 또는 그 외 설치류. 마우스 배아세포가 배양될 때 대부분의 세포는 건강하게 자라는 세포가 출현하기 이전에 죽는다. 배아세포를 배양 상태로 유지하면 곧 세포들은 생장 능력을 잃기 시작하고 대부분 죽는다(세포배양은 위기에 달하게 된다). 매우 드물게 어떤 세포는 죽지 않고 분열을 계속하며 자손세포가 과도하게 자랄 때까지 계속 증식한다. 이러한 세포가 세포주를 형성하게 되는데 적절한 시점마다 세포수를 희석해 주면 영양분이 공급되는 한 무한정 자랄 것이다; 이 세포는 불멸이다. **(B)** 인간 세포. 초기에 포피 등에서 얻은 조직절편(explant)을 배양하기 시작하면 어떤 세포는 죽고 어떤 세포(주로 섬유아세포)는 자라기 시작한다; 전체적인 생장률은 증가한다. 생존한 세포 수를 주기적으로 희석시켜 주면 약 50 세대 동안은 세포주가 일정한 속도로 생장한다. 그 후에는 생장이 감소하기 시작하고 마침내 모든 세포는 죽는다.

에 이러한 증식이 가능하며, 접촉저해란 정상세포의 경우 인접한 세포의 존재를 접촉으로 감지했을 때 생장과 움직임을 중지하는 반응이다.

정상세포와는 달리 다수의 형질전환 세포는 부착 표면이 부족해도 그에 영향을 받지 않으며 이를 **부착-비의존성(anchorage independent)**이라 한다. 몇몇 부착-비의존성 세포는 반고체 배지에서도 경계가 구분된 집락을 형성한다(예, 0.6% 한천배지). 이런 특징은 동물에서 종양을 형성하기 위한 능력과도 관련이

표 7.1 생장 요소와 형질전환 세포의 행동 특성

불멸성; 무한정 분열할 수 있음
혈청 생장인자에 대한 요구 감소
영양분이 부족할 때도 생장을 중단하는 능력 감소
높은 포화 밀도로 생장
접촉저해 특성 상실(다른 세포 또는 정상세포를 덮으며 자랄 수 있음)
부착-비의존성 [연한 한천(soft agar)에서도 자랄 수 있음]
형태 변환 (둥글고 굴절되어 보임)
종양 형성 특성

있으며 악성 종양에 대한 실험적 대리자로서 이용된다. 끝으로, 형질전환 세포는 보통 세포와는 다르게 **보인다**; 현미경으로 관찰해 보면, 더 둥글고, 뻗어 있는 분지가 적어 결과적으로 굴절률이 더 높게 나타난다(그림 7.2).

형질전환 세포가 대응되는 정상세포와 구별되는 다른 방법들도 있다. 여기에는 대사적인 차이와 세포 표면 및 세포골격 구성요소의 특징적인 변화를 들 수 있다. 표 7.1의 목록은 세포가 형질전환되었는지 판단하는 데 사용되는 표준 척도들이다.

세포증식의 조절

환경 인식

앞에서도 언급했듯이, 한 생물체에서 세포의 증식은 조직 또는 기관의 보존과 정상적인 생리기능을 유지하기 위해 철저하게 조절된다. 그러므로 정상세포는 조직 또는 생물체 내에서 다른 세포에 의해 전달되는 생장자극 또는 생장억제 신호를 받고 진행시키는 정교한 경로를 지닌다. 이러한 경로에 대해 우리가 알고 있는 대부분은 발암성 retrovirus에 의해 형질도입이 되거나 활성화된 세포성 유전자의 연구에서 나온 것이다. 신호전달은 대부분 특정 유형의 세포가 분비하는 생장인자로부터 시작된다. 생장인자는 많은 호르몬의 경우와 마찬가지로 순환계로 들어가거나 조직에서 세포 주변의 공간을 통해 단순 확산될 것이다. 생장인자는 같은 유형 또는 다른 세포 유형의 표면에 발현된 특이적 수용체 분자의 세포막 바깥쪽에 결합한다. 또 다른 방식으로는, 한 세포의 수용체가 다른 세포의 표면에 존재하는 특이적인 단백질 또는 세포외 기질의 구성요소에 결합하면서 신호전달이 시작될 수 있다(제I권의 5장). 리간드의 결합은 보통 수용체 분자의 소중합체형성(oligomerization)을 통해 변화를 일으키고 이는 수용체의 세포질쪽 부분으로 전달된다. 그림 7.3에 나타낸 예에서 수용체의 세포질 도메인은 단백질 티로신 키나아제(tyrosine kinase) 활성을 갖고 있어 생장인자 리간드와 상호작용하면 자가인산화를 일으킨다. 이러한 변화는 **신호전달 연쇄반응(signal transduction cascade)**을 개시하는데 이는 세포막-결합 단백질과 세포질 단백질의 순차적인 물리적 상호작용과 생화학적 변형을 동반하는 연쇄반응이다. 그 결과, 세포의 행동이 바뀐다. 신호전달 단백질에는 Ras와 같이 소형의

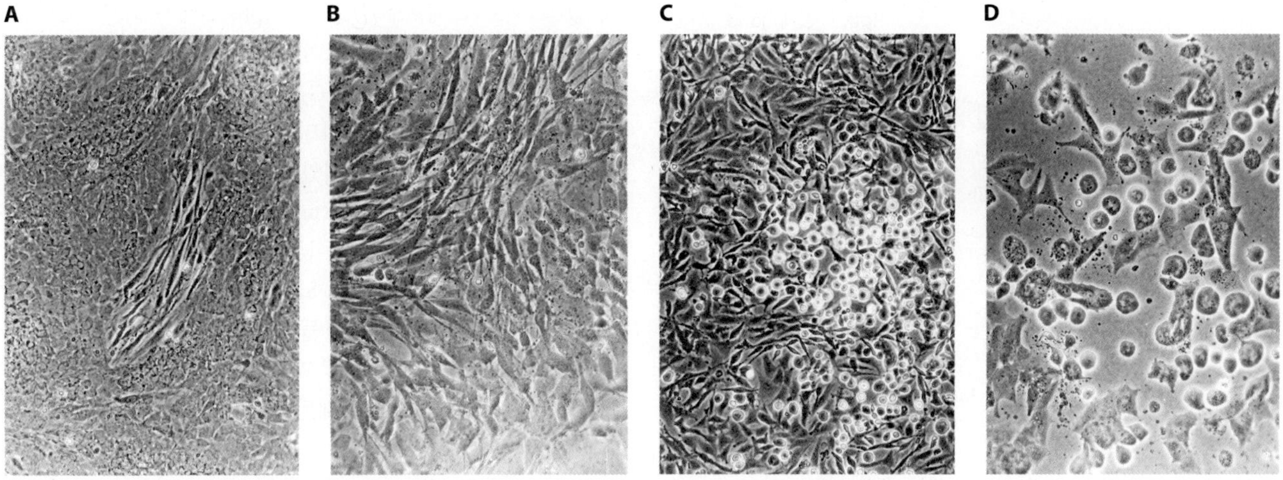

그림 7.2 두 종류의 Rous sarcoma virus로 형질전환된 조류 세포가 형성한 병소. 형태의 차이는 형질도입된 *src* 종양 형성 유전자의 유전적 차이 때문이다. **(A)** 편평하고 접촉저해성이 있는 감염되지 않은 세포를 배경으로 나타난 방추상의 감염세포의 병소. **(B)** 형질전환 세포로서 접촉저해 결핍을 보여주는 방추상 세포들의 확대 사진. **(C)** 둥근 형태를 나타내고 부착성이 감소해 굴절률이 매우 높은 감염세포의 병소. **(D)** 고배율로 나타낸 감염된 둥근 형태의 세포. 바닥에 밀착해 부착된 정상세포들이 배경에 보인다. Courtesy of P. Vogt, The Scripps Research Institute.

구아닌 뉴클레오티드-결합 단백질이 포함되며 단백질 키나아제는 세린 또는 트레오닌 부위를 인산화시킨다. 신호전달 연쇄반응은 신호를 중계할 때, 확산성 **이차전달자(second messengers)**의 역할을 하는 작은 분자를 만드는 효소도 포함될 수 있다(예, cAMP; cyclic adenosine monophosphate 및 일부 지질 분자). 원형질막 또는 소포체의 막을 통한 이온 흐름의 변화도 신호전달에 기여할 수 있다.

신호의 중계는 물질대사 또는 세포의 형태와 부착을 변형시키기 위한 세포질 어딘가에서 종결될 수 있다. 하지만 많은 신호전달 연쇄반응은 전사적 활성자 또는 억제자의 변형단계에 다다르고 이로써 특정 유전자의 발현을 바꾼다. 이러한 유전자의 산물은 세포가 어떤 상황이든지 적합하게 대처하도록, 새로운 생장주기를 진행하게 만들거나, 생장을 멈추게 하거나, 더 분화시키거나, 혹은 죽음으로 유도한다. 이러한 결정을 조절하는 신호전달경로 상의 실수는 곧 암의 원인이 될 수 있다.

세포 주기의 조절

세포가 자라고 분열하기 위한 능력은 분자수준의 시계에 의해 조절된다. 이 분자시계는 세포가 외부로부터 얻었거나 세포 내에서 생성되는 자극 또는 저해 신호를 통합하는 단백질의 조립체로 구성된다. 진핵세포는 염색체가 복제되고 딸세포로 분리되기 위한 정확한 준비가 없이는 분열하려 하지 않는다. 이전의 세포분열이 완성되기 전 뿐만 아니라 세포 외부 및 내부 환경이 적절하지 않을 경우 DNA 합성과 염색체 복제를 개시하지 않는다. 결과적으로 분자시계는 특정한 과정의 간격 또는 **반응기(phases)**로 구성되는 매우 질서정연한 **세포주기(cell cycle)**를 조절한다.

그림 7.4에 나타난 세포주기에서 각 반응기의 지속기간은 세포배양에서 활발하게 자라는 많은 포유류 세포의 전형적인 모습이다. 하지만 세포주기의 길이에는 상당한 편차가 있는데 이는 주로 **간기(Gap phases; G_1과 G)**의 차이 때문이다. 예를 들어 G_1기와 G_2기가 생략된 동물의 초기 배아세포는 크기가 증가하지 않고 **DNA 합성기(DNA synthesis phase; S)**에서 **유사분열기(mitosis; M)**로, 그리고 다시 M기에서 S기로 즉각 이동한다. 결과적으로 각 기는 10~60분의 매우 짧은 시기로 구성된다. 다른 극단적인 예로서, 생장과 분열을 멈추고 세포주기에서 벗어나는 세포가 있다. G_0 기라고 부르는 이 특화된 **휴지기(resting state)** 지속 시간의 다양성은 다세포 생물의 세포 증식 속도에 큰 차이를 부여한다. 제I권의 9장에서 논의한 바와 같이, 많은 바이러스는 생애의 전부 또는 대부분을 "세포주기 휴면"과도 같은 상태인 G_0기의 세포에서 성공적으로 복제한다. 많은 경우, 휴면 중이거나 세포주기를 느리게 진행하는 세포에서 바이러스 단백질이 합성되면 세포들이 세포주기로 다시 진입하여 빠르게 생장하고 분열하는 상태로 전환된다. 이런 바이러스 단백질들이 숙주세포의 비정상적인 활성화를 유도하고 형질전환을 시키는 메커니즘을 설명하기 위해 우선 세포주기의 통과를 조절하는 분자적 메커니즘을 소개한다.

세포주기 엔진

성장기, 염색체 복제기와 핵분열 및 세포분열기를 거치는 진핵세포의 질서 갖춘 진행은 복잡한 조절회로에 의해 조종된다. 이 회로에 대한 설명은 현대 생물학의 걸작으로 여겨도 어색하

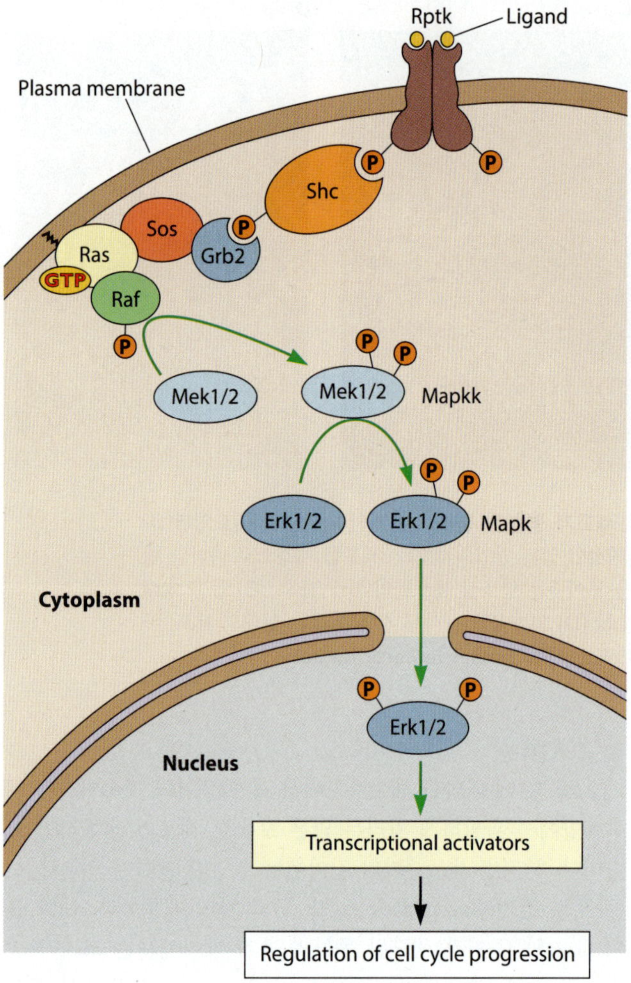

그림 7.3 세포분열촉진제-활성화 단백질 키나아제 신호전달 경로. 신호전달은 수용체 단백질 티로신 키나아제(Receptor protein tyrosine kinase; Rptk)의 세포 외부 도메인에 리간드가 결합하면서 시작된다. 예를 들어 상피세포 생장인자 또는 혈소판유래 생장인자에 대한 수용체를 보자. 리간드(노란색 동그라미)의 결합은 수용체의 이합체화(dimerization)를 유도하고 이어서 세포질 도메인의 티로신 잔기에 자가인산화(autophosphorylation)를 유도한다. Shc 및 Grb2-Sos 복합체의 Grb2 요소와 같은 어댑터 단백질(adaptor protein)이 인산화된 티로신이 포함된 서열(또는 활성화된 수용체에 의해 인산화된 기질)에 결합함으로써 Ras와 함께 막으로 모여든다. Sos는 Ras에 대한 구아닌 뉴클레오티드 교환 단백질로서 Ras가 GDP를 버리고 GTP와 결합하도록 자극한다. Ras-GTP 결합체는 세린/트레오닌 단백질 키나아제의 Raf 패밀리 구성원과 결합한다. 그러면 Raf는 자가인산화가 되며 MapK 연쇄반응(Map kinase cascade)을 시작한다. 위에 나타낸 경로는 Mek1과 Mek2(Mek1/2)(Map kinase kinases[Mapkk])와 Erk1과 Erk2(E가1/2)(Map kinases)를 포함한다. 인산화된 Erk1과 Erk2는 핵으로 들어갈 수 있게 되는데 핵에 들어가면 변형단계를 거쳐 전사 조절자를 활성화한다. 이 키나아제는 다른 단백질 키나아제에 영향을 미침으로써 전사를 간접적으로 조절할 수도 있다.

지 않다. 세포가 세포주기의 한 기(phase)에서 다른 기로의 전환을 조절하는 단백질을 갖고 있다는 최초의 실험적 암시가 나온 지는 35년도 넘었다. 초기 G_2기에 있던 점균류 세포가 G_2 후기 또는 M기의 세포와 융합하면 그 즉시 세포의 핵이 유사분열기로 들어간다는 것이 발견되었다. 이 중요한 관찰은 융합시켜준 세포에 **유사분열-촉진인자(mitosis-promoting factor, MPF)**가 포함되어 있다는 결론에 이른다. 그 후에 포유류 배양세포를 이용한 비슷한 실험에서도 S기-촉진인자와 같은 유사인자가 확인되었다. 수많은 관찰 결과들이 모여 마침내 매우 잘 보존되어 있는 세포주기 엔진의 구성요소들이 확인되었다(그림 7.5A).

양서류 난모세포에서 정제된 유사분열-촉진인자는 특이한 단백질 키나아제로 밝혀졌다: 이 단백질에서 촉매기능을 맡고 있는 소단위체는 불안정한 조절-소단위체와 결합하면서 활성화된다. 게다가 조절-소단위체의 농도는 각 세포주기 그리고 모든 세포주기에서 재현 가능하게 진동하듯 변화하는 것이 발견되었다. 이 때문에 조절-소단위체에는 그 의미를 담아 **사이클린(cyclin)**이라는 이름을 붙였고 이와 관련한 단백질 키나아제는 **사이클린-의존성 키나아제(cyclin-dependent kinase; Cdk)**라고 불렀다. 효모(*Saccharomyces cerevisiae*)의 세포주기 조절에도 이와 유사한 단백질이 포함되어 있으며 곧이어 모든 진핵세포가 다양한 사이클린과 Cdk를 포함한다는 것이 밝혀졌고, 이 둘은 세포주기 진행을 조절하는 특별한 조합체로 작용한다. 한 사이클린은 다른 종류의 사이클린과 서열이 유사하며 사이클린-의존성 키나아제의 활성화 작용 및 프로테아솜(proteasome) 분해를 통해 조절된다는 특징을 공유한다.

그림 7.5A는 포유류의 다양한 cyclin-Cdk 복합체를 열거하고 있으며 이 복합체가 축적되는 세포주기의 기간을 나타내고 있다. 축적되는 패턴은 세포주기 각 단계의 주요 특징을 보여준다: 활성화된 단백질 키나아제인 각각의 cyclin-Cdk는 단계가 진행되며 그 축적 양이 변화한다. 세포주기가 진행되면서 사이클린과 Cdk 농도가 단계마다 점차적으로 증가하지만 사이클린 소단위체가 분해되면서 급작스레 감소한다. 포유류 세포에서 일어나는 단백질 분해는 세포주기의 특정 지점마다 각각의 사이클린의 농도를 다시 맞추는 데 중요한 작업이다. 이때 사이클린 mRNA의 생성도 조절된다. 예를 들어 사이클린 E, A 및 B와 같은 단백질을 코딩하는 mRNA의 농도는 단백질 산물과 마찬가지로 세포주기 동안 진동하듯 변한다. 특정 키나아제의 순차적인 활성화와 비활성화가 세포주기 전반에 걸쳐 진행과정을 조절한다. 예를 들어 사이클린 E의 합성은 포유류 세포에서 G_1기에서 S기로의 이동을 위한 속도제한 인자이고 cyclin E-Cdk는 G_1기 후기 동안 축적된다. 이후 세포는 곧 S기로 들어가고, cyclin E는 세포에서 빠르게 사라진다; 이는 새로운 주기가 시작되기 전까지 완성되는 임무이다.

활성화된 Cdk의 축적과 분해가 진동하듯 변화하는 파동은

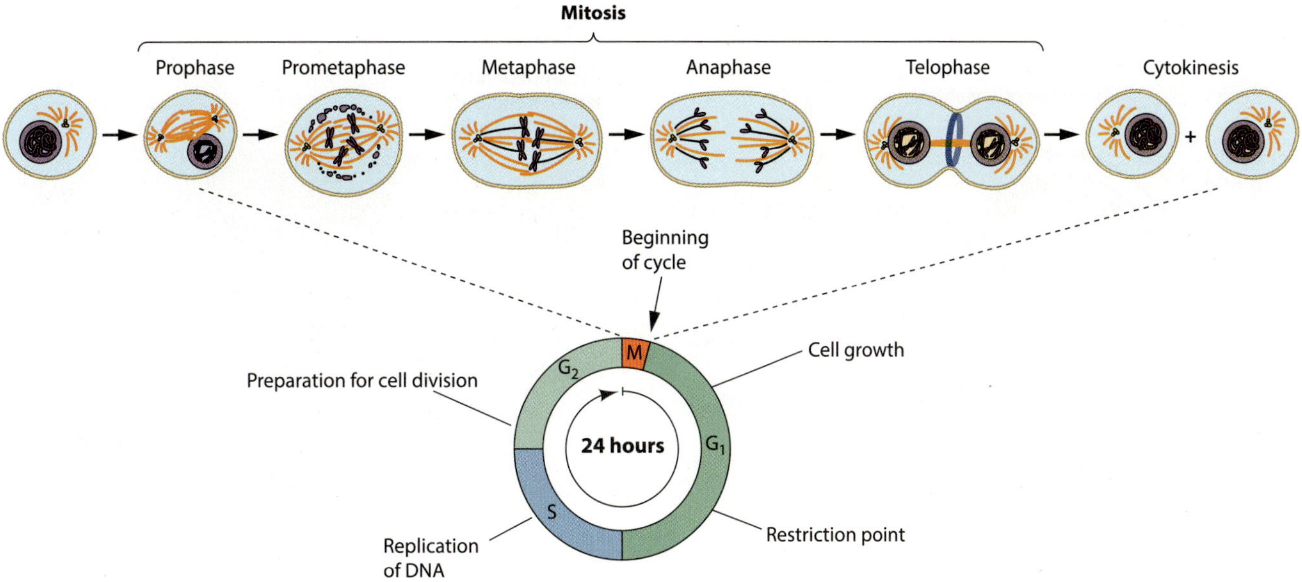

그림 7.4 진핵 세포의 세포주기 단계. 형태학적으로 가장 뚜렷한 탓에 최초로 밝혀진 단계는 유사분열기 또는 M기로서 세포분열에 앞선 핵분열의 과정이다. 이 기간 동안 핵막이 흩어져 소실된다. 복제된 염색체는 응축되고 방추사를 따라 배열된 다음 세포의 반대 극을 향해 분리되는데 이후 응축 염색체가 풀어지면서 핵이 다시 형성된다(맨 위). 세포질분열(cytokinesis)은 M기의 종료를 나타내며 이는 세포를 2개로 나누는 과정이다. M기는 세포 구성요소들의 경이로운 재구성과 재배열이 일어나는 시기지만 세포주기 내의 기간은 짧다. 한 유사분열기에서 다음 유사분열기 사이의 긴 간기 동안 세포는 계속해서 성장한다. 간기는 세 가지 부분으로 나눠지는데, 특별히 DNA 합성이 일어나는 합성기 또는 S기는 간기의 중간 정도에서 시작된다. 나머지 두 부분은 S기와 M기 사이에 간극(gap)을 구성하며 각각 G_1기와 G_2기로 부른다.

세포주기 타이머를 추진시키는 래칫(ratchet) 톱니바퀴처럼 생각되지만, 이 은유는 글자 그대로 해석하지 않는 것이 중요하다. 순차적이고 재현 가능한 DNA 복제, 염색체 분리, 세포분열의 연속은 cyclin-Cdk 각 복합체의 농도 변화에 의해서만 결정되는 것은 아니다. 오히려 cyclin-Cdk는 세포의 외부와 내부에서 오는 수많은 신호를 통합하여 적절한 반응으로 이끄는 장치라고 할 수 있다. 진행되는 주기를 향하거나 또는 주기로부터 나오는 조절회로는 많고도 복잡하다(예, 그림 7.5B) 이러한 조절 신호는 환경이 분열에 적합하거나 혹은 다세포 생물에서**만**, 알맞은 시기에 세포의 크기가 커지고 수도 많아지는 데 기여한다. 많은 신호전달 경로는 주변 환경 또는 생물의 전체적인 상태에 대한 정보를 전달하고 결과적으로 cyclin-Cdk 통합자(integrator)로 모이게 된다. 게다가 다양한 감시 메커니즘은 DNA 손상, DNA 복제 상의 문제점 그리고 방추사의 적절한 조립과 기능 같은 내부 요인을 점검한다. 이러한 메커니즘은 제대로 완성시킬 수 없는 세포분열 주기를 지속함으로써 잠재적인 낭패를 겪지 않도록 세포를 보호한다. 앞으로 보겠지만, 종양 형성 바이러스에 의한 형질전환 과정에서 우선적으로 망가지는 것은 이러한 신호전달 및 감시(**제한점; checkpoint**) 메커니즘이다.

종양바이러스

종양바이러스(oncogenic virus)는 세포 증식의 조절에 영향을 미치는 변화를 유도함으로써 암을 유발한다. 사실, 바이러스성 형질전환과 종양 형성 메커니즘의 연구는 오늘날 암에 대한 이해의 기반이 되었다. retrovirus(원래는 RNA 종양 바이러스로 알려짐)에 의해 활성화되거나 세포에서 획득한 종양 형성 유전자들이나 종양억제 유전자 산물을 불활성화시키는 바이러스 단백질 분자들의 확인 연구는 그 좋은 예이다(그림 7.6). 속성이 독특하여 아직 분류군으로 나눠지 못한 바이러스(Box 7.3) 뿐만 아니라 그 외에 많은 바이러스 과의 특정 구성원들이 자연적으로 발생하거나 실험적으로 유도되는 동물의 암과 관련이 있다(표 7.2). 모든 인간의 암에서 약 20%는 5가지 바이러스 중 하나의 감염과 연관이 있다고 추정된다; Epstein-Barr virus, hepatitis B virus, hepatitis C virus, human T-lymphotrophic virus I형, human papillomavirus. 이 단원에서는 종양바이러스,

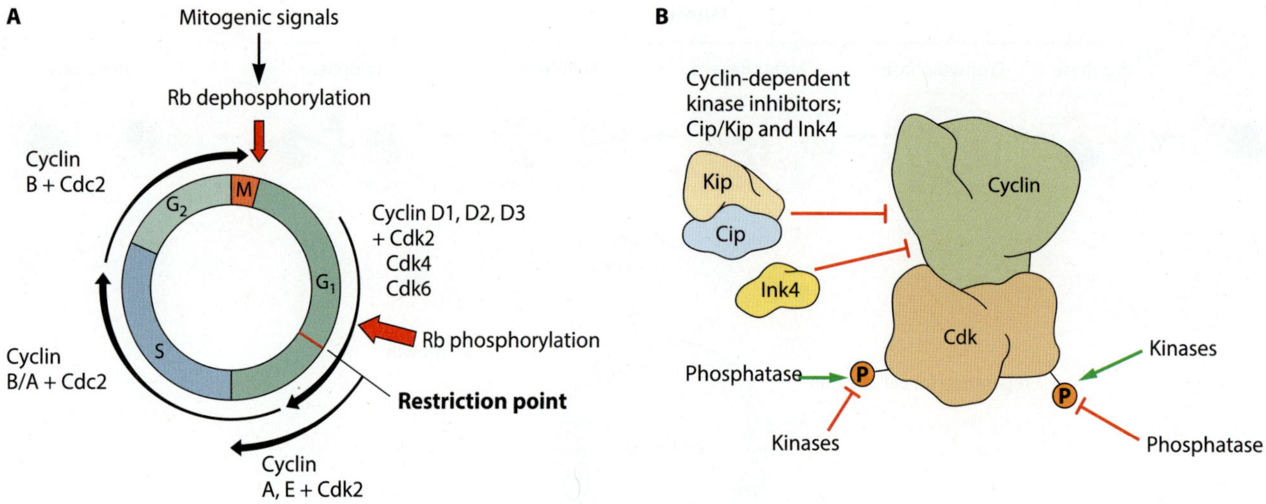

그림 7.5 포유류 cyclin-Cdk 세포주기 엔진. (**A**) 세포주기의 단계들을 원형으로 나타내었다. 특정 cyclin-Cdk의 축적은 점차 넓어지는 화살표로 표시하였고 화살표 머리 끝은 이 복합체가 갑자기 소실된 시점을 나타낸다. (**B**) 사이클린과 Cdk의 생성, 축적, 그리고 활성은 다양한 메커니즘에 의해 조절된다. 활성화 및 저해 반응은 각각 초록색 화살표와 빨간색 막대로 표시하였다. 키나아제가 활성을 가지려면 적절한 사이클린의 결합뿐만 아니라, 특정 부위의 인산화 그리고 또 다른 부위에서는 인산화 그룹의 제거가 필요할 수 있다. 키나아제의 활성은 두 종류의 사이클린-의존성 키나아제-저해 단백질(cyclin-dependent kinase-inhibitory protein) 패밀리의 구성원과 연합되는가에 따라 조절을 받을 수 있으며, 이 조절은 단지 G_1 만(Ink4 protein) 또는 모든(Cip/Kip proteins) cyclin-Cdk의 활성을 조절한다. 두 가지 유형의 저해인자 모두 세포주기 조절에서 중요한 역할을 한다. 예를 들어, 휴지기 세포의 특징인 고농도의 p27*Kip1*은 G_1으로 들어가면서 농도가 낮아지는데 이 단백질 합성이 저해되면 세포가 정지 상태에 남지 않도록 해준다

그림 7.6 암의 유전적 패러다임 세포주기의 속도는 서로 다른 유전자 산물 세트에 의해 양성적으로 또는 음성적으로도 조정될 수 있다. 암은 우성, 원암유전자(proto-oncogene)에서의 기능획득 돌연변이(gain-of-function mutation)와 열성, 기능상실 돌연변이(loss-of-function mutation)의 조합으로부터 발생할 수 있으며 이 유전자들은 다양한 지점에서 세포주기 진행을 막는 단백질을 코딩한다. 이 두 가지 중 어떤 유전자 산물이라도 그 기능은 종양바이러스에 의해 영향을 받을 수 있다.

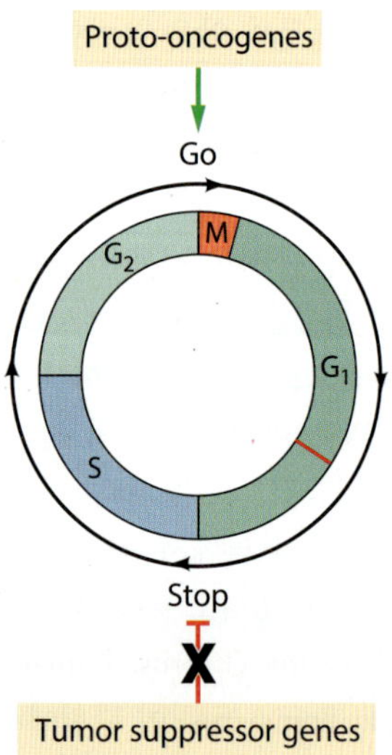

그리고 숙주세포와 상호작용하는 바이러스 형질전환의 일반적인 특성을 소개한다.

종양바이러스의 발견

Retrovirus

종양바이러스는 Vilhelm Ellerman과 Olaf Bang(1908)에 의해 조류 백혈병(avian leukemia)에 감염된 새에서 나온 백혈병 세포의 여과 추출물(i.e., viruses) 또는 혈청에 의해 전염될 수 있다는 것이 최초로 증명되었던 100년 전에 발견되었다. 그 당시에는 백혈병이 암으로 인식되지 않았기 때문에 이 발견의 중요성은 일반적인 인정을 받지 못했다. 그 직후(1911년), Peyton Rous는 자연적으로 발생하며 다른 개체로 이식이 가능한 육종에서 얻은 세포 추출물을 이용하여 닭에서 고형 종양이 생성될 수 있다는 사실을 증명했다. 이 질병은 바이러스 병원체에 의한 것이었지만 이후 유사한 쥐과의 악성 종양이나 유방암이 바이러스 감염과 연관이 있다고 밝혀지기 전까지는 그저 별난 일 정도로 치부되었다.

이러한 종양바이러스는 모두 retrovirus 과의 일원으로 증명되었으며, 숙주세포를 죽이지는 않는다. 우리는 retrovirus가 쥐, 닭을 포함하여 많은 종에서 풍토성이라는 것을 알았다. 예를 들

BOX 7.3 EXPERIMENTS

암 바이러스와 papillomavirus, polyomavirus의 유전적 특징

서부 가로줄무늬 캥거루쥐(western barred bandicoot)의 멸종을 막기 위해서 노력 중인 가운데, 멸종위기에 처한 유대류 포유동물(캥거루 등)은 UNESCO 세계유산지역인 Shark Bay와 서부 오스트레일리아 두 곳에만 존재한다. 불행하게도, 동물들의 쇠약증세로 인해 보존활동이 어려움을 겪고 있으며 야생동물과 포획동물의 피부 여러 곳에서 유두종과 암종이 발달했다. 종양의 조직학적 특징은 papillomavirus(유두종 바이러스) 또는 polyomavirus가 병 발생에 원인일 가능성을 제시한다.

사실 이전에는 알려지지 않았던 바이러스 유전체 하나는 이런 동물의 종양조직을 대상으로 다중-프라이밍 증폭방법(mutiply primed amplification)과, 클로닝, 염시서열결정 등의 방법으로 또는 papillomavirus DNA에 특이적인 디제너레이트 프라이머(degenerate primer)를 이용한 중합효소연쇄반응(PCR)을 통해 발견되었다. 그림에 요약한 대로 이 DNA 유전체는 papillomavirus와 polyomavirus 모두의 특성을 갖고 있으며 이 두 과의 바이러스와 연관된 암호화 서열도 포함하고 있다. Papillomavirus-유사 그리고 polyomavirus-유사 서열은 바이러스 DNA 유전체 상에 서로 이웃해 있다. 이러한 특징은 실험실에서의 시료가 오염되었다거나 또는 종양 조직이 각 바이러스 종류에 동시감염되었을 가능성이 없다는 것을 보여준다.

Bandicoot papillomatosis carcinomatosis virus 1형으로 이름 붙인 이 독특한 바이러스의 기원은 알려지지 않았다. 이 바이러스는 papillomavirus와 polyomavirus 유전체 사이의 재조합 사건의 결과로서 발생되었을 것이다. 또는 *Papillomaviridae*와 *Polyomaviridae*의 공통 조상으로부터 진화한 새로운 바이러스 과의 최초로 알려진 구성원일 수도 있다. 어쨌거나 유두종증과 암종증을 지닌 캥거루쥐에서 이 바이러스 유전체가 100% 발견된다는 사실은 이 바이러스가 질병 발생에 필요조건이라는 것을 의미한다.

Woolford, L., A. Rector, M. Van Ranst, A. Ducki, M. D. Bennett, P. K. Nicholls, K. S. Warren, R. A. Swan, G. E. Wilcox, and A. J. O'Hara. 2007. A novel virus detercted in papillomas and carcinomas of the endangered western barred bandicoot (*Perameles bougainville*) exhibits genomic features of both the *Papillomavidae and Polymavirdae*. *J. Virol.* **81**:13280-13290.

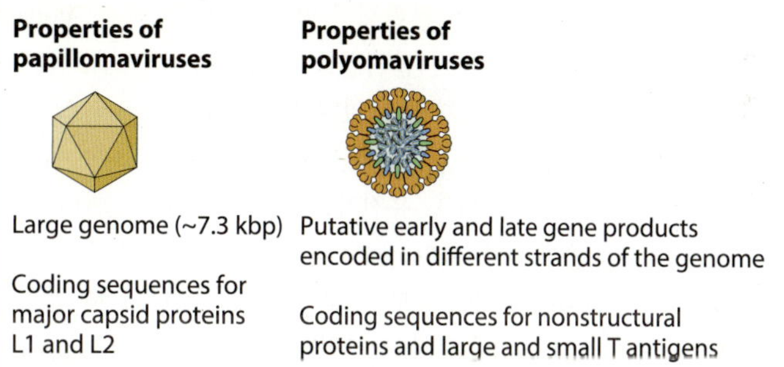

어 무리 속의 대부분 닭은 부화 후 몇 개월 내에 avian leukosis virus(조류 백혈병 바이러스)에 감염될 것이다. 대다수의 경우 닭은 일시적으로 바이러스 감염을 겪을 뿐, 발병은 드물다. 배아는 자체 면역계가 발달되기 전에 감염될 수도 있어서 결과적으로는 바이러스에 내성(관용)을 지니게 된다.

초기 연구자들은 종양 형성 retrovirus가 암을 일으키는 속도를 기준으로 두 집단으로 분류했다(표 7.3). 첫 번째 집단은 드물지만, 빠른 형질전환을 보여주는 **형질도입 종양 형성 retrovirus(transducing oncogenic retroviruses)**이다. 이들은 모두 감염된 동물에서 대략 며칠 이내에 거의 100%의 확률로 악성 종양을 유발하는 고도의 발암성 병원체이다. 그 바이러스들이 감수성이 있는 배양세포를 형질전환하는 능력이 있다는 것은 후에 발견되었다. 두 번째 집단은 발암 확률이 낮은 **비형질도입 종양 형성 retrovirus(nontransducing oncogenic retroviruses)**이다. 이 바이러스에 감염되는 모든 동물이 종양을 형성하는 것은 아니며 종양도 감염 후 몇 주나 몇 달 후에 나타난다. 1980년대 후반에 발암성 retrovirus의 세 번째 타입

표 7.2 종양 발생 바이러스와 암

바이러스 과	관련 암(s)
RNA viruses	
Flaviviridae	
Hepatitis C virus	Hepatocellular carcinoma(간세포암)
Retroviridae	Hematopoietic cancers, sarcomas and carcinomas (조혈모세포 암, 육종, 암종)
DNA viruses	
Adenoviridae	다양한 고형 종양(solid tumor)
Hepadnaviridae	간세포암
Herpesciridae	임파종, 암종, 육종
Papillomaviridae	유두종, 암종
Polyomaviridae	다양한 고형 종양
Poxviridae	점액종과 섬유종

표 7.3 종양 형성 retrovirus

특징	형질도입 바이러스	비형질도입 바이러스	비형질도입, 긴-잠복기 바이러스
종양 형성 효율	높다	높음-중간	매우 낮다
잠복기	짧다(며칠)	중간(몇 주-몇 개월)	길다(몇 개월-몇 년)
감염하는 바이러스 유전체	바이러스-세포 재조합; 일반적으로 복제 결함	완전함; 복제 능력 있음	완전함; 복제 능력 있음
발암 인자	바이러스 유전체에 있는 세포로부터 얻은 암유전자 전달	상황에 따라 프로바이러스에 의해 세포 암유전자 활성	전사를 조절하는 바이러스의 조절 단백질?
메커니즘	암유전자 도입	*cis*-활성 프로바이러스	*trans*-활성 단백질?
배양 조건에서 세포 형질전환 능력	있음	없음	없음

인 **긴-잠복기 바이러스(long-latency virus)**가 인간에서 확인되었다. 종양 발생이 매우 드물며 일어나더라도 감염 후 몇 달이 지나거나 심지어는 몇 년 만에 나타난다.

종양 형성 retrovirus의 각 집단은 감염 후 서로 다른 메커니즘을 통해 종양을 유도한다. 이름에 담긴 의미처럼 형질도입 retrovirus의 유전체는 바이러스 감염과 관련해서 발현될 때 **암유전자**(형질전환 또는 종양을 유발하는 단백질을 암호화하는 유전자)로 기능하는 세포성 유전자를 가지고 있다. 바이러스에 의해 도입되는 변형된 세포 유전자를 **v-암유전자(v-oncogene)**라 하고 그에 상응하는 정상적인 세포 유전자를 **c-암유전자(c-oncogene)** 또는 **원암유전자(proto-oncogene)**라 부른다. 비형질도입 retrovirus의 유전체에는 세포로부터 얻어 온 암유전자가 없다. 숙주세포 유전체의 원암유전자와 인접한 위치에 프로바이러스가 통합되면서 부적합한 전사가 활성화된다. 어느 상황에서도 암유전자의 생성물은 retrovirus의 증식주기에서 담당하는 역할은 없다. 어떤 의미에서 보면 이러한 바이러스의 종양 형성 능력은 바이러스 생활 방식에서 우연히 생겨난 일이다. 그럼에도 retrovirus의 영향을 받는 v-암유전자와 원암유전자에 대한 연구는 암의 기원에 대한 이해를 증진시키는 데 있어서 매우 중요하다.

종양 형성 DNA 바이러스

종양 형성과 관계된 첫 번째 DNA 바이러스는 흰꼬리토끼에서 유두종을 일으키는 papillomavirus이다. 이 바이러스는 1933년 Richard Shope에 의해 분리되었다. 세포배양 시스템이 없던 시절에는 papillomavirus를 종양 형성의 실험 모델로서 사용할 수 없었다. 그러나 simian virus 40 같은 polyomavirus 또는 인간 adenovirus 등은 다루기가 쉬워서 DNA 바이러스에 의한 형질전환과 종양 형성을 이해하는 초기 연구의 주가 되었다. 중요한 것은 simian virus 40이나 adenovirus가 본래의 숙주에서는 발암성과 관계가 없다는 것이다. 그러나 바이러스 발견 직후 이 바이러스들이 설치류에서 종양을 유도하고 배양된 포유동물 세포를 형질전환 시킬 수 있다는 것이 밝혀지면서 simian virus 40이 인간 암과 관련이 있을 가능성에 대해 연구 중이다(Box 7.4). 이 바이러스가 복제할 때는 감염된 영장류 숙주세포를 며칠 안에 파괴한다. 반면 설치류 세포에서는 이 바이러스가 아예 증식되지 않거나 제한된 복제에 그치기도 한다. 결과적으로 감염된 세포 중 몇몇은 살아남아 드물게 형질전환이 되기도 한다.

Polyomavirus와 adenovirus의 형질전환 유전자는 바이러스의 복제에 필요한 요소이다. 그러나 형질전환 자체는 단지 바이러스 형질전환 단백질 활성의 "부수적인"결과이다. 이 단백질은 세포 유전자 발현산물의 활성을 변화시켜 형질전환에 기여한다. 몇몇 사례를 보면 그런 세포 단백질이 retrovirus에 의해 도입되거나 또는 다른 방법으로 영향을 받은 원암유전자에 의해 암호화된 경우도 있다. 이 중요한 발견은 1980년대 초반 생쥐 polyomavirus의 중형-T 단백질(mT)에 대한 연구에서 비롯되었으며 retrovirus와 DNA 바이러스가 세포를 형질전환시키는 메커니즘이 서로 관련이 있다는 첫 번째 증거를 제공했다. 이러한 바이러스의 또 다른 형질전환 유전자가 코딩하는 단백질의 생화학적 특성을 연구하는 것도 중요하다. 특히 세포주기의 진행을 막을 수 있는 **종양억제 유전자(tumor suppressor gene)**가 발현하는 세포 단백질의 특성 연구가 중요하다.

1966년 버킷 림프종에서 얻은 세포에서 Epstein-Barr virus가 발견된 이후로 인간과 다른 동물들에서 herpesvirus가 종양 발생에 관여할 수 있다고 판단되었다. 감수성 세포를 이용한 배양에서 이 바이러스 과에 감염된 세포들은 불멸화되거나 전형적인 형질전환 표현형이 유도되었다. Poxvirus 감염도 세포의 증식을 유도할 수 있는데 이 세포들은 바이러스 종류에 따라 장기간 생존하거나 즉각적인 세포사멸로 이어진다. 게다가 이 과에 속한 바이러스 중 Shope fibroma virus는 피부암과 관련이 있다. 그러나 poxvirus는 세포 독성이 매우 강하기 때문에 세포배양 환경에서는 형질전환이 일어나지 않는다. 이 바이러스들의 유전체는 너무 커서 형질전환 특징을 분석하는 데 어려움이 있었다. 지금은 herpesvirus나 poxvirus의 유전자 산물이 소형 DNA 바이러스나 retrovirus의 형질전환과 관련된 메커니즘에 의해 세포의 성장과 증식을 변화시킨다는 것이 밝혀졌다. 그러

BOX 7.4

DISCUSSION

다시 불붙은 논쟁 : Simian virus 40이 사람의 암 유발에 기여하는가?

1960년 simian virus 40은 poliovirus 백신을 생산하기 위해 사용된 아프리카 사바나원숭이의 신장세포에서 발견되었으며 그 후 2년 내에 햄스터에서 종양을 유발하는 바이러스로 알려졌다. 다수의 백신에 고농도의 감염성 SV40가 들어 있을 수 있다는 것을 깨닫게 해 주는 중요한 발견이었다. 1963년 SV40으로부터 안전한 백신이 나오기 전까지 9천 8백 명이 넘는 미국인들과 전 세계적으로 많은 수의 사람들이 오염 가능성이 있는 poliovirus 백신에 노출된 것으로 조사되었다. 아이러니한 것은 당시 알려지지 않은 인간 암 유발 바이러스가 인간세포에 있을지도 모른다는 불안감 때문에 원숭이 세포가 poliovirus 백신의 생산에 적용되었다는 것이다.

1960년대와 1970년대 수천 명의 백신 접종환자에 대한 역학 연구가 20년 동안 진행되었지만 암 발생률이 증가했다는 증거는 없었다. 설치류에서 나타난 SV40의 발암성에 의해 고조된 초기의 놀라움은 잠잠해지는 듯했다. 그러나 지난 10년간 SV40에 의한 햄스터의 종양과 유사한 인간 종양에서 이 바이러스의 DNA가 나타났다고 보고되었으며 이에 따라 몇몇 연구진들은 이 원숭이 바이러스가 인간 암에 어떤 영향을 주는지 다시 생각하게 되었지만, 이러한 보고에 여전히 회의적인 입장을 갖는 사람들도 있었다. 이에 대한 찬반론자의 현 쟁점을 아래에 나열하였다. 인간 종양에 SV40의 DNA가 존재하는 것으로 의견일치가 된다 하더라도 그것이 암을 유발하는 인자인가에 대한 문제가 중요하다.

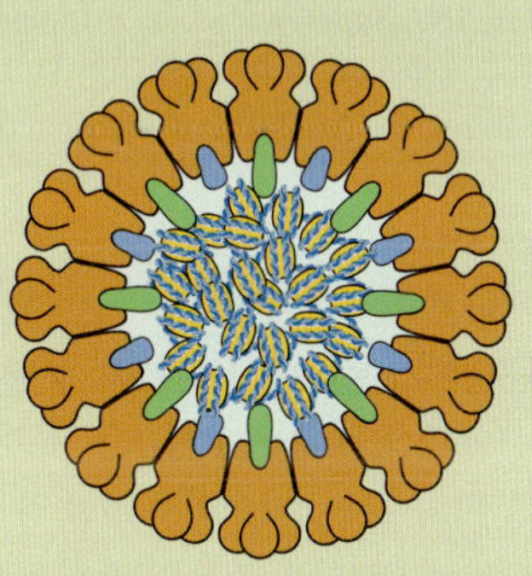

Garcea, R. L., and M. J. Imperiale. 2003. Simian virus 40 infection of humans, *J. Virol.* 77:5039-5045.

Jasani, B, A. Cristaudo, S. A. Emri, A. F. Gazdar, A. Gibbs, B. Krynska, C. Miller, L. Mutti, C. Radu, M. Tognon, and A. Procopio. 2001. Association of SV40 with human tumours. Semin. *Cancer Biol.* **11**:49-61.

López-Rios, F., P. B. Illei, V. Rusch, and M. Ladanyi. 2004. Evidence against a role for SV40 infection in human mesotheliomas and high risk of false positive PCR results owing to presence of SV40 sequences in common laboratory plasmid. *L ancet* **364**:1157-1166.

찬성	반대
SV40의 DNA는 골육종, 중피종, 비호지킨 림프종과 같은 몇몇 인간 종양에서 발견되며 햄스터에서 나타나는 것과 비슷한 종양 형성을 유도한다.	SV40의 DNA는 특정 암의 모든 시료에서 나타나지 않으며 중피종과 관련된 몇몇 연구에서 SV40의 DNA는 관찰되지 않았다.
1954년 생산된 poliovirus 백신이 일반적인 연구소의 것과 구별되는 SV40의 변이체로 오염된 것이 발견되었다. 이 변이체는 세 명의 비호지킨 림프종 환자에게서 발견되었다.	이 바이러스 DNA는 오염 가능성이 있는 poliovirus 백신을 맞지 않은 사람의 종양에서도 발견되었다.
	중피종과 정상적인 시료의 비교에서 SV40의 DNA는 종양에서와 같이 정상적인 시료에서도 종종 발견되었다.
	중피종에서 PCR을 통한 SV40 DNA의 서열 분석 결과 바이러스 DNA는 일반적인 연구실의 플라스미드에서 유래했음이 밝혀졌다. 그 바이러스 DNA는 자연상태의 바이러스 유전체에는 없는, 만들어진 간극을 포함하고 있었다.

나 이 바이러스들 중 일부가 코딩하고 있는 마이크로-RNA 또한 형질전환에 기여할 수 있을 것이다(Box 7.5).

근래의 종양바이러스 동정

인간 질병과 관련된 종양바이러스들은 거의 정기적으로 분리되어 왔다. 1994년, *herpesviridae*에 속한 인간 herpesvirus 8형이 카포시 육종 환자의 종양세포에서 분리되었다. 이 바이러스의 유전체는 형질도입 retrovirus처럼 세포의 원암유전자와 상동성을 지닌 유전자를 가지고 있다. 최근(2008년) polyomavirus는 드물게 나타나는 피부암의 한 유형과 관계가 있을 것이라는 보고가 있다. 아마 무엇보다 놀라운 것은 retrovirus보다 RNA 바이러스가 암과 더 관련이 있을 수 있다는 사실이다: 1989년에 동정된 *Flaviviridae*에 속한 양성가닥 RNA 바이러스인 hepatitis C 바이러스는 간세포 종양 형성에 높은 위험성을 부여하고 있다. 인간이 유일한 숙주인 이 바이러스는 최근에야 조직배양이 가능해졌다. 발암유전자나 종양억제 유전자가 hepatitis C 바이러스의 종양 형성에 관여하지는 않는 것으로 보인다. 따라서 이 바이러스를 전형적인 종양바이러스로 여겨지는 않는다.

BOX 7.5 EXPERIMENTS

숙주세포 형질전환의 원인이 될 수 있는 human herpes virus 8형의 마이크로-RNA

마이크로-RNA(miRNA)들은 mRNA의 번역을 억제하거나 분해를 유도하기 위해 mRNA와 상보적인 서열을 갖는 매우 짧은 RNA이다. Herpesvirus를 포함한 몇몇 DNA 바이러스에 감염된 세포에서 바이러스 miRNA가 만들어진다. 카포시 육종과 B세포 림프종과 연관된 human herpes virus 8형의 유전체에는 적어도 10개의 miRNA들이 코딩되어 있다.

Human herpes virus 8형의 miRNA 중 하나인 miR-K-11-12와 인간 miRNA인 miR-155는 표적 mRNA와 염기쌍을 이루는 데 중요한 특정 서열이 상동성을 보이는데, 이 부위를 씨앗(seed) 지역이라고 한다. 바이러스의 miR-K-11-12 miRNA는 miR-155에 의해서도 영향을 받는 세포성 mRNA를 표적으로 삼는다는 것이 밝혀졌다.

```
U|UAAUGCU|AAUCGUGAUAGGGU   miR-155
U|UAAUGCU|UAGCGUGUGUCCGA   K-miR-11–12
```

사람의 miR-155 및 human herpes virus 8형 K-miR-11-12 염기서열을 나란히 비교했다. 보존된 뉴클레오티드들은 검은색으로 나타내었다. miRNA와 표적 RNA가 염기쌍을 형성하는 데 중요한 "씨앗" 지역은 빨간색 상자로 표시하였다.

- miR-155의 씨앗서열과 적어도 한 곳 이상의 상보적인 서열을 갖는 세포 mRNA 종류는 바이러스 miRNA가 만들어졌을 때 그 농도가 감소하는 150 종류의 mRNA들 중 양적 비중이 크다. 이 현상은 인간 B세포에서 바이러스의 다른 유전자 산물이 없을 때에도 관찰된다.
- 세포의 miR-155는 바이러스 miRNA와 비슷한 수준으로 표적 mRNA 한 세트의 농도를 감소시키고 두 가지 miRNA 모두 공통적인 miRNA 씨앗서열과 상보적인 것으로 추측되는 12개의 서로 다른 mRNA 3′ 비번역부위(UTR)를 갖는 리포터유전자의 발현을 감소시켰다.
- miR-K-11-12에 의해 감소된 6종류의 표적 mRNA의 농도는 씨앗서열을 변화시킬 경우 감소가 일어나지 않았다.
- 세포와 바이러스의 miRNA는 표적으로 추정되는 두 종류의 mRNA가 암호화하는 단백질(Fos와 Bach1)의 양을 감소시킨다.
- 이러한 관찰 결과, K-miR-11-12가 세포의 miR-155와 유사한 기능을 가진다는 것을 알았다. miR-155는 인간 B세포 림프종의 몇몇 형태에서 과발현되는 *bic* 유전자의 생성물이다. 형질전환 쥐에 도입시켰을 때 *bic*이 B세포 림프종을 유발했고 이는 발암유전자라는 것을 보여준다. 이러한 특징은 바이러스의 miRNA가 human herpesvirus 8형과 관련된 B세포 종양 발생에 기여할 수 있다는 것을 말해준다.

Gottwein, E., N. Mukherjee, C. Sachase, C. Funsel, W. H. Majoros, J.-T. A. Chi, R. Braich, M. Manoharan, J. Soutschek, V. Ohle, and B. R. Cullen. 2007. A viral microRNA functions as an orthologue of cellular miR-155. *Nature* **450**:1096-1101.

종양바이러스의 공통점

대부분의 종양바이러스는 소속된 과(family)는 달라도 몇 가지 일반적인 특징을 공유한다. 감수성 세포에서는 바이러스 입자 하나의 감염으로도 형질전환을 일으키기에 충분하다는 점에서 볼 때 형질전환은 단타(single-hit) 작용인 것으로 보인다. 또한 바이러스 유전체의 일부나 전체가 형질전환된 세포에 여전히 남아 있다. 몇 가지 경우를 제외하고는 바이러스의 특정 유전자의 지속적인 발현과 함께 세포 형질전환이 일어난다. 다시 말해 특정 바이러스 유전자가 존재하고 발현되는 동안 형질전환 세포는 더 이상 바이러스 입자를 필요로 하지 **않았고** 생산하지도 않는다(일부 retrovirus는 제외). 가장 중요한 것은 바이러스 형질전환 단백질은 제한된 몇 가지의 분자적 메커니즘을 통해 세포증식에 변화를 가져온다.

형질전환 세포에서의 바이러스 유전정보

바이러스 DNA의 상태

종양바이러스에 의해 형질전환된 세포에서는 일반적으로 바이러스 DNA가 핵 속에 남아 있다. 이 DNA 서열은 감염바이러스의 DNA 유전체 또는 retrovirus의 경우 프로바이러스 DNA 전체 또는 일부와 일치한다. 바이러스 DNA 서열은 둘 중 하나의 메커니즘을 통해 유지된다: 세포의 유전체로 통합되거나 혹은 독립적으로 복제하는 에피솜(episome) 형태로 유지된다.

제I권의 7장에서 논의한 바와 같이, 바이러스 효소인 통합효소(integrase)에 의한 retrovirus DNA의 통합은 바이러스의 생활사에서 중요한 단계이다. 바이러스에 따라 편향성이 없지는 않지만 통합이 일어나는 세포 DNA 상의 위치는 원론적으로 어느 곳이라도 가능하다. 그러나 통합된 바이러스 유전자들의 순서와 프로바이러스 상에 존재하는 조절 염기서열의 위치는 정해져 있다.(제I권, 그림 7.15). 프로바이러스에 v-발암유전자가 존재한다면 세포 유전체의 어느 곳에서 통합이 일어나는가는 중요하지 않게 된다(바이러스 전사가 방해받지 않는다). 이와 달리 프로바이러스 DNA가 세포 유전체의 특정 위치에 통합되면 비형질도입 retrovirus에 의한 종양 유발의 지표로 여겨진다.

비도입성 retrovirus에 의해 유발된 모든 종양세포에 존재하는 프로바이러스 서열들은 염색체 상의 동일한 위치에서 발견되는데 이는 세포들이 모두 하나의 형질전환 세포로부터 유래한 것을 의미한다. 이를 **단클론** 종양이라 한다. 감염은 흠이 없

BOX 7.6

DISCUSSION

*Poliomavirus*가 사람의 머켈-세포 종양 형성에 기여하는가?

마우스 poliomavirus와 SV40은 종양 형성과 형질전환 연구에 필요한 중요한 모델로 이용되어 왔다(본문 참조). 인간과 관련된 BK, JC poliomavirus는 1971년 발견되었다. 이 바이러스들은 면역억제 환자들의 요로에 감염하여 병을 일으킨다(부록 A, 그림 20). 드물지만 빠르게 전이되는 피부암인 머켈-세포 암종 환자에서 얻은 종양에서 위 바이러스들과 유연관계가 먼 polyomavirus 유전체가 최근에 발견되었다.

처음에는, 종양조직을 대상으로 시도한 대용량-염기서열 결정법을 통해 바이러스 DNA 서열이 동정되었다. 상보적 DNA(cDNA) 라이브러리는 한 종류의 종양과 세 종류의 종양을 합쳐 만들어졌다. 총 395,734개의 cDNA의 염기서열이 결정되었는데 거의 대부분(99.4%)은 인간의 염색체 또는 미토콘드리아에서 유래한 것이었다. 이에 해당하지 않는 서열 중 한 종류의 종양에서 얻은 것은 아프리카 사바나원숭이 림프종 polyomavirus와 BK polyomavirus의 T-항원을 코딩하는 서열과 높은 상동성을 나타냈다. 이 cDNA의 3′ 말단에는 인간 티로신-탈인산화효소 G형 수용체의 서열이 포함되었다는 것이 밝혀졌고 이는 바이러스 DNA 서열이 종양세포의 유전체에 통합되었음을 제시한다. 바이러스 유전체가 통합되었다는 사실은 이후 서던블럿을 포함, 몇 가지 방법으로 확인되었다(BOX 7.7). 이 바이러스 유전체의 구성은 전형적인 polyomavirus 유전체 서열이었고 이 과에 속한 동물 바이러스의 초기 형질전환 유전자 생성물인 대형 및 소형 T-항원과 상동성이 있는 서열을 포함하고 있다.

머켈-세포 polyomavirus라고 부르는 이 바이러스의 유전체는 10명 중 8명의 머켈-세포 암 환자의 종양 조직에서 발견되지만 대조군에서는 84개의 조직 시료 중 9개에서만 나타난다. 게다가 이 조직에서 확인된 바이러스 DNA 통합 패턴으로 보아 이 종양이 단클론이라는 것은 세포 증식 이전에 이미 바이러스 DNA 통합이 있었다는 것을 의미한다. 이러한 발견은 바이러스 감염과 머켈-세포 종양 형성에 어느 정도는 관계가 있다는 것을 제시한다. 바이러스의 역할을 밝히기 위해서는 보다 광범위한 역학연구가 필요할 것이다. 더욱이 머켈-세포 polyomavirus 대형, 소형 T-항원이 종양세포에 존재하고 있는지, 형질전환 활성을 갖고 있는지는 아직 밝혀지지 않았다.

Feng, H., M. Shuda, Y. Chang, and P. S. Moore. 2008. Clonal integrations of a polyomavirus in Merkel cell carcinoma. *Science* **319**:1096-1100.

The evolutionary relationship of Merkel cell carcinoma polyomavirus to some other mammalin polymaviruese is show schematically. Adapted from R. P. Viscidi and K. V. Slak, *Science* **319**:1049-1050, 2008, with permission.

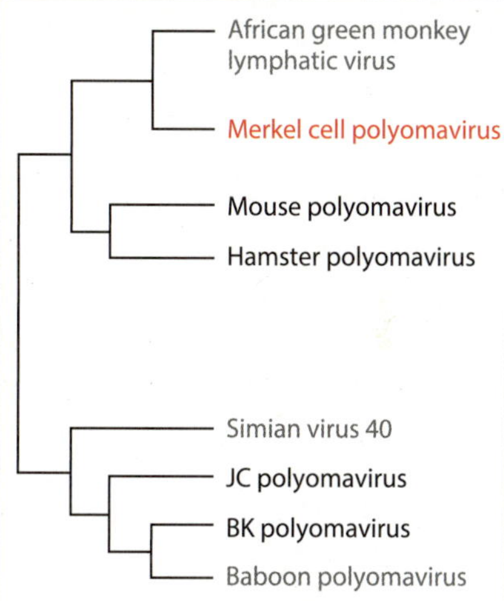

이 완전한 retrovirus에 의해 시작됐지만 감염의 결과로 생긴 종양세포의 프로바이러스는 서열의 일부 또는 대부분을 잃은 형태를 갖고 있다.

하지만 전사조절 지역을 포함하는 적어도 하나의 긴말단반복서열(LTR)은 항상 갖고 있다. 비형질도입성 retrovirus가 형질전환을 일으키려면 단백질-암호화 서열이 아니라 바이러스의 전사신호 서열이 필요하다. 여러 종류의 종양에서 확인된 이 특징의 중요성은 형질도입 바이러스가 획득한 것과 동일한 세포 발암유전자의 근처에 비형질도입 프로바이러스가 통합된다는 사실이 밝혀지면서 명백해졌다. 종양을 유발하지만 비형질도입의 속성을 갖는 retrovirus에 대한 연구는 표 7.4에서 두 종의 설치류 retrovirus에 대한 설명에 나타냈듯이 추가적인 원암유전자의 동정으로 이어졌다. Retrovirus의 숙주 유전체 통합이 본질적으로 무작위하기 때문에 그 통합이 특정 발암유전자 근처에서 일어날 가능성 또한 제한적이다. 이러한 바이러스들이 종양을 형성하기까지 긴 잠복기가 필요한 이유는 위와 같은 유형의 통합이 일어나려면 여러 차례의 복제주기와 통합과정이 전제되어야 하기 때문이라고 설명될 수 있다.

어떤 발암성 DNA 바이러스라도 성공적으로 증식하기 위해 바이러스 DNA 서열의 통합이 필수적인 것은 아니다. 그럼에도, adenovirus나 polyomavirus로 인해 형질전환된 세포에서 보면 일반적으로 통합이 일어나 있다. 이러한 통합은 일반적으로 서로 관계가 없는 DNA 사이에서 드물게 일어나는 재조합(세포성 효소의 촉매작용)의 결과이다. 이런 바이러스들에 의해 형질전환된 대부분의 세포들은 바이러스 유전체 중 일부분 만을 갖고 있다. 통합된 바이러스 서열은 같은 바이러스에 의해 형질전환된 여러 세포주들에서 매우 다양할 수 있지만 공통적으로 최소한의 유전자 세트는 항상 존재한다. 바이러스의 DNA가 세포의 유전체로 통합될 확률이 낮은 데다 여러 번의 재조합 중 일부만이 바이러스 형질전환 유전자를 온전하게 유지시킬 수 있다는 사실은 이런 바이러스에 의한 형질전환 효율이 낮은 주요 요인이다. Simian virus 40의 경우, 인간 adenovirus보다 감염효율이 높음에도 불구하고 배양조건에서 형질전환 세포 하나를 얻으려면 $10^2 \sim 10^4$ PFU(플라크 형성 단위) 정도가 필요하다.

BOX 7.7 METHODS
형질전환 세포에 통합된 바이러스 DNA의 검출 및 특성

바이러스 DNA의 세포 유전체 내 통합은 강한 핵산 변성 조건에서 바이러스 DNA와 고분자 세포 DNA가 공동침강(cosedimentation)하는 사실로 증명되었다. 분자생물학적 도구로서의 제한효소와 서던-혼성화 기법의 발달로 이러한 통합의 직접적인 증거뿐 아니라 통합된 바이러스 DNA의 특성도 알 수 있게 되었다. 이 방법을 원형의 이중가닥 바이러스 DNA 유전체를 나타낸 그림과 함께 나타내었다.

형질전환 세포로부터 분리된 유전체 DNA를 제한효소 A(바이러스 유전체에는 해당 부위가 없음)로 절단하면 바이러스 DNA가 도입된 각 지점(I)에서 원래 바이러스 DNA(F)보다 이동성이 낮은 하나의 고분자량 절편을 얻을 수 있다. 이 경우, 통합 지점의 수도 셀 수 있다. 적당한 기준 절편을 사용하면 각 지점에 존재하는 바이러스 서열의 사본 수까지 측정할 수 있다. 제한효소 B(바이러스 유전체에도 한 곳의 인식지점이 있음)는 원래 선형의 바이러스 DNA와 다른 이동성을 갖는 2개의 절편을 생성한다. 효소 A와 B로 얻은 결과는 바이러스 DNA가 세포 DNA에 공유결합했다는 것을 보여준다. 바이러스 유전체의 두 지점을 절단하는 제한효소 C는 형질전환된 세포의 DNA에서 3개의 절편을 생성한다. 효소 C로 잘린 원래 바이러스 DNA(F)의 작은 절편과 이동위치가 같은 절편이 하나 있다는 것은 통합된 바이러스 DNA에서도 이 부분이 손상되지 않았다는 것을 의미한다.

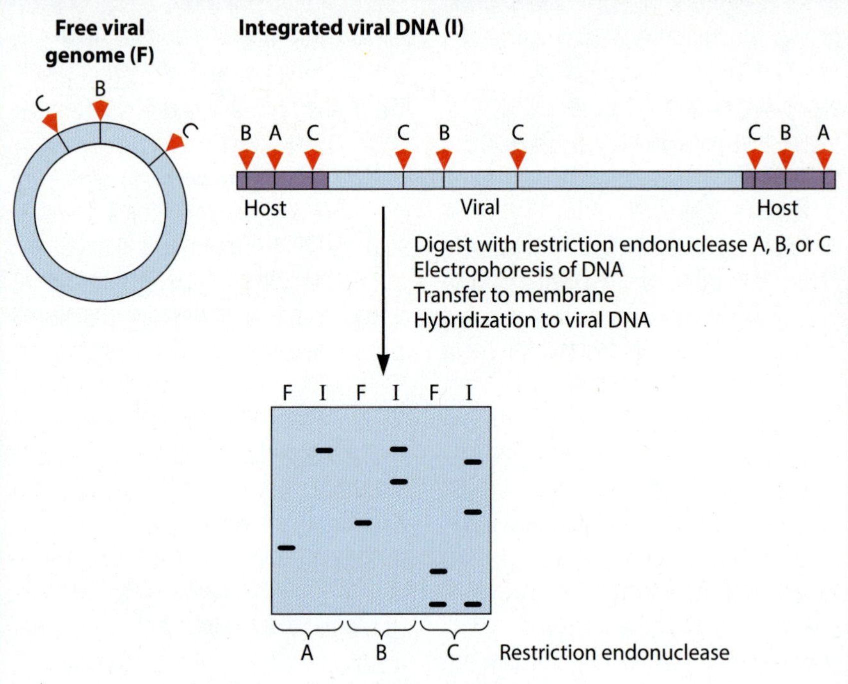

표 7.4 비형질도입 단순형 retrovirus 두 종의 표적이 되는 새로운 원암유전자

바이러스	종양	세포 유전자	정상적인 기능
Moloney murine leukemia virus	전-B림프종	*Ahi1*	어댑터 단백질
	T세포 림프종	*cyclin D2*	G_1 사이클린
		Lck	비수용체 단백질 티로신 키나아제
		Notch-1	발생 기능을 하는 막 수용체
		Pim1	세린/트레오닌 키나아제
		Tpl2	세린/트레오닌 키나아제
	B세포 림프종	*Pim2*	세린/트레오닌 키나아제
mouse mammary tumor virus	유방 종양	*Int-1(wnt-1)*	초기 배아 발생에서 패턴 형성에 중요한 분비형 당단백질
		Int-2(hst)	성장인자로 작용하는 분비 단백질
		Int-3	발생단계에서 기능을 할 것으로 추정되는 단백질
		IntH/Int5	안드로겐을 에스트로겐으로 바꾸는 단백질

[a]Adapted from J. M. Coffin, S. H. Hughes, and H. E. Varmus (ed.), p 482-484, *Retroviruse*, Cold Spring harbor Laboratroy Press, NY, 1997 with permission.

형질전환된 세포 내에서 바이러스 DNA가 계속 유지될 수 있는 두 번째 메커니즘은 안정한 상태인 염색체외 에피솜으로 존재하는 것이다(제I권의 Box 1.4). 에피솜 형태의 바이러스 유전체는 Epstein-barr virus에 의해 불멸화된 B세포에서 나타나는 특징이며 papillomavirus에 의해 형질전환된 세포에서도 발견된다. 바이러스 에피솜은 세포 DNA 합성과 함께 바이러스 유전체도 복제하고 딸세포로도 알맞게 분리되어 세포당 10~100개의 사본 정도가 유지된다. 결과적으로 형질전환은 바이러스 에피솜의 생존뿐 아니라 세포의 성장과 증식을 조절하는 바이러스 단백질에 의존적인 현상이다.

바이러스 형질전환 유전자의 동정과 특징

형질전환 세포에 바이러스 유전자가 존재하고 발현되는 것을 확인하고 바이러스 DNA 절편이 도입된 세포의 형질전환 활성을 분석하는 보편적인 유전적 방법을 통해 종양바이러스의 형질전환 유전자를 동정해 왔다. 예를 들어, 이미 1965년에 바이러스의 초기 전사 산물이 형질전환의 시작과 유지에 반드시 필요하다는 것이 생쥐 polyomavirus의 온도 민감성 돌연변이체를 이용한 형질전환 분석을 통해 밝혀졌다. 더욱 중요한 것은 retrovirus의 돌연변이 중 특히 1970년대 분리된 Rous sarcoma의 돌연변이였다. 한 돌연변이주의 유전체는 약 20% 정도가 자연적으로 결실된 바이러스 유전체를 갖고 있었다. 이 돌연변이주는 감염한 세포를 변형시킬 수 없었지만 복제는 여전히 할 수 있었다. 두 번째 돌연변이주는 형질전환에 있어서는 온도 민감성을 보이지만 복제는 어떤 온도에서든 할 수 있었다. 따라서 이러한 돌연변이주들의 특징은 세포 형질전환과 바이러스 증식이 구분되는 메커니즘이라는 점을 명백히 보여주었다. 보다 중요한 것은, 결실 돌연변이주 연구를 통해 v-발암유전자에 특이적인 첫 번째 핵산 탐침, 즉 *v-src*의 제조가 가능해진 점이다. 이 *src*-특이 탐침은 세포 DNA와의 혼성실험을 통해 발견되었고 이는 *v*-발암유전자가 바이러스가 아닌 세포에서 유래했다는 명백한 증거이다. J. Michael Bishop과 Harold Varmus는 이 발견으로 1989년 노벨생리의학상을 수상했고 바이러스의 형질도입에 의한 것이 아닌, 세포 유전자가 발암유전자가 될 수 있다는 것을 직접적으로 제시했다는 점에서 더 큰 의미를 가진다.

바이러스 유전체에 세포 발암유전자가 존재하는 것이 형질도입 retrovirus의 명백한 특징으로 밝혀졌다. 앞서 말한 대로 이와 같은 세포 염기서열의 획득은 매우 드물게 일어나는 일이다. 또한 Rous sarcoma 바이러스를 제외한 형질도입 retrovirus는 복제에 결함이 있으므로 발암유전자를 획득하는 과정에서 바이러스의 코딩서열 전체 또는 대부분을 잃어버린다. 그러나 이러한 결함이 있는 형질도입 바이러스는 복제 능력이 있는 "보조(helper)" 바이러스와 함께 감염됐을 때 증식이 가능해지고 보조 바이러스는 결손 바이러스의 입자 구성에 필요한 모든 단백질을 제공한다.

BOX 7.8 DISCUSSION

Polyomavirus에 속하는 simian virus 40에서 동정된 형질전환 단백질의 다양한 증거

초기(early) 유전자 생성물은 형질전환의 시작을 위해 반드시 필요하다.

1. 바이러스 유전체의 다른 부위에는 없지만 초기 전사 산물에 온도 민감성 돌연변이가 있는 바이러스(*ts*A mutant)는 비허용성 온도 범위에서 형질전환에 실패한다.
2. simian virus 40 DNA 절편에 단지 초기 전사 단위만 존재하더라도 배양 세포를 형질전환시킨다; 반면 바이러스 유전체의 다른 부위가 담긴 DNA 절편은 어떤 활성도 보이지 않는다.

초기-유전자 생성물은 형질전환 표현형의 지속적 발현을 위해 필요하다.

1. 허용성 온도 범위에서 simian virus 40 tsA 돌연변이주에 의해 형질전환된 세포들은 온도 범위를 벗어날 때 일반적인 표현형으로 돌아간다.
2. 바이러스 DNA 서열이 통합되면서 유전체의 초기 전사 단위를 제외한 후기(late) 유전자들은 훼손된다. 초기-유전자의 생성물은 모든 형질전환 세포에서 합성된다.

LT와 sT 두 가지 모두 형질전환에 기여한다.

1. 서열에 결손이 있어 sT를 발현하지 못하는 simian virus 40 돌연변이주는 쥐 세포 감염하더라도 부착-비의존성 성장이 가능한 형질전환을 시키지 못한다.
2. sT의 발현이 형질전환을 자극할 수 있지만(특히, LT의 농도가 낮을 때) LT의 cDNA의 도입과 발현은 형질전환을 유도하기에 충분하고 특정 세포에서 특정 표현형을 나타낼 때도 필요한 요소이다. 또한 휴지기 세포의 형질전환을 위해서도 필요하다.

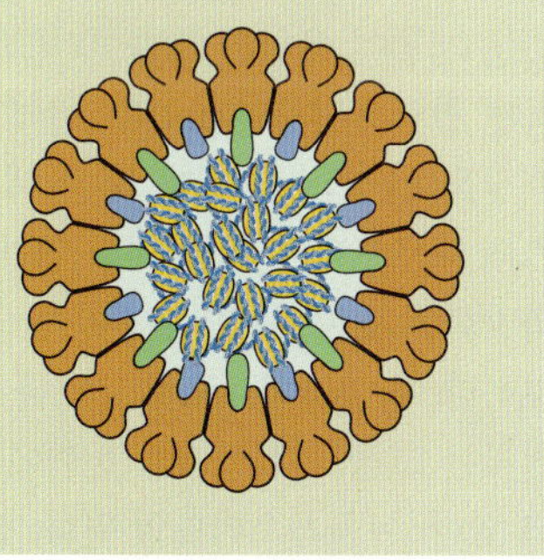

BOX 7.9 METHODS

첫 번째 발암유전자 탐침의 제조

1970년대 초기, 현대 분자생물학은 이미 번성했지만 특정 유전자의 PCR 증폭 및 클로닝과 같이 이제는 흔해진 몇 가지 기술들은 개발되지 않았었다. 그러나 당시에도 retrovirus의 역전사효소로 RNA의 cDNA 복사본을 만들고 단일가닥(비혼성) 상태의 핵산과 이중가닥(혼성) 상태의 핵산을 분리하는 작업이 가능했다. 형질전환 유전자를 포함하는 바이러스(Rous sarcoma virus, RSV)와 복제는 할 수 있지만 형질전환 능력이 없는 결실 돌연변이주(tdRSV)처럼 유전적으로 관계가 있는 두 유전체가 있어 **감수혼성화(subtractive hybridization)**를 이용해 형질전환 유전자인 src의 방사능-표지 탐침의 제조가 가능해졌다.

상보적인 (−) 가닥 DNA는 RSV 유전체 (+) 가닥을 역전사해서 만들고 td-RSV 돌연변이주의 RNA 유전체와 혼성화시킨다. 혼성화되지 않은 DNA는 하이드록시아파타이트 크로마토그라피에 의해 혼성된 이중가닥 분자로부터 분리된다. 이 방사성 DNA는 다양한 세포를 대상으로 일치하는 유전물질을 찾기 위한 탐침으로 이용된다.

닭의 유전체 DNA와 그외 조류 DNA에서 시도한 혼성화를 통해 *src* 서열과 다른 retrovirus 발암유전자가 바이러스에 감염된 숙주세포에서 발견되었음을 직접 보여준다. 다양한 동물 종의 세포에서 *src*와 관련된 서열이 보존되어 있다는 것은 src-연관 서열이 코딩하는 단백질이 세포의 성장과 분열에 중요한 역할을 한다는 것을 나타내고 이 서열이 잘못 작용하면 retrovirus 감염과는 독립적으로 암이 발생하는 점을 설명할 수 있다. 이 중요한 개념으로 인해 암 발생의 유전적 근거를 이해하게 되었고 Harold Varmus와 Michael Bishop은 노벨상을 수여하게 되었다.

Spector, D. H., H. E. Varmus, and J. M. Bishop. 1978. Nucleotide sequence related to the transforming gene of avian sarcoma viruses are present in DNA of uninfected vertebrates. *Proc. Natl. Acad. Sci. USA* **75**:4102-4106.

Stehelin, D., H. E. Varmus, and J. M. Bishop. 1976. DNA related to the transforming gens(s) of avian sarcoma viruses ins present in normal avian DNA. *Nature* **260**:170-173.

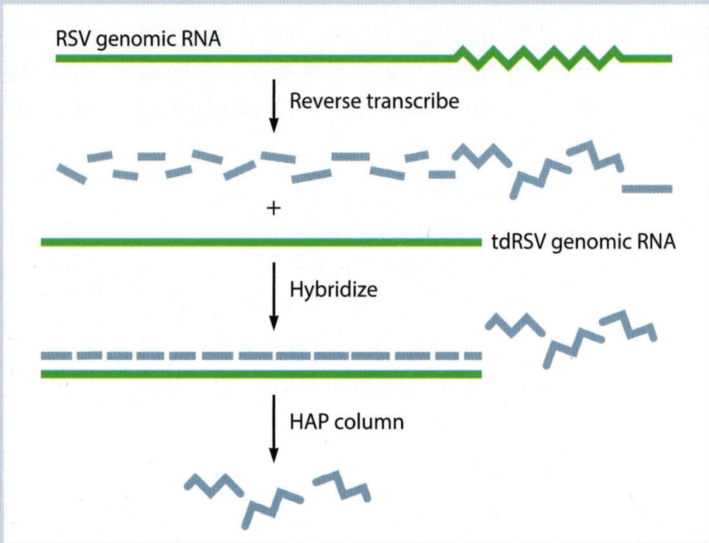

이처럼 혼합된 바이러스 저장품(stock)은 많은 형질도입 종양바이러스들의 원천이 되어 왔다. 대부분은 바이러스 유전체에 하나의 v-발암유전자를 가지지만 몇몇은 하나 이상의 발암유전자를 갖고 있다(예, avian erythroblastosis virus ES4에는 erbA와 erbB가 존재한다). 이런 경우에 하나의 유전자로도 형질전환에 충분하지만 다른 유전자가 종양 형성을 증진시킨다.

많은 v-발암유전자들은 바이러스와 세포의 단백질을 암호화하는 서열이 융합된 모습이다(그림 7.7). 바이러스 서열이 존재하면 발암유전자의 mRNA 번역 효율을 증가시킬 수 있으며 단백질을 안정화시키거나 혹은 세포내 위치가 결정된다. 바이러스의 프로모터에 의한 세포 염기서열의 잘못 조절된 발현 또는 과발현은 몇몇 v-발암유전자에 의한 형질전환을 야기하기에 충분하다(예, *myc*와 *mos*). 그러나 대부분의 경우, 획득된 발암유전자는 그들의 형질전환 능력에 기여하는 부차적인 변화를 갖고 있다. 뉴클레오티드의 변화, 한쪽 또는 양쪽 말단의 절단, 재조합 등이 포함된 이러한 변화들은 유전자 생성물의 정상적인 기능에 영향을 준다.

DNA 바이러스에 의한 1차 세포의 형질전환에는 표 7.5에 나타낸 것과 같이 2개 이상의 바이러스 유전자 생성물이 필요하다. 이러한 유전자의 대부분은 다른 바이러스의 단백질이 없을 때의 세포가 보이는 특징을 변화시키는 능력이 있다. 그러나 어떤 유전자는 단지 특정한 형질전환 표현형을 유도하기 위해서 또는 특정 조건(예, SV40의 소형 T항원) 하에서 필요하고 일부는 아예 자체적 활성을 나타내지 않는다(표 7.5). 후자의 사례로는 adenovirus의 E1B 유전자가 있다: 이 유전자는 E1A 유전자와 함께 있을 때는 배양 조건에서 설치류 세포의 형질전환에 필수적이지만 형질전환된 표현형을 유발하기 위한 능력을 자체적으로 가지고 있지는 않다. 이 명백한 모순은 바이러스 유전자 생성물에 대한 분자적 기능의 설명으로 해결되었다: 즉, E1A 유전자 생성물은 세포자살(apoptosis)을 유발하지만 E1B 단백질

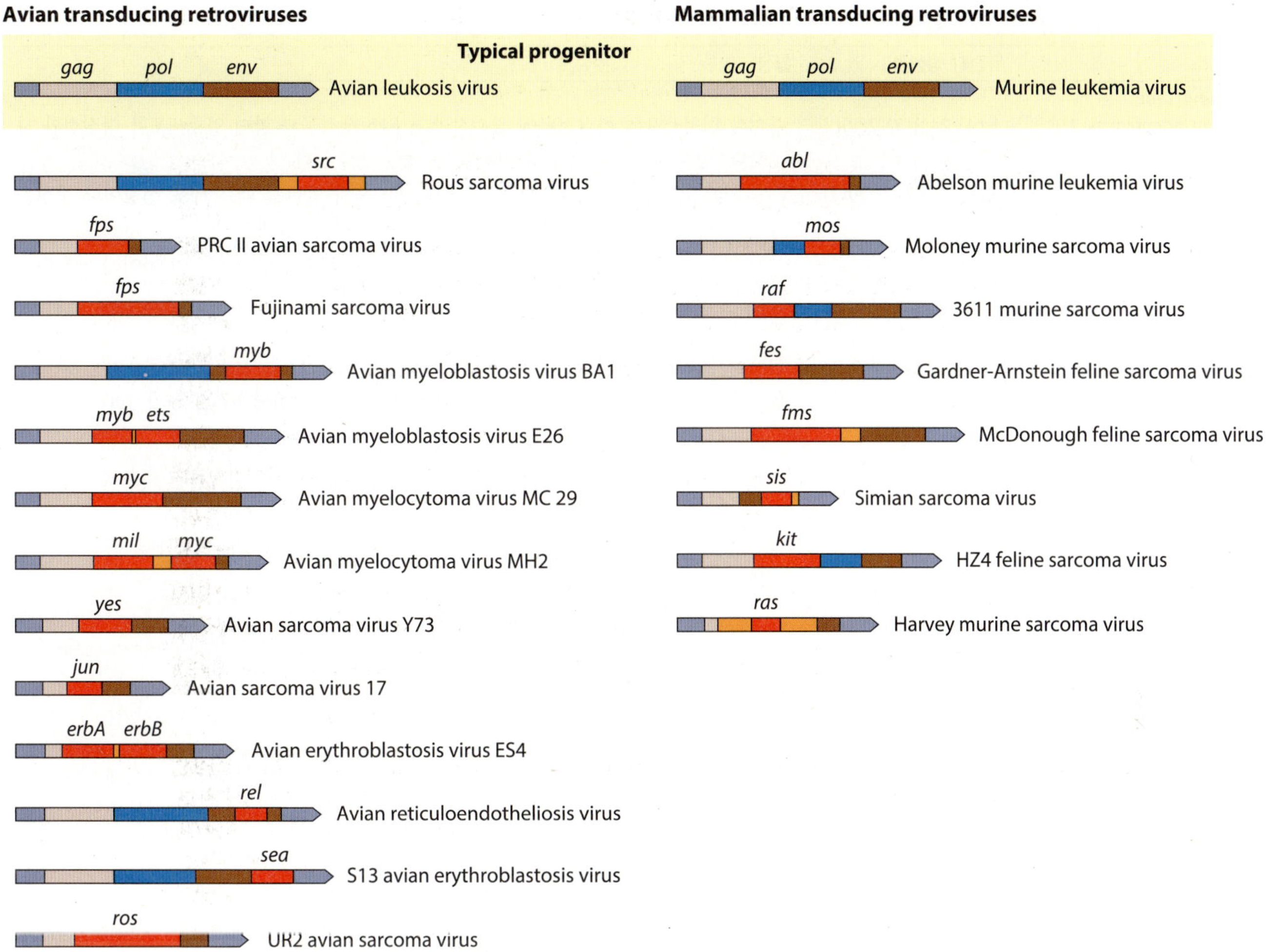

그림 7.7 조류와 포유류 retrovirus의 유전체 지도. Avian leukosis virus(예, Rous-관련 바이러스)와 murine leukemia virus는 retrovirus의 기본형이다. 이들의 유전체에는 *gag*(분홍), *pol*(파랑), *env*(갈색)의 세 가지 주요 암호화 지역이 포함된다. Rous sarcoma virus에는 *src* 발암유전자가 추가되어 있다. 그 외 모든 조류와 포유류의 형질도입 retrovirus들은 바이러스 암호화 정보 중 일부가 세포에서 얻은 발암유전자 서열(빨강)로 대체되어 있다. 결과적으로 이러한 형질도입 바이러스는 복제에 결함이 존재한다. 몇몇 경우에는 세포 DNA 서열(주황)이 부차적으로 바이러스 유전체에 들어가 있다. Adapted from T. Benjamin and P. Vogt, p. 317-367, *in* B. N. Fields et atl. (Ed.) *Fields Virology*, 2nd ed. (Raven Press, New York, NY, 1990), with permission.

이 이러한 작용을 억제한다. 따라서 E1B 단백질은 E1A 단백질을 생성하고 있는 세포가 살아서 형질전환 표현형을 나타낼 수 있게 해준다. 보다 큰 사이즈의 DNA 바이러스에 의한 형질전환 과정에는 일반적으로 여러 개의 바이러스 유전자가 필요하다.

바이러스 형질전환 유전자의 기원과 특징

바이러스의 발암유전자는 세포 유전자 서열과의 유사성에 따라 두 부류로 구분될 수 있다. 형질도입 retrovirus와 특정 herpesvirus(예, Human herpesvirus 8)의 발암유전자는 세포 유전자와 유연관계가 매우 가까워, 바이러스가 복제했던 세포의 유전체로부터 상대적으로 최근에 얻어졌다는 것을 의미한다. 이러한 세포 유전정보의 획득은 형질도입 retrovirus에서 입증된 메커니즘인 바이러스와 세포 핵산의 재조합 결과이다. Retrovirus 입자에는 몇몇 세포 RNA가 담겨 있고, 드물지만 역전사 동안에 일어나는 재조합 반응이 형질도입 retrovirus를 생성할 수 있다. 이 현상의 제한 요소는 세포 mRNA 분자가 바이러스 입자에 포장되는 빈도일 것으로 보인다. 이 캡시드화의 가능성을 높여 결과적으로 유전자 획득 빈도를 높일 수 있는 두 가지 메커니즘이 나타나있다(그림 7.8). 두 메커니즘은 유전자 근처 또는 서열 내부로 프로바이러스가 통합되는 것, 그리고 대부분이 비상동성인 서열 사이의 재조합 작용에 의존적이다. 모델시스템을 통한 연구들이 보다 효율적인 메커니즘에 대한 실험적 근거를 제공하고 있다.

v-발암유전자의 근원지인 많은 수의 세포 원암유전자는 진

표 7.5 Adenovirus, papillomavirus, polyomavirus의 형질전환 유전자 산물들

바이러스	유전자 생성물	활성
Adenoviridae		
Human adenovirus 2형	E1A: 243R과 289R	설치류 일차세포의 형질전환에 필수적이다; E1B 생성물과 함께 일차세포를 형질전환 시킨다; 형질전환 세포주를 확립하기에는 충분하지 않다.
	E1B: 55kDa과 19kDa	E1A-의존적인 일차세포 형질전환에 필요하다; 혼자 발현될 때는 세포 성장이나 증식을 변화시킬 수 없다; 다른 메커니즘에 의해 세포자살을 방해한다.
	E4: ORF1	세포주로 확립된 세포를 형질전환한다; adenovirus 9형의 단백질은 이 바이러스에 의한 에스트로겐-의존성 포유류 종양 형성에 필요하다.
Papillomaviridae		
Human papillomavirus 16 및 18형	E6	인간의 섬유아세포 및 케라틴세포의 일차세포를 효율적으로 불멸화하는 데 필요하다.
	E7	확립된 설치류 세포를 형질전환한다; E6과 함께 설치류 일차세포를 형질전환한다; 인간 섬유아세포 및 케라틴세포의 효율적인 불멸화에 필요하다.
Bovine papillomavirus 1형	E5	배양 조건에서 소와 설치류의 섬유아세포를 형질전환한다; 형질전환된 세포에서 합성되는 중요한 바이러스 단백질이다.
	E6	마우스 일차세포에서 일반적인 형질전환 표현형을 나타내는 데 필요하다; 확립된 세포를 형질전환시킬 수 있다.
Polyomaviridae		
polyomavirus	LT	일차세포를 불멸화시킨다; 일차세포의 형질전환을 유도하는 데 필요하지만 이 상태를 지속하기 위해 필요한 것은 아니다.
	mT	확립된 세포주를 형질전환한다; 일차세포의 형질전환을 유도하고 지속시키는 데 필요하다.
simian virus 40	LT	일차세포를 불멸화시킨다; 확립된 세포와 일차세포의 형질전환 유도 및 지속에 필요하다.
	sT	많은 조건(LT의 농도, 수용세포의 유전적 배경, 형질전환 분석법 등에 의존적)에서 필요하다; 휴지기 세포의 형질전환에 필요하다.

화를 거치면서 상당히 잘 보존되어 왔다; 척추동물에 존재하는 많은 원암유전자들이 효모의 원암유전자와 상동성을 공유한다. 따라서 이 유전자들의 생성물은 다양한 진핵생물에서 필수적인 기능을 수행한다는 의미이다. 게다가 v-발암유전자 복사본 하나면 세포를 형질전환시키기에 충분하고 그 기능은 세포에 존재하는 같은 종류의 원암유전자보다 우위에 있다. 따라서 v-발암유전자는 **우성** 형질전환 유전자로서 작동한다.

Adenovirus E1A와 polyomavirus LT와 같이 바이러스 발암유전자의 두 번째 부류는 세포 유전자와 뚜렷하게 연관되어 있지는 않다. 그러나 이 유전자의 생성물은 세포의 단백질에서 찾아볼 수 있는 짧은 아미노산 서열을 포함할 수도 있다(예, 그림 7.19 참조). 바이러스 그 자체와 마찬가지로 이러한 발암유전자들도 명확한 기원은 여전히 불가사의로 남아 있다.

바이러스 형질전환 단백질의 기능

바이러스 발암유전자 생성물의 기능을 규명하고자 다양한 방법이 사용되어 왔다. 경우에 따라서 바이러스 형질전환 유전자의 서열은 바로 그 단백질 생성물의 기능을 나타낼 수 있다. 예를 들어 특정 herpesvirus와 poxvirus의 유전체가 코딩하는 서열은 세포 유전자가 코딩하고 있는 성장인자와 사이토카인 그리고 상응하는 수용체의 서열과 깊은 관계가 있다. 또한 그 단백질이 티로신 인산화나 서열-특이적으로 DNA에 결합하는 것과 같이 특정한 생화학적 활성을 보이는 것으로 추정되는 아미노산 모티프를 포함할 수도 있다. 또 다른 경우, 많은 retrovirus의 v-발암유전자 생성물은 호르몬이나 성장인자에 결합하거나 서열-특이적인 핵산 결합과 효소활성과 같은 중요한 생화학적 특징을 갖는다는 점도 확인되었다. 표 7.6에 이런 retrovirus-유래 v-발암유전자와 그 유전자들이 코딩하는 단백질의 일부 예를 나타냈고, 각각은 정상세포의 상동성 및 추론된 기능에 따라 분류되었다.

특정 세포 단백질, 특히 종양억제자와 결합하는 바이러스 산물의 형질전환 활성과 관련이 있는 돌연변이 분석을 하면서 소형의 발암성 DNA 바이러스에 의한 형질전환을 이해하게 되었다. 처음으로 확인된 것은 adenovirus의 E1A 단백질 서열과 망막모세포종(retinoblastoma) 종양억제자(Rb) 사이의 상호작용이다. Rb에 결합하는 활성 및 형질전환 활성에서 유사점이 있는 simian virus 40 대형 T항원(LT)과 발암성 human papillomavirus의 E7 단백질 사이의 관계는 Rb와의 상호작용이

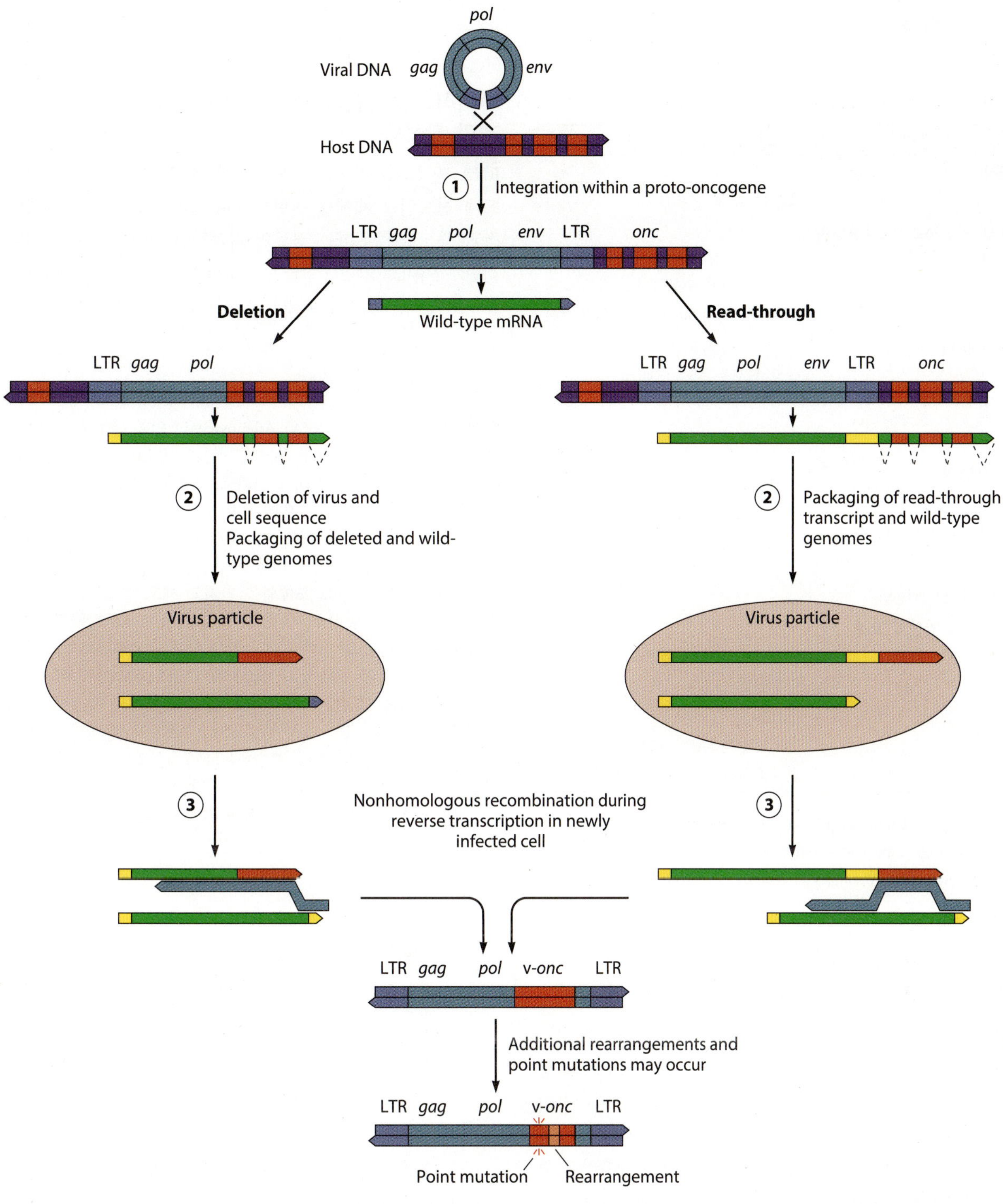

그림 7.8 Retrovirus에 의한 발암유전자 포착 메커니즘. 두 메커니즘 모두에서 첫 단계는 세포 유전자 안쪽 또는 근처 위치로 프로바이러스가 통합되는 것을 보여준다. 왼쪽의 결실 메커니즘에서는 프로바이러스의 오른쪽 말단 제거과정이 필요하다. 이렇게 해서, 세포의 서열과 LTR 왼쪽의 강력한 바이러스 전사조절 지역이 연결된다. 이 메커니즘의 첫 번째 재조합 단계는 DNA 수준에서 일어난다. 이는 프로바이러스 왼쪽 말단에서 시작하여 바이러스 서열과 세포 서열이 합쳐지는 키메라 RNA의 합성을 이끌어 낸다. 바이러스 포장 신호를 포함하는 키메라 RNA 분자는 같은 세포 내 또 다른 프로바이러스에 의해 생성된 야생형 유전체와 이형접합자로써 비리온 안으로 끼어들어갈 수 있다. 역 전사 동안(volume 1, chapter 7에서 설명) 두 번째 재조합 반응은 오른쪽 말단 바이러스 서열을 재조합체에 첨가하는 것이 요구된다. 최소한, 이 오른쪽 말단서열은 새로이 감염된 숙주세포 안으로 재조합된 바이러스 DNA가 연속적으로 도입되기 위한 신호를 포함해야 한다. 이 신호에서, 형질도입 유전자는 발현된다. 통독(read-through) 메커니즘(오른쪽)은 염색체의 절단을 필요로 하지 않는다. 바이러스 전사체는 항상 프로바이러스의 3′말단에서 끝나는 것이 아니라, 세포성 서열을 포함하는 전사체를 계속 생성한다. 이러한 키메라성 전사체는 정상 바이러스 전사체와 함께 비리온 안으로 들어갈 수 있다. 세포 서열은 제시된 것과 같이 역전사 동안 재조합에 의해 캡쳐될 수 있다. 중요한 추가적 변이와 재배열은 대체로 지속적인 바이러스 복제 동안 일어난다. (Adapted from J. M. Coffin et al. (ed.), *Retrovirues* (Cold Spring Harbor Laboratory Press, Cold Spring Harbor, NY, 1997), with permission)

표 7.6 Retrovirus에 의해 형질도입이 되는 발암유전자의 기능적 분류[a]

형질도입 발암유전자[b]	세포성 상동체의 기능
성장인자	
sis	혈소판 유래 성장인자
타이로신 인산화효소 성장인자 수용체	
erbB	상피성장인자 수용체
Kit	조혈수용체; mouse W locus의 산물
호르몬 수용체	
erbA	갑상선 호르몬 수용체
G 단백질	
H-*ras*, K-*ras*	GTPase
어댑터 단백질	
crk	신호전달
비 수용체 타이로신 인산화 효소	
src, abl	신호전달
세린/트레오닌(serine/threonine) 인산화 효소	
mos	생식세포 성숙에 필요
akt	신호전달
핵단백질	
Jun, fos	전사조절자 (AP-1 복합체)
myc	전사조절자

[a]Adapted from J. Benjamin and P. Vogt, *in* D. M. Knipe and P. M. Howely (ed), *Fields Virology* (Lippncott-Raven Publishers, Philadelphia, PA, 1996).
[b]Only some representative examples ahr listed.

일반적으로 중요하다는 것을 입증했다. 또한 이러한 바이러스의 형질전환 단백질과 p53과 같은 두 번째 종양억제자와의 상호작용들도 요구된다. 이와 같은 관찰 결과로 이런 DNA 바이러스에 의한 형질전환에서 불활성화되는 종양억제자의 중요성이 나타났다(그림 7.6). 두 번째로 확인된 공통점은 바이러스 형질전환 단백질들이 다양한 세포 단백질들 및 작용경로에 영향을 미친다는 것이다(그림 7.9).

바이러스의 형질전환 단백질들은 1차 아미노산 서열부터 생화학적 활성에 이르기까지 모든 면에서 굉장한 다양성을 보여준다. 또한 형질전환 단백질들 변화시키는 세포내 경로의 수나 속성도 각기 다르다. 이러한 다양성에도 불구하고 이 바이러스 단백질들은 관련된 메커니즘을 통한 지속적인 세포 증식과 형질전환에서 결정적인 특성을 나타낸다. 사실, 이 특성을 가장 잘 나타내는 두 가지는 세포내 신호전달계의 지속적인 활성화, 그리고 세포분열 진행을 조절하는 회로의 붕괴이며 형질전환은 이 둘 중 하나의 유형이 될 것이다.

바이러스성 발암유전자 산물에 의한 세포 신호전달계의 활성화

RNA 및 DNA 바이러스 모두에서 형질전환 유전자 산물은 세포내 신호전달 체계를 변형시킬 수 있다. 그 결과는 세포의 성장과 증식을 촉진하는 경로의 지속적인 활성화이다. 그러나 이러한 바이러스성 단백질들은 신호체계의 다양한 부분에서 지장을 가져올 수 있으며 작용 방식도 각각 다르다.

그림 7.9 다양한 세포 단백질과 DNA 바이러스 형질전환 단백질 사이의 상호작용 모식도. **(A)** Adenovirus의 E1A 단백질과 세포의 Rb 패밀리 종양억제자, 히스톤 아세틸전달효소(histon acetyltransferase) p300/Cbp, 사이클린-의존성 인산화효소 저해인자 $p27^{Kip1}$와 $p21^{Cip1}$의 상호작용은 형질전환과 관계있다; E1A 단백질의 치환돌연변이는 이런 상호작용을 약화시켜 형질전환 활성을 감소시키거나 제거한다. **(B)** 인간 papilloma virus 16과 18의 E6 단백질도 p300/Cbp와 p53 같은 종양억제자, 그리고 pdz 도메인을 가지고 세포 연접부위에 위치하는 몇 가지 단백질들과 상호작용한다. 이에 더하여, E6 단백질은 텔로머라아제(telomerase)의 단백질 구성원을 코딩하는 유전자의 전사를 억제하는 전사조절자 c-Myc 및 NfxI-91과 상호작용한다. 이 상호작용은 E6 단백질을 합성하는 세포에서 텔로머라아제의 생성이 증가되는 것과 연관이 있다. 몇몇 경우에는, p53과 NfxI-91, 유비퀴틴 연결효소(ubiqutin ligase)인 E6-Ap을 포함하는 복합체, 그리고 그 외의 세포 단백질들이 프로테아좀 분해의 표적이 된다. Pdz 도메인을 가진 단백질의 분해 또한 바이러스 E6 단백질에 의해 유도되지만, 이때 E6-Ap는 필요하지 않다.

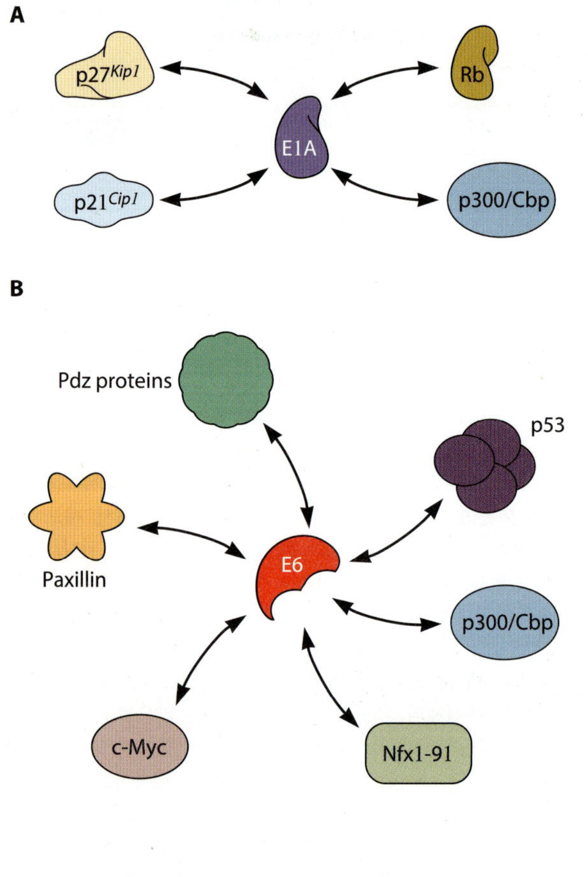

바이러스에 의한 세포 신호분자 모방

급성 형질전환 retrovirus가 도입한 세포 유전자

v-*src* 패러다임. v-*src* 단백질 산물은 Rous sarcoma virus에 의해 종양이 유도된 토끼의 혈청에서 60-kDa 인산화단백질(pp60^{src}) 면역침전물이 관찰되면서, 처음으로 확인된 retrovirus 형질전환 단백질이다. 곧 이어 v-Src 단백질은 세포 단백질의 인산화가 종양 형성에 중요할 수 있다는 첫 번째 증거로 제시되었던 속성, 즉 '단백질 티로신 인산화효소'의 활성을 갖는 것으로 확인되었다. 이 단백질 티로신 인산화효소를 발견한 이후 유사한 효소적 활성 및 세포 신호전달에서 중요한 역할을 하는 다른 수많은 단백질들이 동정되었다.

Src 단백질에는 하나의 티로신 인산화효소 도메인(SH1, Src homology rerion 1)과 단백질-단백질 상호작용을 매개하는 도메인 2개가 포함되어 있다(그림 7.10A). 첫째로, SH2 도메인은 인산화티로신(phosphotyrosine)-보유 서열과 결합한다. 반면에, SH3는 프롤린이 풍부한 서열에 대해 친화성을 갖는다. 두 도메인 모두 신호전달체계에 관여하는 서로 다른 단백질에서 발견되었다. 한 형질전환 단백질인 Crk는 단지 하나씩의 SH2와 SH3 도메인으로만 구성되어 있다; 이 단백질은 신호전달체계에 있는 서로 다른 단백질을 한 곳에 모으는 **어댑터(adapter)**로서 작용한다(표 7.6). 네 번째 Src 도메인(SH4)은 Src를 원형질막으로 위치시키는 N-말단 미리스트화(myristoylation) 신호서열을 갖고 있다. 4개의 모든 도메인은 형질전환 활성에 필요하다.

Src 인산화효소는 특정 티로신 잔기를 자가인산화시키는데 이런 변형이 자신의 효소적 활성을 조절한다. 예를 들어, 인산화효소 도메인의 Y416 인산화는 효소를 활성화시키는 반면에 C-말단 부분에 있는 Y527가 인산화되면 활성이 저해된다. 세포의 Src 및 그 외 Src 패밀리 구성원의 결정구조를 보면 이러

그림 7.10 c-Src 티로신 인산화효소의 구성과 조절. **(A)** 단백질의 기능적 도메인. SH4 도메인은 세포막 내 고정단백질에 미리스트산(myristate) 사슬을 첨가하는 데 필요한 지점을 갖고 있다. SH2와 SH3 도메인은 각각 인산화티로신(phosphotyrosine)-포함 서열과 프롤린-풍부 서열에 결합하여 단백질-단백질 상호작용을 매개한다. 화살표들은 접힌 상태의 Src 결정구조에서 관찰되는 분자 내 상호작용을 나타낸다. **(B)** 효소의 상호작용과 구조회복. Y527이 인산화되었을 때, 이 잔기가 위치한 c-Src의 C-말단 지역은 SH2 도메인과 결합한다. 맨 위 그림에서처럼, 이 상호작용은 SH2와 SH1 사이에 위치한 폴리-프롤린 나선구조를 SH3와 접촉하게 해준다. SH3와 나선구조가 결합하면 인산화효소 도메인이 뒤틀리게 되는데 이로써 Y527-인산화 형태의 효소가 불활성화되는 이유를 알 수 있다. 이런 분자 내 상호작용은 인산화 도메인(SH1)을 불활성 상태로 유지시킨다. 인산화효소를 활성화시키는 구조적 변화는, 그림에서 보여주는 것처럼 다른 단백질 내의 SH3와 프롤린-풍부 서열의 결합에 의해서 또는 아마도 Y527의 탈인산화에 의해 유도될 수 있다(그림 7.15). 일단 자가억제 상태로부터 탈출하게 되면, 인산화효소 도메인에 있는 Y416는 자가인산화되는데 이로써 SH1 도메인의 활성화 구조가 안정화되는 변형이 일어난다. c-Src의 C-말단 조절지역을 코딩하는 서열은 세포유전자에 형질도입되는 과정 중에 결실되기 때문에 v-Src는 이러한 자가억제의 지배를 받지 않는다.

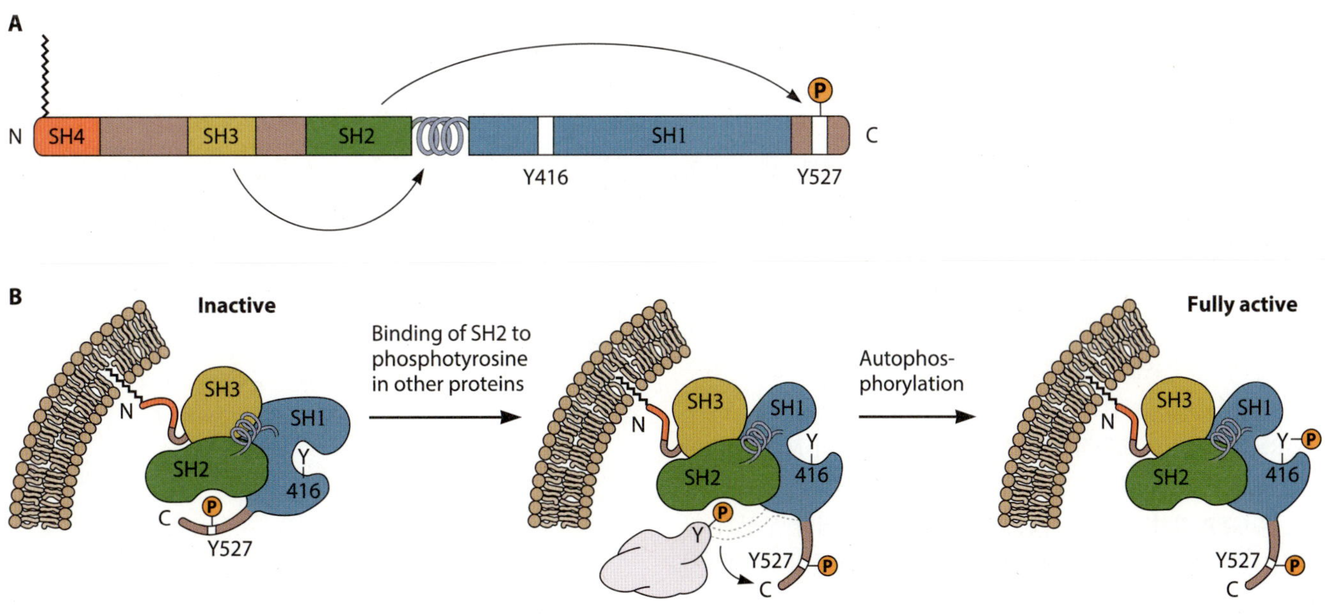

한 조절에서 SH2와 SH3 도메인이 중요하다는 것을 보여준다. 그림 7.10B에서 보듯이 **다른** 단백질 분자에 존재하는 인산화티로신-포함 또는 폴리프롤린-포함 모티프와 결합하기 위해, Y527을 가진 SH2가 분자 내 상호작용에 변화를 일으키면 인산화효소를 활성화시키는 구조적 변화가 일어난다. 이러한 자가조절 메커니즘을 보면 정상 Src 단백질의 형질도입이나 과다생산이 세포의 형질전환을 일으키는 것이 아니라는 것, 그리고 v-*src*의 본질적인 발암 활성에는 Y527 코돈의 손실이나 변이가 필요하다는 초기의 발견이 설명된다.

Src 단백질의 인산화효소 활성이 처음으로 발견되고, 곧이어 v-Src는 세포가 세포외기질에 접촉하는 지역인 초점부착 지점에 위치한다는 것이 알려졌다. 이 관찰을 통해 v-Src 형질전환 세포에서 티로신인산화를 보다 많이 증가시키는 두 번째 '단백질티로신 인산화효소'가 이 지역에 풍부하다는 것이 확인되었다. 이 초점부착 인산화효소(Fak)와 Src 패밀리의 단백질들은 세포 부착에 의해 조절되는 정상적인 신호전달체계의 중요한 구성원으로 판명되었다. 이 경로는 액틴 세포골격의 특성을 변환시켜 세포의 모양과 부착을 조절하고 또한 세포 증식을 조절하는 Ras-Map 인산화 경로로 신호를 전달한다(그림 7.11). v-Src의 구성적 활성은 이러한 발암유전자 산물에 의해 형질전환된 세포들의 형태학적 및 성장의 특성 변화에 기여한다.

그 밖의 형질도입 발암유전자. Retrovirus의 형질도입 발암유전자는 외부 신호분자(예, v-Sis)와 그 수용체(v-ErbB와 v-Kit)부터 신호전달의 맨 끝(v-Fos와 v-Myc)에 위치한 핵 단백질까지, 신호전달체계의 많은 구성원들을 암호화하는 세포 유전자들의 상동체(homolog)이다. 따라서 그 신호전달 연쇄에서 양성적 활동을 하는 어떤 단백질이라도 형질전환 단백질로서 작용할 잠재력을 가진다는 것을 의미한다. 형질도입 발암유전자의 발암 잠재력은 단백질의 구성적 활성을 유도하는 유전적 변이와 단백질의 부적절한 생산(또는 과다 생산)의 양립 가능한 두 메커니즘으로 알 수 있다. 앞의 메커니즘은 표 7.6에 나열된 대부분의 retrovirus 발암유전자에 적용된다.

예를 들어, 소형의 다른 구아닌(guanine) 뉴클레오티드-결합 단백질과 같이, Ras는 일반적으로 구아노신삼인산(GTP)과 결합하는 활성 구조화 단계와 구아노신이인산(GDP)에 결합하는 불활성 구조화 단계 사이를 오고간다. 이러한 순환은 GTPase 활성화와 구아닌 뉴틀레오티드 교환 단백질의 조절을 받는다. 교환 단백질들은(예, Sos [그림 7.3]) 이전에 결합된 GTP를 가수분해하여 GDP로 전환하고 방출하는 과정을 촉진한다. 그러나 v-Ras는 GTP를 효율적으로 가수분해하지 못하여 Map 키나아제 체계와 같이, 경로의 아래쪽으로 신호를 전달하는 활성화 상태의 GTP-결합 구조를 유지한다(그림 7.3). 이러한 구성적 활성은 단백질 내의 특정 아미노산(12, 13 또는 61잔기)을 교체시

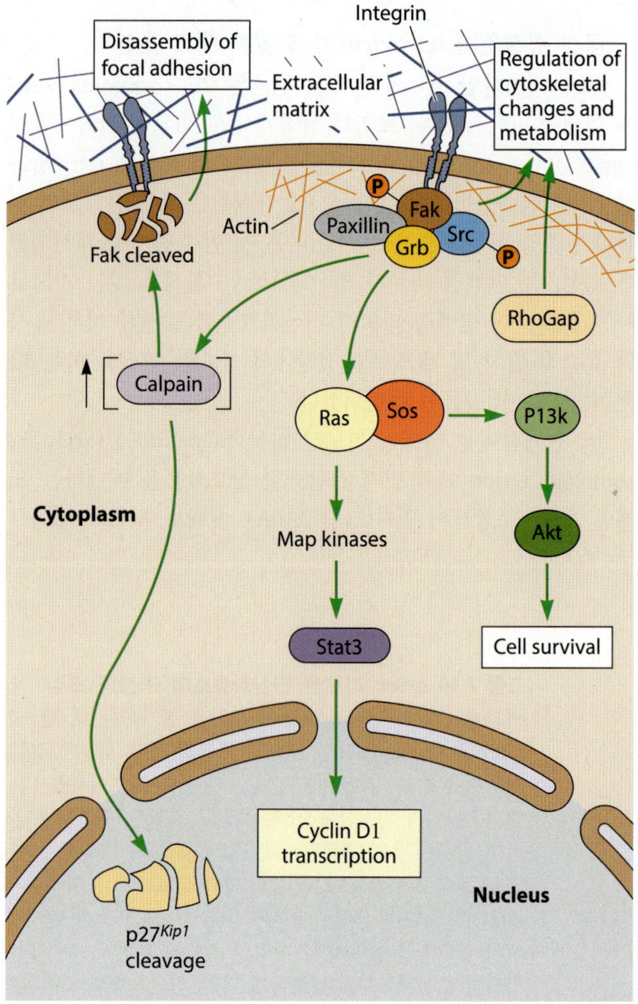

그림 7.11 Src에 의한 세포의 증식과 부착의 조절. c-Src와 v-Src는 모두 초점부착 단백질(focal adhesion protein, Fak) 및 Grb2와 팍실린(paxilin) 등의 어댑터 단백질이 상호작용하는 장소인 초점부착 지역(focal adhesion)에 위치한다. 이 단백질들의 집합체는 정상상태에서 세포의 인테그린(integrin)과 액틴 세포골격(actin cytoskeleton)을 통하여 세포외기질과 접촉을 유지한다. Src 티로신 인산화효소가 활성화되면, Fak의 특정 지점이 인산화되고, 단백질 분해효소(protease) 칼파인(calpain)에 의해 몇 개의 절편으로 분해된다. 이러한 변화는 초점부착을 방해하는 결과를 낳으며, v-Src 형질전환 세포의 형태나 운동성을 변화시킨다. 칼파인-매개 Fak 단백질의 분해는 적어도 부분적으로 v-Src가 유도하는 칼파인 mRNA의 번역 증가로 인한 결과이다. 이 단백질 분해효소의 또 다른 기질은 사이클린-의존성 인산화효소 저해인자 p27*Kip1*이다. 그림에 나타낸 것과 같이, v-Src는 Ras, MAP 인산화효소 연쇄, 전사 활성자 STAT3 등을 통한 사이클린 D1 유전자의 전사를 유도한다. v-Src에 의한 이런 작용들이 세포 증식의 결과를 가져온다.

키는 돌연변이 때문에 일어나는 결과로서, 이 단백질은 GTPase 활성화 상태로 복귀하기 어렵게 된다. 이와 유사한 돌연변이들은 직장암과 같은 특정한 인간 종양에 공통적이며(Box 7.2), 하나의 원암유전자에서 나타난 유전적 변화와 인간의 발암성 질환 사이에 뚜렷한 관련성을 처음으로 확인한 사례들이다.

드물게, 형질도입 발암유전자의 과발현 또는 잘못된 발현은 정상세포의 활동을 방해하기에 충분하다. 이러한 메커니즘의 유형은 myc에서 가장 잘 밝혀졌다. 정상세포에서 이 유전자의 발현은 c-Myc 단백질은 오직 세포주기의 G_1기에서 아주 짧게 발현되는 것과 같이 엄격하게 조절되고, 세포가 정상적 세포주기에서 벗어나거나 분화했을 때는 합성되지 않는다. 심지어 소량의 Myc 또는 avian myelocytoma virus MH2와 같은 retrovirus의 Myc-융합 단백질이 부적절한 시점에 소량이라도 생산되면 세포의 형질전환을 일으킨다.

그 외의 바이러스성 상동체(homologs)

몇몇 대형 DNA 바이러스의 유전체에는 신호전달분자를 암호화하는 세포 유전자와 분명하게 관련된 암호서열이 실려 있다. Gamma herpesvirus 중 하나인 human herpesvirus 8은 Epstein-barr virus와 연관관계에 있으며 후천성면역결핍증(AIDS) 환자들에서 나타나는 공통 악성종양 중 하나인 카포시 육종과 원발성삼출성림프종(primary effusion lymohoma, 6장)의 병인(etiology)에 강하게 연루되어 있다. Herpesvirus 8의 구조단백질과 바이러스성 효소는 다른 herpesvirus의 상응하는 단백질들과 밀접하게 연관되어 있다. 또한 이 바이러스의 유전체에는 모든 herpesvirus에 공통적인 유전자 구역들 사이사이에 모여 있는 신호 단백질 암호화 세포유전자의 상동체가 여럿 실려 있다(그림 7.12). 그중 가장 잘 알려진 것으로는 CXC 케모카인에 대한 세포 수용체와 가장 밀접하게 관련된 구아닌 뉴클레오티드-결합 연결 수용체(guanine nucleotide-binding coupled receptor)를 지정하는 유전자(v-*gpcr*)가 있다. v-*gpcr* 유전자는 쥐의 섬유아세포나 내피세포의 배양세포에 들어가면 형태학적 형질전환을 일으키고 형질도입 쥐에서는 카포시 육종과 유사한 종양의 형성을 유도한다. 세포성 케모카인 수용체는 신호전달을 활성화시키는 염증부위에서 분비되는 케모카인과 결합한다. 그에 비해서 v-Gpcr은 어떤 리간드도 없이 완전히 활성화되고, 특정한 세포내 신호전달경로[예, 분열촉진제-활성화 단백질 인산화효소 연쇄(mitogen-active protein kinase cascade)]와 세포 및 바이러스 유전자의 전사 활성화를 일으킨다. 전사 활성화 유전자에는 다른 종류의 바이러스성 유전자도 포함되는데 이들은 세포 신호단백질인 혈관내피세포 성장인자(v-Veg)와 인터루킨-6(IL-6)와 밀접하게 관련된 단백질을 암호화한다.

그림 7.12 세포내 유전자와 상동인 human herpesvirus 8과 herpesvirus saimiri의 일부 유전자. 두 바이러스의 유전체는 herpesvirus 사이에 보존된 유전자 배열 상태를 보여주고 있으며 핵심 유전자 구역들은 맨 위에 나타내었다. 보존된 유전자는 바이러스의 번식과 조립에 필요한 단백질들을 암호화한다. 이 유전체들에는 핵심 유전자 구역들 사이에 산재해 있는 세포유전자(화살표 머리)의 상동체(homolog)들이 실려 있다. 보라색으로 나타낸 것은 세포의 케모카인(v-IL-6, v-IL-17과 대식세포 염증인자[v-Mip1α or 1β]), 케모카인 수용체(v-Gpsr; 본문 참조), 또는 다른 신호분자들(인터페론-반응 단백질[v-Irf], 세포 내 신호전달에 참여하는 N-Cam 그룹의 막관통(transmembrane) 단백질[v-Ox2])과 관련이 있다. Human herpesvirus의 v-IL-6 단백질은 인터페론의 작용을 방해하고(표 3.8) 또한 B세포의 증식을 유도할 수 있다. 빨간색으로 나타낸 바이러스 유전자들은 세포증식과 세포자살을 조절하는 단백질, 사이클린 D[v-cyclin; 본문 참조]와 Bcl-2[v-Bcl2]를 암호화하는 세포유전자와 관련이 있다.

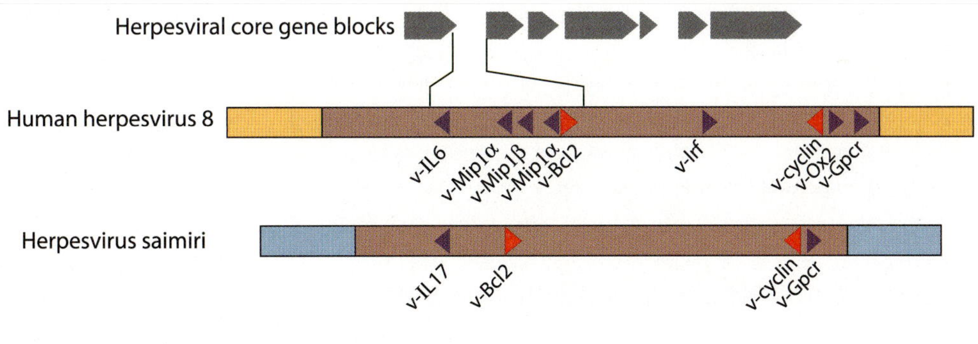

카포시 육종의 특징은 종양 진행에 필수적인 광범위한 **혈관신생(angiogenesis)**—새로운 혈관의 급증—이다. 일례로 혈관신생은 종양에서 증식하는 방추세포에 의한 v-Veg의 대량 생산의 결과로 보인다. 4장에서 논의한 것처럼, IL-6는 적응면역의 주요 조절인자이며 B세포의 분열촉진제이기도 하다. v-IL-6는 인간의 상동체 유전자처럼, 이 사이토카인에 의존적인 배양된 B세포주의 증식을 유지할 수 있다. 이것은 원발성삼출성림프종(PEL)에서 사람의 human herpesvirus 8-감염 B세포의 증식의 자가분비성(autocrine) 자극과 연관되어 있다. 이러한 특징은 v-*gpcr* 유전자가 human herpesvirus 8에서 중요한 역할을 한다는 점을 제시한다.

세포 신호전달 단백질의 생산 또는 활성의 변화

비(非)형질도입 retrovirus의 삽입에 의한 활성화

형질도입을 하지 않는 retrovirus가 유도하는 대부분의 종양은 통합된 프로바이러스의 주변에 위치한 세포 유전자들의 전사가 증가된 결과로 인한 것이다. 이러한 발암 메커니즘은 **삽입활성화(insertional activation)**라고 말한다. 이는 유전자 전달 실험에 참가한 환자에서 나타난 백혈병 같은 질병과 관계가 있다. 형질도입 retrovirus의 경우처럼, 라우스 육종에서 유래된 조류 바이러스는 삽입 활성화 메커니즘에서 주목할 만한 역할을 한다. Rous에 의해 분리된 초기의 바이러스 원시료에는 복제능력을 갖춘 Rous-associated virus 1과 2 두 종류의 백혈증 바이러스(leukosis virus)가 포함되어 있다. 이 바이러스들은 발암유전자를 싣고 있지는 않지만 어린 닭에서는 새들의 주요 림프기관인 파브리시우스낭(bursa of fabricius)에서 B세포 종양을 유도한다. 이런 종양에서는 프로바이러스가 세포 myc 유전자의 근처에 통합된 것이 밝혀졌다. 각 종양마다 정확한 통합위치가 다르긴 하지만 상당수 위치는 엑손1(비번역-엑손)과 엑손 2 사이의 인트론에 놓여 있다(그림 7.13). 그러나 일부 종양에서는 프로바이러스가 세포 *myc* 유전자의 윗쪽 또는 아래쪽에 위치해 있다. 이 조류의 생체시스템에서, 세포 *myc* 유전자의 부적절한 합성은 단백질 자체에 특별한 변화가 없더라도 림프종 형성과 관련되어 있다. 프로바이러스의 세포 DNA 통합위치와 이러한 종양에서 형성되는 유전자 산물을 분석하는 작업은 프로

BOX 7.10 WARNING

유전자 전달 과정 중 삽입으로 발생하는 세포 유전자의 우연적 활성화

Retrovirus는 유전자 치료에 있어 유용한 벡터로 오랫동안 여겨져 왔다. 한 가지 이유는 숙주 유전체로 retrovirus 벡터가 통합되면 감염된 세포와 그 딸세포에 잠재적 치료 유전자를 영구적으로 전달하기 때문이다. 그러나 한 중요한 실험에서 나타난 결과는 이러한 특성의 양날의 칼이라는 점을 나타낸다. 프랑스의 한 실험은 중증복합면역결핍증(severe combined immunodeficiency, SCID)을 앓는 아이들에게 치료하기 위해 mouse Moloney leukemia virus의 벡터를 사용한 유전자 치료의 잠재성을 시험했다. 이 질환은 X 염색체의 한 유전자의 돌연변이에 의해 야기되며 이용 가능한 유일한 치료법은 종종 심각하고 치명적인 부작용을 수반한다. 가능한 신속한 유전자 전달이 필요한 환아 10명과 함께 한 실험은 초반에 아주 성공적이었다; 대부분의 경우에 면역시스템은 부작용 없이 회복됐다. 그러나 2002년 초, 한 환아에게서 T세포 백혈병과 같은 질병이 발병된 것이 발견되었다. 과다 증식된 T세포들은 단일클론이었다; 모든 세포들이 프로바이러스를 갖고 있었고 통합 위

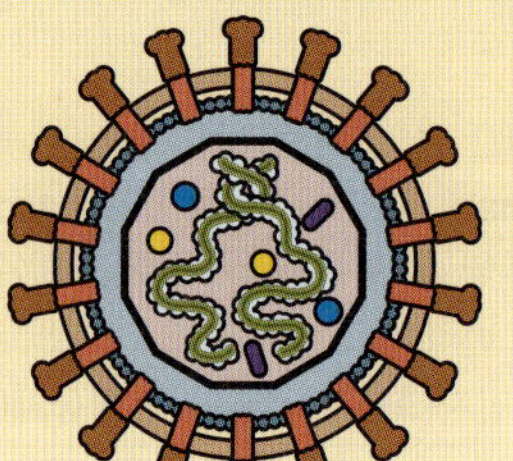

치는 소아에서 급성림프아세포 백혈병의 형태로 비정상적으로 발현되는 11번 염색체 내의 유전자(*lmo2*) 근처였다. 이 환아에서 증식하는 T세포가 단일클론에서 기원한다는 것은 프로바이러스의 통합이 이 질병을 일으키는데 기여함을 의미한다. 초기에는 다른 인자들도 관여하는 것처럼 보였다; 환아 가족의 다른 식구들에서도 유년기 암 발생의 소인들이 분명하게 있었다. 그러나 안타깝게도, 같은 실험에 참가한 다른 두 어린이와 영국에서 수행한 비슷한 실험에 참여한 다른 한 명은 이후 11번 염색체의 같은 위치에 프로바이러스 통합과 관련된 백혈병으로 진단되었다. 이 결과는 미국과 유럽에서 retrovirus 벡터를 이용한 이 치료법과 다른 유전자 전달 임상실험들을 중단시켰다. 미국 국립보건원은 SCID에 대한 retrovirus 이용 치료는 오직 최후의 수단으로 사용할 것을 권고했다. Retrovirus 벡터가 통합할 때 선호하는 위치선택에 대한 추가적인 연구와 SCID 치료에서 환자들의 형질도입 대상 전구세포에 대한 연구를 통해 생체 내 형질도입 전구세포의 운명에 영향을 미치는 요인에 대한 추가적인 통찰을 얻을 것이다.

Deichmann, A., S. Haccein-Bey-Abina, M. Schmidt, A. Garrigue, M. H. Brugman, J. Hu, H. Glimm, G. Gyapay, B. Prum, C. C. Fraser, N. Fischer, K. Schwarzwaelder, M.-L. Siegler, D. de Ridder, K. Pike-Overzet, S. J. Howe, A. J. Thrasher, G. Wagemaker, U. Abel, F. J. T. Staal, E. Delabess, J. -L., Villeval, B. Aronow, C. Hue, C. Prinz, M. Wissler, C. Klanke, J. Weissenbach, I. Alexander, A. Fischer, C. von Kalle, and M. Cavazana-Calvo. 2007. Vector integration is nonrandom and clustered and influences the fate of lymphomopoiesis in SCID-XI gene therapy. *J. Clin. Investig.* **117**:2225-2232.

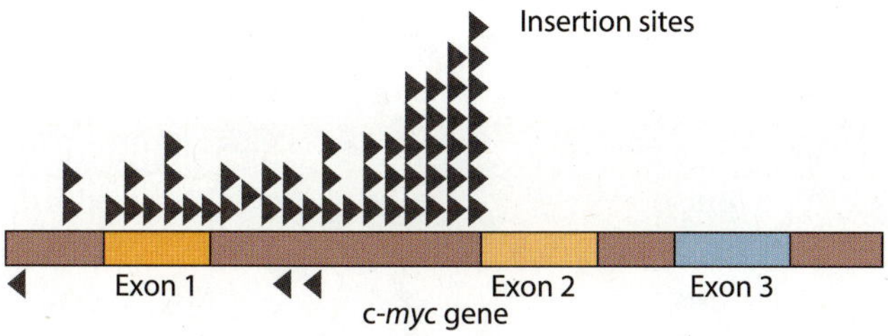

그림 7.13 Avian leukosis virus에 의한 *c-myc*의 삽입활성화. Avian leukosis virus-유도 B세포 림프종에서 유래한 조류세포를 보면, 각각의 프로바이러스들이 통합된 위치는 *myc* 유전자의 비번역 엑손 1과 인트론 1 사이에 몰려 있다(화살표 머리). 대부분 삽입된 프로바이러스들은 *myc* 전사방향을 향하고 있다(화살표 머리가 오른쪽을 가리킴). Adapted from J. Nevins and P. Vogt, p. 301-343, *in* B. N. Fields et al. (ed.) *Fields Virology* (Lippincott-Raven Publishers, Philadephia, PA, 1996), with permission.

모터 삽입과 인핸서 삽입 등, 두 가지 유형의 삽입활성화에 대한 첫 번째 증거를 제공한다(그림 7.14).

첫 번째 메커니즘인 **프로모터 삽입활성화**는 키메라 RNA (chimeric RNA)를 생성하는 것으로서 이 RNA은 프로바이러스 LTR에서 전사를 시작해 세포의 원암유전자 서열과 연결된 것이다. 만약 전사가 왼쪽 말단 LTR로부터 시작될 경우, 바이러스 서열 일부가 포함되어 있을 수 있다. 그러나 오른쪽 말단의 LTR로부터의 전사가 좀 더 일반적인 경우로서, 프로바이러스의 왼쪽 말단 LTR가 결실된 상태이다. 이러한 결실이 대체로 중요해지는 이유는 왼쪽 말단 LTR에서 시작되는 통과-전사(read-through transcription)가 오른쪽 말단 LTR에서 시작하는 전사 빈도를 감소시키기 때문이다. 프로바이러스는 종종 세포의 원암유전자 내부에 통합되는데, 이렇게 되면 원암유전자 서열이 절단되고 음성조절 서열을 장착하고 있을지 모를 비번역 도메인까지 제거될 수 있다. 프로모터 삽입활성화에 의해 생성된 일부 키메라 전사물은 형질도입 retrovirus가 발암유전자를 획득할 때 나타나는 중간산물과 유사하다(그림 7.14와 7.8 비교). 실제로, 프로모터 삽입활성화의 결과로 발생한 종양에서 새로 생성되는 발암유전자-형질도입 retrovirus를 분리하는 것이 가능하다.

삽입활성화의 두 번째 유형인 **인핸서 삽입활성화**에서는 바이러스와 세포의 서열이 융합되지 않는다. 대신에, 세포 유전자의 활성은 세포 프로모터에서의 전사를 증가시키는 강한 바이러스 인핸서가 매개하는 현상이다(그림 7.14). 왜냐하면 인핸서의 활성은 위치와 독립적이고 먼 거리에서도 발휘될 수 있기 때문에 프로바이러스가 원암유전자와 같은 방향에 위치해 있을 필요가 없고, 심지어 유전자의 아래쪽에 놓일 수도 있다.

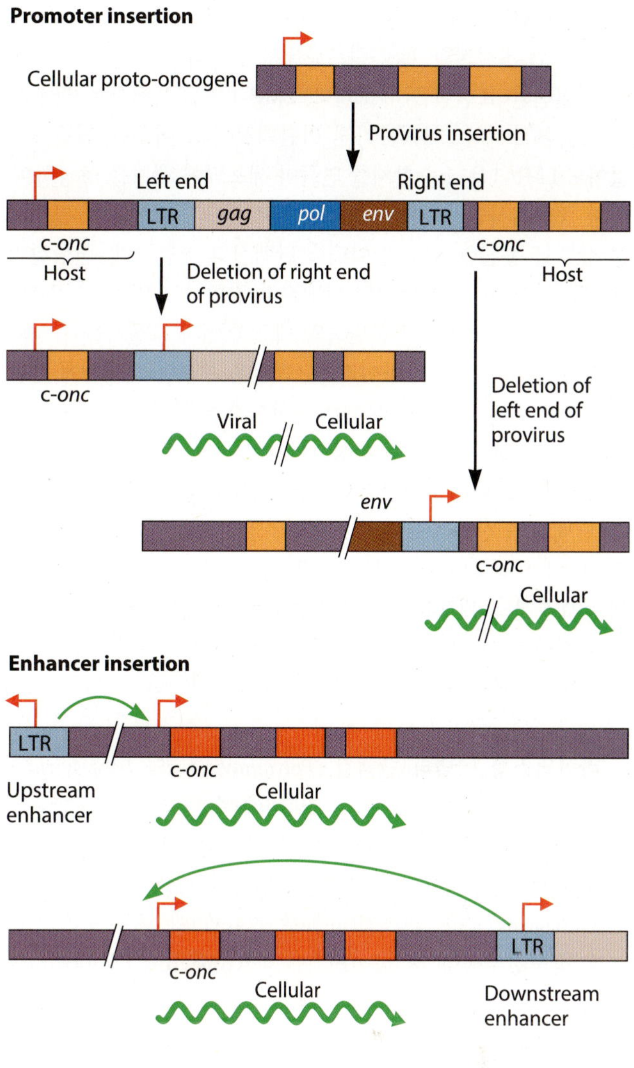

그림 7.14 비형질도입 발암성 retrovirus에 의한 삽입활성화의 메커니즘.

세포의 신호전달 경로를 바꾸는 바이러스 단백질

일부 바이러스는 세포 단백질들의 서열과 전혀 관련 없는 바이러스 신호전달 단백질의 활동을 통해 감염된 세포의 성장과 증식을 변형시킨다. 이러한 바이러스 단백질들 중 일부는 세포의 신호전달 연쇄 연구로 매우 잘 밝혀진 메커니즘에 의해 작동하지만 다른 단백질들은 바이러스-특이적 방법으로 신호전달 연쇄를 조절하는 것으로 보인다.

구성적 활성화를 나타내는 바이러스 "수용체" 몇몇 gamma-herpesvirus 종류의 유전체는 신호전달을 개시하는 막단백질을 암호화한다. 인간 B림프구의 불멸화와 관련된 몇몇 바이러스 유전자 중의 하나인 Epstein-barr virus 막단백질 1(LMP-1)은 이 메커니즘의 이해를 돕는 가장 좋은 예이다(표 5.4). LMP-1은 이런 바이러스 단백질 세트 중 유일하게 형질전환 활성을 나타내는 것이다; 이 단백질이 세포배양에서 섬유아세포나 내피세포, 그리고 형질전환 쥐의 림프종에서 생성되었을 경우, 전형적인 형질전환 표현형을 유도한다. LMP-1은 구조적으로 활성화된 수용체로서의 기능을 가진 막단백질이다. 아무런 리간드가 없어도 LMP-1은 소중합체를 만들어 세포막에 패치를 형성하여, 마치 종양괴사인자수용체 패밀리에 리간드가 결합하여 활성화된 상태와 동일한 세포내 어댑터 단백질과 결합한다. 원형질막에 위치하여, 이러한 어댑터 단백질과 결합하고 있는 LMP-1의 C-말단 지역은 B세포의 불멸화와 세포의 전사 조절자를 활성화시키기에 충분하다. 이 바이러스단백질은 세포질 억제자에 붙들린 상태의 Nf-κb를 해방시키는 인산화효소 연쇄를 활성화시키고, 전사 조절자 AP-1을 활성화시키며, 지질 인산화효소인 포스파티딜이노시톨-3-인산화효소(phosphatidylinositol-3-kinase)와 단백질 인산화효소 Akt를 통한 신호를 활성화시킨다(그림 7.15). 이런 경로의 활성화는 LMP-1을 생성하는 세포에서 관찰되는 대부분의 세포유전자 발현 증가현상과 결과적으로 나타나는 세포의 특성 변화의 이유이다. 이 변화에는 특정한 세포부착분자의 생산증가 및 늘어난 세포증식이 포함된다.

바이러스성 어댑터 단백질. *Polyomaviridae*와 *herpesviridae*에 속하는 바이러스들은 Src 패밀리에 속한 티로신 인산화효소와 결합하여 세포의 신호전달경로를 영구적으로 활성화시키는 단백질을 암호화한다(그림 7.7). 이 메커니즘은 mouse polyomavirus 중형 단백질(middle T, mT)의 연구에서 처음으로 밝혀졌는데 관련 바이러스인 polyomavirus SV40(simian virus 40)에는 mT에 상응하는 유전자가 없다(그림 7.16A). 이 단백질은 확립된 설치류 세포주를 형질전환시킬 수 있고, 형질도입된 동물에서 과발현되면 내피종(Box 7.1)을 유도할 수 있다.

mT 단백질은 형질전환된 또는 감염된 세포의 원형질막에 위치하여 c-Src(또는 관련된 티로신 인산화효소인 c-Yes와 c-fyn)와 결합한다. mT-형질전환 세포에서는 c-Src 농도에 있어 어떠한 증가도 관찰되지 않는다; c-Src가 mT에 결합하면 촉매활성이 10배 이상 증가한다. 티로신 인산화효소 활성이 이 정도 변화하는 것은 c-Src의 SH2 도메인이 인산화된 Y527와 결합하여 인산화효소 활성을 억제하게 되는 자가조절 메커니즘을 저해한 결과이다(그림 7.9). mT 단백질이 c-Src의 Y527 부분을 SH2 부분과 격리시켜 탈인산화를 유도하면 인산화효소의 활성화 구조가 안정화되는 것으로 보인다. 그러나 mT가 불활성 인산화효소의 c-Src 도메인과 상호작용하여 이 반응을 역으로도 수행할 수 있는 것 같지는 않다. 형질전환 세포나 감염된 세포에서 보면 c-Src 분자들의 약 10%만이, 마찬가지로 약 10%의 mT 단백질과 서로 결합하고 있다. 이처럼 서로의 연합 정도가 화학량적으로 맞지 않는 것은 mT가 단지 c-Src가 정상적인 세포 메커니즘에 의해 일시적으로 활성화된 동안에만 결합할 수 있다는 것

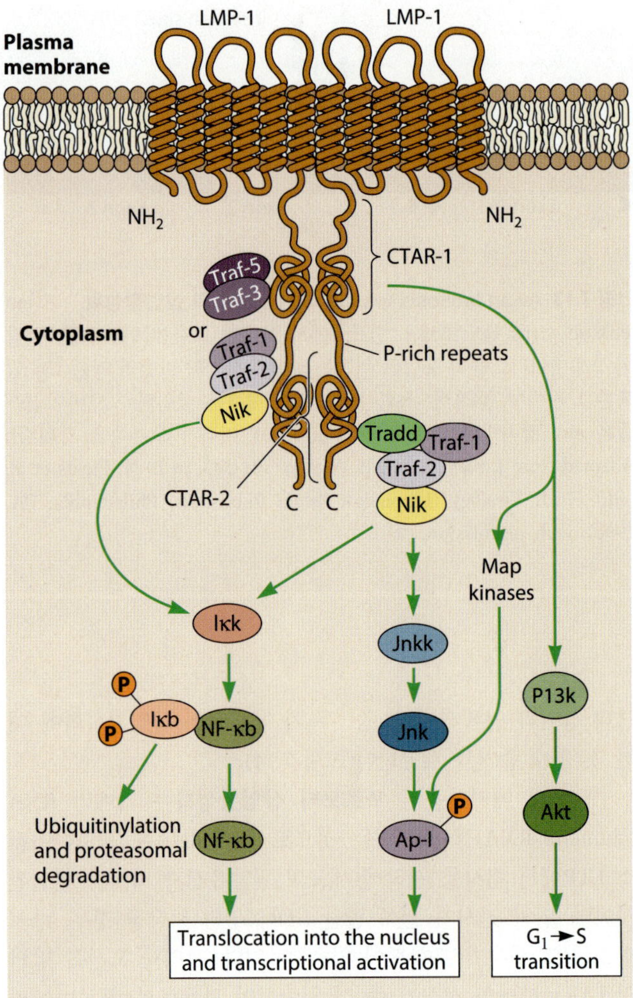

그림 7.15 Epstein-Barr virus의 잠복기 막단백질I에 의한 구성성 신호전달. 세포막을 관통하는 여섯 분절을 갖고 있지만 특별히 큰 세포외 도메인은 없는 LMP-1은 리간드가 없어도 그림에 나타낸 LMP-1 이합체와 같이 소중합체를 형성하는 특징이 있다. 바이러스 단백질의 기다란 C말단 도메인은 신호의 활성화와 관련된, C-말단 활성화 지역(CTAR)1과 2, 그리고 프롤린-풍부 반복지역으로 구성된 세 영역을 포함하고 있다. 그림에 나타낸 바와 같이, 종양괴사인자 수용체-연합 단백질 패밀리(Trafs)의 다양한 구성원들이 CTAR-1에 결합한다. Trafs가 결합하면 단백질 인산화효소 Nik와 Iκ 인산화효소(Iκk), 그리고 세포질 억제자에 붙잡혀 있는 Nf-κb가 풀려 나와 궁극적으로 Nf-κb가 활성화된다. 감염되지 않은 세포에서도 종양괴사인자가 해당 수용체에 결합하면 동일한 신호전달경로가 활성화된다. LMP-1의 CTAR-2 도메인은 jun-N말단 인산화효소(Jnk) 경로를 통한 AP-1 활성화를 초래한다. 첫 번째 반응은 LMP-1의 이 부위와 Trafs가 제2의 세포 단백질(Tradd)을 통해 간접적으로 연합하며 이루어지는 것으로 보이는데, 이 반응으로 인해 Nf-κb와 Ap-1의 활성화가 모두 일어날 수도 있다(그림 참조). 또한, CTAR-1의 Trafs-결합 도메인은 포스파티딜이노시톨-3-인산화효소(phosphatidylinositol-3-kinase, PI-3k) 및 단백질 인산화효소 Akt를 통한 신호와 Map 인산화효소 연쇄의 활성화를 유도한다. LMP-1에 대한 이러한 반응들은 쥐 섬유아세포의 형질전환에 요구된다.

표 7.7 Src 패밀리 티로신 인산화효소를 활성화시키는 바이러스 단백질

바이러스 단백질	결합하는 세포의 티로신 인산화 효소	상호작용의 결과
herpesvirus saimiri 484 티로신 인산화효소-상호작용 단백질 (Tip)	Lck	세포 인산화효소의 활성화와 신호전달; 배양 중인 일차 T세포의 바이러스성 형질전환과 생체내 발암성 질병에 요구됨.
생쥐 polyomavirus mT	Src, Fyn, Yes	mT-결합 인산화효소의 활성화; mT의 티로신 인산화 및 mT와 결합하는 어댑터 단백질의 티로신 인산화; 확립된 세포주의 형질전환

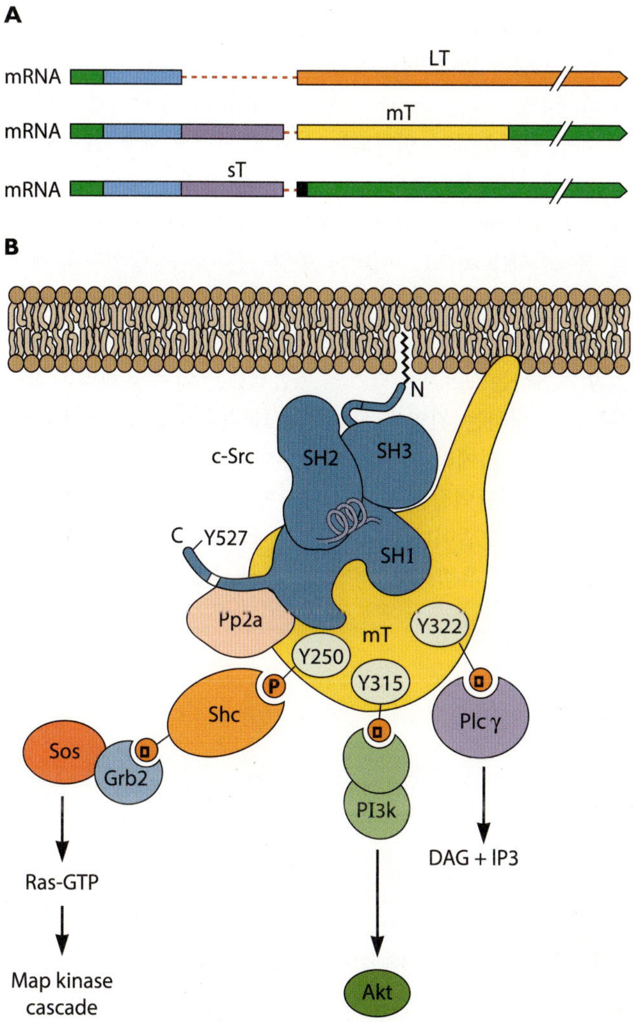

그림 7.16 바이러스-특이 어댑터인 polyomavirus의 mT 단백질. **(A)** 생쥐 polyomavirus 초기 단백질-암호서열을 단백질 합성용 mRNA 내부에 박스 형태로 나타냈다. 화살처럼 나타낸 mRNA에서 오른쪽 화살촉 부분은 폴리(A)-부착 위치를 나타내며, 분홍색 점선은 RNA 스플라이싱 과정에서 제거된 인트론을 나타낸다. LT, mT, sT, 이 세 mRNA로부터 생성된 세 가지 단백질은 N-말단 서열을 공유하지만, 초기 전사물의 스플라이싱 결과로 인해 나름의 C-말단을 갖게 된다. **(B)** mT는 원형질막에서 c-Src 및 인산가수분해효소 2A(Pp2A)와 결합한다. 추측하건데, 삼중복합체가 형성되면 c-Src는 활성화 구조 상태로 고착되고 Y527은 인산화되지 못한다. 결과적으로 mT-결합 Src는 촉매적으로 활성화되고 mT에 있는 특정 티로신 잔기를 인산화한다. 이 상태의 복합체는 Shc, 포스포리파아제C-γ(PLC-γ), 포스포이노시톨(phosphoinositol) 3-인산화효소(P_i3k) 등과 같이, 포스포티로신-결합 모티프를 갖고 있는 세포 단백질들과 결합하게 된다. 이 단백질들은 다시 Src에 의해 인산화되고 활성화될 것이다. PLC-γ의 활성화로 인해 생성된 지질은 2차 신호전달자로서 작용하여 다양한 경로를 연결해 주는 한편, P_i3k는 단백질 인산화효소 Akt를 통해 신호전달을 활성화시킨다.

을 제시한다. 왜 mT 단백질의 극히 일부만 세포내 티로신 인산화효소와 결합하는지 의문으로 남아 있는 가운데, 불과 얼마 되지 않는 세포 효소들에 의해 세포증식의 영구적인 변화가 유도되는지도 주목할 만하다.

mT 단백질은 또한 sT에도 존재하는 N-말단 서열을 통해 세포 단백질 인산가수분해효소(phosphatase) 2A와 결합할 수 있다(그림 7.16A). 이 세포 효소와 mT의 결합은 바이러스 단백질과 c-Src가 연합하는 데 필요하다고 생각된다. 이런 능력은 인산가수분해효소를 c-Src와 물리적으로 가깝게 연결시킬 것이며, mT에 결합한 c-Src 분자 내의 Y527 탈인산화 현상도 설명된다.

c-Src 패밀리 인산화효소의 활성에도 불구하고 mT-형질전환 세포가 증가된 수준의 인산화티로신을 보이지 않는다는 것은 처음에는 의외였다. mT 자신이 세포 효소의 중요한 기질이 된다는 사실이 이제는 분명하다; 활성화된 c-Src에 의한 특정 mT 티로신 잔기의 인산화는 인산화티로신-결합 도메인을 가진 많은 세포성 단백질이 mT에 결합하는 결과를 가져온다(그림 7.16B). 이런 단백질에는 어댑터 Shc, 2차 전달자(secondary messenger)인 지질을 생성하는 효소인 포스포리파아제(phospholipase) Cγ 등이 포함된다. 모든 경우에서, 세포 단백질과 mT의 결합을 방해하는 잔기의 치환은 바이러스 단백질의 형질전환 활성을 약화시킨다. 이런 신호단백질들이 mT에 결합하면 활성화된 c-Src 인산화효소에 의하여 인산화되며 신호전달이 개시된다. 그 예로 Ras와 MAP 인산화효소 경로의 활성화를 들 수 있다(그림 7.16B). 결과적으로, mT는 Src의 촉매 활성에 의한 조절 메커니즘을 우회하는 동시에 보통은 서로 만나지 않을 세포 신호전달 단백질들을 한데 모으는 바이러스-특

이 어댑터로서도 작용한다.

세포 신호전달 분자들의 활성 변화

세포 원형질막 수용체의 변화

여러 종류의 신호전달 연쇄 반응들은 외부의 성장인자들이 세포 표면 수용체인 티로신 키나아제(tyrosine kinase) 분자들의 세포 밖 부분에 결합하면서 시작된다. 리간드와 결합한 수용체는 세포내섭취(endocytosis)를 경유하여(10~15분 이내) 빠르게 유입된다. 엔도솜(endosome)이 산성화되면서 리간드는 떨어져나가고 수용체 분자도 일부분만 남기고 거의 파괴된다. 결과적으로, 최초 신호의 수명은 짧다. 소(bovine) papillomavirus (BPV) E5 단백질이 이런 종류의 수용체의 기능을 조절하는 메커니즘을 방해한다는 점에서 관심이 모아졌다.

단지 44개 아미노산으로 구성된 소수성 분자인 BPV-1의 E5 단백질은 이 바이러스의 주요 형질전환 단백질이다(표 7.5). E5는 혈소판-유래 성장인자(PDGF) 수용체와 결합하여 섬유아세포(fibroblast)의 형질전환에 기여한다. E5 단백질은 이합체 분자로서 숙주세포 내부의 생체막 구획에 축적되어 리간드-비의존적 수용체 이합체의 형성을 유도하고, 결국 티로신 키나아제와 그 아래쪽 신호전달을 활성화시킨다(그림 7.3). 정상적인 리간드는 수용체의 세포 밖 도메인에 붙지만, 이와 달리 E5는 막관통 도메인과 여기에 인접한 수용체의 세포내 부분에 안정적으로 결합한다. E5 단백질의 합성은 역시 PDGF 수용체를 통한 신호와는 독립적으로 포스포이노시톨-3-키나아제(phosphoinositol-3-kinase)와 c-Src의 활성을 증가시킨다고 보고된 바 있다. 이러한 메커니즘들은 바이러스의 자연적 숙주동물에서 섬유유두종(fibro-papilloma)을 유발하는 발암성에 중요할 것으로 생각된다(Box 7.1).

많은 인간 혈청형을 포함, 그 외 다른 papillomavirus들은 PDGF 수용체가 결여된 형질전환 세포에서 상피성종양(epithelial tumor)을 유발한다. 일차 케라틴세포(keratinocyre)의 분열을 촉진하는 human papillomavirus 16의 E5 단백질이 상피성장인자 수용체에 결합하여 활성화시킨다는 보고가 있다. 하지만, E5의 활성이 형질전환에 기여하는지의 여부는 여전히 논쟁으로 남아 있다(Box 7.11).

비(非)형질도입 retrovirus는 프로바이러스의 통합에 의해 세포 유전자의 산물이 변형되는 상황에 기인해 세포 표면 수용체들을 활성화시킬 수도 있다. 닭의 한 특정 계통에서, Rous-associated virus 1은 림프종 대신 적아세포증(erythroblastosis)를 유도한다(Box 7.1). 이러한 종양들은 상피성장인자의 세포 표면 수용체를 코딩하는 *erb*B 유전자 안에 손상 없이 통합되어 있는 프로바이러스들을 갖고 있다. 이 수용체의 세포밖 부분을 암호화하는 프로바이러스의 통합체들은 이 수용체의 세포밖 부분을 코딩하는 지역에 모여 있는데 통과(read-through)전사가 일어나면 키메라 RNA가 생산된다(그림 7.14). 이러한 RNA들이 번역된 단백질들은 리간드-결합 도메인이 결여된 성장인자 수용체의 모습이다. 따라서 이 수용체들은 유사분열을 위한 구성적 신호를 유발한다. 형질도입 retrovirus에 실린 v-*erb*B 유

BOX 7.11 DISCUSSION

소의 papillomavirus와 사람의 고위험성 papillomavirus의 각 E5 단백질 사이의 유사성과 차이점

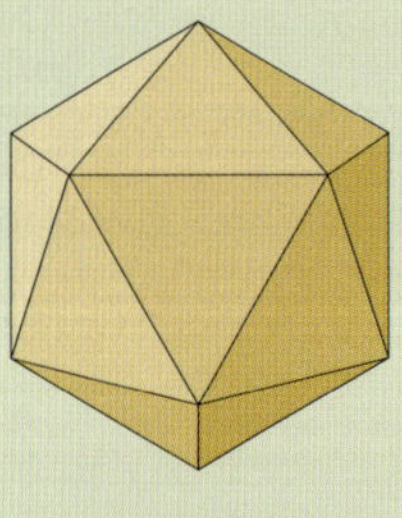

인간과 소의 papillomavirus E5 단백질은 분자적 소수성과 세포내부 구획의 막에 위치한다는 점, 그리고 부착-의존성을 탈피하게끔 섬유아세포를 형질전환하는 능력 등의 몇 가지 특성들을 공유한다. 소의 papillomavirus (BPV) E5 단백질과 마찬가지로, 고위험성의 인간 papillomavirus 16형(HPV-16)의 E5 단백질도 상피성장인자(EGF)와 혈소판-유래 성장인자(PDGF)의 수용체와 같은 성장인자 수용체에 붙는다고 보고되었다. 하지만 이러한 활성들이 HPV-16 E5 단백질에 의한 형질전환을 매개하는지의 여부는 분명하지 않아 아직 논쟁으로 남아 있다.

BPV 단백질과 달리, HPV-16 E5 단백질은 포유류 세포배양에서 단지 소량만이 합성된다. 왜냐하면, 좀처럼 번역에 사용되지 않는 코돈을 높은 빈도로(40%) 포함하고 있기 때문이다. 이러한 특성은 HPV-16 단백질의 연구와 특히, BPV 단백질의 활동과 HPV-16의 활동의 직접적인 비교를 어렵게 한다.

이러한 문제를 극복하기 위해, 포유동물에서 공통적으로 사용되는 HPV-16 E5 유전자의 코돈을 구성했다. 이 코돈을 최대한으로 활용하는 유전자는 안정적으로 발현되며 쥐의 NIH 3T3 세포에서의 BPV E5 유전자와 같이 효율적으로 발현된다. 이러한 조건아래, 이전의 연구로부터 예상되었던 것처럼 BPV E5 단백질은 성장인자 수용체, 포스포이노시티드 3-키나아제(phosphoinositide 3-kinase), 그리고 c-Src 등을 활성화시키는 것이 관찰되었다. 이와 달리 HPV-16 단백질들은 이러한 신호분자 중 어떤 것도 활성화시키지 못했다. 결론적으로, 인간과 소의 papillomavirus E5 단백질들은 서로 다른 메커니즘을 통해 작동된다고 할 수 있다.

Suprynowicz, F. A., G. L. Disbrow, V. Simic, and R. Schlegel. 2005. Are transforming properites of the bovine papillomavirus E5 protein shared by E5 from high-risk human papillomavirus 16? *Virology* **332:**102-113.

전자도 이런 수용체와 유사하게 절단된 단백질을 암호화한다.

세포의 단백질 인산가수분해효소(phosphatase) 2A의 저해 바로 앞의 부분에서, 우리는 바이러스 유전자 생성물에 의한 형질전환이 세포의 증식을 통제하는 신호전달경로를 영구적 또는 장기적으로 활성화시킨 결과라는 점에 대해 논의했다.

정상적인 세포 내에서는 일단 한번 신호를 전달했으면 분자 구성원들은 기저상태로 돌아가기 때문에 신호전달이란 일시적인 과정이다. Simian virus 40과 같은 polyomavirus sT 단백질의 사례가 보여주는 메커니즘처럼 신호종료 반응의 저해도 형질전환에 기여할 수 있다.

여러 세포들을 보면, sT 단백질이 형질전환에 꼭 필요한 것은 아니지만 simian virus 40 LT에 의한 형질전환을 자극할 수 있다. sT는 휴지기 세포의 형질전환에 필요하며, 이 세포의 증식을 자극한다. 감염된 세포와 형질전환 세포 모두에서 sT 단백질은 광범위하고 풍부하게 존재하는 세린/트레오닌 단백질 인산가수분해효소인 Pp2A에 결합한다. 이 단백질은 이형삼합체로서, 2개의 코어효소 소단위체로 이루어져 있는데 각각은 상당히 많은 수의 조절 소단위체들과 결합한다. 구조적 및 생화학적 연구에 따르면 sT가 2개의 도메인을 통하여 코어효소의 골격을

그림 7.17 Simian virus 40 sT 항원에 의한 단백질 인산가수분해효소 2A의 저해. **(A)** sT 항원이 촉매 소단위(파란색)와 뼈대 소단위(녹색)를 이루는 코어 효소에 결합하는 모델. 노란색으로 나타낸 sT 도메인은 단백질 인산가수분해효소 2A(Pp2A)에 결합하는 데 필요하다. 이 sT 부분의 구조가 코어 효소에 붙는다는 것이 x-선 결정법으로 밝혀졌다. sT가 인산염에 붙는 친화력을 높여주는 N-말단 J 도메인과의 상호작용은 이 도메인이 LT에서 존재할 때의 구조에 근거하여 구축되었다. Pp2A 저해작용 이외에도 sT의 결합이 조절 소단위체가 연결되는 것을 방해할 수도 있다: 그러한 소단위체들과 sT의 결합 위치는 뼈대 소단위체 내에서 서로 겹친다. Adapted from Y. Chan et al., *Nat. Struct. Mol. Biol.* **14**:527, 2007, with permission. **(B)** sT에 의한 Pp2A 저해는 Map 키나아제(Map kinase) 경로를 경유하는 세포 전사 조절자들의 활성화를 유도한다(예, 활성자 단백질 1[AP-1], 활성화 전사인자 2[Atf-2]). 게다가, 핵 안에서는 활성화된 고리형 AMP(cAMP) 반응요소- 결합 단백질(Creb)의 탈인산화가 저해된다. 세포 내의 sT 생산은 사이클린 D1과 사이클린 A의 전사를 자극한다. sT와 Pp2A의 결합은 또한 사이클린 A-의존적 Cdk2의 활성을 크게 증가시킨다. 이 현상은 사이클린-Cdk 저해자인 $p27^{Kip1}$의 탈인산화 저해 및 이 단백질의 분해 저해와 함께 발생한다.

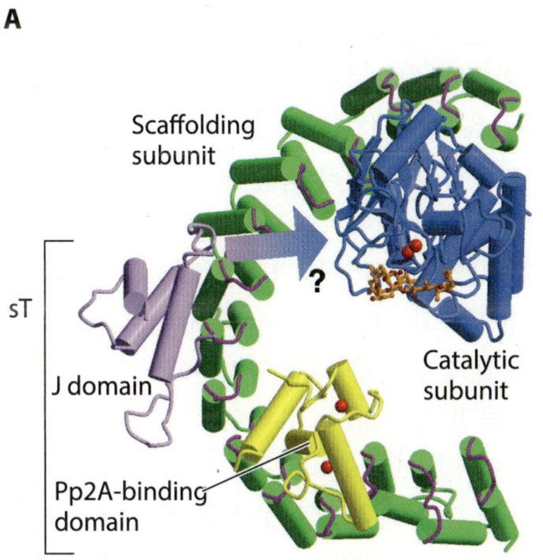

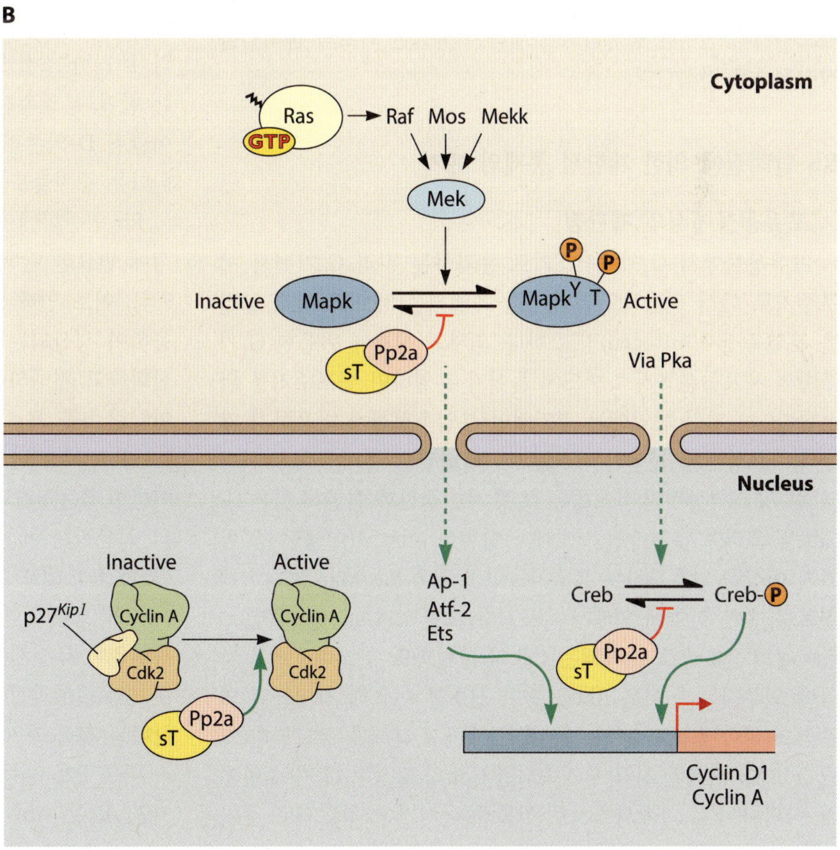

이루는 소단위체에 결합하는 것으로 보인다(그림 7.17A). 이 상호작용은 *in vitro*에서 인산가수분해효소의 활성을 저해하는데, 이는 촉매 소단위체의 활성자리(active site)에 기질이 접근하는 것을 막기 때문인 것으로 짐작된다. 바이러스 단백질이 낮은 친화도로 결합하면 조절 소단위체를 효과적으로 떼어내지 못하기 때문에 주로 코어효소의 활성을 방해는 쪽으로 작용한다. 이로 인한 주요 결과는, 보통 티로신 혹은 세린/트레오닌 잔기의 탈인산화를 통해 성취되는 Map 키아나제 불활성화에 실패한다는 점이다(그림 7.17B). 결론적으로, sT는 AP-1 등과 같이 Map 키아나제의 기질인 서열-특이적 전사활성자의 활성도를 증가시킨다. 또한 이 바이러스 단백질은 cAMP-반응요소 결합단백질의 탈인산화와 불활성화를 방해한다. 이러한 전사촉진자들의 활성이 증가하면 G_1기와 S기 사이클린, 사이클린 D1 및 사이클린 A의 합성이 각각 진행되어, simian virus 40에 의한 형질전환 동안 성장인자 혹은 분열촉진제가 필요 없게 된다.

바이러스의 종양 형성 유전자 산물에 의한 세포주기 조절경로의 붕괴

많은 신호전달경로의 종점은 세포주기 조절단백질을 암호화하는 유전자를 전사하는 것이다. 결론적으로, 이전의 단락에서 소개된 여러 메커니즘처럼 바이러스의 단백질에 의한 신호전달경로의 **영구적 활성**은 휴지기 세포에서는 볼 수 없는 성장과 분열 혹은 증식의 증가를 초래한다. 그 밖의 바이러스 단백질들은 세포주기의 진행을 중개하고 조절하는 복잡한 회로의 움직임을 직접적으로 간섭한다.

Rb 단백질에 의한 제한점 통제의 폐지

포유동물에서의 제한점

포유동물에서 G_1기에서 S기로 통과하는 것과 G_0기에서 세포주기로 다시 진입하도록 성장을 조절하는 세포외 신호 물질을 **분열촉진제(mitogen)**라고 한다. 외부의 신호에 반응한 G_1기 후반의 세포들은 S기로 반드시 들어가 분열하며 세포주기를 완성한다; 이 기간 동안에는 추가적인 분열촉진제에 반응하지 않는다. 이 상태에 들어간 세포를 G_1 **제한점**을 통과했다고 한다(그림 7.5). 정상적인 세포들은 D-형 사이클린과 연합해 있는 G_1 Cdk을 움직여 분열촉진 신호에 응답한다. 이런 사이클린 중 한 가지 이상을 암호화하는 유전자들의 발현은 Ras/Map 키나아제 경로를 통한 신호에 의해서 유도된다(그림 7.18A). 사이클린 D 단백질의 연합으로 시작되는 Cdk의 활성화도 분열촉진제의 자극에 의존하는데 이는 Akt를 통한 신호를 이용해 사이클린-의존적 키나아제 $p27^{Cip\ 1}$의 생산을 억제하고 분해를 유도한다(그림 7.18A). 이러한 자극이 지속되면 Cdk의 활성이 G_1기 중반에서 나타나며 G_1기에서 S기로 이동하는 시기에 최고치로 증가한다(그림 7.5). 이러한 활성은 제한점을 통과할 때까지 유지되어야 하지만 그 후에는 없어도 된다. 이 특성은 사이클린 D-의존적 Cdk의 활동이 G_1기로부터 벗어나는 데 필요하다는 것을 의미한다. 이러한 키나아제들의 기질로 가장 잘 밝혀진 것들은 망막아종(Rb) 및 이와 관련된 p170과 p130이다. 많은 증거들에 의하면 사이클린 D-의존적 Cdk들이 Rb를 인산화시켜 제한점을 통과하기 시작한다는 것이다. 예를 들어 사이클린 D의 합성이나 기능을 저해하면 Rb를 가진 세포들은 S기 진입이 방해 받는다. 하지만 Rb가 없는 세포에서는 이 사이클린이 필요하지 않다. 제I권의 9장에서 보았듯이 Rb 단백질은 서열-특이적 전사조절자인 E2f 계통 단백질들의 활동을 조절한다.

G_1기 초기에 존재하는 과인산화-Rb는 E2f 계통의 특정 구성원과 결합한다. Rb는 전사 억제자이기 때문에, 이 복합체는 E2f-반응성 유전자들의 전사를 저해한다(그림 7.18B). Rb 단백질은 G_1-사이클린 Cdk들에 의해 수많은 잔기들이 인산화된다. 인산화된 Rb는 E2f에 더 이상 결합할 수 없고 따라서 E2f는 E2f-반응성 프로모터가 촉진하는 전사를 활성화할 수 있게 된다(그림 7.18B). 이 프로모터들은 키나아제인 Cdk2를 암호화하는 유전자, 이 키나아제와 연합하는 사이클린, E2f 단백질 자신을 모두 포함한다. Rb와의 연합으로부터 E2f가 풀려나는 첫 시기에는 Rb 인산화와 E2f의 방출 모두가 증가하는 양성피드백이 촉발된다. 그 결과, E2f의 농도와 사이클린 E-Cdk의 농도가 빠르게 증가한다. 이러한 방법으로 세포주기의 진행은 사이클린 D-Cdk을 생산하는 데 필요한 분열촉진제에 의존하지 않게 된다. 이러한 조절 회로가 제한점을 통과하는 통로를 잘 설명해주는 한편, 분열촉진 자극을 감지하기 위한 Rb 계통 단백질 및 사이클린 D-의존적 메커니즘들이 여러 종류가 중복적으로 존재한다는 증거들도 다수 축적되는 중이다.

Rb 인산화에 따라 그 양이 축적되는 E2f 단백질은 DNA 합성에 필요한 단백질 유전자의 전사도 또한 촉진하는데(제I권의 9장), 이로 인해 S기에서의 유전체 복제가 허용된다. E2F에 반응하여 생산되는 사이클린 A-Cdk2는 유비퀴틴 연결효소를 인산화하고 저해하는데 이 연결효소는 세포주기 전반에 걸쳐 사이클린 B를 프로테오솜 분해 대상으로 표시해 주는 효소이다(그림 7.18b). 결과적으로, 유사분열로 진입하는 데 필요한 사이클린 B는 S기의 진전에 따라 그 양이 축적된다. 따라서 Rb의 인산화는 제한점의 통과나 S기로의 진입뿐만 아니라, 이러한 과정과 세포주기 후기에 일어나는 사건들 사이를 조정해준다. E2f 계통의 단백질들에 의해 조절되는 유전자들을 확인하는 광범위한 유전체적 연구결과에 따르면 E2f들은 질서 있는 세포주기의 진행과정에서 예상했던 것보다 넓은 범위에 걸쳐 기여한다는 것을 제시하고 있다.

비록 E2f 단백질들이 Rb의 표적들 중 가장 잘 알려진 것이지만, Rb는 Abl 티로신 키나아제와 같은 조절 단백질뿐 아니

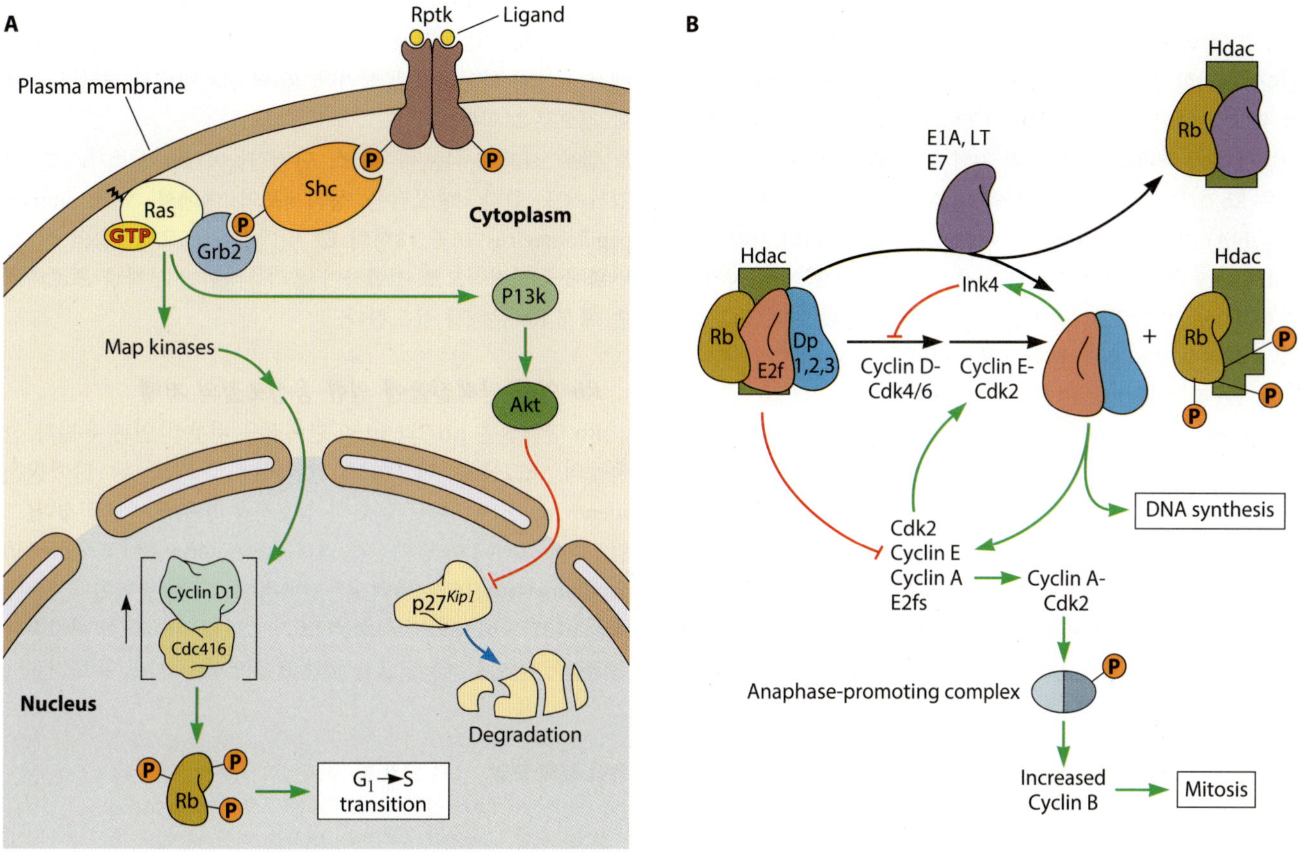

그림 7.18 포유동물 세포에서의 제한점 통과. (A) 세포주기 진행에서 유사분열 활성화는 성장인자가 해당 수용체 단백질(Rptk)에 결합하면서 시작된다. Ras와 Map 키나아제 연쇄를 통한 신호전달은 사이클린 D1 유전자의 전사를 촉진하고, 핵 안에 축적되는 사이클린 D1-Cdc4/6의 양을 증가시킨다. G_1 사이클린의 활성화는 단백질 키나아제 Akt와 PI3K를 통한 신호에 의해서 유도되는 저해제 $p27^{Cip1}$의 분해를 통해 촉진된다. 활성을 가진 G_1 사이클린은 세포주기 진행의 음성 조절자인 Rb (그리고 연관 단백질인 p107과 p130)를 인산화시킨다. (B) 세포가 G_1기에 들어가면, 과인산화된 Rb가 E2f와 Dp 단백질의 이형이합체인 E2f 패밀리의 전사조절자와 결합한다. E2f-Rb 복합체는 E2f-반응 유전자의 프로모터에 위치한 E2f-인식 자리에 결합하면서 전사를 억제한다. Rb는 전사 억제자이며, 억제 기능은 히스톤 탈아세트화효소(Hdac)와 결합해야 발휘된다. 사이클린 D 및 사이클린 E에 의존적인 Cdk들에 의한 Rb의 인산화는 Rb와 E2f의 결합을 망가뜨린다. Rb는 사이클린 D-Cdk4/6과 사이클린 E-Cdk2에 의해 여러 곳이 인산화된다(그림 7.5A). G_1기의 중기에서 후기사이에 나타나는 사이클린 E는 S기로 진입하는 데 필요하다. Rb의 변형은 사이클린 D-Cdk4/6의 이전 움직임에 의존적이다. 자유로운 E2f-DP 이형이합체는 E2f-반응성 프로모터들의 전사를 활성화하는데 이런 프로모터에는 사이클린 E, A, Cdk2, 그리고 E2f 단백질을 암호화하는 유전자들이 포함된다. 이로 인해 양성 피드백 조절 회로가 형성된다. G_1기의 후반에 나타나는 E2f와 사이클린 E-의존적 키나아제의 활성화를 위한 양성 피드백 회로는 저해 단백질에 의해 점검 받고 균형을 이룬다(그림 7.5B). 그러므로 이러한 저해 단백질들은 세포주기가 S기로 진행되려면 불활성화되거나 파괴되어야 한다(패널 A). 사이클린-Cdk 저해제인 Ink4 패밀리 중 적어도 하나 이상의 구성원이 합성되면 자유-E2f에 대한 반응이 유도된다. 따라서 이 저해제가 축적되면 사이클린 D-Cdk의 활동을 방해하는 피드백 회로가 확립되며, 그럼으로써 세포들이 분열촉진제(mitogen)에 대해 반응하는 능력도 차단되는데 이는 G_1 제한점을 이미 통과한 세포들에서 나타나는 특징이다.

라 전사를 중재하고 자극하는 다른 수많은 단백질들과도 결합할 수 있다(표 7.6). 이 상호작용에 따라 전사가 활성화 또는 억제되며 적어도 몇몇 상황에서는 Rb에 의한 세포 주기 진행 억제에 영향을 줄 수 있다.

바이러스 단백질에 의한 Rb 기능의 저해

일부 DNA 바이러스들이 갖고 있는 형질전환 유전자들의 산물은 제한점 조절에 관여하는 정교한 회로를 우회함으로써 환경 신호에 의한 S기 진입을 무력화한다. Adenovirus E1A단백질, simian virus 40 LT, 그리고 발암성 human papillomavirus (16, 18형)의 E7 단백질은 DNA 합성과 세포 증식을 유도할 수 있다. 이러한 유사분열 촉진작용에는 과인산화된 Rb에 결합할 때 필요한 바이러스의 단백질 지역이 필요하다. 3개의 바이러스 단백질 모두가 Rb의 비연속적 지역 두 곳과 접촉하는데, 이 지역은 Rb가 E2f 패밀리와 연합을 이루는 곳이다(A와 B지역, 그림 7.19A). 바이러스 단백질은 이러한 방법으로 Rb의 저해 형태(inhibitory form)를 격리시키고, Rb-E2f 복합체를 붕괴시킨다. 결과적으로, 바이러스 단백질들은 E2f-의존적 유전자들의 전사를 유도한다. Rb-매개 억제가 풀리면 부적절한 상황에서도 세포는 S기로 진입하게 된다(그림 7.18B).

바이러스 단백질에 의한 E2f-Rb 복합체들의 붕괴는 단순히 Rb에 결합하기 위한 수동적 경쟁의 결과라기보다는 능동적 과정으로 보인다. Simian virus 40 LT에 의한 세포주기 진행의 유도는 Rb-결합자리뿐 아니라 인근에 위치한 N-말단 J 도메인도 필요하다(그림 7.19B). J 도메인이 분자수준의 샤페론 기능을 갖고 있기 때문에(제I권의 9장 참조) LT는 Rb-E2f 복합체를 능동적으로 붕괴하는 것으로 생각된다. Adenovirus E1A 단백질들의 CR1 서열도 이와 유사한 기능을 갖고 있다. 이 바이러스 단백질들이 정확히 어떻게 Rb와 E2f의 연합을 분열시키는지에 대해서는 아직 확인하지 못했지만, Rb의 입체형태적 변화가 중요할 것으로 보인다.

일부 사례에서는 바이러스 단백질들이 Rb 물질대사를 변경하기도 한다. 형질전환 상피세포의 예에서 보면, human papillomavirus 16과 18형의 E7 단백질이 프로테아솜의 한 소단위체에 직접적으로 결합하여 폴리유비퀴틴 부착과 프로테아솜-매개 Rb 분해를 유도한다.

Rb-연관 단백질들에 의한 음성조절의 저해

Rb 단백질은 p107과 p130 단백질을 비롯한 연관 유전자 산물들의 소그룹을 대표하는 일원이다. 후자의 두 단백질은 adenovirus E1A 단백질들과의 상호작용 연구에서 밝혀졌다(그림 7.20). 그러나 이 단백질들 역시 simian virus 40 LT와 human papillomavirus 16과 18의 E7 단백질 둘 다에 결합한다. Rb에 대한 p107과 p130의 유사성은 Rb가 E2f 및 바이러스 형질전환 단백질에 결합할 때 필요한 A와 B 서열에서 가장 두드러진다

그림 7.19 Simian virus 40 LT에 의한 Rb–E2f 복합체의 능동적 해체 모델. **(A)** 인간 Rb 단백질의 기능적 도메인들을 크기에 따라 나타냈다. A- 및 B-박스 지역들은 E2f와 바이러스 단백질에 Rb가 결합할 때 필요한 포켓 도메인(pocket domain)이라 불리는 영역을 형성한다. 이 부분은 여러 유형의 DNA-결합 도메인에 부착하여 전사를 억제하는데도 충분하며 히스톤 탈아세틸화효소(Hdacs)에 결합할 때도 필요하다. 바이러스성 Rb-결합 단백질처럼, Hdacs는 Rb와 결합하는 지역에 LXCXE 모티프를 가지고 있다. 세포증식의 억제 작용에도 중요하게 쓰이는 N-말단 절편은 DNA 복제와 DNA 합성개시 조절에 필요한 염색질-부착 복합체의 구성요소인 인간 Mcm-7에 결합한다. **(B)** LT 단백질은 LXCXE 모티프(R로 표시)를 포함한 서열을 통해 Rb의 A- 및 B-박스 도메인에 결합한다. R에 인접한 N-말단 J 도메인은 Rb와 결합하는 데 필요하지는 않지만, 세포주기 진행을 유도하는 데 필요하다. J 도메인은 세포의 샤페론 Hsc70을 모아들이는 것으로 알려져 있다. 샤페론은 ATP-의존성 형태변화에 의존하는 메커니즘에 의해 E2f-Dp-1 이형이합체가 Rb에서 떨어져 나오도록 작용한다.

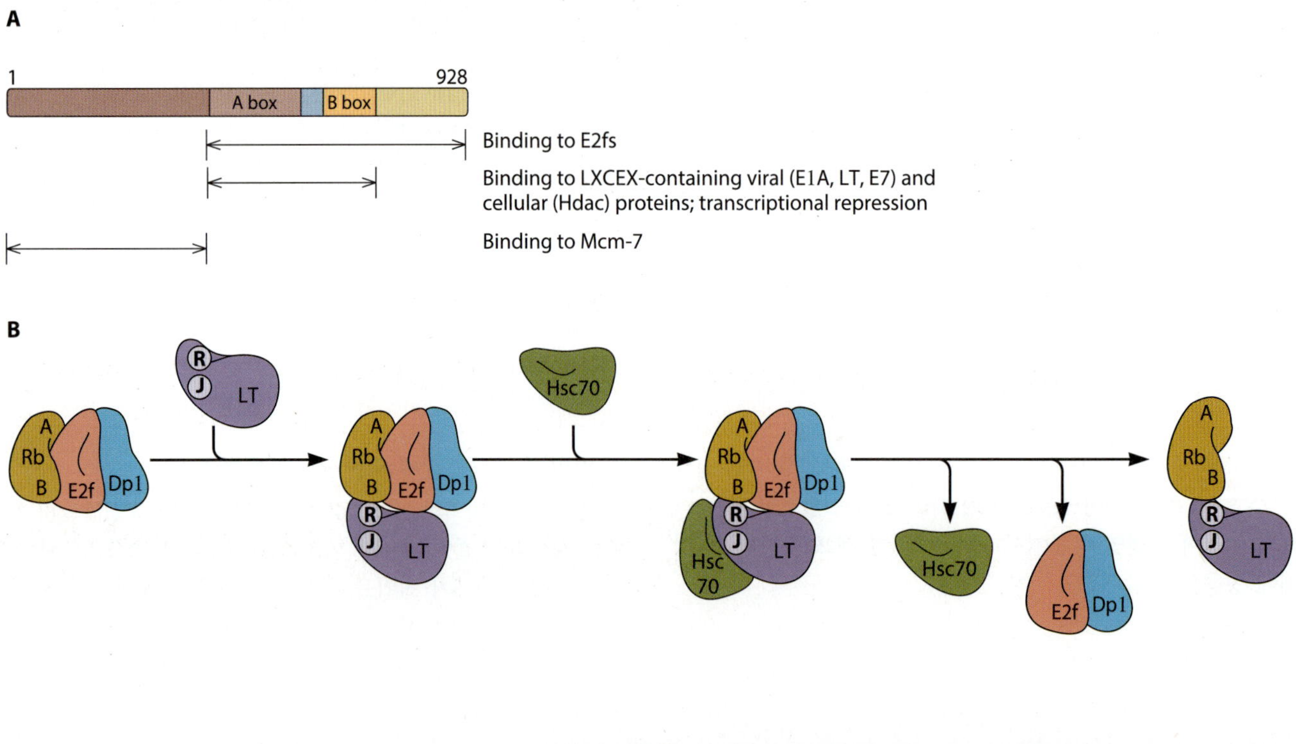

(그림 7.19A). 사실, 바이러스 단백질의 Rb-결합 모티프(LXCXE)에 결합하는 Rb의 잔기들은 이 패밀리의 다른 구성원들에서도 공통적으로 나타난다. 바이러스 단백질과 p107 및 p130의 결합은 형질전환 활동에 중요한 기여 요소이다. 예를 들어, simian virus 40 LT의 LXCXE 서열은 Rb-결핍(null) 마우스에서 유래한 섬유아세포의 형질전환에 필요하다. p107과 p130의 과인산화를 유도하는 동시에 분해를 증가시키는 LT의 J 도메인도 역시 필요하다.

Rb, p107, p130 단백질은 각기 다른 세포주기에서 서로 다른 E2f 패밀리 구성원들과 결합한다. 과인산화된 Rb는 G_0기와 G_1기 동안 E2f-1, E2f-2, 혹은 E2f-3에 결합한다. 이와 달리, p107 단백질은 S기 동안 E2f-4 및 E2f-5와 연합한다. 반면에 p130은 G_0기에 2개의 동일한 E2f 단백질 분자와 결합한다. 이러한 특성들과, 소형 DNA 바이러스들의 형질전환 단백질들이 p107과 p130을 표적으로 삼는 것을 보면 E3f-5와 E2f-4의 활성을 저해(또는 섬세한 재조정)하는 것이 세포주기의 질서 있는 진행에 중요하다는 것을 의미한다. p130이 이와 같은 E2f 패밀리 구성원들에 결합하는 것은 세포를 휴지기 상태로 유지하는 데 중요한 것으로 보이며 이런 복합체는 G_0기에 있는 포유동물 세포에서 다량 발견된다. Adenovirus, papillomavirus, polyomavirus의 형질전환 단백질이 이 복합체를 붕괴하면 휴지기의 세포들이 S기로 들어가게 되는데, 이는 S기로 진입하는 데 필요한 Ddk2와 E2f 단백질 모두를 암호화하는 유전자의 전사가 촉진되면서 벌어지는 것으로 생각된다. 예를 들어, 휴지기의 원숭이 세포들이 simian virus 40에 의해 감염되면, LT는 E2f와 p130의 연합 상태를 붕괴시킨다.

그림 7.20 Adeovirus 큰 EIA 단백질의 구성. 단백질의 각 지역을 크기에 따라 표시했다. 인간 adenovirus들의 EIA 단백질에서 CR1과 CR3는 보존되어 있다. 작은 E1A단백질에서는 스플라이싱으로 인해 CR3의 대부분이 결실되어 있고 형질변환에도 필요하지 않다. 본문에서 소개한, Rb-결합 모티프 및 다른 세포 단백질들과 결합하는 데 필요한 지역들도 표시하였다.

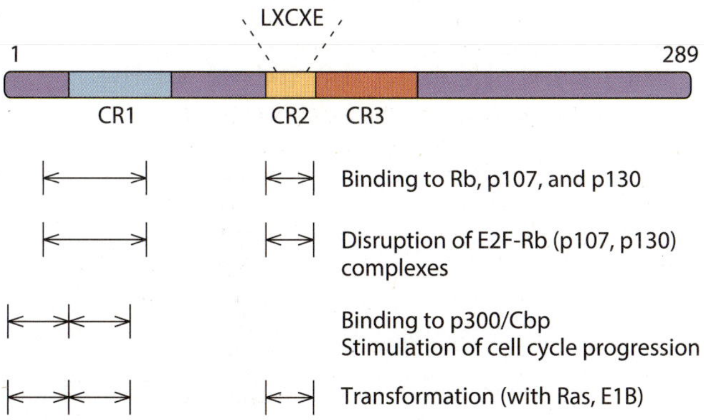

바이러스-특이적 사이클린의 생산

Human herpesvirus 8 및 이와 가장 가까운 herpesvirus saimiri는 기능성 사이클린을 암호화한다. Human herpesvirus 8의 사이클린 유전자를 v-*cyclin*이라고 부르는데 사이클린 D2를 암호화하는 인간 유전자와 31%가 일치하며 유사도는 53%에 이른다. 바이러스의 이 산물은 Cdk6에 특히 잘 결합한다. 상응하는 세포의 산물처럼 v-cyclin은 키나아제인 Cdk6을 활성화하며 이후 이 키나아제는 Rb 단백질을 인산화한다. 바이러스 사이클린은 또한 키나아제의 기질 특이성도 바꾼다: v-*cyclin*-Cdk6 복합체가 사이클린-결합 Cdk2에 의해 인식되는 단백질을 인산화하지만, 사이클린 D-Cdk6는 아니다. 이런 종류의 표적에는 사이클린-의존성 키나아제의 저해제 p27 및 복제 단백질 Cdc6와 Orc1이 포함된다(제I권의 그림 9.23). 일반적으로, 세포의 사이클린-Cdk를 저해하는 Cip/Kip 및 Ink4 단백질들의 합성은 세포주기 진행을 막는다(그림 7.5). 하지만 Cip/Kip 뿐만 아니라 Ink4 모두 바이러스 사이클린에는 잘 결합하지 못한다. 그러므로 휴지기의 인간 세포에서 바이러스 사이클린이 합성되면 위에 소개한 저해단백질 중 어떤 것이 생성되고 있을지라도 G_1 정지 상태를 벗어나 세포주기 진행과 DNA 복제가 시작될 수 있다. 감염주기 동안, 바이러스 사이클린의 생성이 가져다 주는 특별한 이점들은 아직 확인되지 않았다. 하지만 herpesvirus가 자연적 숙주에서 나타내는 발암성에 v-사이클린이 기여하지 않고 있다면 놀라운 일일 것이며, 이는 형질전환 마우스(p53-null)의 B세포에서 합성되는 v-사이클린이 B세포 림프종을 형성한다는 사실로 알 수 있다.

사이클린-의존적 키나아제 저해제들의 불활성화

감염된 세포에서 바이러스 사이클린이 생성되는 것은 특정 herpesvirus들 만의 고유한 특성으로 보이지만, 다른 DNA 바이러스들은 Cdk들의 특정 저해 단백질을 불활성화하는 단백질들을 암호화한다. 예를 들어, human papilloma virus 16의 E7 단백질은 $p21^{Cipl}$ 단백질에 결합하여 불활성화시킨다. 세포 Cip/Kip 패밀리의 구성원들은 G_1 사이클린-Cdk 복합체들을 저해한다(그림 7.5). Rb 단백질이 예정에 없이 불활성화되면 핵 내부의 P53 농도가 증가하고 이는 $P21^{Cip\ 1}$이 축적되는 결과를 낳는다. Papillomavirus E7 단백질이 Rb와 $p21^{Cip\ 1}$ 모두를 불활성화시키는 능력은 세포가 S기로 진입하도록 만든다. E7 단백질의 이 모든 기능은 분화된 인간 상피세포가 S기로 진입하도록 유도할 때 필요하다.

Adenovirus E1A 단백질은 $p21^{Cip\ 1}$ 혹은 $p27^{Kip\ 1}$에 의해 유도된 G_1기의 정지 상태를 극복할 수 있다. 아마도 이것은 사이클린-의존성 키나아제와 연합할 때 사용되는 저해단백질의 특정 위치에 결합하기 때문으로 생각된다. 게다가, 전사 공동활성자인 p300과 Cbp에 E1A 단백질이 결합하면 DNA 손상 혹은 분화에 반응하여 일어나는 $p21^{Cip1}$ 유전자 전사의 활성화가 차단된다(그림 7.20).

형질전환 세포들의 성장과 생존

유사분열 촉진과 성장 촉진 신호의 통합

분열하기 전, 세포들은 자신의 크기와 양을 늘려야 한다. 세포질 분열로 만들어질 2개의 딸세포 사이에 고루 나눠주기 위한 구성요소를 복제해야 하기 때문이다(그림 7.4). 결과적으로 세포의 증식을 유도하는 신호들은 세포의 성장을 촉진하고 유지하는 데 필요한 대사 변화도 이끌게 된다. 일반적으로 정상세포의 성장을 조절하는 메커니즘은 분열촉진 신호에 대응하여 세포분열을 유도하는 신호와 통합적으로 작용한다(그림 7.21A). 소형 G단백질인 Ras와 단백질 키나아제인 Akt는 이러한 통합을 성취하는 네트워크의 중요한 구성요소들이다: 이들의 활성화는 사이클린 D의 생산을 증가시킬 뿐 아니라 많은 대사 효소의 번역과 조절을 자극한다.

바이러스 단백질에 의해 형질전환된 세포들의 빠른 증식은 높은 속도로 진행되는 대사과정과 세포주기 동안의 성장에 의존한다. 어떤 바이러스의 종양 형성 유전자 산물일지라도 세포의 성장과 증식을 촉진하는 Ras(혹은 Akt)를 활성화시킨다. 바이러스의 형질전환 단백질이 어떤 방법으로 세포의 성장을 유도하는 핵의 회로에 직접적으로 영향을 미쳐 세포 성장에 변형을 가져오는지는 명확하지 않다. 하지만 이러한 많은 단백질들의 활성이 수많은 세포 유전자들의 전사에 변화를 가져오고 생합성을 하거나 그 외 대사에 관여하는 효소들의 농도를 증가시킨다.

형질전환 세포의 생존을 허용하는 메커니즘

앞서 3장에서 보았듯이, 후생동물의 세포는 세포예정사(세포자살, apoptosis)를 겪을 수 있다. 이 프로그램은 발생과정에 중요하며, 강력한 항바이러스 최후 방책으로서 작용한다. 세포자살은 외부 또는 내부의 신호와 사건에 의해 활성화될 수 있는데, 특히 예정에 없던 DNA 합성이나 유전체 손상이 있을 때 활성화된다. 결과적으로, 세포를 S기로 진입시키고 증식을 유도하는 바이러스 형질전환 단백질은 정상 상태에서라면 그런 식으로 가지 않으려는 세포의 세포사멸 반응을 자극한다. 이처럼 잠정적으로 치명적인 부작용은 감염된 세포, 때로는 적정 조건에서 형질전환으로 이어지는 세포가 생존을 이어갈 수 있게 만드는 다양한 메커니즘에 의해 사라진다.

세포자살 연쇄반응에 대한 바이러스 저해인자

많은 바이러스 유전체들이 세포자살을 점검하는 세포 단백질의 모방품을 암호화한다(표 3.9). 이 바이러스성 저해 단백질들은 형질전환에 기여할 수 있다. 예를 들어, 세포의 항세포사멸 단백질의 상동체로서 처음 확인된 human adenovirus E1B 19-kDa 단백질은 세포의 생존을 가능케 하여 바이러스 성장/증식 촉진 단백질 E1A를 가지고 있는 설치류 세포의 형질전환을 일으킨다.

세포자살 저해와 세포증식 자극의 통합

세포들은 적절한 반응을 실행하게 만드는 수많은 내부적, 외부적 신호들을 지속적으로 해석한다. 세포가 받는 수많은 유형의 정보를 통합해 주는 모든 메커니즘들이 밝혀진 것은 아니다. 하지만 외부의 신호에 반응하여 세포의 증식을 유도하는 신호전달 연쇄반응이 세포자살 반응을 막음으로써 세포의 생존을 촉진한다는 사실은 잘 알려져 있다. 그 예로, 사이클린-의존성 키나아제의 활성을 초래하는 소형 G단백질 Ras를 통한 신호는 G_1기에서 S기로의 이동을 유도한다(그림 7.18A). 더욱이, 그런 신호들은 포스포이노시티드-3-키나아제와 단백질 키나아제 Akt를 활성화한다. Akt는 Bad 및 Bim과 같은 세포자살 촉진 단백질의 활성과 생산을 저해하는 한편, Bcl-2 등과 같은 세포자살 저해인자의 합성도 촉진하는 전사 및 전사후 메커니즘을 유도한다(그림 7.21B). 다양한 retrovirus-유래 형질전환 단백질은 Ras를 활성화시키는 수용체 티로신 키나아제 경로에서 작용하여(그림 7.3, 표 7.6). 역시 세포자살의 저해를 유도한다. Src 단백질을 통한 신호도 포스포이노시티드-3-키나아제를 활성화한다(그림 7.11). 따라서 polyomavirus mT와 같이 c-Src를 경유해 작용하는 바이러스 단백질이나 v-Src 등은 동일한 방법으로 세포자살을 차단하는 것으로 보인다.

세포 종양억제자 p53의 불활성화

여러 DNA 바이러스들에 의한 형질전환에는 p53이라는 세포 종양억제자의 불활성화가 필요하다. Simian virus 40 LT에 결합하는 특성 때문에 가장 먼저 밝혀진 이 전사조절자는 유전체 손상이 있거나 핵산 전구체의 낮은 농도 혹은 산소결핍 상태에 있는 세포의 반응을 결정하는 조절회로에서 중요한 구성원이다. 이러한 손상이나 스트레스에 대한 적절한 반응에 대한 이 단백질의 중요성은 *p53*이 인간의 종양에서 가장 높은 돌연변이 유전자로 확인된다는 사실로도 확인되고 있다.

p53의 활동과 양의 축적은 매우 엄격하게 조절된다.

p53의 세포내부 축적은 매우 낮다. 왜냐하면 이 단백질의 N-말단 서열에 Mdm-2 단백질이 결합하여 핵 바깥으로 내보내고 이어 프로테아솜에 의해 분해되는 표적이기 때문이다(그림 7.22와 7.23). 하지만 감마선으로 생긴 이중가닥의 절단 혹은 UV 조사로 생긴 DNA 수선 중간산물의 축적에 의해 발생되는 DNA 손상은 p53의 안정화와 상당한 양적 증가를 가져온다(그림 7.23). 이 단백질의 번역 속도도 증가할 것이다. *Atm*(ataxia telangiectasia mutated)이라 불리는 인간 유전자의 산물을 포

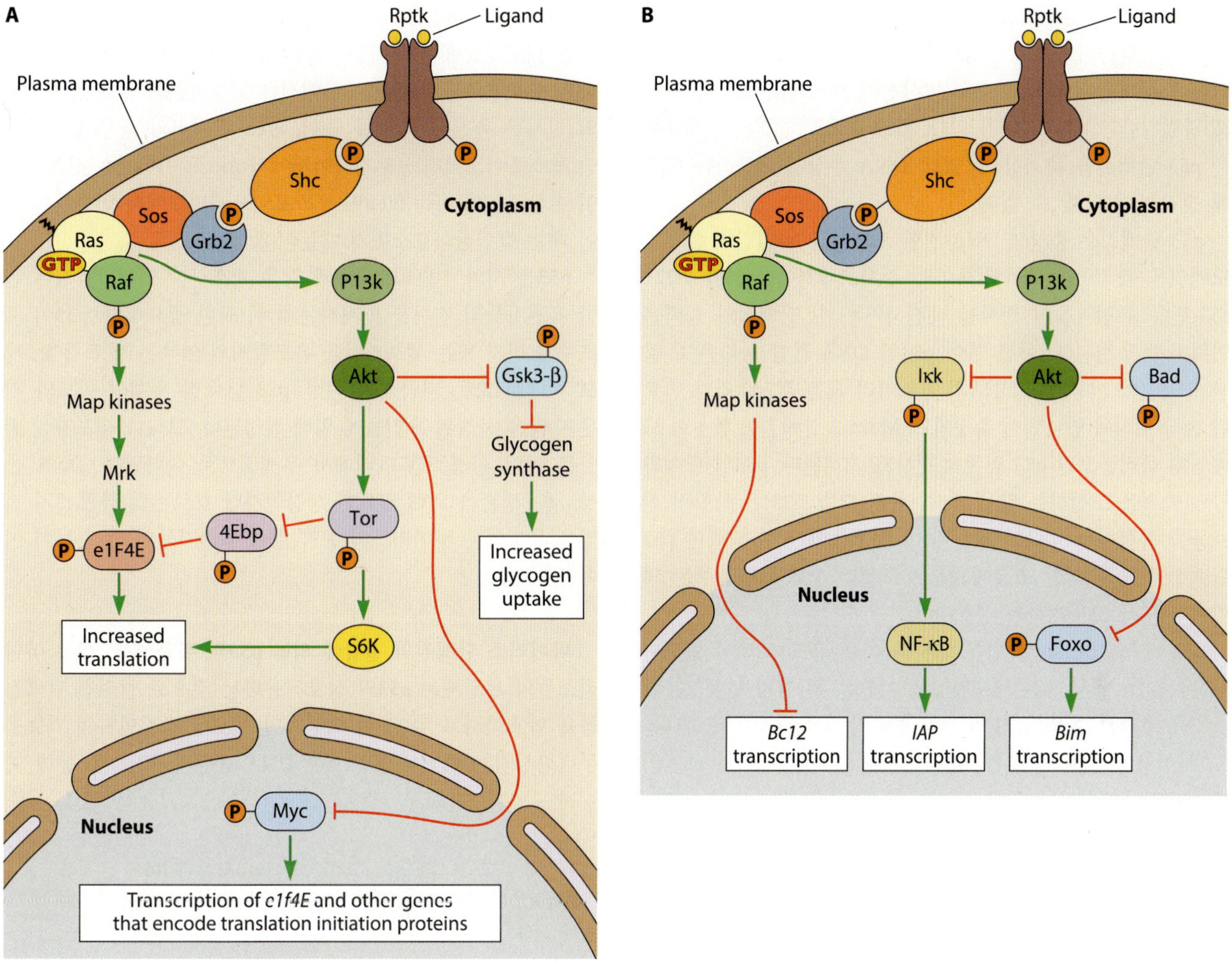

그림 7.21 세포의 성장과 생존을 촉진시키는 신호 경로. **(A)** 세포 성장. 이 그림의 예, 즉 수용체 티로신 키나아제(Rptk)에 적절한 리간드가 결합하여 신호가 시작되는 신호 활성화는 번역개시 단백질 eIF4E의 인산화와 활성화시키는 Map 키나아제-의존적 키나아제(Mak)를 활성화시키는 Ras 및 Map 키나아제 연쇄반응을 통해 이루어진다. 이 개시 단백질의 활성은 PI3K를 경유하는 Ras가 단백질 키나아제인 Akt를 자극하는 신호가 올 때도 증가된다. Akt에 의한 저해성 eIF4E-결합 단백질(4Ebp)의 인산화는 이 결합단백질이 eIF4E를 불활성화시키는 능력을 억제한다. eIF4E 및 그 외 번역개시 단백질을 암호화하는 유전자의 전사는 전사 활성자 Myc에 미치는 영향을 통해 촉진된다. 리보솜 단백질 S6 키나아제의 Akt-의존적 인산화는 번역의 신장효율을 증가시킨다. 이런 메커니즘들은 단백질 합성에 필수적인 단백질 분자들의 양과 활성을 증가시키며, 이로 인해 세포 성장을 유지하는데 필요한 단백질이 공급될 수 있게 한다. Akt로부터 오는 신호는 글리코겐 합성 키나아제(Gsk3-β)의 인산화와 불활성화를 통해서도 대사를 조절한다. 결과적으로 글리코겐 합성효소는 인산화될 수 없고 불활성화될 수도 없다. **(B)** 세포의 생존. Ras의 활성화는 세포자살을 촉진하는 단백질의 합성을 저해하고 세포예정사를 저해하는 단백질 생성을 촉진하여 세포의 생존을 촉진한다. 활성화된 Akt의 기질에는 세포자살을 촉진하는 단백질 Bad와 인산화에 의해 불활성화되는 전사 조절자 Foxo가 포함된다. Akt는 또한 그 밖의 세포자살 저해 단백질들을 암호화하는 유전자들의 전사를 촉진하기 위해 Nf-κb 저해자(Iκk)를 인산화시킨다. 그림 7.18A에서 보듯이, Ras와 Map 키나아제 연쇄반응을 통한 신호들이 세포증식을 유도한다. PI3k-Akt 경로 또한 증식을 촉진한다. 예를 들어, 사이클린-의존적 키나아제 저해자들의 불활성화와 인산화에 의한 것이다. 그 결과, 이런(그리고 그 밖의) 신호체계들은 세포의 증식과 생존을 통합적으로 조율한다.

함, 잠재적으로 유전자를 파괴할 만한 DNA 손상을 인식하는 여러 단백질들이 p53의 안정화에 기여한다. *Atm*의 돌연변이에 의한 유전병은 X-선과 이온화 방사선에 대한 과민반응을 포함해 광범위한 결손과 관계가 있다. Atm 단백질이 결여된 세포들은 p53 단백질을 축적할 수 없고, DNA 손상에 대응하는 G_1/S에 정지 반응도 할 수 없다.

p53 단백질은 중앙의 DNA-결합 도메인과 N-말단의 활성화 도메인을 갖고 있는 서열-특이적 전사조절자이다(그림 7.22). p53-반응 유전자들의 전사를 촉진시키는 이 단백질의 능력은 엄격하게 조절된다. 예를 들어 p53의 DNA-결합 능력은 C-말단 도메인이 이중가닥 DNA의 끄트머리 혹은 절단수리가 필요한 손상 위치와 만나면서 촉진되고, Mdm-2 단백질이 활성화 도메인에 들러붙으면 p53-의존적 전사가 저해된다. p53의 활성과 양의 축적을 조절하는 많은 메커니즘들(그림 7.23)은 복합적 신호들을 통합하는 수단이 되는데 이 신호들이란 이 강력한 p53 단백질이 오직 극한 조건에서만 세포생리 상태를 바꿔주는 역할을 하도록 모니터하는 신호이다.

유전체 손상에 대한 반응이나 또 다른 유도 조건이 있으면 p53은 G_1/S 정지 혹은 세포자살로 이끄는 두 가지 반응 중 한 가지를 촉진할 수 있다. G_1/S 정지 경로의 주요 구성요소 하나는 G_1 사이클린-의존적 키나아제 저해자인 $p21^{Cip\,1}$ 전사를 p53-의존적으로 촉진하는 것이다. 또한 p53 단백질은 Apaf-1, Bax, Fas 처럼 세포자살에 참여하는 단백질뿐 아니라 세포 생존을 촉진하는 신호경로를 저해하는 단백질을 코딩하는 수많은 유전자들의 전사를 촉진한다. 예를 들어, Pten 단백질의 생성이 증가하면 포스포이노시티드 3-키나아제에서 Akt로 이어지는 신호전달이 손상되는데 이는 Pten이 포스포이노시티드에서 인산기를 떼어 내는 탈인산화효소이기 때문이다.

p53은 서바이빈(*survivin*)과 같은 세포자살 억제단백질에 관한 유전자들의 전사를 억제하는데 이 또한 중요하다. p53이 세포주기 정지 또는 세포자살을 유도할지의 여부는 세포 유형, 세포 밖에서 오는 자극들의 속성, p53 단백질 자체의 농도와 같은 수많은 한정된 요인들에 의해 결정된다. 그러나 세포자살 반응은 여러 환경조건 아래에서 우세적으로 나타난다. DNA 손상, 세포생존을 위해 필요한 성장인자나 호르몬의 결핍, S기 진입을 유도하는 바이러스의 종양 형성 유전자들의 발현 등이 이에 해당한다.

바이러스 단백질의 결합에 의한 p53의 비활성화. 많은 바이러스들의 유전체는 p53와 상호작용하는 것으로 알려진 단백질들을 암호화하고 있다. 이 핵심적인 세포성 조절인자의 기능을 무력화시키는 메커니즘은 소형 DNA 종양바이러스를 통해 가

그림 7.22 인간 p53 단백질. **(A)** 이 단백질의 기능적 도메인들을 크기에 따라 표시하였다. TafII70과 TafII31은 TfIId에 존재하는 Tbp-연관 단백질들이다(제I권의 8장); 다른 단백질들은 본문에서 정의하였다. **(B)** DNA에 결합된 상태의 중심구조(왼쪽) 및 사합체 형성을 매개하는 C-말단 도메인의 구조(오른쪽)는 X-선 결정법에 의해 밝혀졌다. From Y, Cho et al., *Science* **265**:346-355, 1994, and P. D. Jeffery et al., *Science* **267**:1498-1502, 1996, with permission. Courtesy of P. Jeffrey and N. Pabletich, Memorial Sloan-Kettering Cancer Center.

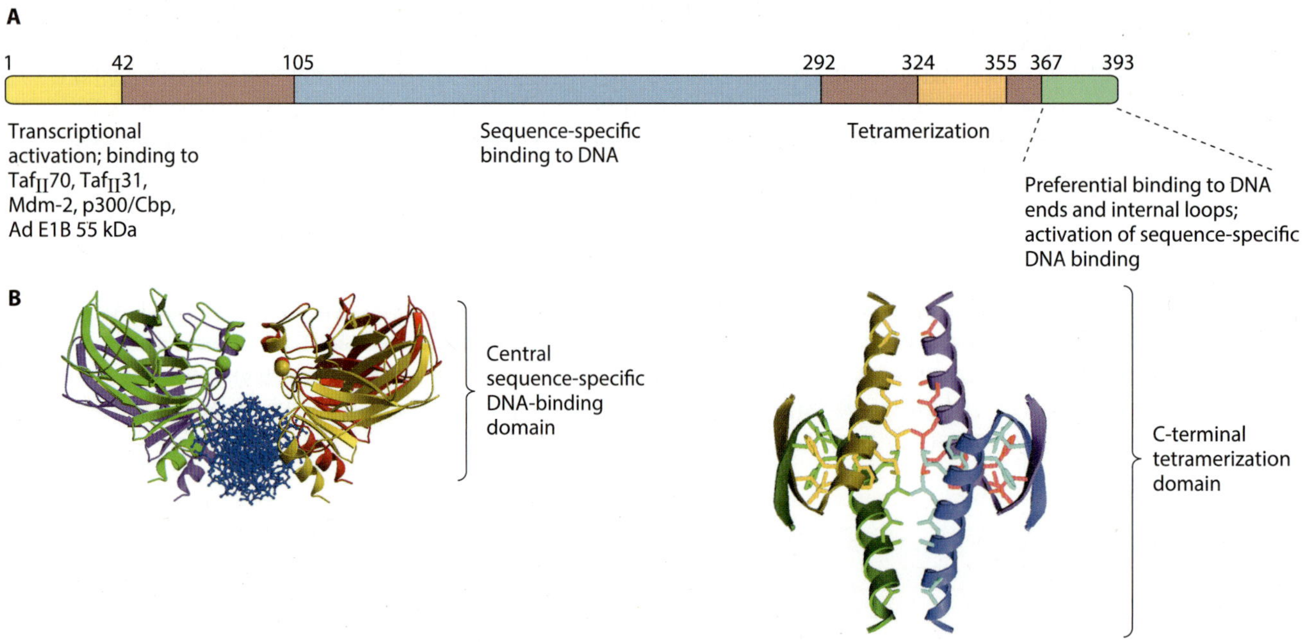

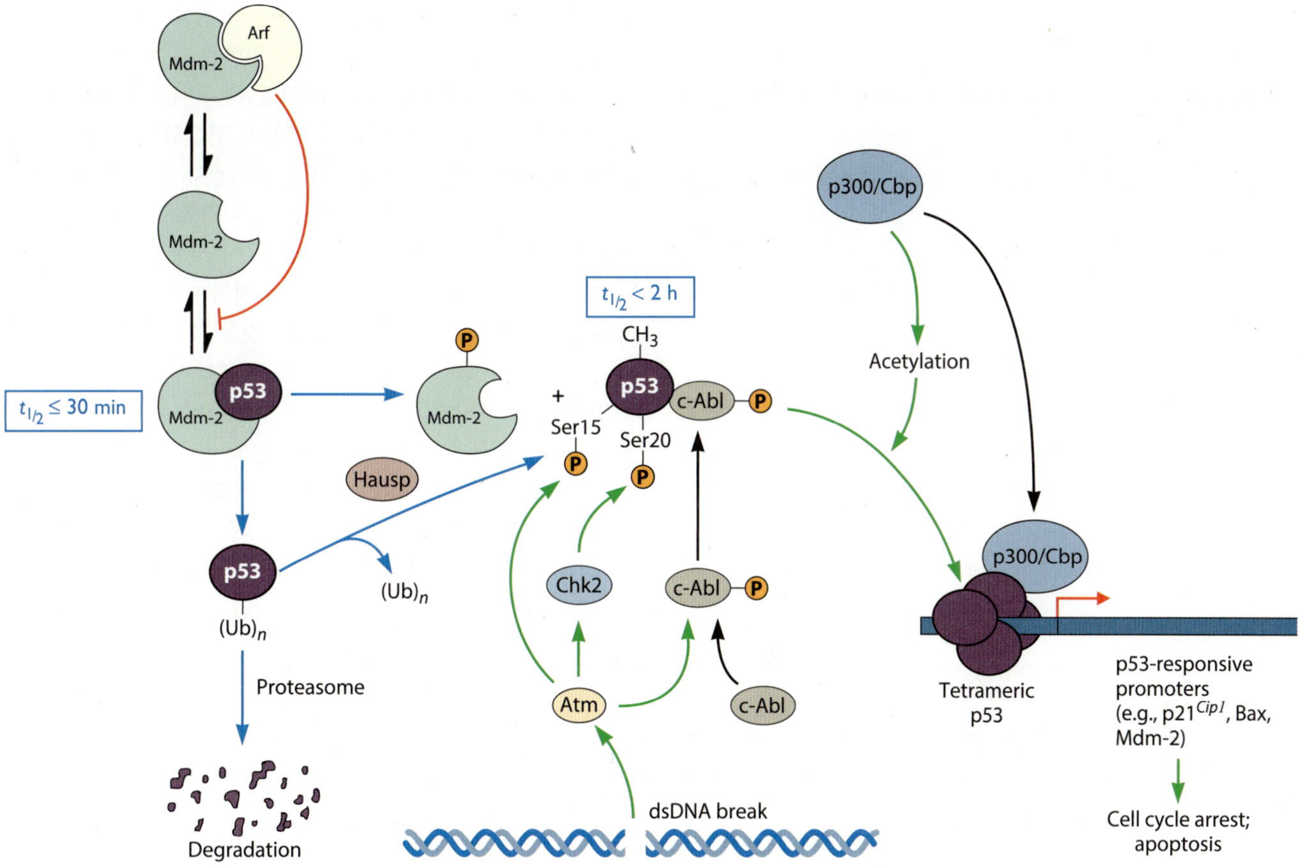

그림 7.23 p53의 안정성과 활성 조절. 정상 상태의(왼쪽) 세포에서는 p53의 농도가 꽤 낮다. 이 단백질은 불안정하고 반감기도 수십 분을 넘지 못한다. 그 이유는 이 단백질은 Mdm-2 단백질에 의한 프로테오솜 분해의 대상이기 때문이다. Mdm-2는 p53-특이적 E3 유비퀴틴 연결효소이며 p53에 여러 개의 유비퀴틴을 붙여 프로테오솜이 인식하도록 만든다. 이로써 Mdm-2 단백질은 비활성 상태의 p53을 낮은 농도로 유지시킨다. Mdm-2의 양과 활성도 조절되는데, 그 예로 *ink4a/arf* 종양억제 유전자가 만드는 Arf 단백질에 의해 조절되며 또 p53 단백질 자체에 의한 Mdm-2 전사 촉진도 조절 방법이다. 유전체 손상에 대한 반응 혹은 그 밖의 스트레스로 시작되는 신호전달 경로들이 p53을 안정화시킨다. 이러한 전사후조절 방법은 세포에 치명적인 조건이 발생했을 때 매우 빨리 반응하는 길이다. 이온화 방사능에 의한 DNA 손상(이중가닥의 절단)에 대응하는 작동경로에서 나타낸 것처럼 p53는 다양한 방법으로 안정화된다. 이런 메커니즘에는 Atm 및 제한점 키나아제 2(Chk2)에 의한 특정 세린들의 인산화, c-Abl 티로신 키나아제와의 결합, Arf에 의한 Mdm-2 단백질 격리, herpesvirus-associated ubiquitin-specific protease (Hausp)에 의한 p53의 탈유비퀴틴화(Mdm-2가 있을 때) 등이 포함된다. 또한 C-말단 도메인에 일어나는 다양한 수식화(예, 아세틸화)를 포함한 여러 가지 메커니즘들은 p53의 서열-특이적 DNA-결합 활성을 자극하거나 혹은 전사 보조활성자인 p300/Cbp와의 결합을 촉진한다. 그 결과, p53-반응성 프로모터의 전사도 촉진된다.

장 잘 이해할 수 있다.

우리가 본 것처럼 이런 바이러스 형질전환 단백질들은 Rb에 결합된 E2f 패밀리 구성원들을 떼어내서 세포주기의 진행을 촉진한다. p53의 안정화는 당연한 결과이다: E2f는 Mdm-2의 음성 조절자를 코딩하는 *Ink4/Arf* 유전자의 프로모터에서 전사를 활성화시킨다(그림 7.24).

앞에서 논의된 다른 바이러스 단백질에 의한 Rb의 일반적인 비활성화 메커니즘과는 대조적으로 adenovirus, papillomavirus, polymavirus 단백질들은 다른 방법으로 p53의 기능을 막는다(그림 7.25). Human papillomavirus 16 또는 18형의 E6 단백질들은 p53 및 E6-연합 단백질이라고 부르는 세포성 유비퀴틴 단백질 연결효소 둘 다에 결합하는데 그로 인해 p53은 프로테오솜의 분해 표적이 된다. 결과적으로 p53는 감염세포나 형질전환 세포에서 사라지게 된다. 바이러스의 E4 Orf6 단백질과 함께 adenovirus E1B 55-kDa 단백질도 p53의 파괴를 증진시키지만 이 경로는 또 다른 유비퀴틴 연결효소가 관여하는 반응이다. 이와 달리 simian virus 40 (SV40) LT는 p53 단백질과 결합함으로써 실질적으로 안정화시키지만 이 세포 조절자를 비활성 상태의 복합체 내에 격리시키는 셈이다. Adenovirus E1B 55-kDa 단백질 또한 p53의 N-terminal 활성화 도메인에 특이적으로 결합하여 전사활성자인 p53을 전사억제자로 바꿀 수 있다. 돌연변이를 이용한 연구결과, 이런 종류의 바이러스 단백질에 의한 p53의 농도 및 활성 변화는 형질전환 활성과 연관되어 있는 것으로 나타났다.

그림 7.25에 요약되어 있는 메커니즘 상의 차이에도 불구하고 adenovirus, papillomavirus, 혹은 polyomaviruse에 감염된 세포들은 기능성 p53이 모두 결여되어 있어 정상상태에서는 p53-매개 세포주기 정지 또는 세포자살을 촉발하는 자극에 반응하지 못한다.

p300/Cbp 단백질을 통한 p53 활성의 변화. 핵의 인단백질(phosphoprotein) p300은 adenovirus E1A 단백질에 결합하는 특성 때문에 처음 발견됐다. 이 단백질 및 근연 관계에 있는 전사 보조활성자 Creb-결합 단백질(Cbp) 두 가지 모두 다양한 서열-특이적 DNA-결합 단백질들의 전사를 자극하는 데 필요하다.

이런 보조활성자들이 뉴클레오솜 히스톤을 아세틸화시켜서 전사장치의 구성요소들이 크로마틴 주형에 있는 DNA로 접근하는 효율을 향상시킨다. E1A 단백질들은 다른 전사 조절자들과 접촉하고 있는 p300/Cbp의 영역에 결합하는 특성이 있어 p300/Cbp-세포 단백질 복합체를 붕괴시킨다. E1A 단백질들과 simian virus 40 LT, 그리고 p300 사이의 결합은 세포주기의 진행과 형질전환 유도에 연관성이 깊다. 이 사실은 p300/Cbp 단백질의 히스톤-변형 역할을 억제하는 것이 이런 바이러스 단백질들의 형질전환 활성에 중요하다는 것을 의미한다.

위에서 언급했듯이, p53 단백질은 p21*Cip 1*과 같은 사이클린-Cdk-저해성 단백질을 코딩하는 유전자의 전사를 자극하여 세포주기의 진행을 막는다. 이러한 전사 자극은 p53의 활성화 도메인에 결합하는 p300/Cbp에 의해 매개되는데 이 결합에 참여하는 p53 서열은 E1A 단백질과도 상호작용할 수 있다. 실제로 E1A 단백질이 보조활성자에 결합하면 *Cip 1*의 p53-의존적

그림 7.24 Rb에 결합하는 바이러스 형질전환 단백질들에 의한 p53의 안정화. 전에 서술한 바와 같이 adenovirus의 E1A(또는 polymavirus LT 또는 human papillomavirus E7) 단백질과 Rb에 결합하면 E2f-반응성 유전자들이 전사된다. 다수의 유전자 세트인 이 반응성 유전자들에는 *ink4/arf* 유전자도 포함되며 따라서 Arf의 양이 축적된다. Arf는 유비퀴틴 연결효소인 Mdm2에 결합하여 이 효소를 격리시키며 그 결과, p53 단백질이 축적된다. 또한 E1A 단백질들은 p300/Cbp-매개 Rb 아세틸화 반응을 통해서도 p53를 안정화시킨다. 아세틸화된 Rb는 p53 및 Mdm2와 함께 삼합체를 형성하여 p53의 분해를 막는다. p53의 N-말단에 위치한 전사활성화 도메인은 Mdm-2에 의해 차단된 상태로 남는다. 대신 이런 형태의 p53는 전사를 억제하고 세포자살을 촉진한다.

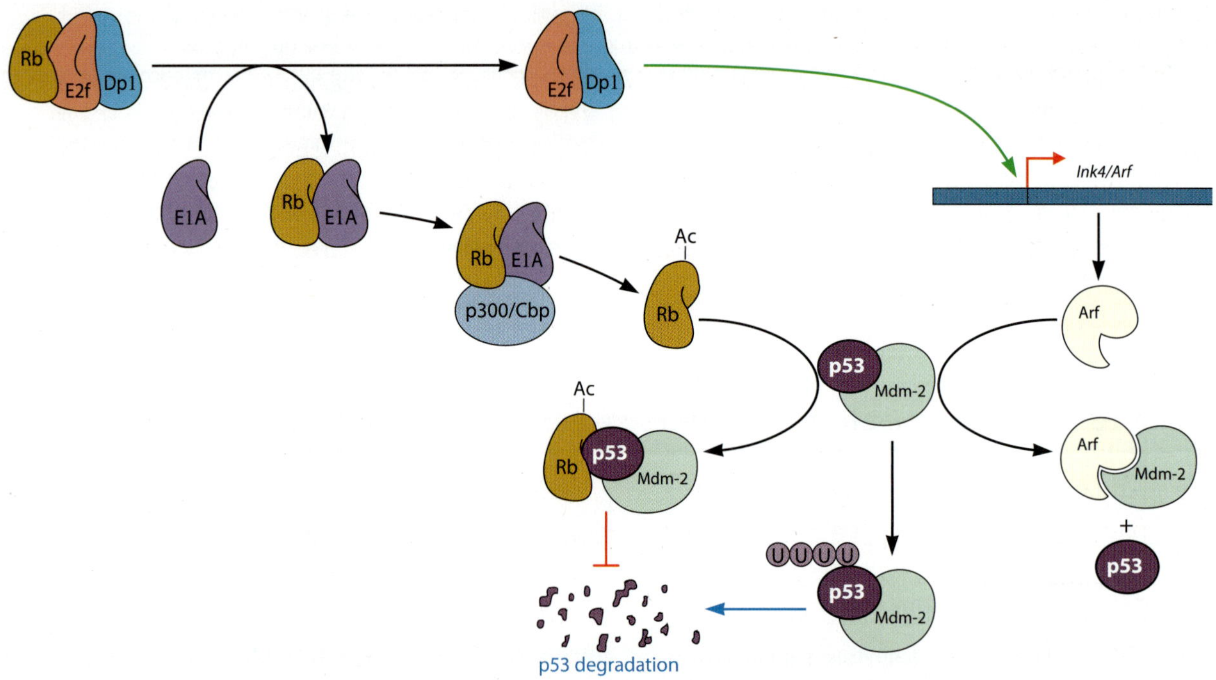

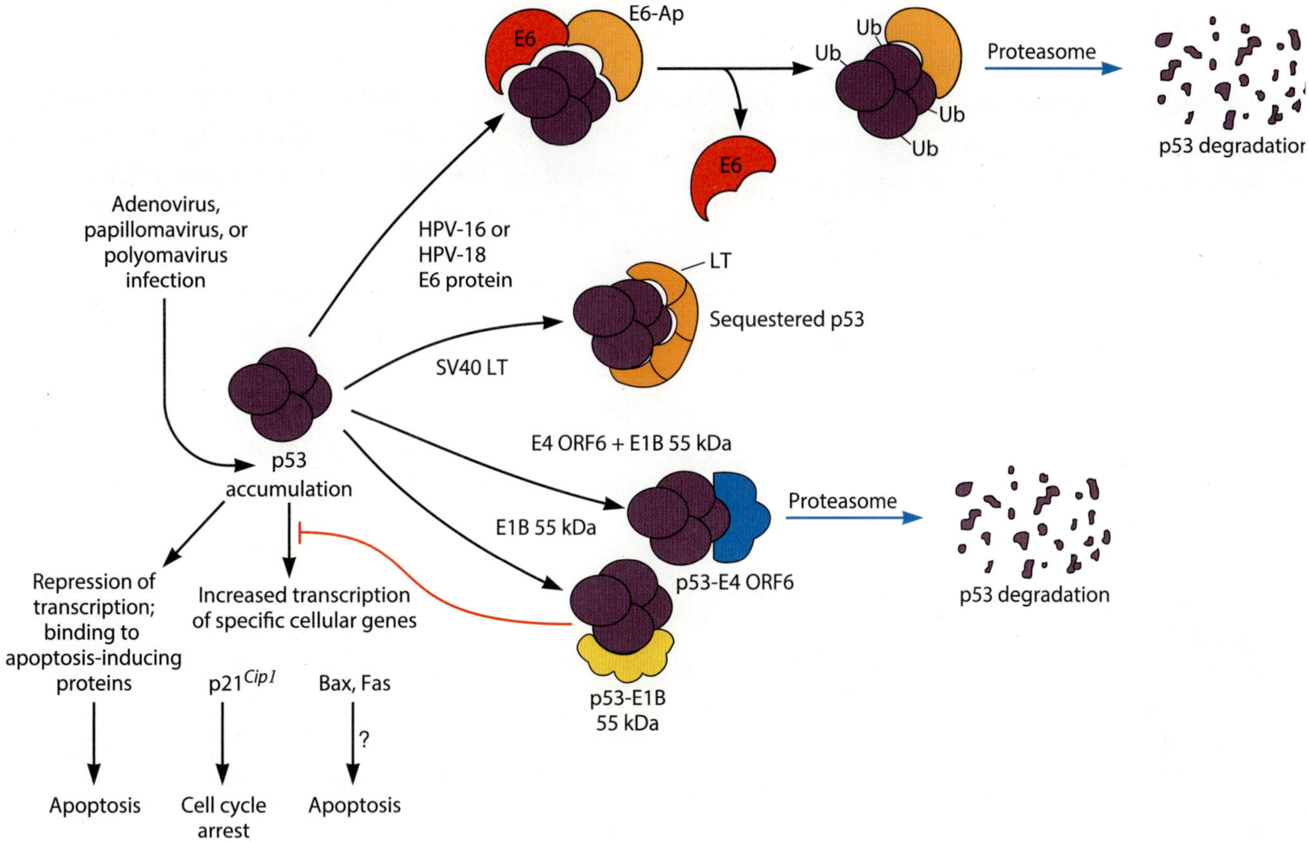

그림 7.25 Adenovirus, paplillomavirus, polyomavirus 단백질들에 의한 p53의 비활성화. 감염세포나 형질전환 세포에서 형질전환 단백질들이 합성되면 p53의 양이 축적된다. 이런 바이러스들의 유전체 각각은 핵심적인 세포 조절자인 p53의 정상적인 기능을 방해하는 단백질을 암호화하고 있다. Human papillomavirus 16 및 18형의 E6 단백질은 세포성 E6-연합 단백질(E6-AP)의 도움으로 p53과 결합한다. E6-AP는 유비퀴틴 단백질 연결효소로서 E6 단백질과 함께 있을 때 p53의 여러 위치에 유비퀴틴을 붙여 프로테오솜에 의한 p53의 분해를 촉진한다. sT에 의해 촉진되는 simian virus 40 LT와 p53의 상호결합은 p53을 비활성 상태로 복합체에 격리시킨다. Adenovirus의 E1B 55-kDa과 E4 Orf6 단백질은 p53의 N-말단 활성화 도메인과 C-말단 지역에 각각 결합한다. 실험적인 시스템에서 확인한 결과, E1B 55-kDa 단백질과 p53의 상호작용은 p53을 전사 활성자에서 전사 억제자로 바꿔 놓는다. 형질전환된 설치류 세포 관찰 결과, 이 상호작용은 또한 p53을 핵에서 방출시켜 핵 주변에 위치한 세포질체로 재배치시킨다. E4 Orf6와 E1B 단백질이 함께 결합하면 유비퀴틴 연결효소 복합체가 모여들어 p53의 분해율이 증가하는데, 이 효소복합체에는 elongins B와 C, 그리고 cullin 5 등이 포함되어 있다.

전사가 저해된다. 결과적으로 이런 상호작용이 DNA 손상으로 일어나는 p53에 의한 G_1 정지 유도를 막는다.

종양 형성은 형질전환 세포의 특성에서 추가적인 변화를 요구한다

앞의 장에 서술된 메커니즘들은 바이러스의 종양유전자들에 의해 형질전환된 세포들의 지속적인 증식과 생존에 대해 설명하고 있다. 그러나 이런 메커니즘들이 종양이나 다른 유형의 암을 유도하는 데 충분한 것만은 아니다: 종양 형성은 또한 일반적으로 형질전환 세포가 면역방어에 직면하여 생존하는 능력에도 의존적이기 때문이다. 몇 가지 경우에서는 신생혈관의 성장 유도가 요구된다(이전 절의 "그 외의 바이러스성 상동체" 참조).

면역방어의 저해

종양 형성에 대응하는 면역방어로부터 형질전환 세포를 보호하는 데 핵심적으로 기여하는 메커니즘들은 발암성 혹은 비발암성 인간 adenovirus들에 의해 형질전환된 설치류의 속성에서 잘 나타난다(Box 7.12). 3장과 4장에서 설명되었듯이, 감염세포가 면역방어에 저항하는 메커니즘들은 많은 바이러스들이 면역적격 동물에서 증식하는 데 중요하다. 그런 메커니즘들이 형질전환 세포들의 생존과 종양 형성을 어떻게 돕는지에 대해서는 인간의 암과 관련한 herpesvirus에서 가장 잘 알려져 있다: Epstein-Barr virus와 human herpesvirus 8.

Epstein-Barr virus는 버킷 림프종(B세포 림프종) 및 비인두암(nasopharyngeal carcinoma)과 연관되어 있다. 세포배양 조건에서 단지 LMP-1만이 세포를 형질전환시키는 유일한 바이러스 유전자이지만 종양세포에서는 다른 바이러스 단백질들도 만들어진다. 이 단백질들에는 에피솜 형태의 바이러스 유전체를 유지하고 복제하는 데 필요한 EBNA-1도 포함된다(제I권의 9장). 이 단백질에는 세포 표면의 MHC class I 단백질이 EBNA-1의 항원결정기를 제시하지 못하도록 억제하는 서열이 포함되어 있다. 결과적으로 종양세포는 적응면역 시스템의 구성요소에 의해 쉽사리 발견되지 않게 된다.

이와 비슷하게, human herpesvirus 8 유전자들 중 몇 가지도 형질전환 및 종양 형성에 관련되어 있는데 이 유전자의 산물은 선천면역 또는 적응면역 반응을 저해하는 것으로 보인다. 예를 들어, B세포의 분열촉진제인 바이러스성 사이토카인 v-IL-6 또한 Stat2와 같은 인터페론 수용체의 기질을 인산화하지 못하게 막음으로써 인터페론의 기능을 차단한다. 게다가 설치류의 B세

BOX 7.12 BACKGROUND
Adenovirus-형질전환 세포의 면역감시 회피와 종양 형성

인간 adenovirus 항원형의 초기 분류방법 중 하나는 실험동물에서 암세포를 유도하는 능력이 있는지의 여부였다(아래 표). 세포배양에서 바이러스의 E1A와 E1B 유전자에 의해 형질전환된 설치류 세포들은 바이러스의 종양 형성 특징을 나타낸다. 예를 들어, adenovirus 12형 유전자들에 의해 형질전환된 세포를 동계(syngeneic) 면역적격 동물에 접종하면 종양이 잘 형성된다. 반면에 adenovirus 5형 DNA에 의해 형질전환된 세포는 누드마우스처럼 면역결핍 동물에서만 종양을 형성한다. 이런 차이를 활용해 정상적인 동물에서 효율적으로 종양을 형성하는 형질전환 세포의 능력이 adenovirus 12형(또는 효율이 높은 다른 종양 형성 adenovirus)에 특별한 E1A 유전자의 작은 부분에 있다는 것을 찾아낼 수 있었다. 형질전환된 세포의 종양 형성 능력은 MHC class I 유전자의 전사 억제와 관련이 있었다: adenovirus 12형(adenovirus 5형은 아님)의 단백질들은 번역억제자와 히스톤 탈아세틸효소가 MHC class I의 인핸서에 결합하도록 자극하여 MHC classI 유전자들의 전사를 억제한다. 이에 더하여, 이 바이러스의 단백질은 활성자인 Nf-κb의 결합도 저해한다.

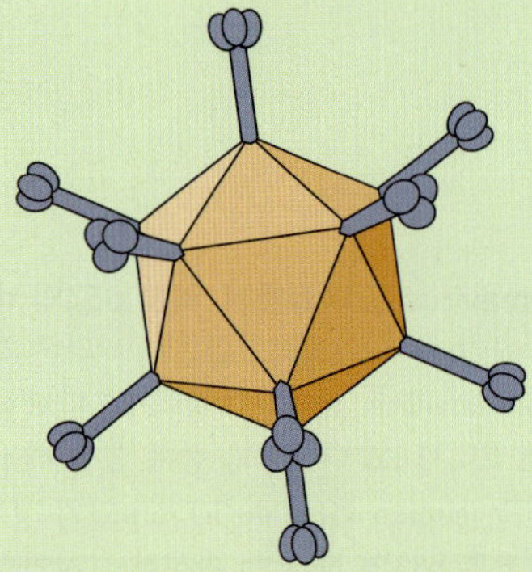

Adenovirus 12의 E1A 단백질이 유도하는 MHC class I 전사의 억제는 결과적으로 세포 표면에 발현되는 MHC classI 단백질의 양을 감소시키고 따라서 세포내 항원을 면역시스템에 제시하는 것도 부실해진다: 세포독성 T세포에 의한 형질전환 종양세포의 인식현상은 MHC class I에 의한 항원제시에 의존적이다. Adenovirus 12-형질전환 세포는 이런 방법으로 면역감시와 세포용해를 피해 가는 반면, adenovirus 5형에 의한 형질전환 세포는 그렇지 않다.

종양 형성에 기초한 인간 adenovirus들의 분류

아형	대표적인 혈청형	동물에서의 종양 형성
A	12, 18, 31	높다: 빠르고 효율적으로 종양유도
B	3, 7, 21	낮다: 오랜 잠복기 후에 감염동물의 일부분에서만 종양 형성
C	1, 2, 5	일어나지 않음

Yewdell, J. W., J. R. Bennink, K. B. Euger, and R. P. Ricciardi. 1998. CTL recognition of adenovirus-transformed cells infected with influenza virus: lysis by anti-influenza CTL parallels Ad12-induced suppression of class I MHC molecules. *Virology* **162**:236-238.

Zhao, B., S. Huo, and R. P. Riccardi. 2003. Chromatin repression by COUP-TFII and HDAC dominates activation by NF-κB in regulation major histocompatibility complex class I transcription in adenovirus tumorigenic cells. *Virology* **306**:68-76.

포에서 종양 형성을 증진시키는 vFL1P 단백질은 자연살해세포에 의한 살해작용을 저해한다. 또한 바이러스의 유전체는 MHC class I 단백질의 세포 표면 발현을 낮추거나, B세포의 수용체가 원형질막으로 수송되는 것을 막거나, 혹은 보체 연쇄반응을 저해하는 단백질들을 코딩하고 있다. 이런 단백질들이 종양 형성에 기여하는지의 여부는 아직 확실하지 않다.

인간 종양 바이러스에 의한 형질전환과 종양 형성의 다른 메커니즘

인간의 암을 일으키는 일부 바이러스들이 세포를 형질전환시키고 종양 발생에 기여하는 메커니즘들을 앞에서 논의한 일반적 패러다임에 다 포함시킬 수는 없다. 여러 해에 걸쳐 밝혀진 이 종양질환의 발병 양상에 대해 이 절에서 다룬다.

형질도입이 없는 복잡한 retrovirus: 매우 긴 잠복기를 갖는 종양 형성

복잡한 유전체를 갖고 있으며 형질도입 없이 종양을 형성하는 retrovirus의 원형은 성인 T세포 림프구 백혈병(ATLL)과 관계된 human T-lymphotropic virus I형(HTLV-I)이다. 이 질병은 1977년에 일본에서 처음으로 발견됐지만 그 이후 캐리비안, 남아메리카, 아프리카 등의 다른 나라에서도 발견됐다. 1980년에 분리해 낸 바이러스는 현재 bovine leukemia virus와 simian T-cell leukemia virus 등의 다른 멤버와 함께 복잡한 유전체를 갖는 deltaretrovirus로 분류된다.

HTLV는 human immunodeficiency virus와 같은 방법으로 전파된다: 성적접촉을 할 때, 정맥주사로 약을 투여할 때, 수혈받을 때, 그리고 엄마에서 아이에게로 감염된다. 감염은 일반적으로 자각증상이 없다. 그러나 감염된 사람들의 5%는 30~50년 사이에 ATLL이 발달할 수 있다(5장 참조). 진단 후 1년 안에 치명적으로 진행하는 이 질병에 대한 효과적인 치료방법은 없다. 바이러스가 악성종양을 유발하는 메커니즘은 아직 확실하지 않지만, ATLL의 몇 가지 특징을 보면 바이러스의 조절단백질의 역할과 관련이 있다. 한 ATLL 사례에서 보면 하나의 프로바이러스가 모든 백혈병 세포에서 같은 위치에서 발견된다. 이는 동일한 세포에서 기원된 클론임을 의미하지만 프로바이러스가 특별히 선호하는 염색체 상의 위치가 정해진 것은 아니다. 따라서 특정한 세포성 유전자의 활성화 또는 비활성화가 형질전환 메커니즘으로 보이지는 않는다. HTLV-I의 유전체에는 세포에서 얻어온 **어떤** 핵산도 실려 있지 않다는 점에서 이 바이러스 서열 중 일부가 분명 종양 형성에 책임이 있을 것이다. 그러나 놀랍게도 프로바이러스의 유전자들은 ATLL 세포에서 발현되지 않는다. 그러나 이런 세포들을 배양해 보면 바이러스의 단백질들이 만들어진다. 이 두 가지 특징들은 종양 형성에서 일반적이지 않은 메커니즘이 있다는 것을 제시한다. 즉, 형질전환의 시작단계에서 바이러스 유전자의 발현이 필요하지만 그 이후에는 그렇지 않다는 것이다.

모든 retrovirus에서 보존된 유전자들에 더하여, HTLV-I 유전체는 'X'라고 나타낸 부분을 가지고 있는데 이곳에 많은 조절단백질과 보조단백질들이 암호화되어 있다(그림 7.26). 이들 중 가장 잘 연구된 것이 전사 활성자인 Tax이다. 종양 형성에서 *tax* 유전자가 하는 역할은 유전자이식 마우스의 관찰을 통해 알게 되었는데, 이 마우스에서는 바이러스 LTR의 조절 아래 *tax* 유전자가 놓여 있고 근육조직에서는 다발성 연조직 육종이 발생한다. 이런 바이러스가 어떻게 종양 형성에 기여하는지에 대한 오늘날 모델에서는 Tax가 T세포 생리를 조절하는 단백질을 암호화하는 세포 유전자의 발현을 바꾸는 것으로 보고 있다. HTLV-I에 의한 감염은 T세포의 증식, 사이토카인들(예, IL-2 및 그 수용체)과 *fos* 원암유전자 산물과 같은 여러 세포 단백질들의 합성 증가를 유도한다. 더욱이 Tax 단백질은 세포자살을 저해하고 수많은 세포 조절자 유전자의 전사에 필요한 Nf-κb를 활성화한다. X 지역에서 암호화하고 있는 다른 단백질들은 종양 형성에서 나름의 역할을 하는데, 감염 후반기에 바이러스 단백질(Tax와 Rex)의 합성을 감소시키고(따라서 면역인식을 피해갈 수 있다.) 세포 표면에 있는 특정 세포 단백질의 발현에도 영향을 미친다. 예를 들어, 보조단백질들 중 하나는 MHC class I 분자가 세포 표면에 발현되는 정도를 감소시킨다는 것이 발견됐다.

최근에 HTLV-I 프로바이러스 DNA의 **안티센스**[(−)] 가닥에 암호화된 새로운 유전자가 발견됐다. 이 *hbz* 유전자의 전사는 3′LTR에서 시작되며(그림 7.26) 스플라이싱을 마친 mRNA는 염기성 류신지퍼(leucine zipper) 단백질을 코딩하고 있다. 이 단백질은 세포의 전사인자인 Creb과 이형이합체를 형성하여 Creb이 5′LTR에 있는 Tax-반응성 요소에 결합하지 못하게 한다. 결과적으로 Tax가 매개하는 전사가 저해되며 이 현상이 면역회피에 기여한다. 이 단백질의 기능에 더하여 *hbz* RNA 자체도 T세포의 증식을 촉진한다는 것이 밝혀졌으며 그 메커니즘은 아직 확실하지 않지만 RNA 간섭이 매개할 것으로 생각된다. 3′LTR은 모든 ATLL 세포에 보존되어 있지만 5′LTR은 종종 결실되었거나 또는 메틸화되어서 기능을 할 수 없는 경우가 많다. 그러므로 hbz RNA는 이 바이러스에 의한 종양 형성에 중심축의 역할을 수행하며, Tax가 더 이상 합성되지 않는 감염후반기에도 역시 중요하다. 다른 연구자들은 질병의 후반기에는 바이러스 산물들이 필요하지 않으리라는 가설을 세웠다. 대신, 감염세포의 DNA에 축적된 유전적 변화들이 종양 형성을 유도할 것으로 생각한다. ATLL이 나타나기 훨씬 이전에 바이러스가 유도한 종양 형성이 발생하기 때문에 어떤 가능성이 옳은지 밝히는 것은 어려울 것으로 보인다. HTLV 연구에서의 또 다른 난제는 유리된

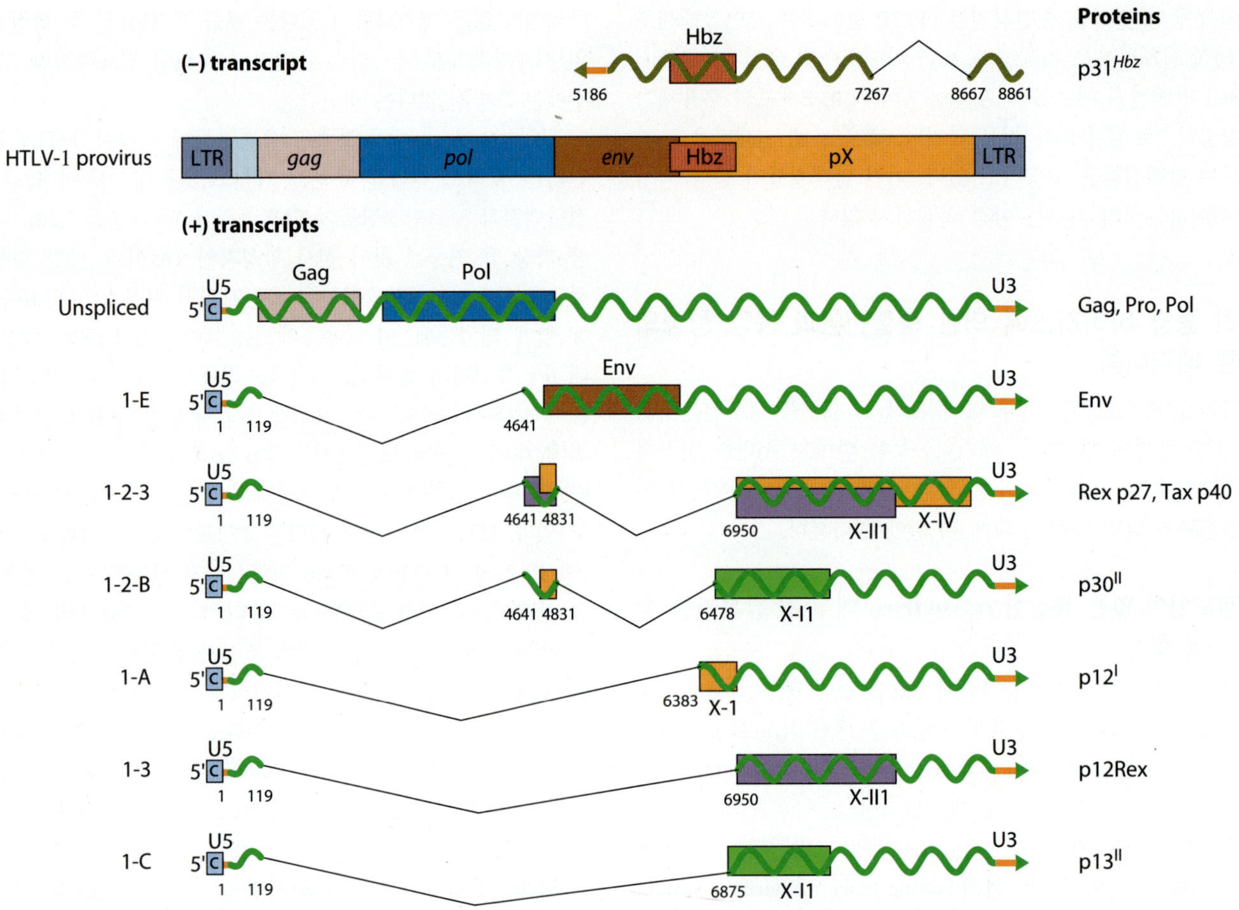

그림 7.26 Human T-lymphotropic virus I형의 프로바이러스 구성과 전사. DNA (+)가닥에서 전사된 mRNA로부터 생성된 단백질들은 프로바이러스 지도 아래쪽에, (-)가닥으로부터 생성되어 스플라이싱을 마친 전사물은 프로바이러스 위쪽에 각각 나타냈다. 전사물에 나타낸 박스들은 오른쪽에 나타낸 단백질들을 암호화하는 서열을 나타낸다. Adapted from D. M. D'Agostino et al., *Cell Death Differ.* **12**:905-915, 2005, with permission.

상태의 비리온을 T세포에 감염시킬 때 효율이 낮다는 것이다.

수지상세포가 그 감염을 더 쉽게 만들어 준다는 새로운 발견으로 인해 체내에서 바이러스의 감염에 영향을 미치는 한정 요인들에 대해 보다 잘 알게 되었으며, 이로써 배양세포에서 좀 더 세밀한 연구방법이 고안될 수 있을 것으로 생각된다(Box 7.13).

Hepatitis virus에 의한 종양 형성

Hepatitis B virus

Hepatitis B virus(HBV)는 *hepadnaviridae*과에 속한다. 모든 hepadnavirus의 주요 증식 장소는 간이다. 이런 역전사형(retroid) 바이러스에 의한 감염은 급성이거나(3~12개월 정도) 평생 갈 수도 있다. 인간에선 지속감염 비율이 0.1~25%에 이르며 세계의 지역에 따라 다르다. 대부분의 지속감염은 신생아기 또는 출생후 1년 이내에 발생한다. 이러한 장기 보균자들은 간암으로 발전할 위험이 크며(Box 7.1) 매년 이 병으로 최대 백만 명이 사망한다. 그러나 사람에서 HBV에 의한 종양 형성을 연구하기는 어려운데, 왜냐하면 간암은 매우 오랜 기간(10년 이상)에 걸친 만성감염으로 이 기간 이후에야 비로소 발생하기 때문이다. Woodchuck Hepatitis B virus에 감염된 마멋(woodchuck)은 hepadnavirus의 종양 형성에 대한 동물모델로 사용된다. 일반적으로 마멋의 성체가 감염되면 단지 급성감염을 경험하고 끝난다. 그러나 이 마멋 성체를 감염시키기 전에 면역억제제(예, 사이클로스포린)를 처치하거나 출생 후 수일 이내에 감염시키면 지속감염이 발생하여 감염된 동물의 대부분에서는 생후 2~4년 사이에 간암으로 발전된다.

낮은 수준의 간 손상이 유지되는 현상은 HBV 지속감염의 특징이다. 그런 간 손상의 대부분은 감염된 간세포를 공격하는 면역계에 의한 것으로 생각할 수 있다. 그런 상태에서는 손실된 간세포의 수를 메꾸기 위해 간세포의 증식률이 반드시 증가한

BOX 7.13

EXPERIMENTS

Human T-lymphotropic virus의 감염을 위한 "핸드-오프(hand-off)" 체계

Human T-lymphotropic virus 1형(HTLV-1)은 $CD4^+$ T세포의 악성종양인 ATLL을 일으킨다. 그럼에도 불구하고 분리된 $CD4^+$ T세포에 자유로운 바이러스 입자들을 함께 배양하는 방식으로는 생산적 감염이 일어나지 않는다. 결과적으로, 바이러스 전파와 형질전환에 관한 연구들은 바이러스를 생산하되 방사선과 화학적 처리로 죽여 놓은 $CD4^+$ T세포주와 표적세포를 공동배양하는 방식으로 수행됐다. 안타깝게도, 공동배양에 사용되는 감염 T세포주에 존재하는 프로바이러스 DNA와 바이러스 단백질들은 표적세포에서 바이러스 감염이 일어나는 초기 단계들을 연구할 때 적잖은 어려움을 가져왔다.

수지상세포는 항바이러스 면역반응을 시작할 때 핵심적인 역할을 한다(3장과 4장). HTLV-1과 같은 일부 바이러스들의 감염에서는 이와 같은 수지상세포의 정상적 기능이 뒤바뀌어 바이러스의 전파를 용이하게 만든다(그림 6.10). 최근 HTLV-1로 $CD4^+$ T세포를 감염시키기는 조직배양 시스템을 만들기 위해 이런 세포들이 사용되고 있다: 이 실험에서는 인간의 말초혈액에서 분리된 수지상세포를 바이러스 입자들과 같이 배양한 다음, 그 후에 $CD4^+$ T세포와 공동 배양한다. 수지상세포들은 T세포가 바이러스에 노출된 후 곧(6시간 이내) T세포와 분리시키는데, 이는 수지상세포가 감염되기 전에 바이러스 전파가 될 수 있게 하기 위해서이다. 이런 전파방법은 $CD4^+$ T세포들을 효율적으로 감염시키고 형질전환을 이끌어 낸다. 이와 같은 "핸드-오프" 감염 체계는 앞으로 HTLV-1의 감염과 형질전환 메커니즘을 조사할 때 매우 용이하게 쓰일 것이다.

Jones, K. S., C. Prtrow-Sadiwski, Y. Huanng, D. C. Bertolett, and F. W. Ruscetti. 2008. Cell-free HTLV-1 infects dendritic cells leading to transmission and transformation of $CD4^+$ T cells. *Nat. Med.* **14**:429-436.

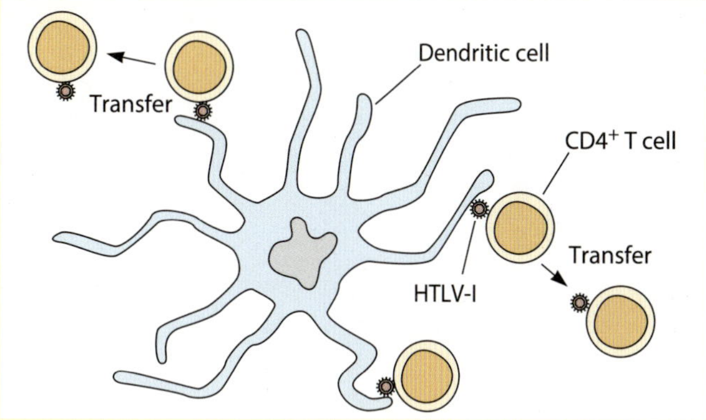

다. 이처럼 증가된 세포 증식률이 장기간 이어지는 것은 간암이 발생하는 주요 기여 요소라는 것이 일반적인 판단이다.

추가적으로, 면역반응들을 통합해 주는 염증과 식세포작용은 국소적으로 매우 많은 양의 과산화물과 자유라디칼을 만들 수 있다. 이로 인해 발생하는 DNA 손상과 돌연변이 생성 역시 hepadnavirus-유도성 간암에 기여한다. 결과적으로 HBV의 지속감염을 치료하려는 항바이러스 치료법을 개발하려는 큰 동기가 유발되고 있다.

종양세포의 거의 대부분에서 통합된 hepadnavirus DNA 조각이 존재한다는 것은 이 특성이 종양 발생에 중요한 역할을 하리라는 것을 제시한다. 사실, 마멋에서는 hepatitis B virus DNA가 발암유전자인 *myc* 근처에 통합되어 *myc*의 활성화가 일어나 있는 현상이 간암의 90%에서 관찰된다. 이와 대조적으로, 사람의 간암에서는 바이러스의 삽입에 의한 일반적인 발암유전자의 활성화는 관찰된 적이 없다.

다른 연구들에서는, 통합된 바이러스 DNA가 코딩하는 바이러스 단백질들이 인간의 암 형성에 기여한다고 제시했다. 그 중 하나의 후보는 X 단백질이다. 다수의 간암 사례에서 이 단백질은 통합된 바이러스의 DNA서열에서 발현된다. 감염된 간에서 추정하는 결과나 세포배양 시스템에서 보면 HBV의 X 단백질이 다수의 세포유전자(원암유전자 포함)들의 전사를 자극하는데, 이는 세포 전사조절자가 DNA에 결합하는 정도를 바꾸고 또한 Nf-κb 혹은 다른 경로를 통한 신호전달을 활성화시키는 방법을 통해 이뤄진다. 게다가 유전자이식 마우스의 한 라인(line)에서 간세포에 X 단백질이 높은 농도로 축적되면 간암이 발생하였다. 다른 라인의 유전자이식 마우스에서는 X 단백질이 화학적 발암물질에 대한 감수성을 증가시켰다. 또 다른 증거에서는 X 단백질이 세포의 p53 단백질에 결합함으로써 세포자살에 영향을 미칠 것을 제시하고 있다. 이런 발견들과 HBV가 감염된 간에서 마이크로어레이 방법으로 확인된 세포의 원암유전자 및 종양억제유전자들의 발현 변화 등은 바이러스의 X 단백질이 다단계의 형질전환 과정에 기여한다는 것을 제시한다. 일시적-발현 시스템에서 보면 바이러스의 절단된 막단백질들이 세포 유전자의 전사활성자로서 기능을 할 수 있다는 관찰 결과는 바이러스의 또 다른 유전자가 종양 형성에서 중요한 역할을 하고 있다는 생각으로 이어진다.

사람의 간암 발생에 긴 시간이 필요하다는 것은 확률이 낮은 몇 개의 반응이 이어져야 한다는 것을 의미한다. 바이러스 단

표 7.8 바이러스의 다양한 형질전환 메커니즘

바이러스	형질변환된 세포에서 바이러스의 유전 정보		형질변환 기작			
	물리적 상태	활성시 기능들	형질변화시키는 기능들	세포주기 발전	세포자살	면역조절 또는 자극
Adenovirus						
인간 소그룹 C와 A 항원형	무작위적 재결합에 의해 통합된 숙주 게놈.	통합되는 동안 잃는다.	통합되는 동안 잃는다.	통제가 없어짐; E1A 단백질들에 의한 pRB과의 단백질의 비활성.	p53(E1B 55-kDa과 E4 orf6 단백질)의 비활성에 의해 그리고 바이러스의 Bcl-2와 상동인 E1B 19-kDa 단백질에 의해 막힌다.	소그룹 A E1A 단백질에 의한 MHC class I 유전자의 전사억제.
Flavivirus						
Hepatitis C virus	통합되지 않음.	세포용해적이지 않다. 빠르게 분열하는 세포들에 긴 잠복기를 가진 감염.	?	?	?	면역시스템이 감염된 세포들을 죽인다; 살아남은 것들은 번식하는 몇 년에 걸쳐 선택된다; 암세포들은 제거를 빠져 나간다.
Hepadnavirus						
Hepatitis B virus	에피소말; 바이러스의 서열은 몇 개의 간세포암에서 통합됨	없다.	X 단백질; 크거나 절단된 중간의 B 표면 단백질.	DNA회복에 부족; 프로토 종양 형성 유전자(c-fos, c-myc)의 변화된 전사와 전사요소 (Nf-κb); 성장신호 전달에서 X 단백질의 직접적 상호작용	전세포자살과 항세포자살 둘 다의 영향은 조건에 의존적으로 보인다; 몇 몇은 p53에 결합하는 X 단백질에 의해 매개됨.	비정상적인 간 증식을 위한 면역 세포의 공격을 위해 계속적으로 조직 손상.
Herpesvirus						
Epstein-barr virus	에피소말; 숙주 세포 게놈과 협력하여 증식.	억제됨.	LMP-1; EBNA-2는 LMP-1의 생성을 증가시킨다.	LMP-1; EBNA-2는 LMP-1의 생성을 증가시킨다.	막힌다; LMP-1이 Bcl-2의 같은 과의 단백질들의 합성을 유도하고 죽은 도메인 단백질로부터 신호전달을 억제한다.	EBNA-1을 인식하는 cytotoxic T 세포는 생성되지 않는다. 왜냐하면 이 바이러스 단백질에 있는 서열은 프로테오솜을 억제시키기 때문이다. LMP-1 신호전달은 MHC class I의 생성물과 펩티드 운송요소가 증가되도록 유도한다. EBNA-2는 인터페론에 의해 유도된 단계적 신호 전달을 막는다.

Papillomavirus						
Human papillomavirus 16과 18형	무작위적 재결합에 의해 통합된 숙주 게놈.	통합되는 동안 잃는다.	E6와 E7 단백질.	E7에 의한 Rb과의 단백질들의 불활성에 의해 통제된다.	E6단백질에 의해 유도된 p53의 붕괴에 의한 억제.	알려진게 없다.
Polyomavirus						
Simian virus 40	무작위적 재결합에 의해 통합된 숙주 게놈.	통합되는 동안 잃는다.	LT; 몇가지 상황에서 sT	LT에의한 Rb과의 단백질들의 불활성에 의해 sT에 의한 단계적 신호전달을 야기하는 Map 키나아제의 자극에 의해 통제된다.	LT에 의한 p53의 불활성에 의해 억제됨.	알려진게 없다.
Retrovirus						
형질도입하는 것, Rous sarcoma virus	통합됨	없다	바이러스로서 형질도입됨, 세포로부터 얻은 종양 형성 유전자.	종양 형성 유전자의 부적절한 발현에 의한 조직 발달, 세포주기 조절을 잃음	없다.	
형질도입하지 않는 것, Rous-accociated virus 1, 2	통합됨.	없다.	프로바이러스의 통합된 위치 근처에 있는 프로토종양 형성 유전자의 유착적 돌연변이 생성 변화.	야생형 또는 절단된 프로토 종양 형성 유전자의 부적절한 발현에 의해 조직, 발달, 세포주기 조절을 잃음.	없다.	바이러스의 수퍼항원(쥐과의 포유류 종양 바이러스, Sag 단백질)은 T세포를 자극시키고 B세포의 증식을 유도.
긴 잠복기, human T-lymphotropic virus 1형	통합됨.	없다.	바이러스의 타협자 단백질(Tax); Hbx 단백질과 RNA.	Nf-κb와 IL-2의 유도에 의해 T세포 증식을 자극함.	?	비정상적인 T세포 성장 증식은 중대하게 이른 사건이다. 그러나 다른 현재의 알려지지 않은 변화가 요구된다.

백질의 상대적 중요성과 위에 서술된 면역손상의 간접적 효과는 아직 확실하지 않다.

Hepatitis C Virus

이전에 논의한 대로, hepatitis C virus (HCV)는 *flaviviridae* 과의 한 구성원으로서 (+)가닥의 RNA 유전체를 가지고 있다. 1989년에 이 병원체를 발견하면서 그간 non-A, non-B hepatitis로 알려졌던 이 질병은 수혈 받은 사람 중 일부가 걸린다는 것과 몇 년이 지나 간암에 걸린다는 병인이 밝혀졌다. 이후, 혈액자원에 대한 일상적 병원체 검사가 이뤄지면서 수혈에 의한 감염은 줄었지만 여전히 정맥주사 약을 남용하는 사람들과 오염된 바늘의 사용을 통해 바이러스는 전파됐다. 다행히도 이 바이러스는 전파가 쉽지 않아 사람 사이에 직접적인 혈액-혈액 접촉이 있어야 되는 것으로 나타났다. 그럼에도 불구하고 세계적으로 약 1억 7천만 명이 감염되어 있으며 이들은 특정한 지리적 위치에 따라 6개의 유전자형 변이주(clade) 중 하나에 감염된다. 감염 환자의 약 75~85%가 지속감염으로 발전하며 이들 중 1~5%는 간암으로 이어진다. 100분율로 보면 작지만 이 감염은 여전히 전 세계적으로 130만 명에서 170만 명의 간암 사례를 불러 왔다.

HBV와 마찬가지로 HCV도 간 주성(hepatotropic)이 있다. 간의 만성감염은 면역체계에 의한 간의 파괴를 유도하고 혈류의 통행을 막는 섬유상 상처를 남긴다(간경변으로 알려진 생명을 위협하는 상황). 간경변을 가진 모든 환자들이 암으로 발전하지는 않기 때문에 숙주에 특정한 요소가 중요한 역할을 해야만 한다. 몇 가지 증거에 따르면 바이러스의 어떤 단백질들이(캡시드, 피막, NS5A) 세포자살을 향한 정상적인 신호전달을 막을 수 있어 종양 형성에 기여하는 것으로 생각된다. 이런 아이디어들을 실험적으로 확인하는 것은 어려운데 그 이유는 HCV가 매개하는 간암의 좋은 동물모델이 없는 데다 최근까지 조직배양에서 바이러스를 증식시킬 수도 없었기 때문이다. 그러나 HBV와 같이 면역에 의한 염증과 산화적 손상으로 인한 간접 효과들이 간경변과 암에 크게 기여할 것으로 생각된다. 바이러스 단백질이 조절역할을 가지고 있는지의 여부는 아직 판명되지 않았다.

전망

이 장을 시작할 때 서술했듯이, 바이러스가 암을 일으키는 것은 바이러스 감염주기에 필요한 필수 요건이 아니다. 그럼에도 불구하고, 한 세기 전에 처음으로 바이러스가 암을 일으킨다는 사실을 발견한 것은 지난 30년 동안 이뤄진 형질전환과 종양 형성의 분자적 기초를 이해하는 극적인 여정의 선구자였다. 일반적인 세포들이 가만히 있을 때에도 암세포는 성장하고 분열하기 때문에 형질전환의 메커니즘을 밝히는 것은 세포 외부 및 내부에서 유래한 신호에 반응하여 세포증식을 조절하는 복잡한 회로를 추적하는 일과 당연히 맞물리게 되었다. 급성 형질전환 retrovirus인 Rous sarcoma virus의 형질전환 유전자가 세포 유전자로부터 도입된 것임을 발견한 놀라운 사건은 다수의 세포 원암유전자의 확인 및 그 유전자에서 발현된 단백질들이 관여하는 신호전달경로를 밝히는 등불이 되었다. 실제로 지금 우리는 여러 경우에서 이 원암유전자들이 retrovirus 유전체에 도입되는 과정이나 그 이후에 생긴 돌연변이가 원인이 되어 신호전달의 구성적 활성화로 이어지는 메커니즘들에 대해 가장 세부적인 수준까지 설명할 수 있게 되었다. 이런 종류의 바이러스 유전자나 이에 상응하는 세포 유전자로서 종양에서 특별한 돌연변이들을 획득한 유전자들을 **우성** 종양 형성 유전자라고 한다. 이와 대조적으로, 사람의 망막아종과 같이 유전적으로 선천적인 암에 대한 연구를 통해 종양성 질병은 **종양억제** 유전자로 불리는 특정 유전자들의 기능손실에 의해서도 발생할 수 있다는 것을 알았다. 세포주기 진행과정에서 이런 종양억제 유전자 산물의 핵심적인 역할을 이해하게 된 것도 adenovirus, paplillomavirus, polyomavirus의 형질전환 단백질을 연구하는 데서 직접 얻은 성과이다.

바이러스 형질전환 유전자들과 이들이 발현하는 단백질들을 분류한 초기 목록으로는 다양한 바이러스 형질전환 메커니즘이 그저 혼란스러울 정도였다. 세포의 증식을 조절하는 회로에 대한 우리의 현재 이해 수준을 기반으로 보면 이런 형질전환 메커니즘의 대부분은 일반적으로 두 가지 중 하나로 분류된다는 것을 알 수 있다: 바이러스의 형질전환은 세포질의 신호전달 연쇄가 구성적으로 활성화되면서, 또는 세포주기 진행을 음성적으로 조절하는 핵 경로가 붕괴되면서 일어나는 결과이다. 두 경우 모두, 통상적으로는 세포 내부나 외부의 조건이 유리할 때만 세포 DNA를 복제하고 세포분열이 이뤄지도록 점검하는 정교한 메커니즘을 바이러스 단백질 또는 전사조절 신호가 무시하는 사건이 벌어진다.

서로 매우 다른 과에 속하는 바이러스들이 세포를 형질전환시키는 여러 메커니즘들을 통합적으로 보게 된 것은 만족스러운 지적 성취이다. 그럼에도 불구하고 바이러스와 숙주세포 간에 일어날 수 있는 복잡한 상관관계의 모든 측면이 이해된 것은 아니다(표 7.8). 몇 가지 배양세포 실험에서는 하나의 바이러스 발암유전자로도 형질전환에 충분한데, 또 다른 세포 실험에서는 왜 여러 개의 바이러스 기능들이 필요한지 우리는 충분히 이해하지 못하고 있다. 또한 동일한 세포 신호경로를 변화시키는 바이러스 단백질들이 왜 형질전환 잠재력이 서로 다를 수 있는지도 이해하지 못했다. 예를 들어, Rous sarcoma virus의 *v-src* 유전자가 발현하는 티로신 키나아제의 구성적 활성화는 일차배양세포의 형질전환과 실험동물에서 육종을 유도하는데 충분하다. 이와 달리, polyomavirus mT의 도움을 받는 c-Src

티로신 키나아제의 활성화는 확립된 세포주의 형질전환을 시키지만 일차세포를 형질전환시키려면 이 바이러스의 LT 단백질도 함께 필요하다. 이런 사례들이 말해 주듯이 바이러스 형질전환 메커니즘들이 갖고 있는 몇 가지 미묘한 측면들은 아직 설명되지 않았다. 그러나 정말 거대한 도전은 종양 형성 메커니즘들에 관한 것이다.

배양된 세포들의 형질전환이 곧 동물체에서 종양을 형성하는 능력과 동반하는 것은 아니다. 이런 차이는 바이러스 감염과 연계된 몇몇 인간 암의 발병원인 연구에서도 드러난다. 예를 들어, Epstein-Barr virus는 얼마간 설명이 가능한 메커니즘에 의해 배양된 인간 B세포를 불멸화시키지만 이 바이러스의 감염은 버킷림프종의 발생에 관여하는 여러 가지 요소 중 하나일 뿐이다. 이와 비슷하게, HBV의 지속감염에 대한 숙주 면역반응에 뒤따라 간세포의 증식률이 증가하는 것은 간암 발생에 크게 기여하는 인자이다. 형질전환 세포에 대한 숙주의 반응을 결정하는 요소에 대한 보다 깊은 이해는 종양 형성의 복잡한 과정을 이해하는 데 꼭 필요하게 될 것이다. 종양 형성 바이러스들과 그 바이러스들에 의한 형질전환 세포들은 그간 세포증식 조절의 분자적 기초와 형질전환 과정에서 각 조절단계들이 교란되는 현상을 규명하는 데 큰 도움이 되었던 것처럼 종양 형성 메커니즘을 밝히려는 이 만만찮은 노력에도 크게 기여할 것이다.

참고문헌

Books

Cooper, G. M. 1995. *Oncogenes,* 2nd ed. Jones and Bartlett. Boston, MA.

McCance, D. J. (ed.). 1998. *Human Tumor Viruses.* ASM Press, Washington, DC.

Chapters in Books

Lairmore, M. D., and G. Franchini. 2007. Human T-cell leukemia virus types 1 and 2, p. 2071-2105. *In* D. M. Knipe and P. M. Howley (ed.). *Fields Virology.* Lippincott Williams & Wilkins, Philadelphia, PA.

Mason, W. S., A. A. Evans, and W. T. London. 1998. Hepatitis B virus replication, liver disease, and hepatocellular carcinoma, p. 255-281. *In* J. McCance (ed.), *Human Tumor Viruses.* ASM Press, Washington, DC.

Seeger, C., F. Zoulim, and W. S. Mason. 2007. Hepadnaviruses, p. 2977-3029. *In* D. M. Knipe and P. M. Howley (ed.). *Fields Virology.* Lippincott Williams & Wilkins, Philadelphia, PA.

Review Articles

Berk, A. J. 2005. Recent lessons in gene expression, cell cycle control and cell biology from adenovirus. *Oncogene* **24**:7673-7685.

Bracken, A. P., M. Ciro, A. Cocito, and K. Helin. 2004. E2F target genes: unraveling the biology. *Trends Biochem. Sci.* **29**:409-417.

Brooks, C. L., and W. Gu. 2005. Ubiqination, phosphorylation and acetylation: the molecular basis for p55 regulation. *Cure Opin. Cell Biol.* **15**:164-171.

Damania, B. 2004. Oncogenic y-herpesviruses: comparison of viral proteins involved in tumorgenesis. *Nat. Rev. Microbiol* **2**:656-668.

Frame, M. C., V. J. Fincham, N. O. Carragher, and J. A. Wyke. 2002. v-Src's hold over actin and cell adhesions. *Nat. Rev. Mol. Cell Biol.* **3**:233-245.

Goodman, R. H., and S. Smolik. 2000. CBP/p300 in cell growth, transformation, and development. *Genes Dev.* **14**:1553-1577.

Harbour, J. W., and D. C. Dean. 2000. The Rb/E2F pathway: expanding roles and emerging paradigms. *Genes Dev.* **14**:2595-2409.

Hunter, T. 1995. Protein kinases and phosphatases: the yin and yang of protein phosphorylation and signaling. *Cell* **80**:225-236.

Laman, H., D. J. Mann, and N. C. Jones. 2000. Viral-encoded cyclins. *Cure Opin. Genet. Dev.* **10**:70-74.

Levine, A. J., Z. Feng, T. W. Mak, H. You, and S. Jin. 2007. Coordination and communication between the p53 and IGF-l-AKT- TOR signal transduction pathways. *Genes Dev.* **20**:267-275.

Massagué, J. 2004. Gl cell-cycle control and cancer. *Nature* **432**:298-306.

Münger, K., A. Baldwin, K. M. Edwards, H. Hayakawa, C. L. Nguyen, M. Owens, M. Grace, and K. Huh. 2004. Mechanisms of human papillomavirus-induced oncogenesis. J. *Virol.* **78**:11451-11460.

Sullivan, C. S., and J. M. Pipas. 2002. T antigens of simian virus 40: molecular chaperones for viral replication and tumorigenesis. *Microbiol. Mol. Biol. Rev.* **66**:179-202.

Thomas, M., D. Pirn, and L. Banks. 1999. The role of the E6-p53 interaction in the molecular pathogenesis of HPV. *Oncogene* **18**:7690-7700.

While, M. K., and K. Khalili. 2004. Polyomaviruses and human cancer: molecular mechanisms underlying patterns of tumorgenesis. *Virology* **324**:1-16.

Papers of Special Interest

Transformation and Tumorigenesis by Retroviruses

Collett, M. S., and R. L. Erikson. 1978. Protein kinase activity associated with the avian sarcoma virus sre gene product. *Proc. Natl. Acad. Sci. USA* **75**:2021-2024.

Dhar, R., R. W. Ellis, T. Y. Shift, S. Oroszlan, B. Shapiro, J. Maizel, D. Lowy, and E. Scolnick. 1982. Nucleotide sequence of the p21 transforming protein of Harvey murine sarcoma virus. *Science* **217**:945-946.

Ellermann, V., and O. Bang. 1908. Experimentelle Leukämie bei Huhnern. *Zentbl. Bakteriol.* **46**:595-609.

Fasano, O., E. Taparowsky, J. Fiddes, M. Wigler, and M. Goldfarb. 1983. Sequence and structure of the coding region of the human H-ras-1 gene from T24 bladder carcinoma cells. *J. Mol. Appl. Genet.* **2**:173-180.

Gaudray, G., F. Gachon, J. Basbous, M. Biard-Piechaczyk, C. Devause, and J.-M. Mesnard, 2002. The complementary strand of the human T cell leukemia virus type 1 RNA genome encodes a bZIP transcription factor that down-regulates viral transcription. *J. Virol.* **76**:12813-12822.

Hayward, W. S., B. G. Neel, and S. M. Astrin. 1981. Activation of a cellular one gene by promoter insertion in ALV-induced lymphoid leukosis. *Nature* **290**:475-480.

Hunter, T., and B. Sefton. 1980. Transforming gene product of Rous sarcoma virus phosphorylates tyrosine. *Proc. Natl. Acad. Sci. USA* **77**:1311-1315.

Levinson, A. D., H. Opperman, L. Levintow, H. E. Varmus, and J. M. Bishop. 1978. Evidence that the transforming gene of avian sarcoma virus encodes a protein kinase associated with a phospho-protein. *Cell* **15**:561-572.

Nusse, R., and H. E. Varmus. 1982. Many tumors induced by the mouse mammary tumor virus contain a provirus integrated in the same region of the host genome. *Cell* **31**:99-109.

Rous, P. 1910. A transmissible avian neoplasm: sarcoma of the common fowl. *J. Exp. Med.* **12**:696-705.

Salou, Y., J-I. Yasunaga, M. Yoshida, and M. Matsuoke, 2006. HTLV-I basic leucine zipper factor gene mRNA supports proliferation of adult T cell leukemia cells. *Proc. Nall. Acad. Set. USA* **103**:720-725.

Sicheri, F., I. Moarefi, and J. Kuriyan. 1997. Crystal structure of the Src family tyrosine kinase Hck. *Nature* **385**:602-609.

Stehelin, D., H. E. Varmus, J. M. Bishop, and P. K. Vogt. 1976. DNA related to the transforming gene(s) of avian sarcoma viruses is present in normal avian DNA. *Nature* **260**:170-173.

Xu, W., S. C. Harrison, and M. J. Eck. 1997. Three-dimensional structure of the tyrosine kinase c-Src. *Nature* **385**:595-602.

Transformation by Polyomaviruses

Bolen, J. R., C. J. Thiele, M. A. Israel, W. Yonemoto, L. A. Lipsich, and J. S. Brugge. 1984. Enhancement of cellular src gene product-associated tyrosyl kinase activity following polyomavirus infection and transformation. *Cell* **38**:367-377.

DeCaprio, J. A., J. W. Ludlow, J. Figge, J. Y. Shew, C. M. Huang, W. H. Lee, E. Marsilio, E. Paucha, and D. M. Livingston. 1988. SV40 large tumor antigen forms a specific complex with the product of the retinoblastoma susceptibility gene. *Celt* **54**:275-283.

Lane, D. P., and L. V. Crawford. 1979. T antigen is bound to a host protein in SV40-transformed cells. *Nature* **278**:261-263.

Linzer, D. 1., and A. J. Levine. 1979. Characterization of a 54K dalton cellular SV40 tumor antigen present in SV40-transformed cells and uninfected embryonal carcinoma cells. *Cell* **17**:43-52.

Sontag, E., S. Fedorov, C. Kamibayashi, D. Robbins, M. Cobb, and M. Mumby. 1993. The interaction of SV40 small tumor antigen with protein phosphatase 2A stimulates the map kinase pathway and induces cell proliferation. *Cell* **75**:887-897.

Talmage, D. A., R. Freund, A. T. Young, J. Daki, C. J. Dawe, and T. L. Benjamin. 1989. Phosphorylation of middle T by $pp60^{c\text{-}src}$, a switch for binding of phosphatidylinositol 3-kinase and optimal tumorigenesis. *Cell* **54**:55-65.

Zalvide, J., H. Stubdal, and J. DeCaprio. 1998. The J domain of simian virus 40 large T antigen is required to functionally inactivate Rb family proteins. *Mol. Cell. Biol.* **18**:1408-1415.

Transformation by Papillomaviruses

Dyson, N., P. M. Howley, and E. Harlow. 1988. The human papillomavirus E7 oncoprotein is able to bind to the retinoblastoma gene product. *Science* **243**:934-937.

Huh, H., X. Zhou, H. Hakawa, J.-Y. Clio, T. A. Liberman, J. Jin, J. W. Harper, and K. Munger. 2007. Human papillomavirus type 16 E7 oncoprotein associates with cullin 2 ubiquitin ligase complex, which contributes to degradation of the retinoblastoma tumor suppressor. *J. Virol.* **81**:9737-9747.

Lai, C. C., C. Henningson,and D. DiMaio. 1998. Bovine papillomavirus E5 protein induces oligomerization and trans-phosphorylation of the platelet-derived growth factor beta receptor. *Proc. Natl. Acad. Sei. USA* **95**:15241-15246.

Nguyen, M. L., M. M. Nguyen, D. Lee, A. E. Griep, and P. F. Lambert. 2003. The PDZ ligand domain of the human papillomavirus type 16 E6 protein is required for E6's induction of epithelial hyperplasia in vivo. *J. Virol.* **77**:6957-6964.

Scheffner, M., B. A. Werness, J. M. Huibregtse, A. J. Levine, and P. M. Howley. 1990. The E6 oncoprotein encoded by human papillomavirus types 16 and 18 promotes the degradation of p53. *Cell* **63**:1129-1136.

Transformation by Adenoviruses

Egan, C., S. T. Bayley, and P. E. Branton. 1989. Binding of the Rbl protein to El A products is required for adenovirus transformation. *Oncogene* **4**:383-388.

Martin, M. E. D., and A. J. Berk. 1998. Adenovirus E1B 55K represses p53 activation in vitro. *J. Virol.* **72**:3146-3154.

Moore, M., N. Horikoshi, and T. Shenk. 1996. Oncogenic potential of the adenovirus Orf6 protein. *Proc. Natl. Acad. Sci. USA* **93**:11295-11301.

Rao, L., M. Debbas, D. Sabbatini, D. Hockenberry, S. Korsmeyer, and E. White. 1992. The adenovirus El A proteins induce apoptosis which is inhibited by the El B 19K and Bcl-2 proteins. *Proc. Natl. Acad. Sci. USA* **89**:7742-7746.

Somasundaram, K., and W. S. El-Deiry. 1997. Inhibition of p53-mediated transactivation and cell-cycle arrest by E1A through its p300/CBP-interacting region. *Oncogene* **14**:1047-1057.

Van der Eb, A. J., C. Mulder, F. L. Graham, and A. Houweling. 1977. Transformation with specific fragments of adenovirus DNAs. I. isolation of specific fragments with transforming activity of adenovirus and 5. *Gene* **2**:133-146.

Whyte, P., N. M. Williamson, and E. Harlow. 1989. Cellular targets for transformation by the adenovirus E1A proteins. *Cell* **56**:67-75.

Transformation by Herpesviruses

Bias, C., B. Santomasso, O. Coso, L. Arvanitakis, E. Raaka, J. S. Gutkind, A. S. Asch, E. Cesarman, M. C. Gerhengorn, and E. A. Mesri. 1998. G-protein-coupled receptor of Kaposi's sarcoma- associated herpesvirus is a viral oncogene and angiogenesis activator. *Nature* **391**:86-89.

Ciufo, D. M., J. S. Cannon, L. J. Poole, F. Y. Wu, P. Murray, R. F. Ambinder, and G. S. Hayward. 2001. Spindle cell conversion by Kaposi's sarcoma-associated herpesvirus: formation of colonies and plaques with mixed lytic and latent gene expression in infected primary dermal microvascular endothelial cell cultures. *J. Virol.* **75**:5614-5626.

Diemer, V., R. Hoffman, E. Kilger, V. Schultheiss, C. Briseno, O. Gives, A. Kieser, D. Eick, B. Sugden, and W. Hammerschmidt. 2005. Latent membrane protein 1 of Epstein-Barr virus coordinately regulates proliferation with control of apoptosis. *Oncogene* **24**:1711- 1717.

Gires, O., U. Zimber-Strobl, R. Gonnella, M. Ueffing, G. Marschall, R. Zeidler, D. Pick, and W. Hammerschmidt. 1997. Latent membrane protein I of Epstein-Barr virus mimics a constitutively active receptor molecule. *EMBO J.* **16**:8131-8140.

Kulwichit, W., R. H. Edwards, E. M. Davenport, J. F. Baskar, V. Godfrey, and N. Raab-Traub. 1998. Expression of the Epstein-Barr virus latent membrane protein 1 induces B cell lymphoma in transgenic mice. *Proc. Natl. Acad. Sci. USA* **95**:11963-11968.

Mainoi, B. A., D. A. Everly, Jr., and N. Raab-Traub. 2007. Unique signaling properties of CTARI in LMP1-mediated transformation. *J. Virol.* **81**:9680-9692.

Swanton, C., D. J. Mann, B. Fleckenstein, F. Neipel, G. Peters, and W. Jones. 1997. Herpesviral cyclin/cdk6 complexes evade inhibition by CDK inhibitor proteins. *Nature* **390**:184-187.

Sylla, B. D., S. C. Hung, D. M. Davidson, E. Hatzivassiliou, N. L. Malinin, D. Wallach, T. D. Gilmore, E. Kieff, and G. Mosialos. 1998. Epstein-Barr virus-transformation protein latent infection membrane protein 1 activates transcription factor Nf-κB inducing kinase and the IkB kinases iKka and Itckb. *Proc. Natl. Acad. Sci. USA* **95**:10106-10111.

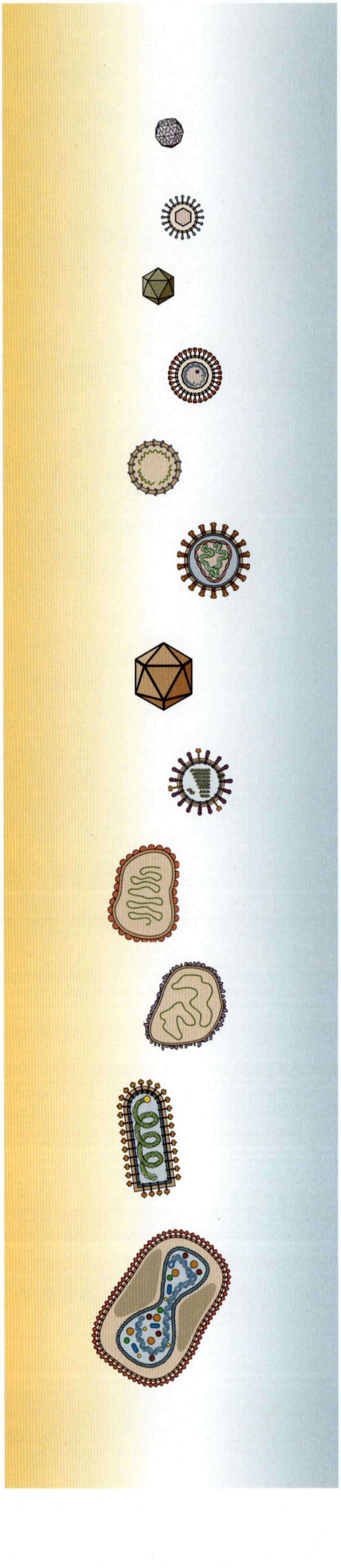

8

백신

> *"Nothing shocks me. I'm a scientist."*
> INDIANA JONES

서론

인간의 자연 방어 메커니즘은 항상 변화하고 있는 바이러스 병원체를 인식할 수 있었으며 이들을 방어함으로써 인류의 생존을 지켜 왔다. 그러나 바꾸어 말하면 현재까지 인류를 괴롭히는 심각한 바이러스성 질환은 자연 방어 메커니즘을 회피하거나 조절할 수 있었다는 것이기도 하다. 후천성면역결핍증(AIDS)의 대유행, 중증급성호흡기질환(SARS)의 등장, 주기적인 influenza virus 감염의 소유행은 물론 대유행 위협 등이 자연 방어 메커니즘의 허점을 파고든 산 증례이다. 인간의 독창적인 발명과 고안에 힘입어 자연 방어 메커니즘은 더욱 견고해졌으며 인류의 생존과 수명 연장에 극적인 영향을 미쳤다. 바이러스 감염과 그로 인한 치명적 질병을 중단시키는 데 가장 큰 기여를 한 것은 백신과 치료약의 사용이었다. 백신과 치료약은 적절히 사용되었을 때만이 매우 효과적으로 바이러스성 감염과 질환을 차단할 수 있다.

그러나 "적절히 사용되었을 경우"라는 구절은 숙주-바이러스 상호작용의 복잡성과 질병관리의 난점 등 복병을 주의하라는 경고이다. 바이러스 복제를 차단하고 질병 발생을 감소시킬 수 있는 여러 가지 방법들은 바이러스의 돌연변이를 출현시킬 수 있으며 면역계를 회피하게 만드는 빌미가 될 수 있다. 숙주의 효소 활성 및 정상적인 생리과정에 영향을 미치는 차단 방법을 쓸 경우에는 숙주를 약화시키는 위험성을 내포하고 있다. 약물저항성, 독성, 면역병리학은 바이러스 감염관리 프로그램의 중점과제이다. 8장과 9장에서는 백신과 항바이러스 제제를 나누어 다룰 것이며, 두 방법 모두 바이러스의 복제와 병원성을 차단하는 원리와 문제점은 유사하다.

백신접종의 역사적 기원

천연두: 역사적 관점

천연두(small pox)는 역사상 가장 파괴적인 질병이었다. 천연두로 인해 인류의 20분의 1이 사망하거나 지체장애가 되거나 외형상 장애를 가지게 되었고 20세기까지 3억 명 이상의 인구가 사망했다. 그럼에도 불구하고 천연두는 백신으로 인해 자연계에서 제거된 첫 번째 질병이기도 하다. 이 치명적 병원체의 소멸을 가능하게 한 발견에는 수많은 굴곡의 역사가 존재한다.

수천 년 전에 중국인들은 천연두를 일생에 한 번 겪는 질환으로 묘사했다. 임상적으로는 11세기 중국과 인도의 의사들이 천연두에 의한 병소(lesion)의 농양을 건강한 개체에 주입하면 경미한 증상만을 겪고 평생 예방할 수 있다는 것을 관찰했다(훗날 이러한 방법을 인두접종, '**variolation**'이라고 불렀다). 그러나 이러한 역사적인 경험에도 불구하고 천연두 질환을 통제하기 위해서는 수 세기가 소요되었다. 임상적으로 다소 위험한 인두접종법은 18세기에 유럽에 도입되었다. 불행하게도 많은 사람들이 인두접종에 의해 천연두에 감염되었다. 인두접종법은 많은 국가에서 법적인 강제력을 가질 뿐 실질적으로 대중화되지는 못했다.

천연두의 공포는 공동체의 인식에서 사라졌다가 20세기 후반 생화학 테러의 망령으로 다시 나타나 결과적으로 이 바이러스와 백신에 대한 관심이 재조명되기 시작했다. 질병의 근절은 Edward Jenner(1749-1823)에 의해 시도되었다. 마을의 의사이자 자연주의자인 그는 당시 잘 알려진 논문인 "뻐꾸기 관찰의 역사, Observations on the Natural History of the Cuckoo"의 저자였다. 언뜻 보기에 Jenner는 천연두에 의한 자연 감염을 근절할 수 있는 후보자로 보이지 않지만 환자들을 주의 깊게 관찰한 결과 젖을 짜는 사람들의 손에 우두(cowpox)가 감염됨에 따라 천연두에 걸린 사람들의 얼굴에 나타나는 것과 같은 손상이 피부에 생기는 것을 알게 되었다. 이에 아이디어를 얻어 1796년

BOX 8.1 BACKGROUND

현재 미국의 천연두 백신

미국에 비축 중인 천연두 백신은 천연두의 전파를 막고 시민과 군인을 보호하기 위한 목적으로 송아지의 피부에서 키운 vaccinia virus이다.

비축된 백신은 효과에는 변함이 없겠지만 제조된 지 30년 이상이 지났다. 이 백신의 이름은 Dryvax이며 허가받은 유일한 천연두 백신으로서 Wyeth 사가 제조한 것이다. 송아지에서 22~28회에 걸쳐 바이러스를 계대하여 "New York City Board of Health Strain"이라 부르고 이 바이러스를 종자바이러스(seed stock)으로 하여 생산된 백신을 "New York City calf lymph"라고 명명하였으며 이렇게 생산된 백신은 동결건조되어 보관 중이다. 이렇게 동결건조된 백신은 50% 글리세롤, 0.25% 페놀, 0.005% brilliant green 염색소를 포함한 액체로 재부유하여 사용한다. 미국 내에서 이 백신의 공급은 1983년에 Wyeth 사에 의해 중단되었다.

천연두 백신은 현재까지 수백만 명에게 사용되어 왔다. 면역반응의 증거로서 백신접종 후 6~10일에 접종한 피부에 농포가 생성된다. 드물지만 심한 피부반응, 중추신경계 질환, 일반적인 질환 등의 부작용을 초래하기도 한다. 미국은 백신 프로그램 동안 모든 유아들에게 접종을 실시했는데 1년에 7~9명이 사망했고 영아에서 가장 위험도가 높은 것으로 나타났다. 특히 면역능이 결핍된 사람이나 특정 피부질환을 갖고 있는 사람에게 부적절하게 투여했을 시 심각한 부작용이 나타났다.

2002년 미국 정부는 군인과 직업적으로 공중보건상 최일선에서 근무하는 시민에게만 백신을 접종하기로 계획했다. 그 다음으로는 일반 국민도 원하면 접종받을 수 있도록 하였다.

오늘날은 AIDS 환자가 급증하고 장기이식 환자가 면역억제제를 부담 없이 흔하게 사용하는 상황이므로, 생백신 바이러스에 의한 어쩔 수 없는 감염위험과 그에 따른 부작용이 1950년대에 비해 매우 높은 편이다. 따라서 안전하고 효과적인 새 백신이 오래된 비축백신을 대체해야 할 것이다.

Harrison, S., B. Alberts, E. Ehrenfeld, L. Enquist, H. Fineberg, S. McKnight, B. Moss, M. O'Donnell, H. Ploegh, S. Schmid, K. Walter, and J. Theriot. 2004. Discovery of antivirals against smallpox. *Proc. Natl. Acad. Sci. USA* **101**:11178-11192.

Henderson, D. A. 1999. Smallpox: clinical and epidemiological features. *Emerg. Infect. Dis.* **5**:537-539.

Kaiser, J. 2007. A tame virus runs amok. *Science* **316**:1418-1419.

Rosenthal, S., M. Merchlinsky, C. Kleppinger, and K. Goldenthal. 2001. Developing new smallpox vaccines. *Emerg. Infect. Dis.* **7**:920-926.

The image is from *Public Health Bulletin* vol. 52, no. 3, spring 2003, California County of Orange Health Care Agency. (http://www.ochealthinfo.com/newsletters/phbulletin/2003/2003-spring.thm) with permission.

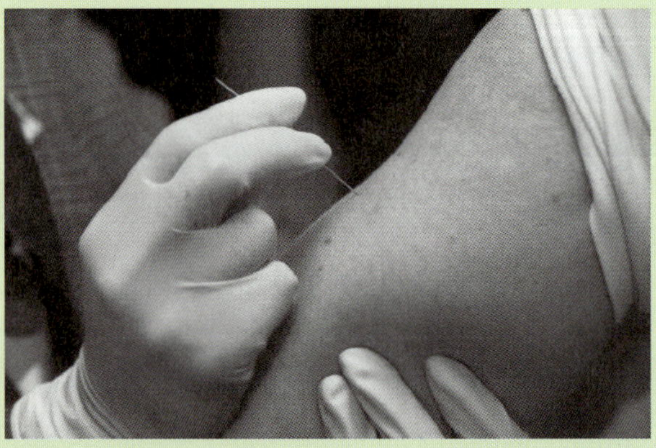

5월 14일, 젖짜는 일에 종사하는 Sarah Nelmes의 손가락 병소에서 채취한 고름을 건강한 소년인 James Phipps의 피하에 접종했다. Phipps는 접종부위에 우두와 같은 병변을 나타냈고 발열증상을 보였다. 2주 후, Jenner는 Phipps에게 천연두를 접종했으나 소년은 치명적인 이 병원체로부터 살아남았다. 하지만 이러한 실험은 오늘날에는 불가능한 것이다.

이 놀라운 결과에도 불구하고 영국 왕립학회에서는 실험법을 문제 삼아 그의 논문을 거절했고 Jenner는 개인적으로 출판할 수밖에 없었다. 그의 친구이자 저명한 의사인 William Woodville은 최초로 대규모 임상실험을 거쳐 Jenner의 실험을 증명했다. Woodville의 신중한 임상실험에 힘입어 인간의 자연 방어 메커니즘이 공중보건에서 확고한 위치를 점하게 된 것이다.

그러나 당시 과학에 대한 이해는 낮은 수준이었기 때문에 Jenner의 발견을 이해할 수 없었다. 100여 년 후, 다른 바이러스성 질환에 대한 백신이 출현했다. Louis Pasteur는 광견병에 감염된 토끼의 척수를 건조시켜 광견병(rabies) 백신을 제조했고 Jenner의 선구자적 업적을 기리기 위해서 '**vaccination**(*vacca*는 라틴어로 "cow(소)"라는 의미)'이라고 명명했다. Pasteur의 성공에도 불구하고 바이러스 자체에 대한 이해도가 낮았기 때문에 다른 항바이러스 백신 개발은 늦어질 수밖에 없었고 그 다음 백신[황열병(yellow fever), 인플루엔자 백신)]은 1930년대 중반에 출현했다.

대규모 백신 프로그램

이상적으로, 백신은 숙주의 면역체계로 하여금 바이러스 감염을 **예방**하도록 하는 것이다. 면역된 개체가 많을수록 공동체 내에서 바이러스의 개체 간 전파주기가 단절될 가능성이 높다. 천연두 근절에서 나타나는 것과 같이 백신은 바이러스에 대해 매우 효과적인 방어능을 나타내지만(Box 8.1) 아래와 같은 원인으로 인해 일반적인 바이러스성 질병을 근절하는 데 어려움이 있을 수 있다. 세계보건기구(World Health Organization, WHO)는 폴리오 뇌척수막염(poliomyelitis)과 홍역(measles) 근절에 최우선 과제를 두어 왔으나 근절에는 꽤 오랜 시간이 필요했다(그림 8.1, Box 8.2). 단적인 예로, 세계보건기구는 인도에서 하루에 65만 개 이상의 마을에서 1억 2천 7백만 명의 어린이에게 poliovirus 백신접종을 시행하기도 했다.

홍역은 전 세계적으로 어린이의 5대 사망원인 중 하나이며 드물게 치명적인 뇌질환인 아급성범뇌염(SSPE, subacute sclerosing panencephalitis)를 일으킨다. 미국에서는 효과적인 백신에 의해 이 질환이 급속히 사라지고 있다(그림 8.1). 그러나 경구투여가 가능한 소아마비 백신과는 달리 현재의 홍역 백신은 2번의 주사가 필요하기 때문에 운반 및 시술에 관련되는 수많은 문제점으로 인하여 전 세계적인 근절이 어렵다. 더불어 홍역 근절에 맥을 같이 하는 다른 문제점들도 있다. 홍역 병원체는 전염성이 매우 높고 감염된 개체를 찾아내기 어렵다. 홍역의 재생산지수(Reproduction number, R_0: 10장 참고)는 전염 성질에 따른 수치를 나타낸 것으로서, R_0는 모두가 감수성이 있는 집단 내에서 감염된 한 개인으로부터 전파될 수 있는 2차감염의 수이다. 천연두의 R_0를 5~7로 보았을 때 홍역의 R_0는 12~18에 달한다. 놀라운 점은, 홍역에 감염된 사람이 감수성이 있는 다른 사람에게 질병을 전파할 수 있는 가능성이 천연두에 감염된 사람이 다른 사람에게 전파할 확률보다 2~3배 더 높다.

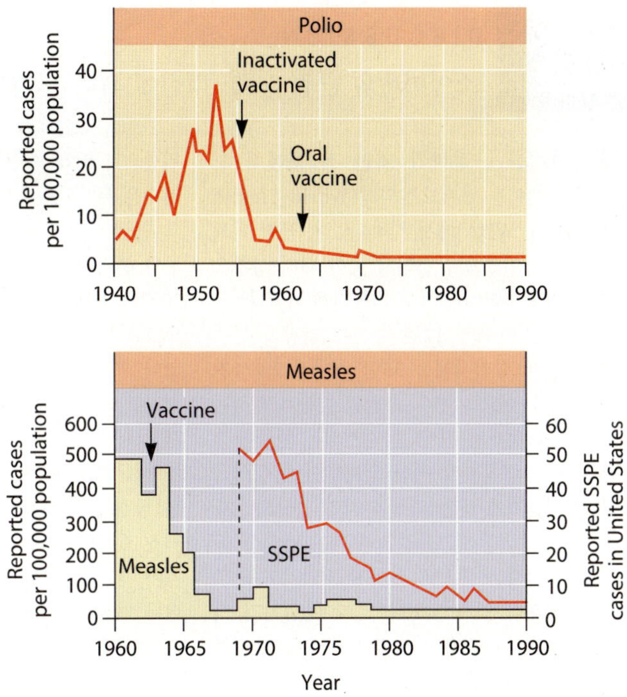

그림 8.1 성공적인 백신 캠페인에 의한 감염 추세의 변화. 대규모 백신 프로그램에 의한 미국 내 poliovirus 감염(**위**)과 measles virus 감염(**아래**)의 감소 및 제거 추이. SSPE는 드문 질환이지만 10세에서 15세 이후에 measles virus에 최초로 감염되었을 때는 치명적인 뇌손상을 일으킨다. 백신으로 measles virus에 의한 최초 감염을 차단하는 것이 SSPE를 근절시킬 수 있다. Adapted from C. A. Janeway, Jr., P. Travers, M. Walport, and M. Shlomchik, *Immunobiology: the Immune System in Health and Disease* (Current Biology Limited, Garland Publishing Inc., New York, NY, 2001), with permission.

바이러스성 질병의 근절: 가능한 것인가?

바이러스성 질병의 근절 가능성과 그 개념은 신중히 논의되어야 한다. 바이러스는 진화 과정 중 셀 수 없을 만큼의 진화적 선택을 거쳐 살아남았기 때문에 이를 근절하겠다는 인간의 선포는 오만하다고 할 수 있다. 1978년 세계보건기구의 사무총장

BOX 8.2 DISCUSSION

소아마비의 근절 노력: 백신에 의해 근절되는 두 번째 사례일까?

소아마비를 근절하기 위한 전 세계적 노력은 1988년 세계보건의회(World Health Assembly, WHA)에서 시작되었다. 근절 목표는 2000년이었으나 순탄치 못한 여러 상황으로 말미암아 2010년으로 미뤄지게 되었다.

캠페인의 초기 12년 동안은 열광적 분위기 속에서 감염사례를 35만 건에서 2,971건으로 감소시켰다. 현재, 초반의 낙관적 시각은 사라지고 캠페인 진행 중 제기되는 생물학적, 정치적 측면에서의 백신 캠페인이 현실성을 갖고 있는지에 대한 의심이 자리하게 되었다. 게다가 소아마비를 근절한 후에는 백신을 중단해야 한다는 권고도 잘못된 것인지도 모른다는 교훈을 얻게 되었다. 한때는 인기가 있던 프로그램에 의해서 생겼던 희망이 왜 이렇게 추락하고 있을까?

소아마비의 근절 전략은 약독화 생백신(live attenuated vaccine)을 사용한 대규모 면역접종 캠페인이었다. 그러나 이 백신주(vaccine strain)는 신경독성을 회복하여 백신-관련 회백수염을 일으킨다고 알려져 있다. 그러나 초반에는 백신에서 유래한 poliovirus 주가 집단 내에서 효과적으로 순환하지 않을 것이라 판단하여 야생형 바이러스주가 제거된 후 백신을 중단하면 백신에 의한 질병 또한 제거될 것으로 생각했다. 불행하게도 위와 같은 잘못된 가설에 의해 Hispaniola에서 2천 건의 소아마비가 발병했다. 이 중 21개 사례가 공식적으로 보고되었고 그중 한 건은 백신접종을 하지 않았거나 불완전하게 접종된 소아에서 발생한 것이었다. 그러나 뒤이은 분석을 통해 위의 발병사례는 1998년과 1999년에 투여된 Sabin poliovirus 1형에 의한 것으로 밝혀졌다.

그 후, 야외에 떠돌아 다니는 백신 유래 poliovirus에 대한 감염 사례는 여러 곳에서 확인되었다. 1983년에서 1993년까지 이집트에서는 백신-유래 poliovirus 2형에 의한 것도 32건의 감염이 보고되었다. 백신-유래 바이러스는 1980년대 아시아, 아프리카에서도 소아마비를 일으켰고 나이지리아에서는 2005~2006년 사이에 100건 이상의 보고가 있었다. 확인되지 않았으나 현재 지속적으로 야외에 떠다니는 백신-유래 바이러스가 야생형만큼의 감염 사례를 보이는 것이다. 이전까지 과소평가 되었던 백신-유래 poliovirus의 위협으로 인해 백신을 중단하고자 했던 근절 계획은 무산되었다.

근절 캠페인 중 야생형 poliovirus가 3년 동안 분리되지 않으면 청정국으로 승인되었고 2007년 현재 전 세계적으로 아프가니스탄, 인도, 나이지리아, 파키스탄에서만 풍토병이 되었다. 위의 네 국가에서 야생형 poliovirus의 전파를 차단하지 못한 것은 정치적 상황과 전쟁 등에 의해 백신접종이 제대로 되지 않았기 때문으로 보인다. 파키스탄과 아프가니스탄 국경에서는 분쟁이 종종 일어나기 때문에 백신 운반이 어렵다. 인도 북부의 아동들은 기아, 불결한 위생상태, 높은 인구밀도, 그 외 다른 미생물감염 등 환경적 요인 때문에 수차례의 면역접종에도 불구하고 poliovirus에 감염된다. 2003년 나이지리아에서는 백신이 오염되었다는 공포로 인해 백신접종이 중단되어 나이지리아 전반에 poliovirus 감염이 다시 창궐하면서, 면역접종이 감소된 중앙아프리카를 넘어 예멘, 인도네시아, 인도 북부까지 전파되었다. 1년 후 나이지리아에서는 백신접종이 재개되었으나 수많은 아동들이 아직 백신을 공급받지 못하고 있다. 최근에 나이지리아에서 발생한 백신-관련 소아마비 발병은 낮은 면역접종률 때문이며, 이로 인하여 백신-유래 바이러스가 순환하고 진화하는 계기가 마련된 것이었다.

Poliovirus 청정국으로 승인받기 위해서는 야생형 poliovirus가 존재하지 않는 것이 아니라 검출되지 않아야 한다. 불행하게도 역학조사 네트워크만으로는 절대적으로 청정국이 될 수 없다. 예를 들어, orphan poliovirus는 이미 알려진 poliovirus들과는 유전적 관계를 찾아볼 수 없는데, 이것은 역학감시 네트워크에서 바이러스가 변이하는 어느 단계를 놓쳤다는 것을 시사한다.

위와 같은 결론은 poliovirus 근절 이후 백신접종을 중단한다는 것이 현실적 목표가 될 수 없다는 주장에 힘을 실어 주었으며, 앞으로 소아마비로부터 최대한 많은 개인을 보호하기 위하는 방향으로 프로그램을 수정해야 한다는 필요성이 제기되었다. 위의 목적에 따라서 신경독성을 회복하지 않는 백신의 선택 또한 중요하다. 게다가 사백신을 사용함으로써 백신-유래 poliovirus가 순환되지 않는지 확인해야 한다. 이러한 전략과 현재 떠돌아다니는 poliovirus 주들에 대한 역학적 정보를 종합하면 가까운 미래에는 인간을 poliovirus 감염으로부터 보호할 수 있을 것이다.

2008년 소아마비의 전 세계적 발생 현황

미대륙, 서태평양, 유럽지역은 WHO에 의해 소아마비 청정국으로 공표되었다. 질병사례는 1988년에 35만 건에서 2008년 1,300건으로 감소했으며 풍토성 감염국은 125개국 이상에서 4개국으로 감소했다.

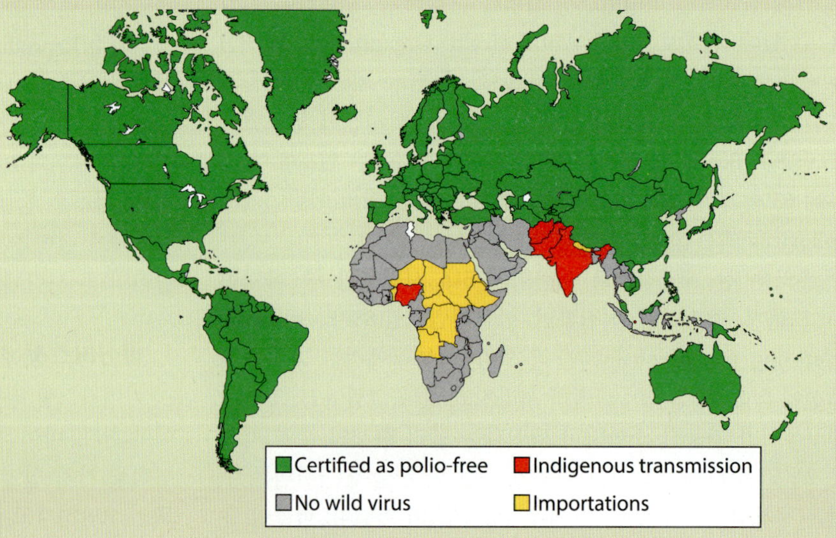

Chumakov, K., E. Ehrenfeld, E. Wimmer, and V. I. Agol. 2007. Vaccination against polio should not be stopped. *Nat. Rev. Microbiol.* **5**:952-958.

Dove, A. W., and V. R. Racaniello. 1997. The polio eradication effort: should vaccine eradication be next? *Science* **277**:779-780.

Minor, P. D. 2004. Polio eradication, cessation of vaccination and re-emergence of disease. *Nat. Rev. Microbiol.* **2**:473-482.

은 천연두가 근절되었다고 공표했다. 실제로 지금까지 천연두의 자연 감염 사례는 보고된 바 없다(실험실의 단순 과실로 인한 감염 제외). 바이러스성 질병의 전 세계적 근절을 가능하게 할 만한 여러 근거를 표에 요약하였지만(표 8.1). 그중 두 가지가 절대적으로 중요하다: 첫 번째, 바이러스의 감염주기가 한 숙주에서만 일어나야 하며, 두 번째, 감염(혹은 백신접종)은 평생 동안의 면역력을 유도해야 한다. 백신은 해당 숙주 내에서만 성장할 수 있는 바이러스를 동일 숙주 집단에 접종하여 면역시킨 후 효과적으로 제거하는 것이다. 이와 대조적으로, 숙주 종류가 하나 이상인 경우에는 한 종류의 숙주 집단에 대한 백신으로는 전염병을 제거할 수 없기 때문에 바이러스의 전파경로를 차단할 수 있는 다른 방법을 찾아야 한다.

표 8.1 천연두의 근절을 가능하게 한 특징 바이러스 및 질병적 측면

바이러스학 및 질병적 측면
2차 숙주가 없음: 사람에게만 감염되는 바이러스이다
잠복기가 길다
잠복기 후에만 감염성을 갖는다
집단 내에 전파율이 낮다
지속감염이 없다
준 임상형 감염은 이 질병을 전파하는 근원이 아니다
진단이 쉽다
면역학적 측면
감염에 의해 장기적 면역이 가능하다
한 개의 안정적인 혈청형 만이 존재한다
효과적인 백신이 개발되어 있다
백신이 안정적이며 싸다
사회 · 정치적 측면
이환율과 치사율이 높은 심각한 질병이다
병이 나타나지 않는 선진국을 볼 때 경제적으로 상당한 이익을 가져다 준다
선진국에서 이미 근절 가능성을 시사한 바 있다
사례 조사와 통제에 대한 문화적으로나 사회적으로 장벽이 적다

농업적으로 중요한 바이러스성 질병의 근절정책은 나라마다 다를 수 있다

국가적인 대책은 주로 경제적으로 중요한 산업동물 질병에 국한되어 있다. 정책의 목적은 특정 바이러스성 질병이 다른 나라에서는 존재하더라도 자국 내에서는 청정 상태를 유지할 수 있게 하는 것이다. 미국과 캐나다는 구제역의 청정국이지만 유럽과 남아메리카에는 구제역이 아직 존재한다. 2001년에 구제역이 영국에서 전국적으로 발병한 적이 있으며, 2007년에는 실험실에서 발병한 적도 있다. 이러한 국가적 프로그램은 전반적인 정부 대책과 국경 안보가 뒷받침되어야 성공할 수 있다. 왜냐하면 특정 바이러스가 없는 청정국의 동물들도 감염된 주위 나라로부터 계속적으로 노출될 수 있기 때문이다. 추가적으로 다른 조건 또한 필요하다. 예를 들어, 발생 지역으로부터 병원체 전파를 차단하기 위해서는 역학조사와 이동제한 전략이 신속히 이루어져야 한다. 가장 흔히 사용되는 방법은 살처분 전략으로서 발생지역에서부터 거리를 늘려가며 농장 내의 모든 숙주 동물을 살처분하는 것이다("ring slaughter" program[Box 8.3]). 급성감염은 육안으로 확인할 수 있는 증상이 나타나기 전에 많은 경로를 통해 발생지역으로부터 신속히 전파되므로 반경-살처분(ring-slaughter) 방법은 불완전할 수 있다. 이러한 문제점을 해결하기 위해서 "위험성 있는" 농장의 **모든** 동물을 미리 살처분하는 작업이 필요하다. 이 방법은 발병 확인이 빠르면 빠를수록 성공적으로 차단할 수 있다. 불행하게도, 증상이 육안으로 확인되기 전에 병원체를 확인할 수 있는 자가진단 도구가 농장 현지에는 아직 없으며 자칫 발병의 위양성(false-positive) 진단은 심각한 결과를 초래할 것이다.

국가적인 가축 바이러스를 제어하기 위해 고안된 위 전략은 사람 바이러스와 동물 바이러스가 사악한 목적으로 사용될 가능성을 고려할 때 새로운 중요성을 떠안게 된다. 치명적이고 사회적 공포를 유발하며 경제적으로도 큰 손실을 일으키는 바이러스가 예상 밖의 무기나 테러 형태로 사용될 가능성이 없다고 단언할 수는 없기 때문이다(Box 8.4).

백신의 기초지식

능동 면역법과 수동 면역법

능동 면역법(active immunization)은 변형된 바이러스 입자(virion)나 순수 분리된 바이러스 단백질을 이용하여 감염이나 질병에 저항하는 능력을 면역학적으로 유도하는 것이다. 반면, **수동 면역법(passive immunization)**은 면역반응의 **산물**(항체, 자극된 면역세포 등)을 적절한 기증자로부터 환자에게 직접 투여하는 것이다. 수동 면역법은 대체로 바이러스의 대규모 유행이 의심될 때 우선적으로 실시한다. 1997년 미국에서 오염된 과일을 섭취하여 대규모의 A형 간염이 발병하였을 때 간염에서 회복된 사람들로부터 채취한 혈청(면역글로불린)을 질병 전파 차단 목적으로 투여했었다. 면역글로불린은 개체의 다양한 감염 결과 생성된 경험이며 일부 감염에 대해 일시적인 보호효과를 나타낸다. 살아 있는 vaccinia virus를 이용해 천연두를 예방할 목적으로 백신접종을 하기 위해서는 vaccinia virus에 의해서 발생할 수도 있는 질병을 방지해 주는 백신 자체에 대한 면역글로불린이 반드시 이용 가능해야만 한다. 자극된 면역세포를 투여하는 방법을 **입양면역** 또는 **적응면역전달(adoptive transfer)**이라고 한다. 입양면역은 면역세포나 항체의 반감기 때문에 단기 효과만을 기대할 수밖에 없다. 모체는 초유(항체가 풍부한 초기 젖)를 통해 신생아에게 수동면역을 부여하거나 혹은 태아일 때 태반을 통해 모체의 항체를 전달함으로써, 여러 병원체에 대해 우산과 같은 역할을 한다(그림 8.2). 신생아에게 너무 일찍 능동 면역법을 시행할 경우 이미 모체에서 전달된 항체가 신생아에 투여된 백신 바이러스를 차단하여 면역능을 자극하는 효과가 감소할 수 있다.

면역 기억

백신은 일차적으로 면역계가 특정 바이러스에 의한 최초 감염 이후 몇 년이 지나도 그 바이러스를 다시 인식할 수 있다는 현상을 기반으로 작동한다. 이러한 현상을 **면역 기억(immune memory)**이라고 한다(Box 8.5). 면역 기억의 확립과 유지에 대한 분자생물학적 측면은 현재까지 활발히 논의되고 있는 연구 분야이며 장기간 유용한 면역 기억을 자극하는 방법을 찾은 것은 인류의 위대한 의학적 진보일 것이다.

면역 기억은 감염이 쇠퇴한 후에도 남게 되는 T 림프구와 B 림프구에 의해 유지되며 2차 감염에 신속히 반응하여 면역능을

BOX 8.3 BACKGROUND

매몰과 살처분에 의한 가축의 전염병 차단

소나 돼지와 같은 가축에 백신접종을 한다는 것은 경제적이지 못할 수도 있고 또한 항체를 갖고 있는 동물의 운반이나 판매가 자유롭게 이루어질 때 감염에 의한 항체인지 백신에 의한 항체인지를 구별할 수 없어 정부의 정책에 혼선을 가져올 수도 있다. 2001년 영국에서 발병한 구제역은 백신접종이 불가능할 경우 바이러스성 질병을 어떻게 통제할 것인가에 대한 좋은 예가 될 수 있다. 영국에서는 대규모 감염을 멈추기 위해 발병지역과 그 주변의 **모든 동물**을 살처분하고 농장에는 소독제를 살포하였다. 이때 살처분된 동물의 숫자는 1년이 채 되기 전에 6,131,440마리에 이르렀다.

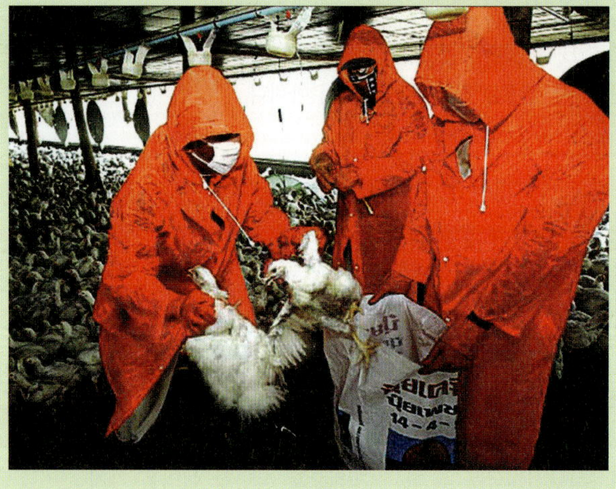

살처분은 잠재적인 유행성 전파를 통제하기 위해 사용할 수 있는 유일한 수단이다. 최근 홍콩에서는 닭의 influenza virus 유행이 사람으로 전파될 가능성을 차단하기 위해서 수백만 마리의 닭을 살처분했다. 2002년 캘리포니아의 가금공장에서는 newcastle disease virus의 전파를 막기 위해 수백만 마리의 닭을 살처분했다.

Keeling, M. J., M. E. J. Woolhouse, R. M. May, G. Davies, and B. T. Grenfell. 2003. Modeling vaccination strategies against foot-and-mouth disease. *Nature* **421**:136-142.

Kitching, R., A. Hutber, and M. Thrusfield. 2005. Factors relevant to predictive modelling of the disease. *Vet. J.* **69**:197-209.

Woolhouse, M., and A. Donaldson. 2001. Managing foot-and-mouth. the science of controlling disease outbreaks. *Nature* **410**:515-516.

BOX 8.4 DISCUSSION

모든 실험실에서 Smallpox virus(천연두 바이러스)는 폐기되어야 하는가?

2007년 WHO는 전 세계에 저장되어 있는 smallpox virus의 폐기시한을 4년 후로 연장했다. 2010년 WHO는 현존하는 variola virus의 비축을 언제까지 폐기할 것인지에 대한 연구 및 조사 결과를 2011년 의회 구성원에게 전달할 것이다.

현재 러시아와 미국 만이 smallpox virus를 보관하고 있다. 1970년대 후반 이후로 근절된 질병이기 때문에 WHO는 특히 생물테러에 대한 대비책으로서 천연두 백신연구와 치료 목적으로 smallpox virus의 폐기를 미뤄왔다.

지금까지 보관된 전 세계의 모든 smallpox virus를 폐기하려 할 때의 중요 논점은 다음과 같다.

- 아직 잘 알지 못하는 유전자 풀과 생물다양성을 폐기해도 되는가?
- Smallpox virus는 그저 폐기시켜야 마땅한 나쁜 유전자들의 집합체인가?
- 저장된 smallpox virus는 백신 및 항바이러스제 개발에 필요한가?
- 전 세계에 보관된 smallpox virus가 모두 폐기되었는지 어떻게 확신할 것인가?

Fenner, F. 1996. History of smallpox, p. 25-37. *In* H. Koprowski and M. B. A. Oldstone (ed.), *Microbe Hunters, Then and Now.* Medi-Ed Press, Bloomington, IL.

Henderson, D. A., and F. Fenner. 2001. Recent events and observations pertaining to smallpox virus destruction in 2002. *Clin. Infect. Dis.* **33**:1057-1059.

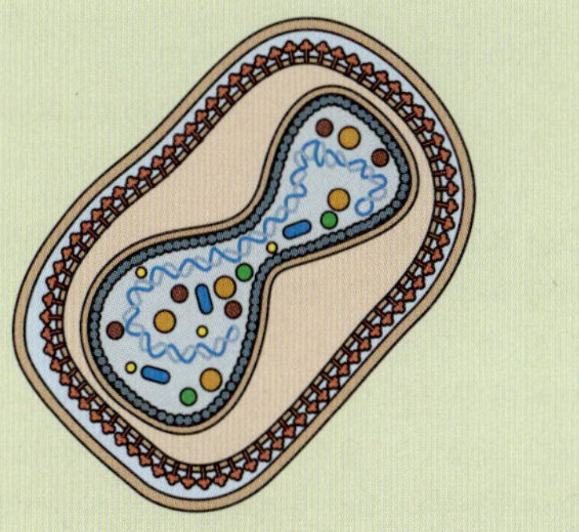

급속히 높여 준다(그림 8.3). 항바이러스 백신은 독성을 가진 바이러스가 처음 감염할 때 일으키는 특정한 병리적 현상을 유발하는 것과는 달리 면역과 그에 대한 면역 기억을 확립한다. 효과적인 백신이란 바이러스가 침입할 때에 항체를 생성하기 시작하여 혈청 내에 충분한 항체 농도를 유지시켜야 한다. 동시에 세포성 면역을 일으키는 T세포가 전구체 상태에서 존재하도록 해야 한다. 이때 전구체는 2차 감염이 일어났을 때 치사성 물질[그랜자임(granzyme), 퍼포린(perforin)]을 생산할 수 있도록 준비된 상태여야 한다.

백신에 대한 중심 개념: 감염을 예방할 것인가, 질병을 예방할 것인가

백신접종을 하는 것과 접종에 의해 초래되는 결과에 대한 기본적 이해가 반드시 필요하다. 백신은 개인을 면역하여 2차 감염이 시작되지 못하도록 중단하는 것을 목적으로 한다. 이 경우, 백신에 의한 면역반응은 체액성, 세포성 면역계를 충분히 활성화시켜서 감염을 막음과 동시에 장기간 면역을 유지한다. 두 번째, 백신을 접종했을 때 감염이 즉시 차단되지는 않더라도 면역능이 증가하여 질병 발생을 지연시키거나 질병을 약화시키는 것도 가능하다. 이 경우, 접종을 받은 개체의 면역반응을 "준비된 상태(primed)"라고 한다. 그 결과, 면역계의 효과기(effector)들과 감염에서 유래한 분자들의 합동 작용으로 침입한 바이러스를 제거할 수 있으나 **이미** 감염은 시작된 상황이다. 백신 반응이나 자연 면역반응, 혹은 두 반응 모두 충분치 못할 경우 병원체는 완전히 제거되지 않을 수도 있으며 백신에 의해 질병이 지연되는 결과 만을 초래할 수도 있다. 더 나아가, 면역된 개인이 감염되어 능동면역 반응이 증가하여 질병이 약하게 나타나거나 없을 수는 있으나 병원체를 제거하지 못할 수도 있다. 이러한 감염 상태를 지속감염 혹은 잠복감염이라고 하는데(5장 참고) 백신접종을 하지 않을 경우에도 자연적으로 발생할 수 있다.

백신은 안전하고, 효과적이며, 사용이 간편해야 한다.

효과적인 백신이 갖춰야 하는 필수 조건을 표 8.2에 표시하였다. 백신은 절대적으로 안전해야 한다. 즉, 백신은 인체나 동물에 피해를 주어서는 안 된다. 예를 들어, 사백신(killed vaccine) 내에서 감염성 있는 바이러스 입자가 검출되거나 혹은 바이러스 단백질 백신에서 바이러스 핵산이 검출되는 것은 절대로 있을 수 없는 일이다. 약독화 생백신(live-attenuated vaccine)이 사용될 때는 독성이 회복된 바이러스가 극히 드물거나, 혹은 검출되지 않아야 한다. 생산과정 중 백신 이외의 미생물이 오염되는 것도 피해야 한다. 이러한 안전성 개념은 말하기는 쉽지만 완벽하게 안전을 보장하기란 쉽지 않다. 백신 생산과 검사 중에 발생할 수 있는 인간의 실수는 생화학과 세포생물학의 한계와 더불어 어쩔 수 없이 받아들여야 하는 사실 중의 하나가 되었다. 때에 따라서는 수백만 명의 개인들에게 이미 백신을 접종한 후에야 부작용이나 면역병리학적 현상이 밝혀지기도 한다(Box 8.6). 게다가 약독화 생백신은 공동체 내에서 백신을 접종하지 않은 개체에게 전파될 가능성이 있다. 예를 들어, 면역결핍 환

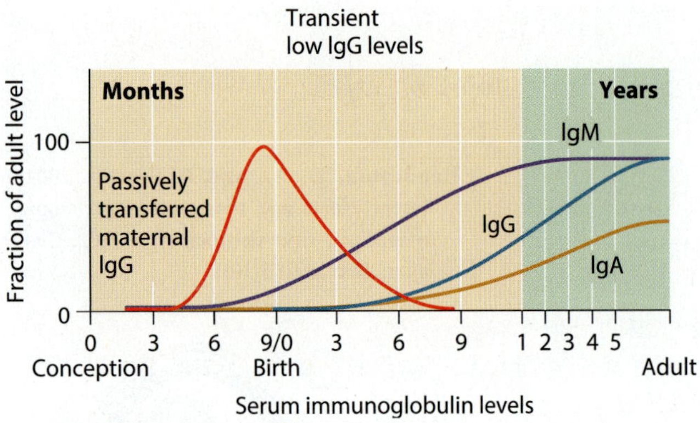

그림 8.2 모체 이행 항체에 의한 수동면역 수태부터 성인까지의 시간에 따라 다양한 항체 클래스의 농도를 분획하여 표시했다. 신생아는 임신 중 모체로부터 전달받은 순환 면역글로불린의 농도가 높으므로 모체의 폭넓은 면역학적 경험을 전달받는다. 수동면역은 신생아의 면역계가 발달하는 생후 6개월 전후에 서서히 감소한다. 총항체 농도는 생후 6개월부터 1년 사이에는 낮은 수준이므로 아기는 감염에 취약하게 된다. 특히 미숙아는 모체 이행 항체가 낮고 면역계의 미발달로 인해 더 높은 위험성을 갖는다. 시간에 따른 신생아의 다양한 항체 생성(IgG, IgM, IgA)을 그래프로 나타내었다. Adapted from C. A. Janeway, Jr., P. Travers, M. Walport, and M. Shlomchik, *Immunobiology: the Immune System in Health and Disease* (Current Biology Limited, Garland Publishing Inc., New York, NY, 2001), with permission.

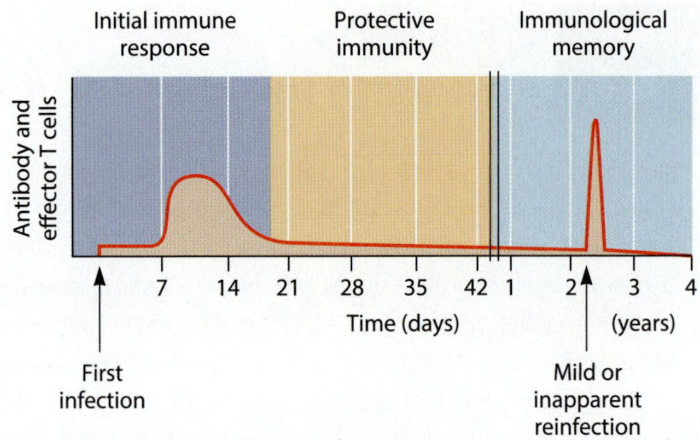

그림 8.3 항체와 효과기(effector) T세포는 방어 면역의 기본이다. 항체와 T세포의 상대적 농도를 최초 감염 이후 시간경과에 따라 나타내었다. 최초 감염이 소실되면서 항체 수준과 활성화된 T세포의 수도 감소한다(보라색). 2차 감염이 일어나면–경미하거나 준임상형 감염이더라도–면역 기억에 의해 신속하고 강한 면역반응이 유도된다. Adapted from C. A. Janeway, Jr., P. Travers, M. Walport, and M. Shlomchik, *Immunobiology: the Immune System in Health and Disease* (Current Biology Limited, Garland Publishing Inc., New York, NY, 2001), with permission.

자에게 소아마비 백신을 의도적으로 접종하지는 않지만 전파될 경우 사망할 수 있다. 이러한 개인들은 천연두 백신 프로그램을 적용했을 때 분명히 위험한 사람들이다(Box 8.1). 어떤 한 백신에 대한 부작용 혹은 안전문제는 다른 효과적인 백신들에까지 영향을 준다. 안전성은 가장 중요한 요건이다. 왜냐하면 백신은 수백만 명에게 접종하지만, 그들 중 일부는 백신으로 막으려는 바이러스에 한 번도 노출되지 않을 수 있기 때문이다.

그 다음 필수조건은 적절한 방어 면역을 **공동체의 다수에서 유도하는 것**이다. 바이러스 전파를 막기 위해서 공동체 구성원 모두가 면역되지 않아도 되며 충분한 숫자만 면역된다면 바이러스 전파를 차단할 수 있다. 바이러스 전파는 감염 가능성이 일정 수준(역치) 이하로 내려가면 멈추게 된다. 이러한 효과를 **집단면역(herd immunity)**이라고 한다. 실질적인 역치는 병원체와 공동체의 인구에 따라 다르지만 일반적으로 공동체의 80~95%가 면역되는 경우가 역치라고 볼 수 있다. 집단면역의 역치는

BOX 8.5 EXPERIMENTS

면역 기억을 입증하는 자연적인 실험.

18세기와 19세기에 걸쳐 북대서양의 Faroe 섬에서 면역 기억의 존재가 자연스러운 "실험"으로 증명되었다. 1781년, 재앙에 가까운 홍역 유행병으로 인해 섬의 인구가 크게 줄었다. 65년 후, 섬은 홍역 청정지역이 되었고 생존 인구도 늘었다. 1846년에 홍역이 다시 창궐했을 때 감염된 인구의 75%는 그 전과 같이 비참한 결과를 맞았다. 통찰력 있던 덴마크의 한 의사가 발견한 내용은 1781년의 홍역 유행을 겪고 살아남은 노인은 1846년의 대홍역이 다시 발생했음에도 불구하고 발병하지 않았다는 사실이었다. 그러나 같은 연배라도 1781년에 감염되지 않았던 사람들은 홍역에 의해 참혹한 피해를 입었다.

이 자연적 실험은 두 가지 중요점을 시사한다: 면역 기억은 장기간 지속되는 것이며 원인 바이러스에 다시 노출되지 않더라도 항상 유지되고 있다.

Ahmed, R., and D. Gray. 1996. Immunological memory and protective immunity: understanding their relation. *Science* **272**:54-60.

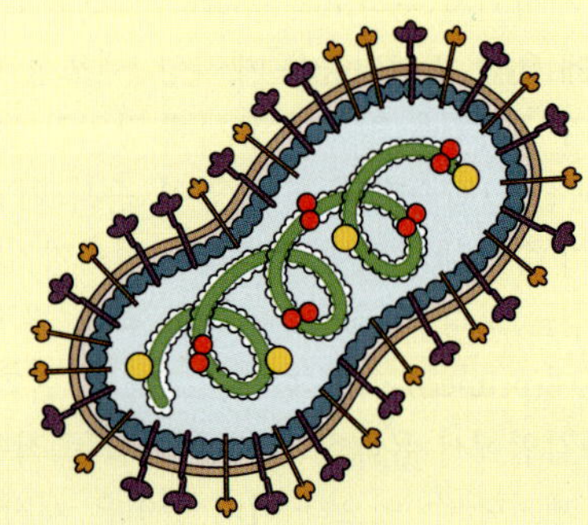

표 8.2 효과적인 백신의 필수 조건

안전성	백신은 질병을 일으켜서는 안 됨
최소한의 부작용	
방어 면역을 유발할 것	면역된 개인은 병원체에 의한 질병이 예방되어야 함
	백신에 의해서 적절한 선천성, 세포성, 체액성 면역 반응이 유도되어야 함
실용적 관점	비용이 매우 고가이면 안 됨
	생물학적으로 안정할 것(병원성 복귀를 위한 유전적 변이가 없고 여러 환경에서 보관·사용해도 생존할 것)
	투여 경로가 쉬울 것(주사보다는 경구투여가 선호됨)
	사용하는 자에게 위험성보다는 이득이 많을 것

1-1/R_0로 계산한다. 천연두의 경우 이 수치가 80~85%이며 홍역은 93~95%이다. 100%의 효과를 갖는 백신은 존재하지 않으므로 면역능 수준은 면역된 인구수와 동일하지 않다는 결론을 얻을 수 있다. 사실상, 인구의 80%가 홍역 백신을 접종 받았다면 실제적으로 76% 만이 면역력을 얻게 되는데, 이것은 집단면역을 얻는 데 필요한 수준인 93~95%에 미치지 못한다. 백신을 통해 그처럼 높은 수준의 면역능을 획득하는 것은 분명 매우 힘든 일이며 바이러스가 다른 공동체, 혹은 다른 숙주 내에 존재하고 있다면 재감염은 항상 가능하다. 군내와 같은 폐쇄 공동체에서는 면역은 쉽지만 한 국가와 같이 널리 퍼져 있는 사람들의 경우는 사회적으로나 물류 이동에 따른 문제점 때문에 면역이 쉽지 않다. 더불어 특정 공동체의 안주, 백신 거부 등에는 어떤 백신 프로그램도 적용하기 어렵다(Box 8.6). 불행하게도 백신이 있어도 접종할 수 없어 집단면역이 일정 수준 이하로 떨어지면 유행병이 발생한다.

백신에 의한 보호효과는 수년 이상 장기간 지속되어야 한다. 일부 백신은 1회 투여 만으로는 평생에 걸친 면역능을 유발하지 못한다. 이러한 경우 최초 백신 후 약해진 면역반응을 자극하기 위해 추가접종(booster shot)을 실시하게 되는데 대규모 공동체에서는 실제적으로 어려운 일이다. 방어 면역은 적절한 면역반응이 나타나야지만 가능하다. Poliovirus 같은 일부 바이러스의 최초 감염은 백신에 의해 유발된 강력한 **항체 반응**으로만 차단된다. 반면, herpesvirus 질병에는 강력한 **세포성 면역반응**이 요구된다. 백신의 효율을 극대화하기 위해 목표하는 바이러스에 맞는 전략이 필요하다.

이계교배(outbred) 집단은 백신에 대해 항상 다양한 면역반응을 나타낸다. 어떤 개인은 강력한 반응을 보이는 반면 다른 개인은 면역반응이 잘 나타나지 않기도 한다. 이러한 다양성이 나타나는 이유에는 많은 인자들이 있지만 연령과 건강상태가 가장 큰 이유이다. 예를 들어, 매년 접종되는 인플루엔자 백신은 연령이 높은 층보다 낮은 성인에서 더 효과적이다. 약한 면역반응은 여러 가지 문제점을 야기한다. 2차 감염에 대한 방어가 충분하지 않으며 낮은 면역수준으로 인하여 2차 감염된 바이러스가 증식하게 된다. 따라서 숙주의 면역체계를 회피하는 돌연변이주는 면역된 집단에서도 전파될 수 있다. 실제로 "면역회피" 돌연변이 바이러스에 대한 기록들이 많이 알려져 있다.

효과적인 백신을 실용적으로 사용하기 위한 필수 조건에는 안정성, 투여방법이 쉽고 비싸지 않을 것 등이 있다. 백신은 냉동, 냉장뿐 아니라 실온에서도 보관할 수 있나면 냉상보관시설이 갖춰지지 않은 곳에서도 사용할 수 있으며 주사투여보다는 경구투여가 좀 더 많은 사람들의 백신접종을 유도할 것이다. WHO는 되도록 많은 국가에서 백신을 접종하게 하려면 1회 접종 당 1달러 이하의 비용이어야 할 것으로 본다. 그러나 현재의 백신 연구개발 비용은 수백만 달러에 달하고 있다. 따라서 백신

BOX 8.6 DISCUSSION

위험 감수에 대한 대중의 견해가 상황을 바꾼다

DPT 백신[디프테리아(diphtheria), 백일해(pertussis), 파상풍(tetanus)]이 도입되기 전까지 백일해는 유아들에서 중요한 치명적 질병이었으나 백신으로 인해 사실상 제거되었다. 백신으로 인한 가벼운 부작용이 있을 수 있으며 20% 정도의 유아에서 국지성 동통, 피로감을 호소한다. 천 명 중 한 명에서는 심각한 부작용을 보이기도 하나 백일해가 "어린이 살인마"로 알려졌을 때는 이러한 부작용을 감수할 수 있었다.

백신이 탁월하게 효과적이어서 백일해는 거의 제거되었다. 그러나 오늘날 일부 부모들은 백신으로 인한 부작용을 감수할 수 없다는 입장이어서 일선 의료기관을 찾는 환자수는 다시 많아졌다. 백신에 의한 위험성은 변하지 않았지만 자연적 질병의 위협이 감소함에 따라 백신의 위험성이 더욱 크게 부각된다는 것이다.

Johnson, B. 2001. Understanding, assessing, and communicating topics related to risk in biomedical research facilities. *ABSA Anthology of Biosafety IV-Issues in Public Health*, Chapter 10. http://www.absa.org/0100johnson.html.

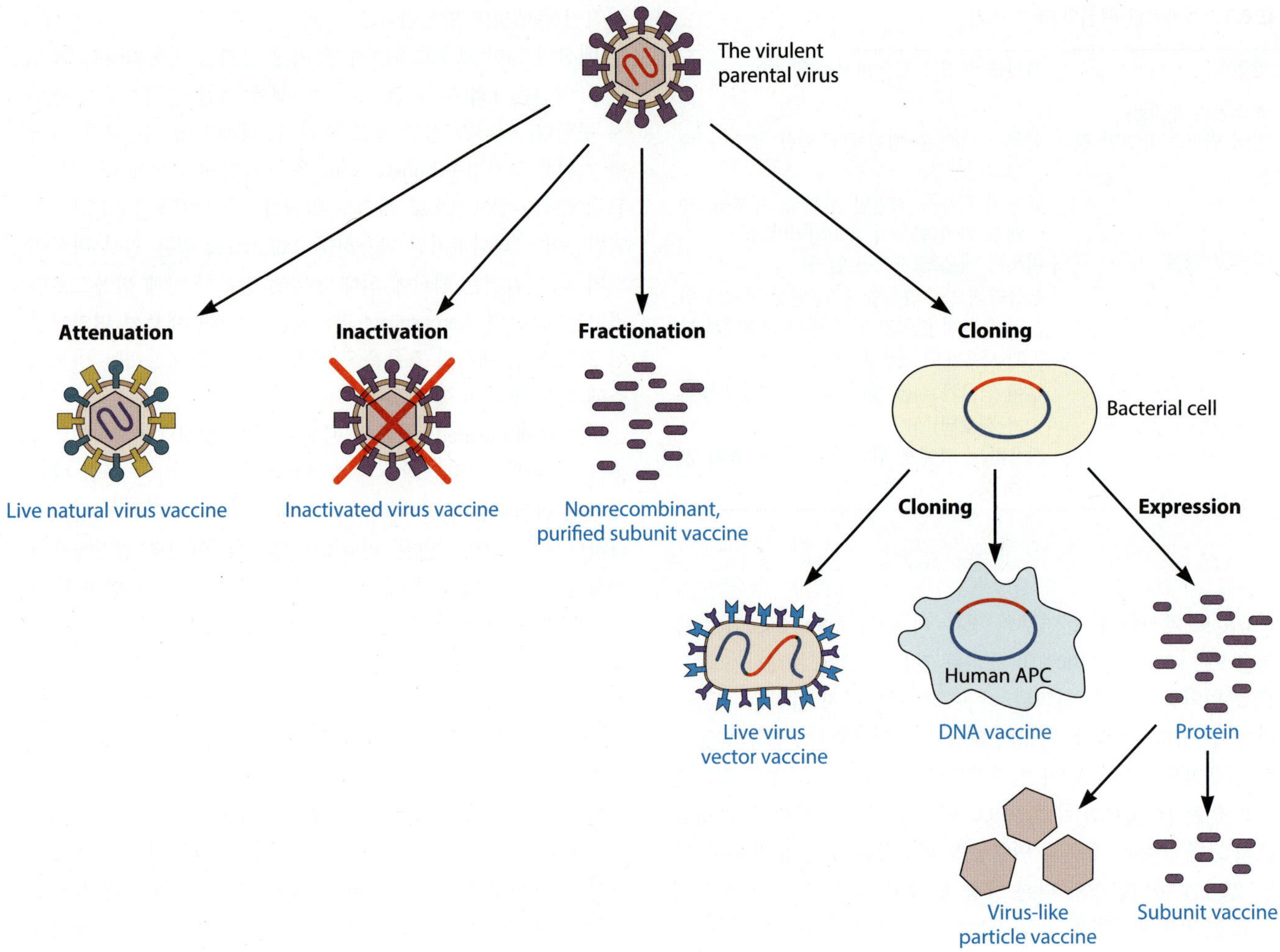

그림 8.4 백신 제조법.

회사는 터무니없이 비싼 비용을 요구하게 되는데 이는 백신 사고가 발생했을 때 백신 공급자의 책임이 크기 때문이다. 그리고 소송이 활성화된 사회에서는 백신 사고에 대한 책임비용이 천문학적 수치에 이를 수 있기 때문에 이러한 사항들을 무시한다면 백신 회사에서 백신 개발을 회피하는 풍조를 낳을 수도 있다. 또한 백신 개발 투자자에게 높은 이윤이 가도록 추구해야 하는 백신 회사의 입장과 가격을 낮추려는 국민 및 정부기관 사이에 내재하는 갈등도 있다.

기본적인 과제

천연두, 홍역, 소아마비 백신의 놀라운 성과에 비추어 볼 때 모든 바이러스성 질병에 대한 백신을 개발하는 것이 합리적이지만 효과적인 백신을 고안하고 생산하는 일은 매우 어렵다. 상당한 진척에도 불구하고 효능에 대한 확신이나 백신에 의한 또 다른 부작용 등에 대한 준비가 여전히 미흡하다. 현재 대부분의 바이러스 감염에 있어서 면역방어 메커니즘의 세세한 사실들까지 충분히 알지 못하기 때문에 백신의 기초적인 고안은 언제나 불확실성을 내포하고 있다. 대부분의 바이러스 감염에서 "중화항체 반응이 중요한가?" 혹은 "세포독성 T세포의 반응이 필수적인가?"와 같은 기본적인 질문에 대해서도 확실히 답할 수 없다. 백신으로 유도된 면역능으로 인해 감염이 완벽하게 차단될 것인가, 아니면 발병이 지연될 것인가? 사실상, 백신이 실패하는 경우도 존재해야만 어떠한 면역방어 반응이 중요한가도 알 수 있는 것이다. 현재는 효과적인 항바이러스 반응을 유도하는 유전자 산물에 대해서 개략적으로 알고 있을 뿐이다. 현 상황을 해결하더라도 경험 많은 백신 제조업자가 개발과 실험에 착수하여 새 백신을 등록하기까지는 수년이 걸린다. 예를 들어, 비교적 빠른 진행을 보인 A형 간염 백신의 개발과 허가에는 22

년이 소요되었다. 궁극적 과제는 분자바이러스학과 의학에서의 연구결과들이 백신 개발에 박차를 가하게 하는 길을 찾는 것이다. 수많은 문제점에도 불구하고 놀라운 역사적 발견과 바이러스 및 질병에 대한 세밀한 분자생물학적 지식이 증가하고 있으므로 백신 개발과 연구의 미래는 낙관적이라고 할 수 있겠다.

백신 제조의 과학과 기술

그림 8.4에서 우리는 백신 제조의 기본적인 네 가지 접근법을 살펴봤다. 각각의 제조법은 목적하는 병원성 바이러스로부터 시작했다. 백신 개발자는 병원성이 있는 표적 바이러스를 화학적으로 불활화(**사백신, killed vaccine**), 실험실적 조작을 통해 병원성을 약화(**생약독화백신, live, attenuated vaccine**), 바이러스의 핵산을 제거한 순수 단백질을 분리(**서브유닛 백신, subunit vaccine**), 바이러스 유전체의 일부 혹은 전체를 클로닝하여 다양한 형태의 재조합 DNA 백신으로 만들기도 한다(**재조합 백신, recombinant vaccine**). 가장 일반적이고 상업적으로 성공적인 백신은 생약독화 백신, 혹은 불활화 백신이다. 이들의 기초원리는 Pasteur에 의해 성립되었다(표 8.2, Box 8.1, 8.7, 8.8).

기본 방향

불활성화, 혹은 "죽은" 바이러스 백신

현재 소아마비, 인플루엔자, A형 간염, 광견병 불활화 백신이 인체의학 및 수의학 분야에서 사용되고 있다(표 8.3). 이 백신들은 병원성이 있는 바이러스 입자를 분리한 후 화학약품이나 물리적 방법으로 불활화시켜 바이러스의 감염능을 제거하고 항원성(원하는 면역반응을 유도할 수 있는 능력)은 손상시키지 않는 방법으로써, 포르말린 또는 베타프로프리오락톤(β-propriolactone)으로 바이러스 입자를 처리하거나 비이온성 유기용매로 피막 바이러스의 코어 입자를 추출한 것이다.

이론적으로, 불활화 백신은 매우 안전하지만 불의의 사고가 생길 수도 있다. 1950년대, Salk poliovirus vaccine은 제조과정 중 완전히 불활화되지 않아서 100명 이상의 어린이들에서 백신 투여 후 질병이 발생했다. 불완전한 불활화 작업과 감염능이 있는 바이러스 입자에 의해 오염된 백신은 불활화 백신의 가장 큰 문제점이다.

백신은 influenza virus 감염에 의한 이환율과 치사율을 대폭 감소시켰다. 미국에서 매년 5만 명이 인플루엔자 감염에 의해 사망하고 건강관리를 위한 비용으로 최소 12억 달러가 소모된다. 매년 수백만 명의 시민이 감염을 피하기 위해 해당 연도에 유행할 것으로 예측되는 influenza virus가 혼합된 "독감 백신"을 맞고 있기 때문에 약 7천 5백만~1억 개의 불활화 백신이 필요하다. 일반적으로 이런 백신은 바이러스 입자를 통째로 포르말린으로 불활화시키거나 유기용매 혹은 화학물질로 바이러스 입자를 파괴한 것이다("split" 바이러스 제조법이라고 한다). 유정란에서 대량 생산할 수 있는 influenza virus이거나 혹은 병원성 있는 바이러스로부터 적혈구응집소(hemagglutinin, HA)와 뉴라미니다아제(neuraminidase, NA) 유전자를 클로닝하여 적절히 발현하도록 한 재조합 바이러스를 이용해서 백신을 제조할 수 있다.

현재, 일반적인 인플루엔자 백신 1회 접종 용량에는 HA 단백질 15 μg이 포함되며 다른 구조단백질(structural protein)도 일부 포함되어 있다. 이 백신의 효능은 범위차가 매우 크다. 건강한 어린이와 65세 이하의 성인에서는 60~90%의 효능을 나타낸다. 인플루엔자 백신은 젊은 성인에게는 면역원성

BOX 8.7 BACKGROUND

감염과 백신접종에 대한 반응

자연 감염 후, 바이러스의 단백질은 면역계에 의해 인식되고 감염된 세포 내에서 생산된다. 자손 바이러스 입자의 생산과 그들의 전파로 인해 면역반응이 증폭된다. 그러나 백신 접종은 이러한 반응의 모든 면을 재현하지 않을 수도 있다. 감염바이러스와 백신바이러스의 몇 가지 차이점을 아래에 기술하였다.

- 생약독화 바이러스 감염에 의해 유발되는 면역반응은 병독성(virulent) 바이러스 감염에 의해 유발되는 면역반응과 질적으로 다르다.
- 사백신이나 서브유닛 백신의 경우, 주입 후 새로운 바이러스 단백질이 생산되지 않으므로 면역계는 **투여된 물질만을 인식**한다.
- 불활화 바이러스 입자와 서브유닛 단백질이 항체반응은 유도하지만 효과적인 CTL 반응은 기대할 수 없다.
- 불활화 바이러스 입자와 서브유닛 단백질은 체내에 지속하지 않으므로 효과적인 면역 기억의 확립을 기대하기 어렵다.

Ada, G. L. 1994. Vaccines and the immune response, p. 1503–1507. *In* R. G. Webster and A. Granoff(ed.), *Encyclopedia of Virology*. Academic Press, San Diego, CA.

BOX 8.8 BACKGROUND

우리가 갖고 있는 최고의 백신은 오래된 기술에 기초한 것이다

현대 생물학의 시대에 사용되고 있는 일반적인 백신 바이러스주는 바이러스의 병원성에 영향을 미치는 유전자에 특정한 위치-지정 돌연변이(site-directed mutagenesis)를 통해 조작한 바이러스가 아니라 다양한 세포에서 생존할 수 있는, 진화에 의한 돌연변이주라는 사실이 매우 역설적이다.

낡은 기법에도 불구하고 이러한 백신은 비교적 안전하며 효과가 매우 좋다. 결과적으로 이들을 분석하여 병원성에 영향을 미치는 중요한 부분과 면역방어 반응에 영향을 미치는 부위를 찾아내기도 한다. 현재 사용되는 백신은 예방을 제공함과 동시에 미래에 개발될 백신의 초석이 될 것이다.

감염된 토끼의 척수를 건조하여 광견병의 약독화 바이러스를 제작하는 Louis Pasteur

Image courtesy of the Pasteur Institute (Photothèque/Relations Presse et Communication externe, Institut Pasteur, Paris, France).

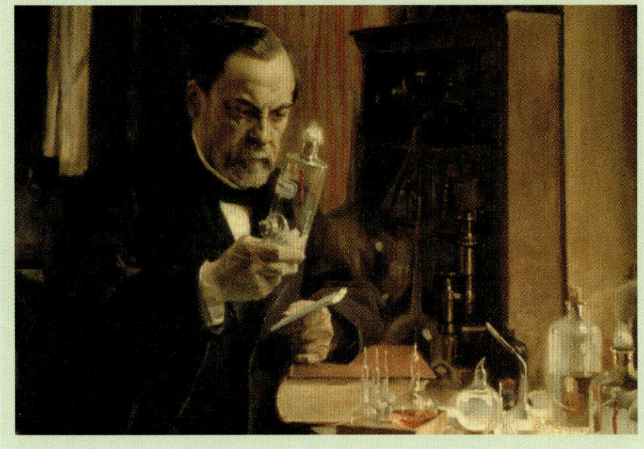

(immunogenicity)이 높지만 노인, 면역억제자, 만성질환이 있는 사람에서는 면역원성이 낮다. 질병에 대한 방어효능은 백신 후 생성되는 바이러스 HA와 NA 단백질에 대응하는 혈청 항체의 역가에 비례한다. 백신은 점막항체 형성과 세포독성 T 림프구(CTL) 활성에 제한된 정도의 효과를 자극할 수 있으나 반응 결과의 폭은 매우 넓다.

Influenza virus의 막단백질(envelop protein)은 항원성 변이(antigenic drift와 shift)에 의해 임의적으로 변화할 수 있으며 이 변이는 전 세계에 산재한 다양한 동물숙주에서 일어난다(5장 참고). 따라서 1년 간 감염으로부터 보호되더라도 다음 해에 유행하는 influenza virus를 막지 못할 수도 있다. 매년 변화하는 이 바이러스의 문제점을 해결하기 위해 백신 제조업자는 다음 해 유행할 것으로 예상되는 바이러스 항원을 포함해서 **매년**마다 백신을 새로 제조해야 한다. 미국 식품의약국(Food and Drug Administration, FDA)은 인플루엔자 감염을 모니터하는 WHO 실험실과 연계하여 특정 바이러스주를 선택한다. 백신에 사용될 바이러스 조합에 대한 결정은 매해 첫 수개월 내에 이루어지고 이 기간 내에 백신 제조를 모두 마쳐야 하기 때문에 백신 조합 예측에서 제조에 이르는 공정 중에 발생하는 모든 지연, 실수 등은 백신을 공급받아야 할 수백만 명의 시민들에게는 파급효과가 크다. 백신이 유행하는 바이러스 항원을 포함하고 있고 안전하게 제조되더라도 불활화 인플루엔자 백신은 유정란에서 제조되기 때문에 계란 성분에 과민반응(allergy)이 있는 일부 개인들에게 부작용을 일으킬 수 있다. 예를 들어, 1990년대 홍콩에서 처음 보고된 동물-인간 감염사례의 원인체인 H5N1 조류 바이러스의 경우 닭의 태아에 특히 치명적이었기 때문에 백신 제조에 어려움이 있었다. 따라서 병원성이 낮은 새로운 H5N1의 구조단백질을 코딩하고 있는 유전자 분절과 교체해서 재조합 바이러스를 만들어냈다. 물론 재조합 바이러스의 경우에도 원래 목적하던 바이러스를 대응하는데 있어 충분한 면역능을 유도하지 못한다는 문제점이 존재하고는 있다.

생약독화 바이러스 백신

성공적인 생약독화 백신은 다음 이유로 인해 효과적일 수 있다: ① 바이러스 복제가 일어나서 면역반응을 자극한다 ② 자손 바이러스 입자들은 주로 복제하는 조직에 존재하며 다른 조직으로 전파되지 않는다 ③ 백신 바이러스에 감염될 경우 경미하거나 준임상적 질병 만을 유도한다(그림 8.5). 정상 숙주의 세포 대신 특정 세포에서 증식시키거나 생리학적 온도(숙주 체온)를 벗어난 온도에서 배양시킴으로써 독성이 떨어진 약독화 바이러스를 얻을 수 있다(그림 8.6). 바이러스를 순수 분리하여 적절한 동물 모델에서 병원성을 실험하면 선조 바이러스에 비해 병원성이 낮아진 것을 확인할 수 있다. 온도 민감성(temperature-sensitive), 저온 적응성(cold-adapted) 돌연변이 바이러스는 온혈동물숙주 내에서 증식 · 확산하는 능력이 낮기 때문에 선조 바이러스에 비해 병원성이 낮다. 허가된 인플루엔자 백신은 거의 대부분의 유전자에 돌연변이가 있는 저온 적응성 바이러스이다. 분절형 유전체를 갖고 있는 바이러스(arenavirus, orthomyxovirus, bunyavirus, reovirus)는 병원성 바이러스와 비병원성 바이러스의 혼합감염에 의해 약독화 재조합 바이러스가 생성될 수 있다.

생약독화 경구 소아마비 백신은 세 종류의 약독화 바이러스로 구성된다. 1형과 3형은 병원성 바이러스를 비정상 숙주세포에서 지속적으로 계대하여 실험동물을 통해서 병원성이 낮아진 것이 확인된 바이러스이다(그림 8.7). 2형은 자연계에서 발견된 약독화 주이다. 세 가지 바이러스 형에 대한 약독화 표현형(phenotype) 돌연변이를 그림 8.7에 나타내었다. 특이한 점은 각각의 3개 혈청형이 5′ 비번역 지역(뉴클레오티드가 배열되어 있지만 단백질 생산은 할 수 없는 부분)에서 번역에 영향

표 8.3 미국에서 사용이 허가된 바이러스 백신들

질병 또는 바이러스	백신 유형	사용 지침	접종 일정
Adenovirus	생약독화, 경구	군 병력	1회
A형 간염	불활화된 바이러스 입자	여행자, 그 외 고위험군	0, 1, 6개월째
B형 간염	효모에서 생산된 재조합 표면단백질	모든 어린이, 혈액 접촉자, 성적 문란자	0, 1, 6, 12개월째
독감	불활화 바이러스 서브유닛	노년 및 고위험군	계절에 맞춰 1회
독감	생약독화	2-8세 어린이, 독감 백신 접종 미경험자	최소 1개월 간격으로 2회
		2-8세 어린이, 독감 백신 접종 경험자	1회
		어린이, 청소년, 19-49세 성인	1회
일본뇌염	불활화된 바이러스 입자	고위험 아시아 지역 거주자 및 여행자	0, 7, 30일째
홍역	생약독화	모든 유아	12개월째; 6-12세 때 2차 접종
유행성 이하선염	생약독화	모든 유아	홍역과 동일, MMR 형태
유두종(인간)	효모 또는 SF9에서 생산된 바이러스-유사 입자	9-26세 여자	3회
Rotavirus	재편성된 생백신	건강한 유아	백신 종류에 따라 2, 3, 6개월째 또는 2, 4개월째
풍진	생약독화	모든 유아	홍역과 동일, MMR 형태
폴리오(사백신)	불활화된 바이러스 입자 1, 2 및 3형	변경 사항: 일반적으로 생백신을 사용할 수 없는 면역억제자에게 사용	2, 4, 12-18개월째 각 1회. 이후 4-6세 때 1회
폴리오(생백신)	1, 2, 3형이 모두 섞인 생약독화 경구	모든 사람; 미국에서는 사용 중단	2, 4, 6-18개월째 각 1회
광견병	불활화된 바이러스 입자	광견병 노출자, 실제 또는 예방 차원	병원체 노출후 0, 3, 7, 14, 28일째 각 1회
천연두	생 vaccinia virus	특정 실험실 연구자	1회
수두	생약독화	모든 유아	12-18개월 1회
대상포진	생약독화	60세 이상의 성인	1회
황열병	생약독화	감염이 일반화된 지역 여행자	매 10년 마다 1회

을 미칠 수 있는 돌연변이를 각기 다르게 가지고 있다는 점이다. 캡시드 단백질의 변화들도 바이러스 조립에 영향을 미치는 것으로 보인다.

현재 사용되고 있는 생약독화 홍역 백신은 1954년 John Enders에 의해 분리된 Edmonston 주에서 유래된 것이다. 다양한 세포주에서 여러 번의 반복 계대를 통해 약독화 바이러스를 분리하였다(그림 8.8). 이 바이러스 입자는 정상 체온에서 증식 수준이 아주 낮으며 영장류에서는 거의 질병을 일으키지 않는다. 이 백신주의 유전체는 바이러스의 부착 단백질에 영향을 미치는 여러 개의 돌연변이를 가지고 있다.

현재 유일하게 사용이 허가된 human herpesvirus 백신은 생약독화 varicellar-zoster 백신이다. 어린아이와 어른에서 모두 안전하다고 증명되었으며 human herpesvirus 감염에 대해 보호능이 뛰어나다. 최근 이 백신은 기존에 감염된 60세 이상의 노인에게 재발성 질환(대상포진; herpes zoster, shingles)을 예방할 목적으로 투여되도록 허가되었다.

생약독화 바이러스는 주사(measles-mumps-rubella, MMR)와 경구투여(poliovirus, rotavirus, adenovirus)가 가능하다. Sabin poliovirus 백신은 경구로 몇 방울 투여하여 삼키는 방법으로도 매우 효과적이며 장(腸) adenovirus 백신은 바이러스를 포함하고 있는 알약을 섭취하는 방법이다. 장 바이러스 백신의 경구투여가 갖는 큰 장점은 감염의 자연적 경로를 모방함으로써 자연스러운 면역반응을 유도할 수 있다는 점이다. 생약독화 호흡기 바이러스 백신은 비강 분무를 이용한 투여(생약독화 인플루엔자 백신)도 가능한데 이 역시 자연감염경로와 면역유도를 모방한 것이다.

생약독화 바이러스 백신에도 근본적인 문제점이 있다. 백신에 포함된 생약독화 바이러스는 전파 가능성이 낮도록 제조하였지만 일부 바이러스는 숙주 외로 배출되어 백신이 투여되지 않은 다른 개체를 감염시킬 수 있으며(Box 8.2) RNA 바이러스 복제 메커니즘에서 비롯된 높은 돌연변이 발생률에 의해 병독성을 회복하기 쉽다. 이러한 병독성 회복은 효과적인 생약독화 백신 개발의 주된 장애물이며 약제내성 돌연변이주의 출현과 맥락을 같이 한다(9장 "항바이러스 약제 내성" 참조).

바이러스 병독성에 대해 우리가 갖고 있는 지식은 제한적이기 때문에 생약독화 바이러스가 개인과 공동체 내에서 어떻게

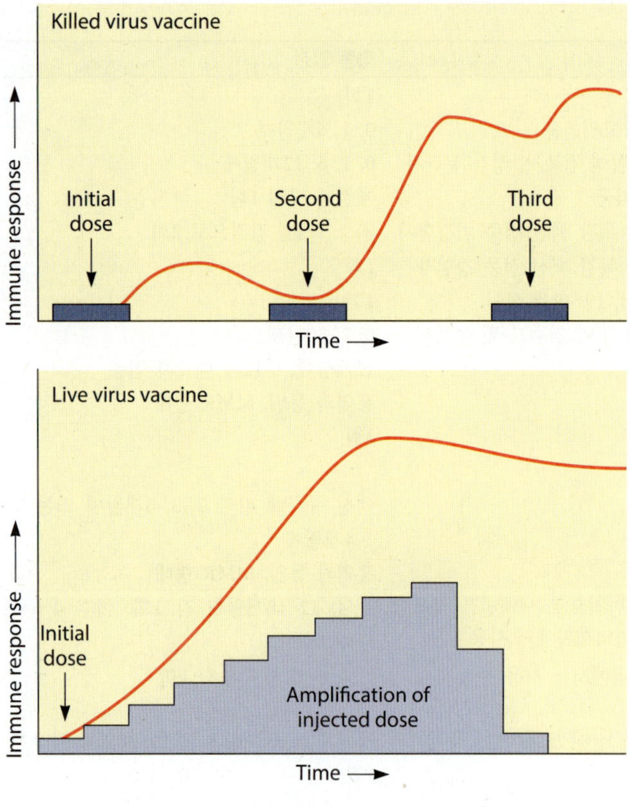

그림 8.5 생약독화 바이러스 백신과 불활화 백신에 의한 면역반응의 비교. **(위)** 사백신을 투여한 후 시간에 따른 면역반응(빨간색 곡선). 표시된 바와 같이 불활화 백신이 3회 투여됐다. **(아래)** 생약독화 백신 투여 후 시간에 따른 면역반응. 실험이 시작될 때 1회만 투여되었다. 보라색으로 표시된 히스토그램은 감염능이 있는 약독화 바이러스의 역가를 표시한 것이다. Redrawn from C. A. Mims et al., *Mims' Pathogenesis of Infectious Disease*, 4th ed. (Academic Press, Inc., Orlando, FL, 1995), with permission.

활동하는지를 예측하는 것은 매우 어려운 일이다. 약독화 돌연변이주는 자연 감염에서 예측되는 숙주반응과 전혀 다른 결과를 나타낼 수도 있다. 예를 들어, 백신을 접종한 개체에서 약독화 바이러스가 숙주의 보호면역을 유도하기 이전에 제거될 수 있다. 숙주의 전혀 다른 조직이나 기관에 감염하여 예측할 수 없는 영향을 미치거나 알려지지 않은 병인으로 인한 면역병리학적 반응을 일으키는 등 특이한 감염이 일어나기도 한다(지발성 감염 혹은 만성감염, **Guillain-Barre syndrome**). 이 증후군은 바이러스성 질병이나 백신접종 이후 발생할 수 있으며 급진적으로 진행되어 양측 사지를 약화시키고 급성 마비를 일으킬 수 있다. 백신 부작용의 사실 여부와 관계없이 이에 대한 일반인의 인식은 국가적 백신 프로그램에 해로운 영향을 미칠 수 있다(Box 8.9).

병독성 회복은 생약독화 백신 만의 문제는 아니다. Varicella-zoster 생백신은 일반적으로 매우 안정하며 유전자의 변이로 인한 병독성 회복 현상이 거의 없는 것으로 기록되어 있다. 그러나 백신-관련 발적이 일어난 개인에서 바이러스의 유전체를 추출하여 염기서열을 분석한 결과 예상하지 못한 비임의성 돌연변이 바이러스가 숙주 내에서 선택되어 진화하고 있음을 발견하였다. 이 돌연변이들이 병독성 회복과 관련된 것은 아니었지만 아주 소수가 백신 바이러스에 이미 존재하는 것으로 나타났다. 이 바이러스들은 이미 발적을 경험한 개체에서 주로 발견되는 것으로 보아 이러한 문제점은 숙주의 탓이라기보다 드물지만 심각한 발적을 일으키는 백신 부작용으로서 바이러스의 어떤 인자가 관여하는 것으로 보인다. 이러한 예측 불가능한 문제점으로 보아 유전적으로 동일하고 순수한 생백신 바이러스를 제조하는 것은 중요하다.

백신의 순수함과 무균성에 관련한 문제는 백신의 대량생산 체제가 내포하고 있는 맹점이다. 백신 바이러스를 배양하고 있는 세포에 임의의 바이러스가 감염되면 백신에 우발적인 병원체가 포함될 수 있다. 예를 들어, 1950년대 원숭이 세포에서 배양된 poliovirus는 polyomavirus인 simian virus 40이 오염되어 있었다. 약 1천만에서 3천만에 달하는 사람들이 살아 있는 simian virus 40에 감염되었고 이들 중 많은 사람들이 simian virus 40의 단백질에 대한 항체를 갖게 되었다. 일부는 이 바이러스 감염과 관련된 종양을 갖게 되었으나 원인과 효과를 제대로 규명하기는 힘들었다(7장 참고).

그 동안의 경험적 접근법을 대체하기 위해 지금은 현대 바이러스학과 DNA 재조합 기술이 적용되고 있다. 바이러스 유전체를 클로닝하고 염기서열을 결정한 후 바이러스학적 관점으로 분석하여 재합성할 수 있다. 유전체의 정보를 동물실험과 세포배양법으로 분석할 수도 있다. 병원성과 관련된 바이러스 유전자 부위를 파악한 후 조작하면 대부분의 경우 약독화된 바이러스를 획득할 수 있다. 즉, 병독성 회복 확률이 매우 낮은 결손 돌연변이주를 만들 수 있다(그림 8.9). 또 다른 접근법은 분절된 유전체를 갖는 바이러스의 경우로서 influenza virus, reovirus는 병독성에 관련된 유전체 분절을 비병독성 바이러스의 해당 부분과 교체함으로써 재조합 바이러스를 생산할 수 있다. 고전적 방법이든 유전공학적 방법이든 약독화를 위해 어떤 기술을 사용하더라도 기본적으로 다음의 필수기본조건을 충족시켜야 한다: 즉, 백신 바이러스는 장기적인 방어면역반응을 유도할 수 있는 동시에 병원성은 낮아야 한다.

서브유닛 백신

성공적인 B형 간염 백신과 "split" 인플루엔자 백신에서 사용되는 기술이며 바이러스 단백질 중 일부 만을 포함하는 백신이다. 온전한 바이러스 입자가 아니라 그중 일부를 순수 분리하여 포함시킨 백신을 서브유닛(subunit) 백신이라고 한다. 질병에서 회복한 개인으로부터 얻은 항체와 세포독성 T세포(CTL)가 인식하는 단백질을 찾아 낼 수 있고, 그 단백질을 백신에 포함한

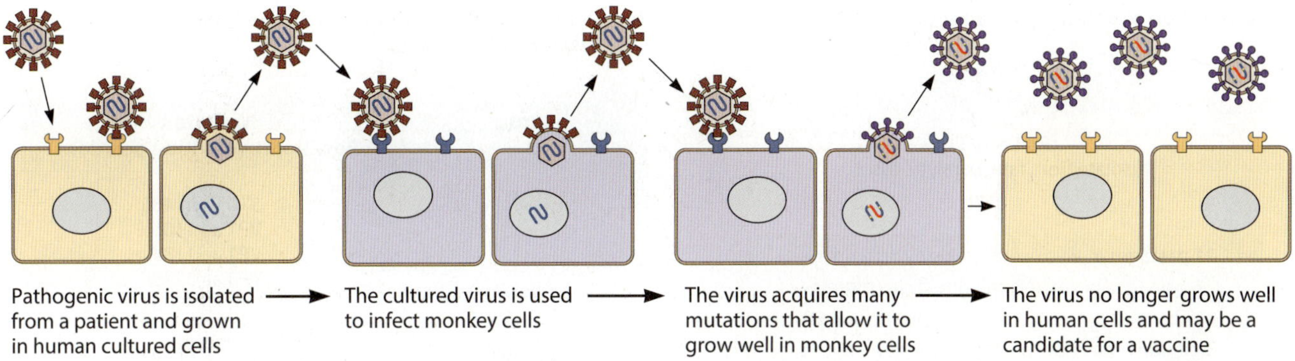

그림 8.6 인간 바이러스를 사람-유래가 아닌 세포주에서 연속 계대하면 약독화 시킬 수 있다. 배양세포에서 반복 계대하는 방법을 통해 약독화된 인간 바이러스를 생산하는 방법을 4개의 그림으로 나타내었다. ① 사람 세포(노란색)에서 바이러스를 분리한다 ② 분리된 바이러스를 원숭이 세포(보라색)에서 계대하여 새 바이러스를 생산한다. 사람-유래가 아닌 세포에서 계대하면 초기에는 생산량이 낮을 수 있다. ③ 반복 계대를 통해 그중 성장이 좋은 바이러스를 고른다. 이 바이러스는 사람-유래가 아닌 세포에서 생존하기 위해 여러 개의 돌연변이를 갖게 된다. ④ 원숭이 세포에 적응된 바이러스는 더 이상 사람 세포에서 잘 자라지 못하게 된다. 이 바이러스를 사람에게 감염시키면 약독화 (질병을 일으킬 수 있는 능력이 소실됨) 될 수 있으며 사람에서 질병을 일으키지 않고 면역능을 유도할 경우 생약독화 바이러스의 후보로 선택된다. Adapted from C. A. Janeway, Jr., P. Travers, M. Walport, and M. Shlomchik, *Immunobiology: the Immune System in Health and Disease* (Current Biology Limited, Garland Publishing Inc., New York, NY, 2001), with permission.

다면 효과적으로 질병을 막을 수 있을 것이다. 이러한 단백질은 대부분 비리온(virion)의 표면에 존재한다.

약 20개 아미노산으로 구성된 합성 펩티드를 캐리어(carrier) 역할을 하는 물질과 결합시켜 면역하면, 합성 펩티드가 탐식되고 분해되어 주조직적합성복합체(major histocompatibility complex, MHC) class II에 묶여 세시되기 때문에 합성 펩티드에 대한 항체가 생성된다. 이론적으로, 합성 펩티드는 매우 안전하지만 합성 펩티드의 반감기가 짧고 구조적으로 약하기 때문에 충분한 면역반응을 유도할 만큼의 합성 펩티드를 생산하기에는 너무 많은 비용이 소모된다. 면역회피를 하는 바이러스가 선택될 수도 있기 때문에 약한 면역반응은 오히려 면역반응이 일어나지 않는 것보다 못하다. 합성 펩티드는 보통 한 가지의 항원결정기 만을 포함하는 단순한 구조이므로 면역을 회피하는 돌연변이 바이러스의 발생이 이 백신의 가장 큰 문제점이다.

재조합 DNA 기술을 통한 서브유닛 백신 제조

재조합 DNA 기술을 통해 원하는 바이러스 유전자를 비병원성 바이러스, 박테리아, 효모, 곤충세포 혹은 식물세포 등에 삽입하여 면역원성 단백질을 생산할 수 있다. 단백질 생산은 바이러스 유전체의 일부만 있어도 가능하므로 다른 바이러스나 원래의 병원성 바이러스에 의한 오염이 일어나지 않고 불활화 백신의 가장 큰 문제인 안전성도 보장할 수 있다. 위의 과정은 매우 간단하고 품질관리가 이루어지는 조건에서 대량으로 이루어지므로 바이러스 단백질을 저렴하게 생산할 수 있다. Influenza virus 백신의 제조공정상 문제였던 계란 과민반응 또한 바이러스 단백질을 대장균이나 효모에서 합성함으로써 해결할 수 있다.

그러나 많은 서브유닛 백신 후보들이 적절한 방어면역을 유도하지 못하고 실패로 끝난다. 감염에 대한 보호능력 유도(혹은 백신 후 보호능을 알아보기 위한 공격접종)가 모든 백신의 달성 목표이다. 이 기준을 달성하기 위해서는 여러 조건이 평가되어야 한다: 백신의 성질, 투여량, 공격접종(challenge) 시 사용하는 바이러스의 병독성, 백신 투여경로, 실험 대상의 연령 및 건강상태 등을 고려해야 한다. 서브유닛 백신에 의한 면역반응은 자연적인 바이러스 감염에 의해 유도되는 면역반응에 비하면 아주 일부 만을 자극하며 순수 정제된 단백질 항원이기 때문에 점막 면역항체(특히 IgA) 생성을 거의 자극하지 못한다.

바이러스-유사 입자(virus-like particle VLP)

이중지질막이 없는 나출형 바이러스와 이중지질막이 있는 피막형 바이러스 중 일부에서 캡시드 단백질은 자기들끼리 뭉쳐져서 바이러스-유사 입자(virus-like particle: VLP)을 형성할 수 있다. 바이러스-유사 입자는 실제 바이러스 입자의 캡시드 구조와 동일하지만 캡시드 내부가 비어있고 핵산을 포함하지 않는다. 그러나 이들은 순수 분리된 바이러스 항원이나 구조를 형성하지 않는 단백질들이 가질 수 없는 입체구조적 항원결정기(epitope)를 가지고 있다. 따라서 서브유닛 백신처럼 순수 분리된 단백질과는 다르게 중화항체 생성과 보호면역반응을 유도

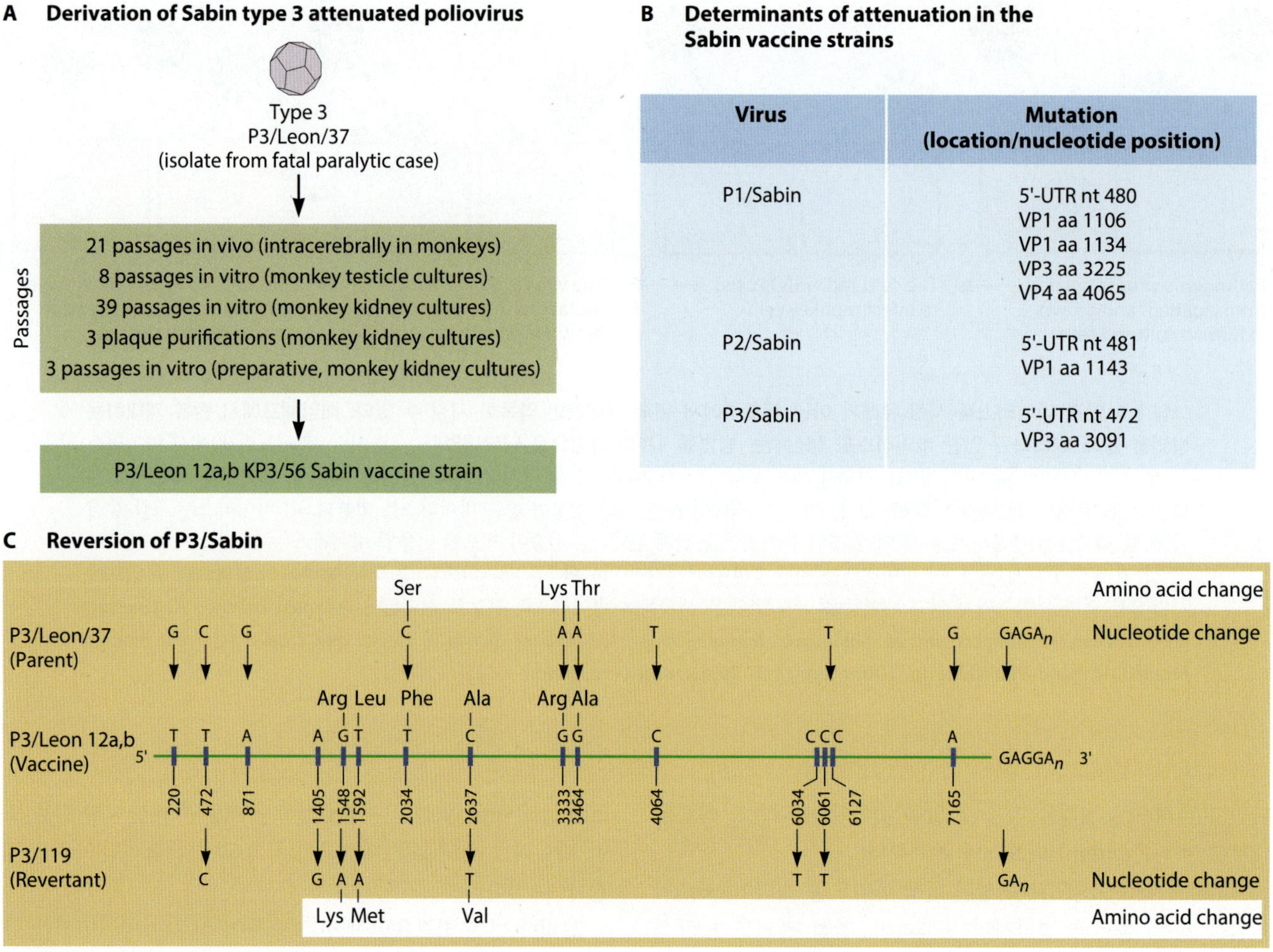

Virus	Mutation (location/nucleotide position)
P1/Sabin	5'-UTR nt 480 VP1 aa 1106 VP1 aa 1134 VP3 aa 3225 VP4 aa 4065
P2/Sabin	5'-UTR nt 481 VP1 aa 1143
P3/Sabin	5'-UTR nt 472 VP3 aa 3091

그림 8.7 경구용 생약독화 Sabin poliovirus 백신. **(A)** 세 가지 혈청형 모두 소아마비를 일으킨다. 따라서 Sabin 백신은 각 혈청형을 대표하는 세 가지 바이러스주를 혼합하여 만들어진다. 3형 백신주의 유도체를 P3/Sabin이라고 한다(P는 poliovirus). P3/Sabin의 모체는 P3/Leon으로서 1937년에 로스엔젤리스에서 소아마비에 의해 사망한 11세 남자아이의 척수에서 분리한 바이러스이다. 이 바이러스는 그림에서 표시된 것처럼 각종 세포에서 계속적으로 계대되었다. 일정한 간격마다, 제한된 희석(limited dilution)을 통해 바이러스 클론을 순수 분리할 수 있었으며 원숭이에서 병원성을 확인하였다. 약독화된 바이러스를 P3/Sabin이라 명명하고 백신으로 사용했다. **(B)** 3종의 Sabin 바이러스에서 약독화를 결정하는 부분. 생약독화 poliovirus 백신의 혈청형에 따라 신경독성을 감소시키는 것으로 보이는 부분(5′-UTR, 5′-untranslated region; VP1-VP4, 바이러스의 구조단백질; nt, 뉴클레오티드). **(C)** P3/Sabin 백신주의 병독성 회복. 병독성이 있는 P3/Leon주와 약독화 P3/Sabin 백신주 사이의 염기서열 차이점을 나타내었다. 선조 바이러스 RNA(초록색)와 백신에 의해 사망한 소아마비 환자에서 분리된 병독성 회복 바이러스(P3/119: 아래)의 유전체를 비교하였다.

할 수 있다. 특히 바이러스-유사 입자는 완전히 비감염성 입자이므로 불활화 백신에서와 같이 포르말린 등의 화학약품으로 처리할 필요가 없다. 이러한 특성은 두 가지 장점을 이끌어 낸다: ① 면역원성이 파괴되지 않는다(포르말린, 알칼리성 화합물은 불활화 입자의 면역원성을 변화시키는 경우가 빈번하다). ② 바이러스 입자 불활화에 따른 효능저하를 피할 수 있다. 바이러스-유사 입자 백신은 특히 세포배양 시스템에서 증식시킬 수 없는 바이러스에서 효과적이다.

효과적인 B형 간염 서브유닛 백신을 효모에서 제조한 것이 가장 좋은 예이다. 이 백신에는 한 종류의 표면단백질만으로 구성되었고 이 단백질이 효모, 대장균, 포유동물세포에서 바이러스-유사 입자를 이룬다. 순수분리한 단일 캡시드 단백질은 보호면역능을 유도하지 못하므로 입자의 형성이 가장 중요하다. 마우스 실험 결과, 0.025 μg의 바이러스-유사 입자로 인해 면역보

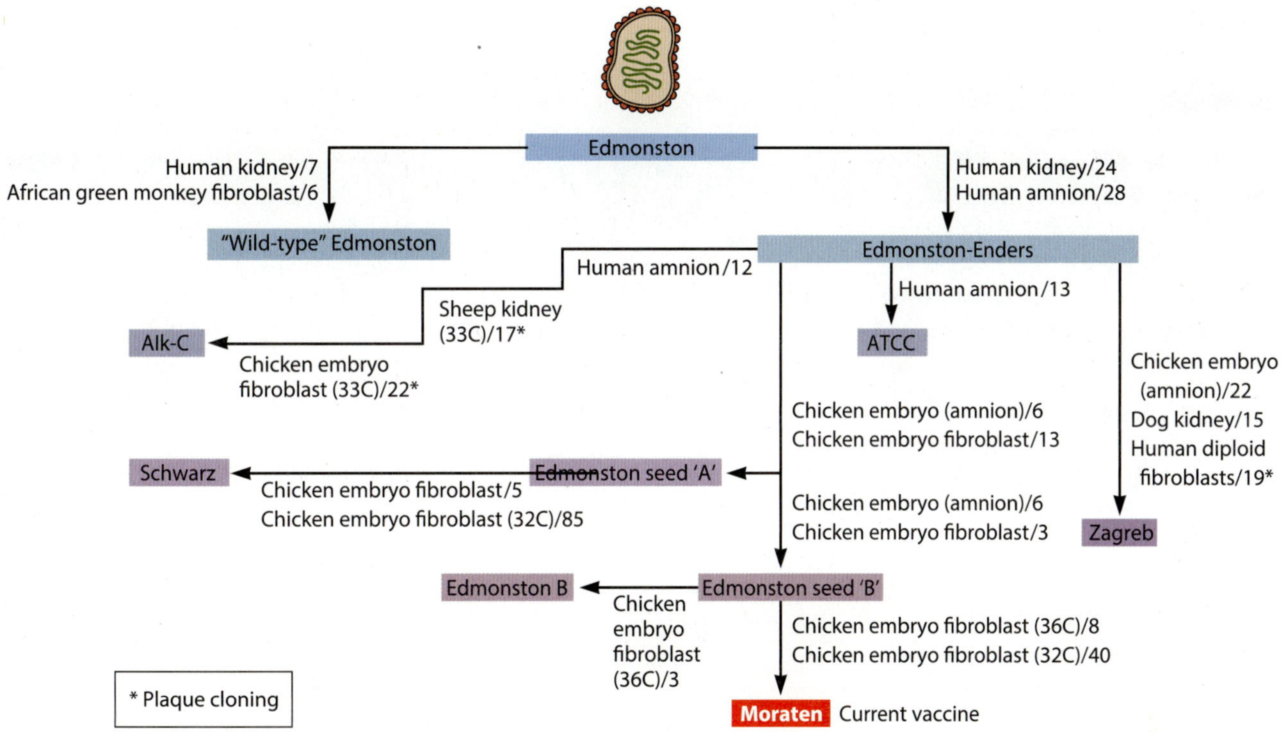

그림 8.8 생약독화 홍역 백신. John Enders의 최초 분리주인 Edmonston 바이러스(위, 파란색)로부터 현재의 백신주인 Moraten 주(아래, 빨간색)에 이르기까지의 계대 역사. 약독화 돌연변이주를 얻기 위해 사용된 바이러스와 세포주를 표시하였다. 성장 기간에 주어진 온도는 괄호 안에, 바이러스 계대 번호와 세포주는 사선 뒤에 표시하였다. 별표는 다음 계대를 위해 1개의 바이러스 플라크(plaque) 만을 선택했다는 것을 나타낸다. Adapted from D. D. Richman, R. J. Whitley, and F. G. Hayden (ed.), *Clinical virology*, 2nd ed. (ASM Press, Washington, DC, 2002), with permission.

강제 없이도 항체가 형성된다. 사람에 접종하는 백신에는 10-20 μg의 바이러스-유사 입자가 포함되어 있으며 6개월 간격으로 1회씩 총 3회 투여할 경우 접종된 사람의 95% 이상에서 hepatitis B virus 표면단백질에 대한 항체가 생성되었다.

바이러스-유사 입자 백신은 human papillomavirus 감염에 대해서도 효과적이다. 성생활을 하는 여성의 80% 이상이 평생 동안 여러 혈청형의 human papillomavirus에 감염된다. 이 바이러스는 생식기 사마귀나 자궁경부암을 일으키기도 하는데 여러 가지 혈청형 중 6, 11, 16, 18번이 자궁경부암의 70%, 생식기 사마귀의 90%의 원인체이다. 다양한 실험조건에서 human papillomavirus의 캡시드 단백질인 L1이 바이러스-유사 입자를 형성한다는 것이 밝혀졌고 면역반응도 매우 잘 유도하는 것을 알게 됐다. 그 후 질병의 주요 원인체인 6, 11, 16, 18번 혈청형을 포함하는 4가(quadrivalent) 바이러스-유사 입자 백신이 제조되었고 2006년 FDA는 바이러스성 자궁경부암 예방을 위한 첫 번째 백신으로 이를 승인하였다.

DNA 백신

1992년 과학자들은 서브유닛 백신의 단점을 보완할 수 있는 방법을 찾았다. **DNA 백신**은 바이러스 유전자를 포함하고 있는 DNA 플라스미드이며 동물에게 접종하면 세포 내에서 바이러스 단백질이 발현된다. 플라스미드에 삽입된 유전자는 강력한 진핵동물 프로모터에 의해서 목적하는 단백질을 생산한다. 플라스미드 DNA를 박테리아에서 발현시키면 필요 없는 단백질을 제거할 수 있고 백신이 접종된 숙주에서 복제도 불가능하다(그림 8.10). 일반적인 서브유닛 백신의 조성과는 달리 면역보강제나 그 외 면역반응에 자극이 되는 조성 물질이 필요하지 않다. 백신은 μg 단위의 플라스미드 DNA를 수용성 상태로 만든 후 근육이나 피부에 주사할 수 있다. 또 다른 효과적인 운반체계는 "유전자총(gene gun)"으로서 DNA가 코팅된 극소형 구

BOX 8.9 DISCUSSION

백신 프로그램의 성공은 그 가치를 받아들이는 국민의 인식에 달려 있다

2001년 11월: 홍역(measles), 유행성이하선염(mumps), 풍진(rubella) 유행 경고

영국의 Devon에 거주하는 현직 의사가 어린이들에 대한 MMR 백신접종이 줄어들고 있기 때문에 홍역, 유행성이하선염, 풍진이 유행할 가능성이 있다고 경고했다.

정보 갱신: 2006년 6월

30명의 의사들이 영국 내에서의 MMR 백신에 대한 의심을 부풀리는 언론의 책임을 묻고 있다. 백신을 접종한 어린이의 숫자는 1995년 93%에서 2005년 83%로 감소했으며 의사들은 그 결과로서 2005년 홍역 감염 사례가 크게 증가했음을 제시했다.

- *BBC 뉴스, 2001년 11월과 2006년 6월*

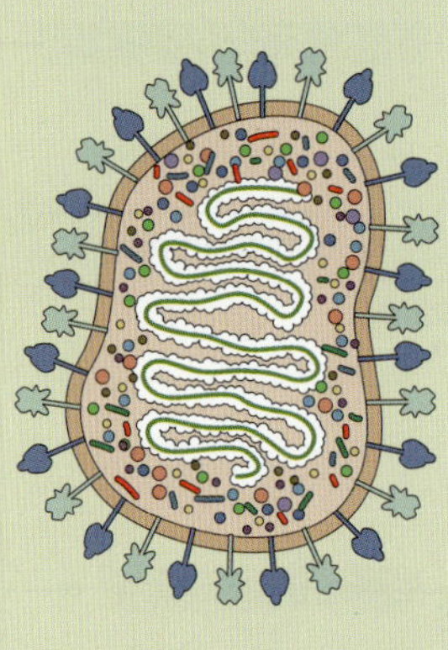

Measles-mumps-rubella (MMR) 백신은 매우 전염성이 강하고 심각한 세 종류 질병의 발생을 효과적으로 감소시킨다. 미국 내에서 MMR 백신을 통한 경제적 이득은 매년 5억 달러 이상으로 추산된다. 그러나 몇 년 전, 언론은 MMR 백신과 자폐증(autistic spectrum disorder, ASD) 사이의 관련성에 대해 사례를 보고한 바 있다. 생후 초기에 백신을 많이 접종한 신생아는 그로 인해서 자폐증을 나타낼 수 있다는 보고였다. 일부 연구에서는 MMR 백신이 자폐증과 직접적 관련이 있다고 거론하였다. 가장 큰 관심사는 치메로살(thimerosal)이었다. 치메로살은 신경독성을 나타낼 수 있는 수은화합물로서 MMR 백신의 보존물질로 사용되었다. 그 결과 대부분의 선진국에서 백신에 대한 공공의 신뢰성은 큰 타격을 입었다. 일부 시민들은 아이들에게 MMR 백신의 접종을 거부했다. 특히 영국에서 백신접종률이 급격히 감소했고 홍역 발생률은 증가했다.

미국에서는 질병관리본부(Centers for Disease Control and Prevention, CDC)와 국립보건원(National Institutes of Health, NIH)이 MMR 백신과 자폐증 사이의 관계를 규명하기 위한 독립적인 본부를 구성하고 그 외 백신의 안전성을 평가했다. 위원회는 "MMR 백신과 자폐증에 관해 대중 수준에서의 원인론적 관계에 의해 백신이 거부되고 있는 증거가 있으며"그럼에도 불구하고 "MMR 백신과 자폐증 사이에 역학적 증거의 명확한 실체는 존재하지 않는다"라고 결론지었다. 미국소아학회(American Academy of Pediatrics), 세계보건기구(WHO), 선진의료단체, 영국의 권위 있는 건강관리집단 또한 유사한 결론을 도출했다. 1999년 식품의약국(FDA)은 백신의 치메로살이 신경독성을 일으킬 수준이 아니라는 명확한 증거에도 불구하고 대중의 신뢰를 위해 어린이용 백신에서 치메로살을 제거하도록 했다.

안타깝게도 정부의 대중적 선언에도 불구하고 공공의 확신이 항상 회복되는 것은 아니다. 게다가 대중의 대부분은 복합적인 연구결과를 올바르게 분석할 수 있을 만큼 전문적으로 훈련되지 않았으며 원인과 결과를 연결하기 힘들 수 있다. 대중 수준에서 암이 치명적인 질환인 것처럼 백신에 의해 자폐증이 일어난다는 것은 같은 수준의 상식으로 취급된다. 증명된 원인과 결과는 물론, 증명되지 않은 원인과 결과를 의심이 많은 대중에게 인식시키는 것은 매우 어려운 일이다.

Information on the Immunization Safety Review Committee can be found at http://www.iom.edu/ImSafety. The full report can be purchased or read online at http://www.nap.edu/catalog/10101.html. Copies of *Immunization Safety Review: Measles-Mumps-Rubella Vaccine and Autism* are available for sale from the National Academy Press; call (800) 624-6242 or (202) 334-3313 (in the Washington, DC, metropolitan area), or visit the National Academy Press home page at http://www.nap.edu.

체를 피부조직에 주입하는 방법이다. 바이러스 단백질이 세포 내에서 생산되기 때문에 그중 일부가 MHC class I에 묶여 세포 표면에 제시되고 이어서 T세포에 의해 인식된다. 가장 중요한 점은 DNA 백신이 체액성 면역과 세포성 면역 모두를 자극할 수 있다는 점이며 적은 양으로도 장기간의 면역효과를 기대할 수 있다. 이 경우 발광물질인 루시퍼라아제(luciferase) 실험으로 추적해 보면 플라스미드 DNA의 바이러스 유전자에 의해 생성되는 단백질 양은 나노 그램 단위 이하로도 면역에 충분한 것으로 측정됐다.

면역반응의 방향은 접종경로 혹은 접종방법에 따라 다르다. 근육에 DNA 백신을 수용액 형태로 접종하면 Th1 반응이 주로 일어난다. DNA는 접종 부위에서 신속히 사라지고 면역 반응이 일어나는 장소인 비장에서 발견된다. 동물모델에서 근육에 접종할 경우 γ-인터페론(IFN-γ), 인터루킨-2 (IL-2), IL-12 농도가 높고 IL-4, IL-10 농도는 낮다. 반면, 피부에 유전자총으로 접종하면 피부세포가 직접 DNA를 탐식하고 케라틴세포에서 바이러스 단백질이 생성되는데, 피부의 수지상세포인 랑게르한스 세포가 이 단백질을 획득하여 림프절로 운반한다. 이때 면역반응은 주로 Th2 방향으로 진행하여 IL-4와 항체 생성이 활발하고 IFN-γ 및 CTL 반응은 아주 낮다.

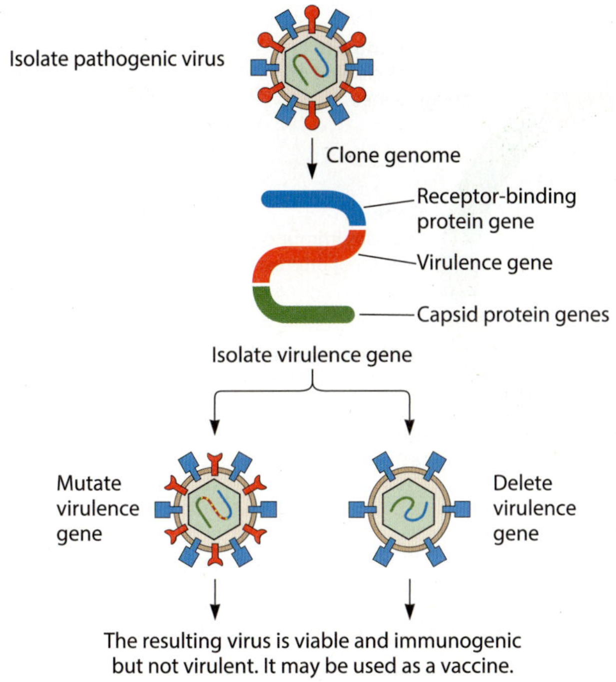

그림 8.9 재조합 DNA 기술을 이용한 약독화 바이러스 제조. 적절한 시스템 하에서 병원성 바이러스의 유전체를 클로닝한 후 기본적인 DNA 재조합 기술을 사용하여 결실(deletion), 삽입(insertion), 점돌연변이(point mutation) 등을 도입한다. 클로닝한 유전체가 감염성이 있고, 특정 뉴클레오티드를 변화시킨 재조합 플라스미드가 감염성 바이러스를 생산할 수 있다면 질병을 일으키는 유전자 부위를 찾아내어 조작할 수 있다. 유전체 중 병독성을 나타내는 유전자를 분리하여 돌연변이를 도입해 만든 약독화 바이러스를 이용하여 효과적인 백신의 가능성을 실험할 수 있다. 이러한 바이러스는 대부분 특정 아미노산의 변이(예. 점돌연변이에 의한 온도 민감성) 혹은 특정 부위의 결실을 포함하게 된다. 점돌연변이나 특정 지역의 결실이 다발성으로 존재하게 만들면 병독성이 복구될 가능성은 더욱 감소한다. Adapted from C. A. Janeway, Jr., P. Travers, M. Walport, and M. Shlomchik, *Immunobiology: the Immune System in Health and Disease* (Current Biology Limited, Garland Publishing Inc., New York, NY, 2001), with permission.

DNA 백신은 면역보강제가 없어도 효과적이다. 플라스미드 DNA는 Tlr9과 같은 Toll-유사 수용체에 의해 인식되므로 플라스미드 DNA 자체로도 포유동물세포에서 강력한 면역보강제 기능을 한다. 메틸화되지 않은 CpG 염기를 가진 DNA가 수지상세포나 단핵구의 Tlr9에 결합하면 IL-12와 IFN-γ 농도가 급격히 증가하여 Th1 계열의 세포를 활성화시킨다.

유전자 섞기(Gene shuffling)라는 기술은 다양한 유전자를 한 번에 발현할 수 있도록 고안된 방법이다(Box 8.10). 단일 유전자 DNA 백신의 또 다른 변형은 **유전체 백신(genomic vaccine)**이다. 이것은 특정 병원체의 모든 유전자를 포함하는 여러 개의 백신용 DNA 벡터를 만들어 유전체 라이브러리를 구성한 후 전체 플라스미드 혼합물을 동물에게 접종하는 법이다. 이 백신은 병원체의 모든 유전자 산물을 발현하여 면역계에 제시할 수 있다. 각 플라스미드 마다 고유한 mRNA를 코딩하므로 보호면역반응 유도에 필요하거나 충분한 유전자를 직접적으로 파악할 수 있다.

생약독화 바이러스 벡터와 외래 유전자 발현

비병원성 바이러스의 유전체에 병원성 바이러스의 특정 유전자를 삽입하여 표적이 되는 단백질을 발현하게 만들어 숙주가 병원성 바이러스 감염을 방어할 수 있도록 하는 방법이다(제I권의 3장 참고). 이러한 접근법은 서브유닛 백신과 생약독화 바이러스 백신의 원리를 융합한 것이다. 병원성 바이러스의 유전자를 비병원성 바이러스 벡터에 삽입하고 동물에게 감염시킨다. 이론적으로 바이러스 감염과 발현된 단백질에 의해 면역계가 자극되지만 병원성 바이러스에 의한 병리적 현상은 일어나지 않는다. 그러나 복제 가능한 모든 바이러스 벡터는 부작용을 나타낼 잠재력이 있으며, 특히 장기, 혈류로 직접 주사했을 경우 심각하다(Box 4.7). 이런 하이브리드(hybrid) 바이러스에 대한 면역반응은 예측 불가능한 측면이 있으며 특히 소아, 노인, 면역부전환자에서 그렇다.

Vaccinia virus가 속하는 poxvirus는 가장 자주 사용되는 백신 벡터이다. 고도로 약독화된 vaccinia virus 돌연변이주들이 여럿 분리되었으며 이 바이러스들은 외래유전자를 발현하는 벡터로서 차세대에 사용될 수 있다. 포유동물세포에서는 이 바이러스가 복제되지 않도록 하는 기술적인 방법들이 다양하게 개발되었으며 반면에 삽입된 외래유전자 산물은 효과적으로 생산되어 면역원성을 제공한다. 생약독화 vaccinia virus 벡터는 25 kb 크기 이상의 외래유전자를 받아들일 수 있다. 재조합 vaccinia virus 바이러스는 병원성 바이러스의 특정 단백질로 인한 면역반응을 연구하는 목적으로 사용하기도 한다(그림 8.11). Raccoonpox, canarypox, fowlpox viruse들 같은 다른 poxvirus 또한 사람에게 감염은 가능하지만 복제되지 않는 특성으로 인해 연구할 가치가 있다.

유럽과 미국에서 야생동물에 대한 경구 광견병(공수병) 백신이 효과적으로 사용됨에 따라 재조합 vaccinia virus 백신이 널리 사용될 가능성을 시사하고 있다. Rabies virus의 막단백질을 코딩하는 유전자를 삽입한 재조합 vaccinia virus 입자가 만들어지면 섭취할 수 있는 알약 형태(pellet)로 제조하여 야생에 뿌린다. 알약은 면역유도가 필요한 특정 야생동물이 선호하는 조합으로 고안된다. 동물이 알약을 섭취하면 재조합 바이러스에 감염되고 야생 광견병에 감염되었을 때 방어할 수 있는 면역반응이 생성된다. 그러나 백신이 효과적이라 하더라도 주의를 기울여 적용해야 한다. Vaccinia virus가 우연히 사람에게 감염되면 드물게나마 심각한 부작용이 일어나므로 야생동물로부터 사람

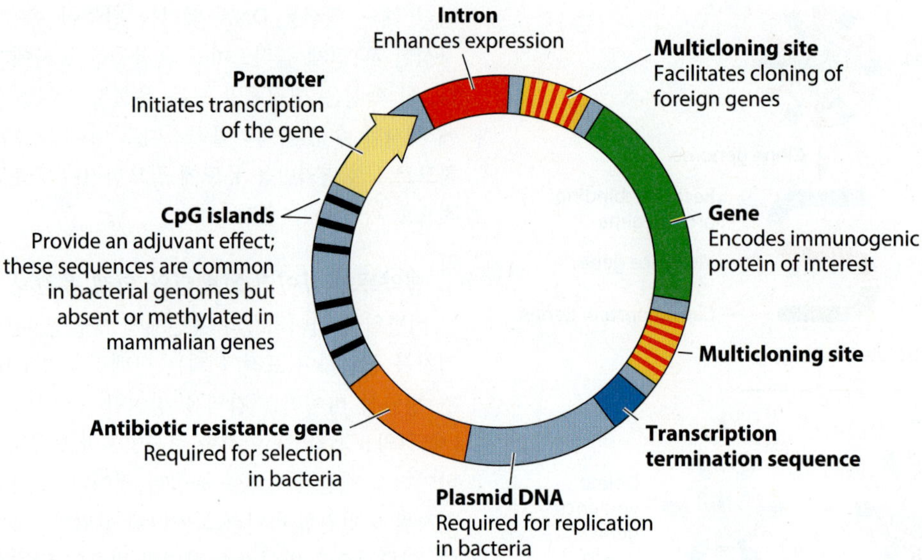

그림 8.10 DNA 백신 발현 벡터의 기능적 구성. 이 시스템은 대장균의 플라스미드를 기본으로 한 것으로 한 개의 복제원점(ori)을 가지고 있으며 선택표지(selectable marker)로는 항생제 내성 유전자를 가지고 있다. 강력한 진핵생물 프로모터가 삽입된 유전자의 전사 개시를 조절한다. 인트론 서열을 포함하고 있을 경우 발현이 촉진될 수 있다(핵 밖으로 mRNA 운반이 촉진되므로). 프로모터와 인트론 뒷부분에 표적항원을 코딩하는 유전자를 쉽게 클로닝하기 위해 여러 개의 제한효소자리가 구비되어 있다. 전사가 종료되는 지점에 비번역 뉴클레오티드를 삽입하면 mRNA의 구조적 안정성에 기여할 뿐만 아니라 폴리(A)가 만들어지는 데 도움이 된다. CpG-풍부 서열은 인위적으로 삽입할 수 있고 박테리아의 플라스미드 DNA에 자연적으로 존재하기도 한다. 이 염기서열 부분은 면역계를 자극하는 면역보강제로 작용한다.
Adapted from M. Oyaski and H. Ertl, *Sci. Med.* 7:30-39, 2000, with permission.

에게 감염되는 경로를 차단해야 한다.

Rhabdovirus인 vesicular stomatitis virus(VSV, 수포성구내염바이러스)는 특히 효과가 기대되는 백신 벡터이다(제I권의 3장). 이 바이러스는 돼지, 말, 소의 혀, 유두, 발굽에 수포를 형성하는 급성 단기성 질병이고 사람에게 감염되어 가벼운 증상을 나타내기도 한다. 수년 간의 연구를 통해 이 바이러스의 약독화 돌연변이주가 만들어졌고 거의 대부분의 원하는 유전자를 적용할 수 있는 재조합 바이러스로 조작할 수 있다. 마우스와 붉은털원숭이(rhesus monkey) 모델에서 실험한 결과, 외래유전자를 포함한 백신은 강력한 세포성 · 체액성 면역반응을 유도하였다. VSV 백신은 면역 항체가가 쉽게 증가하며 주사 방법 대신 점막경로를 통해 투여할 수 있다는 장점이 있다. 초기 실험결과는 매우 희망적이다. 붉은털원숭이에게 HIV 1형의 Env, Gag 단백질을 발현하는 재조합 VSV 백신을 투여한 후 원숭이에서 AIDS를 일으키는 인간형 HIV를 공격접종(challenge)했을 때 모든 실험동물이 1년 이상 건강에 이상이 없었고 체내의 바이러스의 양이 매우 낮거나 거의 검출되지 않았다. 반면, 백신을 투여하지 않고 공격접종한 원숭이에서는 5개월 이내에 AIDS가 나타났다.

살아 있는 바이러스 벡터 백신은 두 가지 문제점을 갖고 있다. 첫 번째, 숙주가 목적하는 바이러스 항원뿐 아니라 바이러스 벡터 자체에 대해서도 면역성을 획득한다. 따라서 같은 벡터 백신을 다시 사용할 경우 면역반응이 약하거나, 아예 일어나지 않거나, 혹은 면역병리학적 반응이 유도된다. 두 번째, 약독화되었더라도 살아 있는 벡터 바이러스는 장기적인 생리작용(long-term effect)을 유도하기 때문에 면역부전환자에서는 부작용이 초래될 수 있다.

백신 제조 기술

사백신과 서브유닛 백신의 면역보강제

Charles Janeway는 "면역학자들의 지저분한 작은 비밀(immunologists' dirty little secret)"이라고 부르는 사실을 밝혔다: 불활화한 바이러스 입자나 순수 분리된 단백질은 생약독화 바이러스와 동일한 면역반응을 유도할 수 없으며 그러려면 면

BOX 8.10

EXPERIMENTS

DNA 섞기(shuffling): 분자적 진화의 유도

DNA 섞기(shuffling)는 자연계에서 존재하지 않는 DNA 분절의 새로운 조합(combination)을 조립하고 분석할 수 있는 방법이다. 이 기술을 통한 백신 개발 과정을 아래 예에 나타냈다. HIV에는 수많은 계통(clade)이 존재하며 계통에 따라 주요 항원 단백질(Env)에 대한 중화항체가 서로 다르다. 일부 과학자 집단에서 현재까지 알려진 모든 HIV 계통의 Env 단백질에 대해 인식할 수 있는 중화항체를 유도하는 백신을 개발했는데 바로 DNA 섞기 방법이다.

다양한 계통의 HIV Env 단백질을 코딩하는 유전자를 모아서 제한효소로 절단한 후 중합효소연쇄반응(polymerase chain reaction, PCR)을 통해 변성(denaturation), 재접합(reannealing), 증폭(amplification)시킨다. PCR의 기본원리에 따라서 Env 유전자의 단일 가닥 DNA가 자신과 염기서열이 상보적으로 유사한—그러나 완전히 동일하지 않은—다른 계통의 Env 단백질이 코딩된 단일가닥 DNA와 접합(annealing)할 수 있다. 이중가닥 중합체가 PCR에 의해 증폭되면 자연계에서는 존재하지 않는 유전자 분절을 포함하게 되고 이로써 다양한 계통의 Env 유전자가 발현될 수 있다. 새로 섞여 만들어진 DNA 분절들을 적당한 플라스미드에 삽입하여 단백질 발현을 조사하고 Env 단백질-특이 항체와의 결합을 조사하거나 혹은 다양한 HIV 분리주에 대해 적절한 중화항체를 유도하는지 분석한다.

DNA 섞기 방법은 효과적이고 안전한 다가(multivalent) DNA 백신이고 다른 백신을 보다 강력하게 보강하는 데에도 사용할 수도 있다.

Stemmer, W. P. C. 1994. Rapid evolution of a protein *in vitro* by DNA shuffling. *Nature* **370**:389-391.

Whalen, R. G., R. Kaiwar, N. W. Soong, and J. Punnonen. 2001. DNA shuffling and vaccines. *Curr. Opin. Mol. Ther.* **3**:31-36.

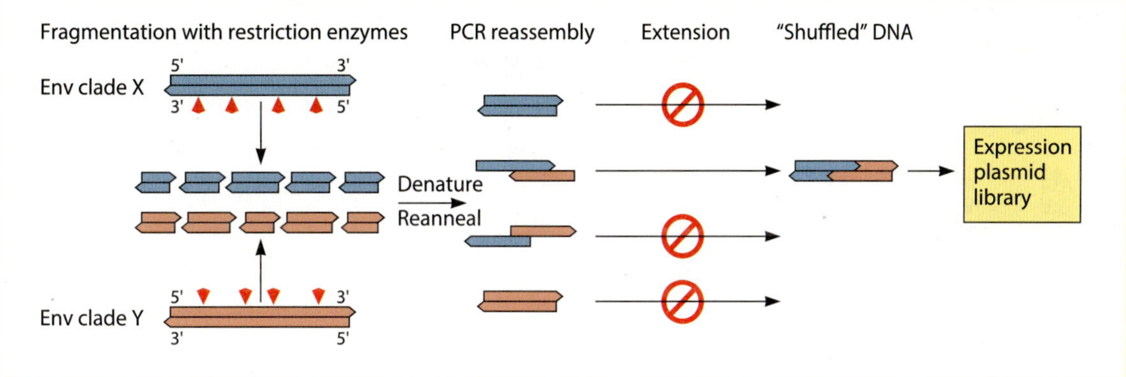

역인식 메커니즘의 초기 단계(특히 염증반응)를 자극할 수 있는 물질과 혼합해야 한다. 이러한 면역자극물질을 **면역보강제(adjuvant)**라고 한다. 면역반응의 다양한 조절인자들에 대한 우리들의 이해가 깊어지긴 했지만 대부분의 면역보강제는 경험에 의해 발견되었으며 보다 특이적이고 강력한 제제들이 발견되고 있다. 면역보강제는 반응 초기의 선천적이고 내재적인 방어 신호들을 자극함으로써 뒤이은 적응면역의 형성에 기여한다. 면역보강제의 작용 메커니즘은 다음과 같다: ① 항원을 입자 형태로 제시 ② 접종 부위에 항원을 머물게 해서 가능한 서서히 유리되도록 하여 면역능을 오래 지속시킴 ③ 선천적이고 내재적인 면역계를 자극. 면역보강제가 세포 손상 또는 그와 비슷한 상황을 유도하거나, 항상성을 변화시키거나["위험(danger)" 신호], 혹은 내재적인 세포성 방어 수용체와 만나는 경우 등에서 면역계는 직접적인 자극을 받게 된다.

면역보강제의 조성은 매우 다양하다. 죽은 mycobacteria와 미네랄 오일의 혼합물(classic complete Freund's adjuvant), 지질 소포체, 알루미늄염의 혼합물 등이 있다(표 8.4). 명반(alum, microparticulate aluminum hydroxide gel) 같은 면역보강제는 사람의 A형 및 B형 간염 백신에 사용되고 있다. 프로인트 완전보강제(complete Freund's adjuvant)는 아직 연구 중에 있다. 프로인트 보강제는 매우 강력하지만 조직손상과 그 외 부작용이 심하기 때문에 인체의학 분야에서의 사용은 허가되지 않았다. 프로인트 보강제의 활성 성분 중 두 가지는 무라밀디펩티드(muramyl dipeptide)와 지질 A(lipid A)로 밝혀졌으며 이들은 모두 강력한 염증반응 유도물질이다. 혼합 면역보강제의 강력한 효과는 혼합물 내의 mycobacteria의 DNA가 병원체 인식단백질인 Tlr9을 활성화하기 때문이라는 사실도 밝혀졌다. 이보다 독성이 낮은 면역보강제로는 사포닌과 블록 혼성중합체[block

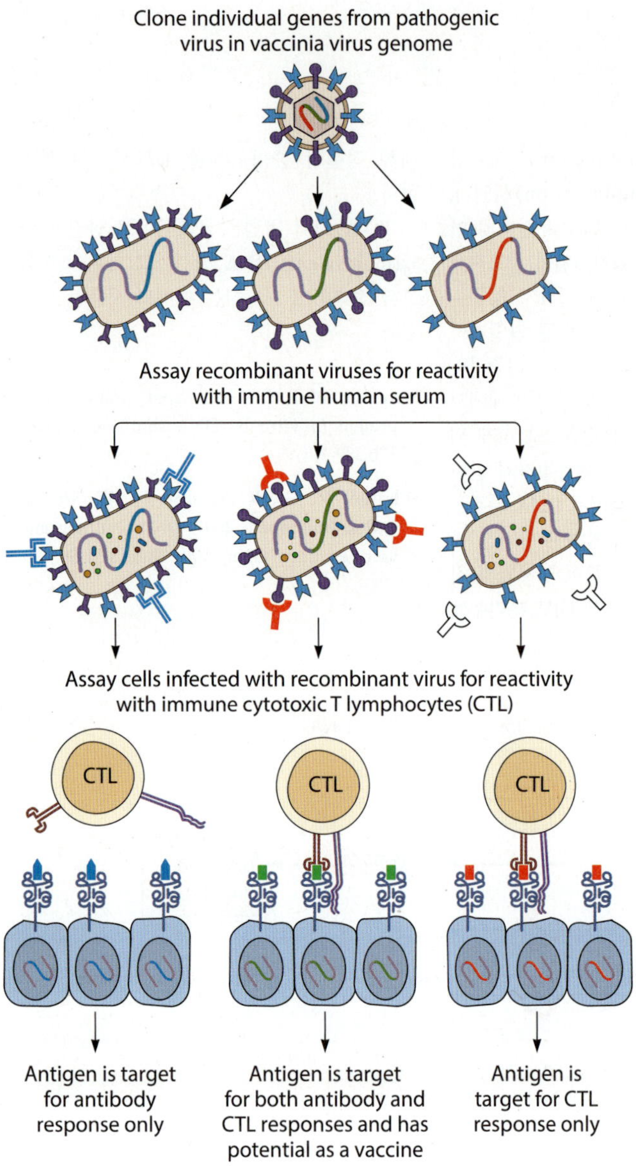

그림 8.11 재조합 vaccinia virus를 이용하여 바이러스 병원체에 대한 T세포 및 B세포 항원결정기를 규명하는 방법. 그림에서 보는 것처럼 특정한 바이러스 단백질이 B세포 항원결정기(항체 결합 부위)나 T세포 항원결정기(세포독성 T세포에 의해 인식되는 부위)를 포함하고 있는지의 여부를 결정하는 것은 가능하다. 이후 그 바이러스 단백질의 유전자에 위치지정 돌연변이(site-directed mutation)를 일으켜 항원결정기(epitope)의 정확한 위치를 알 수 있다. Adapted from C. A. Janeway, Jr., P. Travers, M. Walport, and M. Shlomchik, *Immunobiology: the Immune System in Health and Disease* (Current Biology Limited, Garland Publishing Inc., New York, NY, 2001), with permission.

copolymer(친수성 단일체와 소수성 단일체가 선형 복합체를 이루고 있음)]가 있다.

앞서 소개한 바와 같이, 바이러스-유사 입자는 면역보강제 없이도 강한 면역반응을 유도한다. 면역보강제의 활성과 바이러스 단백질의 복합체를 만들 수도 있다. 예를 들어 리포솜(liposome)과 지질 미셀(lipid micelle)을 바이러스 단백질과 결합시키면 복합체의 표면에 바이러스 단백질이 노출되게 된다(immune-stimulating complex, ISCOM). 이 방법은 인체의학 분야에서 시도되고 있다(표 8.4).

새로 생성되는 외래단백질을 MHC class I 경로를 통해 발현시킬 수 있는 면역보강제도 개발 중에 있다. 사포닌이나 무라밀트리펩티드-포스파티딜에탄올아민(muramyl tripeptide-phosphatidylethanolamine) 조합은 대식세포와 수지상세포의 IL-12 생산을 증가시켜서 Th1 면역반응을 유도한다. 감염 초기에 패턴인식수용체(pattern recognition receptor)를 자극하는 물질도 연구 중에 있다(3장). Tlr에 대한 자연적인 리간드 혹은 합성 리간드를 목적하는 항원과 함께 투여하면 목적하는 항원에 대하여 면역 반응이 신속하게 유도된다.

백신 접종법

백신 접종법의 개선은 백신 개발자들이 갖는 주요 목표이다. 현재의 백신 투여방법은 기존의 피하주사 접종법으로부터 고압을 사용하여 액체형 백신을 피부로 통과시키는 "공기총(air gun)"에 이르기까지 다양하다. 최근 연구되는 접종법으로는 새로운 조성의 유제액, 인공입자, 미세한 가루를 피부를 통해 주사하는 법 등이 있다. 경구 투여법은 장관점막 표면에서 IgA 생성을 자극하고 전체적인 면역계를 자극한다. 그러나 구강에 효소가 존재하고 장관이 음식물 등으로 막혀있기 때문에 경구 투여법이 항상 가능한 것은 아니다. 최근에는 음식처럼 섭취할 수 있는 식물 백신이 개발되었다. 바이러스 단백질을 발현하는 재조합 식물, 혹은 면역원성 단백질을 코딩하는 유전체를 가진 식물 바이러스가 식물을 감염시킴으로써 바이러스 단백질을 갖고 있는 식물이 만들어질 수 있다. 초기 실험결과는 매우 희망적이다: 이러한 식물을 섭취했을 때 바이러스 구조단백질(structural protein)에 대한 항체가 동물 혈청에서 검출되었다. 위장을 통과한 후에도 생존할 수 있는 장 바이러스의 원리를 이용하여 새로운 구강 투여 기술도 개발되었다. 바이러스 캡시드의 보호기능을 모방한 생체고분자물질(biopolymer)을 제작하여 낮은 pH와 위 내의 소화효소 등에 저항하게 하는 반면 상부 소장에서는 용해되기 쉬운 특징이 있다. 이러한 코팅 기술들은 adenovirus 백신 및 vaccinia virus 기반의 야생동물용 rabies virus 백신의 경구 투여방법에 적용되었다.

표 8.4 백신 접종법과 면역보강제의 특성 및 조합

보강제	조제성분 및 특성
알루미늄 염(aluminum salt)	알루미늄 히드록시(aluminum hydroxide) 혹은 인산(phosphate) 명반. 수용성 항원단백질과 침전물을 형성해서 면역원성을 더욱 증가시키고 접종 부위에 항원을 결집시킨다. 보체를 활성화시킨다.
유제(emulsion)	프로인트 완전보강제(Freund's complete adjuvant): 강력한 T세포 반응을 유도하는 죽은 *Mycobacterium tuberculosis* 혹은 무라밀 디-/트리펩티드(muramyl di-/tripeptide)를 항원과 혼합시켜서 물/미네랄 오일 유제를 만든다. 프로인트 불완전보강제(Freund's incomplete adjuvant): 항원을 물/미네랄 오일 유제에 혼합시킨다.
소형구체(microsphere)	항원을 젖산과 글리콜산 중합체로 포장한다. 젖산과 글리콜산이 생체 내에서 자연히 분해됨에 따라서 항원이 천천히 유리된다.
핵산 백신(Nucleic acid vaccine)	강력한 프로모터의 조절로 발현될 항원에 대한 유전자를 물리적 방법이나 리포솜을 이용하여 근육 및 피부에 직접 접종한다. 세포 내에서 단백질이 합성되고 면역반응이 유도된다.
유전자조작 바이러스(engineered virus)	외래항원을 코딩하는 유전자를 바이러스 벡터 등에 삽입한 형태로서 접종 후 단백질이 합성된다. 벡터에는 주로 vaccinia virus, adenovirus, baculovirus가 사용된다. 이 외 바이러스 또한 외래유전자를 발현할 수 있다.

[a]See B. Guy, *Nat. Rev. Microbiol.* **5**:505-517, 2007, for more information.

면역요법

지속감염을 일으키는 바이러스에 이미 감염된 환자에서 잠복감염이 재활성화되는 것은 특별한 문제이다. **면역요법(immunotherapy)**은 이미 감염된 숙주에게 항바이러스성 사이토카인, 면역조절인자, 항체, 백혈구 등을 투여해주는 방법이다. 이 인자들은 **이미 질환을 극복한 정상적인 면역체계에서 유래된 것**이어야 하며 바이러스 발병 진행을 감소시킬 목적으로 수행한다. 면역치료는 순수 정제된 화합물, 면역조절인자의 유전자(유전자치료적 접근법) 형태로도 접종 가능하다. Varicella-zoster 백신의 경우 어린이에게 동일한 생약독화 백신으로 수차례 접종하면 성인이 됐을 때 잠복감염에 대한 면역반응이 자극되어 관련 재발성 질환(예, 대상포진)의 발병률을 현저히 감소시킬 수 있다. 생약독화 바이러스나 DNA 백신은 사이토카인을 합성하도록 조작하여 적절한 면역반응을 자극할 수 있다. 생약독화 백신을 사용할 때는 면역계의 변화로 인한 병독성 증가, 지속감염, 질병발생과 같은 부작용 등을 염두에 두고 주의해야 한다.

환자의 림프구를 추출해서 면역조절인자 유전자를 갖고 있는 결손 바이러스 벡터(예. retrovirus)로 감염시킨 후 환자에게 다시 이식해 줄 수 있다(*ex vivo* 접근법). 세포가 생존한다면 단백질을 생성해서 면역반응을 증가시킬 수 있다. 만약 면역계 줄기세포를 위와 같은 방법으로 처리한다면 세포가 분열함에 따라서 비례적으로 외래유전자의 수가 늘어나기 때문에 좀 더 장기적인 효과를 기대할 수 있다.

사이토카인을 이용한 면역요법은 매우 효과적이다. 역사적으로 인터페론을 이용한 치료법이 지속감염을 포함한 다양한 질환에 적용되었다. 일례로 IFN-α는 미국에서 B형 및 C형 간염 바이러스에 의한 만성간염 치료제로 승인됐다. 만성 B형 간염에서 IFN-α의 효과는 매우 뛰어나다: 치료받은 환자의 50%에서 감염이 발견되지 않았다. 이 결과는 면역요법의 잠재력을 시사하고 있다. 그러나 C형 간염 바이러스의 감염증에서 유사한 치료를 했을 때는 그다지 성공적이지 못했으며 그 원인도 규명되지 않았다. 인터페론 치료의 한계는 인터페론의 생물학적 활성이 장기간 지속되지 않으며 부작용이 뚜렷하고 50세 이상의 환자에서는 반응성이 낮은 측면이 있으며 비용이 상당히 높다는 점이다. 이러한 문제점은 일반적인 사이토카인 치료의 문제점이기도 하다.

인터페론, Th1 반응을 자극하는 사이토카인(IL-2) 및 그 외 케모카인 등의 면역조절인자는 papillomavirus와 HIV에 의한 만성감염의 합병증과 바이러스 양을 감소시키는 기능을 한다. 마찬가지로 자연살해세포 기능을 자극하는 사이토카인(IL-12, IFN-γ)의 효과도 매우 기대된다. 사이토카인과 면역조절인자 사용을 대체할 수 있는 방법은 활성화된 림프구와 보다 많은 항체를 감염환자에게 주입하는 것이다. 면역조절인자 유전자를 바이러스 유전체에 삽입할 때에는 주의해야 한다. 예를 들어, IL-4 유전자를 mousepox virus에 삽입한 후 만들어진 재조합 바이러스는 강한 항체반응을 유도할 것으로 기대되었으나 오히려 병독성이 더욱 강해졌다. 이러한 접근법의 근본적인 문제점은 면

역자극으로 인해 병리학적 문제가 일어날 수 있거나 혹은 바이러스 전파의 새로운 경로를 제공할 수 있다는 점이다.

후천성면역결핍증(AIDS) 백신

HIV의 정체가 알려진지 몇 해가 지난 1984년, 미국 정부는 3년 안에 AIDS 백신을 개발할 수 있을 것으로 예상했다. 그러나 과학자들이 전례 없는 강도로 거의 25년 동안 연구를 지속하고 있음에도 불구하고 우리는 아직까지도 어떻게 AIDS 예방 백신을 만들어야 하는지 알지 못한다. 이러한 근거 없는 낙관론은 백신 역사에서 되풀이된 바 있다. 1908년 poliovirus가 분리되고 3년 후, 록펠러 재단의 Simon Flexner는 6개월 내로 백신을 개발하겠다고 공표했으나 약 50년 동안의 연구를 통해 밝혀낸 poliovirus 생물학의 기본지식과 병리학, 면역학을 기반으로 한 후에야 효과적인 소아마비 백신을 만들 수 있었다(표 8.5).

도전의 역사

1996년 이후 HIV 백신 개발에 1억 5천만 달러의 자본이 투자되었으나 허가된 백신 개발은 다음 세대에서 조차도 요원할지 모른다고 조심스럽게 말할 수 있다. 이처럼 진척이 늦어지는 이유는 HIV의 바이러스학 및 숙주면역계와 바이러스 사이의 상관관계 등이 깊이 연구되어야 하기 때문이다. HIV 감염에 의해 활발한 면역반응이 일어나지만 바이러스를 제거하기에는 충분하지 못하다. 바이러스 단백질들은 점차로 숙주 면역반응을 감소시키고 이로 인해 숙주는 2차 세균감염 등에 의해 사망한다. 따라서 HIV 감염의 병인은 환자가 절대 자연적으로 회복되지 못한다는 한쪽 방향으로만 진행된다. 현재 우리는 보호면역이 어떻게 구성되는지 알지 못하며 예방 및 치료 백신의 개발에 필요한 단서를 획득할 수 없는 상태이다. 의미 있는 진척이 있기 전까지 백신 개발자들은 인간의 대체 모델이나 임상사례 내에서 그들의 가설을 실험하는 작업을 포기했다. 불활화 바이러스 입자, 단일 바이러스 단백질을 기본으로 한 서브유닛 백신, 수동 면역법 등 여러 가지 접근법을 시도했으나 눈에 띄는 성공을 거두지 못했다. 서브유닛 백신은 강한 항체반응을 유도했으나 세포독성 T세포 반응을 유도하지 못했다. 이미 감염된 환자에게 치료 백신을 투여하는 것은 매우 가치 있는 일이며 면역계를 보호하는 치료제와 함께 사용할 때 효과가 좋았다. 생약독화 poliovirus 백신의 성공에 힘입어 생약독화 HIV 백신 개발도 시도됐지만 과학기술적인 어려움과 윤리적 문제에 봉착했다: 건강하고 감염되지 않은 수천 명의 사람들에게 약독화되었지만 살아 있는 HIV를 접종한다는 것은 현재 받아들여질 수 없다는 것이다. 그러나 가장 희망적인 방법은 HIV 단백질을 코딩하는 유전자를 포함한 재조합 adenovirus, poxvirus, VSV, alphavirus 벡터를 사용하는 것이다. 이러한 재조합 백신은 강력한 체액성, 세포성 면역반응을 유도한다. 강력한 세포성, 체액성 면역반응을 유도하는 DNA 백신(DNA priming)과 생약독화 바이러스 벡터 백신의 면역증강 능력(vector boosting)을 혼합하는 연구가 활발히 진행 중이다. 그럼에도 불구하고 사실상 지난 15년간 30종 이상의 백신 후보가 있었으나 모두 실패했다. 기본지식의 부족으로 인한 간단한 사례를 소개하자면, HIV 백신에 대한 최근 저서에서 이렇게 지적하고 있다. "증명된 사실은 아니지만 일반적으로 말하자면 성공적인 AIDS 백신은 체액성 면역과 세포성 면역반응 모두를 유도해야 한다".

중점 과제

Lentivirus 복제에서는 숙주세포 유전체에 바이러스 유전체의 DNA 복사물인 프로바이러스를 통합하는 단계가 필요하다. 이 과정 중 프로바이러스가 바이러스 단백질을 생산하지 않은 채로 숙주세포 염색체에 그저 삽입되어 잠복감염을 유지하는 경우도 있다. 이러한 감염은 숙주 면역계에 인식되지 않으므로 보이지 않는 존재와 마찬가지이다. 일부 과학자들은 이 현상을 도전의 수수께끼로 여긴다: 감염을 제거하기에 충분하지 않은 면역반응을 **월등히** 높이기 위해 어떻게 해야 하는가? 면역회피 돌연변이 바이러스를 어떻게 제거할 것인가?

HIV 백신에 대한 최소한의 기대치를 표 8.6에 정리해 보았다. 물론 백신은 안전해야 하며 접종받은 대부분의 사람들을 효

표 8.5 HIV 백신은 언제쯤 가능할까?

바이러스 백신	병원체 발견 연도	미국의 백신 개발 연도	연차
소아마비	1908	1955	47
홍역	1953	1983	30
B형 간염	1965	1981	16
Rotavirus	1970	1998	28
A형 간염	1973	1995	22
HIV	1983	아직 없음	〉25

과적으로 감염으로부터 방어해야 한다. 이 보호능력은 수년 간 지속되어야 하며 다양한 HIV 주에 대해서도 가능한 효과적이어야 한다. 대량생산이 가능해야 하므로 제조법이 복잡해서는 안 되고 합리적인 가격이어야 한다. 백신의 보급, 운반, 보관을 고려하여 저장기간이 길고 안정해야 한다. 마지막으로 접종하기 쉬워야 한다. 지난 25년 간 전 세계적 감염을 임상적으로 관찰했을 때 바이러스 양(혈류의 바이러스 RNA 유전체 수)과 질병의 진행 사이에 상관관계가 있는 것으로 보인다. 바이러스 양이 낮은 환자는 질병의 진행속도가 느리다. 이런 현상과 비슷하게, 바이러스 양을 낮추는 백신을 언젠가는 만들 것이라는 희망이 있다. 사실 이러한 면역반응을 유도하는 것은 이론적인 추정에 불과하다. 실제로는 생체 내에서 1차 감염을 차단하거나, 바이러스 유전체의 통합을 방해하거나, 숙주 내에서 바이러스 확산을 막을 수 있는 기회는 매우 적다.

백신이 사람에게 실험될 때 발생할 수 있는 복잡한 사회적, 윤리적, 정치적 문제점들 또한 해결해야 한다(표 8.7). 백신 임상실험 과정 중 적절한 대조집단(placebo control)이 올바르게 평가될 수 있는지 고찰되어야 한다. 백신 개발자는 백신에 의해 예상하지 못한 현상이 일어났을 때 법률적인 비용을 고려해야 한다. 나아가 개발도상국에서 사용될 백신이 서구사회의 선진국에 의해 결정되기 때문에 심각한 정치적 문제가 일어날 수도 있다. 이러한 문제점의 해결책은 결코 쉽게 도출되지 않는다.

만만치 않은 도전과제임에도 불구하고 학계와 산업계 과학자들은 공중보건학자와 국가정책입안자와 함께 협동하여 정치적 · 과학적 당면과제를 해결하도록 노력해야 한다. HIV 대유행(pandemic)은 이미 전 세계적으로 추정 불가능한 손실을 일으키고 있으며 아쉽게도 소멸할 기운은 전혀 보이지 않는다.

전망

현대 백신연구의 가장 큰 목적은 해당 감염에 적절한 맞춤형 백신을 제조하는 것이며 안전하고 훌륭한 방어 면역능력을 유도하는 것이다. 우리는 이미 B형 간염, papillomavirus 감염에 대해 효과적인 바이러스-유사 입자 백신을 만들어내는 쾌거를 이루었지만 그 외 질병에 대한 성과는 미미했다. 이는 바이러스 감염과 병인이 다양한 조건에 따라 복잡한 데다 아직 밝혀지지 않은 부분도 많기 때문이다. 숙주-바이러스 상호관계의 복잡성으로 인해 질병발생 관리상의 문제점이 더욱 심해지고 있다.

사용가능한 백신이 존재하더라도 예측불가능한 부작용은 일어날 수 있기 때문에 대중은 백신 접종을 회피하는 경우가 있으며 이에 대해 사회적인 의무성을 부과하지는 못한다. 또한 숙주-병원체 상호관계는 항상 복잡하기 때문에 그중 어떤 한 경로를 차단했을 때 뜻밖의 현상이 일어날 수 있다. 백신을 사람에게 실험할 때 배경지식이 매우 부족하여 실험실에서 성공적이었던 백신 후보가 임상실험에서 실패할 수도 있다. 또한 면역회피를 일으키는 돌연변이 바이러스의 출현도 피할 수 없다.

바이러스와 숙주가 모두 내재하고 있는 생존 메커니즘이 우리의 바이러스 질병 제어연구에 기회도 주지만 문제점도 제기한다는 것은 중요한 교훈이다. 그럼에도 현재 시장에서 판매되는 모든 성공적인 백신은 경험적으로 발견되었거나 개발된 것이라고 할 수 있다. 항바이러스 면역방어 및 감염 역학에 대한 분자생물학적 메커니즘에 대해 더 많이 알게 되면 이런 상황들에도 변화가 올 것으로 예측된다.

표 8.6 HIV 백신 개발의 문제점[a]

1. 프로바이러스가 숙주 유전체에 삽입된다.
2. 감염세포에서 비감염세포로 확산이 가능하다(세포-세포간 확산).
3. 높은 돌연변이 면역계 회피가 일어난다.
4. 면역계 분포가 적은 조직에 바이러스가 감염될 수 있다(뇌, 고환).
5. 감염으로 인해 면역기능이 붕괴된다.
6. Th1과 Th2 면역반응 사이의 적절한 균형이 필요하다.

[a]For more details, see Y. Bhattacharjee, *Science* **318**:28-29, 2007.

표 8.7 백신 임상실험의 3 단계

기별 구분	시간	활동
I	12-18 개월	안전성 검증. 혈청학적으로 음성인 소수의 그룹에 백신을 접종하고 부작용과 면역반응을 테스트한다.
II	1-2년	안전성, 접종량 조절, 면역반응 검증. 혈청학적으로 음성인 수백 명의 사람에게 백신을 접종한 후 다양한 접종량에 따른 초기 및 장기간에 걸친 면역반응을 측정한다.
III	수년	안전성과 효과 검증. 수천 명의 사람이 참여함. 한 그룹에는 백신을 접종하고, 다른 한 그룹은 대조 백신(위약)을 접종받은 후에 바이러스의 전파와 바이러스의 복제에 대한 백신 효과를 측정한다.

[a]Adapted from J. A. Levy, *HIV and the Pathogenesis of AIDS*, 3rd ed. (ASM Press, Washington, DC, 2007).

참고문헌

Books

Koff, W., P. Kahn, and I. Gust. 2007. *AIDS Vaccine Development: Challenges and Opportunities.* Caister Academic Press, Wymondham, United Kingdom.

Levy, J. A. 2007. *HIV and the Pathogenesis of AIDS.* 3rd ed. ASM Press. Washington, DC.

Mims, C., A. Nash, and J. Stephan. 2001. *Mims' Pathogenesis of Infectious Disease,* 5th ed. Academic Press, Inc., Orlando, FL.

Murphy, K., P. Travers, and M. Alpert. 2007. *Janeway's Immunobiology.* 7th edition. Garland Science, Garland Publishing Inc. New York, NY.

Plotkin, S. A., W. A. Orenstein, and P. A. Offit (ed). 2004. *Vaccines,* 4th ed. The W. B. Saunders Co., Philadelphia, PA.

Richman, D. D., R. J. Whitley, and F. G. Hayden (ed.). 2009. *Clinical Virology.* 3rd ed. ASM Press, Washington, DC.

Historical Papers and Books

Bodian, D. 1955. Emerging concept of poliomyelitis infection. *Science* **122**:105-108.

Enders J. F., T. Weller, and F. Robbins. 1949. Cultivation of the Lansing strain of poliomyelitis virus in cultures of various human embryonic tissues. *Science* **109**:85-87.

Enders, J. F., and T. C. Peebles. 1954. Propagation in tissue cultures of cytopathic agents from patients with measles. *Proc. Soc. Exp. Biol. Med.* **86**:277-286.

Jenner, E. 1788. Observations on the natural history of the cuckoo. *Philos. Trans. R. Soc. Lond. Ser. B* **78**:219-237.

Jenner, E. 1798. *An Inquiry into the Causes and Effects of the Variolae Vaccinae. a Disease Discovered in Some of the Western Counties of England, especially Gloucestershire, and Known by the Name of Cow Pox.* Sampson Low, London, England.

Metchnikoff, E. 1905. *Immunity in the Infectious Diseases.* Macmillan Press, New York, NY.

Salk, J., and D. Salk. 1977. Control of influenza and poliomyelitis with killed virus vaccines. *Science* **195**:834-847.

Woodville, W. 1796. *The History o) the Inoculation of the Smallpox in Great Britain: Comprehending a Review of all the Publications on the Subject: with an Experimental Inquiry into the Relative Advantages of Every Measure Which Has Been Deemed Necessary in the Process of Inoculation.* James Phillips, London, England.

Reviews

Ahmed, R., and D. Gray. 1996. Immunological memory and protective immunity: understanding their relation. *Science* **272**:54-60.

Angel, J., M. Franceo, and H. Greenberg. 2007. Rotavirus vaccines: recent developments and future considerations. *Nat. Rev. Microbiol.* **5**:529-539.

Arvin, A., and H. Greenberg. 2006. New viral vaccines. *Virology* **344**:240-249.

Baltimore, D. 1988. Intracellular immunization. *Nature* **335**:395-396.

Bukreyev, A., M. Skiadopoulos, B. Murphy, and P. Collins. 2006. Nonsegmented negative-strand viruses as vaccine vectors. *J. Virol.* **80**:10293-10306.

Buonaguro, L., M. Tornesello, and F. Buonaguro. 2007. Human immunodeficiency virus type 1 subtype distribution in the worldwide epidemic: pathogenetic and therapeutic implications. *J. Virol.* **81**: 10209-10219.

DesJardin, J., and D. Snydman. 1998. Antiviral immunotherapy. Areview of current status. *Biodrugs* **9**:487-507.

Dorns, R., and J. Moore. 2000. Human immunodeficiency virus-1 membrane fusion: targets of opportunity. *J. Cell Biol.* **151**:9-14.

Donnelly, J., B. Wahren, and M. Liu. 2005. DNA vaccines: progress and challenges. *J. Immunol.* **175**:633-639.

Gay, N. J. 2004. The theory of measles elimination: implications for the design of elimination strategies. *J. Infect. Dis.* **189**:S27-S35.

Guy, B. 2007. The perfect mix: recent progress in adjuvant research. *Nat. Rev. Microbiol.* **5**:505-517.

Ishii, K., S. Koyama, A. Nakagawa, C. Coban, S. Akira. 2008. Host innate immune receptors and beyond: making sense of microbial infections. *Cell Host Microbe* **3**:352-365.

Letvin, N. 2006. Progress and obstacles in the development of an AIDS vaccine. *Nat. Rev. Immunol.* **6**:930-939.

Liu, M., B. Wahren, and G. Hedestam. 2006. DNA vaccines: recent developments and future possibilities. *Hum. Gene Ther.* **17**:1051-1061.

Moss, B. 1996. Genetically engineered poxviruses for recombinant gene expression, vaccination and safety. *Proc. Natl. Acad. Sci. USA* **93**:11341-11348.

Moss, W., and D. Griffin. 2006. Global measles elimination. *Nat. Rev-Microbiol.* **4**:900-908.

Nathanson, H., and B. Malhieson. 2004. AIDS vaccine: can the scientific community outwit 10,000 nucleotides? *ASM News* **70**: 406-411.

Neutra, M., and P. Kozlowski. 2006. Mucosal vaccines: the promise and the challenge. *Nat. Rev. Immunol.* **6**:148-158.

Restifo, N. 2000. Building better vaccines: how apoptotic cell death can induce inflammation and activate innate and adaptive immunity. *Curr. Opin. Immunol.* **12**:597-603.

Reyes-Sandoval, A., and H. C. Ertl. 2001. DNA vaccines. *Curr. Mol. Med* **1**:217-243.

Robinson, H., and K. Weinhold. 2006. Phase I clinical trials of the National Institutes of Health vaccine research center HIV/AIDS candidate vaccines. *J. Infect. Dis.* **194**:1625-1627.

Schijns, V. 2000. Immunological concepts of vaccine adjuvant activity. *Curr. Opin. Immunol.* **12**:456-463.

Schoenly, K. and D. Weiner. 2008. Human immunodeficiency virus type 1 vaccine development: recent advances in the cytotoxic T-lymphocyle platform "spotty business." *J. Virol.* **82**:3166-3180.

Stewart, P., and G. Nemerow. 1997. Recent structural solutions for antibody neutralization of viruses. *Trends Microbiol.* **5**:229-233.

Ulmer, J., B. Wahren, and M. Liu. 2006. Gene-based vaccines: recent technical and clinical advances. *Trends. Mol. Med.* **12**:216- 222.

Walker, B., and B. T. Korber. 2001. Immune control of human immunodeficiency virus: the obstacles of HLA and viral diversity. *Nat Immunol* **2**:473-475.

Wherry, E., and R. Ahmed. 2004. Memory CD8 T-cell differentiation during viral infection.*Virol.* **78**:5535-5545.

Whitehead, S., J, Blaney, A. Durbin, and B. Murphy. 2007. Prospects lor a dengue virus vaccine. *Nut. Rev. Microbiol.* **5**:518-528.

Selected Papers

Baden, L., G. Curfman, S. Morrissey, and J. Drazen. 2007. Human papillomavirus vaccine—opportunity and challenge. *N. Engl. J. Med.* **356**:1990-1991.

Bolker, B. M., and B. T. Grenfell. 1996. Impact of vaccination on the spatial correlation and persistence of measles dynamics. *Proc. Nall. Acad. Sci. USA* **93**:12648-12653.

Brochier, B., M. P. Kieny, F. Costy, P. Coppens, B. Baudilin, J. P. Lecocq, B. Languet, G. Chappuis, P. Desmettres, K. Afiademanyo, R. Lilbois, and P. P. Pastorel. 1991. Large scale eradication of rabies using recombinant vaccinia-rabies vaccine. *Nature* **354**:520-522.

Chen, D., R. Endres, C. Erickson, K. Weis, M. McGregor, Y. Kawaoka, and L. Payne. 2000. Epidermal immunization by a needle-free powder delivery technology: immunogenicity of influenza vaccine and protection in mice. *Nat. Med.* **6**:1187-1190.

Chu, R. S., O. S. Targoni, A. M. Krieg, P. V. Lehmann, and C. V. Harding. 1997. CpG oligodeoxynucleotides act as adjuvants that switch on T helper 1 (Th 1) immunity. *J. Exp. Med.* **186**:1623-1631.

Clark, H., P. Offit, R. Ellis, J. Eiden, D. Krah, A. Shaw, M. Pichichero, J. Treanor, F. Borian, L. Bell, and S. Plotkin. 1996. The development of multivalent bovine rotavirus (strain WC3) reassortant vaccine for infants. *J. Infect. Dis.* **174**(suppl):S73-S80.

Eisenbarth, S., O. Colegio, W. O'Connor, F. Sutterwaa, and R. Flavell. 2008. Crucial role for the Nalp3 inflammasome in the immunostimula- lory properties of aluminium adjuvants. *Nature.* **453**:1122-1126.

Eo, S., S. Lee, S. Chun, and B. Rouse. 2001. Modulation of immunity against herpes simplex virus infection via mucosal genetic transfer of plasmid DNA encoding chemokines. *J. Virol.* **75**:569-578.

Gans, H. A., A. M. Arvin, J. Galinus, L. Logan, R. Detlovitz, and Y. Maldonado. 1998. Deficiency of the humoral immune response to measles vaccine in infants immunized at age 6 months. *JAMA* **280**:527-532.

Hassell, D. E., J. Zhang, M. Slifka, and J. Whitton. 2000. Immune responses following neonatal DNA vaccination are long-lived. abundant, and qualitatively similar to those induced by conventional immunization. *J. Virol.* **74**:2620-2627.

Kimbauer, R., F. Booy, N. Cheng, D. R. Lowy, and J. T. Schiller. 1992. Papillomavirus LI major capsid protein self-assembles into viruslike particles that are highly immunogenic. *Proc. Natl. Acad. Sci USA* **89**:12180-12184.

Modelska, A., B. Dietzschold, and V. Yusibov. 1998. Immunization against rabies with plant-derived antigen. *Proc. Natl. Acad. Sci. USA* **95**:2481-2485.

Mortara, L., F. Letourneur, H. Gras-Masse, A. Venet, J.-G. Guillet, and I. Bourgault-Villada. 1998. Selection of virus variants and emergence of virus escape mutants after immunization with an epitope vaccine. *Virol.* **72**:1403-1410.

Murphy, B., D. Morens, L. Simonsen. R. Chanock, J. LaMontagne, and A. Kapikian. 2003. Reappraisal of the association of intussusception with the licensed live rotavirus vaccine challenges initial conclusions. *J. Infect. Dis.* **187**:1301-1308.

Quinlivan, L., A. Gershon, R. Nichols, and J. Brener. 2007. Natural selection for rash-forming genotypes of the varicellal-zoster vacine virus detected within immunized hosts. *Proc. Nall. Acad. Sci. USA* **104**:208-212.

Rodriguez, F., J. Zhang, and J. L. Whitton. 1997. DNA immunization: uhiquitination of a viral protein enhances cytotoxic T-lymphocyte induction and antiviral protection hut abrogates antibody induction. *Virol.* **71**:8497-8503.

Rose, N., P. Marx, A. Luckay, D. Nixon, W. Moretto, S. Donahoe, D. Montefiori, A. Roberts, L. Buonocore, and J. Rose. 2001 An effective AIDS vaccine based on live attenuated vesicular stomatitis virus recombinants. *Cell* **106**:539-549.

Taboga, O., C. Tami, E. Carrillo, J. I. Nunez, A. Rodriguez, J. C. Saiz, E. Blanco, M. L. Valero, X. Roig, J. A. Camarero, D. Andreu, M. G. Mateu, E. Giralt, E. Domingo, F. Sobrino, and E. Palma. 1997. A large-scale evaluation of peptide vaccines against foot-and-mouth disease: lack of solid protection in cattle and isolation of escape mutants. *J. Virol.* **71**:2606-2614.

Xu, L., A. Sanchez, Z. Yang, S. R. Zaki, E. G. Nabel, S. T. Nichol, and G. Nabel. 1998. Immunization for Ebola virus infection. *Nat. Med.* **4**:37-42.

Zhou, J., X. Sun, D. Stenzel, and I. Frazer. 1991. Expression of vaccinia recombinant HPV 16 L1 and L2 ORF protein in epithelial cells is sufficient for assembly of HPV virus-like particles. *Virology* **185**:251-257.

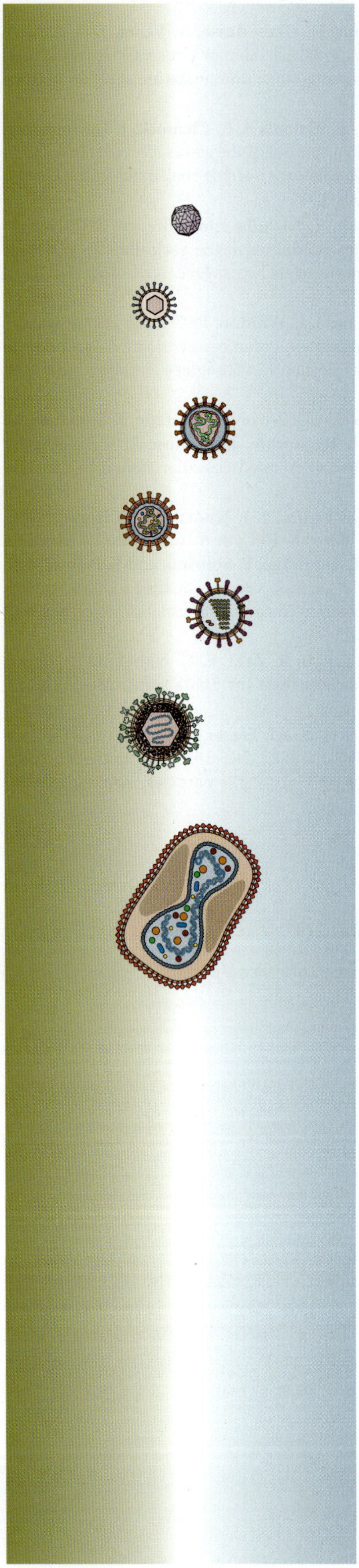

9

항바이러스제

> *You can't bo back and you cant't stand still, If the thunder don't get you, then the lighting will.*
>
> JERRY GARCIA
>
> *The Wheel (words by Robert Hunter)*

서론

일부 바이러스 감염은 공중보건사업과 백신으로 효과적으로 통제할 수 있다. 그러나 이런 방법들이 효과가 없거나, 사용할 수 없거나, 적용할 수 없는 경우도 많다. 이런 부족한 부분을 항바이러스제가 대체할 수 있을 것으로 기대했으나, 50년 가까이 항바이러스제를 연구했음에도 불구하고 그 성과는 미미하다. 현재 사용할 수 있는 항바이러스제는 50개 미만이며, 대부분이 human immunodeficiency virus (HIV)와 herpesvirus에 사용된다(표 9.1). 그렇다면 왜 이렇게 어려운 상황에 처하게 되었는지 이해할 필요가 있다.

패러독스? 많은 연구와 지식에도 불구하고 항바이러스제는 많지 않다

항바이러스제를 많이 만들지 못하는 이유에는 여러 가지가 있으나, 가장 중요한 이유는 항바이러스제는 **반드시** 안전해야 한다는 점이다. 바이러스는 세포 내에 기생하므로, 바이러스의 성장을 방해하는 물질들은 감염된 세포에게도 역효과를 나타내게 되어 안전성이라는 가장 중요한 목표를 획득하기 어렵다. 또 다른 이유는 항바이러스제의 약효가 바이러스의 성장을 100% 억제할 만큼 아주 강력해야 한다는 것이다. 바이러스의 성장을 억제하는 수준에 머물 경우에는 오히려 내성을 가진 바이러스가 생길 수 있는 기회를 제공할 뿐이다. 바이러스의 증식을 **완전히** 차단하는 것은 매우 힘든 일이다. 게다가, 의학적으로 중요한 바이러스들은 실험실에서 쉽게 배양할 수 없는 것들이 많으며(예, hepatitis B virus, papillomavirus), 실험동물을 이용할 수 없는 경우도 있다(예, measles virus, hepatitis C virus). 바이러스 감염을 막을 수 있는, 안전하고, 약효가 강력하고, 효능이 좋은 항바이러스제를 개발하고 시험하는 것은 커다란 도전이다. 마지막으로, 5장에서 언급하였듯이, 급성감염은 지속시간이 짧기 때문에 환자가 증상을 느낄 때에는 바이러스의 증식이 이미 끝나고 감염된 세포가 제거되고 있는 시기이다. 항바이러스제는 감염의 초기, 또는 감염의 위험이 있는 사람들에게 예방적으로 사용되어야 한다. 원인 바이러스 병원체를 동정하는 과정뿐만 아니라 그에 맞는 항바이러스제를 구하여 분배하는 과정도 시간이 많이 걸린다(Box 9.1). 또한 신속진단시약의 부족으

표 9.1 항바이러스제 레퍼토리[a]

표적	바이러스[b]	허가된 화합물 예
비리온 탈외피	Influenza A	Amantadine, rimantadine
DNA 중합효소	Herpesviruses (HSV-1, HSV-2, VZV, CMV, EBA, HHV-6, HHV-7, HHV-8)	Nucleosides: acyclovir, valacyclovir, gancicolvir, valangciclovir, penciclovir famciclovir, brivudin,[c] foscarnet
	Herpresvirus (CMV)	Acyclic nucleoside phosphonates: cidofovir, tenofovir
	HIV	
역전사효소	HIV	Nucleosides: zidovudine, didanosine, zalcitabine, stavudine, lamivudine,[d] abacavir
		Nonnucleosides: nevirapine, delavirdine, efavirenz
바이러스 단백질분해효소	HIV	Saquinavir, ritonavir, indinavir, nelfinavir, amprenavir, lopinavir
바이러스 뉴라미니다아제	Influenza A and B virus	Zanamivir, oseltamivir
이노신 일인산탈수소효소	HCV, RSV	Ribavirne[e]

[a]Data from E. De Clercq, *Nat. Rev. Drug Discov.* **1**:13-25, 2002.

[b]약어: CMA cytomegalovirus; EBV Epstein-Barr virus, BCAR, 5-ethyn yl-1-β-D-ribofuranoslimidazole-4-carboxamide; HBV, hepatits B vuirus; HCV, hepatisis C virus: HHV, human herpesvirus; HIV, human immunodeficiency virus; HSV, herpes simplex virus; IMP, inosine 5′-monophosphate; NNRTI, nonnucleoside reverse transcriptase inhibitor; NRTI, nucleoside reverse trascriptase inhibitor; RSV, respiratory syncytial virus; VZV, varicella-zoster virus.

[c]비리부딘은 독일 등 몇몇 국가에서 승인

[d]라미부딘은 B형 간염치료에 승인

[e]리바비린은 C형 간염치료에 인터페론-α와 병합요법에 사용

BOX 9.1 DISCUSSION

우리는 사람을 달에 보낼 수는 있지만, 감기는 치료할 수 없다

위의 문장이지만 제목은 급성감염 치료법 개발에 수반되는 근본적인 문제에 관한 진실을 담고 있다. 감기란 rhinovirus(감기의 약 50% 유발), adenovirus, coronavirus 등 여러 종류의 바이러스 감염으로 생기는 일종의 증후군이다. 여러 근원적인 문제로 인하여 감기치료가 어렵다.

- 감기는 생명을 위협하는 병이 아니며 약간 불편을 느끼는 정도일 뿐이다. 항바이러스제는 의사의 처방 없이는 구매할 수 없다. 사람들이 콧물, 코막힘 혹은 기침이 있을 때 처방전을 얻기 위해서 의사를 찾아가겠는가?
- 감기증상이 나타났을 때에는 바이러스 복제가 최대치에 도달한 경우이다. 그러므로 항바이러스제를 복용할 무렵에는 효능을 나타내기에 이미 늦을 것이다.
- 약과 백신은 수많은 사람들에게 투여될 것이므로 단기간 및 장기간의 안전이 보장되어야 한다.

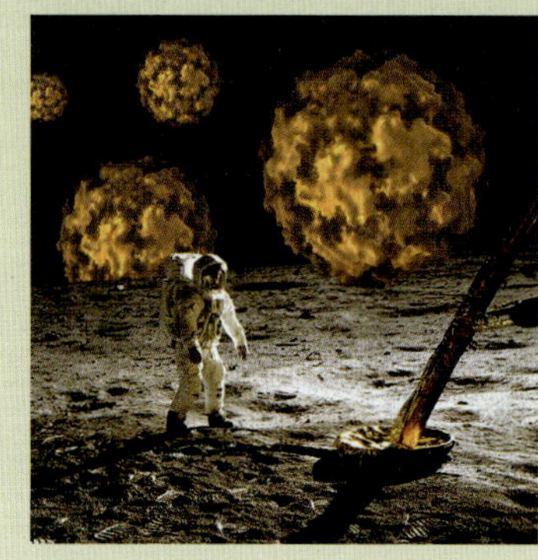

2001년에 새로운 항바이러스 물질인 플레코나릴(pleconaril)을 임상시험하였다. 이 물질은 rhinovirus에는 효과가 있었지만, coronavirus나 adenovirus에는 효과가 없었다. 이 물질은 rhinovirus의 수용체 결합부위에 있는 소수성(hydrophobic) 포켓에 결합한다(제I권의 5장). 플레코나릴은 바이러스 입자를 고정시켜 바이러스의 탈외피와 유전체의 방출이 일어나지 못하게 하는 것으로 추정된다. 인간을 대상으로 임상시험해 보니, 증상이 완화되고 유병기간도 1-2일 줄어들었다. 이 약제는 광범위한 사용을 위해 허가 과정에 있다.

감기의 경우 바이러스의 감염과 복제를 촉진시키는 바이러스 단백질이 표적이 아니라, 증상을 일으키는 메커니즘을 표적으로 하는 것이 효과적인 치료법이 될지도 모른다. 증상이란 면역병리(immunopathology)의 결과이기 때문에, 면역세포 혹은 수용성 매개물질을 표적으로 삼는 것이 해결책일 수 있다. 감기바이러스에 대항하는 면역방어 매개물질에 관한 지식은 부족하지만, 공통적인 증상을 유발하는 여러 바이러스들에 대한 숙주 반응에는 중복되는 점이 있을 수도 있다.

Hayden, F. G., T. Coats, K. Kim, H. Hassman, M. M. Blatter, B. Zhang, and S. Liu. 2002. Oral pleconaril treatment of picornavirus associated viral respiratory illness in adults: efficacy and tolerability in phase II clinical trials. *Antiviral Ther.* 7:53-65.

로 인하여 바이러스성 급성감염을 치료할 수 있는 항바이러스제의 개발 및 판매에 어려움이 있다.

역사적 배경

1950년대 초에 처음으로 항바이러스제를 찾기 위한 대규모 노력이 시작되었으며 smallpox virus 증식 억제제를 발견하는 것이 목적이었다. 당시 바이러스학은 발전의 초창기였으며 천연두로 전 세계가 고통 받던 시기였다. 1960년과 1970년대는 세균 감염을 치료할 수 있는 항생제의 개발에 괄목할 만한 발전이 있었고, 흔한 감염병의 원인인자로 바이러스에 대한 이해와 지식이 증가되었으므로 제약회사들이 활발하게 사업을 확대하던 시기였다. 제약회사들은 항바이러스 효과가 있는 물질을 찾아내기 위해서 대규모 선별작업을 실시하기도 했다. 그러나 많은 노력에도 불구하고, 성과는 거의 없었다. 다만, 1960년 말에 아만타딘(amantadine, 상품명: Symmetrel)이 개발되어 influenza A virus 치료에 사용되게 되었다. 이러한 항바이러스제 개발 방법을 **맹목선별(blind screen)**이라고 한다. 왜냐하면 화학물질과 천연혼합물을 무작위로 선정하여 배양세포 시스템에서 여러 가지 바이러스의 복제를 차단하는 능력을 검사하였기 때문이다. 소위 안타를 친 "Hit"을 정제한 후 정제한 물질들을 여러 세포와 실험동물을 이용하여 안전성과 유효성을 검사하였다. 치료제로 사용될 가능성이 있는 물질을 "리드(lead)"라고 하였으며, 의약화학자(medicinal chemists)들은 리드를 체계적으로 개량하여 독성을 감소시키고, 용해도와 생체이용률을 증가시키며, 생물학적 반감기를 향상시키고자 노력하였다. 그 결과 수백 혹은 수천 개의 분자들이 만들어져서 사람에게 임상시험하기 전에 선별검사 과정을 거쳤다. 그러나 이 항바이러스제들이 특정 바이러스를 억제하는 메커니즘에 관해서 모르는 경우가 종종 있었다. 예를 들면, 아만타딘은 발견된지 30년이 지난 1990년 초까지도 작용 메커니즘이 밝혀지지 않았다.

항바이러스제의 개발

분자바이러스학(modern molecular virology)과 DNA 재조합기술이 발달됨에 따라 위에서 언급하였던 무작위 맹목선별은 점차 사라지고 있다. 그 대신 성장에 필수적인 바이러스 유전자를 복제하여 유전학적 실험에서 다루기 쉬운 개체에 발현시켜 그들의 생산물을 정제한 후, 분자 및 원자 수준에서 연구할 수 있게 되었다. 많은 바이러스의 생활사가 밝혀짐으로써 개입이 가능한 수많은 표적(target)이 밝혀지고 있다(표 9.2). 각 과정의 억제제를 찾을 수 있게 되었으며, 세포배양으로 증식시킬 수 없는 바이러스의 억제물질을 찾는 것도 가능해졌다.

항바이러스제 개발의 새로운 분야

메커니즘 및 세포-기반 분석법, 고효율 선별검사, 소형간섭 RNA(siRNA) 선별검사, *in silico* 선별검사, 합리적인 약물 설계 그리고 조합화학(combinatorial chemistry)은 현대적인 항

표 9.2 항바이러스제 개발을 위한 바이러스 표적[a]

기능	리드 화합물 또는 용례	바이러스
부착	부착단백질의 펩티드 유도체	HIV
참투와 탈외피	Dextran sulfate, heparin	HIV, Herpes simplex virus
mRNA 합성	Interferon	Hepatitis A, B, and C viruses; papillomavirus
	안티센스 올리고뉴클레오티드	Papillomavirs, human cytomegalovirus
단백질 합성		
개시	Interferon	Hepatitis A, B, and C viruses; papillomavirus
IRES 요소	Ribozymes; 안티센스 올리고뉴클레오티드	Flaviviruses and picornaviruses
DNA 복제		
중합효소	뉴클레오시드, 비-뉴클레오시드 유도체	Herpesviruses, HIV hepatitis B vinus
헬리카아제/프리마아제	Thiozole ureas	Herpes simplex virus
가공/포장	Benzimadolazoles	Herpesviruses
뉴클레오시드 청소		
티미딘 키나아제	뉴클레오시드 유도체	Herpes simplex virus, varicella-zoster virus
리보뉴클레로티드 환원효소	크고 작은 단위체 사이의 단백질-단백질 상호작용 억제제	Herpes simplex virus
조립		
단백질가수분해효소	Peptidomimetics	HIV
비리온 온전성	Nonoxynol-9	
지질부유대 멈춤	β-Cyclodextrins	HIV, herpes simplex virus

[a]Data from E. De Clercq, *Nat. Rev Drug Discov.* **1**:13-25, 2002: S.-L. Tan, A. Pause, Y. Shi, and N. Sonenberg, *Nat. Rev. Drug Disc.* **1**:867-881, 2002.

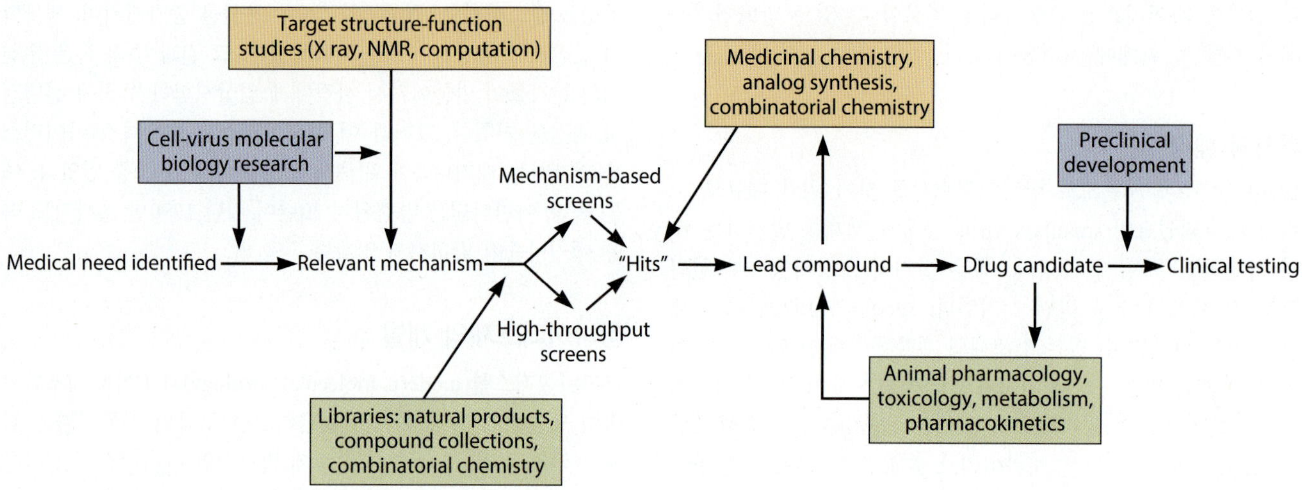

그림 9.1 약물 개발과정 그림은 약물 개발 프로그램에 수반되는 정보와 활동의 흐름을 설명하고 있다. 이러한 과정을 거쳐서 임상시험을 할 수 있는 화합물을 생산하게 된다.

바이러스제 개발을 위한 방법들이다. 이러한 첨단 기술 조차도 '약제'(인체에 사용할 수 있도록 허가 받은 약품)를 찾아내는 방법이 아니라 "히트"를 찾아내어 그것을 리드로 발전시킬 방법을 찾는 과정이다. 정말 힘든 작업은 "리드"를 찾고 나서부터 시작된다. 그 화합물이 인체 내에서 적합한 농도로 올바른 곳에 도달할 것인가(**bioavailability**)? 그 물질이 충분히 효능을 발휘할 수 있을 만큼 오랜 기간 동안 인체 내에서 유지되는가(**pharmacokinetics**)? 독성이 있는가? 이런 질문에 답을 얻기 위해서는 상당한 시간과 노력, 그리고 자본이 필요하다.

항바이러스 화합물의 선별검사

유전학과 약물 개발

바이러스 표적. 항바이러스제를 찾아내기 위한 방법이 블라인드 선별검사법뿐이었을 시기에는 그 물질이 발견된 후에도 수년 동안 어떤 메커니즘을 통해서 바이러스의 복제를 막는지 모르는 경우가 많았다. 현대적인 항바이러스제 탐색 방법은 바이러스 복제에 필수적인, 이미 알려진 메커니즘에 초점을 맞춘다(메커니즘-기반 선별법). 이러한 필수 메커니즘은 유전학적 지식과 바이러스 유전체에 대한 지식으로 밝혀진다. 바이러스 유전체를 조작하는 실험을 통하여 항바이러스제의 **원리를 증명**하기도 한다. 어떤 특정 바이러스 효소를 억제하면 바이러스 복제가 차단될 것이라는 가설을 세운 경우, 그 특정 유전자를 불활성화시키거나 제거시킨 돌연변이 바이러스를 만들어서 철저한 실험을 할 수 있을 것이다. 만약 그 돌연변이주가 복제되지 않거나 병을 일으키지 않는다면, 그 특정 억제제가 항바이러스 효과가 있다는 확신을 가지게 될 것이다. 하지만 이러한 연구의 확대해석을 피하기 위하여 각별한 주의가 요구된다. 시험 중인 특정 단백질과 억제제가 결합한다고 해서 그 단백질이 완전히 없는 것과 같은 상황은 아니라는 것을 명심해야 한다.

숙주 표적. 과거에는 기초과학자들이 바이러스 복제에 필요한 숙주 유전자의 산물을 찾는 것이 어려웠으며 때로는 불가능한 경우도 있었다. 따라서 숙주 유전자 산물을 이용한 항바이러스제 개발에 나서는 제약회사는 한군데도 없었다. 그러나 지금은 상황이 바뀌었다. 왜냐하면 인간 유전체 및 실험동물의 유전체 염기서열이 밝혀졌고, RNA 간섭 기술을 이용하여 바이러스 복제와 발병 메커니즘에서 숙주 유전자의 역할을 연구할 수 있게 되었기 때문이다.

메커니즘-기반 선별검사

"메커니즘-기반 선별검사"라는 제목이 시사하듯이, 억제의 대상이 되는 특정 바이러스 효소나 분자의 상호작용이 밝혀져 있는 경우, 이러한 특정 기전에 영향을 미치는 항바이러스제를 찾는 방법이다. 효소, 전사 활성인자(transcriptional activator), 세포막 수용체와 이온채널(ion channels)이 좋은 표적이 된다. 이런 종류의 선별법은 정형화된 정제 단백질을 사용하는데 이는 다량의 검체에 대한 자동 분석을 수월하게 해준다. 그림 9.2에서 바이러스의 단백질 분해효소 억제제를 찾기 위해 디자인된 메커니즘-기반 선별검사를 설명하고 있다.

세포-기반 선별검사

세포-기반 분석에서는 억제할 특정 메커니즘에 필수적인 물질(예, 바이러스 효소 + 분석 가능한 기질)을 인위적으로 조작하여 적당한 세포 안에 넣어준다. 세포-기반 선별검사의 한 예가 그림 9.3에 나와 있다. 이와 비슷한 접근방법을 다른 세포에서도 사용할 수 있다. 이러한 분석들은 표적반응(target reaction)의 억제에 관한 정보뿐 아니라 세포독성(cytotoxicity)과 특이성

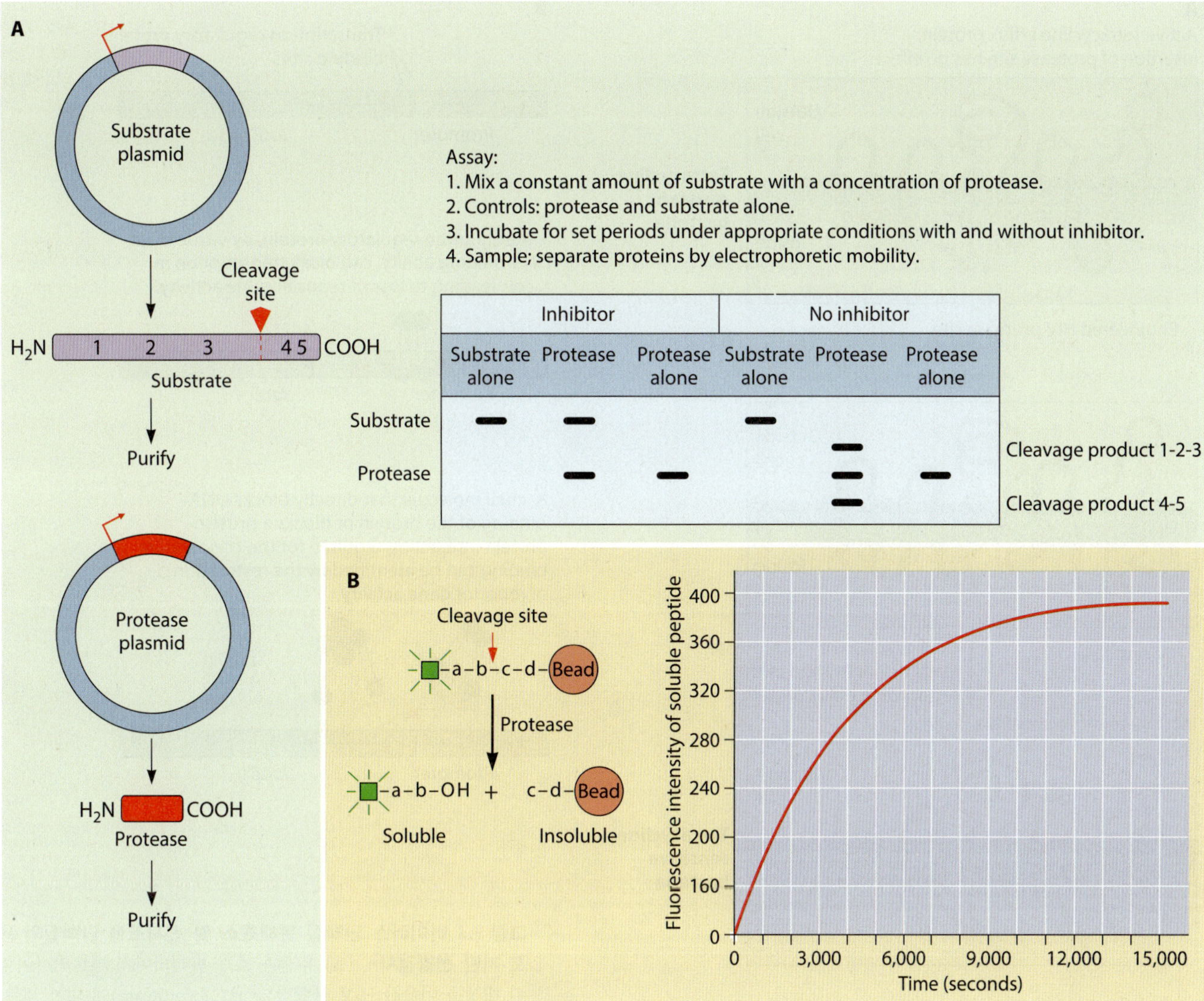

그림 9.2 바이러스 단백질 분해효소 억제제 선별검사. (**A**) 바이러스 단백질 분해효소 활성에 대한 메커니즘-기반 분석. 왼쪽 그림에서 단백질 분해효소 기질 및 단백질 분해효소를 생산하기 위해 사용되는 플라스미드를 원으로 나타내었다. 그 아래쪽에 결과물이 표시되어 있다. 기질 단백질은 단백질 분해효소가 작용하는 정교한 절단 부위를 지니고 있다(붉은색 화살표). 단백질 분해효소는 *E. coli* 추출물로부터 활성이 있는 효소 형태로 정제된다. 분석과정은 우측에 설명되어 있다. 단백질 분해효소 활성을 억제하는 특이 억제제를 하나의 반응 세트에 첨가한다. 전형적인 전기영동(electropherogram) 결과가 나타나 있다. 이런 유형의 실험은 효소의 활성과 억제에 관한 동역학 지수(kinetic parameters)를 결정할 때 사용된다. (**B**) 형광 및 메커니즘-기반 선별법을 사용하는 바이러스 단백질 분해효소 측정. 단백질 분해효소가 인식할 수 있는 절단부위를 가진 짧은 펩티드를 기질로 사용한다. 형광분자는 펩티드의 N 말단에 공유결합하고, C 말단에는 폴리스티렌 비드(bead)가 부착된다. 펩티드-비드 혼합액이 활성화된 단백질 분해효소에 노출되면, 형광 N 말단은 떨어져 나가 수용성 분획에 있게 되고, 반응하지 않은 기질 및 형광을 띠지 않는 생성물은 비드에 흡착되어 비가용성이 되므로, 두 성분을 쉽게 분리할 수 있다. 그림에서와 같이, 단백질 분해효소 활성은 시간함수 형태로 가용성 형광 펩티드의 양을 측정하여 분석한다.

(specificity)에 관한 정보도 제공해준다. 최근의 새로운 접근법 중에는 여러 종류의 보고 분자(reporter molecules)를 사용하여 한 번에 한 가지 이상의 결과를 측정하거나, 혹은 표지된 분자의 세포 내 움직임을 추적할 수 있는 광학적인 방법도 있다. 세포-기반 분석법을 변형한 흥미로운 방법으로 **미니레플리콘**(소복제단위-**minireplicon**)이 있다. 어떤 바이러스들은 표준적인 배양세포에서 쉽게 증식할 수 없거나(예, hepatitis C virus, 혹은 human papillomavirus) 생물학적 안전에 문제가 있는 경우도 있다(예, smallpox virus와 hemorrhagic fever virus). 미니레플리콘 시스템은 플라스미드 세트로 구성된다. 이들이 세포 속에 주입되면 인위적으로 조작된 바이러스 유전체 분절의 복제를 촉진시켜 줄 바이러스 복제 단백질이 합성되는 것을 돕는

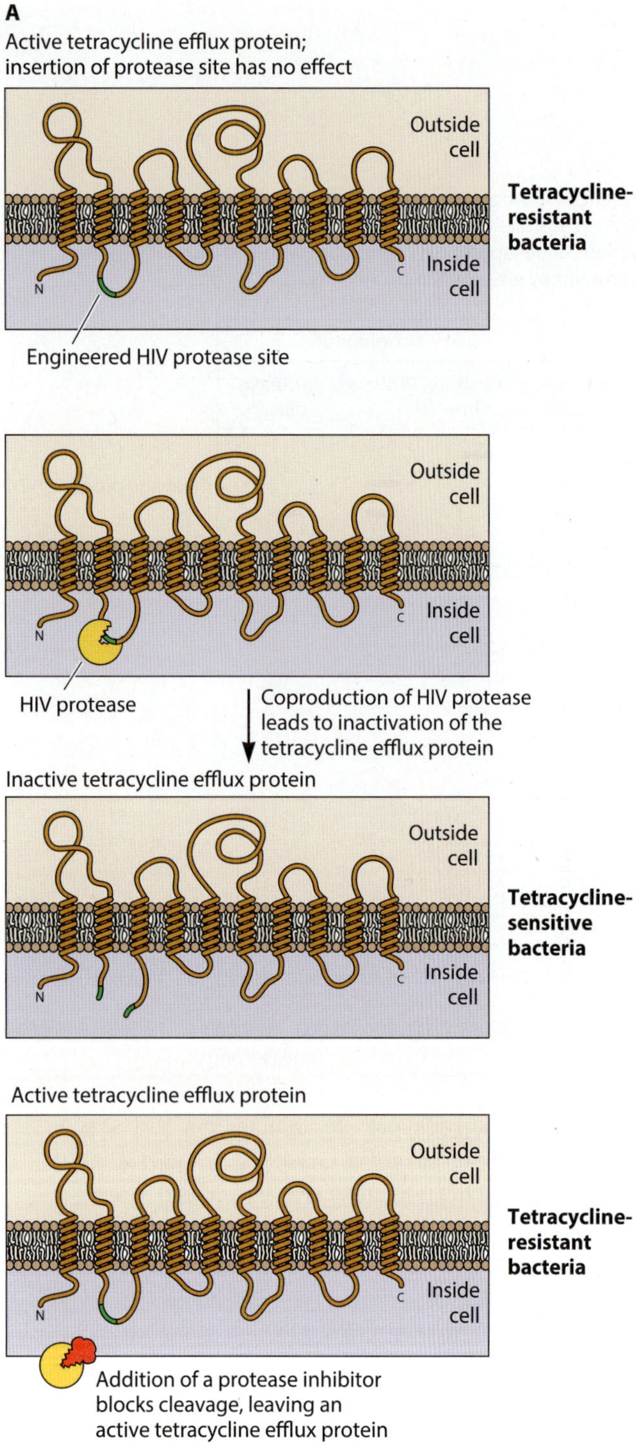

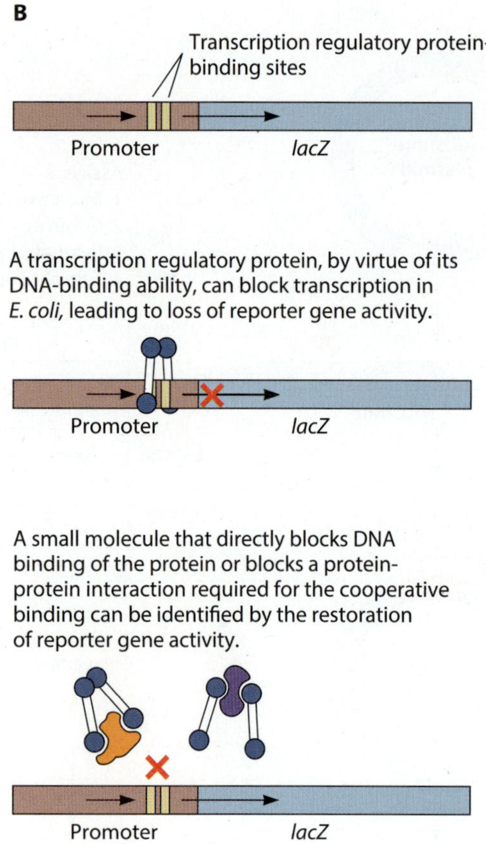

그림 9.3 바이러스 단백질 분해효소 및 전사조절 단백질의 세포-기반 선별검사. **(A)** 유전자 조작 박테리아의 테트라사이클린 내성을 이용한 HIV 단백질 분해효소(protease)에 대한 세포-기반 분석법. 단백질 분해효소를 억제할 소형 분자의 흡수를 돕기 위하여 투과장벽을 줄인 *E. coli* 균주를 이용한다. 위양성 및 위음성 결과를 확인하기 위한 대조군과 2차 검사가 중요하다. 이 분석법에 대한 좀 더 자세한 내용은 "R. H. Grafstrom et al., *Adv. Exp. Med. Biol.* **312**:25-40, 1992"에 나와 있다. **(B)** 바이러스 전사조절 단백질 억제제에 대한 세포-기반 분석법. 패널 A에 나타나 있듯이 이 분석법은 실험 균주에 삽입하기 위한 특별한 발현 카세트를 제작해야 한다. 카세트가 플라스미드의 일부가 되거나 실험 균주의 유전체 속으로 들어가 통합되어야 한다. Courtesy of R. Menzel.

다. 보고 유전자(reporter gene)의 발현을 분석해서 복제 현황을 관찰할 수 있다. 이런 방식으로 복제를 차단하는 억제제를 찾아내고 분석하여 치료용으로 개발하게 된다. 미니레플리콘 시스템은 human hepatitis C virus의 복제를 차단할 수 있는 첫 번째 리드의 발견과 검사에 필수적인 방법이었다.

고효율 선별검사

고효율 선별검사란 메커니즘-기반 혹은 세포-기반 선별법을 자동화하여 많은 수의 성분을 검사할 수 있도록 개량한 선별법이다. 항바이러스제를 찾아 헤매던 초기 시절에는 상상할 수도 없는 일이었지만, 오늘날에는 제약회사에서 하루에 10,000개 이상의 물질을 검사하는 이런 방식이 일반적인 일이다. 검사할 물질들을 교체 가능한 플라스틱 접시(plastic dishes)의 여러 홈(well)에 몇 uL 혹은 그 이하의 용액을 넣는다. 그런 다음 로봇이 이 물질들을 세포질-기반(cell-free) 혹은 세포-기반 선별시스템이 들어 있는 다른 플라스틱 접시에 넣고 배양한 후, 보고 유전자에 의해 생성된 신호를 읽고 분석한다. 자료들은 검색과 분석을 위해 컴퓨터에 저장되며 수치뿐만 아니라 세포의 이미지 혹은 반응까지도 저장하고 분석할 수 있다. 이러한 선별검사에서는 한 개 이상의 변수(parameter)를 검사하기 때문에 **고산출 선별검사법(high-content screens)**이라고 한다. 예를 들면, 항체를 이용하여 전사 조절인자(transcriptional regulators)가 세포질에서 합성되어 핵 속에서 들어와 활동하는 것을 모니터할 수 있다. 로봇 현미경과 고속촬영 카메라/컴퓨터 시스템을 사용하면 세포를 함유한 수천 개의 마이크로접시(microdish) 및 세포와 핵 속으로 들어가는 것을 억제하는 특정 억제제를 신속히 검사할 수 있다. 항체 복합체(antibody complex)는 핵 내로 유입되지 않고 세포질에 남아 있기 때문에 억제제가 있다면 찾아낼 수 있다.

선별검사에 사용되는 화학물의 원천

많은 제약 및 화학회사들은 대규모의 화학 합성물 라이브러리를 가지고 있다. 일반적으로 회사나 특정 프로젝트에 의해 합성된 모든 화학 합성물의 샘플이 보존되고, 개발 역사가 자료화되어 저장되어 있다. 큰 회사의 경우 50만 개 이상의 합성물질을 보관하는 화합물 라이브러리(chemical library)을 가지고 있다. 어떤 라이브러리는 전 세계에서 수집한 자연 물질(natural product), 즉 미생물 발효로부터 얻은 “배양액(broths)”, 식물과 해양 동물의 추출물, 그리고 여러 가지 미지의 물질들이 뒤섞여 있는 흙의 관류액(perfusion) 등이 보관되어 있다. 이러한 라이브러리를 이용하여 항바이러스제를 찾기도 한다. 또 다른 종류의 화합물 라이브러리는 **조합화학(combinatorial chemistry)**을 응용하는 것이다. 이 기술을 이용하면 신약개발자들이 전례 없이 많은 수의 소형 합성분자들을 분석할 수 있게 된다(그림 9.4). 조합화학의 도움이 있기 이전에는 의약화학자 한 사람이 1년에 약 50개의 합성물을 만들고 특성을 밝힐 수 있었다. 조합화학을 이용하면 기본 구성체로 만들 수 있는 가능한 모든 조합을 제공받을 수 있게 된다. 마이크로비드(microbeads) 혹은 다른 화학적 지지대를 이용하면 혼합물 속에 섞여 있는 활성 화합물을 추적하거나 정제하거나 혹은 확인하는 작업이 쉬워진다. 하루에 수천 개의 합성물을 만드는 것이 이제는 일반적인 일이 되었다.

항바이러스제의 디자인 및 컴퓨터-기반 검색

구조-기반 신약 설계

구조-기반(structure-based) 신약 설계는 표적 분자(target molecule)의 원자구조에 관한 지식이 중요하며, 이러한 원자구조는 X-선 결정학(X-ray crystallography)으로 알 수 있다. 컴퓨터 프로그램, 효소활동에 대해 알려진 혹은 예상되는 메커니즘, 기초 화학, 그리고 연구자의 직관 같은 여러 요소들이 결정적인 부위에 결합하여 단백질 기능을 억제시키는 리간드(ligand)를 설계하는 데에 도움이 된다. 지금은 중요한 바이러스 단백질을 포함, 수만 가지의 고분자에 대한 원자구조가 밝혀진 상태이다. HIV 단백질 분해효소 억제제(protease inhibitors)는 빌딩블록 분석법에 의해 설계된 항바이러스제 중 가장 성공적인 사례일 것이다(그림 9.5).

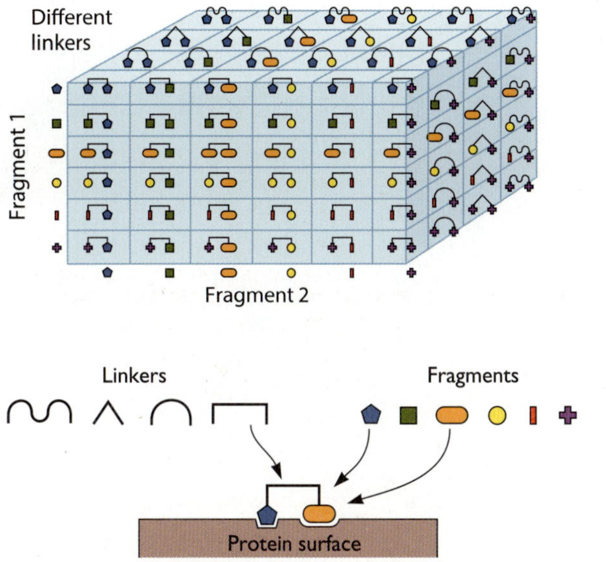

그림 9.4 조합화학과 빌딩블록을 이용한 화학물 라이브러리 구성. 단백질의 표면에 있는 여러 포켓에 결합할 소형 유기분자들은 화학구조상의 차이를 기준으로 분류할 수 있다(다른 색으로 표시된 기호들). 이러한 화학물들을 여러 종류의 링커(linker)로 결합하는 자동화 과정을 통하여 규모는 크지만 정교한 소형 화학물 라이브러리를 만들 수 있다. 예를 들어, 10개의 링커로 짝지어 조합하면 10,000개의 소형 분자로 10억 개의 새로운 조합 라이브러리를 만들 수 있다. 이런 정교한 화학물 라이브러리 덕분에 복잡한 단백질의 결합 표면을 한층 더 세밀하게 탐구할 수 있게 되었다. Adapted from P. J. Hajduk et al. *Science* **278**:497-499, 1997, with permission.

항바이러스제 개발에 새로운 정보를 제공하는 유전체 염기서열 결정

오늘날 많은 바이러스와 그에 상응하는 숙주 유전체의 염기서열이 밝혀졌다. 이러한 염기서열들은 항바이러스제 개발을 위한 새로운 표적을 찾는 데 필요한 많은 정보를 제공해 준다. 현미경 슬라이드 크기의 DNA칩 위에 DNA 조각들을 고밀도로 모아두고 분석하는 방법(microarray analysis)은 단 한 번의 실험으로 수천 가지 유전자 발현을 분석할 수 있게 해준다. 숙주-병원체 간의 복잡한 상호작용을 이렇듯 대규모로 분석할 수 있게 될 줄은 예상할 수 없었던 일이다. 이러한 기술로 인해 여러 다양한 조직에서 바이러스 감염에 반응하여 변화하는 전

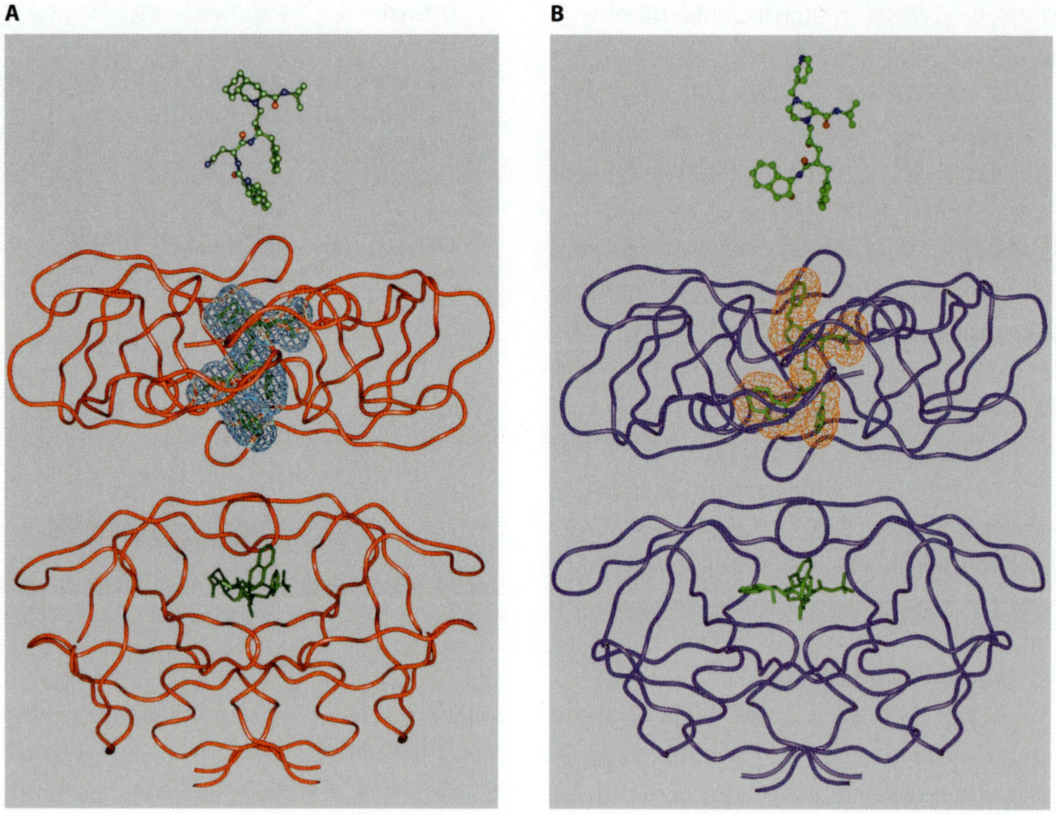

그림 9.5 HIV 1형 단백질 분해효소의 구조 및 억제제 인디나비어와 사퀴나비어의 구조. AIDS 치료약, 사퀴나비어(saquinavir, Roche)과 인디나비어(indinavir, Merck)가 결합된 바이러스 단백질 분해효소 이합체의 구조와 약물 각각의 구조가 패널 A와 B에 나와 있다. (**A**) 공-막대 모델로 표현된 사퀴나비어(위), 단백질 분해효소의 주사슬 모델을 90도로 회전시킨 두 가지 모양(중간과 아래), 원자 표면을 나타내는 네트로 덮인 사퀴나비어(중간), 막대 모양의 사퀴나비어(아래). (**B**) 같은 방법으로 나타낸 인디나비어의 이미지들. The images were prepared by J. Vondrasek and are reproduced from the protease database (J. Vondrasek et al., *Nat. Struct. Biol.* **4**:8,1997), with permission.

령 RNA(mRNA)의 농도를 측정할 수 있게 되었다. 선택된 숙주 유전자의 발현을 줄이거나 제거할 수 있는 RNA 간섭(RNA interference) 기술 덕분에 바이러스 복제의 모든 단계에서 필수적인 숙주의 반응 경로를 처음부터 끝까지 확인할 수 있게 되었다. 다양한 세포 경로에서 항바이러스 작용의 표적이 되는 단백질을 찾는 경쟁이 시작되었다. 머지 않은 미래에 새로운 인간 항바이러스 유전자 생성물과 새로운 방어 경로가 틀림없이 발견 될 것이다. 그리고 리드 항바이러스제의 동물실험 시행 이전에, 마이크로어레이와 단백질체학 기술을 이용하여 독성반응이나 부작용을 미리 확인할 수 있을 것이다.

In Silico *기법을 이용한 약물 개발*

"-omics" 분야(genomics, proteomics, metabolomics, structural genomics)가 발전함에 따라 흥미로운 수수께끼가 생겨났다. 우리는 항바이러스제로 사용할 수 있는 많은 수의 잠재적 표적들을 확보하고 있지만 이들 중 표적과 잘 맞물리는 리드는 소수일 뿐이다. 또한 화학분야의 발전으로 인해 항바이러스제로 검사해 볼 대상이 되는 화학 구조의 수도 현저하게 증가되었다. 한 자료에 의하면 인간 단백질 표적과 반응할 수 있는 화합물을 10^{47} quandrillion만큼 만들 수 있다고 한다. 몇몇 구조생물학자들은 대부분의 가능한 효소 활성부위 원자구조는 이미 알고 있다고 생각한다. 그럼에도 불구하고 의약화학자와 생물학자가 이 모든 화합물에 대한 활성부위를 찾아 무작위 선별 작업을 하리라고 생각하지는 않을 것이다. 많은 회사들은 이처럼 불확실한 일에 컴퓨터를 사용한다. ***In silico* 약물 개발**은 알고 있는 단백질 구조와 화학물질의 반응을 컴퓨터를 이용하여 체계적으로 검사해 가는 방식이다. 이러한 가상 선별법(virtual screening)은 표적 단백질의 활성부위에 각각의 화학물질을 한 개씩 차례로 결합시켜 보는 과정이다. 어떤 화학물질이 포켓 모양의 활성부위에 맞아 들어가면, 모양과 전하(charges)의 일치 상태를 계산하고 기록한다. 현대의 1-테라플롭 컴퓨터(one-teraflop computer: 1초에 1조회 연산할 수 있는 컴퓨터)는 1년 간 5,000개의 표적

단백질을 대상으로 2억 개의 화학물질을 선별할 수 있다. 2020년이면 컴퓨터의 성능이 1,000배 빨라질 것으로 기대하고 있다. 유전자 염기서열로부터 단백질 구조를 예상하는 기법이 발달함에 따라 훨씬 더 큰 발전을 기대해 본다. 이러한 가상 선별법의 패러다임을 "genome-to-drug-to-lead"라고 일컬으며, 화학과 생물학을 연구하는 데 필요한 상당한 인력을 줄여줄 수 있을 것이다. *In silico* 약물 개발법을 통해서 어떤 결과물이 나올지 두고 볼 일이다.

"R"과 "D"의 차이

고비용이 요구되는 항바이러스제의 발견, 개발, 그리고 상품화

항바이러스제를 시장에 내놓기 위해서는 5억 달러 혹은 그 이상이 필요한 경우가 많다(표 9.3). 어떤 현대적인 방법을 사용한다고 해도 수천 개의 리드로부터 단 한 가지의 유력 후보물질이 산출되는 경우도 많다(그림 9.6). 연구를 통해 리드를 찾아내는 것, 즉 "R&D"의 "R"은 신약개발 과정의 시작에 불과하다. "R&D"의 "D"는 항바이러스 리드제제의 안전성검사 및 합성, 조제, 약물동력학 연구, 임상시험 등 모든 단계를 포함한다. 최신 기술을 사용하더라도 리드를 찾아내고 나서 신약을 시장에 내놓기까지는 5-10년이 걸린다. 이러한 고비용 문제는 제약회사가 결정을 내리는 데 중요한 영향을 미친다. 특정 리드제제가 바람직한 양상을 보여주지 않을 때마다 연구책임자는 해당 프로젝트를 계속 진행해야 할지 아니면 중단해야 할지 결정을 내려야 한다(Box 9.2).

항바이러스제는 안전해야 한다

백신 개발과 마찬가지로 항바이러스제를 개발하는 회사들은 안전을 무엇보다 중요하게 생각한다. 실험에 사용되는 세포나 동물에 대한 독성은 후보 물질의 안전을 의심하게 하는 첫 번째 잣대가 된다. 다른 어떤 이유보다도 독성 때문에 사라진 유망주가 많다. 독성은 **세포독성 지수(cytotoxic index)** 혹은 숙주에 대한 **치료 지수(therapeutic index)**로 표시된다. 이러한 독성지수는 바이러스 복제를 억제하는 약물 양을 세포 혹은 숙주에게 독성을 나타내는 약물 양으로 나누기 하여 정한다. 독성지수는 작을수록 좋으며 1/1,000 이하가 바람직하다. 전통적인 방법으로 독성과 효용성을 연구하는 것은 시간도 많이 걸리고 힘들다. 초기의 리드 물질은 액체에 녹지 않는 경우도 있고 항바이러스 활성이 낮을 수도 있기 때문이다. DNA 마이크로어레이와 단백질체학 연구 같은 신기술은 독성의 원인과 메커니즘을 밝히는 데 유용하다. 다양한 동물 종에 대한 세밀한 독성연구 결과 없이 인간에 대한 임상시험을 실시할 수는 없다. 장기간의 치료에 사

표 9.3 상품화 가능한 항바이러스제를 찾는 "drug hunters"에게 중요한 포인트

바이러스학적 사안

발견과정 중 가능한 이른 시기에 "원리의 증명"을 확보해야 한다.
- 분자 수준의 작용 메커니즘은 무엇인가?
- 세포 및 동물 모델에서 약물이 예상대로 작용하는가?

화합물은 세포병리 및 숙주 사이토카인/염증 반응 진행 전에 바이러스 확산을 차단해야 한다.
- 약물은 강력하고 복제를 완전히 막아야 한다; 느린 복제나 확산에 의한 "지속감염"을 허용해서는 안 된다.

항바이러스제에 대한 내성을 관리할 수 있어야 한다.
- 어떠한 항바이러스 화합물에도 내성 바이러스 변이주가 출현한다.
- 어떤 바이러스라도 복제가 허용된다면 내성 변이주가 출현한다.
- 다른 약물들에 내성을 갖는 바이러스라도 개발 대상 약물에 내성을 가지면 안 된다.
- 내성 돌연변이 바이러스의 독성을 이해해야 한다.
- 환자의 낮은 복용순응도 때문에 약제내성이 나타나거나 또는 지속감염이 유발될 수 있다.

특히 지속감염을 제어하는 화합물에서 약물의 독성을 고려해야 한다.
- 장기간(수년)에 걸친 사람 독성연구는 어렵고 비용이 많이 들어 종종 불가능하다.
- 단기간의 독성학 연구로는 장기간(수년)에 걸친 약물 사용으로 유발될 수 있는 부작용을 예측하지 못할 수 있다.

상업적 사안

화합물은 안전하고 부작용이 없어야 한다.
화합물은 제조비용이 낮아야 한다.
화합물은 조제와 배포가 쉬워야 한다; 경구투여 알약이 주사제보다 훨씬 낫다.
화합물은 기존에 의학적으로 미흡했던 부분을 만족시켜야 한다; 경쟁 약물이나 비경쟁 약물에 비해 우수해야 한다.
궁극적으로 이윤창출이 가능해야 한다; 이윤창출이 가능할 만큼 시장이 충분히 커야 한다.

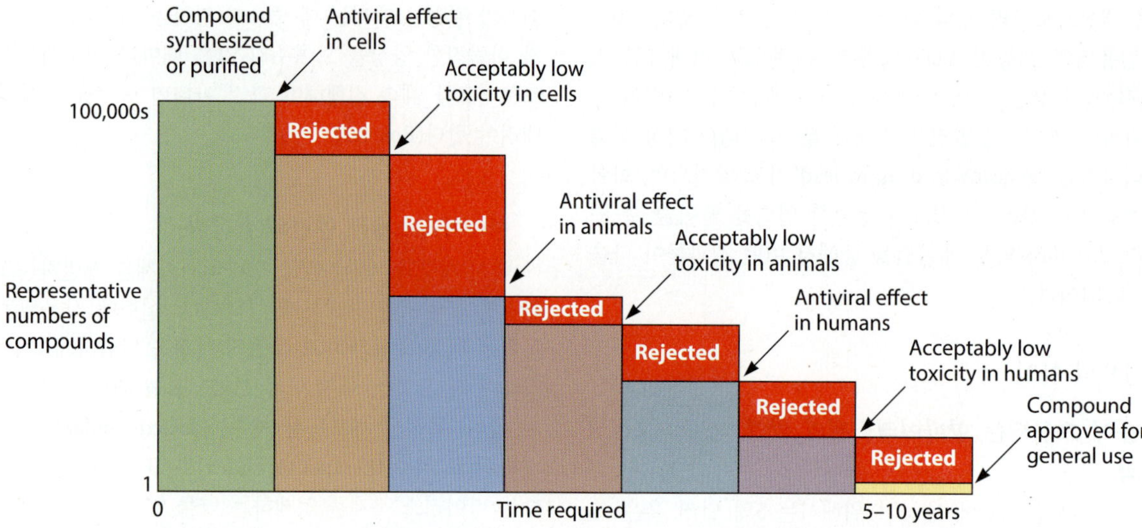

그림 9.6 약물 개발의 단계 항바이러스제가 상품화되기 위해서는 수많은 화합물들에 대한 검사가 이루어져야 한다. 탈락률이 매우 높아서 (붉은 색의 "거부"라벨) 하나의 항바이러스제가 약물로 개발되기까지 수만 가지의 화학물질이 수년 간의 다양한 시험과정을 거치게 된다. 그러한 과정에서 극복해야 할 몇 가지 장애물을 그림으로 표현하였다.

용될 수도 있으므로 모든 후보 약물은 독성, 알레르기 반응, 돌연변이 유발성(mutagenicity), 기형발생 여부(teratogenicity) 및 발암성(carcinogenicity)에 대한 평가가 있어야 한다. 많은 약물이 어린이, 임산부 그리고 면역이 약한 사람 등에 투여될 수 있으며 이 약물이 특별한 문제를 발생시킬 수 있는 모든 상황을 고려해야 한다. 거의 모든 경우에서 약효보다 안전이 우선이다. 그렇지만 AIDS가 유행하던 초기처럼, 마땅히 대신할 치료법이 없을 경우에는 부작용이 있는 약이라 할지라도 사용을 허가하기도 한다[예 azidothymidine (AZT)].

약물 조제와 전달

약물 조제(formulation)와 전달(delivery)은 항바이러스제 개발 프로그램에서 중요한 부분이다. 인체에 투여된 후에, 약물은 목적한 장기에, 효과적인 농도로, 그리고 바이러스 복제를 억제하기에 적합한 시간 동안 그 효과가 지속되어야 한다. 복용 후에 혈류로 들어갈 수 없는 물질은 효과가 있기 어렵다. 혈액 속으

BOX 9.2 DISCUSSION

새로운 약물, 새로운 메커니즘에 관심을 두지 않는 이유는?

최근 두 제약회사에서 독립적으로, HSV의 복제를 억제하는 새로운 약을 개발하였다. 이 약물들은 바이러스 복제에 필수적인 효소인 DNA 헬리카아제-프리마아제(helicase-primase)를 표적으로 삼는다. 아시클로비어가 1970년대에 개발된 이후, 항-HSV 치료제는 이 약이 처음이다. 헬리카아제-프리마아제 억제제는 동물실험에서 아시클로비어 및 아시클로비어 유도체보다 성능이 뛰어났으며 대단한 잠재력을 가지고 있었다.

그러나 두 회사 중 어느 곳에서도 그 억제제를 발전시키거나 임상시험할 계획이 없다. 그 이유는 이미 아시클로비어가 안전하고 효과적인 약이므로, 엄청난 비용을 들여 임상시험을 거쳐 새로운 약을 허가 받을 상황이 아니기 때문이다. 마케팅 전략상 이미 성능이 증명된 약과 경쟁하는 것은 비용대비 효용 측면에서 좋지 않다. 기업은 그들의 자원을 어디에 사용할지를 잘 선택해야 할 것이다.

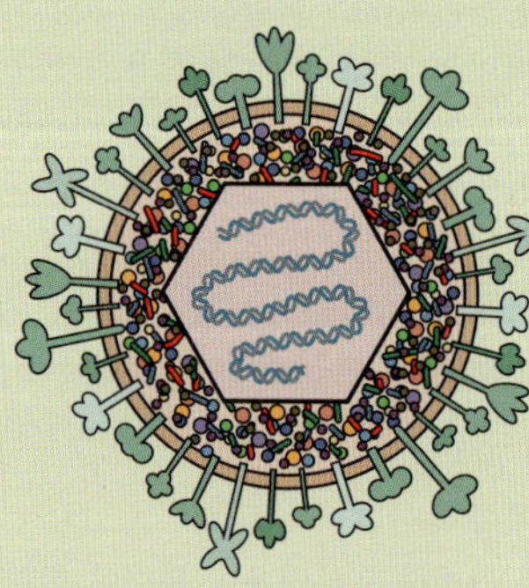

Crumpacker, C. S., and P. A. Schaffer. 2002. New anti-HSV therapeutica target the helicaseprimase complex, *Nat. Med.* **8**:327-328.

로 들어갈 수 있다고 해서 모두 효과가 있는 것은 아니며, 많은 화합물이 알부민 혹은 혈액 속의 다른 단백질과 결합하여 그 효과가 떨어지게 된다. 어떤 약물은 간에서 분해되어 활성을 잃게 되고, 인체 내에서 빠르게 사라진다. 이런 문제점은 예측하기가 힘들어서 임상적인 사용 경험에 의해 발견되는 경우도 종종 있다. 비용해성 물질이나 소화 후에 혈류로 들어갈 수 없는 화학물질의 경우에는 장에서 흡수가 잘 될 수 있도록 새로운 곁사슬(side chain)을 붙여서 사용하기도 한다(그림 9.7 아시클로비어 변형 참조). 또한, 리포솜(liposomes), 미니펌프(minipumps), 피부 패치 또는 서방형(slow-release) 캡슐과 같은 새로운 운반 수단을 이용해서 생체이용률을 높일 수 있다. 또 다른 조건은 안정성과 대량 합성에 있어서의 비용효과적이어야 할 것이다. 실제로 한 항바이러스제를 상품화하기 위해서 각 전구물질이 몇 톤씩 필요한 경우도 있다.

승인된 항바이러스제의 예

사용 허가를 받은 항바이러스제는 그 수가 매우 적고 대부분이 몇 개의 화학물질군(chemical classes)에 속해 있다(그림 9.8). 대부분은 안전성과 효율성이 좋지만 몇몇은 효능이 떨어지고 부작용이 있어서 사용에 제한이 따른다. 그러나 개선의 여지는 남아 있다. 잘 알려진 몇 가지 항바이러스제에 대하여 아래에서 논의하고자 한다.

그림 9.7 경구투여 시 생체이용률이 향상된 아시클로비어의 L-발릴 에스테르(L-valyl ester) 유도체. 아시클로비어는 경구투여 시 흡수가 잘 되지 않는다(poor bioavailability). 그러나 아시클로비어 유도체인, 발라시클로비어(valacyclovir)는 아시클로비어보다 경구 생체이용률이 5배 높다(경구투여된 약물의 양에 따른 혈청 농도). 아시클로비어에 새로운 곁가지를 붙여서 소화기관에서 순환계로 약물이 쉽게 들어갈 수 있게 하였다. 이 아시클로비어 유도체들은 약물의 전전단계 형태(proprodrug)이다. 이들은 세포 내에서 효소들의 도움을 받아 발린 곁사슬을 잘라내어 아시클로비어로 변하게 된다. Adapted from D. R. Harper, *Molecular Virology* (Bios Scientific Publishers, Ltd. Oxford, United Kingdom, 1994). with permission.

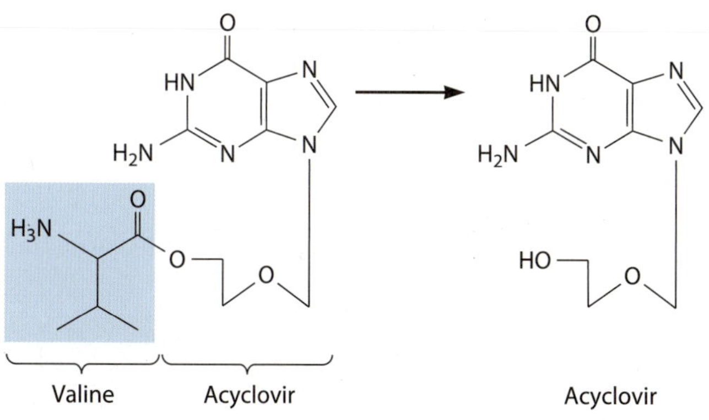

아시클로비어(acyclovir)

아시클로비어는 herpes simplex virus(단순 포진 바이러스, HSV)에 좋은 치료 효과를 보이고 varicella-zoster virus(수두-대상포진 바이러스, VZV)에도 효과가 있는, 특이성이 높은 무독성 항바이러스제이다. 이 약은 1974년에 발견되었지만 1980년대 중반까지 항바이러스제로서의 가능성을 알지 못했다. 아시클로비어는 구아노신(guanosine)과 유사한 뉴클레오시드 유도체이다. 그러나 고리구조가 없는 당(acyclic sugar) 그룹을 갖고 있다(그림 9.9). 이 약은 전구약물(prodrug)로서 활성을 갖는 항바이러스제의 전구체이다(그림 9.10). 아시클로비어의 활성화에는 이 약물을 3인산염(triphosphate) 유도체로 바꿔 줄 수 있는 세 가지의 세포내 키나제가 필요하다. 아시클로비어를 1인산염으로 바꿔 줄 첫 번째 키나제는 감염되지 않은 세포에는 존재하지 않는다. 이러한 이유로 감염되지 않은 숙주세포 내에서는 아시클로비어가 인산화되어 DNA 속으로 들어갈 수 없기 때문에 숙주의 DNA 복제과정에는 아무런 영향을 끼치지 않는다. HSV와 VZV 유전체에는 아시클로비어 1인산염을 만들어 낼 수 있는 키나제 유전자가 실려 있다. 세포 효소에 의해 아시클로비어 제3인산염 합성이 완성된 후, 바이러스 DNA 중합효소에 의해 바이러스 DNA의 구성요소로 병합된다. 아시클로비어에는 3′-OH 그룹이 없기 때문에 바이러스의 DNA 합성이 중단되는 것이다. Herpesvirus에 대한 아시클로비어의 특이성은 그 바이러스가 지니고 있는 티미딘 키나제(thymidine kinase) 때문이다. HSV는 티미딘을 인산화시켜 티미딘 1인산염을 만들지만, 유사한 기질과도 반응하기 때문에 아시클로비어를 아시클로비어 1인산염으로 변환시킨다. 만약 HSV 티미딘 키나제가 감염되지 않은 세포에서도 합성된다고 하면 아시클로비어를 사용했을 때 사슬종결염기 유사체(chain-Terminating base analog)가 만들어져 숙주세포가 DNA 복제를 하지 못하고 사멸할 것이다. 이러한 현상은 유전자 치료와 배아 줄기세포 조작과정에서 선택적인 세포사멸의 기본 원리이다.

갠시클로비어(Cytovene)

갠시클로비어는 human cytomegalovirus(HCMV; betaherpesvirus) 감염을 치료하기 위해서 개발된 아시클로비어의 또 다른 형태이다. CMV 유전체에는 티미딘 키나제가 없지만 갠시클로비어를 인산화시키는 키나제를 가지고 있다. 초기 형태의 갠시클로비어는 정맥주입식이었고 독성이 꽤 강했다. 따라서 갠시클로비어는 AIDS 환자나 면역반응이 저하된 이식수술 환자가 HCMV에 감염되어 생명이 위험할 때만 사용되었다. 최근에는, HCMV 감염에 장기간 사용하기 위해서 또는 예방목적으로 사용하기 위하여 갠시클로비어를 먹는 약의 형태로 개발되었다. 경구투여는 정맥투여보다 독성이 훨씬 적다.

Important classes	Structures
Viral adsorption inhibitors	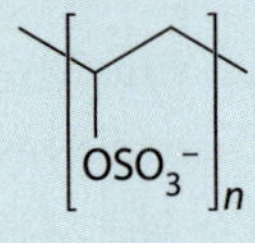 PVAS 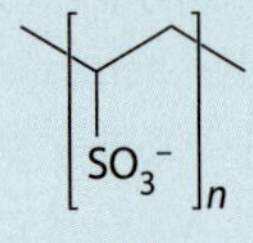 PVS
Viral-cell fusion inhibitors	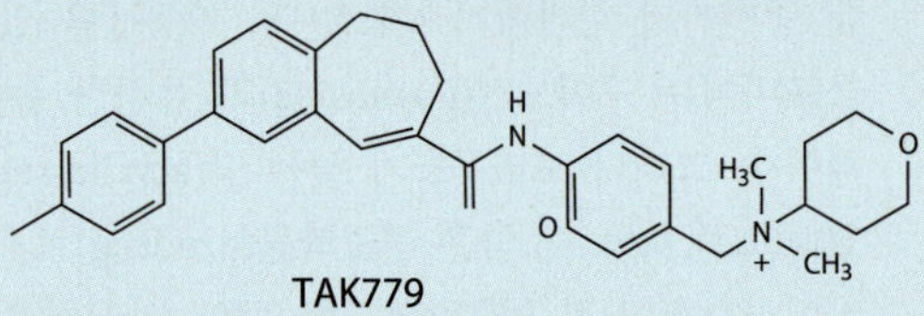 TAK779 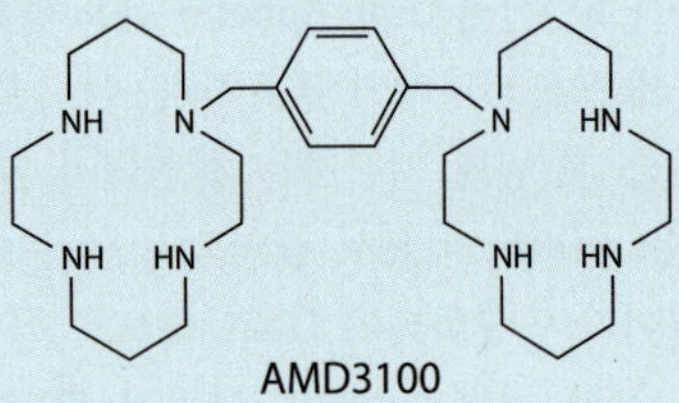 AMD3100
Viral DNA polymerase inhibitor	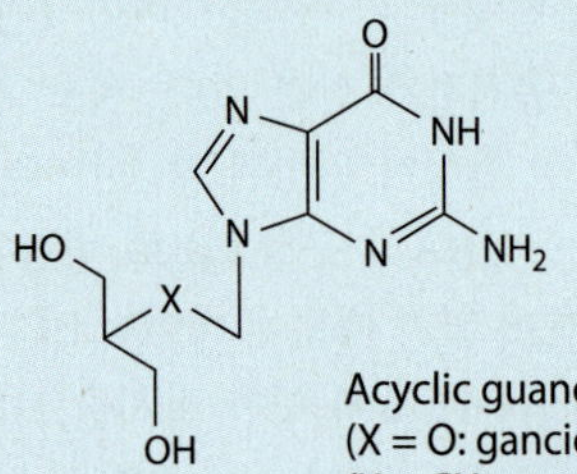 Acyclic guanosine analog (X = O: ganciclovir) (X = CH_2: penciclovir)
Reverse transcriptase inhibitors	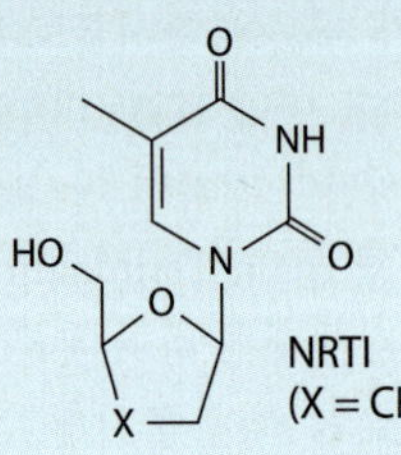 NRTI (X = CHN_3, AZT) 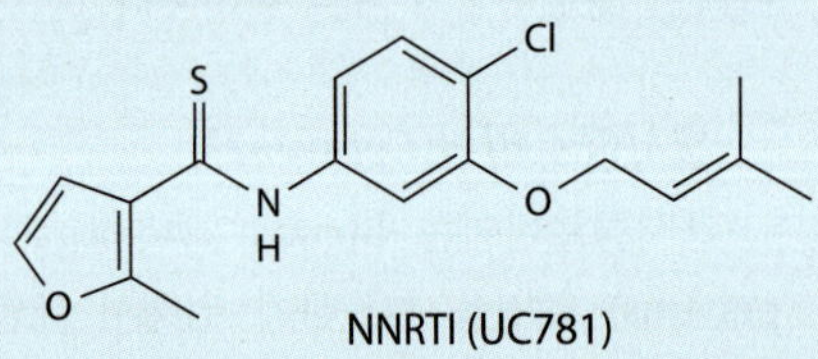 NNRTI (UC781)
Acyclic nucleoside phosphonate	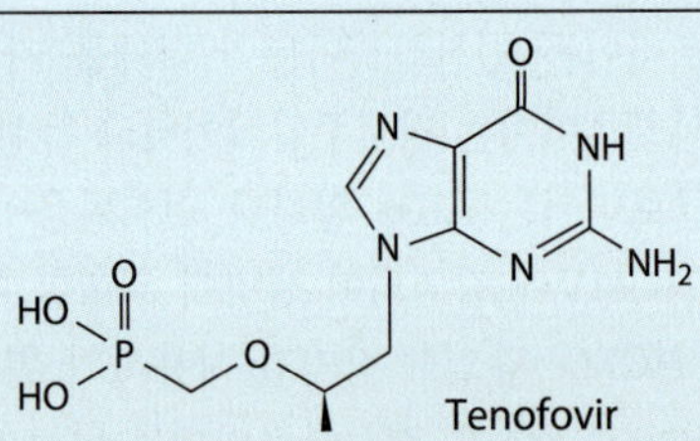 Tenofovir

Important classes	Structures
Protease inhibitors	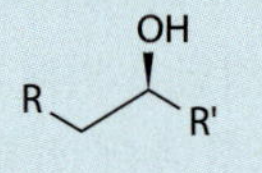 Peptidomimetic 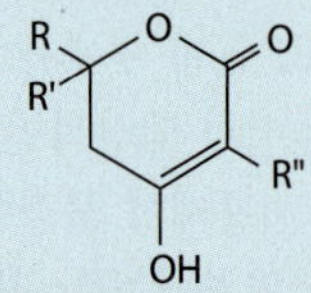 Nonpeptidomimetic
Neuraminidase inhibitor	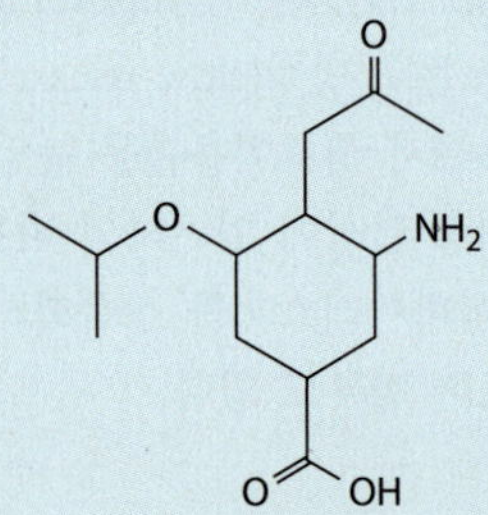 Oseltamivir
IMP dehydrogenase inhibitors	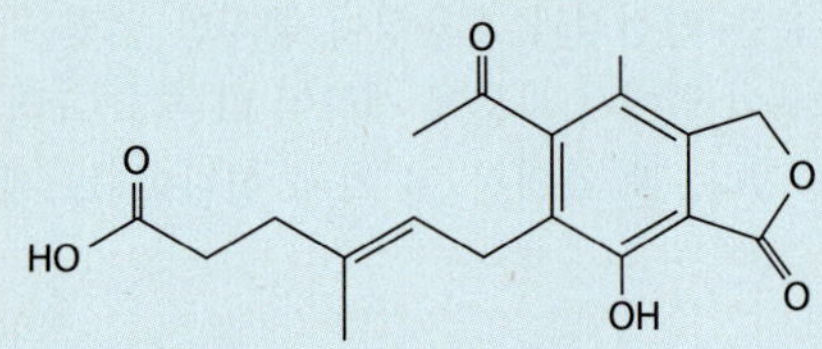 Mycophenolic acid 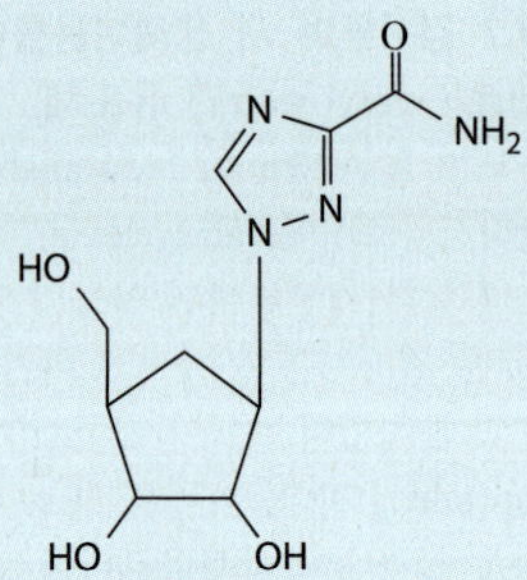 Ribavirin
SAH hydrolase inhibitor	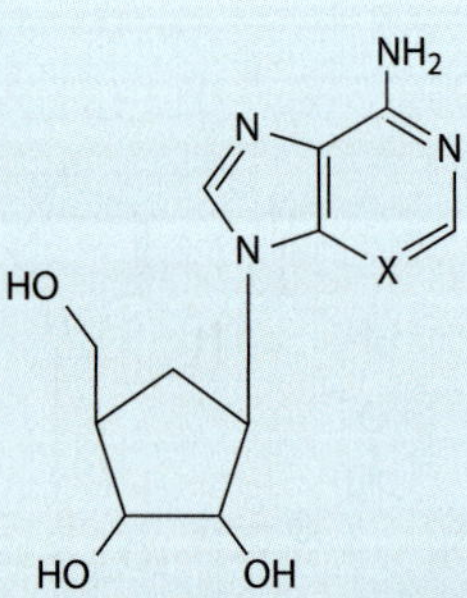 (X = N or CH)

포스카넷(Foscavir, Trisodium Phosphonoformate)

포스카넷은 herpesvirus에 사용되는 유일한 비(非)뉴클레오시드 DNA 복제 억제제이다. 이 약물은 herpesvirus DNA 중합효소의 피로인산(pyrophosphate)-결합 부위와 반응하는 비경쟁적 억제자이다. 또한 hepatitis B virus의 중합효소와 HIV 역전사효소를 억제한다. 포스카넷은 정맥주사로만 사용할 수 있다. 이 약물은 신장과 뼈에 독성이 있기 때문에 다른 항바이러스제가 더 이상 듣지 않아 생명이 위험한 경우에만 사용하도록 권장된다.

리바비린(Virazole)

리바비린(ribavirin)은 뉴클레오시드 유도체이다. 1972년에 합성되었으며 여러 가지 DNA와 RNA 바이러스에 작용하는 광범위 활성을 가진 것으로 알려졌다. 그러나 독성이 있어서, 약물의 개발 및 사용이 필요한 경우에 관한 논쟁이 계속되고 있다. 사실 이 약물은 아직 여러 국가에서 허가를 받지 못하고 있다. 개발된지 오래 되었지만 항바이러스 활동 메커니즘도 아직 완전히 밝혀지진 않았다. 리바비린 1인산염은 세포의 이노신 일인산염 탈수소효소(inosine monophosphate dehydrogenase)에 대한 경쟁적 억제자로 작용하여 세포 내의 구아노신 5′-삼인산염(GTP)이 줄어들게 된다. 또한 바이러스의 RNA-의존성 중합효소에 의한 합성개시와 신장(elongation)을 억제하고, mRNA의 캡부착을 방해한다. 리바비린은 RNA 바이러스에 대한 일종의 돌연변이 유발인자이다: 일단 주형 내로 끼어 들어가면, 리바비린 산기는 C 또는 U와 같은 효율로 짝을 이룬다. 어떤 연구에 의하면, 리바리린의 항바이러스 활성과 돌연변이 발생은 직접적인 관련이 있다고 한다(Box 9.3). 메커니즘이 아직 확실하지 않고 독성도 있지만 리바비린은 Lassa fever virus와 hantavirus 치료뿐만 아니라, 호흡기바이러스 감염으로 고통을 겪고 있는 영아 치료에 에어로졸 형태로 사용된다. 바이라미딘(viramidin)과 레보비린(levovirin)은 hepatitis C virus(HCV)를 치료하기 위해서 임상적으로 개선된 리바비린 유도체이다.

라미부딘

라미부딘(lamivudine)은 경구용 뉴클레오시드 유도체이며, 사슬종결인자로서의 활성을 가지려면 세포내 키나제가 필요하다(그림 9.10). Hepatitis B virus(HBV) 및 HIV 역전사효소를 불활성화시키는 효과가 있다. 이 약물은 생체이용률이 높고, 독성이 낮으며, 반감기도 길기 때문에 HBV의 만성감염 치료에 적합하다.

시도포비어

시도포비어(cidofovir)는 고리구조가 없는 뉴클레오시드 포스폰산(phosponate)이며, 광범위한 약효를 가질 것으로 추정된다. 이 약물은 다양한 herpesvirus, papillomavirus, polyomavirus, adenovirus 그리고 poxvirus 감염에 활성을 나타낸다(그림 9.10). 이 그룹에 속하는 또 다른 약물에는 아데포비르(adefovir)(B형 간염에 사용 허가됨)와 테노포비르(tenofovir) (HIV 감염에 사용 허가됨)가 있다. 이 약물들은 정맥용, 국소용 그리고 경구용으로 개발되어 있다. 시도포비르는 숙주 효소에 의해서 2가 및 3가 인산염으로 변환된다. 인산화된 약물은 숙주의 중합효소보다 바이러스 중합효소와 선택적으로 더 잘 반응한다. 시도포비르가 1인산염 형태로 변환되는 반응이 바이러스-유래 티미딘 키나제 혹은 바이러스 단백질 키나제에 의존하는 것이 아니기 때문에, 이 약물은 모든 DNA 바이러스와 retrovirus에 사용할 수 있다.

아만타딘(Symmetrel)

아만타딘(amantadine)은 삼환대칭 아민(three-ringed symmetric amine)이며, 약 40년 전에 듀퐁사의 화학자가 개발하였다. 이 약물은 어떤 바이러스에나 매우 특이적이고 강력한 효과가 있는 첫 번째 항바이러스제였다. 아만타딘은 낮은 농도에서도 influenza A virus 억제에 특이적인 효과가 있다. 최근에야 이 약물의 표적이 M2 단백질양성자(H^+를 운반하는 4가의 막관통 이온채널)이라는 것이 밝혀졌다. 아만타딘이 influenza B virus에는 듣지 않고, influenza A virus에만 특이적으로 작용하는 이유는, influenza B virus 유전체에는 M2 단백질을 만드는 유전자가 없기 때문이다. 아만타딘으로 치료한 후, 내성을 가진 influenza A virus의 돌연변이가 발생하였다(그림 9.11). 모든 돌연변이에서 이온채널을 형성하는 M2 막관통 부위 아미노산에 변화가 있었다. 그러나 이 약물이 이온채널에 직접 결합하는지 혹은 채널을 변화시킨 돌연변이로 인해 이 약물이 다른 부위에 결합하는지는 알려져 있지 않다. 어떤 경우에든, 아만타딘이 채널을 막아서 양성자가 바이러스 내로 들어갈 수 없게 되고, 결국 influenza A virus의 탈피(uncoating) 과정이 일어날 수 없게 되므로 항바이러스 작용을 하게 된다. 아만타딘은 감염 후 24~48시간 이내에 투여해야 하며, 적어도 10일간 고용량을 복용해야 한다. 이 약물은 influenza virus 감염이 추정되는 감수성이 있

그림 9.8 현재 사용되는 중요한 항바이러스제의 기본형 화합물(pharmacophores). 억제제의 일반적인 종류는 노란색 칸에, 그리고 작용 분자구조는 파란색 칸에 나타냈다. AZT, azidothymidine; IMP, inosine monophosphate; NNRTI, nonnucleoside reverse transcriptase inhibitor; NRTI, nucleoside reverse transcriptase inhibitor; PVAS, polyvinylalcohol sulfate; PVS, polyvinylsulfonate; SAH, S-adenosylhomocysteine. TAK779, AMD3100, 그리고 UC781 등은 각 화합물에 회사가 붙인 이름이다. Adapted from E. De Clercq, *Nat. Rev. Drug Discov.* **1**:13-25, 2005, with permission.

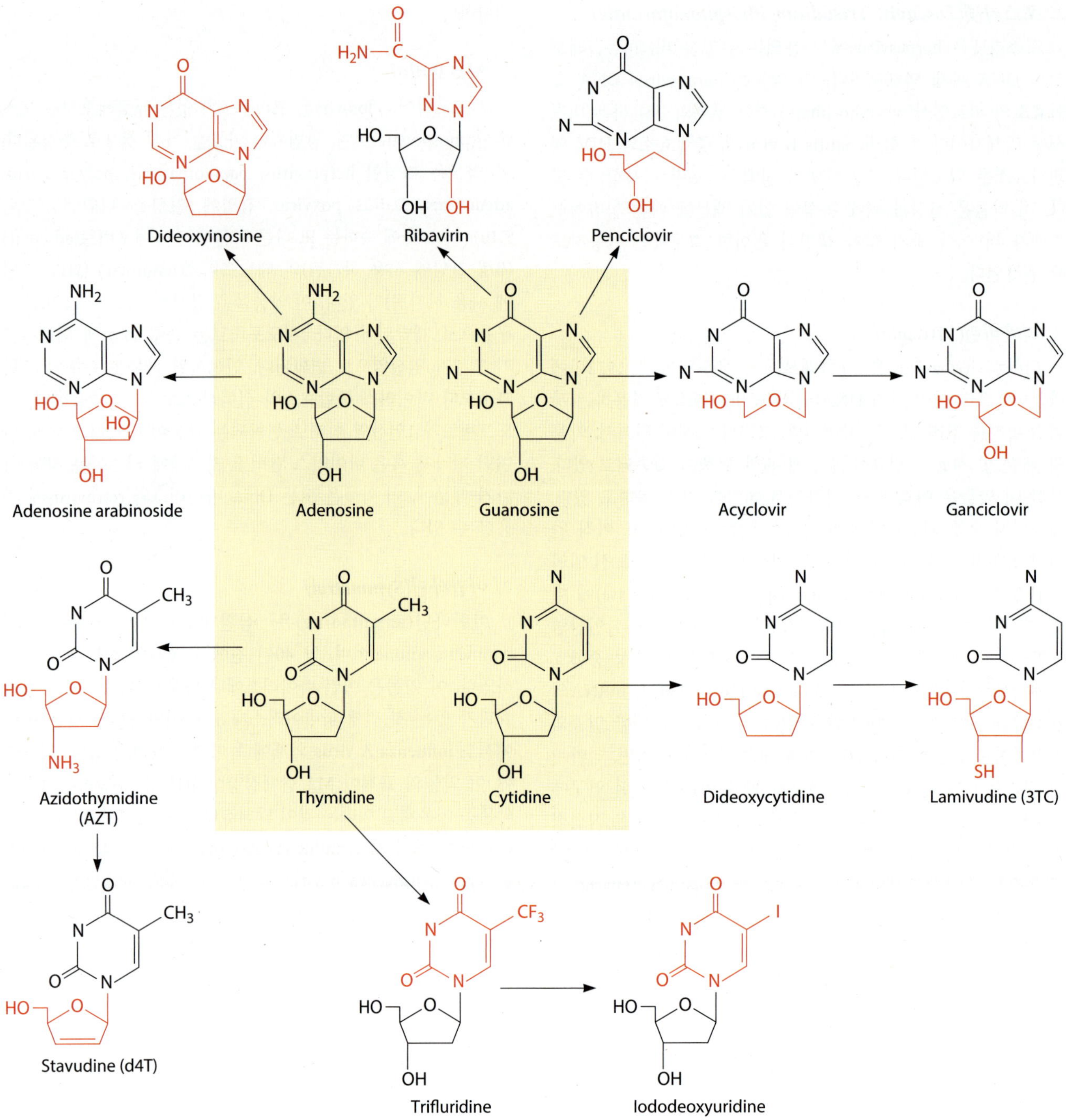

그림 9.9 잘 알려진 항바이러스 화합물인 뉴클레오시드와 뉴클레오티드 유사체. 네 가지 천연 디옥시뉴클레오시드(deoxynucleosides)는 노란색으로, 천연 디옥시뉴클레오시드 종류와 항바이러스제 유사체들 간의 화학적 구분은 빨간색으로 표시하였으며, 서로 관련 있는 약물은 화살표로 연결하였다. *Nat. Rev. Drug Discov.* **1**:13-25, 2005, with permission

는 환자가 복용했을 때 최상의 효과를 볼 수 있다. 그러나 고농도가 투여되면 부작용이 흔하게 발생하며 특히 중추신경계 부작용이 많다. 이러한 부작용을 추적 조사해 보던 중, 몇몇 환자에서 파킨슨씨병의 증상을 완화시켜 주는 효과가 있는 것이 우연히 발견되었다. 오늘날 아만타딘은 항바이러스제로 판매되는 양보다 중추신경계 질병 치료용으로 판매되는 양이 더 많다. 리만타딘은 아만타딘의 메틸 유도체로 이들은 혈액뇌장벽(BBB)을 통과하지 못해 중추신경계에 대한 부작용이 훨씬 적다. 이런 이유로 influenza A virus 감염을 치료할 때, 이 약물을 아만타딘을 대신해서 사용하기도 한다.

아만타딘의 특이한 점은 항바이러스 활성도가 농도에 따라 다른 것이다. 이 약물은 높은 농도에서 광범위한 항바이러스 효과를 보인다. 그러나 낮은 농도에서는 다른 바이러스 혹은 influenza B virus나 influenza C virus에는 효과가 없고, influenza A virus에만 효과를 보인다. 내성 돌연변이종을 연구해 보면, 아만타딘의 복잡한 작용 메커니즘에 관한 지식을 얻을 수 있다. 100 mM 이상의 농도에서, 이 물질은 약 염기로 작용하여 엔도솜의 pH를 증가시켜 pH-의존성 막융합을 차단한다. pH-의존성 막융합을 하는 바이러스는 고농도의 아만타딘이 존재할 경우 영향을 받게 된다. 고농도의 아만타딘 존재 하에서도 살아남은 influenza A virus 내성 돌연변이종은 HA에서 아미노산 치환이 일어나 단백질이 불안정하게 되고, 그로 인해 높은 pH에서도 융합이 가능하게 된다. 5 mM 이하의 농도에서 살아남은 influenza virus 돌연변이는 M2 유전자에 돌연변이가 있었다. 특히, 이런 돌연변이는 M2 이온채널 단백질의 막관통 부위 아미노산에 문제가 발생한 것이었다.

자나미비르와 오셀타미비르

자나미비르(zanamivir)와 오셀타미비르(oseltamivir)는 influenza virus A형 및 B형에 의해 합성된 뉴라미니다아제(neuraminidase)의 기능을 억제하는 약물이다(Box 9.3). 오셀타미비르는 경구용이지만, 자나미비르는 흡입용이다. 증상이 시작된지 48시간 내에 약을 복용하면 복용하지 않은 경우에 비해 증상이 하루 정도 단축되나, 증상이 시작된지 30시간 내에 복용했을 때는 증상이 3일 정도 단축된다.

새로운 항바이러스 표적 연구

Entry와 Uncoating 억제제

바이러스와 세포 수용체 간의 상호작용은 특이성이 높기 때문에 바이러스 복제의 처음 단계는 항바이러스제 개발에서 오랫동안 매력적인 표적이었다. 바이러스의 침투(entry) 억제제에 대한 열정은 바이러스가 배양세포에 흡착 혹은 침투하는 것을 억제하는 단클론 항체(monoclonal antibodies)에 관한 실험에서부터 시작되었다. 이러한 항체로 수동면역을 하면 감염으로부터 동물을 보호할 수 있으므로, 바이러스 침투를 막아주는 소분자 억제제(small-molecule inhibitors)도 유용한 리드가 될 수 있음을 시사한다. 현재로서는 항체를 항바이러스제로 발전시키는 것이 비현실적이거나 비용 효율적이지 않다; 이 항체들은 침투에 필요한 단백질의 확인 및 관련 메커니즘을 밝히는 데에만 쓰이고 있다.

침투를 차단하는 항체들의 결합부위는 화합물 라이브러리를 검색하는 시작점이 될 수도 있고, 바이러스 침투를 막는 소형 분자를 설계하기 위한 힌트를 제공해 준다. 이 약물들이 바이러스-숙주 상호작용만을 방해하고, 숙주세포 수용체의 정상적인 기능을 방해하지 않는 것이 중요하다. 이러한 전략에 있어서 가장 중요한 점은 또 다른 침투경로가 존재하지 않아야 한다는 것이다. 그러나 많은 바이러스(예, herpesvirus 및 HIV)에서 다른 수용체를 사용할 수 있다는 점에서, 한 개의 바이러스-수용체 상호작용(virion-receptor interaction)만을 막는 방법으로는 효과가 없을 수도 있다.

외피막이 있는 바이러스(enveloped virions)가 세포에 침투해 들어갈 때 막 융합반응이 사용되므로 외피막이 있는 바이러스에 대한 화학요법제를 개발할 때는 매력적인 표적이 된다. 최초로 컴퓨터 프로그램이 이용된 사례는 influenza virus 융합 억제제를 찾기 위한 작업이었다. 어떤 소분자가 HA 분자의 포켓에 결합될 수 있는지, 그리고 낮은 pH가 유도하는 구조변화를 막을 수 있는지를 예측하기 위하여 컴퓨터 프로그램을 사용하였다. 이러한 방법으로 확인된 분자로부터 정보를 얻어서, 여러 가지 벤조퀴놀린(benzoquinone-)과, 하이드로퀴논(hydroquionone-)을 함유하고 있는 화합물을 검사하여 낮은 pH에서도 HA-매개 막융합을 차단하는 화합물을 찾았다. 이들 중 한 가지가 influenza virus 복제를 억제하였다. 그 화합물의 결합이 어떤 메커니즘을 통해 융합을 막는지는 밝혀지지 않았으나, 화합물이 "분자 접착제(molecular glue)"처럼 작용하여 융합펩티드의 움직임을 막을 것이라는 의견이 대두되었다. HIV 침투 억제제에 관한 내용은 아래에서 논의하고자 한다.

바이러스가 조직에 부착되거나 침투하기 이전에 바이러스를 차단 혹은 불활성화시키는 **살균제(microcides)**, 크림 또는 연고 개발에 상당한 노력을 기울이고 있다. 이런 치료전략이 바이러스를 직접 불활성화시키거나 세포 표면의 수용체와 결합해서 광범위한 항바이러스제 역할을 할 수도 있을 것이다. 특히 성병을 예방하기 위한 질 살균제에 많은 관심이 집중되었다. 예를 들면, 특정 다가음이온(polyanions) 물질은 HIV와 HSV, 두 바이러스의 세포 표면 수용체에 결합하여 경쟁적 억제제로 작용하므로 저렴한 국소용 크림으로 만들어졌다. 가장 중요한 문제는 완벽한 방어력을 얻는 것이다. 이들 중 많은 약제들이 경쟁적 억제제들이므로 바이러스와 살균제의 농도에 영향을 받는다.

단백질 분해효소(Protease)

바이러스 입자가 조립될 때 바이러스의 단백질 분해효소(viral protease)는 기능적 단위체를 형성하거나 구성 성분을 생성하기 위해서 단백질 전구체를 절단하기도 한다. 제I권의 13장에서 논의했듯이, 모든 herpesvirus는 뉴클레오캡시드를 형성하는 데 꼭 필요한 세린 단백질 분해효소(serine protease)를 가지고 있다. 이 효소의 여러 특징과 기질은 *Herpesviridae* 과에 속한 바이러스들에게서 보존되어 있다. HCMV 단백질 분해효소의 구조는 그림 9.12에 나와 있다. 이 효소는 세린 단백질 분해효소에 특이적인 접힘구조 및 촉매 메커니즘으로 인하여 표적으로 유망한데, 왜냐하면 이런 것들이 고특이성 억제제의 안정성과 효율성에 관련되기 때문이다.

미국의 경우, HCV 감염이 HIV 감염보다 훨씬 더 많으

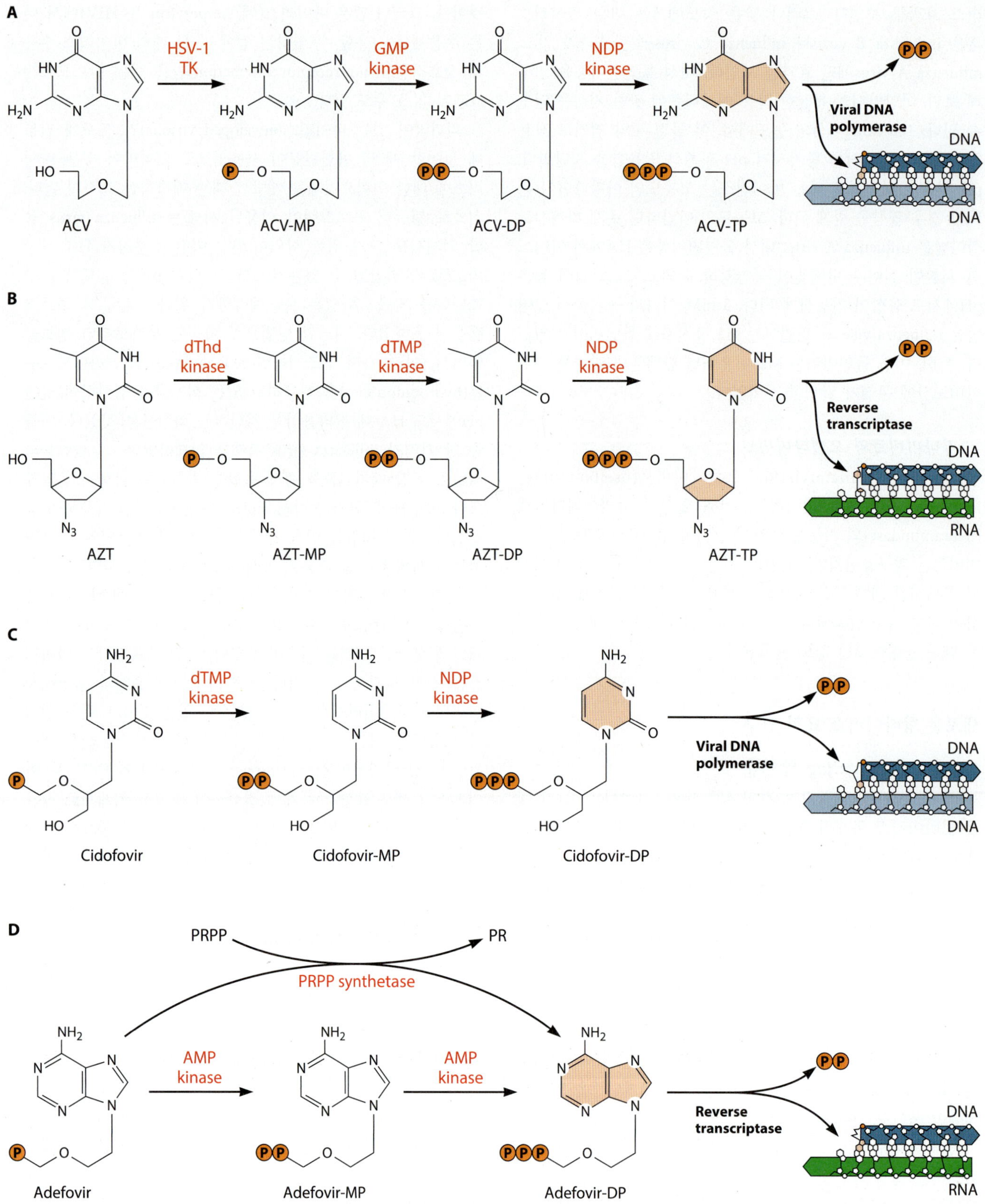
A
HSV-1 TK
GMP kinase
NDP kinase
Viral DNA polymerase
DNA
DNA
ACV
ACV-MP
ACV-DP
ACV-TP
B
dThd kinase
dTMP kinase
NDP kinase
Reverse transcriptase
DNA
RNA
AZT
AZT-MP
AZT-DP
AZT-TP
C
dTMP kinase
NDP kinase
Viral DNA polymerase
DNA
DNA
Cidofovir
Cidofovir-MP
Cidofovir-DP
D
PRPP
PR
PRPP synthetase
AMP kinase
AMP kinase
Reverse transcriptase
DNA
RNA
Adefovir
Adefovir-MP
Adefovir-DP

며 전 세계적으로는 수백만 명에 이른다. 이 때문에 강력한 항바이러스제를 개발하기 위한 연구가 진행 중이다. NS3라고 불리는 필수 바이러스 단백질 분해효소가 주요 표적이다(그림 9.13). 최근까지, HCV는 배양세포에서 증식시킬 수 없었으므로 NS3 단백질 분해효소의 바이러스 복제 억제 효과는 세포기반 분석법의 미니레플리콘(minireplicons)을 사용하여 실험하였다. NS3 단백질 분해효소 및 NS3 헬리카아제(helicase), NS5B 중합효소, 그리고 다른 단백질들의 결정 구조가 여러 회사에 의해서 규명되었다. 구조-기반 디자인뿐만 아니라 메커니즘-기반 선별법 덕분에 몇 개의 NS3와 NS5B 억제제를 찾아낼 수 있었고, 현재 임상시험 중이다.

바이러스-특이 핵산합성과 가공

바이러스 복제효소들은 항바이러스제의 주요한 표적이다. 바이러스 복제기점(origin)에 결합하거나 복제의 진행성을 촉진해 주는 등의 DNA 중합효소 부속단백질(DNA polymerase accessory proteins)이 바이러스 복제에 꼭 필요하다는 것이 유전자 분석을 통해 알려졌고, 따라서 매력적인 표적이 될 수 있다. RNA 바이러스의 RNA-의존성 RNA 중합효소(RNA-dependent RNA polymerase, RdRp)는 바이러스 세계에서 매우 독특하다. 프라이머(primer) 합성, 캡-강탈(cap-snatching) 바이러스 유전체 내의 RNA 2차 구조 인지능력 등, RdRp의 다양한 활성이 신약 개발에 활용될 수 있다. RNA 바이러스들이 암호화하고 있는 독특한 헬리카아제를 대상으로 이미 많은 제약회사에서 고효율 선별 작업을 시행하였으나 상품화된 것은 아직 없다.

새롭게 복제된 연쇄체(concatemeric) 헤르페스바이러스 DNA는 포장/조립 과정 동안 바이러스 효소들에 의해서 단위체(monomeric unit)로 쪼개진다. 바이러스 복제에 필수적인 이 과정은 특이 효소에 의해서 수행되며 이런 효소들이 항바이러스제의 표적이 된다. 예를 들어, 5-bromo-5,6-dichloro-1-β-D-ribofuranosyl benzimidazole는 HCMV UL89 유전자가 만들어내는 단백질과 결합한다. 이 단백질은 종결효소복합체(terminase complex)의 일부이며, 복제된 연쇄체 DNA를 자르고 묶는 역할을 한다. UL89 유전자 패밀리의 구성원은 모든 herpesvirus 계열에서 잘 보전되어 있으며, 박테리오파지 T4의 유전체에 있는 ATP-의존성 내부핵산분해효소(ATP-dependent endonuclease)와 유사하다. 이런 부류의 화합물들은 herpesvirus 복제를 광범위하게 억제시켜 줄 약을 개발하는 데 초석이 될 수도 있다. 4-oxo-dihydroquinolines 같은 화합물들도 광범위한 herpesvirus 억제제로 잠재력을 가지고 있다. 왜냐하면 이 화합물이 여러 herpesvirus 중합효소에 보존되어있는 염기서열과 반응하기 때문이다.

조절 단백질

전사를 조절하는 바이러스 단백질(regulatory proteins)은 바이러스 성장에 필수적이다. 당연히 이들도 항바이러스제 개발의 중요한 표적이 된다. 포미비르센(Fomivirsen)은 바이러스 조절 단백질의 기능을 억제하도록 설계된 화합물 중 처음으로 승인을 받았다. 이 약은 phosphorothioate의 일종으로 안티센스 올리고뉴클레오티드(antisense oligonucleotide)이며 HCMV에 의해 발병하는 망막염(retinitis)의 치료에 사용된다. 21-뉴클레오티드 안티센스 분자가 CMV의 immediate-early 2 mRNA에 결합함으로써 억제 작용이 생긴다. 숙주의 손상을 초래하는 면역반응(예, 사이토카인 폭풍)을 자극하는 데 중요한 역할을 하는 숙주 단백질은 또 하나의 매력적인 표적이 된다(Box 9.4).

조절 RNA 분자

Micro RNAs (miRNAs)는 많은 유전자의 활성을 조절하며 숙주와 바이러스의 유전체 모두에 실려 있다. 불과 한 종의 miRNA가 유전자 전체 네트워크의 발현을 조절하기도 한다. 이런 분자 중의 하나인 miR-122는 간에서만 발현되며, 콜레스테롤 대사에 관여하는 유전자를 포함하여 400개 이상의 유전자

그림 9.10 항바이러스 뉴클레오시드 유사체에 의한 사슬 합성 중지. (**A**) 아시클로비어(ACV)는 전구약물(prodrug)이며, 이들은 감염된 세포에서 인산화되어야 작용한다. 바이러스성 티미딘 인산화효소(herpes simplex virus type 1[HSV-1] TK)는 아시클로비어의 5′-수산화기에 한 개의 인산염(주황색 원으로 표시된 P)을 붙여준다. 세포내 효소들이 아시클로비어 3인산염을 합성할 때, 1인산염을 기질로 사용한다. 바이러스 DNA 중합효소가 3인산염 화합물을 인식하여 이 화합물이 바이러스 DNA에 끼어들어가게 된다. 아시클로비어는 3′-수산화기가 없으므로 DNA 사슬의 신장이 중지되며 바이러스 복제는 종료된다. (**B**) AZT는 HIV 역전사효소를 표적으로 한다. AZT가 3인산염이 되기 위해서는 인산화효소에 의한 세 단계의 인산화 과정을 거쳐야 한다. 그 이후에 신장 중인 바이러스 DNA 내로 끼어들어 역전사가 중단된다. (**C**) 시도포비어(Cidofovir) [S-1-(3-hydroxy-2-phosphonylmethoxyprpyl) cytosine]는 고리구조가 없는 뉴클레오시드 유사체이다. 아시클로비어나 AZT와는 대조적으로, 시도포비어는 활성이 있는 3인산염 사슬종료 인자로 변환되는 과정에서 세포의 인산화효소에 의한 두 단계 인산화 과정만 거치면 된다. (**D**) 아데포비어(Adefovir) [9-(2-phosphonylmethoxyethyl) adenine]도 고리구조가 없는 뉴클레오시드 유사체이며 세포의 AMP 인산화효소에 의해 인산화가 두 번 일어나면 된다. 한 단계만 거쳐 1인산염을 3인산염으로 만들어주는 포스포리보실 피로인산 합성효소(phosphoribosyl pyrophosphate synthetase)의 활동을 통해 시도포비어와 아데포비어 두 가지 모두 뉴클레오시드-키나제 반응을 건너뛰게 된다. 뉴클레오시드-키나제 반응은 AZT의 경우와 같이 디디옥시뉴클레오시드(dideoxynucleoside) 유사체의 활성을 제한한다. DP, diphosphate; dThd, (2′-deoxy)-thymidine; MP, monophosphate; NDP, nucleoside 5′-diphosphate; PR, 5′-phosphoribose; TP, triphosphate. Adapted from E. De Clercq, Nat. Rev. Drug Discov. **1**:13-25, 2002. with permission.

BOX 9.3 EXPERIMENTS

디자이너 약물: influenza virus 뉴라미니다제 억제제

Influenza virus의 뉴라미니다제(neuraminidase, NA)는 당단백질, 당지질, 그리고 올리고당의 말단에 위치한 시알산(sialic acid) 잔기를 자른다. 이 효소들은 세포와 세포간의 감염확산에서 중요한 역할을 한다. 왜냐하면, NA가 시알산 잔기를 잘라주면 감염된 세포의 표면에 아직 붙어 있는 바이러스가 유리되어 호흡기도 점액을 통한 바이러스 확산을 도와준다. 게다가 이 효소는 불활성 TGF β 단백질에서 시알산을 제거하여 활성 상태로 변환하도록 촉진시켜 줄 수 있다. 활성화된 TGF β가 세포자살을 유도할 수 있기 때문에 NA는 바이러스 감염에 대한 숙주 반응에 영향을 줄 수 있다. NA는 신약개발자의 호기심을 자극하는 표적이다.

NA는 동일한 소단위체로 구성된 Tetramer 형태의 물질이다. 각 소단위체는 여섯 장의 4가닥-역평행 시트(four-stranded antiparallel sheets)로 구성되는데, 마치 프로펠러의 날개처럼 배열되어 있다. 이 효소의 활성부위는 깊은 구멍 형태이며, 모든 influenza A와 B virus에서 동일한 아미노산들이 배치되어있다. 이러한 동일성 때문에, 이 구멍에 맞게 제작된 약제들은 모든 influenza virus들의 NA 활성을 억제할 것으로 기대되었으며, 이는 인플루엔자 항바이러스제의 이상적인 특성이기도 하다. 게다가, NA 억제제는 감염의 확산을 차단할 것으로 예상되기 때문에 다른 개체로 감염이 전달되는 것을 줄이는 데 효과적일 수 있다.

시알산은 당고리(sugar ring)의 4번 위치 수산기 근처에 빈 포켓이 있어 활성부위 틈에 맞춰서 들어간다. 컴퓨터 분석을 통해 연구자들은 이 수산기가 아미노 그룹 혹은 구아니딘 그룹으로 교체된다면 빈 포켓이 채워지고, 그로 인해 주위에 있는 한 개 이상의 글루타민산 잔기와 접촉하면서 결합친화도가 증가될 것이라고 예상했다.

현재 influenza A와 B virus를 억제하는 두 가지 항바이러스제, 자나미비어(zanamivir)와 오셀타미비어(oseltamivir)는 사용허가를 받은 상태이다. 이 약제들은 배양세포에서 influenza A와 B virus 모두에 대한 억제제이다. 이 약제들은 안전에 꼭 필요한 요건인, 비(非)바이러스성 NA 억제효과가 없으며 잠재적인 부작용도 없다.

Varghes, J. N., V. C. Epa, and P. M. Colman. 1995. Three dimensional struture of the complex of 4-guanidino-Neu5Ac2en and influenza virus neuraminidase. *Protein Sci.* **4**:1081-1087.

von Itzstein, M., W. Y. Wu, G. B. Kok, M. S. Pegg, J. C. Dayson, B. Jin, T. Van Phan, M. L. Smpthe, H. F. White, S. W. Oliver, P. M. Coleman, J. N. Varghese, D. M. Ryan. J. M. Woods, R. C. Bethell, V. J. Hotham, J. M. Cameron, and C. R. Penn. 1993. Rational design of protent sialidas-based inhibitors of influenza virus replicaiton. *Nature* **363**:418-423.

Influenza A virus NA의 구조. (A) Influenza A virus NA의 리본 다이어그램. 이 효소의 활성부위에 α-시알산이 결합해 있다. Tetramer를 이룬 소단위체의 4-배축을 중심으로 내려다 본 모습이다. 이 분자는 A/Tokyo/3/67 바이러스주의 N2 아형이다. 단백질 분자의 C-말단은 소단위체들이 접하게 되는 바깥쪽 표면에 위치한다. 프로펠러처럼 접힌 6장의 β-시트를 각기 다른 색으로 나타냈다. **(B)** N2 NA Tetramer가 조립된 형태. 대칭축을 기준으로 위에서 내려다 본 모습. *Adapted from N. J. Varghese, p. 459-468 in* P. Verrapandian (ed.), Sturcture-Based Drug Design (Marcel Dekker, New York, NY, 1997), with permission. Countesy of J. Vargheses.

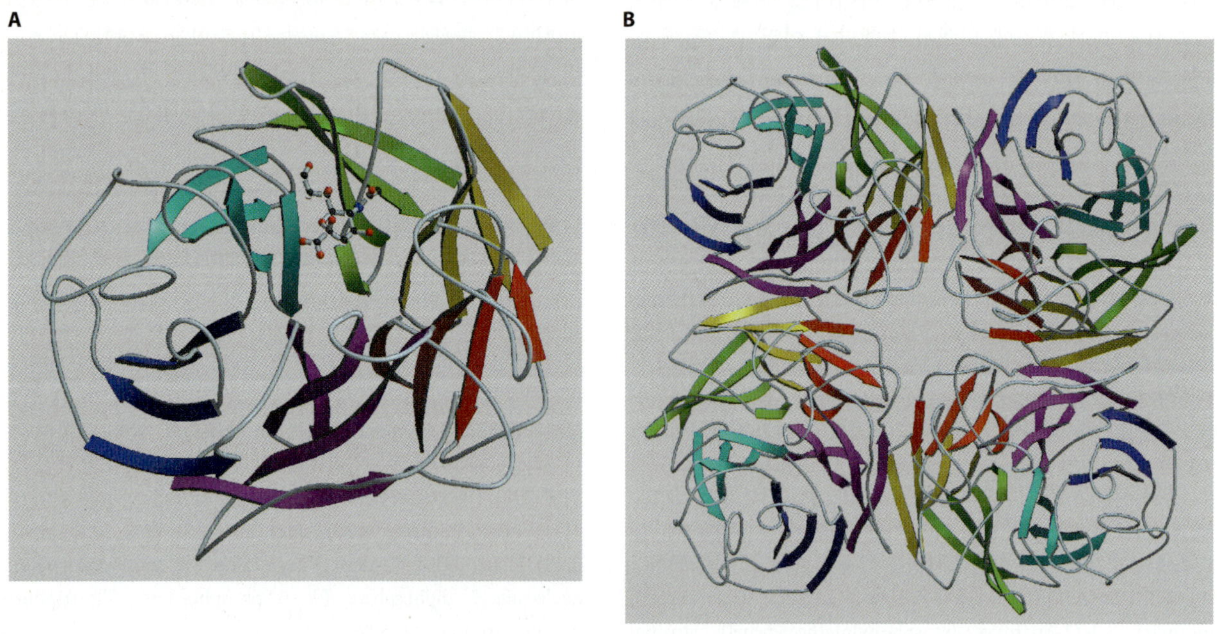

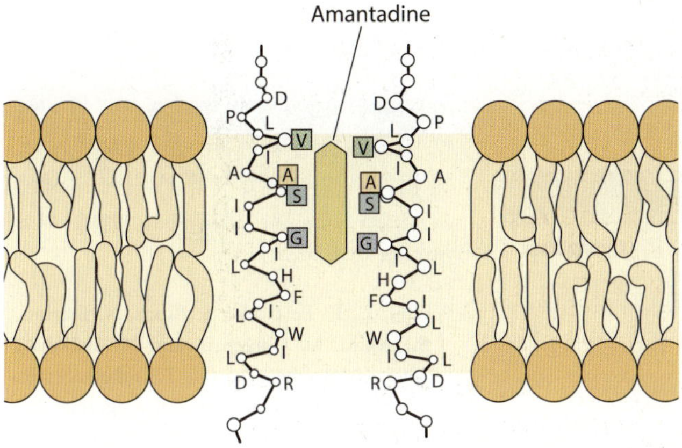

그림 9.11 Influenza A virus M2 이온채널의 막관통 도메인과 아만타딘의 상호작용. 낮은 농도의 아만타딘(amantadine)은 감염된 세포에서 바이러스가 암호화하는 M2 이온채널의 활성을 차단함으로써 항바이러스 효과를 나타낸다. M2 단백질은 4개의 소단위체 중앙부분에 물분자 통로가 있는 4합체이다. 여러 종류의 아만타딘-내성 돌연변이 주로 변하게 되는 단일 아미노산 변화 네 곳의 위치가 상자로 표시되어 있다. 지질이중층 내의 M2 4합체에서 대각선 방향으로 위치한 두 α-나선구조와 아만타딘의 상호작용이 그림에 나타나 있다. Adapted from A. J. Hay, *Semin. Virol.* **3**:21-30, 1992. with permission. For new data, see D. A. Steinhauer and J. J. Skehel, *Annu. Rev. Genet.* **36**:305-332, 202.

발현을 소설한다. 주목할 만한 점은, miR-122 발현이 억제되면 혈액 내 콜레스테롤 수치가 감소될 뿐 아니라 HCV 감염이 안 된다. 이 바이러스의 억제 메커니즘은 아직 밝혀지지 않았다. 그럼에도 불구하고 이런 현상은 소형 RNA 분자들이 항바이러스제의 표적이 될 수 있다는 것을 보여준다.

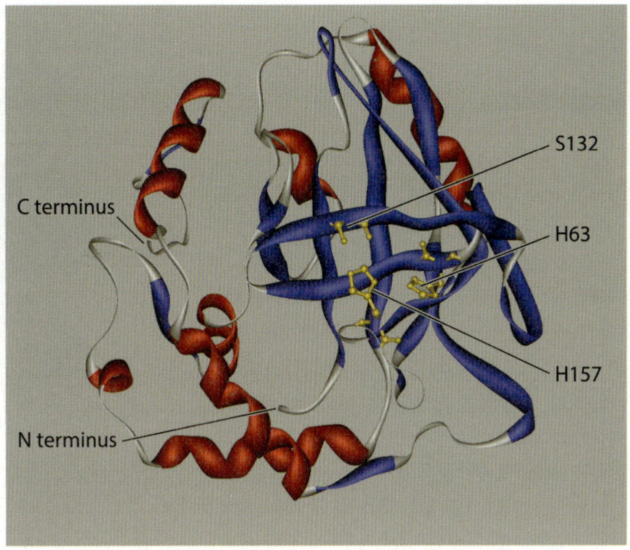

그림 9.12 Human cytomegalovirus의 단백질 분해효소. β-병풍구조는 푸른색 리본으로, α-나선구조는 붉은색으로, 연결 루프는 각 흰색으로 표시되어 있다. 활성 부위의 잔기들(세린 132, 히스티딘 63 및 157)은 노란색으로 표시되어 있다. 아미노 말단과 카르복시 말단도 표시하였다. Adapted from L. Tong et al., *Nature* **383**:272-275, 1996, with permission.

항바이러스 유전자 치료법 및 우세한 억제제들

1988년에 과학자들은 HSV-1의 변형된 VP16 단백질을 생산하는 세포주를 만들었다. 이 세포는 HSV 1형 감염에 높은 저항성을 보였다. VP16 유선사에 돌연변이가 발생한 경우 이 단백질은 우성음성 표현형(dominant-negative phenotype)을 나타내었다. 즉, 이 변형된 단백질은 정상적인 VP16 단백질의 기능을 방해했다. 변형된 VP16 단백질을 합성하는 유전자이식 마우스도 역시 HSV-1 감염에 내성을 나타내었다. 유전학적으로 볼 때 우

그림 9.13 Hepatitis C virus의 폴리프로틴은 여러 단백질 분해효소에 의하여 절단된다. Hepatitis C virus는 (+)가닥 RNA 유전체를 갖고 있는 인간 flavivirus이다. 이 바이러스 단백질은 폴리프로틴(polyprotein)으로 번역되는 한 개의 커다란 열린번역틀(ORF)에 암호화되어 있다. 폴리프로틴은 세포 및 바이러스 단백질 분해효소에 의해 가공, 유리되어 바이러스 단백질로 쓰이게 된다. 폴리프로틴 위에 나타낸 번호는 각 바이러스 단백질 분자들의 시작을 표시하는 아미노산 순서를 나타낸다. 마지막 번호 3010은 폴리프로틴의 C-말단 아미노산을 나타낸다. 해당 단백질 분해효소들과 각자의 절단부위는 화살표로 표시되어 있다. 신호펩티드분해효소(signal peptidase)는 소포체에 위치한 숙주 효소로서 막단백질에서 신호 펩티드를 절단한다. 빨간색 열린 화살표와 빨간색 점선은 비효율적으로 처리되었거나 아직 연구가 부족한 절단 부위를 나타낸다. 바이러스 금속단백질 분해효소(metalloprotease)는 NS2와 NS3의 아미노-말단 도메인을 구성하는 자가단백질 분해효소(autoprotease)이다. 바이러스성 세린-타입 단백질 분해효소는 NS4에 결합된 NS3 단백질 분자이며 바이러스 입자의 조립에 필수적이다.

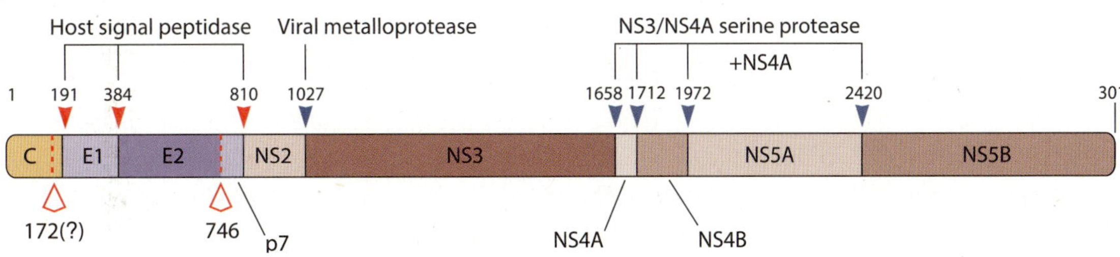

BOX 9.4 DISCUSSION

약물의 표적이 되는 내재적 방어 수용체

최근 연구들은 Toll-유사 수용체(Tlr3)가 influenza virus 감염에 대한 심각한 "사이토카인 폭풍(cytokine storm)" 반응에 중요한 역할을 하는 것으로 보고하고 있다. Tlr3은 기관지 및 폐포의 상피세포에서 많이 발현되며, influenza A virus에 감염되었을 때 과발현된다. 결과적으로, Tlr3가 바이러스 RNA와 교전할 때 유발되는 정상 위험 신호(the normal danger signal)가 증폭된다. 염증반응에서 중심이 되는 매개물질은 IL-8, Rantes, IL-6, 인터페론 등이다. 그리고 세포 표면 부착 단백질인 Icam-1의 발현이 증가된다. Tlr3(Tlr7 혹은 Tlr8가 아닌)을 확인하는 중요한 실험

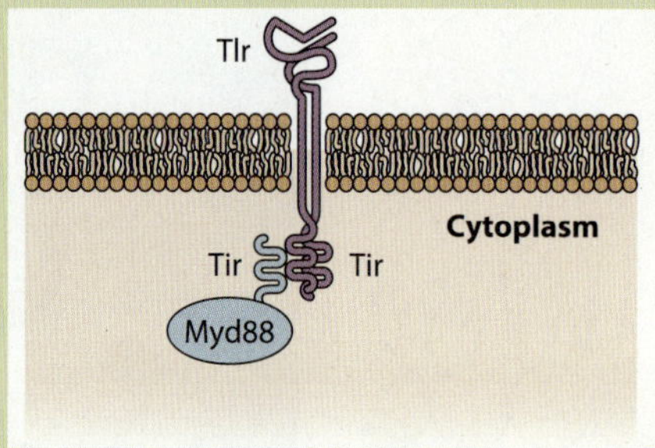

이 있었는데, Tlr3 녹아웃 마우스에 influenza A virus를 감염시켰더니 녹아웃 마우스는 살고 야생형 마우스는 과도한 염증반응으로 죽었다. Tlr 단백질은 광범위한 적용이 가능하기 때문에 치료를 위한 좋은 표적이 될 것이다. Tlr의 기능을 막을 수 있는 소형 분자 억제제를 디자인한다면, 몇몇 바이러스 감염에서 나타나는 과도한 염증반응의 위험을 최소화할 수 있을 것이다.

Guillot, L., R. Le Goffic, S. Bloch, N. Escriou, S. Akira, M. Chiganrd, and M. Si-Hahar. 2005. Involvement of the Toll-like receptor 3 in the immune response of lung epithelial celss to double-stranded RNA and influenza virus, *J. Biol. Chem.* **280**:5571-5580.

성음성 돌연변이가 새로운 것은 아니었지만 바이러스의 변형된 단백질을 감염으로부터 동물을 보호하는 데 사용할 수 있다는 아이디어가 획기적이었다. 항바이러스제 개발을 위한 이러한 창의적인 전략의 실행과정이 Box 9.5에 나타나 있다.

감염된 세포 내에서 바이러스 증식을 차단하는 유전자 생성물을 자연으로부터 얻거나 실험실에서 만들어 낼 수 있으며 이들 중 몇 가지는 성능 좋은 항바이러스제가 될 수도 있을 것이다. 예를 들어, RNA-결합 단백질, DNA-결합 단백질, 리보자임(ribozymes), 또는 안티센스 올리고뉴클레오티드 등에서 가능성을 찾을 수도 있다. 표적 도메인과 킬러 도메인으로 구성된 하이브리드 단백질을 이용하는 방법도 있다. 표적 도메인이 바이러스가 감염된 세포로 킬러 도메인을 이끌고 가는 전략이다. 예를 들어, 바이러스 캡시드 단백질(표적 도메인)과 융합시킨 핵산분해효소(킬러 도메인)가 비리온 조립 과정 중에 끼어 들어가면 바이러스 유전체가 분해되어 바이러스 증식을 차단한다는 개념이다. 감염된 세포 표면에 발현되는 바이러스 단백질과 결합하는 항체에 독소를 융합시키는 전략도 있다. 이렇게 제작된 하이브리드 단백질이 수용체-매개 세포내섭취 작용에 의해서 흡수되면, 감염된 세포를 죽일 수 있다.

우성음성 돌연변이 및 킬러 혹은 자살 분자들의 효과는 세포배양 시스템을 사용하여 입증되었다; 사실, 유전자치료라는 최근의 전략 범주에는 모두 언급하기 힘들 정도로 많은 내용이 있다. 이러한 접근법들이 분자바이러스학자들의 꿈에 가까이 가게 해 주기도 하지만, 실질적으로도 질병의 치료에 유용할지는 미지수이다. 이러한 화합물이나 접근 전략이 흥미로운 리드들을 제공해 주기는 하지만 동시에 기존의 항바이러스 리드 화합물들과 유사한 난관에 부딪히게 된다(표 9.2).

항바이러스 약제 내성

바이러스 복제가 매우 효율적이지만 중간 정도 내지는 높은 빈도의 돌연변이가 발생하기 때문에 항바이러스제에 대한 내성(antiviral drug resistance) 출현은 당연한 것이기도 하다. 약제 내성은 지속감염에 의한 장기 치료 시에 특히 문제가 된다. 현재까지 제조된 각각의 항바이러스제 마다 내성을 가지는 돌연변이 바이러스가 임상에서 발견되고 있다. 이처럼 당혹스러운 상황이 발생하는 이유는 개발된 항바이러스제의 수가 적기 때문이다. 약제 내성 돌연변이는 돌연변이주에 감염된 환자의 치료 실패 원인이 되므로 위험하며, 내성 돌연변이 바이러스에 노출 될 수 있는 집단에게는 잠재적인 위험이 된다. 그러나 내성에 대한 유전학적 분석은 항바이러스 메커니즘에 관한 강력한 정보를 제공해 주며, 이러한 문제를 해결할 새로운 전략을 강화할 수도 있다.

HSV의 아시클로비어-내성 돌연변이종은 복제 과정에서 자연적으로 발생하여 이후 약물 노출로 인하여 선택된다. 내성을 부여하는 돌연변이의 주요 원인은 바이러스 티미딘 키나제 유전자에 변화가 생겨 키나제 기능이 불활성 상태로 변하는 것이다. 이 결과로부터 티미딘 키나제가 약물작용에 있어 중요한 역할을 담당하고 있음을 짐작할 수 있다. 배양세포에서 HSV를 배양할 때는 티미딘 키나제가 필요하지 않으므로 돌연변이 바이러스를 확인하는 과정은 간단하다. 아시클로비어-내성을 유도하는 또 다른 돌연변이들은 티미딘 키나제 유전자가 아닌 바이러스 DNA 중합효소 유전자에 발생하기도 한다. 이 변형된 중합효소는 인산화된 약물을 DNA에 끼워 넣는 능력이 떨어진다. 이와 유사한 형태의 내성이 VZV에 사용되는 뉴클레오시드 유도체 억제제에서도 보고된 적이 있다.

BOX 9.5 EXPERIMENTS

RNA 바이러스 복제에 대한 트랜스-우성 억제

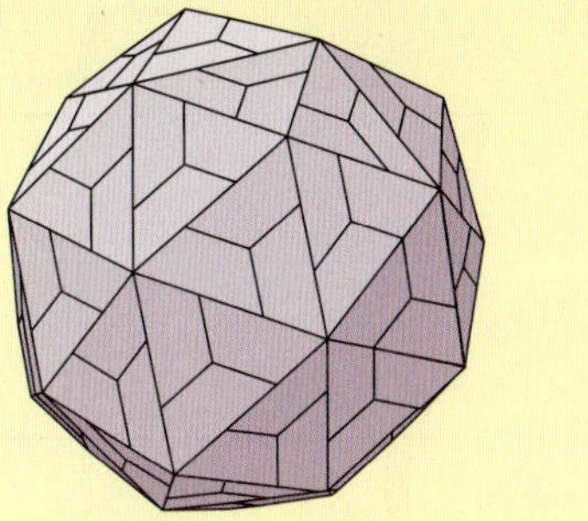

오류가 생기기 쉬운 RNA 바이러스 유전체의 복제에서는 복제가 일어날 때마다 많은 돌연변이가 생성된다. 한 개체의 바이러스에 의해 시작된 감염은 단 하나의 감염세포 내에서도 빠르게 다양화된다. 결과적으로, 생존에 유리한 돌연변이 자손의 유전체는 수백 수천의 유전체로 복제될 수 있다. 다른 유전체를 돕거나 또는 방해할 수 있는, 변형된 유전자 산물을 상상해 볼 수 있을 것이다. 마찬가지로, 돌연변이를 가지고 있는 유전체에게만 선택의 이점을 제공하는 돌연변이를 상상할 수도 있다. 흥미롭게도, 선택 이점을 얻지 못한 돌연변이 유전체이면서도 때때로 전체집단의 복제를 간섭할 수 있다.

Poliovirus 유전체를 체계적으로 선별한 결과, 네 가지의 우성 돌연변이들이 확인되었다. 캡시드와 중합효소를 코딩하는 부위에 돌연변이가 생긴 대립유전자(alleles)들이 우세하였는데, 아마도 그 단백질들이 소중합체를 구성하는 특성을 갖기 때문일 것이다. RNA 합성 개시에 필요한 RNA 구성요소에 있는 대립유전자 또한 우세하였는데, 이는 RNA 생성에 실패한 프라이머-중간산물들이 정상적 개시를 방해하기 때문일 것이다. 단백질 분해효소 2A의 코딩 부위에 돌연변이들도 우성이었으며, 이는 아마도 단백질 분해효소의 분자 내 활성(intramolecular activity)이 독성 물질을 생성하기 때문일 것이다.

연구자들은 이러한 바이러스 유전자 생산물이 훌륭한 약물 표적이 될 것이라 주장한다. 왜냐하면, 약제감수성(drug-sensitive) 바이러스가 약제내성 변이주보다 우세하기 때문이다. 이러한 아이디어를 지지해 주는 증거로서, 캡시드에 결합하는 항바이러스제에 내성을 지니는 바이러스 돌연변이체의 성장이 약제감수성 바이러스가 존재할 때는 억제되는 것을 들 수 있다.

Crowder, S, and K. Kikkegaard. 2005. Transdominant inhibition of RNA viral repliciaiton can slow growth of drug-resistiant viruses. *Nat. Genet.* **37**:701-709.

아시클로비어 치료 후에 나타나는 티미딘 키나제 돌연변이는 임상에서 중요하다. 이러한 돌연변이 바이러스는 실험동물의 중추신경계에 침투하여 복제하는 능력이 현저히 떨어졌으나, AIDS 환자에게는 치명적 감염을 일으킬 수 있다. 이러한 변이 종은 확산성 질병을 일으킬 수도 있고, 어떤 경우에는 동일한 항바이러스 메커니즘을 갖는 다른 뉴클레오시드 유도체에 내성을 나타내기도 한다. 아시클로비어-내성 DNA 중합효소 돌연변이 바이러스들은 포스카넷에 대해서도 내성을 지니는 경우가 많고, 그렇게 되면 마땅한 대처방안이 없기 때문에 큰 문제가 된다.

Human Immunodeficiency Virus와 후천성 면역결핍증(AIDS)

1980년대에 AIDS가 HIV에 의한 것임이 알려지면서 항바이러스 신약개발에 전례 없는 집중 투자가 이루어지게 되었다. 6장에서 소개했듯이, 첫 번째 신약은 바이러스 역전사효소에 작용하는 것이었다. 그 전략은 herpesvirus 복제와 종양세포를 차단하는 것으로 알려진 뉴클레오시드 유도체를 이용하는 것이었다. 연구자들은 바이러스 생활사의 여러 단계를 면밀히 조사하여 추가로 수많은 표적을 찾아냈다(그림 9.14). 그 결과 새로운 뉴클레오시드 억제제뿐만 아니라, 비(非)뉴클레오시드 억제제와 강력한 단백질 분해효소 억제제(protease inhibitors)까지도 치료에 사용되게 되었다. 1997년 고활성 항레트로바이러스 치료법(HAART)이라고 알려진 프로토콜이 발간되었으며, 이 억제제들을 조합하여 환자치료에 공격적으로 이용한다는 내용도 실려 있었다. 또한 과학자들은 바이러스-세포 상호작용(예, 부착, 융합, 침투), 바이러스 DNA의 통합, 그리고 뉴클레오캡시드 조립 등 바이러스 생활사의 특정 단계에 적용되는 보다 많은 수의 화합물을 찾아내고 있다. 2007년 현재, HIV 감염을 치료하기 위해 20종 이상의 약물을 사용할 수 있게 되었으며 이들은 세 가지 유형의 서로 다른 메커니즘을 표적으로 하고 있다(Box 9.6).

항-HIV 약제

뉴클레오시드 유사체

AZT, 혹은 지도부딘(zidovudine)은 처음으로 허가된 약물이다(그림 9.9). 이 약물은 항바이러스 화합물이 아닌 항종양세포 화합물(antitumor cell compounds)을 검색하던 중에 발견되었다. 바이러스 키나제에 의해 인산화되는 아시클로비어와 달리, AZT는 세포 효소에 의해서 활성형으로 인산화된다(그림 9.10). 인산화된 AZT는 아시클로비어처럼 DNA 속으로 들어가서 사슬 종결자로서 작용한다. 인산화된 AZT는 대부분의 세포 중합효소에게 좋은 기질이 아니지만 바이러스 역전사효소의 도움을 받아 바이러스 유전체의 DNA 사본 속으로 끼어 들어간다. 이 약물의 상대적인 선택성은 바이러스가 그 약물에 처음 마주치고 고농도로 노출될 수 있는 세포질에서 역전사가 이루어진다는 사실에 있다. AZT 1인산염은 뉴클레오시드 3인산염으로 바뀌는 과정에서 티미딘 1인산염(thymidine monophosphate: TMP)과 경쟁하게 되는데, 이 때문에 AZT가 존재하면 세포

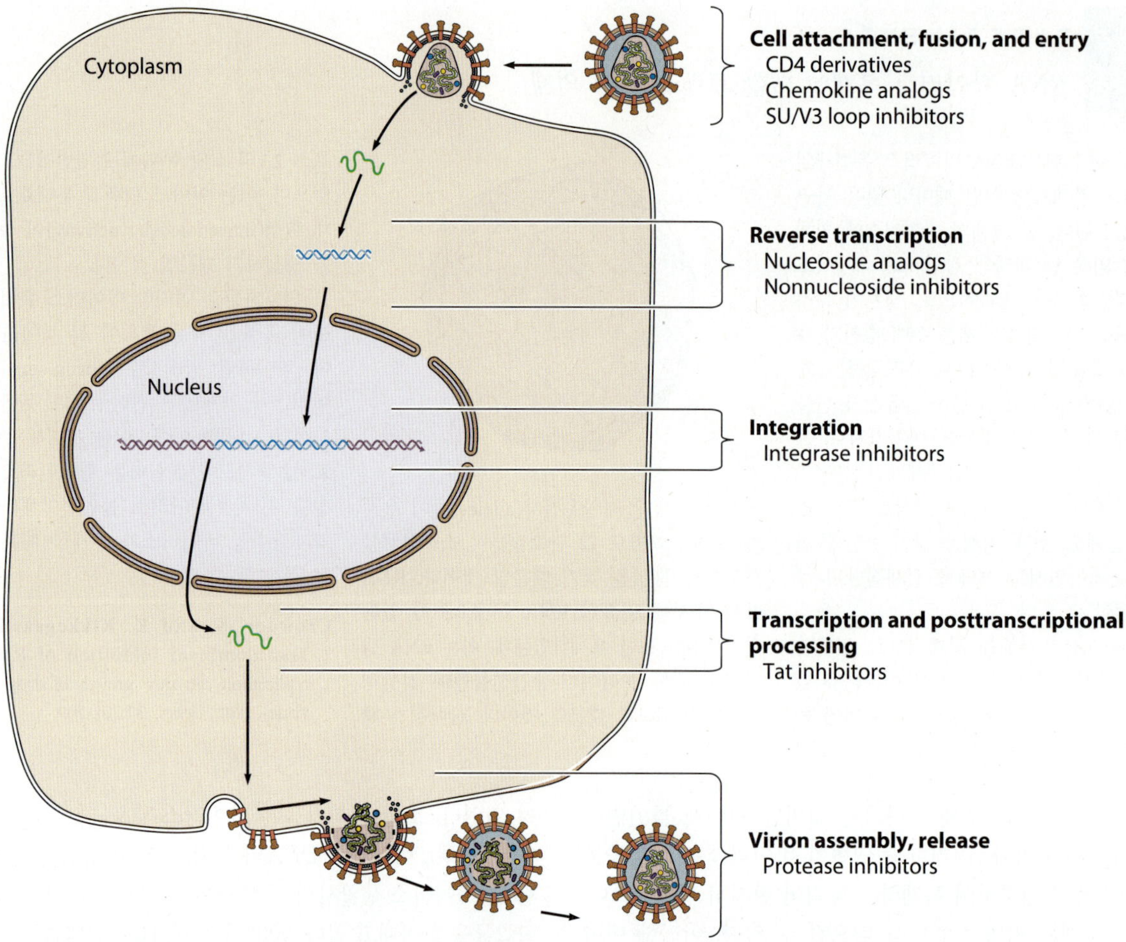

그림 9.14 Human immunodeficiency virus의 주요 복제 단계. HIV 생활사 중, 항바이러스제의 표적 가능성이 높은 다섯 단계가 표시되어 있다. 각 단계에 해당되는, 밝혀진 혹은 가설의 억제 화합물들이 적혀 있다. Adapted from D. D. Richman et al., *Clinical Virology* (Churchill Livingstone, New York, NY, 1997), with permission.

내부에서 리보실티민 5′-3인산(ribosylthymine 5′-triphosphate, TTP)의 결핍 현상이 나타난다. 그러므로 AZT는 아시클로비어에 비해 선택성이 훨씬 적고 부작용이 많다. AZT는 경구 투여를 할 수 있고 빠르게 흡수되지만 간의 글루쿠로닌화 효소(glucuronidation enzyme)에 의해 빨리 분해되므로 환자 체내에서의 실질적인 반감기는 대략 1시간 정도이다. 환자들이 필요로 하는 항바이러스 능력을 유지하기 위해서는 하루에 2-3회 약을 먹어야 한다. 병이 심각한 경우에는 AZT를 혈관으로 투여할 수 있다. 항바이러스제가 체내에서 적정 농도를 유지하지 못할 경우, 내성 돌연변이종이 발생할 수 있기 때문에 반감기가 짧으면 문제가 된다. AZT는 감염환자의 CD4$^+$ T세포의 수를 증가시키면서 그다지 크지 않은 일시적인 효과를 낼 수 있다. 주사침에 찔리는(자상) 사고 시의 예방치료 목적이나 HIV에 감염된 산모 및 산모에게서 출생하는 신생아의 감염을 예방하기 위한 치료에는 효과적이다.

장기간 복용해야 할 경우에 AZT 독성에 주의해야 한다. AZT 치료는 골수 손상을 초래할 수 있으며, 그 결과 호중구(neutrophils)의 수를 감소시키게 된다. 이러한 문제에 대처하기 위해서는 다수의 수혈이 필요하다. AZT로 인한 근육쇠약, 구역질, 그리고 심각한 두통 같은 정도는 견디어 내어야 할 부작용들이다. 이러한 문제점에도 불구하고, 이 약물이 광범위하게 사용되었던 이유는 최근까지만 해도 다른 대안이 없었기 때문이다.

그러나 많은 노력으로 AZT의 대안을 찾는 데 성공했다. 주목할 만한 사실은 AZT-내성 돌연변이 바이러스에 효과가 있는 역전사효소 억제제를 찾았다는 것이다. 지금은 치료효과가 있는 여러 가지 뉴클레오시드 유도체를 이용할 수 있다(그림 9.9).

역전사효소의 비뉴클레오시드 억제제

바이러스 역전사효소에 대한 비(非)뉴클레오시드 억제제는 그 효소의 뉴클레오티드 결합 부위에 결합하지 않는다(그림 9.15). 예를 들면 네비라핀(nevirapine)과 TIBO(tetrahydroimidazobenzodiazepinone) 클래스에 속하는 화합물이 있다. 초기에 이 약물들은 뉴클레오시드 유사 억제제를 보완해 줄 것이라는 희망을 주었으나 내성 돌연변이가 빠르게 발생하여 기대가 줄어 들었다. 역전사효소에 대한 효과적인 억제제라고 하더라도, 효소의 결합부위를 구성하는 7개 잔기 중 어느 하나에

BOX 9.6 DISCUSSION

영웅적인 노력: 19종의 신약, 3개의 표적, 9개의 회사, 그리고 15년

1980년대 HIV가 처음 확인되고, 감염된 모든 사람이 죽음을 맞이하던 때에 과학계와 의학계가 직면했던 고통을 잊어서는 안 된다. 의학사상 그러한 감염은 본 적이 없었고 신약개발자들은 retrovirus에 대항할 어떠한 치료제도 갖지 못한 상태였다. 실제로, lentivirus를 접해 본 과학자도 거의 없었다. 그러나 아래 표에 나타난 것처럼, 그러한 사태를 겪은 지 15년이 지나는 동안 엄청난 성과가 있었으며, 이를 위해서 시간과 비용과 선례가 없는 협동연구가 필요했다.

작용 표적	일반명	상표명	제조사	승인연도
뉴클레오시드 역전사효소 억제제	Zidovundinfe (AZT, ZDV)	Retrovir	GlaxoSmithKline	1987
	Didanosin (ddI)	Videx	Bristol-Myers Squibb	1991
	Zalcitabine (ddC)	Hivid	Roche	1992
	Stavudine (d4T)	Zerit	Bristol-Myers Szuibb	1994
	Lamivudine (3TC)	Epivir	GlaxoSmithKline	1995
	AZT/3TC	Combivir	GlaxoSmithKline	1997
	Abacavir (ABC)	Ziagen	GlaxoSmithKline	1998
	AZT/3TC/ABC	Trizivir	GlaxoSmithKline	2000
	Tenofovir (TDF)	Viredad	Gilead	2001
	Nevirapine	Viramune	Roxane	1996
뉴클레오시드 역전사효소 억제제	Delavirdine	Rescriptor	Agrouron	1997
	Efavirenz	sustiva	Dupont	1998
	Saquinavir (hard gel)	Invirase	Roche	1995
	Saquinavir (soft gel)	Fortovase	Roche	1997
	Ritonavir	Norvir	Abbott	1996
	Indinavir	Crixivan	Merck	1996
단백질 분해효소 억제제	Nelfinavir	Viracept	Agouron	1997
	Amprenavir	Agenerase	GlaxoSmithKline	1999
	Lopinavir/ritonavir	Kalerta	Abbott	2000
총계				
세 개의 효소 표적	**16 고유 화합물**	**19 승인 약물**	**9 제조사**	**15년**

서라도 치환이 일어나면 내성이 생기게 된다. 내성 돌연변이가 빠르게 발생하기 때문에 비뉴클레오시드 억제제 단독으로는 AIDS 치료에 사용할 수 없다. 그러나 AZT와 병행하여 사용한다면 네비라핀은 신생아의 감염을 예방하기 위해 출산 전 임산부의 치료에 사용할 수 있다. 이 방법은 개발도상국에서 선호되는 치료법이며 또한 병합요법(combination therapy)에서 가치가 증명되었다.

단백질 분해효소 억제제

HIV 단백질 분해효소(protease)는 *pol* 유전자에 암호화되어 있다. 이 효소는 성숙하고 감염성이 있는 바이러스입자를 만드는 데 반드시 필요하다. 이 효소는 Gag-Pol 폴리프로틴(polyprotein) 전구체에서 스스로 떨어져 나온 다음, 다시 추가적으로 Gag-Pol의 7군데를 더 자른다. 이 과정에서 9개의 단백질과 3개의 효소가 만들어진다. 활성이 있는 단백질 분해효소는 많은 재조합 미생물에서 다량 생산되고 있으며, 심지어 화학적으로도 합성되고 있다. 단백질 분해효소는 원자수준에서 연구되어 결정화 구조까지 알아낸 첫 번째 HIV 효소이다(그림 9.5). 활성이 있는 효소는 99-아미노산으로 이루어진 작은 이합체성 아스파르틸 단백질 분해효소(dimeric aspartyl protease)이며 레닌(rennin) 및 펩신과 유사하다. Gag-Pol에 있는 7곳의 절단 부위는 비슷하지만 동일하지는 않다. 단백질 분해효소 억제제를 찾기 위한 연구 초기에, 그 효소가 어떤 방법으로 절단 위치를 인식하여 자르느냐를 알 필요가 있었다. 이 연구 과정에서 얻어진 중요한 발견은 그 효소가 용액 속에서 소형 펩티드 기질을 인식하고 자를 수 있다는 것이다. 그 다음에는 활성부위가 7개의 아미노산을 수용할 만큼 크다는 것을 알게 되었다. 펩티드 결합과 단백질 분해효소 활성 사이의 함수는 7개 절단부위를 다양하게 변화시킨 합성 펩티드를 분석하여 결정되었다. 첫 번째 억제제 리드는 펩티드 모방제제(peptidomimetics)였다. 이 모방제제들

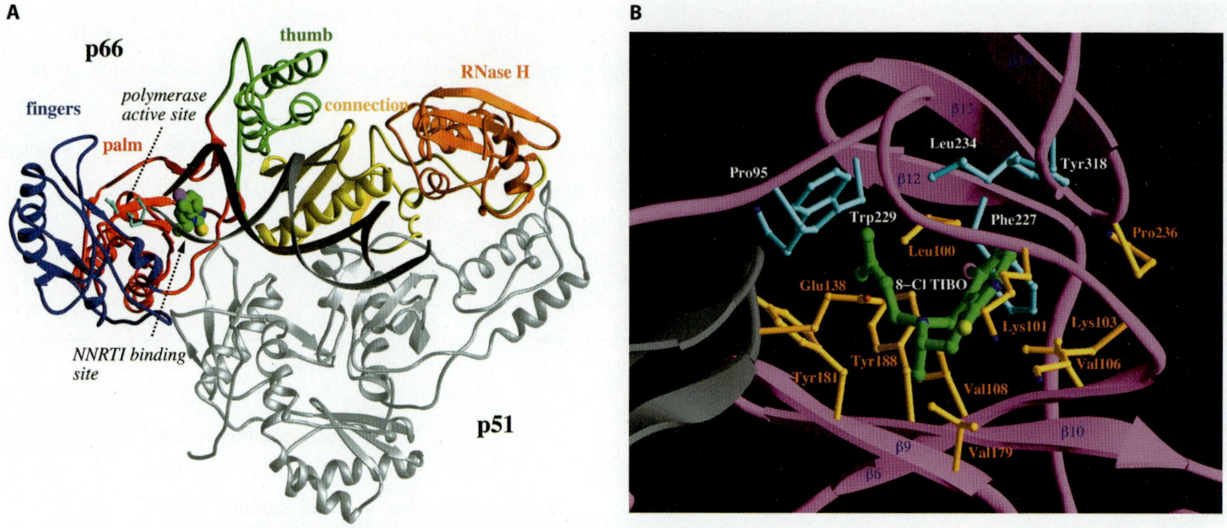

그림 9.15 중합효소 활성부위 및 역전사효소 억제제 결합부위를 표시한 HIV-1형 역전사효소의 구조. (**A**) 이중가닥 DNA 주형-프라이머에 결합되어 있는 역전사효소 p66-p51 이형이합체의 구조를 통하여 중합효소 활성부위 및 비(非)뉴클레오시드 역전사효소 억제제(nonnucleoside reverse transcriptase inhibitors, NNRTIs)의 결합 위치를 보여준다. Data from A. Jacobo-Molina et al. Proc. Natl Acad. Sci USA 90:6320-6324, 1993. (**B**) 역전사효소(녹색 분자)에 결합된 CLTIBO(원형의 NNRTI; 녹색)의 구조. 약제내성 돌연변이 부위에 해당하는 아미노산 곁사슬은 주황색으로 나타내었다; 청록색의 곁사슬을 가진 부위는 NNRTI-내성 돌연변이가 발견된 적이 없는 부위이다. Data from J. Ding et al., *Nat. Struct. Biol.* **2**:407-415, 1995. Courtesy of K. Das and E. Arnol, Center fro Advanced Biotechnolgy and Medicine, Rutgers University.

은 고혈압에 관련된 효소인 사람의 레닌과 같은 또 다른 아스파르틸 단백질 분해효소 억제제를 본떠서 만들어졌다(그림 9.16). 새롭게 설계된 메커니즘-기반 및 구조-기반 억제제를 대상으로 하여 선별한 결과, 해당 단백질 분해효소를 억제하는 여러 가지 강력한 펩티드 모방 억제제가 만들어졌다(Box 9.7).

통합효소(Integrase)

통합효소 단백질은 생화학적, 구조적 자료를 이용할 수 있기 때문에 매우 매력적이다. 통합효소가 없으면, 바이러스 DNA는 숙주의 유전체에 삽입될 수 없다. 삽입되지 못하면 바이러스 유전체는 분열 중인 세포에서 효과적으로 발현되지도 못하고 증식할 수도 없다. 여러 회사들이 리드 화합물을 분석하여, 억제제와 결합된 통합효소의 구조에 기초하여 논리적인 설계 프로그램을 진행하고 있다. 랄테그라비어(Raltegravir: Isentress)라는 약물 한 종이 2007년 후반에 승인되었다. 현재 나와 있는 모든 통합효소 억제제는 프로바이러스 DNA와 숙주 유전체 사이의 연결 단계(joining step)을 겨냥한다(제I권의 그림 7.16). 이 억제제는 DNA-단백질 중간체를 고정시켜서 반응이 완결될 수 없게 만든다.

융합과 진입의 억제제

바이러스 입자의 부착을 차단하는 몇몇 중화항체는 SU 단백질의 V 도메인(variable domain, V3 loop)과 결합한다(제I권의 그림 5.5). 다양한 천연 혹은 합성 분자들이 V3 루프의 활동을 방해한다. 이러한 화합물에는 특이 항체 및 덱스트란 황산염(dextran sulfate)과 수라민(suramin) 같은 다중황산염이나 다가음이온(polyanionic)이 포함되어 있다. 이 화합물들은 항바이러스 물질을 찾는 초기에 발견되었으나, 항응고작용과 같은 부작용 때문에 폐기되었다. SU-CD4 수용체 상호작용에 대한 억제제(예, 경쟁적 억제제로 작용할 것으로 예상한 "수용성 CD4")를 개발하기 위하여 많은 노력을 기울였으나, 이러한 전략을 사용해서 찾아낸 항바이러스제는 없었다. 이러한 실패의 이유는 부분적으로 바이러스 입자 표면의 SU 농도가 높을 뿐만 아니라 감염된 개체 속 확산에 또 다른 메커니즘이 있었기 때문이기도 했다.

Env 억제제에 관한 초기연구는 실패했지만 이 연구과정에서 어떤 식으로 바이러스가 세포 안으로 침투하는지에 관해 많은 부분을 알게 되었고, 이런 과정 속에서 다른 표적들에 초점을 맞추게 되었다. 예를 들면, 중화항체에 내성을 가진 돌연변이 바이러스의 경우 V3 루프에 돌연변이가 모여 있음에도 불구하고 바이러스-세포 융합에는 영향을 주지 않는다는 점은 매우 흥미로운 발견이었다. 이 결과로 CD4-V3 상호작용이 침투와는 관련이 없음을 알게 되었다. 제I권의 5장에서 서술한 대로 비리온 침투는 다단계 과정으로서, 표적세포는 CD4뿐만 아니라 대식세포의 CCr5, T세포의 CXCr4와 같은 케모카인 수용체들이다. 케모카인 수용체는 매력적인 표적이다. CCr5 같은 수용체에 돌연변이가 일어나 동형접합체(homozygote)를 가진 개체는 감염에 대한 부분적 내성을 지니며 병 증상도 보이지 않

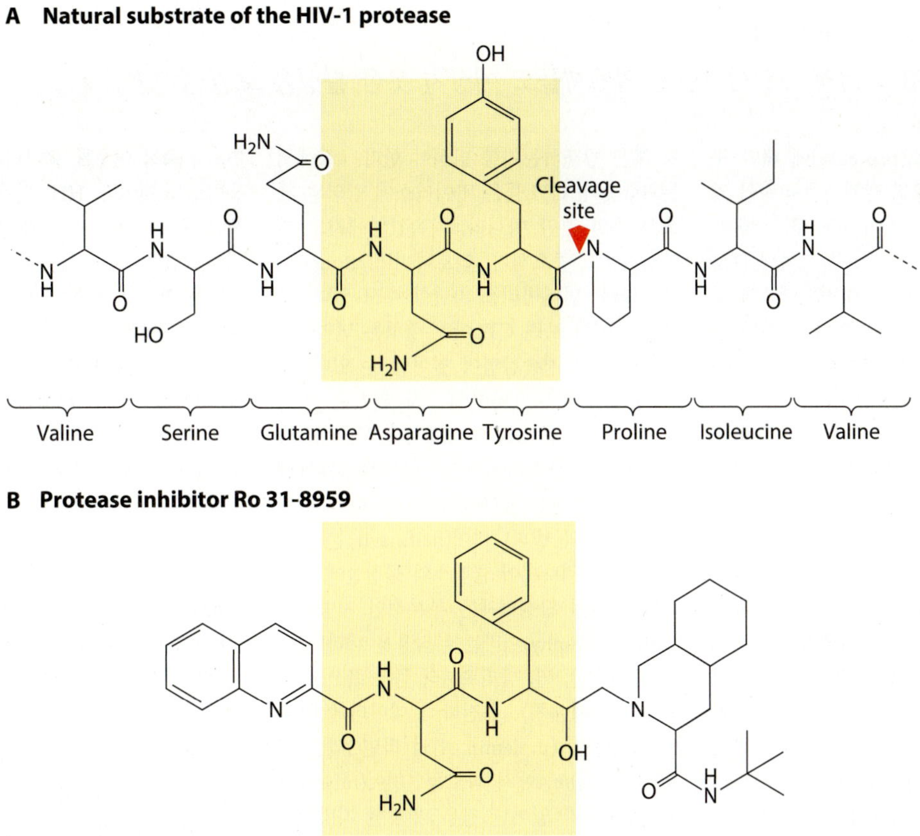

그림 9.16 HIV 단백질 분해효소의 자연적인 절단부위와 펩티드모방 단백질 분해효소 억제제의 비교. (**A**) Gag-Pol 폴리프로틴의 절단부위 중 한 곳을 구성하는 8개 아미노산의 화학적 구조. 티로신과 프롤린 잔기 사이에 있는 절단부위는 빨간색 화살표로 표시되어 있다. (**B**) Roche 사에서 만든 펩티드모방 억제제(Ro31-8959)의 화학 구조. 구조적 유사성을 연노랑 박스 안에 나타냈다. Adapted from D. R. Harper, *Molecular Virology*(Bios Scientific Publishters Ltd., Oxford, United Kingdom, 1994), with permission.

기 때문이다. 최근 연구에 의하면, CCr5 케모카인 수용체에 돌연변이가 일어난 개체들은 AIDS 진행이 2~4년 늦춰진다는 것을 보여주었다. 오랜 기간 혹은 무기한으로 AIDS의 발병을 늦출 수 있는 안전한 케모카인 수용체 길항제(antagonist)를 개발하는 것이 가능할지도 모른다.

SU의 V3 루프가 케모카인 수용체와 상호작용하면, 평소에는 묻혀 있던 SU 염기서열이 노출되면서 막융합이 일어난다고 알려져 있다. 이처럼 일시적으로 노출되는 표면이 항바이러스제에게 좋은 표적이 된다. T20으로 알려진 36-아미노산 합성 펩티드는 SU의 두 번째 7개 아미노산반복(heptad repeat)으로부터 유도되었다. 이들은 일시적으로 형성되는 삼중가닥의 꼬인 코일구조(triple-stranded coiled coil) 표면의 노출된 홈(grooves)에 결합하여 융합에 필요한 SU가 융합에 적당한 활성 형태로 변하는 것을 막아준다. T20 (enfuvirtide)는 이러한 작용 방식으로 허용된 첫 번째 약물이었다. 엔퓨비어타이드(enfuvirtide)는 펩티드의 일종이며 약물로 개발하기 어려웠다. 대규모 합성은 비용이 많이 들었으며 환자들은 그 약물을 자신에게 주사하기 위해서 스스로 펩티드 혼합물(peptide formulation)을 준비해야 했다. 그럼에도 불구하고 이 약물은 혈액 내 HIV의 양을 줄여주는 작용이 탁월하다.

지속감염의 치료 및 약제 내성의 출현

문제의 핵심

HIV로 대표되는 지발성(slow onset) 감염은 첫 감염 후 수년에서 수십 년간 증상이 없는 기간을 갖는 특징이 있다(제I권의 5장과 6장 참조). 초기에는 이런 증상이 없는 기간은 바이러스 복제가 일어나지 않는 조용한 기간이라고 생각했으며 안타깝게도 이 시기를 잠복기라고 불렀다. 지금은 잠복기 동안에도 광범위한 바이러스 복제가 계속 되고 있음을 알고 있으며 이런 집요한 복제가 항바이러스 치료에 있어서 핵심적인 걸림돌이 된다.

가장 중요한 변수들

감염인의 $CD4^+$ T세포 중 약 0.1%는 무증상 기간 중에도 HIV를 복제하고 있으며, 전체 $CD4^+$ T세포의 10%가 바이러스 핵산을 지니고 있다. 혈액에서 검출되는 HIV RNA의 지속

BOX 9.7 EXPERIMENTS

고도로 특이적으로 디자인된 억제제들도 예상치 못한 활성을 보일 수 있다.

HIV 단백질 분해효소(protease)에 대한 구조-기반 억제제의 개발과 발견은 논리적인 약물 디자인의 승리로 일컬어진다. 구조생물학과 분자바이러스학 덕분에 고활성 항레트로바이러스 요법(HAART)의 기반인 단백질 분해효소 억제제를 만들 수 있었다. 그러나 단백질 분해효소 억제제를 복용하는 환자들은 종종 예기치 못한 반응을 보이기도 한다. 이로 인해 치료에 의한 면역 회복의 범위에 대한 논쟁이 계속되고 있다. 한 연구에서 단백질 분해효소 억제제인 리토나비어(ritonavir)가 예기치 않게 프로테아솜(proteasome)의 키모트립신-유사 활성을 억제하는 것으로 나타났다. 결론적으로 단백질 분해효소 억제제는 펩티드가 MHC class I 단백질에 의해서 세포독성 T세포에 제시되는 것을 막는 결과를 초래한다. 또 다른 연구에서는 사퀴나비어(saquinavir) 단백질 분해효소 억제제가 파네실프레라민A(farnesylprenlamin A)를 라민A(lamin A: nuclear lamina의 구조적 구성요소)로 변환하는 과정에 참여하는 단백질 분해효소인 Zmpste24를 억제하는 것으로 밝혀졌다.

이와 같은 2차 활성이 AIDS 치료를 돕는지 혹은 방해하는지를 밝혀야 한다. 4장에서 논의했듯이, CTL들은 바이러스에 감염된 세포를 죽일 뿐만 아니라, 지속감염에서의 면역병리에도 중요하다. 리토나비어(ritonavir)가 그러한 면역병리를 차단할 수도 있다. 다른 한편에서 보면 CTL이 수행하는 면역감시가 감소되어 지속감염이 일어날 수 있다. 이런 경우에 리토나비어의 2차 활성은 아마도 장기적인 문제를 야기할지도 모른다. 리토나비어와 사퀴나비어는 프로테아솜의 활동을 억제한다고 알려져 있으나, 인디나비어(indinavir)와 넬피나비어(nelfinavir)는 그렇지 않다. 사퀴나비어 클래스의 물질들에 의한 Zmpste24의 활성억제는 부분적인 지방이상증(lipodystrophy)이라는 부작용을 나타낼 수도 있다(얼굴, 팔, 다리로부터 몸통 쪽으로 지방조직의 재배치). 유전학적 데이터에 따르면 프리라민A(prelamin A)와 라민C의 코딩 유전자인 *LmnA*에서 과오돌연변이(missense mutations)가 일어난 경우, 뚜렷한 지방조직의 손실이 나타난다.

그러므로, 이러한 여러 가지 단백질 분해효소 억제제로 치료를 받고 있는 환자의 경우, 항바이러스 효과, 림프구 기능 및 프리라민A의 축적 여부를 모니터해 보는 것은 매우 흥미로울 것이다. HIV 단백질 분해효소 억제제를 목표하는 표적에 대해서만 활성을 나타내도록 조작하는 것은 매우 중요하다. 이러한 놀라운 활성을 발견한 연구자들에 의하면, 인간 유전체에는 약 400여 종의 단백질 분해효소를 만드는 유전자가 있다고 한다. 이들 중 약 70개의 단백질 분해효소가 신약개발의 대상이 된다. 그리고 예상하지 못했던 단백질 분해효소 억제제의 부작용은 새로운 치료법을 찾는 데에 유용할 지도 모른다.

Andre, P., M. Groettrup, P. Klenerman, R. DeGiuli, B. L. Booth, Jr., V. Cerundolo, M. Bonneville, F. Jotereau, R. M. Zinkernaggel, and V. Lotteau. 1998. An inhibitor of human immunodeficiency virus-1 protease modulaters proteasome activity, antigen presenation, and T-cell respones. *Proc. Natl. Accd. Sci. USA* **95**:13120-13124.

Coffinier, C., S. Hudon, E. Farbers, S. Chang, C. Hrycyna, S. Young, and L. Fong. 2007. HIV protease inhibitors block the zinc metallpproteinase ZMPSTE24 and lead to an accumlation of prelamin A in cells. *Proc. Narl. Acad. Sci. USA* **104**:13432-13437

수위는 $CD4^+$ T세포 내의 바이러스 생산속도와 밀접한 관계가 있다. 치료를 받지 않은 환자는 바이러스의 RNA 농도가 증가하고 $CD4^+$ T세포의 수는 줄어들어 죽음을 피할 수 없게 된다. 감염 말기에는 높은 복제효율(하루에 10^9개체 이상의 바이러스 입자를 생산), 바이러스 입자의 빠른 교체율(채 하루도 되지 않아 50%가 교체됨), 그리고 $CD4^+$ T세포의 급격한 감소 등이 특징적으로 나타난다. 그러므로 HIV RNA의 양과 $CD4^+$ T세포의 수는 항바이러스 치료의 효율과 임상 경과를 모니터하는 데 매우 유용하다. $CD4^+$ 림프구가 혈액 1 ml 당 500개 이상인 경우 정상범위이고, 200개 이하일 때 AIDS라고 판단하다. 바이러스 부하(load)는 혈청 혹은 혈장 1 ml에 들어있는 바이러스 RNA 사본의 수(copy number)로 측정한다. 현재 사용하는 방법으로 측정 가능한 최소 범위는 약 50개 사본인데, 10^6보다 높은 수치도 보고되었다.

첫 번째 약제 내성 돌연변이

AZT의 통상적인 사용이 승인된 직후부터, AZT의 존재 하에서도 영향을 받지 않고 자라는 돌연변이 바이러스가 출현했다. 이 돌연변이주의 유전체는 역전사효소 유전자의 최소 네 곳 이상에서 단일 염기쌍이 바뀌어 있었다. 이런 치환이 발생한 역전사효소는 인산화된 AZT와 결합하지 않으면서 효소활성은 그대로 유지한다. 단백질 분해효소 억제제뿐만 아니라 다른 뉴클레오시드 유도체에 내성을 가진 돌연변이체들이 빠른 속도로 생겨났다. 단백질 분해효소 억제제에 대한 내성은 특정한 아미노산 치환이 여러 곳에서 일어나야만 발생하는데, 약물에 내성이 있는 이런 돌연변이체들이 환자로부터 분리되고 있다. 그러한 약제내성 돌연변이체들은 새로운 숙주에게 전파되고 항바이러스제를 발견하는데 쏟은 온갖 노고를 수포로 만든다.

HIV는 무증상기에도 광범위하게 복제가 일어나므로 돌연변이는 계속 축적된다. 새로 만들어진 바이러스 유전체마다 최소한 한 개의 돌연변이를 가지고 있을 수 있으며, 한 환자가 여러 조직에서 많은 종류의 바이러스 유전체를 갖게 될 것이다(그림 9.17). 첫 감염 이후 오랫동안 한 가지 항바이러스제를 사용한다면 그 약물에 대한 내성 돌연변이체가 생기기 마련이다(그림 9.18). 심지어 유해한 돌연변이를 가진 유전체라고 할지라도 그들의 단점이 보완된다면 계속 유지될 수 있다. 약제내성이 완전하지 않더라도 사소한 변화가 적응력을 높여서 바이러스 집단에 큰 변화를 일으킬 수도 있다. 감염환자의 바이러스 부하량을

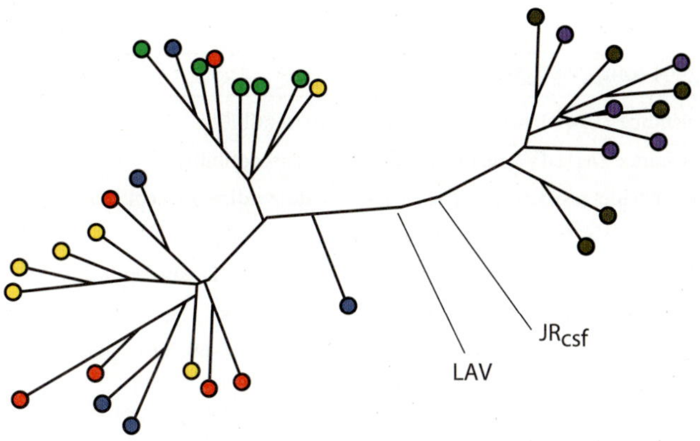

그림 9.17 한 명의 환자 내에서 나타난 HIV-1의 진화. 이 계통발생도는 한 명의 감염환자 내에 존재하는 33개의 바이러스 변종 사이의 상관성을 보여준다. 두 원형 바이러스인 LAV와 JR_{csf}가 중간에 표시되어 있다. 원의 색깔은 바이러스가 분리된 조직을 표시하였다; 파란색, 림프절; 빨간색, 말초혈액; 노란색, 비장; 초록색, 폐; 자주색, 척수; 갈색, 후근신경절. Adapted from M. Ait-Khaled et al., *AIDS* **9**:675-683, 1995, with permission.

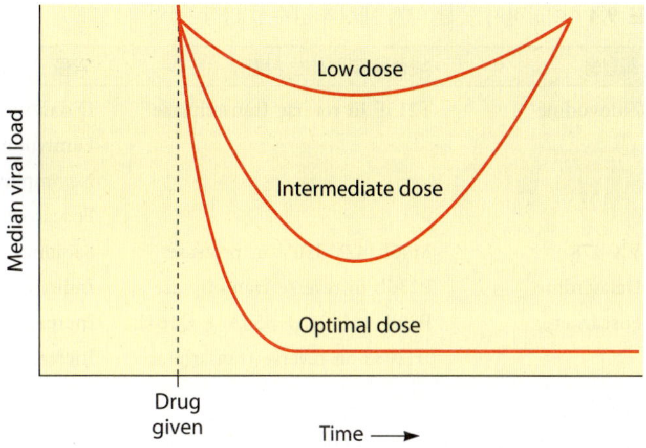

그림 9.18 바이러스 부하량은 항바이러스제의 용량에 의존한다. 항바이러스제가 있는 상태에서 바이러스 복제가 일어난다면, 약물에 내성을 갖는 돌연 변이가 선택될 것이다. 이러한 현상은 약물에 노출된 시간을 X축, 각각의 평균 바이러스 양을 Y축에 표시하여 이들 사이의 함수를 그려봄으로써 설명된다. 가장 위쪽 곡선(저용량)에서 항바이러스제의 농도는 바이러스 복제를 차단하기에 불충분하다. 그래서 바이러스 양이 일시적으로 줄어들 뿐이다. 복제되는 바이러스들은 아마도 내성 돌연변이체가 대부분일 것이다. 중간 곡선(중간 용량)에서는 항바이러스제의 농도가 초기에 바이러스 양을 저하시키는 데 성공적이었으나, 일부는 복제가 차단되지 않은 것을 나타낸다. 이런 경우, 복제는 완전히 차단된 것이 아니기 때문에 결국 내성 바이러스들이 환자를 다시 공격하게 된다. 가장 아래 곡선(적정 용량)에서 항바이러스제의 농도는 모든 바이러스 복제를 차단하기에 충분하다. 그 결과, 살아남은 약제내성 돌연변이체가 없으므로 바이러스 양이 현저하게 감소한다. Redrawn from J. H. Condra and E. A. Emini, *Sci, Med.* **4**:14-23, 1997, with permission.

조절하는 주된 인자를 모르는 것이 현 실정이다. 면역반응에 관한 정량적 데이터를 얻을 수 있는 백신과 미래의 신약이 이러한 문제점을 해결해 줄 것이다.

항바이러스 치료는 내성 바이러스의 발생을 예방할 수도 있고 촉진할 수도 있다

돌연변이는 바이러스 유전체가 복제될 때만 발생한다. 따라서 복제가 차단되면 약제내성이 발생되지 않는다. 돌연변이체를 가지고 있지 않은 사람이 소량의 바이러스 유전체를 가지고 있는 상황에서 전체 바이러스의 복제를 차단시킬 만큼 충분한 항바이러스제를 투여 받는다면, 감염은 완치될 것이다(그림 9.18). 반대로, 같은 항바이러스제라도 바이러스 양이 이미 증가된 후에 투여하거나, 바이러스의 복제를 모두 차단하기에 불충분한 양을 투여한다면, 돌연변이를 가진 유전체가 살아남을 것이고, 증식과 진화를 계속할 것이다. 바이러스 유전체의 수가 적은 상황이라면, 그 감염은 내성 돌연변이체기 생기기 이전에 숙주의 면역시스템에 의해 제거될 수도 있다. 특정 항바이러스제에 대한 내성을 획득하기 위해서 여러 번의 돌연변이가 필요할 경우(예를 들어, 단백질 분해효소 억제제)라면, 단일 유전체 속에 이 모든 변이들이 미리 존재할 가능성은 단 한 가지의 돌연변이가 요구되는 경우보다 훨씬 적을 것이다. 그러나 억제제가 존재하는 상태에서도 복제가 이루어진다면, 내성 돌연변이 바이러스들이 축적될 것이다.

유사한 억제제에 대한 교차내성

여러 뉴클레오시드 유도체에 내성을 지닌 HIV 돌연변이체들은 역전사효소의 여러 곳에 아미노산 치환을 지니고 있다. 한 가지 억제제에 내성을 지닌 돌연변이체는 다른 억제제에 대해서는 내성을 가지지 않을 수 있다(표 9.4). 이중 내성 돌연변이체는 드물거나 생존하기 어려울 것이라는 예상으로 뉴클레오시드 유도체의 여러 조합을 검사해 보았다. 처음 기대와는 달리, 치료 후 1년도 되지 않아 두 가지 약물에 모두 내성을 가지는 돌연변이체가 나타나서 많은 병합요법들이 처참하게 실패했다. 더구나, 뉴클레오시드와 비뉴클레오시드 억제제의 조합이 한 가지 약물만 사용했을 때 보다는 억제력이 높았으나 충분하지는 않았다.

단백질 분해효소 기질 유사 억제제(protease substrate analog inhibitors)의 경우도 비슷한 결과를 보였다; 두 가지 억제제에 모두 내성을 갖는 돌연변이체가 한 가지 약제에 내성을 가지는 경우 만큼이나 빨리 발생했다. 단백질 분해효소 억제제는 효소의 기질 포켓에 결합하는 펩티드 모방제제이므로 해당 포켓과 관련된 잔기들에서 변화가 일어나면 한 가지 이상의 억제제 결합에 영향을 줄 수도 있다.

한 번에 한 가지의 항바이러스제로 환자를 치료하는 것은 임상적으로 한계가 있음이 분명하다. 더구나, 나중에 이 약물을 다른 약물과 조합해서 사용할 경우가 생길 수 있기 때문에

표 9.4 예상하지 못한 약제 내성과 감수성 양상

화합물	내성을 부여하는 치환	약물 감수성 표현형 (아미노산 치환)
Zidovudine	T215F in reverse transcriptase	Didanosine resistance (L74V) restores zidovudine susceptibility
		Lamivudine resistance (M184V) restores zidovudine susceptibility
		Nevirapine and loviride resistance (Y181C) retores zidovudine susceptibiliy
		Foscarnet resistance (W88G) restores zidovudine susceptibility
VX-478	M46I I47V I50V in protease	Saquinavir resistance (G48V + 150V + 184L); restores VX-478 susceptibility
Delavirdine	P236L in reverse transcriptase	Indinavir resistance (V321, A71V), restores VX-479 resistance
Foscarnet	E89K + L921 + S56A + Q161L,	Increased susceptibility to nevirapine; R82913 (TIBO); and L-697,661 (pyridnone)
	H208Y in reverse transcriptase	Increased susceptibility to zidovudine, nevirapine, and R82150 (TIBO)

한 가지 약물을 사용하는 경우에는 보다 주의를 기울여야 한다.

병합요법

내성 억제를 위한 두 가지 이상의 항바이러스제 사용

결핵치료와 암치료에 두 가지 이상의 치료제를 동시에 사용하는 것은 잘 알려진 사실이다. 화학적 성질이 다른 두 가지 치료법을 병행하는 것은 박테리아나 종양세포를 죽이는 데 보다 좋은 효과를 나타내는 경우가 많으며, 둘 중 어느 한 가지에 내성을 보이는 세포가 발생하는 것을 피하는 방법이 된다. 이런 원리는 항바이러스제에도 적용된다. 이론적으로 한 약물에 대하여 10^3개 유전체 중 하나에서 내성 바이러스가 발생하고, 다른 약물에는 10^4 유전체 중 하나에서 내성이 생긴다면, 두 가지 변이를 가진 동시에 가진 바이러스가 발생할 확률은 $1/10^7$이다.

문제점과 전제조건

병합요법이 감염을 항상 완치시켜 주는 것은 아니다. 질병이 진행된 후 늦게 치료를 시작했거나 병합요법이 충분히 강력하지 않아서 약제내성 돌연변이가 발생하면 바이러스 증식이 다시 일어나게 된다. 병합요법이 의사와 환자에게 모두 부담을 주는 경우가 있다. 예를 들어, AIDS 환자와 같이 이미 치료 중인 또 다른 감염이 있다면, 하루에 많은 양의 약을 먹어야 될지도 모른다. 여러 가지 다른 종류의 약물을 분류하여 보관하는 것이 환자에게 부담이 되는 것이 또 다른 문제점이다. 모든 약물은 부작용을 가지고 있고 그중 몇 종류는 심각하다는 것이 문제를 더 어렵게 한다. 예를 들어, 단백질 분해효소 억제제를 복용할 때 동반되는 위장 장애는 환자들에게 특히 부담이 된다. 항단백질 분해효소 약물을 수개월 간 사용하면, 내장에 지방이 축적되어 팔다리와 얼굴이 수척해지는 부작용이 나타날 수 있다(Box 9.7). 이러한 문제점 때문에 어떤 환자들은 약물을 복용하지 않는다. 환자들은 회복되는 느낌이 들면 약 복용을 중단하기 쉬운데, 이런 경우가 치료 실패의 가장 큰 이유가 되기도 한다. 억제제가 체내에서 사라지면 바이러스 복제는 다시 시작된다. 복제는 돌연변이 생성을 의미하기 때문에 다시 치료를 시작하는 경우라면 병행요법이 효과가 없을 수도 있다. 결국, 병행요법은 매우 비싸며, 어떤 치료법의 경우에는 1년에 수천 달러의 비용이 들어가기도 한다. 그 치료비용에 추가해서, 치료 상황을 파악하려면 바이러스 부하(viral load) 검사와 CD4 세포수 검사를

BOX 9.8 DISCUSSION

하루 한 번 복용하는 최초의 삼중약물 병합요법

12년 전, HIV 감염환자는 하루에 20개 이상의 알약을 복용하는 것이 보통이었다. 이는 HIV 감염뿐 아니라 AIDS로 인한 또 다른 감염과 합병증을 치료하기 위한 목적이었다. 보다 강력한 억제제가 개발됨에 따라, 환자들은 훨씬 적은 수의 약으로 감염을 조절할 수 있게 되었다. 보다 중요한 점은, 약제내성 바이러스들을 치료하기 위한 병행요법이 개발 되었다는 것이다. 2006년에 처음으로 하루에 한 번 복용하는 삼중약물 병합요법이 승인되어 HIV 치료에 사용되었다. 아트리플라(Atripla)는 세 가지의 활성 항바이러스제로 구성되어 있다: 뉴클레오티드 역전사효소 억제제(tenofovir), 뉴클레오시드 역전사효소 억제제(emtricitabine), 그리고 비뉴클레오티드 역전사효소 억제제(efavirenz)이다. 이러한 병합요법 알약을 개발하는 데에 20년 이상이 걸렸고, 두 제약회사의 공동 노력이 있었다. 이러한 성과는 HIV와의 전쟁에 있어 하나의 이정표가 되었다.

De Clercq, E. 2006. From adefovir to Atripla™ via tenofovir, Viread™ and Truvada™. *Fut. Virol.* **1**:709-715.

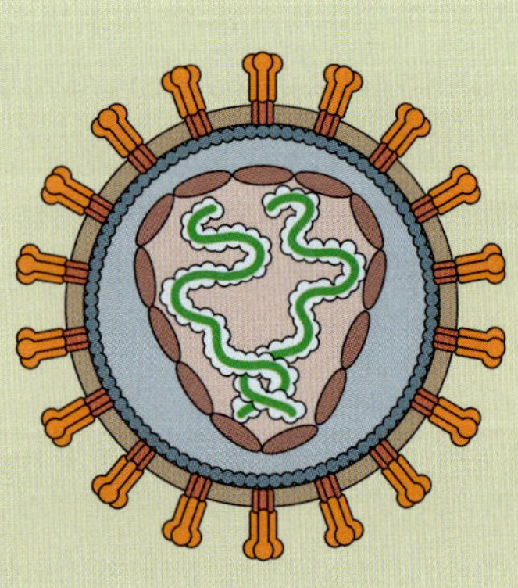

해야 하는데 검사비용도 비싸다. 따라서 병행치료는 누구나 받을 수 있는 것이 아니다.

이런 어려움이 있긴 하지만, 병행요법은 효과가 좋으며 특히 장기간 감염을 치료할 경우에 효과적이다. 많은 사람들이 병행요법은 임상적으로 매우 큰 성과를 이루었으며 AIDS와의 싸움에서 큰 성과를 보여주었다고 생각한다(Box 9.8).

전략적 치료 중단

전략적 치료 중단(strategic treatment interruption)이란 병합약물요법이 바이러스 복제를 중단시키면 그 결과 면역계가 회복될 것이라는 전제에 기초한 방법이다. 약물 투여기간과 투여 중지기간을 교대로 사용하면, 약물투여가 중지된 기간 동안 환자 스스로의 면역력으로 감염을 치료할 것으로 기대하고 있다. 이러한 가정이 매력적인 여러 가지 근거가 있다. 그 첫 번째는 "약물휴가(drug holidays)"가 환자에게 매우 매력적이라는 것이다. 초기 원숭이 실험에서 급성 감염의 초기에 약물치료를 했을 때 결과가 좋았다. 감염 초기에는 감염된 개체 속의 바이러스 유전체들이 충분한 다양성을 가지기 어렵다. 왜냐하면 면역시스템에 의한 선택과정을 많이 반복하지 않았기 때문이다. 결과적으로 면역시스템이 회복되어 복제를 억제할 수 있다. 그러나 감염된 인간의 경우에는 그렇지 못했다. 대부분의 AIDS 환자들은 감염 상태가 수년 간 지속되어, 체내에는 유전적으로 다양화된 바이러스 유전체들이 무수히 존재한다. 약제내성 돌연변이체의 출현, 내성 바이러스에 의한 감염에 사용할 수 있는 항바이러스제가 적은 점, 세포독성 T세포 및 항체를 회피할 수 있는 돌연변이체의 출현 등은 전략적 치료 중단의 광범위한 사용에 심각한 걸림돌이 되고 있다.

도전과 교훈

약물의 가장 중요한 점은 강력해야 한다는 것이다. 내성 돌연변이종의 발생을 피할 만큼 강한 효과는 약물 병합을 통해서만 가능하다. 환자의 약물 복용 순응도를 예측할 수 없고, 개인에 따라 다른 약물 대사의 차이 및 피할 수 없는 독성에도 불구하고 약의 효능은 유지되어야 한다. 알약 크기가 너무 커서 또는 종류가 너무 많아서, 혹은 부작용 때문에 환자가 복용하지 않는다면 아무리 성능이 좋은 약물이라고 하더라도 무용지물이 된다.

약물치료법은 현재까지 입증된 유일한 무기이다. 그러므로 바이러스 유전체에 한 가지 돌연변이 발생으로 내성을 갖게 되는 치료법을 피해야 한다. 결과적으로 약제내성을 획득하려면 여러 가지 돌연변이가 요구되는 치료법을 사용하는 것이 좋다. 환자가 이전에 어떤 약물도 사용하지 않은 경우에 병합요법은 최고의 효과를 나타낼 것이다. 강력한 항바이러스제를 사용함으로써 HIV 복제를 억제할 수는 있지만, 치료하지는 못한다. 치료 기간 동안 바이러스 RNA가 수년 간 검출되지 않았다고 할지라도, 그 약물을 중단하는 순간 복제는 다시 시작된다. 요약하면, 감염된 개체의 체내에서 바이러스 유전체를 모두 제거하는 방법은 없다. 불현성 감염이 수년 간 서서히 지속됨에 따라 돌연변이, 재조합, 그리고 활발한 면역계과 약물들에 의한 선택의 결과로 바이러스 유전체들의 다양성은 증가된다. 우리는 이러한 다양화가 어떻게 일어나는지를 알고 있지만, 어떻게 제거해야 하는지는 모르고 있다. 면역계의 세포들이 죽어서 교체되면 프로바이러스 DNA 복사본의 수가 감염이 지속되지 못하는 한계까지 줄어들도록 하는 것이 모든 치료법의 희망이다. 완치는 희망사항일 뿐이기는 하지만, 병합요법은 HIV 감염을 사망선고로 받아들이는 병에서 장기간의 치료를 필요로 하는 병으로 변화시켰다.

전망

지금까지 개발된 놀랄 만큼 적은 수의 항바이러스제로는 바이러스 감염병 중 일부분만 치료할 수 있으며, 주로 HIV와 herpesvirus 종류가 그 대상이다. RNA 바이러스 및 poxvirus에 의한 많은 치명적인 질병들에 맞설 효과적인 약물은 거의 없다. 이렇게 된 데에는 여러 가지 이유가 있다. 항바이러스제가 충분히 효과를 나타낼 수 있는 감염 초기에 신속하고 정확하게 진단할 수 없는 것이 가장 큰 문제이다. 또 다른 문제는 경제적인 이유 때문이다. 많은 위중한 바이러스 질환이 개발도상국의 국민들에게서 발병된다. 이들은 약물치료를 위한 기반시설이 없을 뿐 아니라 치료비를 지불할 능력도 없다.

HIV, HSV, 간염바이러스 및 papillomavirus 등에 의해 생기는 지속감염은 또 다른 어려움이다. 현재 이런 감염들은 약물로 억제시킬 수 있을 뿐, 치료되는 것은 아니다. 환자들은 일생 동안 여러 종류의 항바이러스제 병합요법을 받아야 하며, 이는 지속하기 어렵고 비용이 많이 드는 치료 방안이다. 지속감염의 치료법 및 완치 방법을 찾기 위하여 새로운 연구들이 진행되고 있으며, 많은 우수한 리드 화합물과 치료법들이 개발되고 있다. 예를 들어, 항바이러스제로 바이러스 부하(viral load)를 줄인 다음, 면역반응을 향상시켜 주는 약물로 남아 있는 감염을 제거할 수 있을 것이다.

항바이러스제 개발 라인에서 어떤 제품이 나오든지, 내성 돌연변이가 발생하는 것은 피할 방법이 없다. 이러한 사실 때문에 항바이러스제에 관한 연구와 공중보건 정책에 매달리게 된다. HIV 감염의 효과적인 치료법에 관한 연구에서 알 수 있듯이, 향후 더 많은 연구가 필요하다.

다행인 것은 바이러스 감염을 막을 수 있는 방법이 항바이러스제와 백신 뿐만은 아니라는 것이다. 효과적인 공공위생 관리방법, 적절한 영양섭취, 그리고 개인위생 등을 유지함으로써 바이러스 감염을 예방할 수 있다. 실제로 몇몇 저개발 국가에서는 이러한 방법이 매우 효과적이고 때로는 이것이 유일한 대처방안인 경우도 있다. 기술 수준이 높고 낮음을 떠나서 근본 원리는 유사하다: 바이러스 확산의 근원과 전파경로를 차단해야만 한다. 깨끗한 물, 하수관리, 해충 관리, 올바른 치료법, 오염되지 않은 혈액 공급 등의 방법을 통해서 바이러스 감염의 발생을 줄이는 것이 가장 중요하다. 손 씻기, 해충이나 설치류에 대한 방어, 콘돔의 사용 등과 같은 간단한 개인적인 위생법은 매우 효과적이면서도 비용이 적게 드는 방법이다. 영양결핍은 선천적, 후천적 면역 방어능력을 떨어뜨리기 때문에 적절한 영양공급이 매우 중요하다.

안타깝지만, 이러한 기본적인 방법과 정책 조차도 기반시설과 감염병에 대한 공공 경각심, 잠재적인 위험에 관한 이해, 조기 진단의 중요성 그리고 감염 발생의 보고활동 등을 촉진시키는 사회적 정책 없이는 이룩될 수 없다.

참고문헌

Books

Blair, E., G. Darby, G. Gough, E. Littler, D. Rowlands, and M. Tisdale. 1998. *Antiviral Therapy.* Bios Scientific Publishers, Oxford. United Kingdom.

Levy, J. A. 2007. *HIV and the Pathogenesis of AIDS,* 3rd ed. ASM Press, Washington, DC.

Veerapandian, P. (ed.). 1997. *Structure-Based Drug Design: Diseases, Targets, Techniques and Developments,* vol. 1. Marcel Dekker, Inc., New York, NY.

Reviews

Air, G. M., A. Ghale, and S. Stray. 1999. Influenza neuraminidase as target for antivirals. *Adv. Virus Res.* **54**:375-402.

Balzarini, J. 2007. Targeting the glycans of glycoproteins:a novel paradigm for antiviral therapy. *Nat. Rev. Microbiol.* **5**:583-597.

Coffin, J. 1995. Human immunodeficiency virus population dynamics in vivo: implications for genetic variation, pathogenesis and therapy. *Science* **267**:483-489.

Condra, J., and E. Emini. 1997. Preventing human immunodeficiency virus-1 drug resistance. *Sci. Med.* **4**:14-23.

Craigie, R. 2001. Human immunodeficiency virus integrase, a brief overview from chemistry to therapeutics. *J. Biol. Chem.* **276**:23213-23216.

De Clercq, E., and A. Holy. 2005. Acyclic nucleoside phosphonates: a key class of antiviral drugs. *Nat. Rev. Drug Discov.* **4**:928-940.

De Clercq, E. 2004. Antivirals and antiviral strategies. *Nat. Rev. Microbiol.* **2**:704-720.

De Clercq, E. 2007. Three decades of antiviral drugs. *Nat Rev. Drug Discov.* **6**:941.

Ding, S.-W. 2007. RNAi restricts virus infections. *Microbe* **2**:296-301.

Drews, J. 2000. Drug discovery: a historical perspective. *Science* **287**:1960-1964.

Elion, G. B. 1986. History, mechanisms of action, spectrum and selectivity of nucleoside analogs, p. 118-137. *In* J. Mills and L. Corey (ed.). *Antiviral Chemotherapy: New Directions for Clinical Application and Research.* Elsevier Science Publishing Co., New York, NY.

Evans, J., K. Lock, B. Levine, J. Champness, M. Sanderson, W. Summers, P. McLeish, and A. Buchan. 1998. Herpesviral thymidine kinases: laxity and resistance by design. *J. Gen. Virol.* **79**:2083-2092.

Fields, B. 1994. AIDS: time to turn to basic science. *Nature* **369**: 95-96.

Hajduk, R, R. Meadows, and S. Fesik. 1997. Discovering high-affinity ligands for proteins. *Science* **278**:497-499.

Harrison, S., B. Alberts, E. Ehrenfeld, L. Enquist, H. Fineberg, S. McKnight, B. Moss, M. O'Donnell, H. Ploegh, S. Schmid, K. Walter, and J. Theriot. 2004. Discovery of antivirals against smallpox. *Proc-Natl. Acad. Sci. USA* **101**:11178-11192.

Ikula, K., S. Suzuki, H. Horikoshi, T. Mukai, and R. Luftig. 2000. Positive and negative aspects of the human immunodeficiency virus protease: development of inhibitors versus its role in AIDS pathogenesis. *Microbiol. Mol. Biol. Rev.* **64**:725-745.

Jackson, H., N. Roberts, Z. Wang, and R. Belshe. 2000. Management of influenza: use of new antivirals and resistance in perspective. *Clin. Drug Investig.* **20**:447-454.

Neutra, M., and P. Kozlowski. 2006. Mucosal vaccines: the promise and the challenge. *Nat. Rev. Immunol.* **6**:148-158.

Nolan, G. 1997. Harnessing viral devices as pharmaceuticals: fighting human immunodeficiency virus-l's fire with fire. *Cell* **90**:821-824.

Pang, Y. 2007. In silico drug discovery: solving the "target rich and lead poor" imbalance using the genome-to-drug-lead paradigm. *Clin. Pharm, Ther.* **81**:30-34.

Persaud, D., Y. Zhou, J. M. Siliciano, and R. F. Siliciano. 2003. Latency in human immunodeficiency virus type 1 infection: no easy answers. *J. Virol.* **77**:1659-1665.

Pulendran, B., and R. Ahmed. 2006. Translating innate immunity into immunological memory: implications for vaccine development. *Cell* **124**:849-863.

Richman, D. 2001. Human immunodeficiency virus chemotherapy. *Nature* **410**:995-1001.

Smith, K. 2001. To cure chronic human immunodeficiency virus infection, a new therapeutic strategy is needed. *Curr. Opin. Immunol.* **13**:617-624.

Wade, R. C. 1997. "Flu" and structure-based drug design. *Structure* **5**:1139-1145.

Zivin, J. 2000. Understanding clinical trials. *Sci. Am* **282**(4):69-75.

Selected Papers

Bonhoeffer, S., R. May, G. Shaw, and M. Nowak. 1997. Virus dynamics and drug therapy. *Proc. Natl. Acad. Sci. USA* **94**:6971-6976.

Coen, D., and P. Schaffer. 1980. Two distinct loci confer resistance to acycloguanosine in herpes simplex virus type 1. *Proc. Natl. Acad. Sci. USA* **77**:2265-2269.

Crotly, S., D. Maag, J. Arnold, W. Zhong, J. Lau, Z. Hong, R. Andino, and C. Cameron. 2000. The broad-spectrum antiviral ribonucleoside ribavirin is an RNA virus mutagen. *Nat. Med.* **6**:1375-1379.

Crute, J., C. Grygon, K. Hargrave, B. Simoneau, A. Faucher, G. Bolger, P. Kibler, M. Liuzzi, and M. Cordingley. 2002. Herpes simplex virus helicase-primase inhibitors are active in animal models of human disease. *Nat. Med.* **8**:386-391.

DeLucca, G., S. Erickson-Viitanen, and P. Lam. 1997. Cyclic human immunodeficiency virus protease inhibitors capable of displacing the active site structural water molecule. *Drug Discov. Today* **2**:6-18.

Herold, B. C., N. Bourne, D. Marcellino, R. Kirkpatrick, D. M. Strauss, L. J. D. Zaneveld, D. P. Waller, R. A. Anderson, C. J. Chany, J. Barham, L. R. Stanberry, and M. D. Cooper. 2000. Poly(sodium 4-styrene sulfonate): an effective candidate topical antimicrobial for the prevention of sexually transmitted diseases. *J. Infect. Dis.* **181**:770-773.

Kim, J., K. Morgenstern, C. Lin, T. Fox, M. Dwyer, J. Landro, S. Chambers, W. Markland, C. Lepre, E. O'Malley, S. Harbeson, C. Rice, M. Murcko, P. Caron, and J. Thompson. 1996. Crystal structure of the hepatitis C virus NS3 protease domain contplexed with a synthetic NS4A colactor peptide. *Cell* **87**:343-355.

Kumar, P., H. Wu, J. McBride, K. Jung, M. Kim, B. Davidson, S. Lee, P. Shankar, and N. Manjunath. 2007. Transvascular delivery of small interfering RNA to the central nervous system. *Nature* **448**: 39-43.

Pearce-Pratt, R.,and D. Phillips. 1996. Sulfated polysaccharides inhibit lymphocyte-to-epithelial transmission of human immunodeficiency virus-1. *Biol. Reprod.* **54**:173-182.

Perelson, A., P. Essunger, Y. Cao, M. Vesanen, A. Hurley, K. Saksela, M. Markowitz, and D. Ho. 1997. Decay characteristics of human immunodeficiency virus-1 infected compartments during combination therapy. *Nature* **387**:188-191.

Thomsen, D. R., N. L. Oien, T. A. Hopkins, M. L. Knechtel, R. J. Brideau, M. W. Wathen, and F. L. Homa. 2003. Amino acid changes within conserved region III of the herpes simplex virus and human cytomegalovirus DNA polymerases confer resistance to 4-oxo-dihydroquinolines, a novel class of herpesvirus antiviral agents. J. *Virol.* 77:1868-1876.

Underwood, M., R. Harvey, S. Stanat, M. Hemphill, T. Miller, J. Drach, L. Townsend, and K. Biron. 1998. Inhibition of human cytomegalovirus DNA maturation by a benzimidazole ribonudeoside is mediated through the UL89 gene product. *J. Virol* **72**:717-725.

van Zeijl, M., J. Fairhurst, T. Jones, S. Vernon, J. Morin, J. LaRocque, B. Feld, B. O'Hara, J. Bloom, and S. Johann. 2000. Novel class of thiourea compounds that inhibit herpes simplex virus type 1 DNA cleavage and encapsidation: resistance maps to the UL6 gene. *J. Virol.* **74**:9054-9061.

Varghese, J. N., V. C. Epa, and P. M. Colman. 1995. Three dimensional structure of the complex of 4-guanidino-Neu5Ac2en and influenza virus neuraminidase. *Protein Sci.* **4**:1081-1087.

von Itzstein, M., W. Wu, G. Kok, M. S. Pegg, J. Dyason, B. Jin, T. Van Phan, M. Smythe, H. White, S. Oliver, P. Colman, J. Varghese, D. Ryan, J. Woods, R. Bethell, V. Hotham, J. Cameron, and C. Penn. 1993. Rational design of potent sialidase-based inhibitors of influenza virus replication. *Nalure* **363**:418-423.

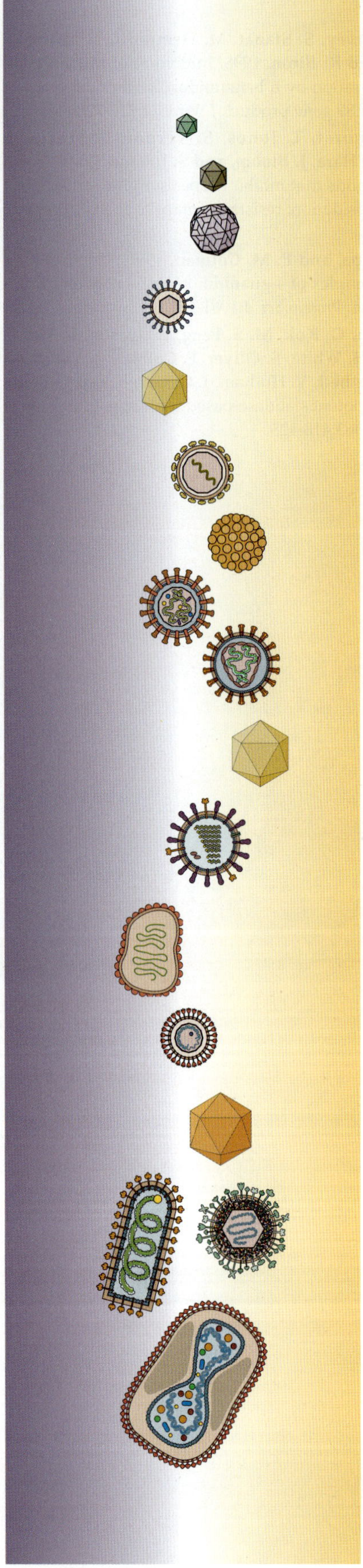

10

바이러스의 진화와 신종 출현

Anyhing produced by evoloution is bound to be a bit of a mess.
SYNDEY BRENNER

Around hear, it takes all the ruuning you can do just to stay in the same place.
LEWIS CARROL
The red Queen to Alice in *Alice In Woderland*

바이러스 진화

"진화"라는 말은 오랜 시간을 지내온 화석, 먼지투성이 암석 및 조상의 계통수에 대한 상상을 떠올린다. 현대 바이러스학은 우리에게 이런 고정된 개념을 깨고 진화가 현재 진행 중일 뿐 아니라 (우리는 매일 그것에 대해 인식하고 있다), 미래에 대한 깊은 암시를 제공한다. 사실, 숙주집단의 성장과 환경적응에 더불어 그들을 감염시키는 바이러스 집단도 선택되어진다. 역으로 바이러스 감염은 숙주집단의 진화에 있어서 중요한 선택압력으로 작용할 수 있다.

일반 국민은 중증급성호흡기증후군(SARS, severe acute respiratory syndrome)와 같은 신종질환, 에볼라(Ebola), 마르부르크(Marburg)와 같은 치명적 바이러스, HIV에 의한 AIDS처럼 전 세계적인 유행 등에 대해 흔히 선정적으로 보도되는 언론매체를 통해서 바이러스 진화에 대한 인식을 형성한다. 이러한 거대한 사건에 덧붙여, 모든 사람들은 독감과 감기 바이러스로 인한 정기적인 발병을 경험하고 있다. 과학자들은 이처럼 새로이 나타나는 질환에 대한 새로운 항바이러스제, 백신, 진단, 처치를 고안하기 위해 주기적으로 대처하게 된다. 사실상, 우리는 바이러스를 진화로 이끄는 선택압력, 신종 출현과 일상적 감염, 이에 상응하여 우리 자신의 생존을 위한 시사점 등에 대한 이해를 발전시키는 단계에 있다.

숙주-기생체 상호작용에 대한 고전적 이론

바이러스 진화과정을 조망하기 위해선, 숙주-기생체 상호작용에 대한 기본적 이해가 중요하다. 바이러스 생물학과 진화의 근본적인 원리는 바이러스 집단을 유지하기 위해서는 바이러스 유전체가 숙주 간에 전파되어야만 한다는 것이다. 평균적으로 감염이 끝나기 전에 하나 이상의 새로운 개체가 감염된다면 감염은 확산될 것이다. 감염률은 집단의 크기와 연관 된다: 감염은 집단밀집도가 최저치를 넘는다면 확산될 것이다.

1983년에 이런 개념은 생태학적 고리로 잘 알려진 숙주-기생체간의 포괄적 이론으로 도입되었지만, 분자바이러스학자들 사이에서도 항상 인정된 것은 아니었다. 간략히 말하자면 바이러스 감염의 전파를 전파율, 숙주 생존/면역, 병독성(virulence)과 같은 양적인 용어로 설명하는 것을 의미한다. 최초 연구에서는 각 개체가 동일한 감염

확률을 가지는 균질한 숙주집단일 것으로 추정했다. 이 이론에서는 선택(selection)이 R_0(한 감염된 숙주로 인해 발생하는 미감염 집단 내의 2차 감염의 평균수) 값을 최대화한다고 설명한다. R_0가 1보다 작다면, 바이러스 유행(epidemic)이 유지되는 것은 불가능하다. 사실, R_0가 1보다 조금 더 크다면, 유행은 가능하지만 감수성이 있는 집단에서 감염초기단계의 불규칙한 변동으로 인해 감염이 제거되거나 정지된 상태가 만들어질 수 있다. R_0 값이 크다면 유행 발생은 거의 확실하다. 높은 R_0 값은 SARS 사태 때 홍콩 메트로폴 호텔에서와 같이 "슈퍼전파자(super-spreaders)"가 나타나는 질환의 특징이다. 낮은 R_0 값은 감염노출시간이 감소하고, 생산되는 감염성 바이러스 수가 적고, 증식기간이 짧은 감염의 대표적인 특징이다. 표준모델에서 보면, 감염률은 집단 크기에 비례하는 것으로 추정되었고, 병독성은 전파력과 연관되어 있었다.

최초의 숙주-기생체 이론은 여전히 확고하지만, 바이러스 감염에 대한 지식이 증가하면서 부가적인 개념과 한계성이 고전 방정식에 더해져야 할 것이다(Box 10.1, 그림 5.2 참조). 예를 들면, 질병동역학은 변동성이 있으며 단순한 포식동물-먹이사슬계는 아니다(예, 여우와 토끼). 면역작용은 병독성과 전파력에 차이를 보이는 면역저항성 바이러스 돌연변이체 출현에 영향을 끼친다. 이런 모든 과정은 평가하기 어려운 복잡한 변수로 인해 나타나는 것이다. 처음 예상보다 한층 더 복잡한 바이러스 집단들 뿐 아니라 숙주집단들의 구조도 바이러스의 진화에 영향을 미친다. 그 예로 인간이 생태계를 변화시키고 수적으로 확장하면서 바이러스와 숙주의 관계도 전에 없이 서로 섞이고 있다. 결과적으로 더 많은 바이러스 질환이 출현하고 있으며 이는 정확히 예견된 바와 같다. 이러한 변화가 어떻게 최초 원리로부터 일어나는지 그 기초를 이해하는 것이 가능하며, 이를 아래에서 논의하고자 한다.

바이러스 집단은 어떻게 진화하는가?

항상 변화하는 환경에서 널리 분포하며 유전적 변이가 다양한 숙주집단의 존재는, 무생물적이며 초현미경적인 필수적 세포내 병원체가 생존하기에는 매우 가혹한 현실이다. 그러나 바이러스들이 어느 곳에서나 존재하고 있다는 점에서 그런 생각은 분명히 약점을 가지고 있다. 바이러스가 생존 가능했던 일차적인 주요 이유는 최소한의 유전자만을 가지고 있음에도 불구하고 바이러스 집단은 탁월한 다양성을 갖고 있다는 것이다. 주어진 한 시기에서 바이러스 집단 내에 존재하는 다양한 유전체 변이(permutation) 집단은 생존을 위한 끊임없는 기회를 제공한다. 이 다양성의 원천은 **돌연변이(mutation)**, **재조합(recombination)**, **재편성(reassortment)**과 **선택(selection)**이다. 자연의 선택압력에 직면해서 일어나는 바이러스 집단의 끊임없는 변화가 **바이러스 진화**의 정의이다.

특정 돌연변이주들에 대한 양성 및 음성 선택은 바이러스 생활주기의 어떤 단계에서도 일어날 수 있다. 바이러스군에 작용하는 선택압력은 환경에 의해서만 아니라 바이러스 유전체에 암호화된 정보의 제한성에 의해서도 나타난다. 한 감염숙주 내에서 확산되거나 또는 집단 내의 각 숙주 사이에 확산되면서 바이러스는 숙주의 다양한 방어체계에 노출된다. 집단의 밀도, 사회적 행동, 잠재적 숙주의 건강은 분명 바이러스 집단의 생존을 결정하는 여러 가지의 강력한 선택압력 중 일부를 대표한다.

바이러스 진화는 개별적인 바이러스 입자에 대해서가 아니라, 바이러스 집단의 관점에서 정의된다. 바이러스 집단은 막대한 양으로 생산되는 돌연변이군으로 구성된다. 대부분 감염에서, 하나의 세포에서 수천 개의 자손 바이러스가 단 한 번의 복

BOX 10.1 BACKGROUND

병독성, 선택, 그리고 바이러스 진화

병독성(virulence)은 선택을 위한 긍정적인 특성인가, 부정적인 특성인가? 하나의 아이디어는 병독성의 증가는 전파를 감소시킨다는 것이다(숙주는 빨리 죽을 것이고, 감염되지 않은 숙주에게 노출될 기회는 줄어든다). 전신소모성 질병도 감염된 개개인이 다른 감수성 숙주와의 접촉성이 감소되므로 실제로 전염성이 낮아질 것이다.

단순하게 가정하면, 모든 바이러스는 극도로 전염성이 강하며, 완전히 병독성이 없는 형태로 진화하게 될 것이다. 실제 전염에 대한 연구결과, 다른 관점이 제시되었다. 지속감염은 증상 면에서 종종 수년 간 잠복상태로 있다가 질병의 마지막 단계에서 숙주를 죽였다. 한 종에서 병독성을 갖는 바이러스가 다른 종에게는 무증상 감염으로 유지될 수도 있다. 질병의 심각성 및 전파력과 같이 서로 연관된 용어의 상호작용은 복잡하다. 사실 몇몇 질병들에서 병독성이 증가된 바이러스가 실제로 R_0 값을 증가시키고 자연상태의 바이러스 감염에서 특별히 선택되는 심각한 사례도 발생할 수 있다.

Boots, M., and M. Mealor. 2007. Local interactions select for lower pathogen infectivity. *Science* **315:**1284-1286.

Weiss, R. 20010. Virulence and pathogenesis. *Trends Microbiol.* 10:314-317.

제주기 후에 생산되며 변이율이 높으면 각각의 바이러스가 서로 다른 유전체를 가질 수 있다. 따라서 하나의 바이러스 입자가 집단의 평균 비리온를 대표한다고 여기면 혼돈이 올 수 있으며 때로는 잘못 이해되기도 한다. 바이러스학자란 자신들이 알던 모르던 간에 집단 생물학자이다. Stephen Jay Gould는 '진화에 있어 중앙값은 의미가 **없다**'고 하였다. 집단의 다양성은 생존을 위한 놀라운 방법을 제공하며, 각 개체는 잠재적인 승리자이다. 우연하게 현 집단의 가장 희소한 유전체형에 한 번의 선택압력이 작용한 후에는 그 유전체형이 가장 일반적인 유형이 될 수도 있다.

많은 수의 자손을 생산하는(***r*-복제전략 혹은 높은 번식력**) 전략과 번식력은 낮지만 자원 확보에서 더 경쟁력이 있는 자손을 생산하는(***K*-복제전략**)(3장 참조) 전략의 차이점을 이해하는 것은 중요하다. *r*-복제전략은 많은 자손의 생산을 짧은 번식주기에 수행하며 이는 공급자원이 적을 때 효과적이다. *K*-복제전략은 병원성이 낮은 지속감염 또는 잠복감염을 유도한다. 자손 바이러스들이 적게 생산되지만 높은 생존확률을 갖는다. *K*-복제전략을 통해 복제되는 바이러스는 숙주가 생존하는 한 그들도 살아남는다.

*r*과 *K* 값은 다음 식에서 얻을 수 있다:

$$dN/dt = rN(1-N/K)$$

r 값은 성장률, *N*은 집단크기, *K*는 현재 환경에서의 유지능력(그림 5.2 참조)이다.

진화의 방향은 오랫동안 논쟁의 주제였다. 과학자와 철학자들은 다음과 같은 많은 질문을 생각해 왔다. 즉, 진화의 방향은 예측 가능한 것인가? 그렇다면 그 경로는 무엇인가? 실제 진화의 종말은 있는가? 바이러스학은 이런 질문에 대한 연구에서 생산적인 분야이다. 일차적인 교훈은 "좋거나 나쁜 것"으로 결과를 판정하는 것을 피해야 한다는 것이다. 이런 식의 판정이 일상적이기는 하나 의인화된 평가와 유추에 의한 편의적 판단은, 특히 바이러스 진화를 고려할 때 피해야만 한다. 더욱이 목적이 아닌 생존이라는 첫 번째 원칙에서부터 진화는 바이러스가 단순함에서 복잡함으로, 혹은 완전함을 향한 어떤 궤도를 따라서 움직이지 않는다는 것을 추론할 수 있다. 오히려, 변화는 미래를 위해 보다 더 좋은 것을 만드는 과정이 아니라, 현재 잘못 적용된 것을 제거하는 과정을 통해 얻어진다.

바이러스에 감염된 세포는 많은 수의 자손을 생산한다

r-복제전략(높은 번식력)은 바이러스의 일반적 전략이다. Poliovirus에 감염된 단일 세포는 약 10,000 개체의 바이러스 입자를 생산한다. 이론적으로 이런 속도로 3~4번 복제가 되면 인간의 전 세포를 감염시킬 수 있는 충분한 양의 비리온이 생산된다. 그처럼 과도한 복제는 세포 친화성과 강력한 숙주방어 등과 같은 다양한 이유로 인해 실제로는 발생하지 않는다. 그럼에도 불구하고, 짧은 기간 동안 높은 속도의 복제와 그 결과로 다량의 감염입자 축적은 여러 급성 및 지속감염에서 나타나는 특징이다. 이러한 특징을 HIV와 hepatitis B virus에 대해서 표 10.1을 통해 기술하고 있다. 이처럼 높은 속도의 바이러스 입자 생산은 수년 간 계속 될 수 있다. HIV의 경우, 감염성이 있는 비리온의 방출로부터 다른 표적세포의 감염과 세포 용해까지 걸리는 시간은 감염의 후기에는 10.6일로 평가된다. 더 놀라운 것은 혈장에서 이런 바이러스의 50~90%의 전환비율(숙주방어에 의한 바이러스 복제의 마이너스 소거)이다. 이러한 수치는 강력한 숙주방어에 비추어 볼 때 새로운 바이러스 입자들이 막대하고도 끊임없이 생산된다는 것을 의미한다. 숙주방어와 바이러스 복제의 전쟁은 진화와 선택을 위한 비옥한 토양이다.

표 10.1 HIV와 hepatitis B virus의 생체내 동역학

특성	평가 값 :	
	Hepatities B virus	**Human innunodeficiency virus**
혈장 내의 바이러스		
반감기	24 시간	6 시간
1일당 전환비율	50%	90%
혈액 내 총 생성량	$>10^{11}$	$>10^{9}$
감염세포 내 바이러스		
반감기	10-100일	2일
1일당 전환비율	1-7%	30%

많은 돌연변이체들이 바이러스 유전체가 복제할 때 생성된다.

진화의 두 가지 단순 원리는 집단에서 돌연변이체가 발생할 때에만 진화가 가능하다는 것과, 돌연변이는 어떤 핵산 분자가 복사되는 동안 도입된다는 것이다. 바이러스 유전체가 복제될 때 돌연변이는 예외 없이 자손 바이러스에 축적된다(Box 10.2).

RNA 바이러스 진화. 대부분의 RNA 바이러스는 DNA 바이러스보다 비교적 복제충실도가 낮다(제I권의 6장과 7장). RNA 유전체를 복사하는 동안 알려진 평균 오류빈도는 숙주유전체에 비해 약 10^6배 더 높은 약 10^4이나 10^5개의 뉴클레오티드 중합체당 1개이다. 10 kb 크기의 전형적인 RNA 바이러스에서 $1/10^4$의 돌연변이 빈도는 매 복제된 유전체마다 평균 1개의 돌연변이가 있음을 의미한다. 이때 모든 RNA 바이러스가 똑같은 돌연변이율을 나타내는 것은 아니다: 더 큰 RNA 유전체(예, 30,000 염기의 인간 SARS coronavirus 유전체)를 가지는 바이러스의 복제 메커니즘은 더 작은 RNA 바이러스 유전체의 중합효소(복합체)보다 더 높은 복제충실도를 가지고 작동한다.

DNA 바이러스 진화

DNA 바이러스 복제의 오류율은 위에서 설명한 RNA 유전체에 비해 약 300배 더 낮은 것으로 평가된다. 여러 RNA 바이러스는 오류 수정 메커니즘을 가지고 있지 않은 반면, 대부분의 DNA 중합효소는 잘못 도입된 뉴클레오티드를 잘라내고 교환할 수 있다(제I권의 9장). 소형 단일가닥 DNA 바이러스 유전체(예, *Parvoviridae*와 *Circoviridae*) 복제는 더 큰 이중가닥 DNA 유전체의 복제에 비해 오류경향이 높다는 것이 실험적으로 제시되었다. 이 결론의 가장 적합한 증거는 1978년 개 질환에서 최초로 확인된 후, 전 세계적으로 분포된 것이 확인된 개 파보바이러스에서 찾아볼 수 있다. 전 세계적인 대유행 시기에 분리된 canine parvovirus 종류들의 염기서열분석으로 밝혀진 돌연변이율은 이중가닥 DNA 바이러스보다는 RNA 바이러스에 더 가까웠다. 이런 변이 증가 메커니즘은 앞으로 밝혀져야 할 숙제로 남아 있다.

유사종(quasispecies) 개념

1978년 RNA 박테리오파지 집단(phage Qβ)의 상세한 분석 논문에서 저자는 놀라운 결론을 제시하였다.

> Qβ phage 집단은 한 편에서는 높은 속도로 일어나는 바이러스 돌연변이와 또 다른 한 편에서 강하게 선택되는 상황 사이에서 역동적인 평형상태로 존재한다. Qβ 유전체는 정의된 단일 구조로 설명될 수 없으며, 오히려 많은 다양한 염기서열들의 가중치를 준 평균치로 설명되어질 수 있다.
>
> E. Domingo, D. Sabo, T. Taniguchi, and C. Weissmann.
> *Cell* **13**:735-744, 1978

BOX 10.2 DISCUSSION

오류율은 정량화하기 어렵다

돌연변이율의 추산은 신중하게 이루어져야 한다. 어떠한 핵산 합성효소에 정확한 오류율(뉴클레오티드가 합성되었을 때 합성오류의 수를 측정)을 정한다는 것은 불가능하거나 어렵다. 시료를 수집하는 문제를 포함하여 실험 설계 시 존재하는 잠재적인 인위적 요소를 포함한 다양한 기술적 문제가 고려되어야 한다. 예를 들어, PCR 기술은 바이러스 유전체를 찾아내는 데 흔히 이용되지만 사용된 합성효소는 그 자체의 복제 오류율을 가지고 있을 것이고, 이는 분석할 때 계산에 포함될 것이다.

또 다른 대중적인 방법은 보고 유전자 혹은 리포터(reporter gene)를 이용하는 것이다(β-갈락토시다아제를 합성하는 *lacZ* 유전자 등). 이러한 유전자는 바이러스 유전체에 끼어 들어가므로 바이러스 플라크의 조사나 분석에서 보고 유전자의 오류율을 측정할 수 있다. 바이러스 유전체의 오류율은 측정된 보고 유전자의 오류율을 참고하여 추정되어야 할 것이다. 이 방법은 상대적으로 단순하지만 잘못된 정보를 제공할 수 있는데, 그 이유는 합성시의 오류가 각 유전체에 균등하게 분포되는 것이 아니라 종종 분석된 특정서열에 따라 다를 수 있기 때문이다. 예를 들어 *in vitro* 실험에서 HIV의 역전사효소의 부정확성은 뉴클레오티드 1,700개 합성당 1개로 나타난다. 그러나 돌연변이가 빈발한 이 유전체의 특정한 위치에서는 뉴클레오티드 70개 합성당 1개까지 오류율이 높아질 수 있다.

Drake, J. 1992. Mutation rates. *Bioessays* **14**:137-140.

Drake, J. 1991. A constant rate of spontaneous mutation in DNA-based microbes. *Proc. Natl. Acad. Sci.* USA **88**:7160-7164.

Drake, J. 1993. Rates of spontaneous mutation among RNA viruses. *Proc. Natl. Acad. Sci.* USA **90**:4171-4175.

Hwang, Y. T., and C. B. C. Hwang. 2003. Exonuclease-deficient polymerase mutant of herpes simplex virus type 1 induces altered spectra of mutations. *J. Virol.* **77**:2946-2955.

이런 결론은 여러 바이러스 집단에서 확인되었다. 현재 우리는 바이러스 집단이 Manfred Eigen에 의해 발전된 개념인 **유사종(quasispecies)**, 즉 동일하지는 않지만 연관된 복제단위(replicon)의 동적분포로서 존재한다는 것을 이해하고 있다. 종에 대한 고전적인 정의(개체들의 교배가 일어나는 집단)는 바이러스를 고려할 때 거의 의미를 갖지 않는다. 예를 들면, 대부분의 바이러스 감염은 단일 비리온 입자에 의해서가 아니라 오히려 입자의 한 집단에 의해 시작된다. 그로 인한 감염 이후에 생산된 많은 자손 바이러스는 **감염된 숙주 내**에서 작동하는 강한 선택압력의 복잡한 산물이다. 성공적으로 다른 숙주를 감염시키지만 그 수가 상대적으로 적은 비리온들은 **외부(external)** 선택압력이라는 완전히 새로운 요인에 의해 결정된다. 즉, 주어진 평형유지상태의 유사바이러스종의 집단은 많은 수의 바이러스 입자들로 구성된다. 그와 같은 평형은 자연계에서 격리된 감염이나 실험실 감염 등에서 발견되는 전형적인 소규모 집단에서는 찾아볼 수 없다. 따라서 소규모 집단의 바이러스 입자들이 복제될 때 유전자형과 표현형에서의 극심한 변동이 가능하다(그림 10.1).

어떤 RNA 바이러스 집단을 생각해 볼 때, 유전체 서열은 공통서열이나 평균서열의 주변에 밀집해 있지만 실제로 모든 유전체는 서로 다를 수 있다. 특별한 돌연변이가 일어난 희귀한 유전체가 선택과정에서 살아남으면, 이 돌연변이는 모든 자손

그림 10.1 바이러스 유사종, 집단크기, 병목(bottlenecks)과 적응도(fitness). 수평선은 각 유전체를 표시한다. 여러 다른 모양들은 돌연변이를 나타낸다. RNA 바이러스가 복제될 때 돌연변이는 자손 유전체에 축적된다. 특정 돌연변이를 포함하는 각 유전체 집단을 중앙에 표시하였다. 각 집단의 공통염기서열은 실선으로 제일 밑에 표시하였다. 집단의 모든 유전체에 돌연변이가 존재함에도 불구하고(각 유전체는 다른 구성이다) 공통서열에는 돌연변이가 **없다**는 것을 유념하자. 한 번의 병목을 통해 하나의 특정 유전체가 계대를 거친 후 나타나는 유전체 집단을 오른쪽에 표시하였다. 바닥의 단일 선은 이 집단의 공통서열을 나타낸다. 이 예에서 보면 병목에서 살아남기 위해 선택된 세 가지 돌연변이는 집단의 매 구성유전체에서 발견되며 공통서열에서 표시되어 있음을 유념하도록 한다. **큰 집단이 병목 없이 증식하면**(왼쪽 상황), 반복된 계대를 통해 집단은 적응도가 증가하고 복제능력이 개선된 풍부한 돌연변이 유전체를 보유하게 된다. 집단이 연속적인 병목을 통해 계속적으로 번식하면, 적응도가 감소된 돌연변이 유전체들이 축적된다. Adapted from E. Domingo et al., p.144, in E. Domingo, R. Webster, and J. Holland (ed.), *Origin and Evolution of Viruses* (Academic Press, Inc., San Diego, CA, 1999), with permission.

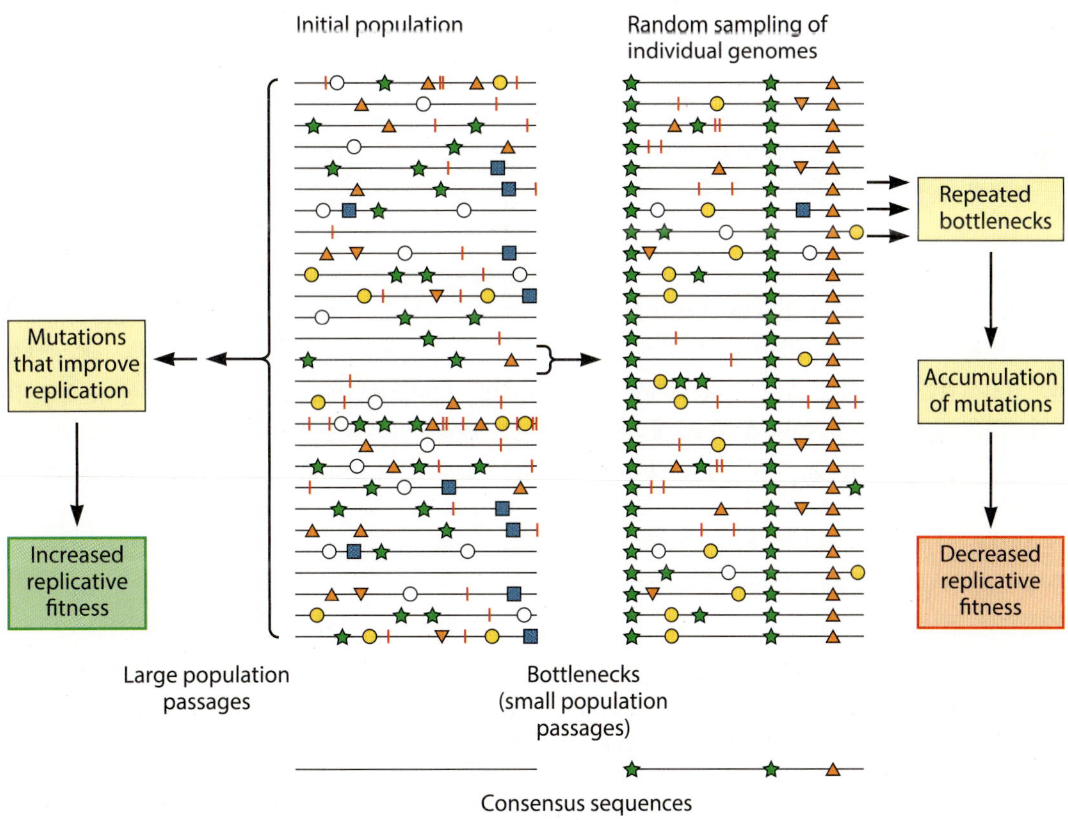

유전체에서 발견될 것이다. 그러나 그 유전체와 연관되었지만 선택되지 않은 돌연변이도 무임승차를 한다. 결국, 복제 후 선택된 결과물은 선택된 돌연변이를 공유하는 새롭고 다양한 집단이 된다. 바이러스 진화와 병리 메커니즘의 이러한 특이적 현상이 현재 주목받고 있다.

유사종 이론은 바이러스 유사종이 단순히 다양한 돌연변이체의 집단이 아니라 오히려 상호작용을 통해 특정 집단의 속성을 결정하는 돌연변이체의 그룹이라는 것이다. 그러므로 집단의 다양성은 생존에 결정적인 것이다. 다양성을 제한하는 실험을 통해 개별 돌연변이체가 **아닌** 바이러스 집단이 선택의 표적이라는 이론이 검증되었다. 이전에 우리는 다양성의 창조는 바이러스 생존에 대한 일차적인 이유라는 주장을 하였다. 이러한 결론은 중합효소 유전자의 변이를 통해 변이 발생빈도가 감소하는 **항돌연변이 유전자(antimutator)**가 확인되면서 부분적인 검증을 받았다. 역전사효소 저해제인 라미부딘(lamivudine)에 저항성이 있는 HIV의 자연발생적 돌연변이체는 오차빈도를 3.2배 감소시킨다. 이러한 복제충실도의 적당한 증가는 감염된 사람에서 의미 있는 복제감소 성향과 관련되어 있다. Poliovirus의 복제는 놀라울 만큼 다양한 집단을 생산하는 높은 변이생성 사례이다. 리바비린(Ribavirin) 저항성 poliovirus 돌연변이체는 약 6배의 (부모 바이러스 유전체당 ~2 변이인 것에 비교해서 유전체당 ~0.3 변이) 증가된 복제충실도를 보여준다. 중요한 사실은, 돌연변이주는 야생형바이러스보다 동물에서 낮은 병원성을 나타낸다: 다양성이 감소하면 신경친화성(neurotrpism)을 잃고 약독화를 초래한다. 다양한 유사종, 즉 서로 보완해 주는 바이러스 돌연변이체들을 분리함으로써 개체가 아닌 집단이 진화의 주체임이 증명되었다. 야생형 바이러스가 높은 변이율을 유지하기 때문에 낮은 변이율은 이점도 없으며 자연계에서 선택되지 않을 것임을 추론할 수 있다.

변화하는 유전체내 염기서열보존

바이러스 유전체 복제 시기에 모든 염기가 변하는 것은 아니다. 높은 돌연변이율에도 불구하고, RNA 바이러스의 시스-활성(*cis*-acting) 염기서열은 증식하는 동안 거의 변화하지 않는다. 이런 염기서열은 유전체 복제, mRNA 합성, 유전체 포장(packaging)에 필요하며 흔히 한 곳 이상의 바이러스 단백질—혹은 세포 단백질—결합부위를 갖고 있다. 그런 염기서열에 또는 결합단백질을 암호화하는 유전자에 돌연변이가 발생하면 적응도가 감소되거나 복제 중단이 발생한다. 기능이 회복되려면 서로 결합하는 두 부위 모두에서 변화가 일어나야만 한다. 결합단백질과 표적 염기서열 간의 정교하고 기능적인 맞물림은 진화에 대해 뚜렷한 제한요인일 것이다. 한편으로 이러한 염기서열은 매우 안정적이어서 분자계통학의 계통표지(lineage marker)가 된다.

오류임계(error threshold), 치명적 돌연변이와 멸종

막대한 수의 돌연변이를 유지하는 능력은 강력한 이점이지만 선택과 생존을 위해 돌연변이율과 유전적 복제충실도는 균형을 이루어야 한다. 많은 돌연변이들은 해로우며 높은 돌연변이율로 축적되는 돌연변이체 중에는 그 집단을 멸종으로 이끄는 **치사돌연변이**가 유발될 수 있다. 1,000 뉴클레오티드당 1개의 오류보다 더 높은 돌연변이율은 정확한 유전정보의 전달이 어려워 바이러스 유전체의 생존을 위협한다. **오류임계**는 집단의 생존을 확실하게 유지하는 데 필요한 정보의 복잡성을 대변하는 수학적 변수이다. RNA 바이러스는 자신들의 오류임계에 가깝게 진화하려는 경향이 있는 반면에(Box 10.3), DNA 바이러스는 오류임계치보다 훨씬 아래에 머물도록 진화했다. 우리는 실험을 통해 돌연변이체의 이런 주목할 만한 성질을 추론할 수 있다. 5′-아자시티딘(5′-azacytidine) 같은 유사염기를 RNA 바이러스(vesicular stomatitis virus 혹은 poliovirus)에 감염된 세포에 처리하면 증식된 바이러스 농도는 극적으로 떨어지지만 생존한 유전체당 오류빈도는 기껏해야 2~3배 정도만 증가한 상태이었다. 반대로, herpes simplex virus나 simian virus 40과 같은 DNA 바이러스를 이용한 비슷한 실험에서 생존한 것들은 수십 배 이상의 단일지점 돌연변이 증가가 나타났다.

오류임계 개념은 처음 예상 보다 더 복잡했다. 사실, 이의를 제기하는 한 쪽은 수학적으로 정확하지만 오류에 의한 재앙(error catastrophe)을 예측하는 이론은 실제 바이러스 감염을 반영하지 않는다고 주장한다. 그렇다면, 돌연변이 유발물질의 항바이러스 작용에 대한 설명이 고려되어야 한다. 이에 덧붙여, 환경조건에 대응한 복제적응력인 **적응도(fitness)**를 포함하는 여러 중요한 생물학적 변수들이 바이러스 생존에 관여하고 있다. 적응도는 실험의 내용에 좌우되며 그 결과가 측정된다. 실험적 환경에서, 적응도는 성장률 또는 바이러스 회수율(yield)을 비교함으로써 측정된다. 거대한 상호작용을 하는 집단 내에서 생활하는 복잡한 생물체의 감염과 같은 자연 상태에서 적응도를 측정하는 일은 훨씬 어렵다. 마찬가지로 측정하기 어려운 또 다른 필수적 구성요소로서 바이러스 증식에 영향을 미치는 환경의 안정성이나 예측가능성을 들 수 있다. 숙주집단의 동역학과 계절적 변이는 복잡한 환경적 요소의 두 가지 예일 뿐이다. 마지막으로, 한 바이러스 집단의 다양성을 볼 때, 한 집단과 다른 집단 간의 적응도를 비교하는 영역은 이 장의 범위를 넘어선 주제인 집단유전학에 의지하게 될 것이다.

유전적 대변이와 소변이

5장에서 우리는 항원성변이의 과정과 이와 연관된 면역반응 조절에 대해 논의했다. 항체와 세포독성 T림프구에 의한 바이러스 제거활동에 저항성을 나타내는 돌연변이체의 선택은 면역력이 있는 개체 내에서 바이러스가 복제할 때 필연적으로 나

BOX 10.3 EXPERIMENTS

치사 돌연변이 생성: HIV를 "오류임계" 밖으로 밀어내기

AIDS의 마지막 단계에 이른 감염환자 한사람의 몸에서 생성되는 HIV 입자는 하루에 평균 1,010개체 이상에 달하며, 각 유전체는 하나 이상의 돌연변이를 포함하고 있다. 감염된 모든 개인의 여러 장기에는 다양한 바이러스 개체군이 축적된다. 대부분의 비리온들은 더 이상 증식이 불가능해 보이며 이는 개체군이 오류임계에 이르러 추가적인 돌연변이들을 허용할 수 없다는 것을 암시한다. 만약 돌연변이 발생률을 높이는 뉴클레오티드 유사체를 복제중인 유전체에 인위적으로 넣어주게 되면 어떤 일이 발생할까?

최초로 1990년에 과학자들은 돌연변이 유발물질을 이용하여 두 종의 RNA 바이러스의 돌연변이 발생률을 더 높이기가 어려웠다고 발표했다. 9년 후에 다른 그룹은 항바이러스성 뉴클레오티드 유사체를 선정하여 적용하였는데, 이 유사체는 인간 세포에서는 독성을 보이지 않으나 바이러스 역전사효소에 의한 HIV DNA 합성에는 이용된다. 이 유사체들은 합성을 종료시키기 보다는 유전체 복제시에 병합오류를 촉진시키는 화합물이었다. 한 화합물인 5′-히드록시데옥시시티딘(5′ hydroxydeoxycytidine)은 인간 세포에서는 독성을 보이지 않으나 바이러스 유전체가 복제될 때 효율적으로 끼어들어간다. 뉴클레오티드 유사체가 존재하는 상태에서 인간 세포에서 계대배양을 하였다. 9개 중 7개의 실험에서 화합물이 있는 상태에서 9-24번 계대배양한 후 바이러스 복제가 급격히 감소되었다. 복제된 유전체의 염기서열 분석결과, 염기 G가 A로 치환되는 현상이 축적되어 있었다. 이 화합물을 처리하지 않았던 28개의 대조군에서는 바이러스 복제의 감소가 관찰되지 않았다. 비슷한 결과들이 다양한 RNA 바이러스에 감염된 배양세포 실험에서 얻어지고 있다.

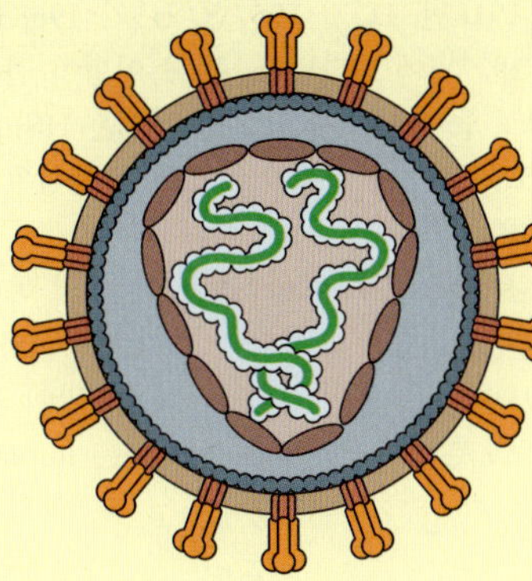

Bull, J., R. Sanjuan, and C. Wilke. 2007. Theory of lethal mutagenesis for viruses. *J. Virol.* **81**:2930-2939.

Crotty, S., C. E. Cameron, and R. Andino. 2001. RNA virus error catastrophe: direct molecular test by using ribavirin. *Proc. Natl. Acad. Sci.* USA **98**:6895-6900.

Eigen, M. 2002. Error catastrophe and antiviral strategy. *Proc. Natl. Acad. Sci.* USA **99**: 13374-13376.

Holland, J. J., E. Domingo, J. C. de la Torre, and D. A. Steinhauer. 1990. Mutation frequencies at defined single codon sites in vesicular stomatitis virus and poliovirus can be increased only slightly by chemical mutagenesis. *J. Virol.* **64**:3960-3962.

Loeb, L. A., J. M. Essigmann, F. Kazazi, J. Zhang, K. D. Rose, and J. I. Mullins. 1999. Lethal mutagenesis of HIV with mutagenic nucleoside analogs. *Proc. Natl. Acad. Sci.* USA **96**:1492-1497.

Pariente, N., S. Sierra, P. R. Lowenstein, and E. Domingo. 2001. Efficient virus extinction by combinations of a mutagen and antiviral inhibitors. *J. Virol.* **75**:9723-9730.

Summers, J., and S. Litwin. 2006. Examining the theory of error catastrophe. *J. Virol.* **81**: 20-26.

타난다. **유전적 대변이**(**shift**)와 **유전적 소변이**(**drift**)는 다양성을 형성하는 특별한 메커니즘이다. 소변이는 복제오류와 면역선택에 의해 발생하며 대변이는 유전체와 유전체 분절(genome segment)의 재조합 혹은 재편성에 의해 발생한다. 소변이는 각 유전체가 복제될 때마다 가능하지만 대변이는 비교적 드물게 나타나며 특수한 상황 아래에서만 일어난다. 독감(Appendix B)의 광범위한 유행들이 이 현상에 대한 강력한 증거들이다. 그 예로, 1889년 이래 influenza virus 적혈구응집소(HA) 유전자에 대한 대변이는 6회만 확인되었다. 빠른 소변이와 느린 대변이의 조합이 influenza virus 집단의 다양성을 유지해 왔다(Box 10.4와 10.5). retrovirus의 경우 단일 세포에 여러 개의 프로바이러스(provirus) 유전체들이 통합될 때, 유전적 대변이가 자주 발생할 수 있다는 것이 최근에야 밝혀졌다.

유전적 병목

대규모 집단의 운명에 영향을 주거나 멸종을 초래하는 치사 돌연변이와 달리 **유전적 병목**(**genetic bottlenecks**)은 소집단에서 비선택적 돌연변이의 축적이나 다양성 소실로 이어지는 극도의 선택압력을 보여준다(그림 10.1). 이 현상은 간단한 실험으로 쉽게 확인할 수 있다. 배양세포 단층에 형성된 RNA 바이러스 플라크 중 하나를 선택하여 계대배양하고 다시 단일 플라크를 선택하여 계대하는 과정을 여러 번 반복한다. 병목은 하나의 감염된 세포로부터 나온 수천 개의 비리온을 포함하는 단일 바이러스 플라크 자손으로 바이러스 복제를 제한한 결과로서 놀랍게도 단일 플라크를 약 20~30세대 계대한 후에는 많은 바이러스 집단이 거의 증식을 중단한다는 것이다. 그들은 본래 집단보다 현저하게 낮은 수준의 적응도를 띤다(표 10.2). 환경은 일정하고 단지 단일 플라크로 계대한 선택압력만이 적용되었다. 왜 적응도는 떨어지는 것일까?

BOX 10.4 DISCUSSION

1889~1977년 사이 human influenza virus A형의 진화 가설

주요 유행성독감의 특징은 바이러스 유전체 분절의 재편성이다. 신종 재편성 바이러스들은 오랜 기간 사람에 노출된 적이 없는 H와 N 유전자를 옮겨 왔으므로 면역성이 없거나 낮았다. 수년 동안 보이지 않았던 influenza virus H의 아형이 1889년 이래로 여섯 번에 걸쳐서 인류 집단을 침입하였다. 3종의 influenza virus H 아형이 돌아가면서 출현하였으며 차례대로 H2가 1889년, H3가 1900년, H1이 1918년, H2가 1957년, H3가 1968년, H1이 1977년에 나타났다. 각 H 아형이 인류 집단으로 들어오는 시점에, 전 세계는 H와 N의 새로운 조합을 특징으로 하는 유행성독감을 겪었다.

그림은 human influenza virus A의 독특한 항원형의 출현과 전파를 보여준다. 1889년과 1900년은 오직 H와 N 항원형만이 과거 자료로부터 추론되었다. 밑부분은 human influenza virus와 재편성된 avian influenza virus의 종류를 보여주고 있다. 유전체 가닥의 색은 특정한 바이러스 유전자형을 나타낸다. 각 연도별로 있는 사람의 실루엣 안에는 우점했던 influenza virus 유전체의 가닥과 유전자 생성물이 표시되어 있다. 전파된 것으로 알려진 바이러스 유전체의 가닥의 수는 다음 단계로 가는 화살표 밑의 숫자로 표시되어 있다.

Adapted from R. G. Webster and Y. Kawaoka, *Semin. Virol.* **5**:103-111,1994, with permission

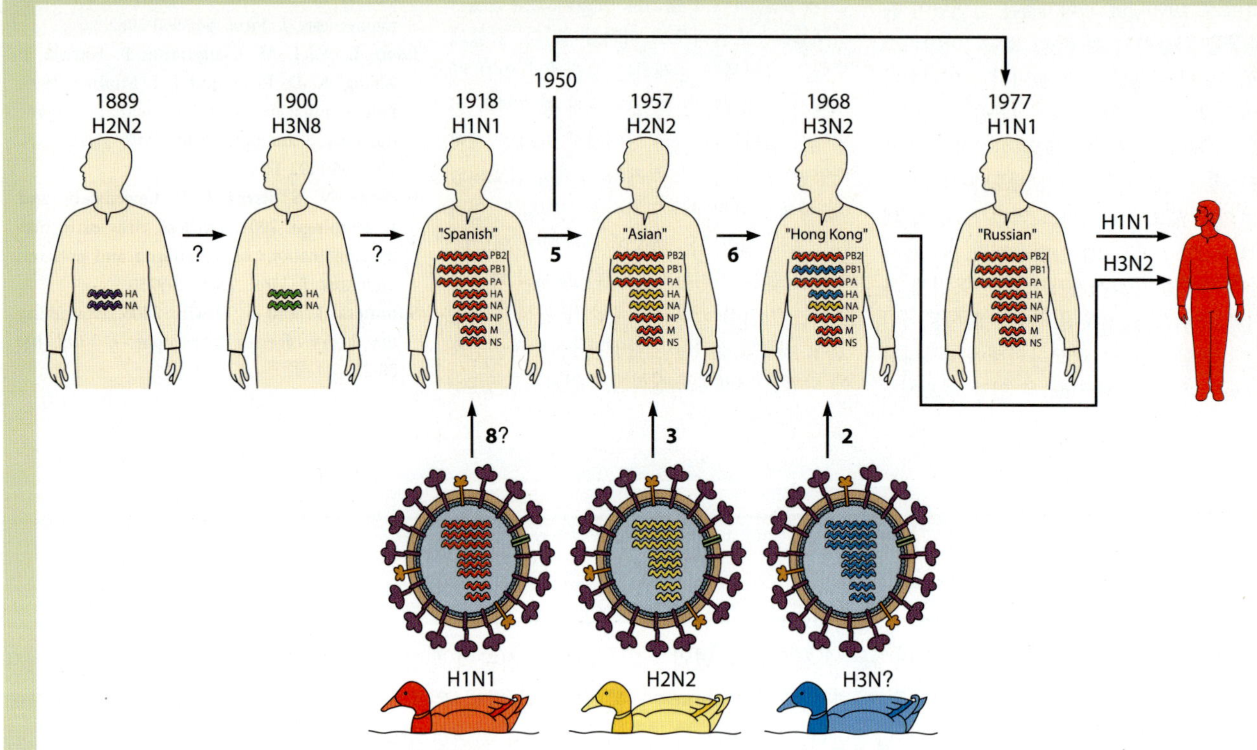

그 답은 **뮐러의 톱니바퀴**(**Muller's ratchet**: 소규모의 무성생식 집단은 높은 돌연변이율을 가질 때 시간이 지남에 따라 적응도가 감소한다) 현상에 있다. 복제하는 RNA 바이러스 유전체는 많은 돌연변이를 축적하고 있다. 이전에 언급했듯이, 그들은 오류임계에 가까운 상태로 생존한다. 비선택적인 조건하에서 연쇄적으로 이어가며 단일한 시초 바이러스로만 집단성장을 제한함으로써(병목), 많은 돌연변이가 축적되고 적응도는 감소한다.

뮐러의 톱니바퀴 비유에 담긴 메시지는 분명하다: 바퀴쐐기는 기어가 앞쪽으로 움직이게 하지만 뒤쪽으로는 작동하지 않는다. 즉, 복제의 각 계대 후에 돌연변이는 축적되지만 제거되지는 않는다. 오류율이 높은 복제의 각 주기는, 뮐러의 톱니바퀴처럼 각 복제주기마다 돌연변이가 축적되며 진행된다. 각 돌연변이는 연이어 만들어진 집단의 적응도를 감소시킨다. 연속적인 플라크 계대실험 결과는 더 다양한 바이러스 집단을 연속 계대할 경우에는 뮐러의 톱니바퀴를 피할 수 있다는 것을 시사한다. 한 연구에서는 30개의 개별 플라크 집단을 연속 계대에

BOX 10.5 DISCUSSION
Influenza virus 유전체 분절의 재편성

독감의 대유행은 포유류와 avian influenza virus 간 유전체 분절 교환에 의한 H와 N 항원형 대변이에 기인했다. 바이러스학자들은 H와 N의 특정한 조합이 인간보다는 조류 숙주에서 선택되었을 것이라고 설명하였다. 중요한 사실은 H와 N의 구성이 어떠하든지 간에 조류와 인간 바이러스 모두 돼지와 같은 특정한 종에서는 복제가 잘 된다는 것이다. 실제로 돼지의 호흡기는 인간과 avian influenza virus에 대한 수용체를 포함하고 있어 둘 다 잘 받아들일 수 있는 환경이 된다. 결과적으로 돼지는 조류와 인간 바이러스의 혼합감염에 무차별적인 좋은 숙주가 되며, H와 N 단편의 재편성으로 인구집단을 재감염시키는 새로운 바이러스를 창조하였다.

인간과 조류와 돼지 감염의 조합은 아주 드물 것이라고 생각할 수 있다. 그러나 돼지, 오리, 가금류와 매일 접촉하는 동남아시아에서는 이러한 상호작용이 빈번할 것임을 일깨워 준다. 실제로 역학자들은 1957년과 1968년에 대유행했던 influenza virus A 주가 중국에서 기원하였으며, 인간 H와 N 항원형이 야생가금류 집단에 분포한다는 것을 확인하였다.

이탈리아 돼지에서의 연구는 조류와 human influenza virus 사이의 재편성에 대한 증거를 제공해 준다. 그림은 유럽돼지에서 조류 H1N1 바이러스가 어떻게 인간 H3N2 바이러스와 재편성되었는지 보여준다. influenza virus 유전체 분절의 색은 조류와 인간 바이러스로부터의 기원을 나타낸다. influenza virus 유전자가 어느 숙주로부터 기원되었는지는 염기서열과 계통발생을 분석하여 결정하였다. 이 연구는 돼지가 새로운 대유행의 influenza virus 출현의 매개 숙주라는 가설을 뒷받침해 준다.

Adapted from R. G. Webster and Y. Kawaoka, *Semin. Virol.* **5**:103-111, 1994, with permission. For more information, see J. S. Peiris et al., *J. Virol.* **75**:9679-9686, 2001.

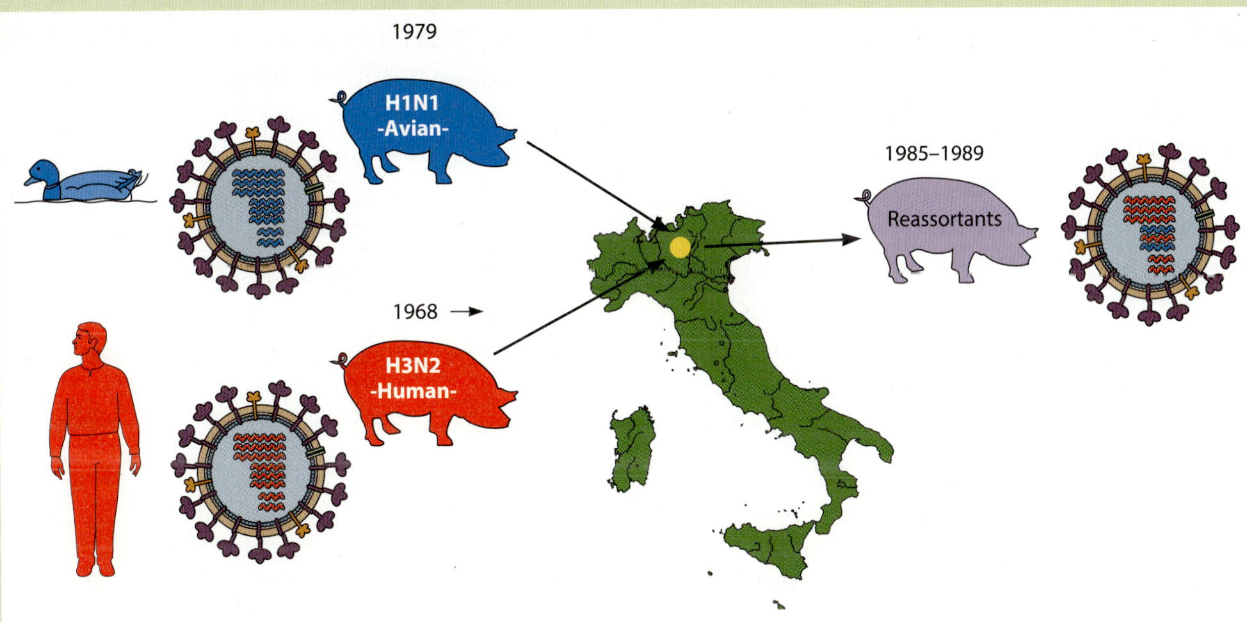

사용하면 본래의 적응도를 유지할 수 있다는 결과를 보여주었다. 이 관찰 결과는 다음과 같이 설명될 수 있다: 복제 중인 집단에 더 많은 다양성이 존재한다면, 자손에 불리하게 영향을 미치는 돌연변이를 보완하거나 제거하는 재편성 혹은 재조합에 의해 돌연변이가 없는 유전체를 만들기 쉬워진다. 이러한 재조합이 흔하지 않더라도 강력한 선택적 이점을 가질 수 있다. 실제로 그런 자손은 궁극적으로 집단에서 우세한 위치에 놓일 것이다. 이것이 의미하는 바는 간단하지만 강력하다: 바이러스 집단의 다양성은 개체의 생존에 중요하다; 다양성이 제거되면 그 집단은 병들고 만다.

단일 플라크 계대의 병목은 확실히 인위적이지만, 자연계에서는 소규모 바이러스 집단에 의한 감염과 증폭이 종종 발견된다. 그 예로, 공기감염에서 에어로졸(aerosol)에 담긴 바이러스 입자군이나, 한정된 세포군에서의 잠복감염된 바이러스의 활성화, 곤충매개 감염에서 보이는 소량의 감염 등이 있다. 중요한 의문점은, 어떻게 바이러스가 자연계에서 이러한 경로에 의한

표 10.2 병목으로 계대한 후 나타나는 초기 바이러스 클론의 적응도 감소

바이러스	병목 계대배양 횟수	% 적응도 감소 (평균)
φ6 (박테리오파지)	40	22
Vesicular stomatitis virus	20	18
Foot-and-mouth disease virus	30	60
Human immunodeficiency	15	94
MS2(박테리오파지)	20	7

[a]A. Moya, S. Elena, A. Bracho, R. Miralles, and E. Barrio. *Proc. Natl. Acad. Sci. USA* **97**:6967-6973, 2000.

뮐러의 톱니바퀴를 벗어나는가? 라는 것이다. 바이러스들은 유전정보의 상호교환으로 이 문제를 해결해 낸다.

유전정보의 상호교환

유전정보는 유전체 분절의 재조합이나 재편성에 의해 상호교환된다(제I권의 6, 7, 8장 참조). 재조합은 선택적 상황 아래에서 생존하기 위해 필연적으로 여러 돌연변이의 새로운 조합을 창출한다. 이런 과정은 쇠약해진 유전체에 활력을 주며 뮐러의 톱니바퀴를 벗어날 수 있게 해준다. 재조합은 복제가 일어나는 동안 중합효소가 주형을 갈아 타거나(copy choice) 핵산분절이 잘려 재접합될 때 일어난다. 앞의 메커니즘은 RNA 바이러스들 간에 보편적인 현상이며, 절단과 재접합은 이중가닥 DNA 바이러스 재조합에 더 전형적인 메커니즘이다. 또 다른 메커니즘은 분절형 RNA 바이러스들이 한 세포에 동시 감염될 때 유전체 분절들 사이에 일어나는 재편성이다. 이는 orthomyxovirus와 reovirus의 사례에서 증명된 것처럼 변이의 중요한 원인이다 (Box 10.4와 10.5).

바이러스 유전체 내에 비(非)바이러스성 핵산이 삽입(sequence-independent recombination)되는 현상은 바이러스 진화에서 중심적인 역할을 한다. 세포성 염기서열이 삽입되면 결손 유전체나, 맹독성 바이러스를 만들 수 있다. Pestivirus에 속하는 bovine viral diarrhea virus (제I권의 6장)에 의한 비병원성 감염에서 세포독성 바이러스가 나타나거나, 혹은 비종양성 retrovirus에서 종양성 retrovirus가 나타나는 것이 이러한 재조합의 예들이다. 세포 유전체로부터 발암유전자를 취득하는 것은 Rous sarcoma virus 같은 급성 형질전환 retrovirus의 특징이다(7장). Poxvirus와 gammaherpesvirus 유전체들은 숙주 면역방어 유전자의 염기서열과 상동적인 바이러스 병독성 유전자를 가지고 있다. 이러한 유전자는 보통 유전체의 말단 근처에서 발견된다. 이런 유전자들의 삽입위치에 대한 한 가지 설명은 DNA 포장과정(gammaherpesvirus)이나 혹은 DNA 복제의 개시단계(poxvirus)에서 바이러스 DNA가 절단될 때 바이러스-숙주의 재조합이 자극된다는 것이다.

바이러스 감염에서 정보는 여러 가지 예상치 않은 방법들에 의해 교환될 수 있다. 예를 들면, 숙주는 일생 동안 많은 다른 바이러스에 감염되거나 중복감염될 수 있다(Box 10.6). 사실상으로는 연속 및 동시감염이 다반사이다. 이 두 가지 감염 모두 바이러스 진화에 깊은 영향을 미친다. 가장 단순한 경우, 감염된 개체 내에서 증식하는 바이러스 유사종(quasispecies)은 단

BOX 10.6 EXPERIMENTS

숙주전환(host switching)과 재조합에 의한 바이러스의 진화

바이러스는 완전히 새로운 숙주에게도 전파될 수 있다. 보통 숙주들은 바이러스의 복제나 적응이 일어나기 전에 감염을 막으려고 방어할 것이다. 드물게는 새로운 바이러스의 집단이 새로운 숙주 안에서 발견될 수도 있다. 과거 다른 종 사이에서 발생한 감염이 간혹 염기서열분석으로 탐지되기도 했다. 분석된 자료는 바이러스 진화의 놀랍고도 예측 불가능한 경로를 어렴풋이 보여주고 있다.

Circovirus는 척추동물에 감염하며 유전체는 작고, 원형이며 한 가닥으로 이루어져 있다(제I권의 3장). Nanovirus는 이와 같은 유전체 구조를 가지고 있지만 식물에 감염한다. 이 바이러스들에서 Rep 단백질을 암호화하는 유전자들은 혼성(hybrid)된 것으로 보인다: 5′ 암호화서열에 놀랄만한 서열 유사성이 있다. 또한 calicivirus가 암호화하는 RNA-결합 단백질의 3′서열과도 상동성을 보인다.

이 DNA 서열을 분석한 과학자들은 circovirus와 nanovirus의 진화과정 동안 일어났을 놀라운 두 가지 사건을 제의하였다. 과거에 척추동물이 nanovirus 감염된 식물 수액에 노출되었을 때, 식물에서 척추동물로 바이러스가 옮겨 갔고 이후 척추동물에 적응하여 circovirus 과가 생겨났다. Calicivirus는 척추동물에 감염한다는 점에 비추어 circovirus와 calicivirus 서열의 재조합은 nanovirus가 척추동물로 숙주전환을 한 후에 일어났을 것이다.

Gibbs, M. J., and G. F. Weiller. 1999. Evidence that a plant virus switched hosts to infect a vertebrate and then recombined with a vertebrate-infecting virus. *Proc. Natl. Acad. Sci. USA* **96**:8022-8027.

일 세포의 중복감염, 표현형 혼합(phenotypic mixing), 유전적 상보(complementation)을 허용한다. 결과적으로 대부분의 바이러스 유전체들이 반수성(haploid)임에도 불구하고 열성 돌연변이들은 즉시 제거되지 않는다. 당연히 이런 중복감염은 유전정보의 물리적 교환의 기회 또한 제공한다.

바이러스 감염은 숙주방어가 변형되거나 혹은 회피될 때 일어난다. 면역반응을 억제시키는 감염은 같은 숙주가 다른 바이러스들에 의해 동시 혹은 연속 감염될 때 뚜렷한 영향을 미친다. 실제로, HIV와 measles virus 감염은 다양한 병원체에 의한 감염을 촉진시킴으로써 심각한 질환 발생과 숙주의 죽음까지 가져온다. Poxvirus에 감염된 동물은 감염세포에서 선천방어에 필요한 인터페론과 사이토카인에 대한 수용성 저해제가 분비되기 때문에 다양한 병원체에 대해 감수성이 증가한다. 반대로 바이러스 감염에 의해 숙주방어가 활성화되어 이후 다른 바이러스에 의한 감염이 방해받을 수도 있다. 이런 다양한 바이러스들 간의 다인성 상호작용이 있다는 사실은 자연선택이 한 바이러스 집단에서 뿐 아니라 상호작용하는 여러 바이러스 집단 간에도 작용한다는 것을 의미한다(Box 10.7).

바이러스 진화의 두 가지 일반적 경로

바이러스와 그들의 숙주가 *r*-선택과 *K*-선택의 연속체라는 것은 중요한 원리이다. *r*-선택형 바이러스는 높은 회수율과 짧은 세대 기간이 특징이며 종종 숙주를 죽이는 반면, *K*-선택형 바이러스는 장기간 자신들의 숙주와 공존한다. 바이러스들의 복제는 절대적으로 숙주에 의존하기 때문에, 바이러스 진화는 두 가지 일반적 경로 중 하나를 택하는 경향이 있다. 하나는, 숙주와 공동운명체로서 바이러스 집단과 숙주의 공진화(coevolution)이다; 숙주가 번성하면 바이러스 집단도 번성한다. 그러나 어떤 숙주에서도 병목은 존재한다: 전체 바이러스 집단이 숙주 소멸이나 항바이러스 조치에 의해 제거될 수 있다. 또 다른 경로는, 바이러스 집단이 광범위하게 분포하며 다수의 숙주 종을 감염시키는 것이다. 하나의 숙주 종이 소멸될 때, 바이러스 집단은 다른 종에서 복제할 수 있는 경우이다. 일반적으로 첫째 경로는 DNA 바이러스에서 특징적이며 두 번째 경로는 RNA 바이러스에서 일반적으로 관찰된다.

바이러스의 기원

바이러스는 어디서 온 것일까? 시대에 대한 정보나 화석기록이 없기 때문에 그 기원은 불명확하다. 그래도 하나의 기본적 요인에 대해서는 확신할 수 있다: 바이러스는 살아 있는 세포들 없이는 존재할 수 없다. 바이러스 발견 이후, 많은 사람들은 바이러스 유전체가 매우 오래되었으며 현재 세포의 조상일지도 모른다고 생각했다. 많은 관심에도 불구하고 최초 바이러스 기원은 아직도 추측과 논쟁으로 남아 있다. 핵산화학, 염기서열결정, 유전체학/컴퓨터 분석에서의 기술적 진보가 이뤄지면서 흥미로

BOX 10.7 DISCUSSION

비상동적 재조합과 수평유전자전달에 의한 진화

1970년대 초반, 과학자들은 bacteriophage λ 및 λ와 연관된 바이러스의 연구에서 다양한 바이러스의 DNA 단일가닥끼리 이형이중가닥(heteroduplex)을 형성시켜 전자현미경으로 관찰하였다. 깜짝 놀랄만한 이미지가 관찰되었다. λ phage 그룹의 유전체는 사실 여러 조각이 이어진 모자이크 같은 것이었다; 즉, 유전체는 유전자의 덩어리(modules)들을 포함하고 있었는데 이는 재조합에 의하여 진화과정 동안에 끼어 들어갔다는 것을 말한다. 게다가 비상동적 재조합에 의하여 숙주 유전자를 획득한 bacteriophage 분석은, bacteriophage와 세균 사이의 수평유전자전달이 이 둘의 진화에 중요하다는 것을 보여주었다. 대규모의 유전체 염기서열 분석을 통해 과학자들은 bacteriophage의 유전체가 진핵생물 바이러스 및 고세균(archaea) 바이러스의 선조와도 연관이 있다는 것을 알아냈다.

Murray, N., and A. Gann. 2007. What has phage lambda ever done for us? *Curr. Biol.* **17**:R305-R3110.

Phage λ의 전자현미경 이미지(매질염색). Courtesy of Rovert Duda, University of Pittsburgh, Pittsburgh, PA (http://www.pitt.edu/~duda).

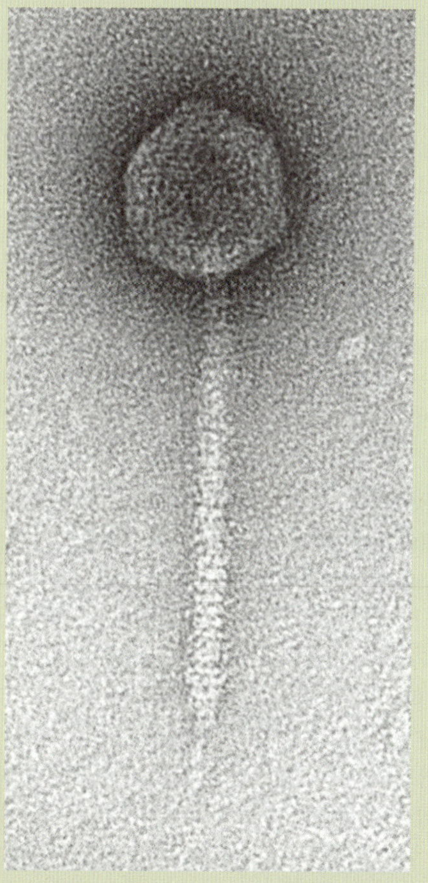

운 추측이 가능해졌다.

일부 생물학자들이 구성한 "생명의 나무"에 바이러스가 빠져 있는 것은 바이러스 유전체학의 한 도전과제이다. 그런 학자들의 개념은 바이러스를 무생물체라고 보는 것이다. 이런 생각은 분명히 근시안적이다. 비리온은 실제로 무생물적 특성을 보인다; 그들은 홀로 자신을 복제할 수 없는 복잡한 생물분자(biomolecules)이다. 그러나 감염된 세포는 감염되지 않은 세포와는 구분되는 고유의 성질을 가지고 있다는 점을 유념하자.

바이러스의 기원에는 세 가지 학설이 있다. **퇴화설(regressive theory)**은 복제와 유지에 필수적인 유전자를 제외한 나머지 모든 유전자를 소실한 세포내 기생체로부터 유래했다고 제안한다. **세포기원설(cellular origin theory)**에서는 바이러스가 숙주세포 내에서 자율적으로 복제할 능력을 얻은 세포내 구성요소로부터 나온 것이라고 제안한다. **독립존재설(independent-entity theory)**은 생명기원 초기부터 세포와 함께 공진화하였다고 가정한다. 화석기록이 없고 80년 이상된 바이러스주도 거의 없기 때문에 우리는 바이러스의 최초 기원에 대한 세 가지 가설을 시험할 수 없다. 그럼에도 불구하고, 우리는 현대의 바이러스를 시험함으로써 바이러스 진화에 대한 어느 만큼의 통찰을 얻을 수 있다. 어느 생명체도 바이러스 유전체의 세계(또는 the virosphere)와는 비슷하지 않다. 생물의 세 가지 영역(세균, 진핵생물, 고세균) 모두에 바이러스가 존재하며 이로써 뚜렷이 구별되는 세 가지 바이러스 세계가 정의된다. 각 영역의 바이러스 유전체는 공통되는 특징을 공유하는데, 이를 보면 바이러스 유전체의 기원이 실제로 매우 오래되었고 가장 최근의 세포성 공통 조상(the last universal cellular ancestor: LUCA)보다 앞서 있다는 추정이 가능해진다. 일례로 염기서열 분석에 따르면, 녹조류의 DNA 바이러스 염기서열은 대부분의 진핵생물 기원 염기서열과 가깝게 놓인다는 점에서 가장 오래된 진핵세포 바이러스로 추정되고 있다(Box 10.8).

일반적으로 알려져 있는 동시에 난감하기도 한 사실은 더 많은 바이러스 유전체의 염기서열이 분석될수록 기존에 알려진 유전자와 상동성이 없는 유전자들이 더욱 더 많이 발견된다는 점이다. 덧붙여, 초대형 DNA 바이러스 유전체는 흔히 **염기서열통일성(sequence coherence)**을 갖는다; 즉, 이러한 유전체는 모자이크 형태로 나타나지 않는다(예, mimivirus[Box 10.9; Box 10.7 참조]). 과(family) 내에서만 보이는 유전체의 동질성, 그리고 다른 과들 간의 명백한 동질성 결여에 비추어 볼 때, 최초의 원시 바이러스 유전체가 외인성 유전자를 연속적으로 취득하여 진화하였다는 모델은 설득력이 없다.

바이러스 유전체가 RNA와 DNA 두 가지로 존재한다는 사실은 바이러스 기원에 대한 흥미로운 수수께끼를 제공한다. 과연 어느 유전체형이 처음 나타났을까? 어떤 사람들은 DNA 유전체가 바이러스 시조이었으며, 이후 RNA 유전체를 가지고 있는 세포와 공유되었다고 추정한다. 바이러스는 필연적 세포내 기생체이기에 그들은 주요한 진화적 변화를 추진하는 위치에 있다. 하나의 일반적인 세포에서 두 가지 뚜렷이 구별되는 유전체의 동반 성장은 진핵세포에 의한 미토콘드리아 획득과 같은 주요 진화론적 도약을 가져 왔다. 진핵세포의 핵은 세포질에서 복제하는 DNA 바이러스가 최초세포(아마도 RNA 유전체를 가진 세포)에 감염되면서 나타났을 것으로 제안된다(그림 10.2). 이런 모델에서 나온 하나의 결정적인 논점은 디옥시뉴클레오시드 3인산(dNTP) 공급원이 DNA 복제에 필요하다는 것이다. RNA 생활사를 가진 미생물이 이러한 필수적인 뉴클레오티드를 생산할 수 있을까?

생물의 세 영역(domain)에서 DNA 바이러스가 나타내는 유전자원(gene pool)의 공유를 설명하기 위해서는, 현존하는 바이러스의 생성을 위해 적어도 세 가지 독립적인 DNA 전이 사건이 LUCA에게 일어났으리라는 것이 전제되어야 한다. RNA 바이러스의 기원은 더 추론적으로 남아 있다. RNA 바이러스는 고대 'RNA 세계'에서 탈출한 것으로 볼 수 있지만, 진핵생물과 세균에 걸쳐 있는 분포상황을 보면 확실히 균일하지 않다. 예를 들어, 현재 RNA 바이러스들의 유전체는 고세균에서 발견되지 않는다. 이런 미생물이 사는 열악한 환경 아래에서 RNA 유전체는 생존할 수 없을 것이다(혹은 연구자들의 방법론에 문제가 있을 수도 있다). 한편, 조상 RNA 원형바이러스(protovirus)는 일반적인 고세균 조상을 감염시키지 않았을 것이다. 어쩌면 우리가 아직 충분히 찾아보지 못한 때문에 이런 생각을 한다는 것이 더 맞는 추측일지 모른다.

핵산서열분석으로 추론하는 DNA *바이러스의 유연관계*

우리는 1,600개 이상의 바이러스 유전체의 서열을 알고 있다(대략 같은 수의 RNA와 DNA 유전체가 데이터베이스에 있다). "바이로칩(virochip)"은 모든 1,600개 유전체의 특징적인 성질을 나타내는 올리고뉴클레오티드로 구성되어 있다. 실험실에서 바이러스를 증식시키지 않고 바이러스 유전체의 다양성과 속성을 결정하기 위한 생태계 표본 채취가 현재 가능하다. 바이러스 생태학이 발전하게 된 것은 대용량 염기서열분석 덕분이다. 바이러스 생태학 연구의 한 형태에서는 물 시료에 든 모든 캡시드를 정제하고 이런 캡시드에서 나온 모든 DNA의 염기서열을 결정한다. 이런 식의 **환경유전체분석(metagenomic analysis)**은 주목할 만한 다양성을 드러낸다. 실제로, 이러한 기술로 결정된 방대한 바이러스 염기서열의 절대다수는 잘 알려지지 않은 바이러스 유전체들이다.

Herpesvirus의 기원. 핵산서열분석으로 다른 바이러스 유전체 간의 여러 관계를 확인할 수 있었으며, 바이러스의 기원에 대한 의미 있는 통찰도 얻었다. Herpesvirus 과는 다른 어떤 바이러스 과에서도 발견되지 않은 독특하고 복잡한 비리온 구조를 보인다(제I권의 부록 참조). *Herpesviridae* 과

BOX 10.8 DISCUSSION

Chlorella virus: 바이러스와 진핵생물의 기원에 대한 단서가 될 수 있을 것인가?

Paramecium bursaria chlorella virus (PBCV-1)는 가장 오래된 진핵생물 바이러스 중 하나이다. 이 주목할 만한, 대형 플라크를 형성하는 정이십면체 바이러스는 클로렐라와 같은 단세포 녹조식물에서 복제하는 이중가닥 DNA 바이러스이다(*Phycodnaviridae* 과 *Chlorovirus* 종). 자연에서, 클로렐라 숙주는 털이 있는 원생동물인 *Paramecium bursaria* 내에 공생한다. 숙주 조류는 실험실 안의 액체와 고체 배지에서 키울 수 있다. Chlorovirus들은 세계 도처의 깨끗한 물에서 발견되며, 같은 시료 내에서도 유전적으로 다른 많은 입자들을 발견할 수 있다. 단일 수원에서 바이러스의 농도는 많게는 1 ml당 40,000 PFU에 이른다.

330,774-bp의 PBCV-1 유전체는 최대 375개의 단백질을 암호화하는 유전자와 10개의 tRNA 유전자를 가지고 있을 것으로 예상된다. 유전자의 50% 정도는 각 산물들의 기능이 알려진 단백질들을 만든다. Chlorovirus는 다양한 DNA 메틸전이효소와 DNA 위치지정 내부핵산분해효소, 바이러스 당단백질을 글리코실화 할 수 있는 기구들, 적어도 두 가지 유형 이상의 인트론(전사조절 유전자에서의 자가-스플라이싱 인트론과 바이러스 DNA 합성효소 유전자에서의 스플라이소좀-가공형 인트론), 칼륨이온채널 그리고 알려진 것 중 가장 작은 DNA 회전효소(topoisomerase)를 갖는 등 큰 유전체 이외에도 두드러진 특징들을 가지고 있다. DNA 염기서열과 단백질 모티프에 기초한 계통발생학적 분석에 따르면 이 바이러스의 염기서열이 대부분의 진핵생물 염기서열의 근원과 인접해 있다는 것을 알 수 있다. 이는 가장 최초의 진핵생물이 *Phycodnaviridae*의 조상과 서로 정보를 교환했다는 것을 암시한다.

Plugge, B., S. Gazzarrini, M. Nelson, R. Cerana, J. L. Van Etten, C. Derst, D. DiFrancesco, A. Moroni, and G. Thiel. 2000. A potassium channel protein encoded by chlorella virus PBCV-1. *Science* **287**:1641-1644.

Van Etten, J. L., and R. H. Meints. 1999. Giant viruses infecting algae. *Annu. Rev. Microbiol.* **53**:447-494.

Van Etten, J. L., M. V. Graves, D. G. Muller, W. Boland, and N. Delaroque. 2002. Phycodnaviridae—large DNA algal viruses. *Arch. Virol.* **147**:1479-1516.

Villarreal, L. P., and V. R. DeFilippis. 2000. A hypothesis for DNA viruses as the origin of eukaryotic replication proteins. *J. Virol.* **74**:7079-7084.

Cryo-EM images courtesy of Tim Baker and J. Van Etten

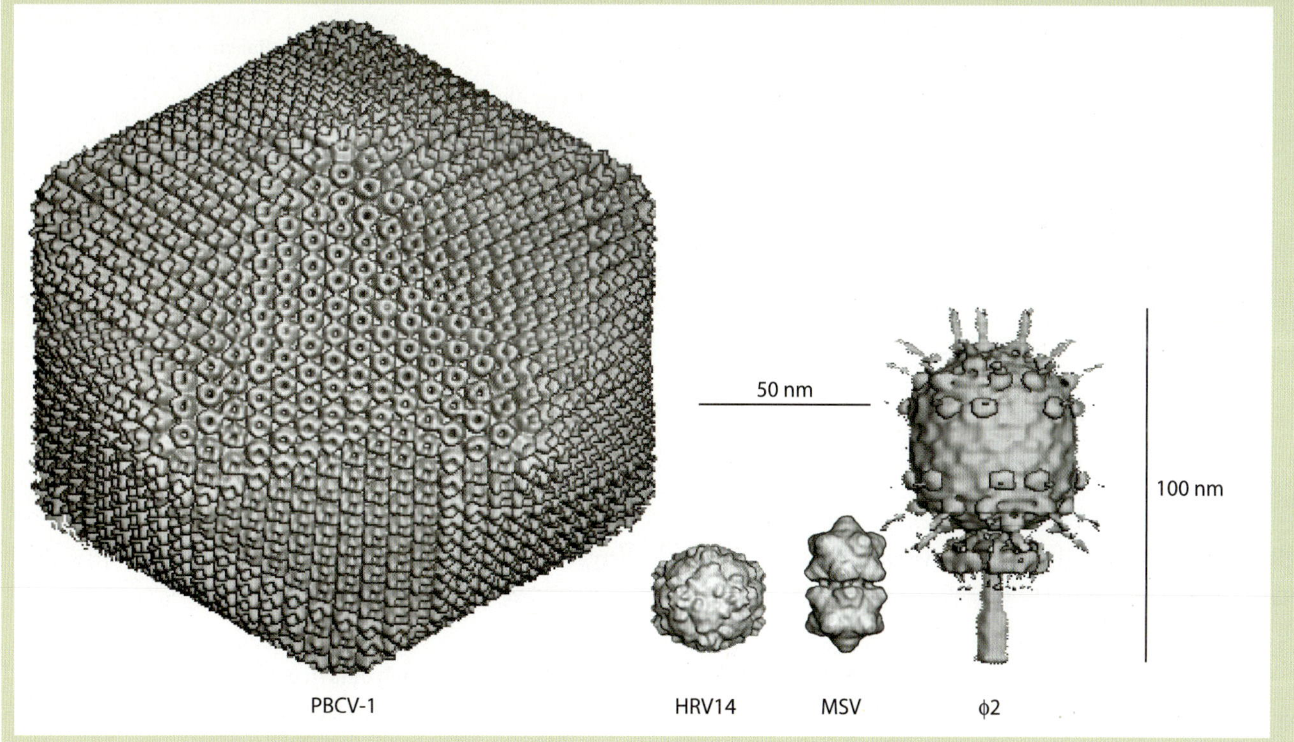

(*Alphaherpesvirinae, Betaherpesvirinae, Gammaherpesvirinae*)에 속하는 3개의 주요 아과(subfamily)는 본래 계통발생학적 아과 분류가 일반적이고 자의적이며 생물학적 성질에 근거했었지만, 이제 유전체 서열분석으로 쉽게 구분된다. 연구자들은 herpesvirus 유전체의 진화 시점과 숙주 유전체의 진화 시점(화석기록에 근거)을 관련지었다. 포진 바이러스 대부분의 서열 분기점은 잘 입증된 숙주분기점과 일치한다. 결론적으로 초기 포진 바이러스에 감염된 고대의 원조 숙주와 수반된 바이러스

BOX 10.9 BACKGROUND

Mimivirus: 가장 큰 바이러스 입자와 유전체

1992년 영국 Bradford에서의 발병한 폐렴으로 인해 세계에서 가장 큰 바이러스가 분리되었다. 조사관들은 병원의 냉각탑 내 아메바에서 *Legionella*와 유사한 병원체의 분리를 시도하던 중에 작은 그람양성균처럼 보이는 것을 분리해냈다. 이것을 일상적으로 사용하는 박테리아 16S 리보솜 RNA PCR 증폭방법을 써서 동정하려 하였지만 실패했다. *Acanthamoeba polyphaga*에 감염한 존재를 전자현미경으로 관찰한 결과, 세포질 안에 400 nm에 달하는 20면체 바이러스 입자가 있다는 것을 밝혀냈다. 이 바이러스가 세균을 모방하고 있다는 느낌에 "mimivirus"라고 명명하였다. 이 거대한 아메바 바이러스는 바이러스의 본질과 그 기원에 대한 그간의 생각에 대하여 적잖은 의심의 여지를 남긴다.

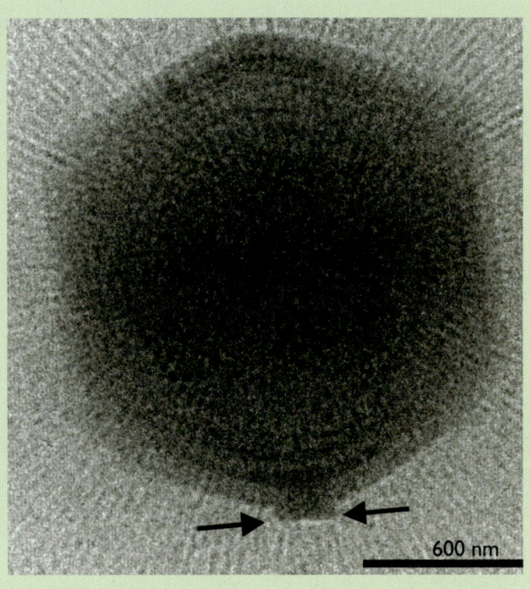

비리온: 지름 750 nm

유전체: 1.2 ×106 base pairs(bp)

유전자: 911개의 단백질을 암호화함

바이러스인 이유: 단백질 합성에 관련한 많은 유전자를 갖고 있음에도 불구하고 유전체는 완전한 번역체계를 갖추지 못했음.

놀라운 염기서열의 보존성: mimivirus에 대한 유전학은 매우 어렵지만 생물정보학을 이용해 mimivirus 염기서열을 조사해 왔다. 연구자들은 mimivirus 진화와 관련하여 흥미로운 사실을 지적했다. 예를 들어, mimivirus 유전자의 절반 이상에서 AAAATTGA 모티프가 발견된다. 이 모티프는 특히 mimivirus의 숙주인 아메바와 같은 단세포 진핵생물에서 TATA 박스 중심프로모터 구성성분의 모티프로 알려져 있다. 이 모티프는 mimivirus 계통에서만 특이하게 나타나며, 진핵생물의 방산(radiation)보다 먼저 생겨난 선조 프로모터 구조와 상응할 것이다.

Raoult, D., S. Audic, C. Robert, C. Abergel, P. Renesto, H. Ogata, B. LaScola, M. K., Suzan, and J. Claverie. The 1.2Mb genome sequence of Mimivirus. *Science* 306:1344-1350.

Suhre, K. I., S. Audic, and J.-M. Claverie. 2005. Mimivirus gene promoters exhibit an unprecedented conservation among all eukaryotes. *Proc. Natl. Acad. Sci. USA* 102:14689-14693.

는 동반 종분화에 의해 발전되었다는 것이다. 이러한 결론에 부합하듯이, 서열이 결정된 *Alphaherpesvirinae, Betaherpesvirinae, Gammaherpesvirinae*의 모든 유전체는 유전자의 핵심 집단을 가지고 있으며, 흔히 유전체상에 비슷한 군락을 이룬다.

Herpesvirus의 세 가지 주요그룹이 약 1억 8천만 년~2억 2천만 년 전에 생겼다는 것이 현재 가장 적절한 추정이다. 그러므로 이 바이러스의 세 아과는 6천만~8천만 년 전 포유류가 지구상에 퍼지기 이전에 존재했다는 것이다. 놀랍게도, 물고기, 패류, 양서류 herpesvirus는 사실상 동일한 비리온 구조를 갖고 있으나 *Alphaherpesvirinae, Betaherpesvirinae, Gammaherpesvirinae* 등과는 서열 동질성이 거의 없거나 전혀 없다. 어패류나 양서류의 herpesvirus는 공통적인 비리온 건축술에서 포유류와 조류 herpesvirus에 조금 연관되어 있을 뿐이어서 고대 과(family)들은 매우 오래 전에 분지되었다는 것을 알 수 있다.

Papillomavirus와 polyomavirus의 기원. 숙주와 바이러스의 공진화는 parvovirus, polyomavirus, papillomavirus와 같은 소형 DNA 바이러스의 특징이다. 공진화에 대한 증거는 숙주와 바이러스의 유전자를 비교하여 생기는 것이 아니라, 특정 숙주 그룹을 갖는 바이러스와 숙주의 DNA 서열 사이의 근접연관성을 확인함으로써 확보되었다. 숙주의 바이러스에 대한 연관은 인간 papillomavirus 16형과 18형이 비교될 때 특히 놀랍다: 특

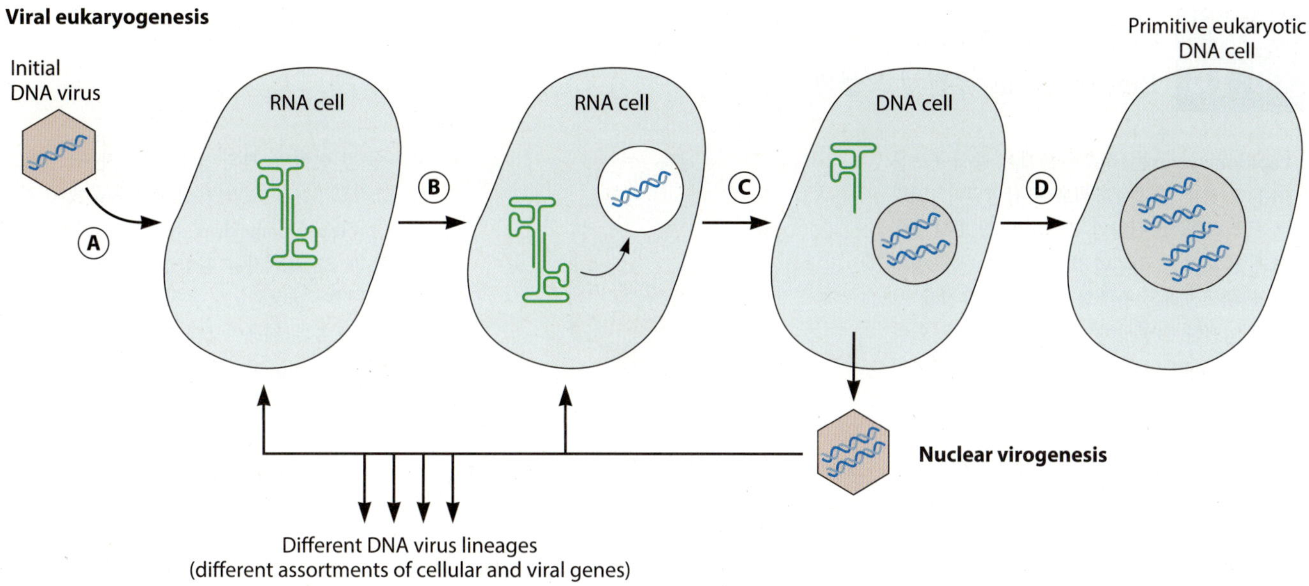

그림 10.2 RNA 세포와 DNA 바이러스의 태고적 만남: 핵의 기원 가설. **(A)** 초기 DNA 바이러스(아마도 박테리오파지의 조상)가 RNA 유전체를 갖는 세포에 들어간다. **(B)** DNA 바이러스는 "세포질"의 소낭 내에 자리잡고 소낭 안에서 복제한다. **(C)** 세포성 유전자는 확대된 핵에 더해진다; 새로운 DNA 화학이 선택적 이점을 제공한다. **(D)** 이 불안정한 상황은 DNA 복제장치와 핵을 가진 안정한 진핵세포의 진화뿐 아니라, RNA 유전체를 가진 세포 내에서 세포질 내 복제 및 세포감염에 더 잘 적응된 새로운 비리온을 생산한다. 참조 J.-M. Claverie, *Genome Biol.* **7**:110-114, 2006, and C. Zimmer, *Science* **312**:870-872, 2006.

징적인 바이러스 유전체의 분포는 인간집단에서 인종적, 지리적 분포와 일치한다. 흔한 인간 polyomavirus인 JC virus에 의해 발생하는 희귀하며 치명적인 희소돌기아교세포(oligodendrocyte) 감염에서 또 다른 예를 볼 수 있다. 5개 이상의 유전자형이 미국, 아프리카, 유럽 일부와 아시아에서 확인되었다. 최근 이러한 아형(subtype)의 PCR 분석은 JC virus가 인간과 공진화했을 뿐 아니라 특수한 인간 소집단 내에서도 공진화가 이루어졌다는 것을 나타낸다. 더 놀라운 발견은 특정 그룹의 JC virus는 선사시대와 현대 모두에서 아시아에서 아메리카로 진행된 인류의 이주에 대한 유용한 지표라는 것이다.

바이러스 진화가 숙주유전자의 수직전파처럼 진행되어 어떻게 사람의 특정 집단과 연관되어 있을 수 있을까? 이런 현상은 인간 papillomavirus(Box 10.10 참조)의 독특한 생활사를 보면서 인식할 수 있다. 성인 피부 케라틴세포(keratinocyte)에 감염이 이루어지면 세포가 분화함에 따라 바이러스가 복제된다. 바이러스 입자는 피부표면 가까이서 세포가 분화 말기로 진행할 때만 조립된다. 임신이나 출산 동안 지속감염 바이러스의 재활성화나 근접 접촉으로 인해 어머니는 높은 효율로 신생아를 감염시킨다. 그러므로 감염은 숙주 간 수평전파보다 오히려 수직전파의 유형을 나타낸다. 이러한 전파형태는 papillomavirus와 polyomavirus에 있어서 우세한 메커니즘이다. 이는 에어로졸, 오염된 물, 음식 등에 의해 전파되는 대부분의 급성감염에서 관찰되는 것과는 반대되는 현상이다.

Smallpox virus의 기원. Smallpox virus 유전체 분석은 질병으로 고난을 겪어 왔던 인류의 진화에 예상치 않은 통찰을 제공한다. 역학적으로 서로 다른 45개의 smallpox virus 분리주의 유전체 서열은 매우 비슷하다. 유전체 서열은 분리주의 출처(서아프리카, 남아메리카, 아시아)에 따라 세 가지 분기군(clade)으로 구성될 수 있지만 유전자 구성 내용은 매우 일정하다. 다양한 분리주들 간의 다양성 결여는 이 바이러스들이 인류에게로 최근 도입되었음을 나타낸다. 흥미롭게도, smallpox virus와 확실한 서열동질성을 가지는 *Poxviridae* 과의 유일한 구성원은 게르빌루스 쥐(gerbil: 애완용 쥐)의 poxvirus였다. 인간 smallpox virus는 감염된 게르빌루스 쥐로부터 옮겨 온 인수공통감염병으로 출현하였을 것이다.

유전체 서열분석에서 추론된 RNA 바이러스 간의 유연관계

염서열분석 자료를 기반으로 RNA 바이러스들 간의 유연관계를 추론할 수 있지만, 돌연변이가 높은 비율로 축적되면서 발생하는 어려움이 있다. 나아가, RNA 바이러스의 유전체는 대개 소형인 데다 비교연구에 유용한 비필수유전자(nonessential gene)를 거의 가지고 있지 않다. 커다란 DNA 바이러스에 비해,

BOX 10.10 EXPERIMENTS *Papillomavirus* 유전체 모듈의 속성

Papillomavirus는 척추동물에서 층상구조를 이루고 있는 편평상피세포에 감염된다. 몇몇은 특정한 양성 질환과 관련되어 있고 몇몇은 암과 관계있다. 숙주와 바이러스 유전체 염기서열 분석결과는 숙주와 바이러스 유전체 사이에 밀접한 관련성이 있음을 나타냈다. 일반적으로 papillomavirus 유전체는 계통발생학적 도식보다는 L1 캡시드 단백질의 염기서열에 따라 분류되어 왔다.

Garcia-Vallve 등은 모든 바이러스의 열린 번역틀(ORF) 염기서열 차이를 측정하였고 바이러스 유전체에서 진화역사가 확실히 다르고 명확하게 구분되는 다섯 지역을 찾아내었다. E5, E6, E7 유전자는 나중에 획득된 반면, 최초의 papillomavirus 유전체(protovirus)는

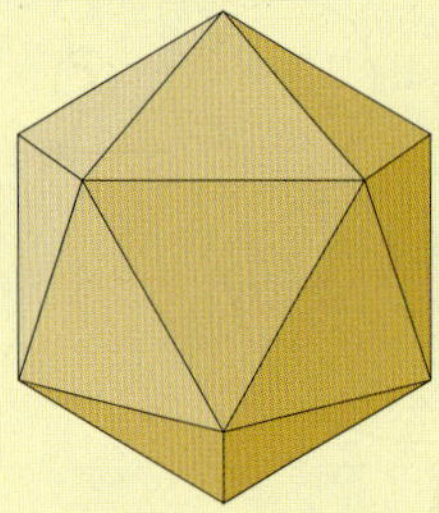

ORF E1, E2, L1 그리고 L2 등으로 구성된다고 저자들은 제안하였다. 모든 초기 유전자(E gene)의 산물이 세포주기 통제와 DNA 복제를 위해 숙주단백질과 상호작용한다고 했을 때, 오늘날 본질적으로 항온 척추동물 전체에 감염하는 자손 바이러스의 원형이 감염했을 숙주에 대해서도 예측해 볼 수 있을 것이다. 저자들은 변이가 거의 없는 유전자(E1, E2, L1 그리고 L2)가 초기 육상 척추동물에게 감염된 protopapillomavirus 유전체라고 제안한다. E6과 E7 유전자는 다양성을 가지고 있으며, 나중에야 protovirus 유전체에 삽입되었을 것이다. 포유류 계통이 1억 5천만 년 전에 나타났을 때 protovirus의 유전체는 다양한 선택압력에 노출되었을 것이고 이는 염기서열의 빠른 변화를 가져 왔다. E5는 가장 최근인 6500만 년 전에 protovirus 유전자에 추가되었다.

Garcia-Vallve, S., A. Alonso, and I. Bravo. 2005. Papillomaviruses: different genes have different histories. *Trends Microbiol.* **13**:514-521.

RNA 바이러스 유전체는 바이러스와 숙주진화를 서로 관련시키는 데 이용되는 공통유전자를 거의 가지고 있지 않다. 그럼에도 불구하고 여러 RNA 바이러스의 (+)가닥과 (-)가닥 유전체의 뉴클레오티드 염기서열을 비교하여 비슷한 기능을 가지는 단백질을 암호화하고 있는 유전자군을 정의할 수 있다. 또한 일반적인 암호화 전략도 유추할 수 있다. 염기서열의 유사성은 하나의 공통조상에서 유래한다는 것을 제시하기 때문에, 이러한 그룹은 종종 "슈퍼그룹(supergroup)"이라고 일컫는다(그림 10.3과 10.4). 이와는 달리, 수렴진화(convergent evolution)에 의해 유사성이 나타나기도 한다.

여러 종류의 (-)가닥 RNA 유전체를 검토하여 밝혀진 명백한 공통 특징은 제한된 수의 암호화된 단백질(4개 정도에서 13개 이상을 넘지 않는 수)을 갖는다는 것이다. 이러한 단백질은 세 가지 기능적인 부류 중 하나에 속한다: RNA 유전체와 상호작용하는 핵심단백질, 바이러스 입자의 부착에 필요한 외피막의 당단백질, mRNA 합성과 복제에 필요한 중합효소(그림 10.3).

(+)가닥 RNA 바이러스(retrovirus 제외)는 가장 큰 그룹으로서 다양하게 세분된다: 적어도 30개의 특징적 그룹을 대표하는 100개 이상의 바이러스에 대한 유전체 서열이 염기서열 분석에 사용될 수 있다. (+)가닥 RNA 바이러스에 의해 암호화된 단백질의 수는 3개에서 12개 이상까지 있으며, (-)가닥 RNA 바이러스 단백질처럼 기능에 따라 RNA 복제, 캡시드포장(encapsidation), 부가기능(accessory function)의 세 그룹으로 나누어진다(그림 10.4). 공통적인 특징으로는 RNA 중합효소 유전자가 매우 잘 보존되어 있다는 점이다. 이 사실은 중합효소가 이런 바이러스들의 진화에서 단 한 차례 나타났다는 것을 의미한다. 각각의 소그룹은 광범위하고 다양한 동물과 식물을 감염하는 구성원을 포함하고 있다는 점에서 각 그룹이 분리되기 이전의 시조 바이러스는 최초의 RNA 중합효소 유전자를 보유하고 후손에 전달했을 것이다. 반면에, (+)가닥 시조 바이러스는 식물, 동물, 세균(RNA 바이러스 유전체가 고세균에서는 발견되지 않았다)들 간에 수평적으로 퍼졌을 수도 있다.

Alphavirus를 포함하고 있는 슈퍼그룹 3의 진화가설을 고려해보는 것도 유익할 것이다. 이전 연구에서는 alphavirus의 출현시기가 약 5,000년을 넘지 않을 것으로 제시하지만, 각기 다른 숙주와 환경에서 보여주는 이 바이러스들의 진화 항상성(constancy)과 RNA 유전체의 분화 속도에 비추어 다른 가설도 가능하다. 단백질과 RNA 유전자의 서열들을 비교해 본 최근 분석에 따르면 뉴클레오티드 치환률이 균일하다는 가설은 근거가 없으며, 사실 뉴클레오티드의 변화는 일정하다고 보기 어렵다. E1 단백질 및 그 유전자서열의 새로운 자료를 써서 계통수를 구성할 수 있지만 alphavirus 출현 시기를 추정하는 것은 불가능하였다(그림 10.5). 대신 이 자료는 종의 방산(radiation of the species)에 대한 흥미로운 가설을 제시한다. 구대륙 바이러스(예, Semliki Forest virus complex)와 신대륙 바이러스(예, Venezuelan, eastern 및 western equine encephalitis virus)는 분명히 구별된다. 모기-전파 alphavirus는 구대륙이나 신대륙에서 모두 발생하지만, 최근의 분포상태를 설명하려면 적어도 두 번의 대양횡단 전파가 있었다는 가정이 필요하다.

서열분석의 예측력

염기서열에 의한 계통수는 창시자(founder)와 중간서열이 현

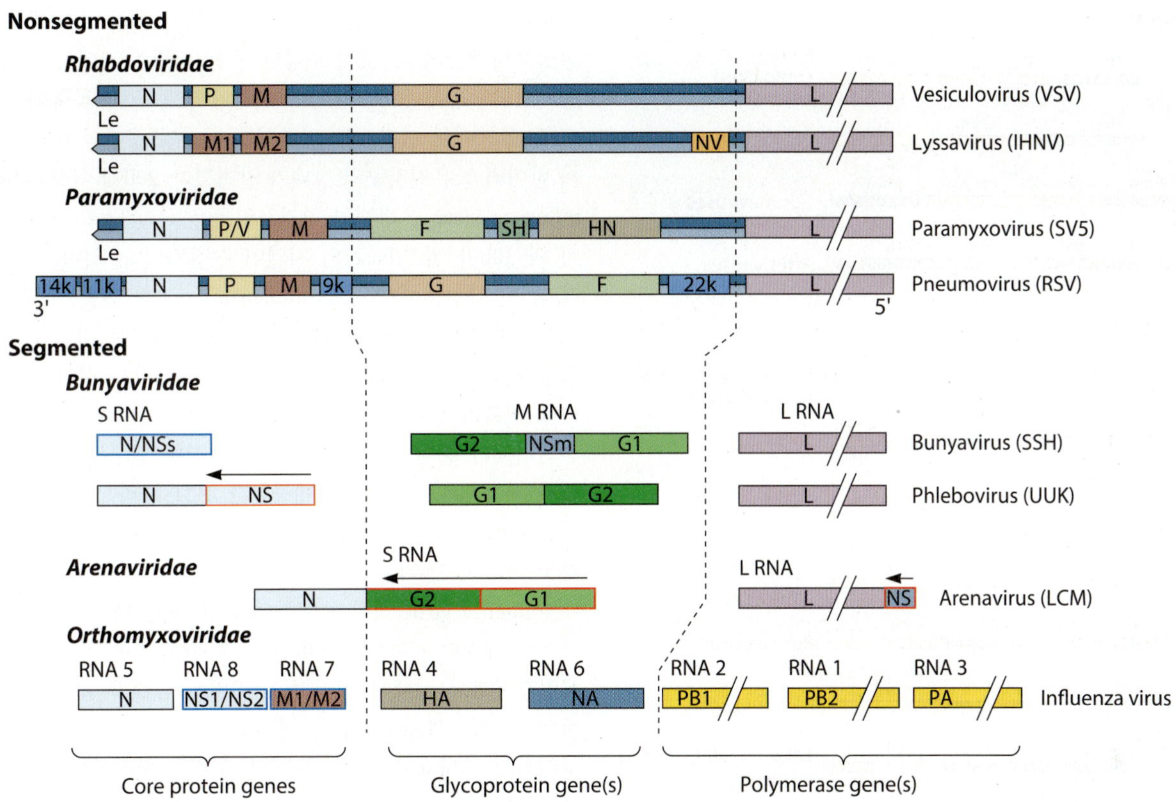

그림 10.3 일부 (−)가닥 RNA 바이러스 유전체의 유전자지도. 유전자 산물 사이의 유사성을 설명하기 위해 *Rhabdoviridae, Paramyxoviridae, Bunyaviridae, Arenaviridae*와 *Orthomyxoviridae*의 유전자지도를 정렬하였다. *Orthomyxoviridae*의 각 유전자분절(gene segment)은 2개의 다른 분절형 바이러스 그룹과 기능적 유사성에 따라 정렬되었다. 유전자 크기는 대략적으로 맞추어 나타냈다. 분절된 유전체에서, 윤곽을 파란색 선으로 나타낸 부절에서는 2개 이상의 단백질 산물이 서로 다른 열린번역틀(ORF)로부터 만들어진다. 양극성(ambisense strategy)에 의해 발현되는 유전자는 빨간색 윤곽으로 표시하였다. 바이러스 약어: VSV, vesicular stomatitis virus; IHNV, infectious hematopoietic necrosis virus; RSV, respiratory syncytial virus; SV5, simian virus 5; SSH, snowshoe hare virus; UUK, Unkuniemi virus; LCM, lymphocytic chorimeningtis virus. Le(nontranslational leader sequence). 유전자산물 약어: N, 핵단백질; P, 인산단백질; M (M1과 M2), 기질단백질; Gv(G1과 G2), 막당단백질; F, 융합당단백질; HN, 적혈구응집소/뉴라미니다아제; L, 중합효소; NA, 뉴라미니다아제; HA, 적혈구응집소; NS (NV, SH, NSs와 NSm), 비구조단백질; PB1, PB2와 PA, influenza virus 중합효소의 구성성분. Figure derived from J. H. Strauss and E. G. Strauss, *Microbiol. Rev.* **58**:491-562, 1994, with permission.

재의 서열을 지향하는 궤도상에 있는 것처럼 유연관계를 나타낸다. 이 추론은 전체적으로 과도한 단순화이다. 현존하는 유전체만이 염기서열분석이 가능하다는 점은 확실하다. 진화하는 동안 소실된 어떤 중간체도 계통수에서 고려되지 않을 것이다. 덧붙여, 비슷한 바이러스 유전체들이 동시감염되어 재조합이나 유전자교환이 일어나면 정렬된 계통수는 뒤섞일 수밖에 없다(Box 10.7 참조). 우리는 계통수의 미래궤적을 예측할 수 있는가? 무엇이 한 계통의 미래분지를 구성할 것인가? 등은 적절한 질문이 될 것이다. 이 직설적 질문에 답할 수 없는 두 가지 이유가 있다: 우리는 생태계에서 어느 한 바이러스 집단의 다양성을 설명할 수 없다. 또한 우리는 부여되는 선택압력을 예측할 수도 없기 때문이다.

염기서열 분석이 제시하는 바이러스 그룹의 기원들

Japanese encephalitis virus. 이 flavivirus는 유행성뇌염의 가장 중요한 원인체이다. JEV(일본뇌염바이러스)는 1935년에 처음 분리되었고 이후 아시아 전역에 걸쳐서 발견되었다. 이 바이러스의 기원은 확실치 않다. JEV 분리주의 전체 염기서열 분석을 살펴보면 수세기 전 인도네시아-말레이시아 지역에서 기원했을 것으로 나타난다. 진화생물학자들은 오랫동안 이 지역을 식물과 동물의 다양한 방산진화(divergent evolution) 사례들이 나타나는 독특한 환경이라고 인식했다. 곤충의 수와 그들에 감

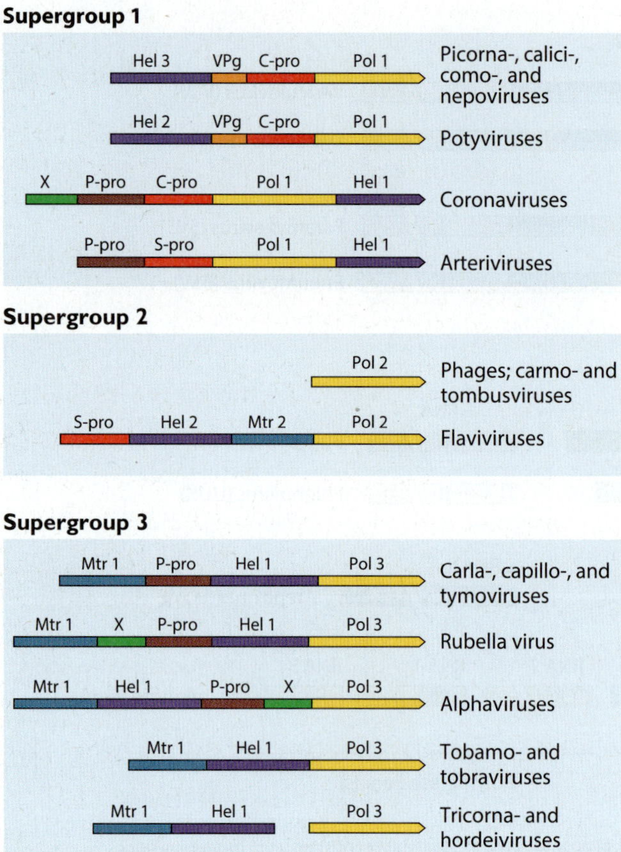

그림 10.4 RNA 바이러스 유전체들과 진화. (+)가닥 RNA 유전체의 구조. (+)가닥 RNA 바이러스의 유전체는 복제기능을 수행하는 여러 유전자들을 가지고 있는데 이 유전자들은 시간경과에 따라 섞이고 짝을 이루어 하나의 선택된 조합을 구성한다. 이들의 기능에는 헬리카아제(자주색), 유전체-연합 단백질(주황색), 키모트립신-유사 단백질 분해효소(빨간색), 중합효소(노란색), 파파인-유사 단백질 분해효소(갈색), 메틸전이효소(청색), 아직 규명되지 않은 기능부위인 X(초록색)가 포함되어 있다. 중합효소 유전자에서의 차이로 세 가지 상위그룹이 결정된다. 이 그림에서는 유전자가 크기별로 표시되어 있지 않고 구조단백질은 그림의 명확성을 위해 일부러 나타내지 않았다. Derived from J. H. Strauss and E. G. Strauss, *Microbiol. Rev.* **58**:491-562, 1994, with permission.

염하는 바이러스 수는 실로 막대하다. 오스트레일리아의 분리주와 비교해 볼 때 뉴기니에서 분리된 Murray Vally encephalitis virus의 놀랍고도 설명하기 어려운 다양한 변이들은 열대 동남아시아가 자세한 연구를 할 가치가 있는 바이러스 생태계라는 것을 보여준다.

Influenza virus. 독감에 대한 생태학과 생물학은 바이러스 진화에 대한 많은 식견을 제공한다. 동일한 바이러스 집단이 여러 다른 종을 감염시킬 수 있다. 각기 다른 숙주 종은 복제와 감염 전파에 대해 새로운 선택을 요구한다. 결과적으로 influenza virus는 여러 다른 동물들 간에 전파되기 때문에 발생하는 유전정보의 역동성과 함께 조성된 유전자 풀은 거대하다. 대용량 염기서열결정을 통해, 감염이 인간에서 동물로, 동물에서 인간으로, 인간에서 인간으로 전파되는 시간과 공간의 여러 시점에서 바이러스 유전자군의 상태가 알려졌다. 200개 이상의 human influenza virus 유전체의 염기서열을 분석한 단 하나의 연구에서 약 300만 염기(base)의 서열이 수집되었다. 의미 있는 발견들 중 한 가지는 유행 중인 influenza virus 한 집단은 어느 시점에서도 다양한 계통(lineage)을 포함하고 있다는 것이다. 더불어 소수 계통이 우세한 계통과 정보를 교환한다는 것이다. 선택압력에 변화가 발생하면 면역회피 돌연변이체나 수용체-결합 돌연변이체가 흥망성쇠를 거듭한다. 이러한 연구는 한편으로 유전자 기능에 대한 해답도 제공한다. PB1-F2라 부르는 새로 발견된 ORF는 모든 유전체에 보존되어 있어 이것이 기능유전자가 아니라는 기존의 생각을 불식시켰다.

Influenza virus 역학에 대한 중요한 실마리는 여러 지리적으로 다른 1,300개 이상의 influenza A virus 분리주에 대한 염기서열결정과 분석에서 얻어졌다. 빈번한 유전자 재편성과 강한 선택적 "대변혁(sweeps)"을 가져오는 간헐적 병목효과에 의해 바이러스 유전체가 변화했다는 점은 이제 확실하다. 중요한 점은 새로운 항원아형들은 서로 다른 동역학을 보여주면서도 모두가 바이러스 생태학의 고전인 "소멸-원천(sink-source)" 모델을 따른다는 것이다. 이 모델에서, 항원변이체는 시간 간격을 두고 열대지역의 지속감염 숙주에서 출현하여(the source), 온대지역으로 전파되어 일시적으로 존재하다 소멸한다(the sink). 이 연구처럼 avian influenza virus에 대한 대용량 염기서열결정 연구도 진행 중이며 이는 influenza virus 유전체의 빠르고 역동적인 진화에 대한 우리의 인식을 확대시켜줄 것이다.

Measles virus. 염기서열결정 연구를 통해, 인간바이러스인 measles virus(홍역 바이러스)는 소 병원체인 rinderpest virus와 밀접히 연관되어 있다는 것을 알았다. 이 바이러스는 인간이 소를 처음 가축화할 때 인수공통병 원형인 rinderpest virus로부터 진화했을 것이다. 최상의 추정결과에 따르면 measles virus는 비교적 새로운 인간병원체이며 약 5,000년 전, 인류집단이 도시에 모이기 시작할 때 중동지역에서 정착했을 것으로 보인다. Measles virus는 식민지화와 이민에 의해 16세기 아메리카에 도착하면서(아메리카 원주민에게 막심한 피해를 주면서) 전 세계로 전파되었다.

Retrovirus에 대한 원형바이러스(protovirus) 학설

Retrovirus의 기원은 어느 다른 바이러스 그룹보다 더 접근하기 쉬울 수도 있다. 이 바이러스들의 독특한 생활사는 역전사효소와 통합효소(integrase) 등의 효소들을 중심으로 이루어지고 있다. 이 효소들은 비리온에서 RNA 유전체를 숙주의 DNA

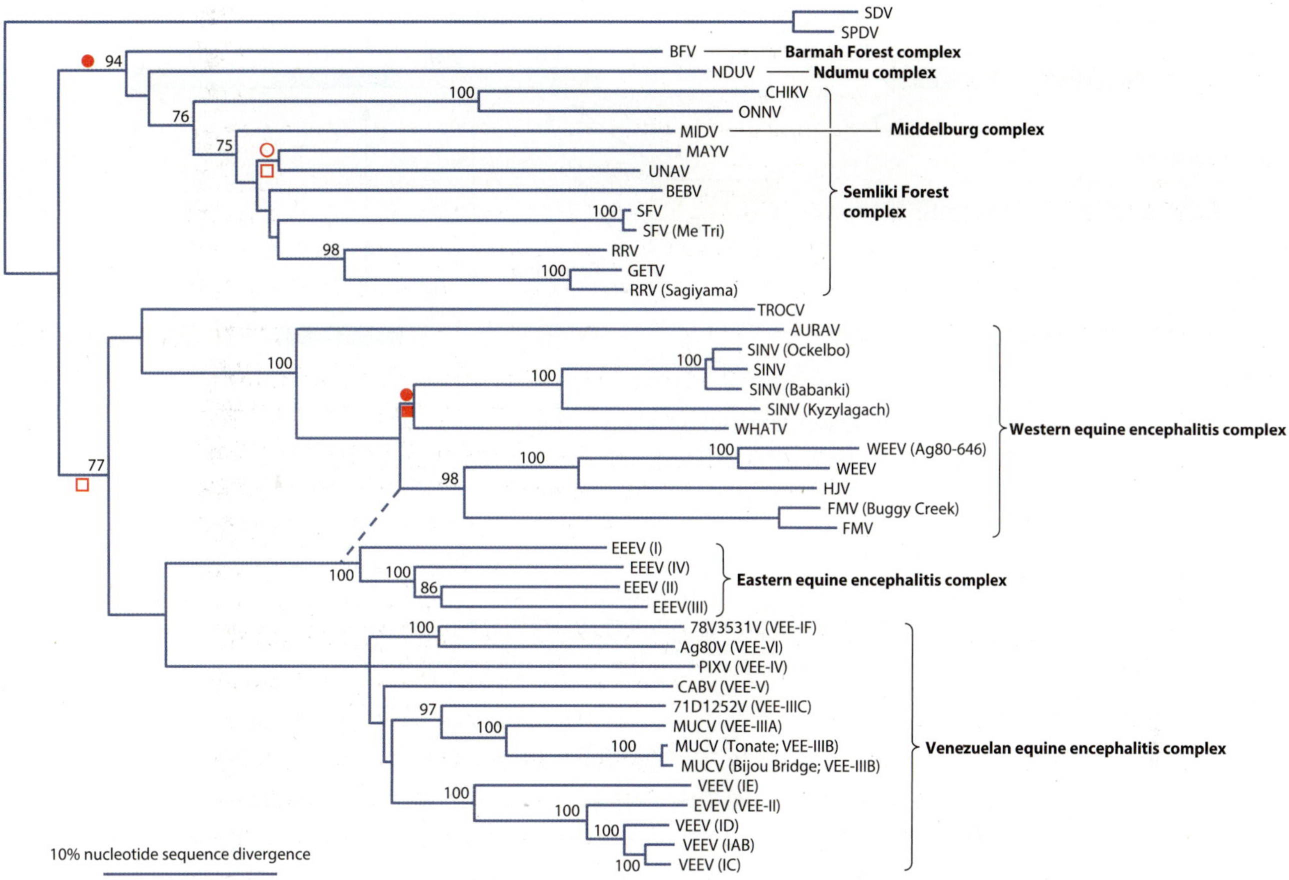

그림 10.5 E1 유전자 염기서열비교에 따른 현 alphavirus의 계통수. **(위)** Semliki Forest complex; **(중간)** western equine encephalitis (WEEV) complex; **(아래)** Venezuelan equine encephalitis complex. WEEV 서브그룹은 eastern equine encephalitis virus (EEEV) 계통 중 하나와 Sindbis virus 계통(점선) 사이의 재조합에 의해 생겼다. 계통수 아래쪽 실선은 10% 뉴클레오티드 차이를 나타낸다. 분기점 옆에 위치한 빨간색 열린 원은 구대륙에서 신대륙으로의 가상적 도입을 나타내고, 빨간색 닫힌 원은 신대륙에서 기원했다고 추정하여 신대륙에서 구대륙으로의 도입을 나타낸다. 빨간색 열린 사각형은 구대륙에서 신대륙으로의 도입을 나타내고 빨간색 닫힌 사각형은 비(非)어류성 alphavirus 분기군의 구대륙 기원을 추정하면서, 신대륙에서 구대륙으로의 도입을 나타낸다. Redrawn from A. M. Powers et al., *J. Viol.* **75**:10118-10131, 2001, with permission.

유전체에 통합시켜 영구적인 DNA 주형(the provirus)으로 전환해 준다. 역전사효소를 발견한 공로로 노벨상을 공동 수상한 Howard Temin은 이 바이러스의 기원에 대해 "원형바이러스 학설"을 처음 제안했다. 이 학설은 세포성 역전사효소-유사 효소가 세포성 RNA 분절을 DNA 분자로 복사한 후 유전체에 삽입시켜 역전사인자(retroelement)를 만들게 되었다고 가정하는 것이다. 이러한 DNA 분절은 차례로 통합효소, RNase H 도메인, 조절유전자 서열, 구조유전자들을 암호화하는 것 등을 포함해 더 많은 서열을 획득하게 되었다(그림 10.6). 이 학설은 이 과정에 대한 증거가 포유동물 및 다른 종의 유전체에 존재하고 있을 지도 모른다고 예측한다. 사실, 위유전자(pseudogenes), 레트로트랜스포손(retrotransposons), 다양한 내생성 레트로바이러스(endogenous retrovirus)를 포함해서 여러 종류의 중간체들이 많이 발견된다(제I권의 7장). 놀랍게도 인간유전체의 몇 퍼센트 정도는 이러한 내생성 retrovirus로 구성되며, 이는 생식세포 고대 감염(ancient infection)의 발자취를 나타낸다.

현대의 바이러스 진화

우리가 바이러스의 기원에 대해 설명할 수 없다하더라도, 현재 바이러스 생태학을 연구함으로써 앞으로 나타날 바이러스에 대한 지금의 전구체(precursor)를 정의할 수 있어야 한다. 막강한 기술을 가지고 있다고 해도 그 과제는 꽤나 어려운 일이다. 모든 생물체가 바이러스에 감염되어 있으며, 지금 우리 수준은 그 모든 바이러스들을 확인하기 위한 표면을 살짝 건드린 정도

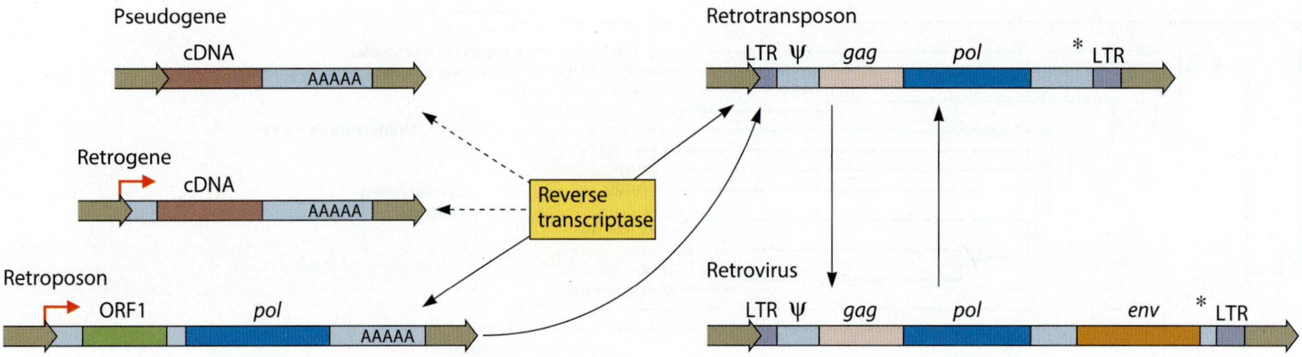

그림 10.6 원시성 역전사효소의 작용이 역전사인자의 진화를 이끌었을 것이다. 원시성 역전사효소의 작용에 의한 여러 가지 역전사인자(retroelement)들의 진화를 추정해 그림으로 나타냈다. 점선 화살표는 역전사에 의한 유전요소의 출현을 표시한다; 상보적인 DNA 복사본은 숙주 유전체(회색)에 통합된다. 실선 화살표는 재조합에 의한 새로운 구성요소의 획득을 나타낸다. cDNA, 역전사효소에 의해 복사된 이중가닥의 DNA; ORF, 열린번역틀; *gag*, 캡시드단백질 유전자; *pol*, 역전사효소, RNase H, 통합효소와 여러 다른 효소를 암호화하고 있는 유전자; *env*, 외피막단백질 유전자; LTR, 긴말단반복(long terminal repeat); 빨간색 화살표, 프로모터, 전사의 개시; AAAAA, 폴리(A) 꼬리; y, 포장신호; *, 폴리퓨린 구역. 회색은 세포-유래 DNA의 직접적인 반복을 나타낸다. Adapted from R. J. Loewer et al., *Proc, Natl. Acad. Sci.* USA **93**;5177-5184, 1996, with permission.

라고 가정하는 것이 아마도 안전한 생각이다. 그럼에도 불구하고 새로운 바이러스의 출현 과정들을 연구하는 것은, 바이러스의 기원을 설명하는 것 보다 바이러스의 현재와 미래 진화를 예측하는 데 더 도움이 될 것이다.

바이러스가 아예 새롭게 생겨날 것 같지는 않으며 현대와 미래 바이러스는 이미 존재하고 있는 원종(progenitor)에서 발생해야 한다. 과거 몇십 년 전에 나타난 HIV도 자연계에 여러 사촌들이 존재하며 그들 중 하나가 기원이 되었거나 혹은 조합을 통해 발생했을 것이다. 그러므로 새로운 바이러스의 원천은 두 가지 가능성으로 엄격히 제한된다: 감염된 숙주에 이미 존재하고 있는 돌연변이 바이러스가 선택되거나, 혹은 완전히 다른 감염된 종에서 감염 경험이 없는 종으로 도입되는 것이다. 이러한 두 가지 단순한 가능성에도 불구하고, 안정된 상호관계를 정착시키기 위한 바이러스와 숙주의 상호작용은 매우 복잡하다.

진화를 제한하고 추진하는 바이러스의 기본 성질

Herpesvirus, adenovirus, retrovirus, influenza virus 등의 바이러스들이 여러 차례 복제, 돌연변이, 선택 등을 겪는다고 해도 우리는 이들의 정체를 염기서열 분석으로 확인할 수 있다. 이 사실은 전 세계 환자에서 분리된 HIV 주의 염기서열분석에서 확인된다. 바이러스 유전체 전체의 10% 정도가 분리주 간에 다르게 나타나지만, 이 바이러스들은 계통 **분기군(clades)**이라고 일컫는 일치된 아군(subgroup)으로 분류된다. 각 계통분기군은 다른 분기군과 Env 단백질에서 적어도 20%, Gag 단백질에서 15%의 아미노산 서열 차이를 나타낸다. 각 계통분기군 내에서의 차이는 8~10% 정도이다. 6장에서 설명했듯이, 이러한 HIV들은 광범위하게 퍼져 있는 지리적 위치에서 증식한 것들이며 각기 매우 다른 병력을 보였다. 하지만 각 서열은 분명한 HIV 유전체로서 인식될 수 있다.

극도의 변이 기회에도 불구하고, 바이러스 집단이 종종 안정적인 마스터서열(master sequence) 혹은 공통서열을 유지한다는 것은 중요한 사실이다(그림 10.1). 다양성은 존재하며 이는 실제로 바이러스 생존에 필요하다. 그러나 여러 해를 거친 선택과 성장에도 불구하고 공통서열은 남아 있다. 그렇다면 돌연변이, 재조합, 선택 등에도 불구하고 어떻게 안정성이 유지되고 있는가? 해답 중 하나는 모든 바이러스는 바이러스라는 속성을 규정짓고 제한하는 기본적인 특징을 공유하고 있다는 것이다. 제한된 조건하에서도 기능을 발휘할 수 있는 것들은 생존한다. 바이러스의 진화를 파악하기 위해서는 이런 공유된 속성을 이해하는 것이 필요하다.

바이러스 진화의 제한

바이러스를 분류하고 정의하는 데 쓰이는 특징들은 주요 유전적 변화에 대한 일차적 장벽이다: 즉, 공통 유전자(consensus genome)에서 극심한 변화를 겪게 되면 선택에서 살아남을 수 없다. 분명히 말해서 어떤 변화는 단순히 불가능할 따름이다. 뚜렷한 제한요인 하나는 바이러스 유전체 그 자체이다: DNA 유전체가 RNA 유전체로, 또는 반대쪽으로 바뀌는 돌연변이는 일어날 수 없다. 유전체 복제와 유전자 발현 방법이 한번 진화하

BOX 10.11 DISCUSSION

진화의 제한요인? 숙주 내 생존을 위한 선택

HIV 감염연구에서 알 수 있는 점은, 바이러스 진화에는 더 많은 제한요인이 고려된다는 것이다. 전형적인 감염을 시작하는 비리온들은 대식세포에 친화적이며 케모카인 수용체 CCr5를 이용한다. 질병의 말기 단계에 이르러서는 각각의 바이러스 입자마다 수백만 개의 자손 비리온을 생성해 내며 숙주의 방어 메커니즘과 항바이러스 치료에 저항하여 살아남는다. 보통 이러한 비리온들은 T세포 친화적이며 CXCr4를 이용한다. 이런 식의 최종적인 변화는 하나하나의 바이러스 **내부**에서 일어나는 진화의 결과이다.

놀랍게도 질병의 말기 단계의 비리온이 새로운 숙주에 감염되었을 때, 처음 복제되는 비리온은 대식세포 친화적이며 CCr5를 이용하였던 바이러스 유전체이다. 자손 유전체는 병목의 좁은 통로를 빠져 나온 것이기에 다양한 변이체 중 아주 극소수 만이 전달된다. 그런데 이전의 T세포 친화적 바이러스들로부터 왜 이런 개체가 선택되는지는 아직 잘 알지 못한다. 그러나 한 가지 결론은 분명하다: 수년 간 숙주 내에서 복제하고 선택되어 마침내 면역체계를 파괴한 비리온이 새로운 숙주의 감염에는 적합하게 적응되어 있지 않다는 것이다.

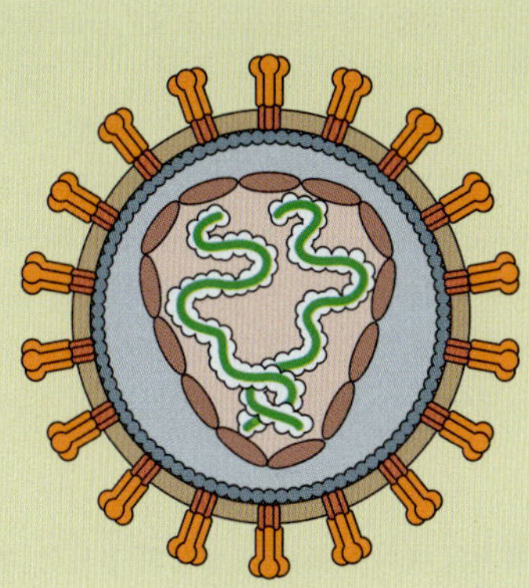

면, 바이러스 복제 방법이나 바이러스 정보의 번역이 제한요인이 되기 때문에 되돌림이란 있을 수 없다. 바이러스 복제과정의 각 단계는 숙주세포의 기구들과 상호작용하는 것이 필요하다. 결과적으로, 숙주의 구성성분과의 상호작용에서 어긋나게 된다면 바이러스 구성성분에서의 어떤 변화도 복제에 불리하게 된다. 이와 마찬가지로, 바이러스 구성성분의 합성, 농도 축적 및 분포위치 등이 부적절하다면 이 역시 불리하게 작용할 것이다.

두 번째 제한요인은 전파에 필요한 캡시드의 물리적 성질이다. 예를 들어, 정20면체형 캡시드는 핵산의 크기를 제한하는 한정된 내부공간을 제공한다. 정20면체형 캡시드 유전자를 암호화하는 염기서열이 선택되면, 근본적인 유전체 크기도 결정된다; 단지 매우 한정적인 수준의 염기서열 중복이나 획득 현상만이 다른 서열의 보상적 결실 없이 허용된다. 마지막 제한요인은 단일 개체 내 감염 확산과 숙주 간 감염전파 동안 선택이 발생한다는 것이다(Box 10.11). 모든 바이러스 유전체는 척추동물 면역계 및 바이러스 접근을 막는 물리적 장벽을 포함한 넓은 범위의 숙주방어를 조절할 수 있는 산물을 암호화하고 있다. 숙주방어를 무사통과하는 데 과도할 정도로 효과적인 돌연변이체는 숙주 그 자체를 죽일 것이고, 충분히 효율적으로 복제되지 못해 제거되는 바이러스들처럼 사라지는 운명을 맞을 것이다. 이러한 일반적인 제한점들은 오늘날 우리가 보는 바이러스들 뿐만 아니라 새로운 바이러스의 향후 진화를 결정짓는다.

바이러스 유전체가 복제하는 한정된 전략

제I권의 4장에서는 가능한 7가지 유전체 복제전략 모두를 설명했다. 여기에서는 이런 유전체로부터 단백질이 만들어지는 소수의 유전자 발현 전략을 설명하고자 한다. 모든 바이러스를 소수의 복제 및 발현전략으로 설명할 수 있다는 것은 놀랄만하다. 단백질의 기능과 유전자 발현의 전략이 어떻게 진화하였는지 이해하기 위한 자료는 매우 적으며 미개척 연구영역으로 남아 있다. 흥미로운 초기연구들에서, 각기 다른 과(family)들에서 설명된 RNA 바이러스 복제복합체(replication complex)들이 근본적인 유사성을 갖고 있다는 것을 밝혔다(Box 10.12). 세포의 막 부위(membrane site)로 혹은 조립 중인 캡시드가 있는 곳으로 유전체가 이동되는 현상은 바이러스 유전자 발현, 복제, 입자조립에 중요한 바이러스 구성 성분들의 정확한 시간적, 공간적 조직화를 필요로 한다. 서로 다른 과의 바이러스들이 이처럼 명백히 유사한 메커니즘을 보이는 것은 과연 수렴진화와 우연의 산물인가? 아니면 이 많은 바이러스 유전체 그룹이 공통적인 진화적 기원을 가졌다고 암시하는 것인가? 한 가지 해석은 서로 유사한 메커니즘이 선택되었다는 견해이다. 즉, RigI/Mda5, Pkr, Tlr 단백질과 같은 세포질의 고유 방어단백질로부터 바이러스 핵산이 손상되지 않게 격리시킬 수 있기 때문이다.

새로운 바이러스의 진화

비록 한 바이러스가 제한적 환경에 놓인다 하더라도, 그 바이러스에서 파생되는 모든 생존 가능한 돌연변이체들의 수는 믿기 어려울 만큼 방대하다(Box 10.13). 실제로, 가능한 돌연변이체들의 수가 너무 많아 모든 가능성을 자연계에서 시험할 수는 없다. 몇몇 바이러스 RNA 유전체들의 서열을 비교한 연구는 모든 뉴클레오티드의 절반 이상이 돌연변이를 수용할 수 있다는 것을 증명했다. 이는 10-kb RNA 바이러스 유전체에서, $4^{5,000}$개 이상의 서열치환 돌연변이가 가능함을 나타낸다. 결실, 재조합, 재편성을 고려한다면, 그 숫자는 더 커진다. 인지가능한 우주를

BOX 10.12 DISCUSSION

(+)가닥 RNA와 이중가닥 RNA 유전체의 복제 비교

이중가닥 RNA와 (+)가닥 RNA (retrovirus 포함) 바이러스의 mRNA 주형은, 더 많은 바이러스 mRNA를 만들기 위해 RNA나 DNA 중간체를 직접 합성하는 다중소단위 단백질 코어(multisubunit protein core)에 둘러싸여 격리되어 있다. 유전체 염기서열의 상동성이 전혀 없음에도 불구하고 mRNA 주형과 단백질 코어의 조립방법이 비슷하다는 것은 세 바이러스 그룹이 진화 역사를 공유하고 있음을 말해준다. 이와 같은 고대의 복제전략은 RNA 유전체의 주형 특이성을 높여주고 생성된 음성가닥 중간체가 다시 주형으로 사용될 수 있도록 코어나 소낭 안에 남을 수 있도록 했을 것이다. 덧붙여서, 소낭이나 캡시드 안에 RNA를 격리시킴으로써 RNA 간섭이나 dsRNA-활성화 단백질 키나아제, RNase L 등과 같은 숙주의 방어 메커니즘도 피할 수 있다.

Schwartz, M., J. Chen, J. Janda, M. Sullivan, J. den Boon, and P. Ahlquist. 20010. A positive-strand RNA virus replication complex parallels form and function of retrovirus capsids. *Mol. Cell* **9**:505-514.

복제와 출아(budding) 양상의 유사성. Retrovirus RNA 유전체의 특정 염기서열이 출아 장소를 결정하는 Gag 단백질에 결합한다. 캡시드를 구성하는 Gag 단백질은 바이러스 RNA와 역전사효소를 원형질막과 함께 캡시드 내부에 포장한다. 이와 유사하게, RNA 유전체의 (+)가닥도 막에 결합하는 바이러스 단백질에 반응하여 형성된 세포내막 소낭에서 복제된다. 중합효소복합체와 바이러스 RNA 주형이 이러한 소낭 안에 모이게 된다. dsRNA 유전체의 복제는 캡시드 단백질로 형성된 구획 안에 단일가닥의 유전체 주형을 복사하며 일어나는데 이 단일가닥 RNA는 특정한 단백질-RNA 상호작용에 의해 구획 안에 자리하게 된다. 파란색 원은 retrovirus의 Gag 단백질, (+)가닥 RNA 바이러스에서는 1A 단백질, 그리고 dsRNA 바이러스에서는 내측 캡시드 단백질이다. 중합효소 단백질(Pol 또는 2APol)은 각각 Gag 또는 1A와 상호작용한다. dsRNA 바이러스에서 중합효소는 캡시드의 일부로서 조립에 참여한다. RNA 유전체는 녹색으로 나타나 있으며, Gag, 1A나 캡시드 단백질과 상호작용하는 결합염기서열인 Ψ, RE, PS를 각각의 바이러스에 표시하였다. Retrovirus의 마지막 작업은 유전체와 중합효소가 들어있는, 외피막으로 둘러싸인 입자의 방출이다; (+)가닥 RNA 바이러스의 경우에 생성물은 외피막 보유 비리온이 아니라, mRNA의 합성, (−)가닥 유전체 주형의 합성 및 (+)가닥 유전체의 합성이 일어나는 소낭의 표면이나 안으로 말린 소낭(involuted vesicle)이다. dsRNA 바이러스의 경우, mRNA 합성과 유전체의 상보 가닥 복제가 일어나는 캡시드 구획을 생성한다.

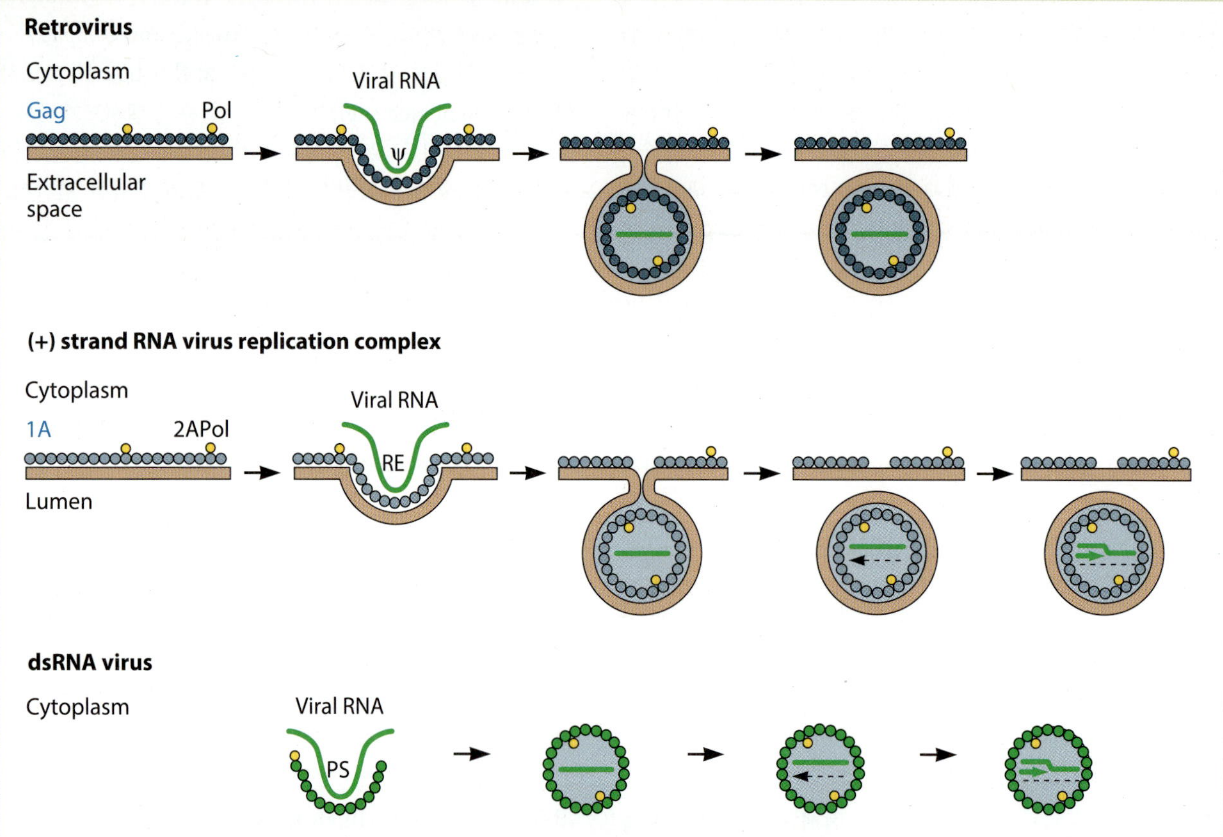

BOX 10.13 BACKGROUND

HIV 유전체의 세계적 전파는 바이러스에게 획기적 선택 기회를 제공한다

수천만 명의 인간이 HIV에 감염되었다. 질병의 말기단계에서, 감염된 하나하나의 바이러스는 하루에 수십억 카피의 유전체를 생산한다. 즉, 하루에 10^{16}개 이상의 유전체가 지구상에서 생성되고 있는 것이다. 대부분의 유전체는 돌연변이를 가지고 있으며, 감염된 개개인은 재조합과 자연선택의 결과로 다양한 변화를 겪은 바이러스 유전체의 은신처가 된다. 실제로 이러한 많은 사람들은 바이러스의 다양성을 위한 엄청난 군집으로 작용한다. 예를 들어 현재 사용되고 있는 항-역전사효소와 항-단백질 분해효소(protease) 계통의 약들로 구성하는 **모든 조합**에 저항성을 갖는 돌연변이가 단순하고도 우연하게 매일 수천 번 일어난다.

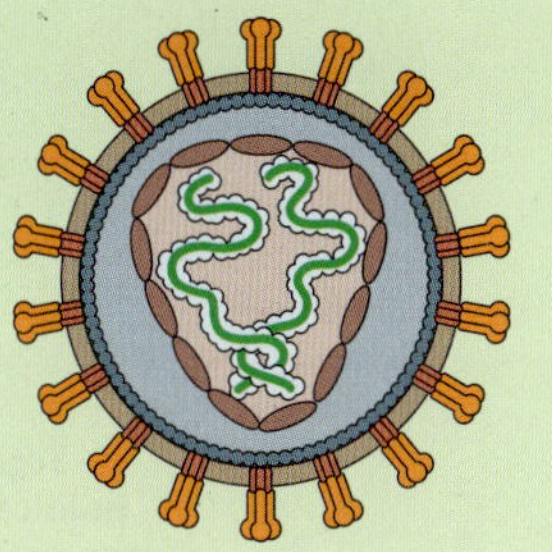

구성하는 원자의 수가 약 4^{135}개라고 할 때, 이는 실제로 매우 큰 수이다. 바이러스의 높은 복제율과 돌연변이 발생률을 생각해 보면 모든 가능한 바이러스 유전체의 아주 작은 일부분만이 생명이 시작된 이래로 출현했다고 확신할 수 있다: 가장 효율적으로 복제하는 바이러스 조차 실제로 선택에 의한 호된 시련을 겪음으로써 모든 가능한 치환을 만드는 데 실패할 것이다. 바이러스 진화는 끊임없고, 새로운 돌연변이들이 항상 발생하며, 모든 가능성이 무궁하다는 결론은 필연적이다. 바이러스 진화의 궤적을 예측하려는 사람들은, 돌연변이율은 확률에 근거하고 바이러스 유사종은 한정할 수 없다는 심각한 도전에 직면하게 된다. 그럼에도 불구하고, 우리는 미래의 모든 바이러스들이 지금 현존하는 바이러스들로부터 발생할 것이라고 확신할 수 있다; 그들은 돌연변이 바이러스, 재조합 바이러스, 그리고 재편성 바이러스일 것이다.

신종바이러스

우리가 아는 한, 인간은 감염성 질환으로 인해 수백만 년 동안 고통받아 왔다. 그러나 농업이 본격적으로 시작된 이후(과거 11,000년) 새로운 감염병원체(예, 홍역과 천연두)가 인간집단을 침범했는데, 그 이유는 이런 감염병은 규모가 크고 밀집도가 높은 집단에서만 유지될 수 있기 때문이다. 신종감염병원체의 근원은 연구, 그리고 논쟁과 관심의 대중적인 주제이다.

신종바이러스(emerging virus)란 집단에 새로이 나타나거나, 지금까지 인지되지 않은 감염의 원인병원체로 정의한다. 때때로, 신종감염은 이전에 확실하게 감지되지 않았던 질환이 숙주 범위가 확장되며 급격히 증가되는 현상을 통해 나타난다. 보다 일반적으로 말하면 인간의 신종바이러스 감염은 인간에게 질환을 일으키는 야생동물 혹은 가축으로부터의 바이러스 전파를 나타낸다(**인수공통감염; zoonotic infections**). 가끔, 이런 식의 종간감염(cross-species)은 인간집단에 새로운 바이러스를 정착시킬 것이다(예, 침팬지에서 인간으로 이동한 HIV). 한편, 이와 유사한 종간감염이 특정 인간집단에서 나타나긴 하지만 감염이 지속적으로 정착되지 않을 수도 있다(예, 박쥐에서 인간으로 이동한 Ebola virus와 Marburg virus).

"신종바이러스"란 용어는 1990년대에 대중매체에 부각되었지만, 이 용어는 바이러스학자, 공중보건담당자, 역학자들에게는 새로운 것이 아니다. 신종바이러스에 의한 감염은 바이러스 진화의 중요한 현상으로 오랫동안 인식되어 왔다. 감염성 질환의 출현을 촉진시키는 중요한 요인으로는 전례 없는 인구증가와 지구의 모든 지역을 인간이 점령함으로써 초래한 생태계의 막대한 변화를 들 수 있다. 이런 요인들이 집합적으로 신종바이러스의 출현을 촉진한다(그림 10.7). 최근, 신종바이러스 감염은 절대적 빈도가 증가했을 뿐 아니라 기술발전과 질환발생에 대해 정보교류가 더욱 증진되면서 보다 쉽게 확인된다. 실제로 세계적인 정보교류는 어떤 신종바이러스 감염이든지 한 지역의 관심사를 세계의 중심뉴스로 바꾸어 놓는다. 안타깝게도, 문외한 대중은 흔히 바이러스 이름은 들어보지만 어디에서 발생했는지 정확하게 특정할 수 없고 그 심각성에 대한 느낌을 명확히 이해할 수도 없다. 텔레비전, 라디오, 인터넷 신문을 통해서 사람들은 사스(SARS), West Nile virus, Ebola virus 그리고 특히 H5N1 avian influenza virus에 대해 들어 알고 있다. 조금 덜 알려진 신종바이러스의 몇 사례들을 표 10.3에서 볼 수 있다. 유행병 마다 서로 다른 바이러스들과 발생지역의 다양한 지리적 차이에도 불구하고 일부 공통된 요인들이 존재한다. 이러한 요인들은 바이러스들과 그들의 잠재적 숙주 사이에 벌어지는 싸움에 규칙을 부여한다.

숙주-바이러스 상호작용의 범위

숙주와 바이러스 사이에 가능한 상호작용의 범위(spectrum)를 분석하기는 매우 복잡하다. 대신 이러한 상호작용의 변수들을 단순화하여 일반적 영역 만을 고려하는 작업은 가능하다. 원칙을 설명하기 위해 네 가지의 가설적 상호작용을 정의하자: **안정**

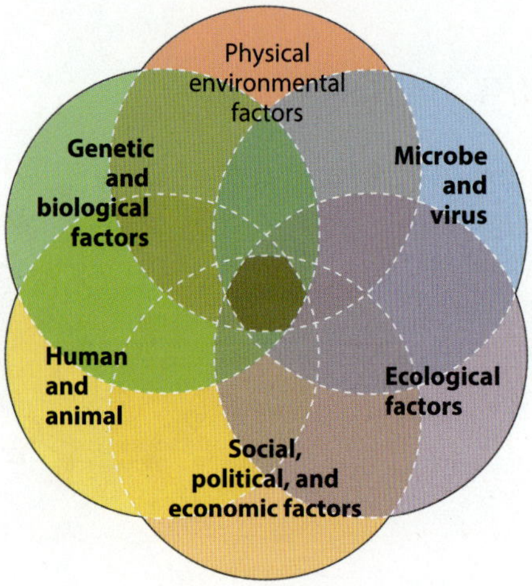

그림 10.7 신종바이러스 감염의 수렴모델. 감염성 질환의 잠재적 출현과 수렴현상은 6가지 요인에 의해 유래된다. 서로 겹치는 영역이 선명하게 보이지만, 진하게 보이는 중심부는 이러한 요인들이 최대로 수렴하는 부위를 표시하며 여기에는 예측할 수 없는 다른 요인들까지 포함된다. 바이러스-숙주 상호작용의 생태학의 핵심은 여러 많은 요인들이 서로 맞물려 있고, 또 서로 연결되어 있다는 것이다. From the Institute of Medicine study *Microbial Threats to Health, Emergence, Detection and Response*, 2003.

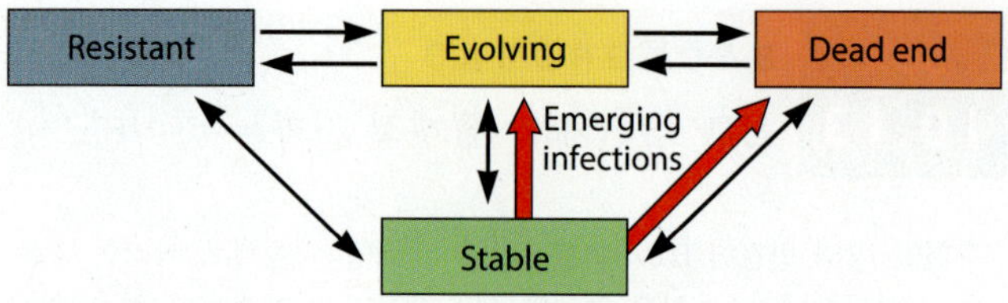

그림 10.8 숙주와 바이러스의 일반적인 상호작용. 그림 상자는 네 가지의 가상적 숙주-바이러스 상호작용을 나타낸다. 안정적 상호작용은 생태계에 바이러스를 유지시킨다. 진화적 상호작용은 바이러스를 "경험한" 집단으로부터 같은 혹은 다른 숙주종의 바이러스 미경험 집단으로 이동하는 바이러스 전파를 나타낸다. 종말적 상호작용은 한 숙주종에서 다른 종으로 이동하는 바이러스의 단일방향성 전파를 나타낸다. 이 견우 숙주는 보통 죽거나, 생존하거나 관계없이 바이러스는 새로운 숙주종으로 효과적으로 전파되지 않는다. 저항적 숙주 상호작용은 숙주가 완전히 감염을 차단하는 상황을 나타낸다. 화살표는 한 상황에서 다른 상황으로 감염의 가능한 전파를 나타내며, 혹은 하나의 상호작용이 또 다른 상호작용으로 변형이 가능한 경우를 나타낸다. 빨간색으로 칠해진 화살표는 인수공통(신종)감염의 근원을 나타낸다.

(stable), **진화**(evolving), **종말**(dead-end), **저항**(resistant)(그림 10.8). 이러한 정의는 필수적 개념을 강조하기 위해 고안된 임의적이고 단편적인 묘사로서 역동적인 숙주-바이러스 상호작용의 극단을 나타낸다. 화살표들은 감염의 가상의 전파를 제시하는 것으로서 자연계에서 진행되는 바이러스 상호작용의 연속성을 말한다. 덧붙여서, 이러한 정의는 개개의 바이러스-숙주 상호작용이 **아니라** 큰 집단 수준에 적용된다는 것을 이해하는 것이 중요하다. 이러한 가상적 상호작용에서 보면 신종바이러스 감염은 기존에 비인간숙주에 존재하였던 안정적 지속상태의 숙주-바이러스 상호작용으로부터 유래되는 인간감염으로 정의된다.

안정적 상호작용

안정적(stable) 숙주-바이러스 상호작용은 두 참여자들이 모두 생존하고 증식하는 것이다. 이러한 상호작용은 바이러스의 지속적인 존재를 위해서 필수적이고 숙주 생존에도 영향을 미

표 10.3 인수공통감염병 원인 바이러스의 예

바이러스	과	출현 요인
Dengue virus	*Flaviviridae*	도시인구밀도; 모기 서식에 적합한 개방된 물 저장고(예, 폐타이어)
Ebola virus	*Filoviridae*	아프리카에서 미지의 천연숙주와 접촉; 미국과 유럽으로의 원숭이의 수입
Hantaan virus	*Bunyaviridae*	농업경작으로 인한 설치류와의 접촉
Human immunodeficiency virus	*Retroviridae*	수혈과 혈액제재; 성성적전염; 마약남용중 주사기에 의한 전파
Human T-lymphoropic virus	*Retroviridae*	수혈과 혈액제재; 오염된 주사기; 사회적요인들
Influenza virus	*Orhomyxoviridae*	돼지와 오리의 통합사육; 이동가능 개체군
Junin virus	*Arenaviridae*	설치류와의 접촉을 유발하는 경작법
Noroviruses	*Caliciviridae*	새로운 검출법; 감염성 설사
Machupo virus	*Arenaviridae*	설치류와의 접촉을 유발하는 경작법
Marburg virus	*Filoviridae*	알려지지 않음; 유럽으로의 원숭이 수입
Rift Valley virus	*Bunyaviridae*	댐, 관개
Sin Binbre virus	*Bunyaviridae*	흰발생쥐의 자연증가와 인간/설치류의 빈번한 접촉
West Beke virus	*Flaviviridae*	미국으로 유입경로 미확인

친다. 이런 상태는 숙주-기생체 상호관계를 위해 최적이지만 이 상호관계는 이계교배(outbred) 집단에서는 우호적일 필요도 계속 유지될 필요도 없다. 감염된 개체들은 병이 나고, 회복되고, 면역이 발달하고, 혹은 죽을 수도 있지만, 장기적으로는 두 집단 모두 생존한다. 종종 이 상호작용은 평형상태로 설명되지만 이는 잘못이다. 이 상호작용은 동적이며 깨지기 쉽고, 거의 가역적이지 않은 것도 분명하다. 이처럼 평형을 깨는 변화가 집단 내에서 바이러스를 유지시키는 데 도움이 된다면 바이러스는 병독성을 바꿀 수도 있으며 한편으로 숙주에서는 바이러스 감염 효과를 약화시키는 메커니즘이 진화하기도 한다.

일부 안정적 숙주-바이러스 상호작용은 실질적으로 영구적이다. 예를 들어, 사람은 measles virus, herpes simplex virus, human cytomegalovirus, smallpox virus를 포함하는 여러 바이러스들의 유일한 자연계 숙주이다. 이와 비슷하게 simian cytomegalovirus, monkeypox virus, simian immunodeficiency virus는 원숭이의 특정 종만을 감염시킨다. 안정적 상호작용은 동일한 바이러스가 한 종류 이상의 숙주를 감염시킬 수도 있다. 예를 들어 influenza virus A형, flavivirus, togavirus는 다양한 종에서 증식할 수 있다. 실제로 여러 flavivirus와 togavirus는 포유류와 조류뿐 아니라 곤충에서도 효과적으로 복제한다. 이러한 예에서는 바이러스를 유지하는 숙주가 누구인지 분명하지 않을 수도 있다. influenza virus A형은 사람과 야생조류, 돼지를 감염시키지만 조류가 이 바이러스의 자연계 숙주일 것으로 생각된다.

안정적 숙주-바이러스 상호작용의 성립이 생존을 위한 필수적이고 최적의 방법은 아니다. 진화의 궤적은 예측할 수 없다: 오늘 성공적인 것이 다른 날에는 전멸할 수도 있다. 한 번 바이러스 집단이 유일한 하나의 숙주에 완전히 의존하게 되면, 더 이상의 진화는 제한받으며 잠재적 병목으로 접어들게 된다. 숙주가 어떤 이유에서든 멸종한다면, 바이러스 또한 멸종할 것이다. 만일 사람이 멸종된다면 poliovirus, measles virus, 일부 herpesvirus를 포함한 여러 바이러스 집단도 멸종할 것이다. 자연적인 smallpox virus가 박멸될 수 있었던 이유는 인간이 유일한 숙주이고 전 세계적으로 면역조치가 이루어졌기 때문이었다.

진화적 숙주-바이러스 유연관계

이러한 유연관계는 안정성이 즉각적으로 이루어질 수 없다는 것을 강조한다(그림 10.9). 이러한 상호작용은 동일한 혹은 밀접하게 연관된 종집단 간에 발생하는 바이러스 전파의 역동적인 결과를 보여주기 위한 좋은 예가 된다. 이 상호작용은 불안정하고 예측불허이며 선택압력이 숙주와 바이러스 둘 모두에게 적용되는 경우에 작용하고, 숙주 집단이 작을 때는 더욱 두드러진다. 예를 들어, 어떤 숙주 중에서도 특정 집단은 높은 감염률을 경험하는 반면, 다른 집단은 별 영향을 받지 않는다. 감염의 결과는 비교적 양호한 증상에서 죽음에 이르기까지 범위가 다양하게 나타난다. 구대륙 식민지 개척자와 노예상인들 중 원주민에게 천연두와 홍역을 전파시킨 것은 이러한 상호작용의 전형이었다. 유럽인들은 이전에 이 질병이 아시아에서 유럽으로 전파될 때 똑같은 공포를 경험했다. 진화적 숙주-바이러스 상호작용으로 진입하기 위한 또 다른 기회는 안정적 상호작용에서, 병독성이나 전파력 증가 혹은 숙주집단의 저항성 감소(예, 기아와 진쟁)와 같은 상황으로 변화가 발생하는 경우이다. 1999년 북미를 중심으로 한 신대륙에 West Nile virus가 도입된 것은 진화적 숙주-바이러스 상호작용의 최근 사례이다(Box 10.14).

그림 10.9 잘 알려진 세 가지 신종바이러스 감염원인들. **(왼쪽)** SARS human coronavirus (SARS-CoV)는 박쥐에서 나타나는 풍토성 바이러스이다. 박쥐는 야생 포유류를 감염시키고 이 포유류는 이어서 인간에게 감염을 전파할 수 있다. **(오른쪽)** HIV 1형과 2형의 원조는 각각 침팬지와 수티망가베이(sooty mangabey)에서 자연감염을 일으킨다.

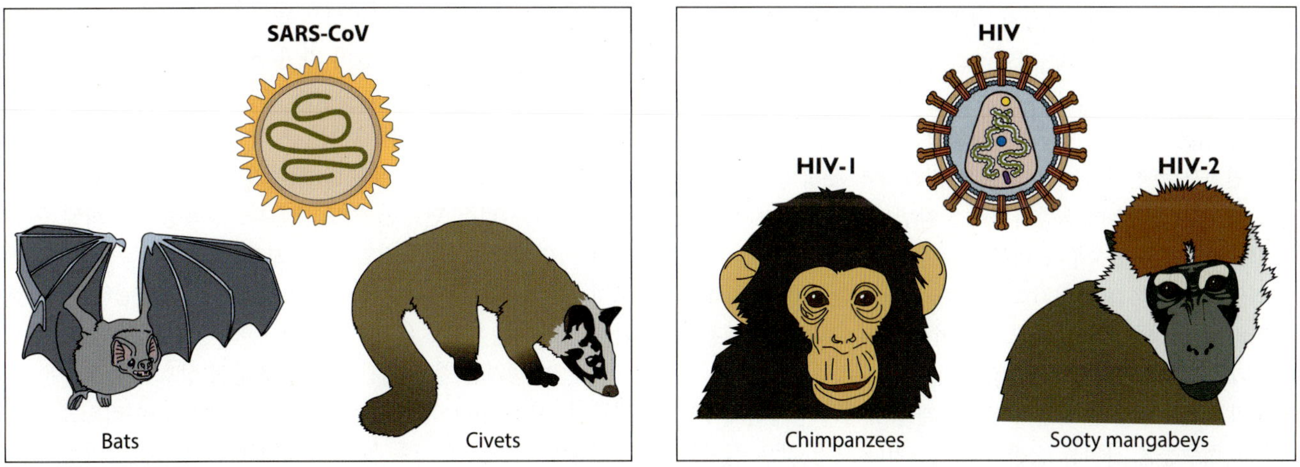

BOX 10.14 DISCUSSION

진화적 바이러스 감염: *West Nile virus*의 유행

1999년, 바이러스 학자들은 새로운 지리적 위치에 형성된 바이러스군을 관찰할 기회를 얻었다. 구대륙 flavivirus인 West Nile virus는 1937년 우간다의 웨스트 나일 지역에서 발견되었으며, 서반구에서는 분리된 적이 없었다. 1999년 8월, 6명의 환자가 고열, 정신착란, 두통 증상을 보이며 뉴욕 퀸즈의 플러싱 병원에 들어왔다. 그들은 West Nile virus에 감염된 것으로 판명되었다. 바이러스는 이제 캐나다 지역뿐만 아니라 대서양에서 태평양까지 퍼졌다. 2002년 여름에 유행된 이 바이러스는 수많은 뇌염을 야기하였다.

뉴욕에서 분리된 West Nile virus는 1998년 이스라엘 거위에서 분리된 바이러스와 거의 같았다. 두 분리주의 밀접한 연관성은 바이러스가 1999년 여름 이스라엘에서 뉴욕으로 건너왔음을 시사한다. 이 바이러스가 어떻게 대서양을 건너왔는지는 확실히 알 수 없지만, 아마도 감염된 새, 모기, 인간, 말, 또는 다른 척추동물 숙주를 통하여 들어왔을 것이다. 이는 근현대사에서 구대륙의 flavivirus가 신세계로 옮겨 온 첫 사건이다. 아직 해명하지 못하면서도 재미있는 질문은, 왜 첫 감염이 뉴욕시에서 일어났느냐는 것이다. 1999년 여름은 특히 덥고 건조하였다. 비슷한 기후상태는 아프리카, 중동 그리고 유럽의 지중해 연안에서의 West Nile virus 뇌염의 유행

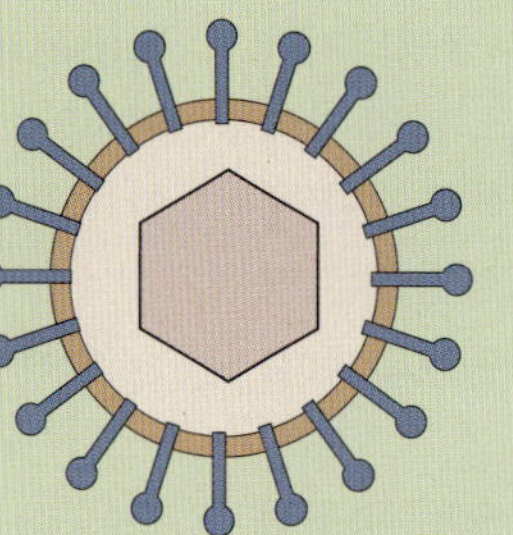

을 낳았다. 이러한 기후 상태는 아마 오염되고 고인 물에서의 모기의 산란을 촉진시켰을 것이다.

감염은 여러 종의 모기를 통해 퍼졌고, 이제는 야생조류들 사이에서도 순환하고 있다. 바이러스나 바이러스-특이 항체는 157종 이상의 조류에서 발견되었지만, 까마귀와 어치가 특별히 민감한 것으로 나타났다. 많은 동물원들이 West Nile virus 감염으로 인해 수입조류들이 죽는 상황을 보고하였다. 바이러스는 현재 37종의 모기와 18종의 척추동물에서 발견된다.

인간과 다른 동물들은 감염된 새의 피를 빨아 먹었던 모기에게 물렸을 때 감염된다. 인간감염은 수혈로도 일어날 수 있다. 이 바이러스는 말에서 치명적 뇌염을 일으키며 수많은 건수가 보고되었다. 말을 위한 백신은 이용 가능하다.

감염된 사람들 중 20% 정도가 감기와 같은 증상을 겪지만 감염자 150명 중 1명에서 뇌염이나 뇌막염, 급성회백수염 등이 나타난다. West Nile virus는 1999년부터 2003년까지 5년 간 미국에서 564명의 목숨을 앗아갔다. 2007년 미국 CDC는 26명의 사망자를 포함하여 906건의 West Nile virus 감염 사례를 보고하였다.

북아메리카를 덮친 WNV 유행은 2007년에 이르러서야 바이러스가 정착하면서 풀렸다. 염기서열분석에 따르면 바이러스 개체군이 전염 초기보다 현재 더 다양해 졌다는 것을 볼 수 있다. 우리가 바이러스 감염의 복잡한 생태학을 이해할 때까지 공중보건 문제는 예견하기 힘들 것이다. (www.cdc.gov 참조)

Brinton, M. A. 20010. The molecular biology of West Nile Virus: a new invader of the western hemisphere. *Annu. Rev. Microbiol.* **56**:371-4010.

Briese, T., and K. Bernard. 2005. West Nile virus-an old virus learning new tricks? *J. Neurovirol.* **11**:469-475.

Despommier, D. 2001. *West Nile Story.* Apple Trees Productions LLC, New York, NY.

Snapinn, K. W., E. C. Holmes, D. S. Young, K. A. Bernard, L. D. Kramer, G. D. Ebel. 2007. Declining growth rate of West Nile virus in North America. *J. Virol.* **81**:2531-2534.

종말적 상호작용

숙주-바이러스 상호관계의 일반적 의미는 **종말적 상호작용**을 보면 훨씬 생생하게 설명된다. 이 상호작용은 종종 치명적 결과와 더불어 양측이 안정적 상호관계로부터의 이탈을 나타내기 때문에, 진화적 숙주-바이러스 상호작용과 많은 공통점을 갖는다. 종말적 상호작용은 빈번한 종간 교차감염의 결과이다(종내 감염은 아니다). **인수공통전염병**은 척추동물과 인간 사이에 자연적으로 전이되는 감염 혹은 질환이다. 뜻밖의 인수공통전염 바이러스는 흔히 신종바이러스 감염의 고전적인 사례들이다. 많은 경우에서, 숙주가 너무 빠르게 죽기 때문에 다른 숙주로 연달아 이어지는 바이러스의 전파가 거의 없거나 아예 일어나지 않는다. 다른 경우에서도 새로이 감염된 숙주는 같은 종의 다른 개체로 감염을 전파하지 않는다.

종말적 상호작용은 안정적 상호관계를 유지하며 자연계에서 곤충과 척추동물 사이를 순환하는 진드기나 모기 같은 절지동물에 의해 운반되는 여러 바이러스에서 관찰된다. 때때로 감염된 곤충은 새로운 종을 물어(예, 인간) 바이러스를 전파시킨다(그림 10.10). 결과적으로 바이러스가 감염시킨 인간에서 심한 질병을 일으킬 수 있지만, 질병은 더 이상 전파되지 않는다. 즉 종말점에 이른 것이다. 인간이 자연적이고 지속적인 숙주-바이러스 상호관계의 일부분이 아니기 때문에 이런 감염은 바이러스의 진화와 그의 자연적 숙주에 거의 영향을 주지 못한다. 일차접촉에서 종말숙주는 뚜렷한 참여자가 아니다. 그렇지만 이러한 논리는 너무 단순한 지도 모른다: 병독성이 약화된 돌연변이 바이러스에 의한 감염 혹은 보다 저항성이 큰 숙주개체로의 감염은 새로운 숙주-바이러스 상호작용을 정립하는 데 첫 단계이기 때문이다.

황열과 뎅기열 같은 인간 질병은 종말적 상호작용의 좋은 사례들이다(Box 10.15). 이러한 질환을 일으키는 바이러스들은 열대지방에서 자연계 숙주 및 곤충매개체와 더불어 안정적 상호

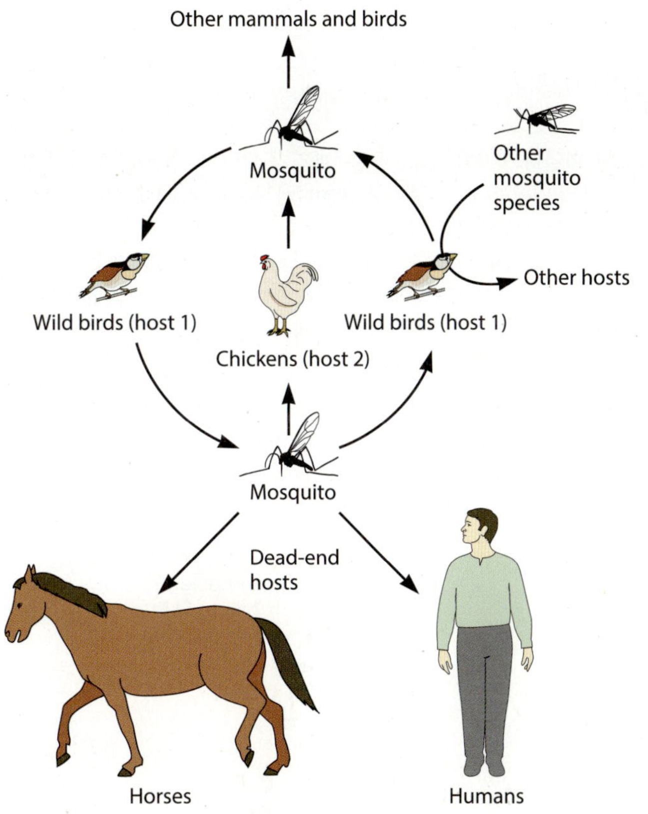

그림 10.10 숙주-바이러스 상호관계에 따른 종말숙주 시나리오. Arbovirus 감염은 다수의 숙주종이 생태계에서 바이러스를 어떻게 유지할 수 있고 전파할 수 있는지를 설명하는 좋은 예이다. 이 예를 보면, 바이러스 집단은 두 가지 다른 숙주(야생조류와 닭)에서 유지되며 매개모기에 의해 각 개체들 간에 전파된다. 바이러스는 조류의 두 종 모두와 모기에서 증식한다. 이러한 종들에서는 숙주들이 감염에 적응되었기 때문에 병은 나타나지 않거나 약하게 나타난다. 세 번째 숙주(이 예에서는 말이나 사람)는 흔히 감염된 조류를 흡혈한 모기에 의해 물릴 때 감염된다. 말과 사람은 종말숙주이며 자연감염의 전파에 거의 기여하지 않지만, 일단 바이러스에 감염되면 심각하고 생명을 위협하는 질환으로 고통받을 수 있다. 때때로 무는 곤충의 또 다른 종(예, 다른 모기종)은 이전에 감염된 개체(새, 말, 혹은 사람)를 흡혈하기도 해서 본래의 매개모기는 흡혈하지 않는 또 다른 종에게 감염을 전파할 수 있다.

관계를 유지한다. 사람들은 벌목과 도로와 댐, 운하, 도시 건설을 위해 열대지역을 개발하면서 모기나 다른 곤충들에게 물리게 되는 위험한 상황에 처하게 되었다. 인간의 침입 이전에 존재했던 자연계 숙주-바이러스 상호작용은 변화되고, 인간은 곤충매개체에 의해 전파될 새로운 바이러스 감염을 경험하게 될지도 모른다. 진드기에 의해 전파되는 일부 flavivirus 종류도 설치류를 통해 운반되는 비슷한 상황이 존재한다. 사람들은 종종 종말숙주로서 유럽의 진드기 매개 뇌염(European tick-borne encephalitis)를 경험한다(그림 10.11).

Marburg와 Ebola filovirus에 의한 치명적 감염은 종말숙주 감염의 전형이다. Filovirus는 감염환자에서 심한 출혈증상을 일으키는 (−)가닥 RNA 바이러스이다(부록 A). 이 질환은 급격하게 진행되며 사망률은 25~90%에 이른다. 바이러스는 혈액을 통해 퍼지고 여러 기관들에서 복제하며 간, 콩팥, 림프기관, 난소와 정소에서 국소적 괴사를 일으킨다. 치명적인 경우에는 모세관 출혈, 쇼크, 극심한 호흡장애가 관찰된다. 환자들은 보통 효과적인 면역반응의 징후도 없이, 난치성 쇼크로 빠르게 사망한다. 회복 중인 생존자들에서 조차 중화항체가 검출되지 않는다. 이 감염은 특정 개인을 확실하게 망가뜨리는 대신 널리 확산되지는 못한다; 인간감염은 특정지역에서 군집으로 발생하는 경향이 있다. 이 바이러스들은 감염된 혈액과 조직에 밀접하게 접촉하는 경우에만 다른 사람에게 전파될 수 있다. 여러 filovirus 종류가 머무는 자연계 숙주는 뚜렷이 정의하기 어렵지만, 이런 바이러스들은 자연계의 동물숙주들과 안정적 상호작용을 확립하고 있으며 사람들은 우연히 감염에 노출된다. 일부 연구자들은 중앙아프리카에 한정된 에볼라 바이러스의 명백한 "지리적 봉쇄" 상태는 숙주 때문이라고 주장하고 있다. 인간은 에볼라 바이러스의 유일한 종말숙주가 아니다: 고릴라 역시 이 바이러스에 감수성이 있고 많은 수가 Ebola virus 감염으로 죽었다.

질병에 대한 많은 동물모델들은 종말적 상호작용의 사례들로 여겨진다. 예를 들어 herpes simplex virus는 인간바이러스이지만, 실험실에서 쥐, 토끼, 기니피그 등에 주입하면 동물들이 감염되어 어떤 면에서는 인간의 질병과 닮은 병원성 효과를 나타낸다. 그러나 자연 환경에서는 이 동물들이 바이러스의 전염이나 생존에 아무런 기여도 하지 않으며, 따라서 종밀직 상호작용의 실험적 모델을 제공한다.

설치류 매개체는 이 동물들이 많이 서식하는 지역의 집단내로 새로운 바이러스들이 도입되는 데 중요한 역할을 한다. Lassa, Junin, Sin Nombre virus를 포함한 대부분의 출혈열 바이러스들은 자연계 숙주인 설치류에 풍토적이다. 이 바이러스들은 지속감염을 확립하고, 설치류들이 질병의 영향을 받기는 하지만 증상은 거의 나타나지 않는다. 수많은 바이러스 입자들이 소변, 타액, 그리고 배설물을 통해 방출되기 때문에 설치류 집단 내에서 바이러스가 유지된다. 그러나 이런 설치류 바이러스들에 의한 감염은 종말숙주인 사람에서 지역에 따라 치명적인 유행병을 일으킨다. 사람은 감염성 바이러스 입자들이 오염되어 있는 설치류 분비물과 접촉했을 때만 감염된다.

박쥐는 여러 종말감염과 인수공통감염의 매개체이다(그림 10.9와 10.12). Hendra virus, Nipah virus, rabies virus와 SARS coronavirus는 박쥐를 거쳐 인간집단으로 유입된다고 알려져 있다. 일반적으로 '나르는 여우'라 부르는 구대륙 큰박쥐(fruit bat, genus *Pteropus*)는 동남아시아, 호주, 인도에 널리 서식하고 있다. 이 큰박쥐는 자연상태에서 Hendra virus와 Nipah virus을 몸에 지니고 있다. 높은 항체가를 가지고 있음에도 불구하고, 이

BOX 10.15 DISCUSSION

Yellow fever virus: 인간이 패턴을 변화시킨 값을 치르다

열대 숲에 있던 yellow fever virus (YFV)는 원숭이-모기 사이클을 통해 지속되어 왔다. 원숭이와 모기 중 어느 쪽도 상태도 나빠지는 일은 없다. 미국의 *haemagogus* 종과 아프리카의 *Aedes* 종을 포함한 다양한 모기 종이 매개체로서 작용하였다. 만약 인간이 실수로 감염된 모기들이 들끓는 지역에 진입한다면, 인간은 감염된 곤충들에 물려 질병을 얻게 될 것이다. YFV는 이주자와 노예무역을 통해 신세계로 들어왔으며 이는 토착민의 황폐화를 초래했다.

질병의 공격으로부터 고통 받는 종은 인간만이 아니다. 신세계의 원숭이들 역시 YFV의 감염에 의해 죽었으며, 원숭이들 역시 토착민과 마찬가지로 새로운 감염에 대응할 준비를 하지 못했다는 것을 나타낸다.

YFV와 모기 매개체는 미국 남부와 동부 해안의 급증하는 인구를 경감시키기 위해 사람을 이주시키는 과정에서 퍼지게 되었다. 많은 피해를 입은 도시는 뉴올리언즈; 사우스캐롤라이나의 찰스턴; 필라델피아; 뉴욕; 그리고 보스턴이다. 1800년대 토마스 제퍼슨은 "yellow fever virus는 우리나라 대도시의 성장을 방해할 것이다."라며 한탄하였다. 신종질병의 두드러진 사례는 1793년 황열로 필라델피아 인구의 15%가 목숨을 잃은 것이다. 인접지역인 뉴저지와 메릴랜드에서는 필라델피아 사람들의 유입으로 공황상태에 빠지게 되었다

모기가 황열병 전염의 주범이라는 생각은 1880년 쿠바의 Carlos Finlay가 처음 떠올렸고, 중앙아메리카 밀림의 파나마운하가 건설 중이던 1900년에 Walter Reed에 의하여 확인되었다. 이 병을 치유하게 위해 백신이 만들어진 시기는 1937년이다. 백신이 있음에도 불구하고 남아메리카에서는 매년 10,000명 이상의 사람들이 황열병으로 목숨을 잃는다.

1793년 여름~초가을 사이 필라델피아에서 황열병으로 사망한 사람들. From N. Nathanson, *ASM News* **63**:83-88,1997, with permission.

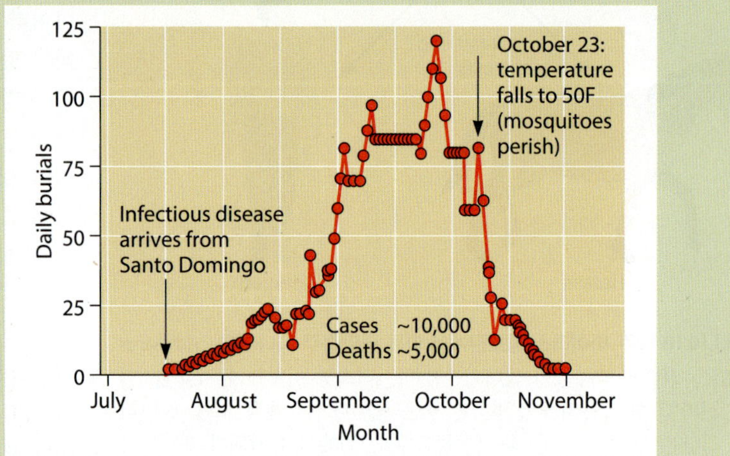

동물들은 뚜렷한 질환을 드러내지 않는다. 인간에서 높은 병독성을 나타낸다는 점과 아직 치료법이 없다는 점을 염두에 두었을 때 이 바이러스들은 가장 높은 수준의 생물학적, 물리학적 차폐 설비에서 연구되어야 한다(biosafety level 4 [BSL4]). 이 때문에 이 바이러스들의 생물학적 특성과 병리 메커니즘에 대해서도 밝혀진 것이 거의 없다. 게다가 우리는 큰박쥐의 생태에 대해서나 인간과 가축들이 어떻게 감염되는지도 거의 모르고 있다. 종말숙주 시나리오를 생성하는 여러 인수공통감염의 역학을 이해하기 위해 훨씬 더 많은 노력이 필요하다.

저항성 숙주

모든 생물체는 모든 유형의 바이러스에 지속적으로 노출되지만 이러한 상호작용의 대부분은 겉으로 드러나지 않는다. 이는 숙주세포의 감수성이나 허용성과 관계가 있기 때문이다. 보다 높은 가능성이라면 일차적인 물리적, 내재적 및 선천적 방어작용이 너무 강해서 잠재적 침입자가 접근하지 못하거나 파괴되는 것이다. 또 다른 가능성은, 감염으로 비리온이 증식해도 숙주의 적응면역계가 활성화되기 전에 빠르게 제거되는 경우이다(5장). 이로 인한 결과는 면역반응은 일어나지만 개체가 질환의 증세를 나타내지 않는 불현성 감염과는 다르다.

숙주-바이러스 상호작용 분석에서 저항성 숙주를 포함시키는 이유는 숙주 내 바이러스의 복제 가능성과 불가능성 사이의 전환이 언제든지 발생하기 때문이다. **이종장기이식(xenotransplantation)**은 적지 않은 문제가 될 수 있다. 장기이식은 수술로서 물리적, 선천적 방어를 우회할 수 있으며 약물을 이용해 면역반응을 억제할 수도 있다. 그 결과, 이종장기이식을 통해 바이러스의 입자나 유전체가 이전에는 저항성이 있었던 숙주로 직접 접근하는 일이 가능하다. 이런 바이러스들 중 다수가 인간세포를 감염시킬 수 있고, 그중에는 사람에 적응된 바이러스도 있어 이종장기이식 환자가 새로운 바이러스 다양성의 원천이 될 수 있다. 이러한 바이러스의 진화방식은 예측할 수 없으며 실험해 볼 수도 없다.

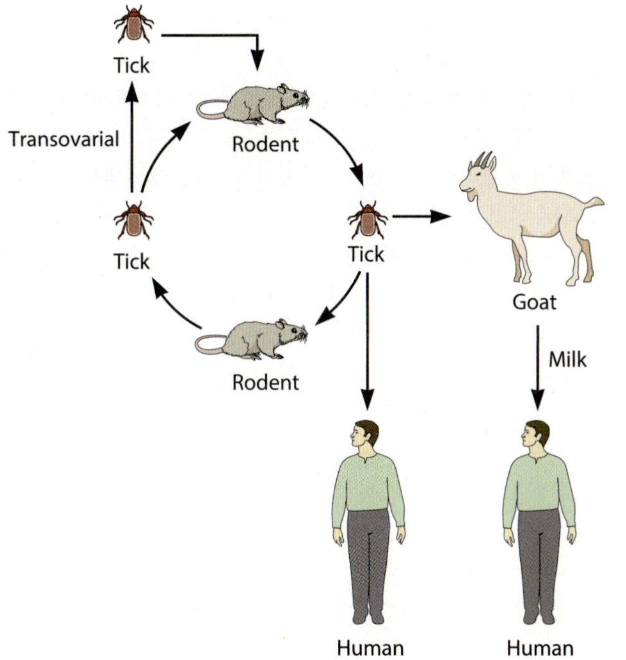

그림 10.11 중부유럽 진드기-유래 flavivirus의 증식주기는 인수공통감염과 관계가 있다 유럽 진드기-유래 flavivirus 감염은 다양한 숙주 감염에 의해 유지되고 전파된다. 진드기의 선천감염으로 인해 설치류를 흡혈하여 번식하는 진드기 집단 내에 바이러스가 유지된다. 감염한 신생진드기는 감염에 적응되어 잘 번식한다. 이 바이러스들은 진드기에서 소, 염소, 사람을 포함한 다양한 동물로 전파된다. 사람은 감염된 염소, 양 혹은 소의 젖을 먹음으로써 감염될 수도 있다. 이러한 인수공통감염은 종말숙주 상호작용의 또 다른 예이다.

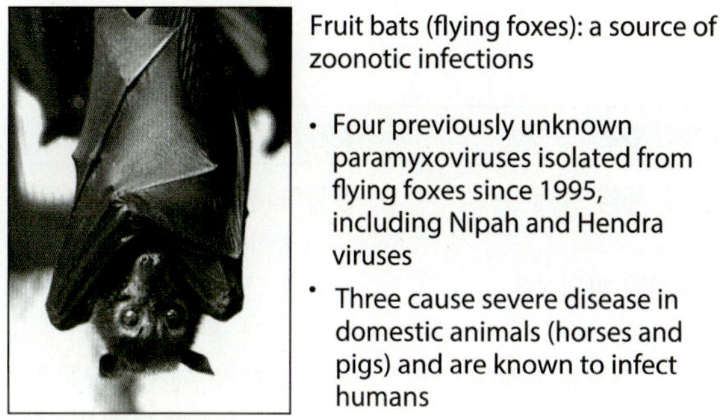

그림 10.12 큰박쥐의 자연감염에서 유래하는 Nipah virus 및 Hendra virus의 출현. *Pteropus* 종에 속한 모든 박쥐는 '날아다니는 여우'로 여겨진다. *Pteropus vampyrus*는 말레이시아의 날아다니는 여우(말레이시아 반도에서 발견)이고, *Pteropus conspicillatus*는 안경 모양의 얼룩점이 있는 비행 여우이다 (북퀸즈랜드, 오스트레일리아와 파푸아뉴기니에서 발견). *P. vampyrus*는 Nipah virus를 옮기는 종의 하나이며, *P. conspicillatus*는 Hendra virus를 옮긴다. Juliet Pulliam으로부터 얻은 박쥐사진, Princeton 대학. See b. Eaton et al., *Nat. Rev. Microbiol.* **4**:23-35, 2006.

새로운 숙주와의 만남: 생태학의 근본 문제

모든 바이러스-숙주 상호작용은 참여자의 밀도와 생산적 감염의 제공자가 얼마나 있는가에 대한 확률의 지배를 받는다. 새로운 숙주와 바이러스의 희귀한 만남은 이전에 보지 못했던 혹은 적어도 설명되지 못했던 감염을 일으킬 수도 있다. 이처럼 희귀한 단일숙주 감염은 방출되는 자손 수의 불충분함, 한정된 방출기간, 감염환자에 노출되는 소수의 새로운 숙주 등 여러 이유들로 인해 사람들 사이에서 전파되지 않을 수 있다. 더욱이, 새로운 숙주에나 생성된 자손 바이러스는 높은 수준의 복제와 전파를 촉진해 줄 만한 유전적 특성을 갖고 있지 않을 수도 있다.

몇 가지 생태학적, 사회적 변수는 자연집단에서 새로운 숙주에 대한 감염의 전파를 수월하게 해준다(표 10.4와 10.5). 자원을 공유하고 함께 생활하는 경우 종간 및 종내 전파가 촉진된다. 가뭄이 심하면 작은 연못에 여러 종이 동시에 모여든다: 서식지가 파괴되면 새로운 상호관계 형성을 강요받게 된다. 에어로졸, 분비물 혹은 밀접한 접촉뿐 아니라, 포식동물이 먹잇감을 잡아먹는다면 먹이의 조직 내에 있던 바이러스에 의해 교차-종 감염의 우연한 "시험관"이 되는 셈이다.

성공적인 만남이 되려면 감수성 및 허용성 세포로의 접근이 필요하다

잠재적인 새로운 숙주는 비리온 리간드와 쉽게 맞물릴 수 있는 수용체를 가진 세포를 갖고 있어야 한다. influenza virus 적혈구응집소 단백질은 여러 다른 숙주종이 세포 표면에서 발견되는 시알로당(sialosaccharide)에 대한 높은 친화력을 갖고 있다. 이 분자 말단의 시알산/갈락토오스기 연결은 비리온과의 친화성에 중요한 역할을 한다. avian influenza virus의 비리온은 시알산 α(2,3)-갈락토오스로 말단이 이루어진 올리고당과 결합

표 10.4 바이러스 생태계에 큰 변화를 초래하는 인간활동

항공 여행
댐과 인공호
관개
야생동물의 이주 패턴의 변경
야생동물보호지역
온수욕조
에어컨
수혈
이종장기이식
가축과 새들의 장거리 수송
마약과 성에 관한 도덕적 사회적 변화
대량 삼림파괴
다량의 페타이어
규제되지 않는 도시화
어린이집

표 10.5 새로운 숙주로의 감염 전파를 촉진하는 생태학적 및 사회적 변수

전파 촉진 변수	활동 또는 사례
감염숙주 체액 접촉	동물의 포식, 사냥; 야생, 동물원, 가정에서 감염된 동물과의 접촉
다른 종과의 자원공유	감염된 큰박쥐, 돼지와 인간의 동일 공간 공유
곤충 혹은 설치류 매개체 공유	왜가리, 사람, 돼지를 공통으로 흡혈하는 모기에 의한 일본뇌염바이러스 전파
종(species) 간의 서식처 잠식	정글에서 바이러스-조류 감염계에 속하는 모기에 물림

하는 반면, human influenza virus 적혈구응집소는 α(2, 6)-갈락토오스 말단을 갖는 올리고당과 단단히 결합하고 있다. 사람의 호흡기 세포는 α(2, 3)-갈락토오스 말단 올리고당을 발현하지만, 이 분자들은 호흡기조직 깊숙한 곳에 분포한다. 반대로, α(2, 6)-말단을 가진 시알산은 접근이 쉬운 상기도에 존재한다. 이와 같은 해부학적 요인은 인간이 avian influenza virus에 쉽게 감염될 수 없는 가장 중요한 이유를 말해준다.

Nipha virus는 1998년과 1999년에 말레이시아에서(그림 10.12) 돼지와 인간에 함께 질병을 일으키면서 처음 확인되었다. 박쥐에 감염된 Nipha virus는 전혀 병원성을 나타내지 않지만, 막대한 양의 비리온이 소변과 대변을 통해 분비된다. 두 가지 핵심 요인으로는, 돼지농장주는 흔히 돼지축사에 나란하게 망고와 두리안나무를 재배하는데 큰박쥐가 이 열매를 먹는다는 것이다. 돼지가 부분적으로 오염된 열매와 접촉하게 되면 곧 호흡기질환이 유발되고 돼지의 재채기와 점액분비물을 통해 비리온이 환경에 효과적으로 퍼지게 된다.

현재에 와서야 분명해진 점들은 박쥐와 돼지가 인간의 인수공통감염에 대한 단일방향성 경로를 확립했다는 것이다. 인도네시아 시골지역에서 인간은 흔히 집돼지와 함께 기거하며, 이는 인수공통감염을 쉽게 만든다. 게다가 도살장 노동자는 감염된 동물에 노출되어 있다. 특히 Nipha virus의 인간감염은 호흡기감염이 아니라 뇌염을 일으킨다. 환자들이 빈번하게 사망하는 동안(말레이시아 발병시기에 265명의 감염자 중 105명이 Nipha virus에 의해 죽었다) 감염은 뇌조직에 한정되었고 달리 전파되지도 않았다. 이제 그런 양상이 변화하고 있다: 인도에서 분리된 Nipha virus는 사람의 상기도에 감염하고 사람들 사이의 밀접한 접촉을 통해 효과적으로 전파된다.

인구밀도와 건강은 중요한 인자들이다.

감염의 확산에 영향을 미치는 두 가지 주요 매개변수는 인구밀도와 집단 내 개체의 건강이다. 직접적(예, 에어로졸 혹은 성적 접촉)이든 간접적(예, 물 혹은 하수) 노출이든 감염에는 밀접한 접촉이 필요하다. 면역능의 지속기간과 각 개체에서 생성 및 방출되는 비리온의 총량과 같은 변수들은 감염확산에 두드러진 효과를 나타낸다. 5장에서 소개했듯이, 인간집단에서 measles virus가 유지되기 위해서는 지속적으로 감수성이 있는 숙주 공급을 위해 적어도 50만 명 규모 크기의 집단이 필요하다. 이정도 크기의 숙주집단과 상호작용이 가능하지 않다면 measles virus는 소멸된다. 감염환자를 격리시키는 요양소나 방역격리에서와 같이 50만 인구집단을 물리적으로 나누어 소그룹으로 만들면 유효집단의 크기를 감소시킬 수 있다. 또 다른 방법은 큰 집단의 다수를 예방접종하여 면역력이 있는 그룹으로 만드는 것이다. 이처럼 하거나 혹은 이와 비슷한 대처가 이뤄지지 않으면, 점점 더 넓게 확장하고 상호작용이 긴밀해지는 인간집단은 measles virus의 지속적인 진화와 유지를 공고하게 해줄 것이다.

잠재적 숙주집단의 연령분포도 중요하다. 예를 들어, 아기들과 노인집단은 모두 일반적인 집단에 비해 바이러스에 더 감수성이 높아 질병 전파의 원천으로 작용한다. 이런 그룹의 감염을 예방하는 전략은 집단 전체의 감염률을 감소시킨다. 한 집단의 빈부 분포도 감염률에 영향을 미칠 수 있다. 영양실조인 사람은 잘 먹은 사람보다 질병에 더 감수성이 높다.

숙주집단에서 연령, 건강 및 유전 등 영향요소의 다양성은 바이러스 감염을 예측하기 어렵게 만드는 원인이다. 위 요인들에 비해 다소 약한 변수로는 계절적 차이를 들 수 있다. Adenovirus와 rhinovirus에 의한 호흡기감염은 흔히 봄에 발병하지만 coronavirus와 respiratory syncytial virus에 의한 호흡기감염은 겨울에 발병하는 경향이 있다. 대부분의 arbovirus 감염은 여름에 발병한다. 온도가 몇 달씩 영하로 떨어지면 곤충매개감염이 발생하지 않다는 것은 명백한 반면, 다른 바이러스 질병에 대한 계절적 변수는 쉽게 설명되지 않고 있다.

숙주-바이러스 상호작용의 실험적 분석 필요성

앞서 소개한 숙주-바이러스 상호작용의 정의는 자연적 집단에서 일어나는 바이러스 진화와 맞지 않는 몇 가지 문제점들을 드러낸다. 우리는 어떻게 실험하고 가설을 검증을 할까? 안타깝게도 실험은 안전, 비용 및 사회정치적 문제뿐 아니라 바이러스 전파와 실제 질병에 대한 실험실 모델 타당성의 불확실성 등에 의해 꽤나 복잡해진다. 자연상태에서의 감염은 실험실에서 설계하기 어려운, 즉 알려지지 않은 생태학적 매개변수로 복잡하게 얽힌 환경에서 이계교배(outbrd) 집단을 대상으로 발생한다. 바이러스 진화의 메커니즘을 이해하기 위해서는 바이러스 병독성(질병을 일으키는 능력)과 전파속도 간의 상호관계를 정량화할

수 있어야 한다. 새로운 바이러스가 유입되어 정착될 때는 종간 전파의 중요성을 결정하는 특성과 근거자료도 필요하다. 유사종(quasispecies)을 유지시키는 변수들을 이해하기 위해서는 보다 정량적이고도 정성적인 자료들이 요구된다. 바이러스 진화와 신종바이러스 감염을 이해하려면, 바이러스 생태학에 대한 기본지식이 있어야 한다.

자연계의 바이러스 집단 대부분은 개체 간의 **연쇄감염**에 힘입어 존속하는 것으로 여겨진다. 이러한 상호작용의 정량적인 측정, 상호작용의 원인이 되는 분자메커니즘의 측정과 상호작용을 예측할 수 있는 모델을 발전시키는 연구가 정말 필요하다. 이러한 모델은 바이러스 감염이 지속되는 원동력 및 잠복기가 다른 바이러스들이 유지되는 데 필요한 유효집단의 크기를 결정하는 데 도움이 될 것이다. 실제로 자연계에서는 잘 제어된 실험을 수행하기 어렵기 때문에 이러한 모델의 가치가 주목된다.

우발적 자연 감염에 의한 교훈

인간처럼 규모가 큰 이계교배 집단에서 바이러스 감염의 원동력을 이해하는 수준은 기껏해야 기본적인 정도에 불과하다. 그나마 우리가 알고 있는 것은 한정된 수의 우발적인 "실험"에 근거를 두고 있다. 두 가지의 고전적 사례는 hepatitis B virus와 poliovirus 감염 사례이다. 2차 세계대전 동안, 다량의 감염성 hepatitis B virus가 약 45,000명의 군인에게 오염된 황열백신을 통해 우연히 전해졌다. 놀랍게도, 900명(2%) 만이 간염에 걸렸고 그중 36명 이내가 심하게 앓았다. 이와 비슷하게 1955년 120,000명의 학령아동들이에 미흡하게 불활화된 poliovirus 백신으로 접종을 받았다. 다행히 약 절반 정도는 야생 poliovirus에 의한 불현성감염에 의한 항체를 보유하고 있어 무사했다. 그 나머지 중 약 10~25%는 항체 양상으로 볼 때 백신에 의해 감염된 것으로 나타났다. 그중 60건 이상의 소아마비 환자가 확인되었고 그 나머지는 질병에서 벗어날 수 있었다. 이 두 가지 사건은 많은 수의 개체가 독성바이러스에 감염되었을 때 조차도 그 결과를 예측할 수 없음을 말해준다; 우리는 단지 당시 감염양상이 왜 그렇게 되었는지에 대해 기본적인 이해 수준에 머물러 있다. 자연계에 바이러스를 일부러 살포하여 야생숙주 집단에 어떤 효과를 일으키는지를 관찰한 보다 고전적인 사례 하나는 호주에서 토끼 제거를 위해 바이러스 감염을 이용한 시도이다(Box 10.16).

바이러스의 서식영역 확장: 선택된 신종바이러스

소아마비: 현대적 공중위생으로 생긴 질병

숙주 집단들은 시간과 더불어 변하며, 각 변화는 바이러스 진화에 예측할 수 없는 영향을 미친다. poliovirus 감염이 일으키는 질병인 소아마비를 분석하는 일은 한 가지 유익한 사례를 제공한다. 소아마비는 매우 오래된 질병으로서 4,000년 전부터 존재해 온 것으로 추정된다(제I권의 1장). 수 세기 동안 숙주-바이러스 관계는 안정적이었고 감염은 사람집단에 한정되어 나타났다. 소아마비의 대유행은 전례가 없는 것이었지만(적어도 기록된 바에 따르면), 우리는 이런저런 지역에서 소아마비의 일시적 유행을 추정할 수는 있다. 그런데 20세기 초반 유럽과 북아메리카, 호주에서 해마다 소아마비가 크게 발생함으로써 이러한 상황은 급격하게 바뀌었다. 바이러스 유전체가 변해서 그런 것도 아니고 혹은 상당 수준 진화한 것도 아니었다는 것은 소급연구로 확인되었다(그림 10.13A). 그렇다면 이 소아마비의 유행을 어떻게 설명할 수 있을까?

그 해답은 인간이 전례 없는 규모로 생활방식을 변화시켰다는 것이다. 소아마비는 구강-분변 접촉에 의해 전파되는 장바이러스에 의해 일어난다. 이 때문에 일반적으로 빈약한 공중위생과 소규모 인구집단인 농촌지역 생활에서 특징적으로 나타나는 풍토병이었다. 비리온이 자유롭게 순환했기 때문에 대부분의 어린이들은 어린나이에 감염되었고 적어도 하나의 혈청형에 대한 항체를 지니고 있었다. 대부분의 산모들도 최소한 한 번쯤 poliovirus에 감염되기 때문에 신생아를 보호해 주는 모체항체도 높은 수준으로 유지되었다. 대부분의 어린이들이 소아마비의 가장 뚜렷한 증상인 마비증상을 나타내지 않았다는 것은 중요한 고려사항이다. 마비증상은 감염된 사람의 나이가 많을 때 더 빈번하게 나타난다. 가장 병독성이 높은 바이러스주도 소아마비 환자 한 명당 100~200명의 불현성감염 비율을 보인다. 어린이에게 일어난 불현성감염은 자연적인 예방접종이 되는 셈이다. 농촌집단에서는 어린이질병과 선천성 기형이 드물지 않기 때문에 소아마비 증상을 나타내는 소수의 사람들을 아무도 이상하게 여기지 않았으며 어느 누구도 풍토병 poliovirus를 주목하지 않았다.

그러나 19세기와 20세기 동안, 산업화와 도시화는 poliovirus의 전파양식을 바꾸었다. 발전된 공중위생 수준은 기존의 균형을 깨뜨리고 자연적 예방접종의 효과를 차단하였다. 게다가 조밀한 인구와 여행의 증가는 감염의 신속한 전파를 위한 새로운 기회를 제공했다. 그 결과, 어린이들은 모체항체의 보호 없이 나이가 들어서야 처음으로 바이러스와 접촉하게 되었으며 마비성 질병으로 전개되는 더 큰 위험에 처했다. 결과적으로 poliovirus 유행이 유럽, 북아메리카, 호주 전역에 걸쳐 누차 출현했다. 백신이 개발되기까지 격리는 유일한 공중보건 대책이었다(그림 10.13B).

저렴하고 효과적인 poliovirus 백신이 광범위하게 사용되면서 유행은 제어되었다. 인간이 유일한 숙주이므로 바이러스 전파 종식을 위해 충분히 많은 사람들이 예방접종을 받음으로써 박멸이 가능해졌다. 따라서 세계보건기구는 대규모의 세계적 예방접종 프로그램으로 2005년까지 poliovirus의 전 세계적인

BOX 10.16 EXPERIMENTS

바이러스 진화에 대한 고전적 실험: 호주에서 rabbitpox virus의 의도적 살포

1859년, 24마리의 굴토끼(European rabbit)가 호주에 사냥용으로 도입된 이후 포식자가 없는 환경에서 무섭게 번식하였다. 1907년 세계에서 가장 긴 울타리(길이 1,139 마일)가 토끼 침입을 막기 위해 건설되었지만 그 역사적 노력에도 불구하고 효력은 없었다. 1950년 호주에서는 토끼 박멸을 위한 최후의 수단으로 rabbitpox virus (myxoma virus)를 야생에 살포하였다. Myxoma virus의 숙주는 솜꼬리토끼(cottontail rabbit), 캘리포니아의 brush 토끼, 그리고 중앙아메리카와 남아메리카의 숲토끼(tropical forest rabbit)이다. 이 바이러스 감염은 모기에 의해 퍼지며 감염된 토끼는 귀에 사마귀가 생긴다. 그러나 유럽에서 들여온 굴토끼는 다른 종이어서 myxoma virus에 의하여 빠르게 죽어갔다. 사실 감염은 90~99%의 치사율을 보였다!

첫해에 진행된 감염은 99.8%의 치사율을 보이며 토끼를 죽이는 데 놀라운 효율을 보였다. 그러나 그 다음해에는 치사율이 25%로 급락했다. 또 그 다음해에는 토끼의 사망률이 출생률보다 낮아서 100% 제거하겠다는 목표는 완전히 무너졌다. 이 인위적인 유행병에 대한 주의 깊은 역학적 분석으로 인해 바이러스-숙주 진화에 대한 중요한 정보가 제공되었다.

감염은 모기가 많은 봄과 여름 사이에 빠르게 확산되었으며, 예상 대로 겨울에는 느리게 퍼졌다. 토끼의 숫자와 바이러스 입자들의 수가 모두 많고 감염에 의한 100%에 가까운 치사율의 조합은 생존에 유리한 돌연변이 바이러스가 재빨리 선택받는 조건이었다. 3년 내에 병독성이 덜한 바이러스가 나타났으며 토끼들은 감염으로부터 살아남을 수 있었다. 관찰된 숙주-바이러스 상호작용에 따르면 숙주가 진화하여 병원체와 평형을 이룰 것이라고 예견되었다. 그러나 균형은 깨졌다: 몇몇 감염된 토끼들이 죽어갔으나 더 천천히 죽었고, 따라서 많은 토끼들이 생존하였다.

이 사건의 교훈은 무엇일까? 록 그룹 롤링스톤스의 말을 인용해 보면: "당신은 항상 당신이 선택한 것을 얻을 수 있을지는 몰라도, 항상 당신이 원하는 결과를 얻을 수는 없을 것이다." 아마도 가장 분명한 교훈은 치사 바이러스를 가지고 토끼를 제거하겠다는 계획은 결함이 있었다는 것이다. 이 경우에는 사람이 통제할 수 없거나 예상할 수 없는 강력한 선택압력이 작용하였다. 이 실험 아닌 실험에서, 바이러스 유전체는 감염을 약화시키는 결과를 가져오는 돌연변이를 획득하였다: 더 적은 수의 토끼가 죽었고, 감염된 토끼는 겨울을 지나 살아남을 수 있었으며, 봄에는 모기가 다시 감염을 퍼뜨렸다. 게다가 감염에 대하여 저항성이 강하거나 대항할 힘이 있는 토끼들이 자연의 선택을 받았다.

놀랍게도 호주에서는 토끼의 생물학적 조절을 위한 더 많은 실험이 진행되고 있다. 토끼를 죽이지는 않으나 불임을 유발하게끔 유전자 조작된 myxoma virus의 사용하는 실험과 치사율이 높은 rabbit calicivirus를 이용하는 실험이다. 불임실험 바이러스는 토끼의 투명대 단백질을 코딩하고 있어서 감염된 토끼는 자신들의 수정란에 대한 항체를 생성한다 (immunocontraception).

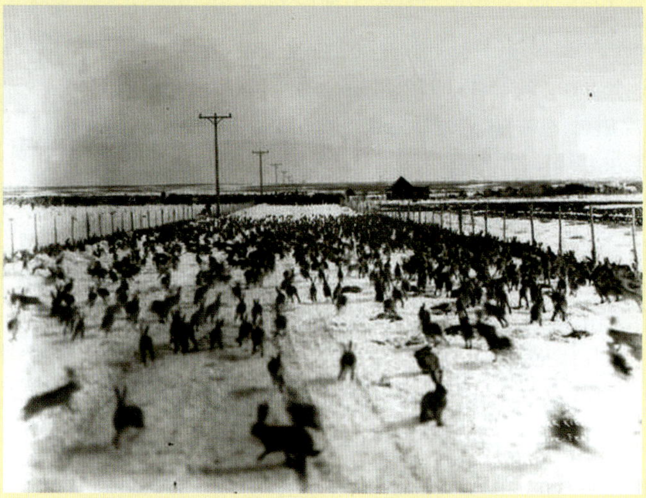

poliovirus 박멸을 목표로 하였다. 그러나 제어하기 어려운 사회적, 종교적, 정치적인 변수 때문에 그 목표는 달성되지 못했다. 빈곤, 사회적 문제, 경제적 상태가 종종 도심지와 가난한 나라 아이들의 예방접종을 막는 요인으로 작용한다. 전 세계적인 poliovirus 박멸 프로그램으로 인해 소아마비는 곧 과거의 질병이 될 것이라는 희망이 있다. 그러나 바이러스의 모든 원천을 제거하는 것은 불가능하므로 예방접종은 앞으로도 공중보건 프로그램의 일부로 계속 남을 것이다.

천연두와 홍역: 탐험과 식민지화로 인한 질병

폭발적인 유행병의 확산은 그 바이러스가 한 번도 노출된 적이 없는 집단에 침투했을 때 일어난다(**숙주-바이러스 진화적 상호작용**)(Box 10.15와 10.16). 그 바이러스로 인한 감염은 깜짝 놀랄 정도로 충격적이며 "청천벽력"이다. Charles Darwin은 이런 현상을 "유럽인이 지나갈 때마다 토착민들을 죽음으로 모는 것 같다"고 비글호 항해기(*The Voyage of the Beagle*)에 기술했다.

A

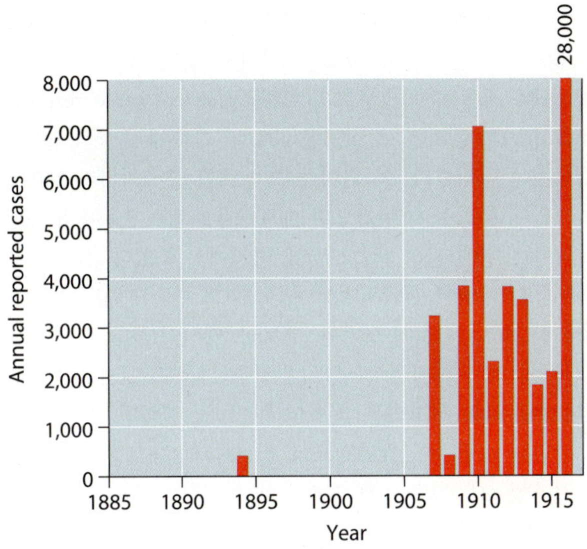

B

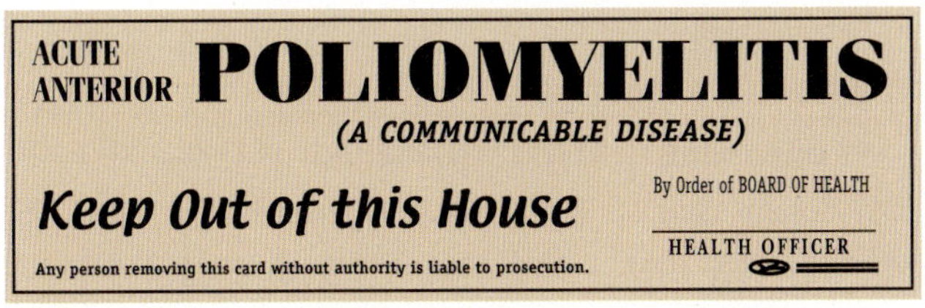
ACUTE ANTERIOR POLIOMYELITIS
(A COMMUNICABLE DISEASE)
Keep Out of this House
By Order of BOARD OF HEALTH
HEALTH OFFICER
Any person removing this card without authority is liable to prosecution.

그림 10.13 20세기 초의 poliovirus. **(A)** 1885에서 1915년까지의 미국에서 출현한 마비성소아마비 From N. Nathanson, *ASM News* **63**:83-88, 1997, with permission. **(B)** 보건검역국 고시, SanFrancisco, CA, circa 1910.

역사를 통해 인류 집단에 바이러스 재앙을 일으켰던 두 종류의 치명적 전염병인 고전적 홍역과 천연두를 생각해 보자. 천연두는 A.D. 710년에 먼 동방으로부터 유럽에 도착했으며, 인구가 증가하고 집중되던 18세기에 유행병 규모로 발전했다고 역사는 기록하고 있다. 천연두가 사회에 미친 영향을 오늘날 상상하기는 어렵다. 그러나 적어도 5명의 군주가 천연두로 죽었다는 것으로 그 어려움을 상상할 수 있다.

Smallpox virus는 유럽의 이주민들과 노예상인들이 아메리카와 호주로 이동할 때 전 세계적으로 확산되기 시작했다. 이런 식의 바이러스 감염은 신대륙에서 인간집단의 균형을 변화시켰다. 남아메리카에서 무수한 토착어가 제거되고, 거의 전적으로 스페인어와 포르투갈어를 사용하게 된 것이 바이러스 감염 때문이라고 일부 사람들이 말하는 것이 과장 만은 아니다. 아메리카 최초의 천연두 발병기록은 1518년 Island of Hispaniloa의 아프리카 노예들이며, 바이러스는 캐리비안 지역에 빠르게 퍼져 나갔다. 2년 이내에 신대륙에 거점을 마련한 천연두는 유럽정복자들의 아즈텍(Aztesc)족 정복을 가능하게 했다. Hernan Cortes가 1518년에 처음 유카탄(Yucatan) 반도에 들어와 정복을 시작할 때, 그의 군대는 아무도 천연두에 감염되지 않았다. 그러나 1520년에 천연두는 쿠바로부터 본토로 들어왔다. 불과 2년 이내에, 작은 무리의 정복자들의 총탄과 칼로 살해된 것보다 훨씬 더 많은 3백5십만 명의 아즈텍족이 죽었다. 천연두는 원주민집단에서 번갯불처럼 번졌다(불행하게도 바이러스의 효과적 전파에 유리한 사람들의 상호작용이 있었고 인구밀도도 충분했다). 1533년 Pizarro가 최초로 잉카(Incas)제국을 침공하기 전에 이미 천연두가 페루 내의 잉카인들에게까지 도달했다. 대부분의 천연두 유행에서와 같이, 일부 아즈텍 사람과 잉카인들이 살아남았지만 Cortez의 군인들과 Pizarro의 군인에 의해 유입된 것으로 추정되는 measles virus가 그들을 다시 황폐화시켰다. 정복의 결과는 침략 군대의 용맹에 의해서라기보다 오히려 바이러스의 공격으로 이뤄진 것이다. 대략적으로 같은 시기에 노예상인들(감염에 대부분 면역이 되어 있었던 사람들)은 감염된 노예와 더불어 브라질에서 거주했으며 똑같은 끔찍한 결과를 초래했다. 이 바이러스들에 의한 토착민의 황폐화는 북아메리카의 식민지화 과정에서 되풀이되었으며, 바이러스에 오염된 탐험가들에 의해 알래스카 이누이트족(Inuit)과 뉴기니, 아프리카, 남아메리카, 호주의 토착집단들이 감염되는 사례는 20세기까지 반복되었다.

Hantavirus 폐증후군: 기후와 동물집단의 변화로 인한 인간질병

1993년에 소규모지만 대단히 치명적이고 놀라운 질병 유행이 뉴멕시코의 'Four corners' 지역에서 발생했다. 아주 건강했던 사람들이 독감증상과 함께 폐에 다량의 체액이 축적되는 등 폐기능 장애로 사망하였다. 지역 보건요원들의 빠른 처리와 미국질병관리본부(CDC)의 신속한 대응으로 환자들이 hantavirus에 낮은 수준의 교차반응 항체를 가진다는 것을 발견하였다. *Bunyaviridae* 과(family)에 속하는 이 바이러스들은 이전에 유럽과 아시아에서 신장질환과 관계가 있다는 점과 한국전쟁 동안 한국형출혈열(Korean hemorrhagic fever)로 인해 과학자들에게 잘 알려져 있었다. Hantavirus는 전 세계의 설치류를 숙주로 삼는 바이러스이다. PCR법을 사용하여, 미국질병관리본부의 과학자들은 환자들이 새로운 hantavirus에 감염되었다는 것을 발견했다. 야생생물학자들은 이 바이러스를 뉴멕시코에 흔한 사슴쥐(deer mouse; *Peromyscus maniculatus*)라 불리는 설치류에서 확인하였다. 북미의 일부 다른 지역을 포함하여 뉴멕시코 내의 Hantavirus 폐증후군(Hantavirus Pulmonary Syndrome)은 이 바이러스의 존재와 변함없이 관련되어 있었다. Syn Nombre virus(no name virus)라 명명된 이 바이러스는 신종바이러스의 한 예로서 본디 쥐의 감염병이지만 종간 장벽을 넘어 인간을 감염시킬 때 심각한 문제를 야기한다.

사람이 왜 Sin Nombre virus에 감염되는지는 아직도 논란이 있지만 사슴쥐 집단의 극적인 증가가 중요한 요소가 되었다는 것은 확실하다. 1992년과 1993년은 예년보다 높은 강우량으로 사슴쥐와 지역민들이 좋아하는 잣(pinon)이 풍작이었다. 쥐 집단은 그와 같은 상황에서 개체수가 많아지고, 따라서 사람과의 접촉도 증가했다. Hantavirus 감염은 쥐에서는 무증상이지만 비리온은 쥐의 오줌과 배설물을 통해 다량 배출되고 바이러스는 오물 속에서 매우 안정적으로 존재한다. 사람들은 감염의 충분한 기회를 제공하는 오염된 담요와 마루의 먼지, 혹은 곡식창고나 음식저장고의 먼지와 접촉했다. Hantavirus 폐증후군은 사람이 자연계 숙주가 아니기 때문에 희소하며, 사람은 바이러스 확산을 위한 효과적인 운반체도 아니다. 그러나 Hantavirus 인수공통감염은 사람들이 고의적이 아니라도 숙주-기생체 상호관계에 침범할 때 자연계에 잠복해 있는 잠재적 인간질병에 희생될 수 있음을 경고하고 있다.

Calicivirus: 저평가된 매우 효율적인 인수공통병원체

Calicivirus는 (+)가닥 RNA 바이러스이며 사람의 바이러스성 구토 및 설사를 일으키는 일반적인 원인체이다. 미국질병관리본부는 2천3백만 명의 급성위장염이 *Caliciviridae* 과에 속하는 *Norovirus* 속(genus)에 기인한다고 평가한다. 식중독 유행의 50%는 norovirus 감염에 의한 것이다. Calicivirus 감염의 다른 증상으로는 두드러기, 폐렴, 유산, 장기염증, 혈액응고 및 출혈 등이 있다. Calicivirus 감염의 역학에 대해서는 거의 이해하지 못하고 있다. 최근까지, 이 바이러스를 확인하는 방법으로 전자현미경에 의한 가시적 방법에 의존했지만 쉽지 않았다. 오늘날, calicivirus 감염진단은 정확하고 빠른 PCR법에 의해 이루어진다. 사람들은 흔히 물과 음식을 통해 감염되며 해수와 수산물이 이 흥미로운 바이러스의 주 병원소로 생각된다. *Caliciviridae* 과에는 4개 속이 알려져 있다: *Norovirus*(이전 Norwalk agent 혹은 Norwalk-like virus), *Sapovirus*, *Lagovirus*와 *Vesivirus*. Norovirus와 sapovirus 만이 인간질병을 일으키는데 현재까지는 배양에 실패하였다. 해양성 calicivirus 만이 *in vitro*에서 배양되며 사람을 포함한 육상의 숙주를 감염시킨다고 알려져 있다.

이러한 해양성바이러스의 넓은 숙주범위는 매우 놀랍다. 한 바이러스혈청형은 바다표범 5속(genus), 소, 고래 3속, 당나귀, 여우, 벵에돔(opaleye), 말, 돼지, 영장류 및 사람을 감염시킬 수 있다. 육지서식 숙주들이 이 해양성 calicivirus에 노출되는 정도는, 특히 수생동물이 산란하며 새끼들이 자라는 얕은 만과 같은 갇힌 지역에서 상당하다. 감염된 고래는 매일 10^{13}개 이상의 calicivirus 입자를 분비하고 이 바이러스들은 차가운 바닷물에서 2주 이상 살아있다. Calicivirus와 접촉하는 다른 주요 장소는 물놀이 테마파크와 크루즈선이다. Calicivirus 감염 유행은 사람들이 오염된 물과 하수에 접촉했을 때 더 확실히 발생한다.

SARS: 고전염성 인수공통감염병의 흥망

새로운 인간 coronavirus는 20세기 말에 중국에서 진화했다. SARS 혹은 중증급성호흡기증후군(severe acute respiratory syndrome)라 불리는 이 질병은 2002년 가을에 중국의 광동지방에서 처음 나타났다. 이 환자들을 치료한 중국의사가 2003년 2월 21일에 홍콩을 여행했으며 메트로폴호텔의 9층에 투숙했다. 그 의사는 병에 걸려 2월 22일에 병원에서 죽었다. 감염은 호텔에 투숙한 10명에 전파되었으며, 이후 그 투숙객들은 증상이 확실하게 나타나기 전에 싱가폴, 베트남, 캐나다, 미국을 여행했다. 자신들이 역사를 만들고 있다는 것을 그들도 알지 못했다—항공여행에 의해 전파되는 최초의 바이러스전염병. 이처럼 소수의 감염된 사람들이 효과적으로 전 세계에 새로운 coronavirus를 전파했는데 이로 인해 1년이 채 안 되어 29개 국가에서 약 8,000명이 감염되었다. 치사율은 거의 10중 1명이었으며 전 세계적으로 보건당국을 활성화시킨 아주 두려운 상태였다. 과학적 공조가 전례 없는 속도와 협동으로 움직였으며, 그 결과 원인병원체가 확인되었고 몇 달 이내에 유전자서열도 결정되었다.

이 coronavirus가 박쥐에서 유래되었고 이전에는 가끔 사향고양이(palm civet)와 흰족제비오소리(ferret badger) 만이 감염되었다는 것을 이제는 알게 되었다(그림 10.9). 중국에서 식용으로 사용된 사향고양이가 우연히 감염되면서 바이러스 숙주범위를 확장하는 돌연변이가 선택되었고 인간으로의 전파도 용이해졌다. 결정적인 돌연변이는 사람세포의 수용체와 결합하는 비리온의 리간드에 나타났다. 매우 놀랍게도, 수억 명의 감수성이 있는 숙주와 전 세계적인 감염으로 인해 이 병원체가 널리 뿌려져 있음에도 불구하고 전염병은 전 세계적 대유행(pandemic) 정도에 도달하지 못했다. 공중보건요원이 검역과 진단에서 두드러진 역할을 하는 동안, 바이러스는 병독성과 전파 효율이 약화되는 방향으로 빠르게 진화하였다. 공포의 몇 달이 지난 후에 SARS는 인간집단으로부터 사라졌다. 그러나 야생생물학자들은 자연계 숙주인 박쥐뿐 아니라 감염된 박쥐와 서식지를 공유하는 동물로부터 이 바이러스를 계속 찾아내고 있다.

Human immunodeficiency virus, HIV: 인수공통감염으로 인한 세계적 대유행

HIV의 기원은 두 가지 방향의 연구가 수렴되기까지는 수수께끼였다. 처음 1998년에 주목할 만한 연구가 발표되었다. 이 연구는 바이러스가 인간집단으로 들어온 어떤 시점에 대한 참고사항을 제공했다(6장 참고). 두 번째 연구는 simian lentivirus의 분석과 분리를 필요로 했다. 침팬지와 사람의 lentivirus 사이에 존재하는 유전자서열 상동성에 근거하여 HIV-1의 원조가 침팬지에서 서부중앙아프리카에 있는 사람에게 전파된 것이 추적되었다. 현재 HIV의 전구체는 새로운 돌연변이를 획득했으며 이는 인간들 사이의 전파성과 친화성을 더 증대시켰다. 어떻게 침팬지바이러스가 인간을 감염시켰을까? 바이러스 생태학자와 역학자들은 현재 서부아프리카에서의 침팬지, 고릴라, 그리고 다른 영장류와 설치류를 포함한 야생동물 밀렵으로 인해 여러 종류의 인수공통감염에 인간이 노출되어 있다는 강력한 증거를 가지고 있다. 침팬지 retrovirus가 HIV-1의 M과 N 계통군의 원조라는 것은 확실하다. 특이하게 1994년 카메룬에서 처음 확인된 O 계통군 바이러스는 연관된 retrovirus를 보유하고 있는 고릴라를 통해 독립적으로 유래한 것으로 나타난다. 사냥꾼과 영장류 retrovirus의 만남이 지구상에 HIV-1을 정착시켰다(그림 10.9).

HIV-1의 원조는 고립된 지역에서 살고 있는 야생침팬지의 수가 약 15만 마리까지 줄어들었기 때문에 사실 멸종과정에 있었다. 그러나 새로운 인간숙주는 60억 명을 넘어섰고 이러한 신천지는 빠르게 채워지고 있어 현재는 100명 중 1명 이상이 감염되어 있다.

1980년대에 HIV-1이 밝혀진 직후 HIV-2라 불리는 두 번째 아형이 포르투칼에서 확인되었고, 이후에는 많은 나라들에서 발견되었다(6장). HIV-2는 HIV-1 만큼 넓게 분포되지 않았고 주로 아프리카에서 흔히 발견되었다. 흥미롭게도 HIV-2의 막단백질은 simian immunodeficiency virus의 몇몇 종과 수티망가베이 원숭이에 감염하는 바이러스의 막단백질과 상동성을 갖고 있다. 사실상 HIV-2에 감염된 사람들은 원숭이 바이러스 단백질과 교차반응을 하는 항체를 갖는다. 과학자들은 이 관찰 결과에 따라 HIV-2가 대부분 야생동물 교역으로 인하여 수티망가베이로부터 인간에게 전파된 바이러스에서 유래했다고 추정한다.

숙주범위는 돌연변이, 재조합 및 재편성에 의해 확장된다

많은 바이러스들에게 감염의 충분한 기회가 주어진다면, 새로운 형태의 숙주-바이러스 상호작용들이 분명 일어날 것이다. 어떻게 그런 작용들을 인식할 수 있을까? 새로운 숙주집단은 '그' 바이러스를 경험해 보지 않았기 때문에 감염은 예측할 수 없는 결과를 가져온다(예, 종말적 혹은 진화적 숙주-바이러스 상호작용). 이 바이러스의 침입은 질병을 일으키지 않고 단지 면역반응 여부 만으로도 인지될 수 있다. 이 감염은 또한 가벼운 질병을 일으킬 수도 있으며 그로 인한 증상이 주목할 만한 것일 수도 혹은 아닐 수도 있다; 때때로 예민한 의료진은 지역주민센터에서도 이상 증상을 감지할 수도 있다. 그러나 이런 조건에서 바이러스의 침입은 canine parvovirus, influenza virus, HIV와 같이 극적인 세계적 대유행일 수도 있다.

Canine parvovirus 2개의 돌연변이가 초래한 고양이-개 숙주범위 변화

1978년 *parvoviridae* 과의 하나인 canine parvovirus가 개에서 새로운 장질환과 심근질환의 원인체로서 전 세계 몇 나라에서 동시에 확인되었다. canine parvovirus는 명백히 feline panleukopenia virus가 2~3개의 돌연변이를 겪은 후에 개에 병원성을 획득하고 전염성도 커진 바이러스로 진화한 것이다. Feline panleukopenia virus는 고양이, 밍크, 너구리를 감염시키지만 개는 감염시키지 않는다. 신종 개 바이러스가 출현했을 때, 세포배양에서 고양이 세포를 감염시킬 수 있었지만, 고양이에서 증식할 수는 없었다. canine parvovirus가 나타난 지 30년도 되지 않았기 때문에, canine parvovirus의 선조를 찾기 위해 1970년대 초기에 유럽에서 채취한 개와 고양이 조직을 분석하는 것이 가능했다. 몇 가지 연구를 통해 유행을 일으킨 원인 돌연변이를 추적하여 확인했다. canine parvovirus의 조상은 그리스, 네덜란드, 벨기에에서 개의 항체를 추적한 결과 1970년대 초에 유럽에서 개들을 감염시키기 시작했다는 것이 알려졌다. 1978년에 일본, 호주, 뉴질랜드와 미국에서도 감염의 증거가 명백히 확인되어 이 새로운 바이러스가 적어도 6개월 이내에 전 세계로 전파되었다는 점이 제기되었다. 새로운 바이러스의 안정성, 분변-구강 전파, 개 집단의 일반적인 감수성과 행동양식 등은 이 신종바이러스의 출현에 중요한 요인이었다.

오늘날 우리는 기존의 바이러스로부터 새로운 병원체가 출현하게 되는 유전적 변화에 대해 이해하고 있다. 이 경우, VP2 캡시드단백질에서 단 2개의 아미노산 치환이 고양이에서 개로 바이러스 주성을 변화시키는 데 필요했다. 이러한 치환은 고양이바이러스가 개와 개-유래 세포에서 복제가 가능하도록 했기 때문에, 숙주범위를 변화시키는 데 필요-충분 조건으로 작용하였다. 이 중요한 아미노산은 $T=1$ 캡시드의 정20면체대칭 3-배축을 둘러싸고 있는 캡시드의 돌출부위에 위치한다(그림 10.14). 캡시드 구조에서 나타나는 이런 차이는 감염성립에 필요한 숙주의 트랜스페린(transferrin) 수용체에 비리온이 결합할 때 영향을 미침으로써 세포에 대한 친화성을 조절한다. Feline panleukopenia virus는 고양이 트랜스페린 수용체에만 결합하지만, canine parvovirus는 고양이와 개의 트랜스페린 수용체 둘 다 결합한다.

Canine parvovirus의 출현은 주요 캡시드 유전자의 높은 변이율과 양성선택(positive selection)의 결과이다. 바이러스 유전체는 빠르게 진화를 계속하고 있다. 실제로, 2형(type 2)이라 명명된 최초의 항원변이체는 바이러스 진화에서 과도기적 바이러스일 뿐이었다. 2형의 VP2 단백질에는 2년이 채 지나기 전에 추가적인 아미노산 치환이 일어나 2a형과 2b형으로 나뉘었고 이들은 2형을 완전히 대체하였다.

Canine parvovirus 출현을 통해 우리는 잘 적응한 바이러스가 숙주범위를 변경하는 일은 드물지만 일단 그 변화가 일어나면 새로운 숙주집단에는 재앙이 된다는 원리를 배웠다. 새로운 변종은 진화하며 면역성이 없는 새로운 집단을 통해 광범위하게 전파된다(진화적 숙주-바이러스 상호작용). canine parvovirus 그룹의 출현은 현실에서 숙주범위의 변화와 바이러스-숙주 간의 적응을 연구할 훌륭한 기회를 제공하였다.

A

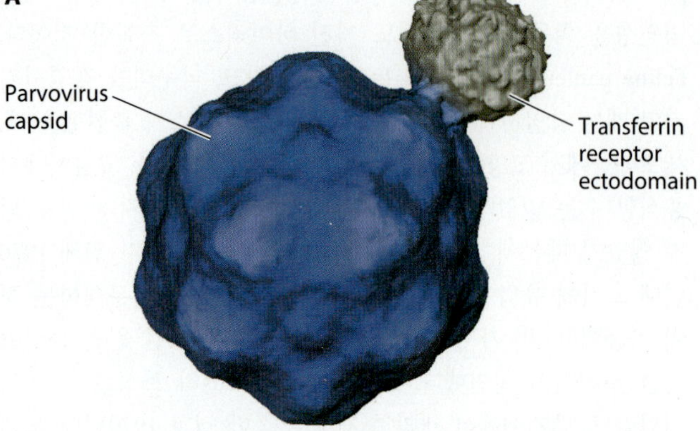

B

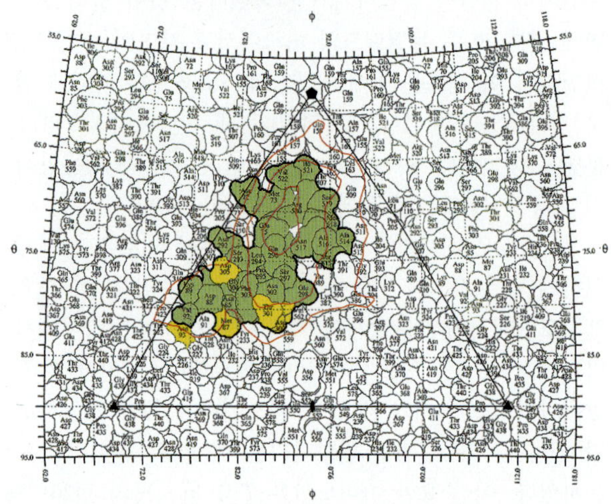

그림 10.14 트랜스페린 수용체에 의한 개와 고양이 parvovirus 숙주 범위 변화. 개와 고양이 parvovirus에 대한 트랜스페린(transferrin) 수용체는 단일 단백질의 동형이합체로 된 커다란 세포외영역(ectodomain)을 갖고 있다. Canine parvovirus 비리온과 개의 트랜스페린 수용체 세포외영역 사이의 결합은 캡시드 표면에 있는 아미노산 잔기의 조합에 의해 결정된다. 보다 상세한 상호작용을 시험하기 위해서, canine parvovirus 캡시드에 결합된 고양이의 트랜스페린 수용체 부분 중 정제된 세포외영역의 표면을 동결전자현미경(cryo-EM)을 이용하여 관찰하였다. 적은 수의 트랜스페린 수용체 만이 각 캡시드에 결합했으며 그중 하나를 제시했다**(A)**. Canine parvovirus 캡시드 표면의 트랜스페린 수용체 결합부위(footprint) 표면에 드러난 아미노산 잔기를 초록색으로 표시했다**(B)**. 개의 트랜스페린 수용체와 결합하거나 그로 인해 숙주범위에 영향을 끼친 것으로 알려진 아미노산 잔기는 노란색으로 표시했다. 그림은 코넬대학의 Susan hafenstein과 Colin Parrish에 의한 것임. See S. Hafenstein et al., *Proc. Natl. Acad. Sci. USA* **104**:6585-6589, 2007.

독감의 유행과 대유행: 유전자 재편성에 의한 면역회피

수세기 동안 변함없는 증상을 보이고 있는 독감은 계속해서 변화하는 유전체를 가진 바이러스에 의해 야기된다(그림 10.15). 이 질병은 여러 숙주 종에서의 끊임없는 진화가 바이러스 유지에 필수적인 형태의 전형이다. 우리는 현재 모든 포유류 influenza virus는 조류에서 기원한 것이며 포유류 간에도 전파가 일어날 수 있다는 것을 알고 있다. 2천5백만 명 이상이 사망한 1918년 독감의 비극적인 대유행은 오랫동안 주목을 받았다(표 10.6). 염기서열 분석에 따르면 H1N1 바이러스가 모든 현존하는 사람 influenza virus뿐 아니라 전 세계의 돼지집단에서 순환되고 있는 H1N1과 H3N2의 조상일 것으로 추정된다. 1918년의 전 세계적 대유행은 미국민의 28%가 감염될 정도로 치명적이었다. 세계적 전파가 쉽게 일어난 이유는 1차 세계대전 때 다수의 군대가 세계적으로 이동하였기 때문이다. 이 시기의 사망률은 0.1% 이하인 평상시 사망률과 비교해 볼 때 10.5% 이상이었다. 1918년 influenza virus 주의 전례 없던 병독성은 이 바이러스 유전자가 조류집단에서 지속적으로 순환하고 있다는 점에서 재출현에 대한 적잖은 우려를 불러일으켰다. 보관된 감염조직에서 핵산증폭기술을 이용해 1918년 바이러스를 재구성해본 결과, 어느 한 유전자가 이 바이러스의 맹독성을 대변하지는 않는다는 것이 확인되었다. 오히려, 바이러스의 거의 모든 유전자들이 병독성의 원인이 되며, 맹독성은 내재적-, 선천적 면역반응의 과잉(사이토카인 폭풍 혹은 전신적 사이토카인 독성)에 의한 것임을 보여준다. 이 바이러스는 적응과정을 별로 거치지 않은 채 조류로부터 직접적으로 인간집단에 도입된 것일 가능성이 높다.

현재의 influenza virus 혈청형들도 병독성은 있지만 1918년 바이러스 정도는 아니다. 역학자들은 미국에서 매년 평균 36,000명이 influenza virus로 인해 사망하며 심한 유행 때는 희생자를 50,000명까지 추정한다. 희생자의 90% 이상은 65세 이상의 노인이다. 1990년대에는 특히 병독성이 컸던 H3N2 혈청형과 함께 세 가지 influenza virus 혈청형이 지배적으로 출현했다.

Influenza virus의 생활사는 분자수준에서 비교적 잘 밝혀져 있으나 자연계에서 나타나는 다양성은 주목할 만하다(Box 10.5; 그림 10.16). 인간, 돼지, 말, 가축용 가금류, 수중포유동물을 감염시키는 물새의 이동집단으로부터 새로운 influenza virus들은 빈번히 나타난다. 새에서 influenza virus는 위장에서 복제하며 효과적인 전파방식으로 많은 양의 배설물을 통해 배출된다. 물에서 바이러스가 광범위하게 분포하는 점, 숙주의 손쉬운 변경, 유전자 재편성의 용이함은 새로운 병원성 주(strain)를 출현시키는 원동력이다.

인간이 이처럼 끊임없이 변화하는 바이러스에 의해 고통 받는 유일한 숙주는 아니다. 돼지인플루엔자와 조류인플루엔자의 유행은 돼지 및 조류사육 산업을 황폐화시켰다. 대규모면역 프로그램에도 불구하고 돼지인플루엔자의 병독성 주들은 끊임없이 나타난다. 실험적으로 돼지를 병독성이 없는 변이주로 감염시키면 며칠 내에 병독성 주가 생성되어 질병을 일으킨다. 가금류 생산업자들은 조류인플루엔자에서도 비슷한 경험을 가지고 있다. 펜실베니아주의 상업용 닭 생산을 황폐화시켰던 1983년 유행은 비교적 약독화된 조류 주에서 하나의 돌연변이(HA 유전자의 트레오닌이 리신으로 변경)가 일어난 것이었다. 병독성 avian H9N1 virus가 인간에 직접 전파되어 사망자가 발생한 사건이 1997년에 처음 발생했다. 이와 비슷하게 치명적인 조류 H5N1이 인간으로 전파된 또 다른 사례는(인간에서 인간으로 전파는 거의 없는) 숙주-바이러스 상호작용이 얼마나 빠르게 변화할 수 있는지를 상기시킨다(Box 10.17; 그림 10.16).

이처럼 많은 숙주 종류 및 바이러스 간 유전자 교환에도 불구하고 influenza virus에는 생존에 결정적인 주목할 만한 안정성이 존재한다. 한 가지 놀라운 발견은 인간 및 비(非)조류 바이러스들과는 대조적으로 조류바이러스 유전체는 60년 이상 변한 것이 없다는 것이다. 조류바이러스 유전체도 사람과 돼지바이러스들 만큼 높은 재편성율과 돌연변이율을 나타내지만, 조류집단에서는 중립적 돌연변이(neutral mutation)가 주로 선택되고 유지된다. 병독성 돌연변이가 때때로 발생하지만, 일반적으로 조류바이러스에 감염된 새들은 명백한 병원성을 나타내지 않는다. 이러한 성질은 influenza virus가 조류에서 진화적 균형상태에 있다는 것을 나타낸다. 조류숙주는 종간 감염(transspecies infection)이 가능한 재조합 influenza virus의 안정적인 병원소 역할을 수행한다.

그림 10.15 Influenza B virus NP (B/Lee/40)에 기초한 41개의 influenza A virus NP 유전자의 계통수. 왼쪽은 뉴클레오티드 계통수를 나타낸다. 수평거리는 NP 서열 간의 염기차이이며 수직선은 분지와 부호를 구분하기 위한 것이다. 청색 동물 기호는 5개의 숙주-특이적 계통을 나타낸다. 분홍색 동물 기호는 다른 숙주로 전파된 바이러스들을 의미한다. 오른쪽은 아미노산 계통수를 나타낸다. 청색 동물과 분홍색 동물 기호는 뉴클레오티드 계통수에서 표시한 것과 같다. Adapted from R. G. Webster and Y. Kanwaoka, *Semin. Virol.* **5**:103-111, 1994, with permission.

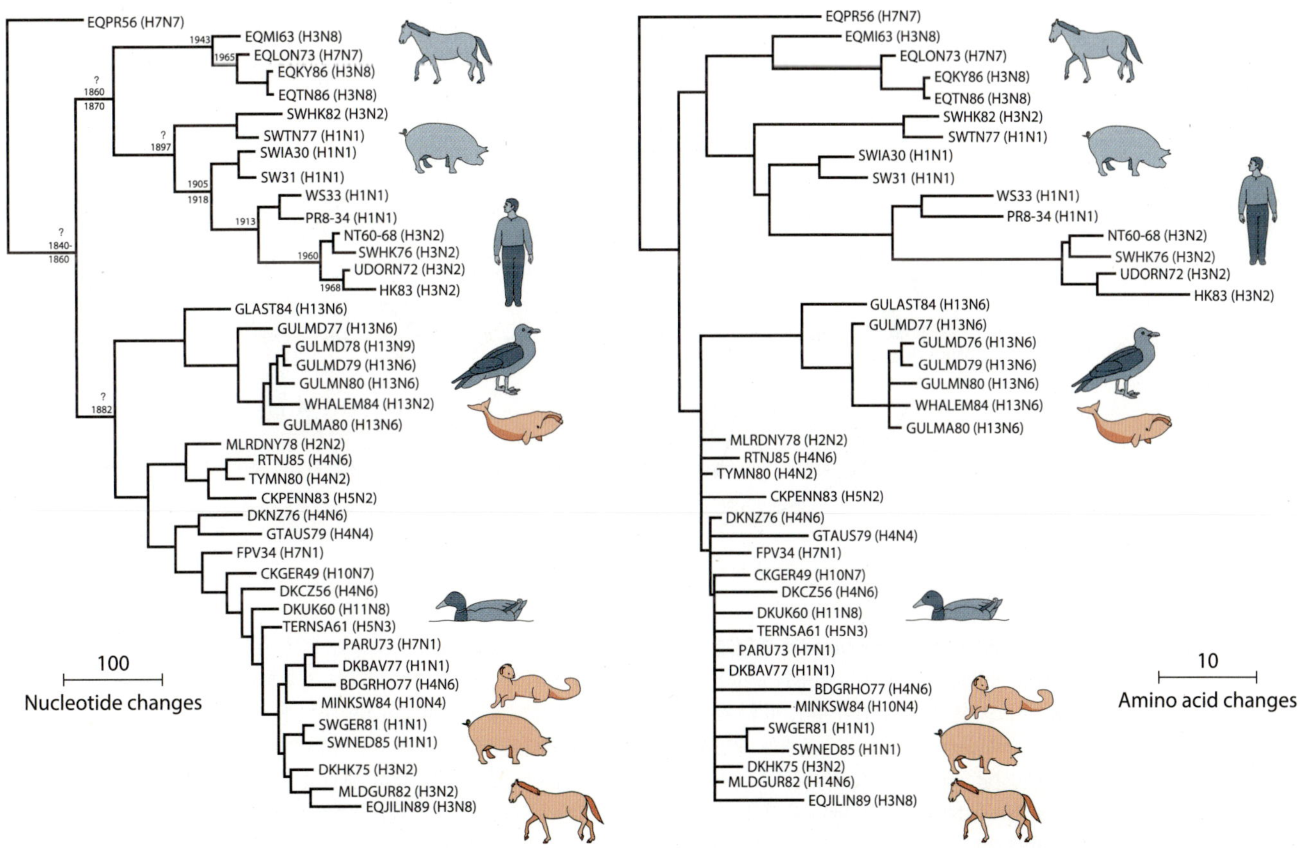

표 10.6 1918-1919 독감 대유행: 역사적인 대규모 사망 사례[a]

사건	사망자 수(백만)
독감 대유행(1918-1919)	20-40
흑사병(1348-1350)	20-25
AIDS 대유행(2006)	22
World War II(1937-1945)	15.9
World War I(1914-1918)	9.2

[a]1998년 8월 21일, 뉴욕타임지와 국제보건기구로부터 인용.

재조합에 의한 retrovirus 병원성의 변화

Retrovirus는 숙주 유전체와의 재조합에 의해 완전히 새로운 유전자를 획득하며, 예상외의 치명적 병원성을 가진 바이러스가 출현하기도 한다. retrovirus는 세포 원암유전자(cellular proto-oncogene)를 획득하여 급성 종양바이러스가 되기도 한다(7장). 잘 알려진 예로 고양이 백혈병 바이러스(feline leukema virus)는 전 세계적으로 고양이에 분포하는 잘 보존된 retrovirus이다. 이 바이러스는 림프육종, 빈혈과 흉선위축을 포함하는 일련의 퇴행성 질병을 야기한다. 그러나 육종은 고양이 백혈병 바이러스 자체가 아니라, 숙주와 바이러스 DNA서열 간의 재조합에 의해 만들어진 새로운 바이러스로 인해 발생한다. 이러한 재조합바이러스는 외피막 유전자가 세포 원암유전자로 대체되었기 때문에 급성종양성이며 결손이 있는 바이러스이다. 숙주 유전체에 통합된 결손 바이러스의 종양유전자가 제대로 된 조절 없이 발현된 결과로 종양은 빠르게 생겨나며 종종 치명적인 결과를 초래한다. *c-abl, c-kit, c-sis*를 포함하는 여러 숙주유전자들이 다양한 feline sarcoma virus들의 유전체에 끼어들어가 있다.

일부 신종바이러스들은 정말 새로운 것이다

전통적으로, 바이러스들은 일으키는 질병에 따라 동정되었다; 최근에는 바이러스 구성성분을 확인하기 위한 세포배양을 통해서 동정되고 있다. 배양되지 않거나 이전에 확인된 적이 없는 바이러스들이 분명 존재한다. 배양할 수 없는 수많은 바이러스들이 심각하고 광범위한 질병을 일으킨다. 예를 들어, 심한 설사를 일으키는 rotavirus는 미국에서 4세 이하의 모든 어린이를 감염시킨다. 그러나 이 바이러스는 단지 바이러스 발견기술이 없어서 1970년대까지 확인되지 못했다. 특정 병원체가 배양될 수 없다면 어떤 질병이나 증상을 그 병원체와 연관 짓는 것도 불가능하곤 했다. 다행히 효과적인 재조합 DNA, 혼성화, 핵산 증폭기술 등이 개발되면서 지금까지 알려지지 않은 바이러스를 보다 쉽게 찾아내고 확인할 수 있게 되었다.

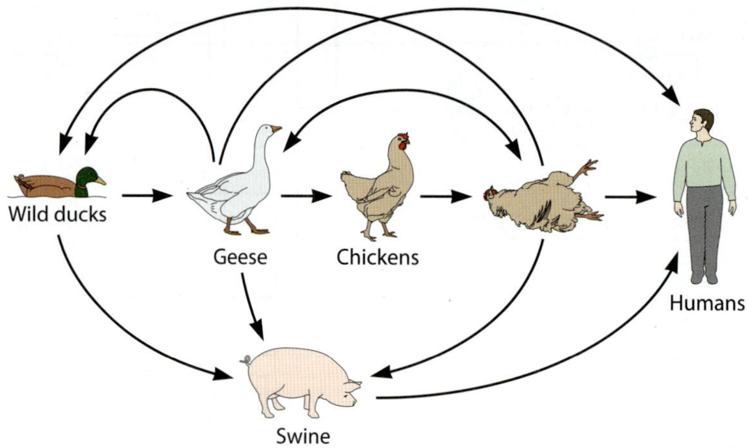

그림 10.16 H5N1 influenza virus의 출현과 전파. H5N1 influenza virus는 야생물새가 그 기원이다. 야생물새에서 바이러스는 비교적 비병원성이다. 감염은 가축용 오리와 닭으로 전파된다고 생각되며, 바이러스는 닭에서 고병원성으로 진화한다. 이후 가축용 오리와 거위로 되돌아 전파되어 바이러스는 수생조류에 있는 다른 influenza virus들의 유전체와 재편성(reassortment)된다. 새로운 재편성이 이루어진 바이러스는 가축용 닭, 사람, 돼지에 직접 전파된다. 이러한 감염은 가축과 야생물새, 사람에서 병원성이 더 높아지는 PB2, HA, NA와 NS에서 일어나는 유전자 변이에 의해 촉진된다. 돼지와 같은 매개 "혼합숙주" 없이 사람에게 전파가 일어나면 인간집단에서는 세계적 대유행의 공포가 몰려온다.

BOX 10.17 DISCUSSION

H5N1 influenza virus, 이해할 가치가 있는 전 세계적 현상

고병원성의 H5N1 변이주는 아시아에서 인도로, 유럽으로, 그리고 아프리카로 10년 간 이동했다. 동남아시아, 유럽, 북아프리카, 그리고 중동에서 염기서열을 분석한 결과, 적어도 세 가지 계통의 존재가 확인되었다. 그들은 계속하여 진화하고 있으며, 새로운 변이주들은 전 세계의 야생조류 사이를 돌아다니고 있다. 야생 수생조류는 저병원성의 avian influenza virus의 보유숙주이자 다른 종으로 감염을 전하는 원천으로 간주되고 있다. 고병원성의 avian influenza virus는 저병원성 H5 또는 H7 바이러스가 가금류에서 진화한 데 기인하며 병독성이 상당히 증가했는 데도 불구하고 가금류의 높은 사육밀도로 인해 가금류에 정착이 가능하였다.

H5N1 혈청형에는 250명 정도의 사람이 감염되었으며, 이들 중 절반 이상이 사망하였다. 이 바이러스의 인간전염은 감염된 새의 체액과 가까이 접촉했을 때 일어난다. 인간 대 인간으로의 전염은 극히 드물며 증명하기 어렵다.

고양이 과의 몇몇 종은 H5N1 바이러스에 감염될 수 있으며 전염원이 될 수 있다. 이 현상은 태국의 동물원에서 감염된 닭고기를 먹은 호랑이와 표범의 폐사로 인해 처음 알려졌다. H5N1 감염이 가금류에서 인간으로 전파되는 일은 드물지만, 가금류에서 고양이 과로는 쉽게 전파되어 이 바이러스가 고양이들 사이에서 유행한다. H5N1이 고양이 과로부터 인간으로 전파되는지는 아직까지 증명된 바가 없다. 조류감염을 통제하고자 아시아에서 2억 5천만 마리 이상의 가금류가 폐기처분되었다.

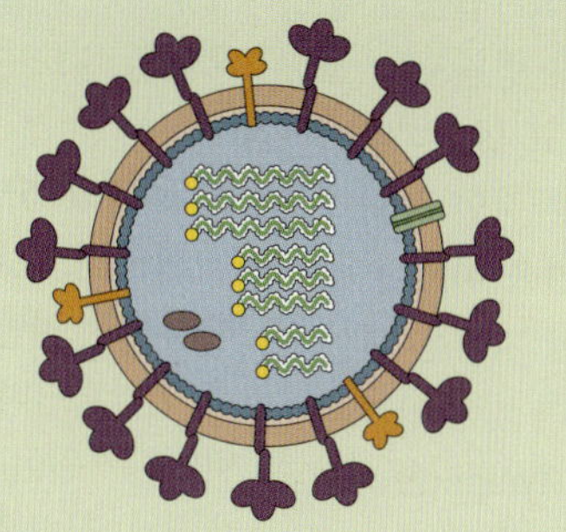

중국 서부의 청해호로부터 몽골, 러시아, 그리고 터키로 이어지는 철새 이동경로를 따라 놀랄만한 속도의 바이러스 전파가 확인되었다. 인간은 감염된 새를 차, 트럭 그리고 철도로 운송함으로서 감염을 유럽에 전파했다. 마약 다음의 미국 밀수품목 2위는 살아 있는 애완조류이다.

인플루엔자와 함께한 40년 이상의 경험 중 아시아 H5N1은 내가 직면한 가장 병독성이 높은 바이러스였다. 만약 이 바이러스가 인간-대-인간 전염성을 얻게 된다면, 이는 대재앙이 될 것이다.

R.G. Webster

두 가지 난제

- H5N1은 인간 감염에 효율적인 돌연변이를 획득하여 세계적 대유행을 일으킬 것인가?
- H5N1이 미국으로 퍼지는 시점은 얼마나 가까이 왔는가?

Ito, T., H. Goto, E. Yamamoto, H. Tanaka, M. Takeuchi, M. Kuwayama, Y. Kawaoka, and K. Otsuki. 2001. Generation of a highly pathogenic avian influenza A virus from an avirulent field isolate by passaging in chickens. *J. Virol.* **75**:4439-4443.

Salzberg, S. L., C. Kingsford, G. Cattoli, D. J. Spiro, D. A. Janies, et al. 2007. Genome analysis linking recent European and African influenza (H5N1) viruses. *Emerg. Infect. Dis.* **13**:713-718.

Webster, R. G., Y. Guan, M. Peiris, and H. Chen. 2006. H5N1 influenza continues to circulated and change. *Microbe* **1**:559-565.

DNA 재조합기술에 의한 혈액 내 미확인 hepatitis virus의 발견

진단기술 도약의 사례로 *Flaviviridae* 과에 속하는 hepatitis C virus 발견을 들 수 있다. 1970년대에 A형 간염 바이러스와 Hepatitis B virus에 대한 특수한 진단검사가 발전하면서 수혈에 의한 간염에 다른 원인체가 있다는 것이 확인되었다. 10년 이상의 연구에도 불구하고, 소위 A형도 B형도 아닌(non-A, non-B) 병원체에 대한 발견은 미제로 남아 있었다. 1980년대, 캘리포니아 생명공학회사인 카이론(Chiron)사는 NANB hepatitis를 가진 침팬지에서 hepatitis C virus 유전체 중 한 분절의 cDNA를 확인했다. 이 주목할 만한 공적은 NANB hepatitis 환자의 혈청과 반응하는 단백질 생산을 위해 약 백만 DNA 클론을 분석하여 이루어졌다. 이런 DNA 클론의 염기서열분석을 통해 flavivirus 유전체에 높은 상동성을 가지는 10,000개의 염기로 구성된 (+)가닥 RNA 유전체가 확인되었다. hepatitis C virus 유전체 서열의 유용성에 힘입어 미국에서 수혈로 인한 NANB hepatitis 발생률을 현저히 감소시키는 효과적인 진단시약 개발이 가능해졌다. DNA 클론에서 생산되는 바이러스단백질은 메커니즘-근거검색(mechanism-based screen)에 의한 신약개발에도 유익했다(9장).

이 연구는 미규명 인간병원체가 클로닝기법에 의해 어떻게 확인되고 분석되는지에 대한 훌륭한 사례이다. Hepatitis C virus는 사람혈액공급을 통해 전해지는 유일한 미확인 바이러스는 아니며, 이후에도 같은 기법을 적용해 human circovirus인 TT virus를 포함한 여러 바이러스를 발견한 것은 흥미로운 일이다.

진단바이러스학의 혁명

재조합 DNA, PCR, 염기서열결정과 핵산혼성화(hybridization) 기법은 진단바이러스학에서 혁신을 일으켰다. 새로운 핵산서열은 질병과 연관될 수 있으며, 표준 바이러스 분석기법을 사용하지 않고도 바이러스 특성을 확인한다. SARS의 병원체는 그동안 서열이 결정된 모든 바이러스 유전체를 싣고 있는 "바이로칩(virochip)"을 이용해 확인되었다. 그러나 잠재적인 오염과 높은 민감도 때문에 PCR법 혹은 핵산혼성화 기법을 이용할 때 주의가 필요하다. 적정한 대조군이 없으면 이러한 기법은 병인을 추론할 때 혼란에 빠뜨릴 수 있으며 질병과 특정 바이러스를 부정확하게 연관시킬 수도 있다. Human T-lymphotropic virus 1형과 다발성경화증(multiple sclerosis)을 잘못 연관시킨 일은 교훈적 사례이다. 이와 비슷하게, 알츠하이머(Alzheimer) 질환으로 사망한 환자의 뇌에서 PCR로 사람 herpesvirus를 확인한 여러 연구는 이 질환과 바이러스 간의 인과적 연계를 제기했었다. 이러한 결론은 다른 원인으로 죽은 비슷한 연령의 환자의 조직에서 똑같은 바이러스를 확인하게 되면서 이의에 맞닥뜨렸다. 이 사례들은 새로운 진단기법들도 '감염원인체란 질환을 가진 환자로부터 분리되고, 자라고, 똑같은 질병을 일으켜야 한다'고 요구하는 전통적인 Koch의 가설을 회피하지 않는다는 사실을 예증한다.

바이러스의 조기검출과 정확한 동정이 공중보건에 중요하지만 추정적 정보에 대한 적극적인 검증이 반드시 뒤따를 필요가 있다. 우리는 가장 일반적인 병원성바이러스에 대해서도 효과적인 항바이러스제를 갖고 있지 못하다. 그러므로 이러한 효과적인 기법이 찾아내는 이전에 알려지지 않은 바이러스에 대한 치료법을 개발하는 일도 향후의 도전과제일 것이다.

인식과 가능성

감염성 병원체와 공중의 인식

신종바이러스 감염은 바이러스학자들에게 잘 알려져 있었으나 최근 들어서는 광범위한 대중적 흥미와 관심의 주제가 되고 있다. 그 이유 중 하나는 30년 전 즈음부터 많은 사람들이 감염성질병에 관한 책을 읽고 싶어 했다는 점이다. 대중들은 경이로운 신약과 백신이 병원균을 통제하게 되었다고 인식했다. 몇 년 후에 이러한 긍정적인 관점에 극적인 변화가 있었다. 새롭고 파괴적인 바이러스와 박테리아에 대하여 발표하는 빈도가 증가했다. HIV의 전 세계적 대유행의 실체와 사회적 영향은 세계적 관심사가 되었다. 한편으로는 Ebola virus 같은 이국적인 바이러스가 신문의 주요제목을 차지하였다. 영화와 책은 바이러스에 대해 이전보다 더 효과적으로 공중의식을 불러일으킨다. 2001년 9월 11일 사건 이후, 테러리스트들이 감염성병원체를 이용할지도 모른다는 생각이 널리 퍼졌다(Box 10.18). 따라서 허구와 과장으로부터 사실을 구분하는 것이 중요하다. 잠재적 고위험 바이러스 감염에 대한 광범위한 관심은 서툰 지식이 위험할 수도 있다는 것을 깨닫게 한다: 대중뿐 아니라 과학자들도 숙주-바이러스 상호관계를 단순히 의미론이나 전문용어 때문에 오해할 수도 있다.

오해할 수 있는 바이러스 이름들

바이러스가 분리된 숙주에 따라 바이러스를 명명하는 것은 아쉽지만 일반적인 방법이다. AIDS를 일으키는 바이러스인 **인간** 면역결핍바이러스 이름이 사용되면서 우리는 이 바이러스가 비인간기원이라는 사실을 망각한다. Canine parvovirus는 실제 개에서 질병을 일으키지만 분명히 최근에 숙주범위가 변화된 고양이 바이러스이다. 이와 비슷하게 개 홍역 바이러스(canine distemper virus)는 개에 한정적인 것이 아니라 사자, 바다표범, 돌고래에서 질병을 일으킬 수 있다. 잘 알려진 바이러스가 숙주를 바꿀 때 새로운 질병을 일으킬 수 있다. 바이러스가 숙주-특이적 이름으로 명명되기 때문에 숙주-바이러스 상호작용에 대해 많은 것이 암시되기도 하고 한편으론 무시되기도 한다.

병원성바이러스 및 비병원성바이러스의 중요성

질병을 일으키는 바이러스는 중요한 반면 비병원성 바이러스는 흥미도 없고 무의미하다고 생각하는 경향이 있다. 앞서 보았듯이 하나의 숙주에서 안정한 바이러스가 다른 종에 들어갔을 때는 파괴적인 효과를 나타낼 수도 있다. 또 다른 오해로는 인간중심의 사고로부터 발생한다. 우리는 얼마나 자주 인간질병을 일으키는 바이러스가 포유류, 새, 어류 등의 감염보다 더 중요하다고 생각하는가? 위에서 언급했듯이, "인간(human)"으로 명명된 바이러스는 부정확할 뿐 아니라 그 바이러스에 과장된 중요성을 부여한다. 마찬가지로 인간만을 생각함으로써, 우리는 숙주-바이러스 상호관계를 구성하는 상호작용의 다중망(multiple networks)에 대한 안목이 없다. 실제로 바이러스 입자들은 광범위한 영역의 숙주에 접근해 있으며 바이러스의 진화에서 인간이란 흔히 하나의 정거장일 뿐이다.

인간의 경제논리가 중요한 영향을 준다

물질사회에서, 경제적 손실이 없는 것과 경제적 손실을 주는 바이러스에 대한 관심이 다른 것은 당연하다. 더 나아가 회사나 정부는 단순히 그들의 노력에 대해 보답으로 인해 일반적으로 경제에 영향을 미치는 바이러스에 노력을 집중한다. 따라서 연구는 더 큰 경제적 보상을 제공하는 항바이러스제와 치료에 중점을 두게 된다. 이러한 순익접근방식은 근시안적이고 세계적 보건문제도 다루지 않는다. 나아가, 사회의 유동성과 팽창하는 인구로 인해 경제논리는 더 넓은 세계관과 이해타산적 균형을 맞추려 한다.

BOX 10.18 DISCUSSION

전쟁과 테러 수단으로서의 바이러스 감염

병원체는 질병을 유발하기에 충분한 역량을 가지고 있으며 유행병뿐만 아니라 세계적 대유행을 유발할 수 있다. 무시무시하고 치명적인 바이러스가 많이 있으며, 소규모의 치명적 질병을 일으키는 출혈열 바이러스부터 smallpox virus나 influenza virus처럼 세계적으로 큰 영향을 미치는 바이러스까지 존재한다. 바이러스 감염은 인간을 죽이거나, 불구로 만들거나, 혹은 쇠약하게 할 수 있고 농작물 또는 가축을 생물학적 무기로서 이용할 수 있다. 분명한 것은, 미국 우편 시스템에 탄저병 박테리아를 실어 광범위한 효과를 보였듯이 대량 살상을 위한 생물학적 공격은 테러처럼 기계적 무기가 필요하지 않다는 것이다. 사회는 갑작스런 질병의 발발에 대하여 몇몇 제한된 대응방법(백신접종, 격리조치, 치료제)만 가지고 있을 뿐이다. 한 예로, 1947년 예기치 못했던 뉴욕시의 천연두 발발은 여행 도중 병에 걸린 한 사업가로부터 유래되었다. 그는 12명의 감염자를 새로 만들고 사망하였다; 전염을 막기 위해 **6백만** 명 이상의 사람들이 한 달 이내에 백신접종을 받아야만 했다.

자연적 대유행과 마찬가지로, 생물학적 테러는 어떤 명확한 해결책이 없는 심각한 문제다. 그럼에도 미국정부는 테러대응 프로그램과 고위험병원체(classs A infectious agents) 연구프로그램에 수억 달러의 돈을 투자한다. 일부는 이러한 돈을 공공의료 연구나 자연적 질병에 쓰는 것이 나을 것이라고 주장한다. 일각에서는 생물학적 연구논문의 자료들이 테러리스트를 돕는다고 염려하고 있으며, 정보의 관리규제가 매우 신중해야 한다고 생각한다. 실제 공공보건당국은 생물학적 테러를 허리케인 카트리나와 같이 일어날 가능성은 낮지만, 강한 충격을 주는 사안이라는 시각으로 바라본다. 그와 같은 대형 참사가 일어나면 대재앙이 될 것이다. 그러나 이러한 재난의 특징은 정확히 예견하거나 막기 어렵다는 것이다. 그런 사건들이 일어났을 때 적절한 조치를 취하기 위한 준비를 하는 것이 유일하다. 피해를 최소화하기 위하여 준비는 철저하고 실제적이며, 또한 기능적이어야 한다. 자연과 인간에 대한 배려, 연구와 결과에 대한 자유로운 의사교환과 같은 우리의 강점이 어떠한 형태의 생물학적 공격에도 맞서는 최선의 준비책이 될 것이다.

다음 차례는 무엇일까?

우리는 다음 바이러스 유행을 예측할 수 있을까?

세계는 현재 역사상 가장 무서운 사건 중 하나인 AIDS 유행의 한 가운데에 있다. 현재의 감염률에 비추어 향후 일, 이년 이내에 세계적으로 5천만 이상의 사람들이 죽을 것이다. 이 세계적 참상은 효과적인 항바이러스제 치료의 유용성에도 불구하고 계속되고 있다. 더 큰 재앙의 감염을 상상하기도 어렵겠지만 인류 멸망에 대해 비슷한 잠재력을 가진 다른 바이러스들이 존재할 가능성을 고려하는 것이 바람직하다.

신중히 돌아보면, 엄정히 말해 가장 심각한 위협은 우리에게 잘 알려진 매우 치명적인 filovirus(예, Ebola virus), 출혈성 바이러스(예, Lassa virus), 혹은 아직 야생에서 잠복해 있는 발견되지 않은 살인바이러스가 아니라는 것이다. 오히려 가장 위험한 바이러스는 잘 적응되어, 다수의 숙주를 갖고 있으며, 인간집단에서 이미 진화하고 있는 바이러스일 수 있다. influenza virus는 이에 완벽히 부합한다. influenza virus의 매년 유행은 줄지 않고 있다; 전 세계적 대유행 및 병독성을 보유한 유전자가 이미 바이러스 집단에서 순환하고 있으며 세계는 대유행의 코앞에 놓여 있다. 실제로 많은 사람들이 1918-1919년과 같은 규모의 인플루엔자 대유행에 비견되는 재앙을 예견하고 있다(표 10.6). 우리는 1990년대 말에 influenza virus H5N1이 직접적으로 인간에 전파되는 사건을 중국과 동남아시아에서 경험했다. 이전에는 H5에 대한 항체가 인간으로부터 분리된 적이 없었다. 분명히 말해서, 이전에 감염되지 않은 인간집단에 이러한 바이러스가 한번 감염되면 대유행이 가능해진다. 전 세계의 과학자들은 무수한 influenza virus의 재편성과 세계적으로 이뤄지고 있는 여러 조류 숙주 간의 상호작용을 주시하며 H5N1의 궤도를 추적하고 있다(Box 10.17).

여러 신종바이러스 감염은 당면과제와 논쟁을 부각시킨다

여러 바이러스 감염질환이 즉각적이고 긴급한 문제로 대두되기 때문에, 다른 것들을 배제하고 influenza virus에만 집중하는 것은 실수일 것이다. AIDS 대유행과 SARS는 새로운 바이러스가 인간집단에 들어오는 것이 얼마나 쉬운지를 예증하고 있다. AIDS에 수반되는 2차 감염은 세계보건체계와 개발도상국가 기반시설의 허약함을 드러냈다. 신종바이러스의 유행, 새로운 지리적 영역으로 퍼지는 바이러스 전파 및 숙주범위의 변화 등은 기존의 진단, 역학, 치료 및 검역체계를 위협하고 있다.

인간은 새로운 만남의 장소를 끊임없이 제공한다

신종바이러스 감염을 통제하고 이해하기 위해서는 문제의 규모를 인식해야 한다(그림 10.7). poliovirus, measles virus, smallpox virus의 예들은 급격한 질병이 인간행동양식에 변화를 초래하는 대재앙을 보여주었다. 오늘날 발달된 기술과 변화하는 사회적 행동양식은 바이러스 전파에 끊임없이 영향을 미치고 있다. 바이러스학에 중요한 인간-유래 환경변화들을 표 10.4에 제시하였다. 대부분 50년 전에는 존재하지도 않았고, 각 환경 변화들은 인간과 바이러스에 새로운 상황을 가져오고 있다. 아마도 가장 중요한 인자는 인간집단이 유래 없이 큰 집단이고 아직도 성장하고 있다는 점이다. 결과적으로, 인간은 역사상 전례가 없는 규모로 집단 사이에도 그리고 환경과도 상호작용하고 있다.

표 10.4에 열거한 여러 변화들은 곤충과 설치류 같은 매개체에 의한 바이러스 전파에 주요한 영향을 끼친다. 인간이 자연적 숙주-바이러스 상호작용을 간섭할 때 교차-종 감염이 가능해진다. 집단이동, 가축과 새들의 운반, 건설, 관개수로의 이용과 산림개간은 모기 및 진드기 매개체들과 인간 사이에 새로운 접촉을 제공할 뿐 아니라 감염된 숙주들이 새로운 지리적 위치로 이동하는 기회를 제공한다.

버려진 자동차 타이어에서 증명된 것처럼, 인간은 바이러스와 그 숙주의 이동에서 예상치 않은 운반수단이 되는 새로운 서식처를 제공할 수 있다. 열대모기들(예, *Aedes* 종)의 몇 가지 종은 열대지방의 나무줄기와 꽃에 형성된 작은 물웅덩이에 알을 낳는다. 중고 타이어는 이러한 번식지의 대체수단이 되는데, 전 세계에 쌓여 있는 수백 만 개의 중고타이어(거의 모두 물이 고여 있는)는 모기와 그들이 옮기는 바이러스를 위한 이동형 서식처를 제공한다. 이러한 중고타이어는 재활용되기 위해 미국에서 전 세계로 선적되고 사실상 모기유충을 하룻밤 사이에 새로운 환경으로 전파하게 된다. 그 결과, dengue virus와 yellow fever virus의 모기숙주는 남부에서 재활용 중고타이어의 선적으로 뉴저지에 새로운 서식처 정착 기회를 가졌다. 새로운 곤충 매개체가 미국북동부에서 인간건강에 어떠한 영향을 미치는지는 여전히 지켜봐야 하겠지만, 황열 같은 모기 유래 바이러스 질환이 주요 관심사라는 것은 분명하다.

푸에르토리코는 20세기의 첫 75년 간 5번의 황열 유행을 겪었지만 이후 최근 10년 간 경제적 손실이 큰 6번의 유행이 발생했다. 비슷한 시기에 브라질, 니카라과, 쿠바는 50년 간 첫 황열 유행을 경험했다. 브라질에서는 1996년 18만 건이 보고되었다. 모기숙주가 전파의 새로운 경로를 확보하고, 많은 정부들의 재정부족과 해충방제계획의 미비로 인해 감염이 창궐한다고 추측하고 있다.

사람이 바이러스를 새로운 숙주로 이동시키는 또 다른 예는 가축운반이다. *Iridoviridae* 과에 속하는 African swine fever virus(아프리카 돼지콜레라 바이러스)는 개발도상국가와 선진국의 양돈업을 위협하면서 심각한 바이러스 질환을 일으킨다. 이 바이러스는 다른 DNA 바이러스와 달리 *Ornithodoros* 종의 진드기를 통해 전파된다. African swing fever virus는 가축의 장거리 운반과 가축에 서식하는 감염된 절지동물에 의해 아프리카에서 1957년에 포르투갈로, 1960년에 스페인으로, 1960년대와 1970년대에 캐리비안과 남미로 전파되었다. 이와 유사하게, H5N1 avian influenza virus가 중국에서 유럽으로 빠르게 전파된 것도 국가 간 경계를 넘나드는 감염된 새들이 운반했기 때문으로 생각된다.

댐과 관개수로의 건설은 숙주-바이러스 상호작용을 큰 규모에서 변화시킬 수 있다. 고인 호수의 형성은 바이러스, 숙주, 매개체의 새로운 원천이 되었다. 세네갈 강을 따라 위치한 Mauritania에서 1987년에 발병한 Rift Valley fever는 모기 번식에 이상적인 조건을 만드는 새로운 Diama 댐과 연관되어 있었다. 물을 모아 가두어 두는 것은 곤충에 영향을 미칠 뿐 아니라 물새와 다른 동물들의 개체수와 이동형태, 그리고 그 동물들이 운반하는 바이러스에 변화를 가져온다. 그 결과 이전에는 서로 격리되어 있던 숙주와 바이러스가 함께 모이게 된다.

선진국에서는 탁아소의 필요성이 증대됨에 따라 바이러스 전파와 탁아와 연관된 다른 형태의 질병에 대한 새로운 기회가 만들어진다. 미국에서는 1천2백만 이상의 어린이들이 하루에 여러 시간을 탁아소에서 지내며 그중 다수가 3세 이하이다. 대부분 부모들이 알고 있듯이 호흡기와 장 감염은 일반적이고 다른 어린이, 탁아소 종사자, 집에 있는 가족들에게 감염이 쉽게 전파된다.

위에 설명한 많은 예들은 큰 규모의 인간 상호작용에 관련되어 있고 **의외의 결과 법칙(the law of unintended consequences)**이라고 부르는 경구를 반영하고 있다: 인간행동은 종종 예측하지 않은 효과를 초래한다. 불행히도, 이런 미예측 효과는 종종 상당히 부정적인 혹은 중대한 결과를 초래한다(표 10.4). 최근 Robert Merton을 포함한 사회학자들은 큰 규모의 인간활동(예, 환경영향선언)이나 정책 수립에 필요한 개념을 제시했다. 그는 의외의 결과를 초래하는 5가지 이유를 제시했다: **무지(ignorance**; 우리는 모든 것을 예상하지 않는다); **실수(error**; 다른 상황에서 작용했던 것이 현재 상황에 적용되지 않는다); 일시적인 **이득(immediate interest**; 장기적인 이득은 무시된다); 장기적인 결과가 만족스럽지 않아도, 확실히 실행을 금지하거나 요구하는 **기본적 가치(basic value**; 장기적인 결과는 기본적인 가치를 변화시키기도 한다); **자기파괴적 예언(self-defeating prophecy**; 어떤 결과에 대한 두려움은 문제가 일어나기 전에 사람들로 하여금 해결책을 찾도록 밀어 붙인다; 그러므로 뜻밖의 문제가 일어나지 않는다).

신종바이러스 감염의 예방

사회의 현대화와 인구수의 확장은 감염의 전파와 새로운 바이러스 변종을 선택하는 결과를 가져온다. 우리는 시간을 되돌릴 수 없다. 그러나 경험과 상식으로 우리 자신을 인도할 수는 있다. 신종바이러스 감염의 제어 필요성은 명백하며 이상적이기까지 하다. 이러한 생각을 실행하는 것은 돈이 들며, 오늘날 거의 전례가 없는 수준에서 공공분야와 민간분야의 융합을 이룰 수 있어야 한다. 안전한 음용수와 영양개선은 필수이다. 실제 깨끗한 음용수 및 하수처리 방법과 수단이 제공되면 감염률은 극적으로 떨어질 것이다. 영양개선은 인체의 자연적인 방어능력을 증진시킬 것이다. 지역주민센터가 설치류와 곤충을 통제하면 감염은 더욱 줄어들 것이다. 인간의 활동이 풍토병 양상에 변화를 줄 수 있다는 인식은 향후 발전에 중요한 단계이다. 인간을 포함, 여러 종에 걸쳐서 이루어지는 질병과정 연구인 비교의학(comparative medicine)이 육성되어야 한다. 의사와 수의사들의 팀은 많은 신종바이러스 감염의 근본원인이 있는 현장에서 인수공통감염을 연구하기 위해 함께 일해야 한다. 동물과 사람건강을 다루는 정부단체들의 자원과 정보 공유는 매우 유익할 것이다.

항공여행과 도시개발을 통한 바이러스의 급속한 전파 가능성 때문에 세계적인 감시 및 조기경보 체계가 필요하며 이는 1차 진료의사들과 보건종사자들에게 큰 도움이 될 것이다. 현대의 염기서열결정법에 힘입어 인류집단에 돌고 있는 모든 바이러스성 병원체를 감시할 수 있다는 생각도 있다. 새로운(혹은 오래된) 바이러스 질환이 의심될 때, 병원체를 분석 동정하여 그 정보를 널리 공유할 수 있다. 현장에서 사용될 조기진단 방법들이 개발되어야 하고, 1차 보건종사자들이 쉽게 정보에 접해야 한다. 풍토병 및 매개체 분포에 관한 기본자료를 확보하여 조기경보 자료에 포함시켜야 한다. 기반시설이 부족하고 재정이 어려워도 필요한 치료제나 백신이 확보되어야 한다. 마지막으로, 숙주-기생체 상호관계에 대한 보다 과학적인 연구 수행으로 책임 있는 공공교육과 전문교육을 전반적으로 시행해야 한다. 이러한 제안은 과학자 공동체가 연구결과의 공유와 성과의 결실을 위해 과학자들의 연구를 일반대중에게 알리고, 인식시키고, 또 적용할 필요가 있다는 것이다.

전망

바이러스와 그 숙주의 상호관계는 끊임없이 유동적이다. 진화생물학자, 생태학자, 역학자들의 전망에는 이 상호관계가 왜 유동적인지를 이해하는 것이 필요하다. 환경과 유전자의 상호작용뿐만 아니라 바이러스와 숙주집단의 상호작용은 실험실 연구 만으로는 부족하다. 막대한 수의 빠른 자손증식, 놀라운 개체변이에 대한 집단의 내성과 엄청난 유전적 다양성이 바이러스 생존을 가능케 한다. Joshua Lederberg는 "수적 전쟁에서 인간은 미생물과 경쟁해야 한다. 우리가 여기 존재하면 미생물도 여기 존재한다, 그들은 식량을 찾으려 하고, 우리는 어떤 의미에서 그들의 식량이다. 우리가 어떻게 경쟁해야 하는가?"라고 언급했다.

우리가 그 경쟁에서 성공할 수 있는 근거는 우리의 내재적 방어체계와 면역방어체계가 침입하는 바이러스를 인지하고 파괴할 수 있다는 것이다. 좀 다른 근거로는 과거 바이러스와의 상호작용에서 살아남은 자손이 현재의 바이러스들의 숙주라는 것이다. 이러한 경험은 생존한 숙주의 막대한 유전자 풀(pool)에 기록되어 있다. 실제로 많은 주조직적합성복합체(MHC)의 이형접합성(heterozygosity)는 미생물에 대항하는 전쟁에서 인간집단에게 강력한 선택적 이점을 제공한다. 바이러스 감염은 생존 숙주의 면역계를 성숙시키거나 전체 집단을 제거하는 데 이르기까지 폭넓은 영향을 끼친다. 분명히, 숙주와 바이러스의 생존은 미묘한 균형이다: 균형이 한번 교란되면 숙주, 바이러스, 혹은 둘 모두 변화되거나 제거될 것이다. 현재 인구폭발을 수반하는 생태계의 과도한 변화와 항상 변이하는 바이러스 집단으로 인해 우리는 미래는 크게 압박을 받고 있다. 가장 큰 문제는 우리의 지능과 능력에도 불구하고 바이러스가 감염을 지속적 일으키며 우리를 죽이고 있는 현실이다. 어떤 면에서 바이러스 집단은 항상 그래 왔듯이 진화단계의 정상에 존재한다. 그들을 구석으로 모는 것은 도전이며 저지하기 위해서 우리는 적어도 한 발짝 더 앞서 나가야 한다.

참고문헌

Books

Diamond, J. 1997. *Guns, Germs and Steel: the Fates of Human Societies.* W. W. Norton and Company, New York, NY.

Domingo, E., R. W. Webster, and J. Holland (ed.). 1999. *Origin and Evolution of Viruses.* Academic Press, Inc., San Diego, CA.

Ewald, P. W. 1994. *Evolution of Infectious Disease.* Oxford University Press, Oxford, United Kingdom.

Gould, S. J. 1996. *Full House.* Three Rivers Press, Pittsburgh, PA.

Harvey, P. H., A. J. Leigh Brown, J. Maynard Smith, and S. Nee (ed.). 1996. *New Uses for New Phylogenies.* Oxford University Press, Oxford, United Kingdom.

Koprowski, H., and M. B. A. Oldstone (ed.). 1996. *Microbe Hunters Then and Now.* Medi-Ed Press, Bloomington, IL.

Krauss, H., A. Weber, M. Appel, B. Enders, H. D. Isenberg, H. Schiefer, W. Slenczka, A. von Graevenitz, and H. Zahner. 2003. *Zoonoses: Infectious Diseases Transmissible from Animals to Humans,* 3rd ed. ASM Press, Washington, DC.

Morse, S. S. (ed.). 1993. *Emerging Viruses.* Oxford University Press, Oxford, United Kingdom.

Scheld, W. M., D. Armstrong, and J. M. Hughes (ed.). 1997. *Emerging Infections I.* ASM Press, Washington, DC.

Scheld, W. M., W. A. Craig, and J. M. Hughes (ed.). 1998. *Emerging Infections 2.* ASM Press, Washington, DC.

Reviews

Virus Evolution

Ahlquist, P. 2006. Parallels among positive-strand RNA viruses, reverse-transcribing viruses and double-stranded RNA viruses. *Nat. Rev. Microbiol.* **4**:371-382.

Best, S. P., R. LeTissier, and J. P. Stoye. 1997. Endogenous retroviruses and the evolution of resistance to retroviral infection. *Trends Microbiol.* **5**:313-318.

Claverie, J.-M. 2006. Viruses take center stage in cellular evolution.

Genome Biol. 7:110.1-110.5.

Domingo, E., and J. J. Holland. 1997. RNA virus mutations and fitness for survival. *Annu. Rev. Microbiol* **51**:151-178.

Forterre, P. 2005. The two ages of the RNA world, and the transition to the DNA world: a story of viruses and cells. *Biochiinie* **87**:793-803.

Gould, E. A. 2002. Evolution of the Japanese encephalitis serocomplex viruses. *Curr. Top. Microbiol. Immunol.* **267**:391-404.

Loewer, R., J. Loewer, and R. Kurth. 1996. The viruses in all of us: characteristics and biological significance of human endogenous retrovirus sequences. *Proc. Natl. Acad. Sci. USA* **93**:5177-5184.

Malint, M. H., and M. Emerman. 2001. HIV-1 sequence variation: drift, shift, and attenuation. *Cell* **104**:469-472.

Moya, A., E. Holmes, and F. Gonzalezl-Candelas. 2004. The population genetics and evolutionary epidemiology of RNA viruses. *Nat. Rev. Microbiol.* **2**:279-288.

Palumbi, S. 2001. Humans as the world's greatest evolutionary force. *Science* **293**:1786-1790.

Parrish, C., and Y. Kawaoka. 2005. The origins of new pandemic viruses: the acquisition of new host ranges by canine parvovirus and influenza A viruses. *Annu. Rev. Microbiol.* **59**:553-586.

Shadan, F. F., and L. P. Villarreal. 1996. The evolution of small DNA-viruses of eukaryotes: past and present considerations. *Virus Genes* **11**:239-257.

Solomon, T., H. Ni, D. W. C. Beasley, M. Ekkelenkamp, M. J. Cardosa, and A. D. T. Barrett. 2003. Origin and evolution of Japanese encephalitis virus in southeast Asia. *J. Virol.* **77**:3091-3098.

Sturtevant, A. H. 1937. Essays on evolution. 1. On the effects of selection on mutation rate. *Q. Rev. Biol.* **12**:464-467.

Suttle, C. 2007. Marine viruses—major players in the global ecosystem. *Nat. Rev. Microbiol.* **5**:801-812.

Van Regenmortel, M. H. V., D. H. L. Bishop, C. M. Fauquet, M. A. Mayo, J. Manilkoff, and C. H. Calisher. 1997. Guidelines to the demarcation of virus species. *Arch. Virol.* **142**:1505-1518.

Vignuzzi, M., J. Stone, J. Arnold, C. Cameron, and R. Andino. 2006. Quasispecies diversity determines pathogenesis through cooperative interactions in a viral population. *Nature* **439**:344-348.

Villarreal, L. P. 1997. On viruses, sex, and motherhood. *J. Virol.* **71**:859-865.

Wolfe, N., C. Dunavan, and J. Diamond. 2007. Origins of major human infectious diseases. *Nature* **447**:279-283.

Worobey, M., and E. C. Holmes. 1999. Evolutionary aspects of recombination in RNA viruses. *J. Gen. Virol.* **80**:2535-2543.

Emerging Viruses

American Association for the Advancement of Science. 2006. Special edition: Influenza. *Science* **312**:379-410.

Brinton, M. A. 2002. The molecular biology of West Nile virus: a new invader of the Western Hemisphere. *Annu. Rev. Microbiol* **56**:371-402.

Eaton, B., C. Broder, D. Middleton, and L.F. Wang. 2006. Hendra and Nipah viruses: different and dangerous. *Nat. Rev. Microbiol.* **4**:23-35.

Nathanson, N. 1997. The emergence of infectious diseases: societal causes and consequences. *ASM News* **63**:83-88.

Reid, A. H., J. K. Taubenberger, and T. G. Fanning. 2001. The 1918 Spanish influenza: integrating history and biology. *Microbes Infect.* **3**:81-87.

Stadler, K., V. Masignani, M. Eickmann, S. Becker, S. Abarignani, H.D. Klenk, and R. Rappuoli. 2003. SARS—beginning to understand a new virus. *Nat. Rev. Microbiol.* **1**:209-218.

Steinhauer, D. A., and J. J. Skehel. 2002. Genetics of influenza viruses. *Annu Rev. Genet* **36**:305-332.

Strauss, J. H., and E. G. Strauss. 1997. Recombination in alphaviruses. *Semin. Virol* **8**:85-94.

Taubenberger, J., and D. Morens. 2006. 1918 influenza: the mother of all pandemics. *Emerg. Infect. Dis.* **12**:15-22.

Weiss, R. A. 1998. Transgenic pigs and virus adaptation. *Nature* **391**:327-328.

Theory of Host-Parasite Interactions

Bools, M., and M. Mealor. 2007. Local interactions select for lower pathogen infectivity. *Science* **315**:1284-1286.

Brenterman, H., and R. Thieme. 1989. A competitive exclusion principle for pathogen virulence. *J. Math. Biol.* **27**:179-190.

Dieckmann, U., J. Metz, M. Sabelis, and K. Sigmund. 2002. *Adaptive Dynamics of Infectious Diseases.* Cambridge University Press, Cambridge, United Kingdom.

Levin, S., and D. Pimental. 1981. Selection of intermediate rates of increase in parasite-host systems. *Am. Nat.* **117**:308-31 5.

Matthews, L., and M. Woolhouse. 2005. New approaches to quanatify the spread of infection. *Nat. Rev. Microbiol.* **3**:529-536.

May, R., and R. Anderson. 1979. Population biology of infectious diseases II. *Nature* **280**:455-461.

May, R., and R. Anderson. 1983. Epidemiology and genetics in the coevolution of parasites and hosts. *Proc. R. Soc. Land. Ser. B* **219**:281-313.

Selected Papers

Virus Evolution

Agostini, H. T., R. Yanagihara, V. Davis, C. F. Ryschkewitsch, and G. L. Stoner. 1997. Asian genotypes of JC virus in Native Americans and in a Pacific island population: markers of viral evolution and human migration. *Proc. Natl. Acad. Sci. USA* **94**:14542-14546.

Baric, R. S., B. Yount, L. Hensley, S. A. Peel, and W. Chen. 1997. Episodic evolution mediates interspecies transfer of a murine coronavirus. *J. Virol.* **71**:1946-1955.

Bell, P. 2001. Viral eukaryogenesis: was the ancestor of the nucleus a complex DNA virus? *J. Mol. Evol.* **53**:251-256.

Bonhoeffer, S., and M. A. Nowak. 1994. Intra-host versus inter-host selection: viral strategies of immune function impairment. *Proc. Natl. Acad. Sci. USA* **91**:8062-8066.

Chao, L. 1990. Fitness of RNA virus decreased by Muller's ratchet. *Nature* **348**:454-455.

Chao, L. 1997. Evolution of sex and the molecular clock in RNA viruses. *Gene* **205**:301-308.

Clarke, D. K., E. A. Duarte, A. Moya, S. F. Elena, E. Domingo, and J. J. Holland. 1993. Genetic bottlenecks and population passages cause profound fitness differences in RNA viruses. *J. Virol.* **67**:222-228.

Clarke, D. K., E. A, Duarte, S. Elena, A. Moya, E. Domingo, and J. J. Holland. 1994. The Red Queen reigns in the kingdom of RNA viruses. *Proc. Natl. Acad. Sci. USA* **91**:4821-4824.

Domingo, E., D. Sabo, T.Taniguchi, and C. Weissmann. 1978. Nucleotide sequence heterogeneity of an RNA phage population. *Cell* **13**:735-744.

Drake, J. W., and E. F. Allen. 1968. Antimutagenic DNA polymerases of bacteriophage T4. *Cold Spring Harbor Symp. Quant. Biol* **33**:339-344.

Eigen, M. 1971. Self organization of matter and the evolution of biological macromolecules. *Naturwissenschaften* **58**:465-523.

Eigen, M. 1996. On the nature of viral quasispecies. *Trends Microbiol.* **4**:212-214.

Elena, S., and R. Sanjuan. 2005. Adaptive value of high mutation rates of RNA viruses: separating causes from consequences. *J. Virol.* **79**:11555-11558.

Esposito, J., S. Sammons, A. Frace, J. Osborne, M. Olsen- Rasmus-

sen, M. Zhang, D. Govil, I. k. Damon, R. Kline, M. Laker, Y. Li, G. L. Smith, H. Meyer, J. W. Leduc, and R. M. Wohlhueter. 2006. Genome sequence diversity and clues to the evolution of variola (smallpox) virus. *Science* **313**:807-812.

Ghedin, E., N. Sengamaiay, M. Shuntway, el al. 2005. Large-scale sequencing of human influenza reveals the dynamic nature of viral genome evolution. *Nature* **437**:1162-1166.

Guidotti, L. G., P. Borrow, M. V. Hobbs, B. Matzke, I. Gresser, M. B. A. Oldstone, and F. V. Chisari. 1996. Viral cross talk: intracellular inactivation of the hepatitis B virus during an unrelated viral infection of the liver. *Proc. Natl. Acad. Sci. USA* **93**:4589-4594.

Hall, J. D., D. M. Coen, B. L. Fisher, M. Weisslitz, S. Randall, R. E. Almy, P. T. Gelep, and P. A. Schaffer. 1984. Generation of genetic diversity in herpes simplex virus: an antimutator phenotype maps to the DNA polymerase locus. *Virology* **132**:26-37.

Iyer, L., L. Aravind, and E. Koonin. 2001. Common origin of four diverse families of large eukaryotic DNA viruses. *J. Virol.* **75**:11720-11734.

Krish, H. 2003. The view from Les Treilles on the origins, evolution and diversity of viruses. *Res. Microbiol.* **154**:227-229.

La Scola, B., C. Desnues, I. Pagnier, C. Robert, L. Barrassi, G. Fournous, M. Merchat, M. Suzan-Monti, P. Forterre, E. Koonin, and D. Raoult. 2008. The virophage as a unique parasite of the giant mintivirus. *Nature* **455**:100-104.

Mayr, E. 1997. The objects of selection. *Proc. Natl. Acad. Sci. USA* **94**:2091-2094.

McGeoch, D. J., S. Cook, A. Dolan, F. E. Jamieson, and E. A. R. Telford. 1995. Molecular phylogeny and evolutionary timescale for the family of mammalian herpesviruses. *J. Mol. Biol.* **247**:443-458.

Mindell, D., and L, Villarreal, 2003. Don't forget about viruses. *Science* **302**:1677.

Muller, H. J. 1964. The relation of recombination to mutational advance. *Mutat. Res.* **1**:2-9.

Nichol, S. T. K., J. E. Rowe, and W. M. Fitch. 1993. Punctuated equilibrium and positive Darwinian evolution in vesicular stomatitis virus. *Proc. Natl. Acad. Sci. USA* **90**:10424-10428.

Oude Essink, B. B., N. K. T. Back, and B. Berkhout. 1997. Increased polymerase lidelity of the 3TC-resistant variants of HIV-1 reverse transcriptase. *Nucleic Acids Res.* **25**:3212-3217.

Powers, A. M., A. C. Braull, Y. Shirako, E. G. Strauss, W. Kang, J. H, Strauss, and S. C. Weaver. 2001. Evolutionary relationships and systentatics of the alpha viruses. *J. Virol.* **75**:10118-10131.

Prangishvili, D., P. Forterre, and R. Garrett. 2006. Viruses of the Archaea: a unifying view. *Nat. Rev. Microbiol.* **4**:837-848.

Preston, B, D., B. J. Poiesz, and L. A. Loeb. 1988. Fidelity of HIV-1 reverse transcriptase. *Science* **242**:1168-1171.

Rambaut, A., O. Pybus, M. Nelson, C. Viboud, J. Taubenberger, and E. Holmes. 2008. The genomic and epidemiological dynamics of human influenza A virus. *Nature* **453**:615-619.

Roossinck, M. 2005. Symbiosis versus competition in plant virus evolution. *Nat. Rev. Microbiol.* **3**:917-924

Saiz, J.-C., and E. Domingo. 1996. Virulence as a positive trait in viral persistence. *J. Virol.* **70**:6410-6413.

Schrag, S. J., P. A. Rota, and W. Bellini. 1999. Spontaneous mutation rate of measles virus: direct estimation based on mutations conferring monoclonal antibody resistance. *J. Virol.* **73**:51-54.

Simmonds, P., and D. B. Smith. 1999. Structural constraints on RNA virus evolution. *.J. Virol.* **73**:5787-5794.

Spiegelman, S., N. R. Pace, D. R. Mills, R. Levisohn, T. S. Eikhom, M. M. Taylor, R. L. Peterson, and D. H. L. Bishop. 1968. The mechanism of RNA replication. *Cold Spring Harbor Symp. Quant. Biol.* **33**:101-124.

Takemura, M, 2001. Poxviruses and the orgin of the eukaryotic nucleus. *J. Mol. Evol. 52*:419-425.

Wagenaar, T. R., V. T. K. Chow, C. Buranathai, P. Thawatsupha, and C. Grose. 2003. The out of Africa model of varicella-zoster virus evolution: single nucleotide polymorphisms and private alleles distinguish Asian clades from European/North American clades. *Vaccine* **21**:1072-1081.

Webster, R. G., W. G. Laver, G. M. Air, and G. C. Schild. 1982. Molecular mechanisms of variation in influenza viruses. *Nature* **296**:115-121.

Weiss, R. 2002. Virulence and pathogenesis. *Trends Microbiol.* **10**:314-317.

Zhu, T., B. T. Korber, A. J. Nahmias, E. Hooper, P. M. Sharp, and D. D. Ho. 1998. An African HIV-1 sequence from 1959 and implications for the origin of the epidemic. *Nature* **391**:594-597.

Emerging Viruses

Anderson, N. G., J. L. Gerin, and M. L. Anderson. 2003. Global screening for human viral pathogens. *Emerg. Infect. Dis.* **9**:768-773.

Chua, K. B., W. J. Bellini, P. A. Rota, B. H. Harcourt, A. Tamin, S. K. Lam, T. G. Ksiazek, P. E. Rollin, S. R. Zaki, W.-J. Shieh, S. Goldsmith, D. J. Gubler, J. T. Roehrig, B. Eaton, A. R. Gould, J. Olson, H. Field, P. Daniels, A. E. Ling, C. J. Peters, L. J. Anderson, and B. W. J. Mahy. 2000. Nipah virus: a recently emergent deadly paramyxovirus. *Science* **288**:1432-1435.

The Chinese SARS Molecular Epidemiology Consortium. 2004. Molecular evolution of the SARS coronavirus during the course of the SARS epidemic in China. *Science* **303**:1666-1669.

Henige, D. 1986. When did smallpox reach the New World (and why does it matter)?, p. 11-26. *In* P. E. Lovejoy (ed.), *Africans in Bondage.* University of Wisconsin Press, Madison.

Hooper, P., S. Zaki, P. Daniels. D. Middleton. 2001. Comparative pathology of the dieeases caused by Hendra and Nipah viruses. *Microbes Infect.* **3**:315-322.

Hsu, V., M. Hossain, U. Parashar, M. Ali, T. Ksiazek I. Kuzmin, M. Niczgoda, C. Rupprecht, J. Bresee, and R. F. Breiman. 2004. Nipah virus encephalitis reemergence, Bangladesh. *Emerg. Infect. Dis.* **10**:2082-2087.

Ito, T., J. N. S. S. Couceiro, S. Kelm, L. G. Baum, S. Krauss, M. R. Castrucci, I. Donatelli, Kida, H., J. C. Paulson, R. G. Webster, and Y. Kawaoka. 1998. Molecular basis for the generation in pigs of influenza A viruses with pandemic potential. *J. Virol.* **72**:7367-7373.

Jin, L., D. W. G. Brown, M. E. B. Ramsay, P. A. Rota, and W. J. Bellini. 1997. The diversity of measles virus in the United Kingdom, 1992-1995. *J. Gen. Virol.* **78**:1287-1294.

Ksiazek, T., D. Erdman, C. Goldsmith, S. Zaki, T. Peret, et al. 2003. A novel coronavirus associated with severe acute respiratory syndrome. *N. Engl. J. Med.* **348**:1953-1966.

Leitner, T., S. Kumar, and J. Albert. 1997. Tempo and mode of nucleotide substitutions in *gag* and *env* gene fragments in human immunodeficiency virus type 1 populations with a known transmission history. *J. Virol.* **71**:4761-4770.

Li, F., W. Li, M. Farzan, and S. Harrison. 2005. Structure of SARS coronavirus spike receptor binding domain complexed with receptor. *Science* **309**:1864-1868.

Marra, M. S. Jones, C. Astell, R. Host, A. Brooks-Wilson, et al. 2003. The genome sequence of the SARS associated coronavirus. *Science* **300**:1399-1404.

Morimoto, K., M. Patel, S. Corisdeo, D. C. Hooper, Z. F. Fu, C. E. Rupprecht, H. Koprowski, and B. Dietzschold. 1996. Characterization of a unique variant of bat rabies virus responsible for newly emerging human cases in North America. *Proc. Natl. Acad. Sci. USA* **93**:5653-5658.

Petsko, G. 2007. They fought the law and the law won. Genome Biol.

8:111.

Shackelton, L., C. Parrish, and E. Holmes. 2005. High rate of viral evolution associated with emergence of carnivore parvovirus. *Proc. Natl Acad. Sci. USA* **102**:379-384.

Sharp, G. B., Y. Kawaoka, D. J. Jones, W. J. Bean, S. P. Pryor, V. Hinshaw, and R. G. Webster. 1997. Co-infection of wild ducks by influenza A viruses: distribution patterns and biological significance. *J. Virol.* **71**:6128-6135.

Sharp, P., E. Bailes, R. Chaudhuri, C. Rodenburg, M. Santiago, and B. Mahn. 2001. The origins of acquired immune deficiency syndrome viruses: where and when? *Philos. Trans. R. Soc. Lond. Ser. B* **356**:867-876.

Smith, A. W., D. E. Skilling, N. Cherry, J. H. Mead, and D. O. Matson. 1998. Calicivirus emergence from ocean reservoirs: zoonotic and interspecies movements. *Emerg. Infect. Dis.* **4**:13-20.

Subbarao, K., A. Klimov, J. Katz, H. Regnery, W. Lim, H. Hall, M. Perdue, D. Swayne, C. Bender, J. Huang, M. Hemphill, T. Rowe, M. Shaw, X. Xu, K. Fukuda, and N. Cox. 1998. Characterization of an avian influenza A (H5N1) virus isolated from a child with a fatal respiratory illness. *Science* **279**:393-396.

Taubenberger, J. K., A. H. Reid, A. E. Krafft, K. E. Bijwaard, and T. G. Fanning. 1997. Initial genetic characterization of the 1918 "Spanish" influenza virus. *Science* **275**:1793-1795.

Tumpey, T., C. Baser, P. Aguilar, H. Zeng, A. Solorzano, D. Swayne, N. Cox, J. Katz, J. Taubenberger, P. Palese, and A. Garda-Sastre. 2005. Characterization of the reconstructed 1918 Spanish influenza pandemic virus. *Science* **310**:77-80.

Wang, D. A. Urismajn, Y. Liu, M. Springer, T. Ksiazek, d. Erdman, Mardis, M. Hickenbotham, V. Magrini, J. Eldred, J. Latrelle, R. Wilson, D. Ganem, and J. DeRisi. 2003. Viral discovery and sequence recovery using DNA microarrays. *PLoS Biol.* **1**:257-260.

Webster, R., G. Yi, M. Peiris, and H. Chen. 2006. H5N1 influenza continues to circulate and change. *Microbe* **1**:559-565.

Wolfe, N., W. Switzer, J. Carr, V. Bhullar, V. Shanmugam, et al. 2004. Naturally acquired simian retrovirus infections in central African hunters. *Lancet* **363**:932-937.

Woolhouse, M. E. J. 2002. Population biology of emerging and re-emerging pathogens. *Trends Microbiol.* **10**:S3-S7.

부록 A

이 책에서 논의된 질병, 역학, 그리고 일부 동물바이러스의 질병 메커니즘

이 부록에서는 사람에서 질병을 일으키는 일부 동물바이러스들의 병인에 관하여 핵심 사실들을 제시한다. 각 바이러스 혹은 바이러스 그룹에 관한 정보를 세 개의 섹션에 나눠 나타냈다. 첫 번째 섹션에서는 바이러스와 관련 질병을 나열하였다. 두 번째 섹션인 "역학(epidemiology)"은 4개의 주요 영역으로 나누었다: 전파, 바이러스 분포, 위해도 및 위험인자, 그리고 백신 또는 항바이러스 약제 등이다. 세 번째 섹션인 "질병 메커니즘"에서는 단순한 이미지들을 제공하여 독자들이 감염과 그로 인한 병인을 형상화하기 쉽도록 시도하였다. 세 개의 각 섹션은 강의나 교육을 위해 슬라이드로 변환시킬 수 있어 특정 바이러스의 병인을 스냅사진처럼 쓸 수 있다.

Adenoviruses

바이러스	질병
Adenovirus의 51개 혈청형이 사람에 감염되며 6개의 하위군으로 분류한다.	호흡기 질병 • 열성 상기도 감염 • 인두결막열 • 급성 질환 • 백일해-유사 질환 • 폐렴 기타 질병 • 급성출혈성방광염 • 유행성 각결막염 • 위장염

역학

전파
- 호흡기 비말, 분변, 집기
- 밀접 접촉
- 소독이 미흡한 수영장
- 안과학 기구 (눈 감염)

위험군 또는 위험인자
- 14세 미만 어린이
- 어린이집, 군주둔지, 수영 클럽

바이러스 분포
- 편재
- 계절적 차이 없음

백신 또는 항바이러스제
- 약독화 생백신; 혈청형 4와 7을 군사용으로 사용

발병 메커니즘

바이러스가 호흡기와 위장관의 점막상피세포, 결막, 각막에 감염

바이러스가 림프조직에 지속 존재(편도선, 아데노이드, 파이어반)

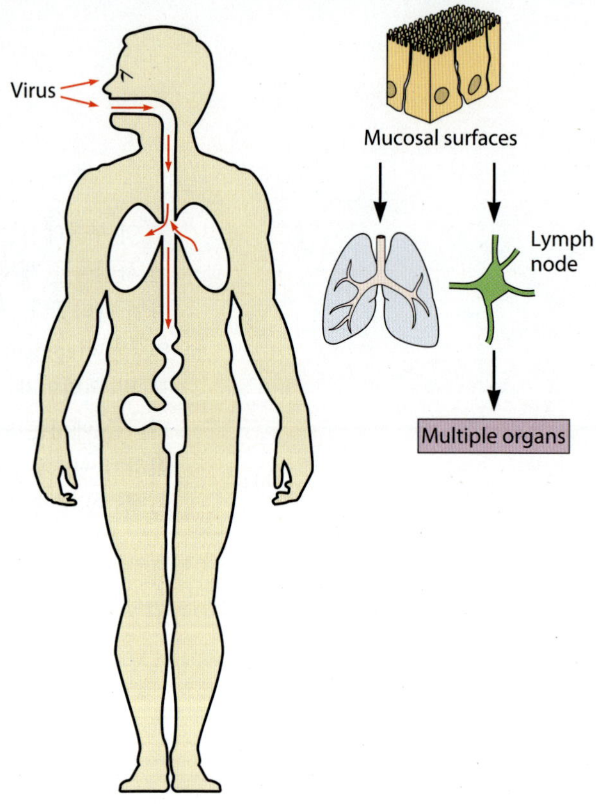

그림 I

Arenaviruses

바이러스	질병
Lymphocytic choriomeningitis virus	열성, 독감과 비슷한 근육통
Lassa virus	라싸열: 중증전신질환, 혈관투과성 상승, 쇼크
Junin virus	아르헨티나 출혈열: 라싸열과 비슷하지만 출혈 정도가 크다
Machupo virus	볼리비아 출혈열

역학

전파
- 감염된 설치류 또는 그 동물의 분비물이나 체액과 접촉

바이러스 분포
- Lymphocytic choriomeningitis virus: 유럽, 미국대륙, 호주(아시아도 가능)의 햄스터 및 집쥐
- 기타 arenavirus: 아프리카, 남미, 미국
- 계절적 차이 없음

위험군 또는 위험인자
- Lymphocytic choriomeningitis virus: 설치류가 만연한 지역의 애완용 햄스터와 접촉
- 기타 arenavirus: 설치류 서식처

Vaccines or antiviral drugs
- 백신 없음
- 항바이러스제: ribavirin

발병 메커니즘

신생아 시기의 감염으로 인한 지속감염과 면역관용의 유도

바이러스에 감염된 대식세포가 이웃 세포와 혈관의 손상을 일으키는 매개분자 분비

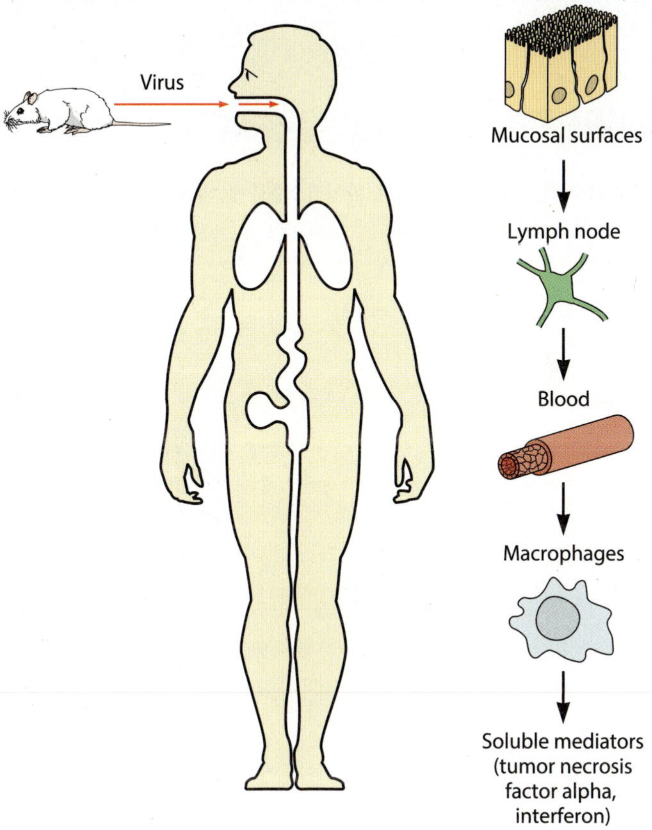

그림 2

Bunyaviruses

바이러스	벡터 동물	질병
Bunyavirus (49종) • Bunyamwera virus • California encephalitis virus • La Crosse virus • Oropouche virus	모기	열성 질환, 뇌염, 열성 발진
Hantavirus (22종) • Hantaan virus	None	신증후출혈열, 성인 호흡장애 증후군
• Sin Nombre virus	None	hantavirus 폐증후군, 쇼크, 폐부종
Nairovirus (6종) • Crimean-Congo hemorrhagic fever virus	진드기	Sandfly fever, 신증후출혈열, 뇌염, 결막염, 근염
Phlebovirus (9종) • Rift Valley fever virus • Sandfly fever virus	파리	신증후출혈열

역학

전파
- 절지동물 흡혈
- 설치류 분변

위험군 또는 위험인자
- 벡터동물이 활동하는 지역의 사람들 (예, 야외캠핑족, 산림감시원, 목부)

바이러스 분포
- 벡터동물 또는 설치류의 분포에 의존적
- 여름에 발병빈도가 높다

백신 또는 항바이러스제
- 없음

발병 메커니즘

일차 바이러스혈증, 이후 이차 바이러스혈증에 의해 중추신경계, 다양한 기관들, 혈관 내피 등의 표적 조직으로 확산

바이러스혈증 제어에 항체가 중요함

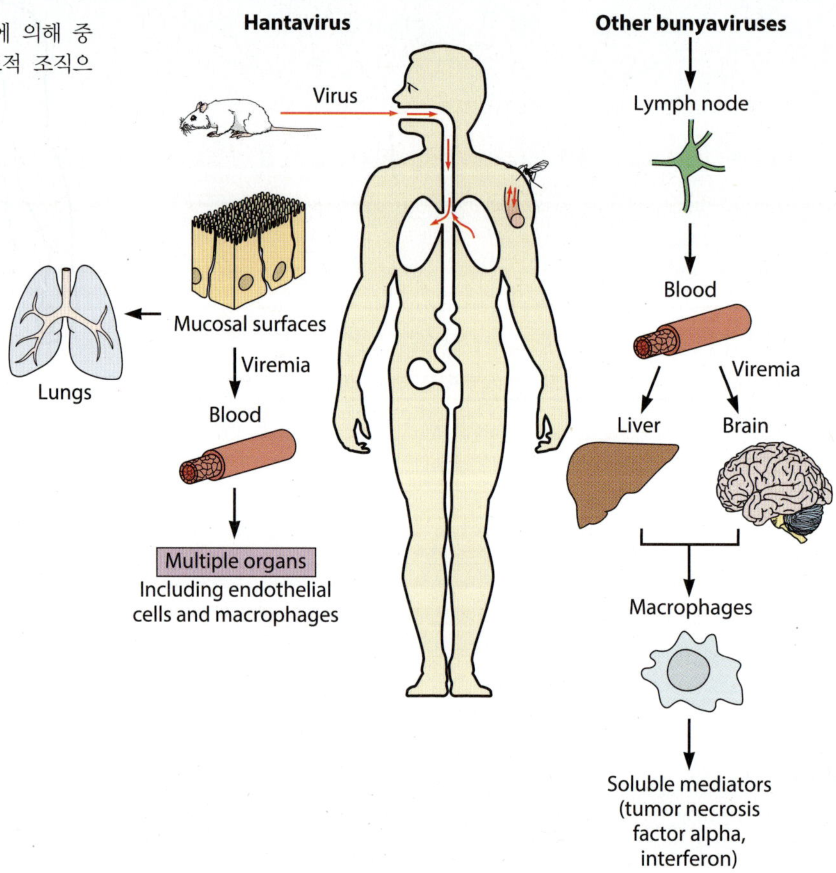

그림 3

Caliciviruses

바이러스	질병
Logovirus Norovirus Norwalk virus	위장관염
Sapovirus Sapporo virus	위장관염

역학

전파
- 오염된 물과 음식에서 비롯된 분변-경구 경로
- 비리온은 계면활성제, 건조, 산 등에 저항성 있음

바이러스 분포
- 편재
- 계절적 차이 없음

위험군 또는 위험인자
- 어린이집의 아이들
- 학교, 리조트, 병원, 요양원, 음식점, 크루즈선(감염된 조리사로 인한)

백신 또는 항바이러스제
- 없음

발병 메커니즘

바이러스가 브러쉬 보더(솔 가장자리)에 감염하여 수분과 영양소의 적절한 흡수를 차단

바이러스가 설사, 구토, 경련성 복통, 메스꺼움, 두통, 불쾌감, 열 등을 일으킴

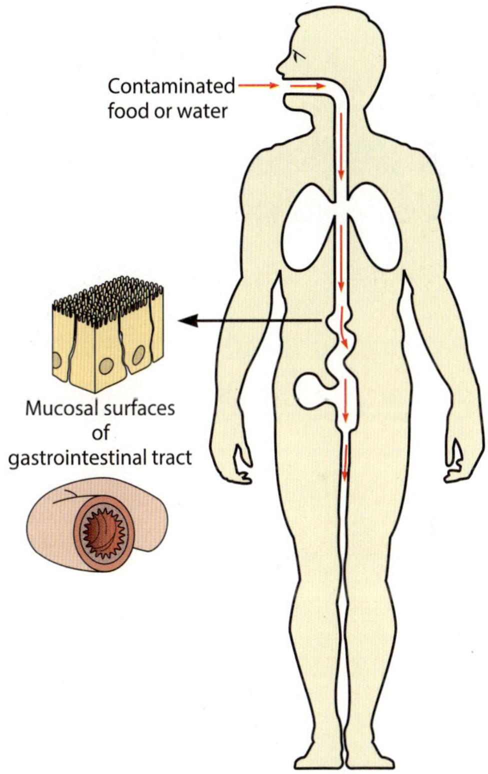

그림 4

Filoviruses

바이러스	질병
Marburg virus Lake Victoria marburgvirus	출혈열
Ebola virus Reston ebolavirus	출혈열

역학

전파

- 과일박쥐가 병원소
- 감염된 과일박쥐, 원숭이, 또는 그런 동물의 조직, 분비물, 체액과 접촉
- 감염된 사람과 접촉
- 오염된 주사바늘에 의한 우발적 찔림

바이러스 분포

- 아프리카의 원숭이에서 유행
- 계절적 차이 없음

위험군 또는 위험인자

- 원숭이 사육사
- 감염 환자와 접촉하는 의료인력

백신 또는 항바이러스제

- 없음

발병 메커니즘

바이러스 복제로 인한 간, 비장, 림프절, 폐 괴사

출혈로 인한 부종과 쇼크

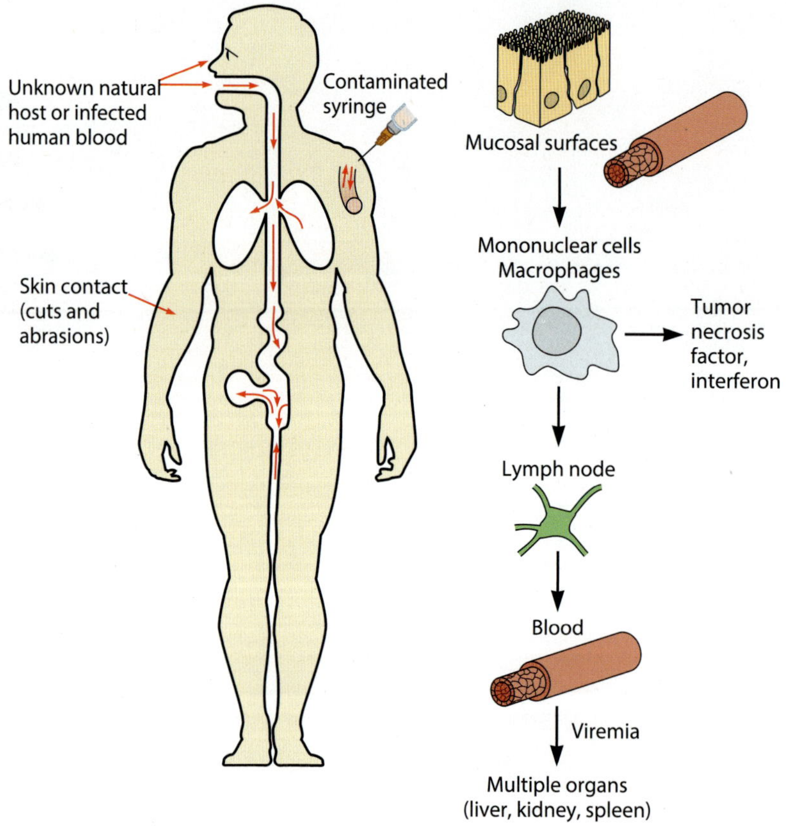

그림 5

Flaviviruses

바이러스	벡터 동물	질병
Flavivirus		
• Yellow fever virus	*Aedes* 모기	간염, 출혈열
• Powassan virus	*Ixodes* 진드기	뇌염
• Dengue virus	*Aedes* 모기	약한 전신성: 뎅기열, 뎅기 출혈열, 뎅기 쇼크 증후군
• Japanese encephalitis virus	*Culex* 모기	뇌염
• St. Louis encephalitis virus	*Culex* 모기	뇌염
• West Nile virus	*Culex* 모기	발열, 뇌염, 간염
Hepacivirus		
• Hepatitis C virus	없음	간염 (다음 페이지의 "간염 유발 바이러스" 참조)

역학

전파
- 모기 또는 진드기 벡터

위험군 또는 위험인자
- 벡터 서식지 거주자

바이러스 분포
- 벡터동물의 서식지에 따라 결정됨
  Aedes 모기 (도시지역)
  Culex 모기 (숲, 도시지역)
- 여름철에 가장 빈번

백신 또는 항바이러스제
- 황열과 일본뇌염을 위한 약독화 생백신
- 항바이러스제 없음

발병 메커니즘

바이러스는 세포용해성임

바이러스가 바이러스혈증과 전신감염 유발

중화능이 없는 항체들이 Fc 수용체를 통해 단핵구/대식세포의 감염을 촉진

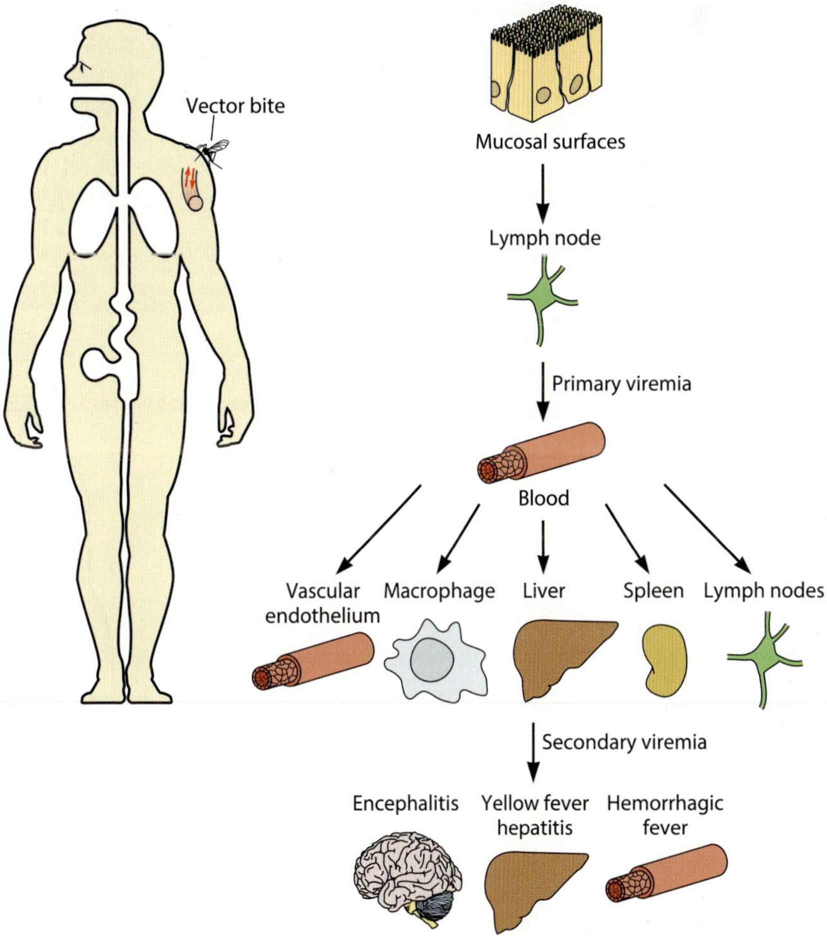

그림 6

간염을 일으키는 바이러스

바이러스	전파	잠복기	치명률	지속감염	기타 질병
Hepatitis A virus (picornavirus)	분변-경구	15-50 일	< 0.5%	아니오	없음
Hepatitis B virus (hepadnavirus)	비경구, 성교	45-160 일	1-2%	예	일차 간세포 암종, 간경화
Hepatitis C virus (flavivirus)	비경구, 성교	14-180 일	~4%	예	일차 간세포 암종, 간경화
Hepatitis D virus (viroid-like; contribution to hepatitis is controversial)	비경구, 성교	15-64 일			
Hepatitis E virus (calicivirus)	분변-경구	15-50 일	1-2%; 임신부, 20%	아니오	없음

역학

전파
- Hepatitis A and E viruses
  분변-구강 경로 (오염된 음식물, 물)
  조리사, 어린이집 종자사, 어린이에 의한 전파
- Hepatitis B, C, and D viruses
  혈액, 정액, 질분비액 수혈, 주사바늘 상처, 약 봉지, 성교, 모유수유
- Hepatitis B virus
  침, 모유

바이러스 분포
- 편재
- 계절적 차이 없음

위험군 또는 위험인자
- Hepatitis A and E viruses
  어린이 (약한 질병)
  성인 (급발생 간염)
  임신부 (hepatitis E virus에 의한 높은 치명률)
- Hepatitis B, C, and D viruses
  어린이 (약한 만성감염)
  성인 (서서히 진행되는 간염)
  성인의 만성간염
- Hepatitis B or C virus
  (간세포 암종)

백신 또는 항바이러스제
- Hepatitis A virus: 불활화 백신
- Hepatitis B virus: 서브유닛 백신
- Hepatitis C virus: ribavirin + IFN-α

질병

간세포에서의 일차 증식에 이은 바이러스혈증

일반적으로 세포용해 없음; 세포성 면역반응에 의한 조직 손상

모두 급성감염 유발

HBV 및 HCV 모두 간세포 암종으로 귀결되는 만성감염을 일으킬 수 있음

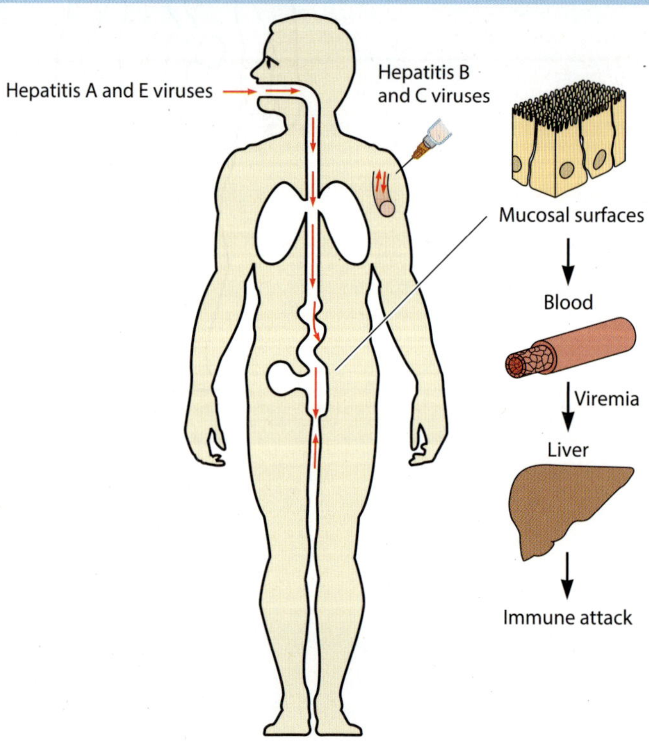

그림 7

Herpesviruses

Herpes simplex virus

바이러스	질병
Alphaherpesviruses	
• **Herpes simplex virus types 1 and 2**	점막 병소, 뇌염
• Varicella-zoster virus	수두, 대상포진

역학

전파
- 침, 질분비액, 병소의 진물
- 눈과 피부 상처로 진입
- Herpes simplex virus type 1: 주로 구강 침투, herpes simplex virus type 2: 주로 성접촉에 의한 침투

바이러스 분포
- 편재
- 계절적 차이 없음

위험군 또는 위험인자
- 어린이 (1형)와 성적으로 활발한 사람(2형)
- 내과의사, 간호사, 치과의사 및 구강/생시기 분비물을 접촉하는 사람 (헤르페스손끝염)
- 면역약화 환자 및 신생아 (치사적 확산성 질병)

백신 또는 항바이러스제
- 백신 없음
- 항바이러스제: acyclovir, penciclovir, valacyclovir, famciclovir, adenosine arabinoside, iododeoxyuridine, trifluridine

발병 메커니즘

바이러스가 세포에서 세포로 확산, 항체로 중화되지 않음

세포-매개 면역병리가 증상에 기여

세포-매개 면역이 감염 해소에 필수

바이러스가 뉴론에서 잠복상태 확립

스트레스나 면역억제 등으로 바이러스가 잠복상태에서 재활성화

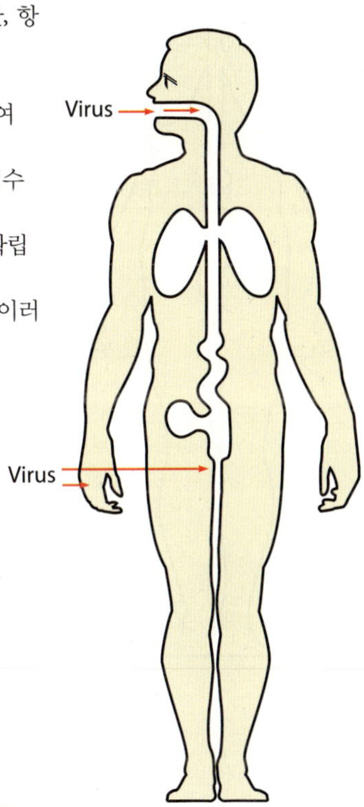

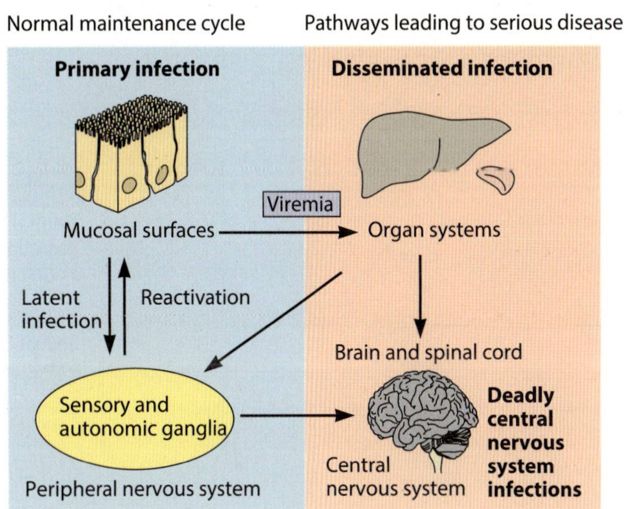

그림 8

Herpesviruses

Cytomegalovirus

바이러스	질병
Betaherpesviruses	
• **Cytomegalovirus**	선천성 결손; 면역약화 환자의 기회 병원체
• Human herpesvirus	홍진
• Human herpesvirus	고아 바이러스

역학

전파
- 혈액, 조직, 신체 분비물 (오줌, 침, 정액, 자궁경부 분비액, 모유, 눈물)

위험군 또는 위험인자
- 임신 기간 중에 감염된 엄마의 아기 (선천성 결손)
- 성적 활동
- 혈액 및 장기 수여자
- 화상 환자
- 면역약화 환자(재발성 질병)

바이러스 분포
- 편재
- 계절적 차이 없음

백신 또는 항바이러스제
- 백신 없음
- 항바이러스제: acyclovir, ganciclovir, valganciclovir, foscarnet, cidofovir, fomivirsen

발병 메커니즘

상피 및 기타 세포에 감염

주로 불현성 감염 유발

감염 해소에 세포-매개 면역이 필수

CD34[+] 골수전구세포, 대식세포, 기타 세포에서 잠복감염

세포-매개 면역의 억제는 재발성 중증 질병으로 귀결

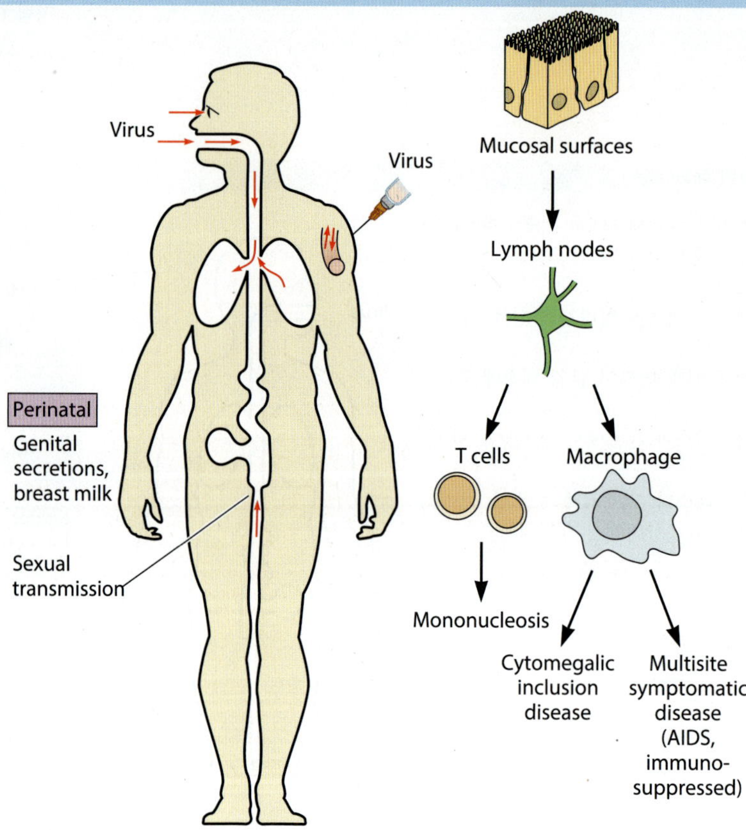

그림 9

Herpesviruses

Epstein-Barr virus

바이러스	질병
Gammaherpesviruses	
• Epstein-Barr virus	감염성 단핵구증; 다양한 림프종과 연관됨
• Human herpesvirus 8 (카포시 육종-연관 바이러스)	카포시 육종, 희귀성 B세포 림프종

역학

전파
- 침, 밀접한 구강접촉, 또는 생활집기 공유 (컵 또는 칫솔)

위험군 또는 위험인자
- 어린이(무증상 또는 약한 증상)
- 청소년 (감염성 단핵구증)
- 면역약화 (치사적 종양성 질병)
- 말라리아 (버킷 림프종)

바이러스 분포
- 편재
- 계절적 차이 없음

백신 또는 항바이러스제
- 없음

발병 메커니즘

구강 상피세포, B세포 감염

B세포의 불멸화

T세포가 감염제어에 필수

T세포가 **감염성 단핵구증**의 증상에 기여

면역약화 환자의 림프종, 버킷 림프종, 비인두암과 연관

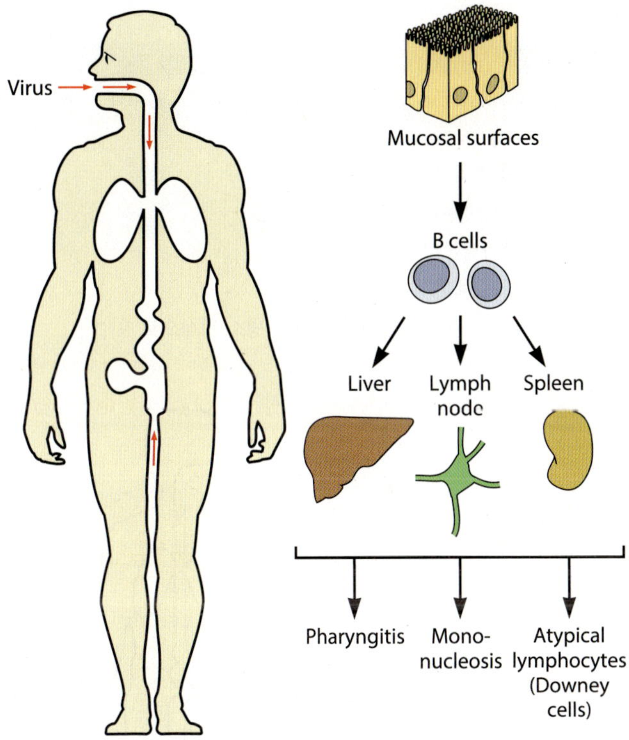

그림 10

Herpesviruses

Varicella-zoster virus

바이러스	질병
Alphaherpesviruses	
• Herpes simplex virus types 1 and 2	점막 병소, 뇌염
• **Varicella-zoster virus**	수두, 대상포진

역학

전파
- 호흡기 비말 또는 잡촉에 의한 바이러스 전파

위험군 또는 위험인자
- 어린이 (5–9세) (약한 질병)
- 청소년과 성인 (보다 중증 질환, 폐렴 가능)
- 면역약화자 및 신생아 (치사적 폐렴, 뇌염, 산재성 수두)
- 노년층, 면역약화자 (재발성 대상포진)

바이러스 분포
- 편재
- 계절적 차이 없음

백신 또는 항바이러스제
- 생백신 (Oka strain)
- 항바이러스제; acyclovir, foscarnet

발병 메커니즘

상피세포와 섬유아세포에 감염, 바이러스혈증에 의해 피부로 확산, 수두 병소 유발

세포-매개 면역병리가 증상에 기여

세포-매개 면역반응이 감염 해소에 필수

뉴런에서 잠복감염

면역억제에 따른 재활성화

재활성화는 대상포진, 피절 전반에 걸친 병소 형성으로 귀결

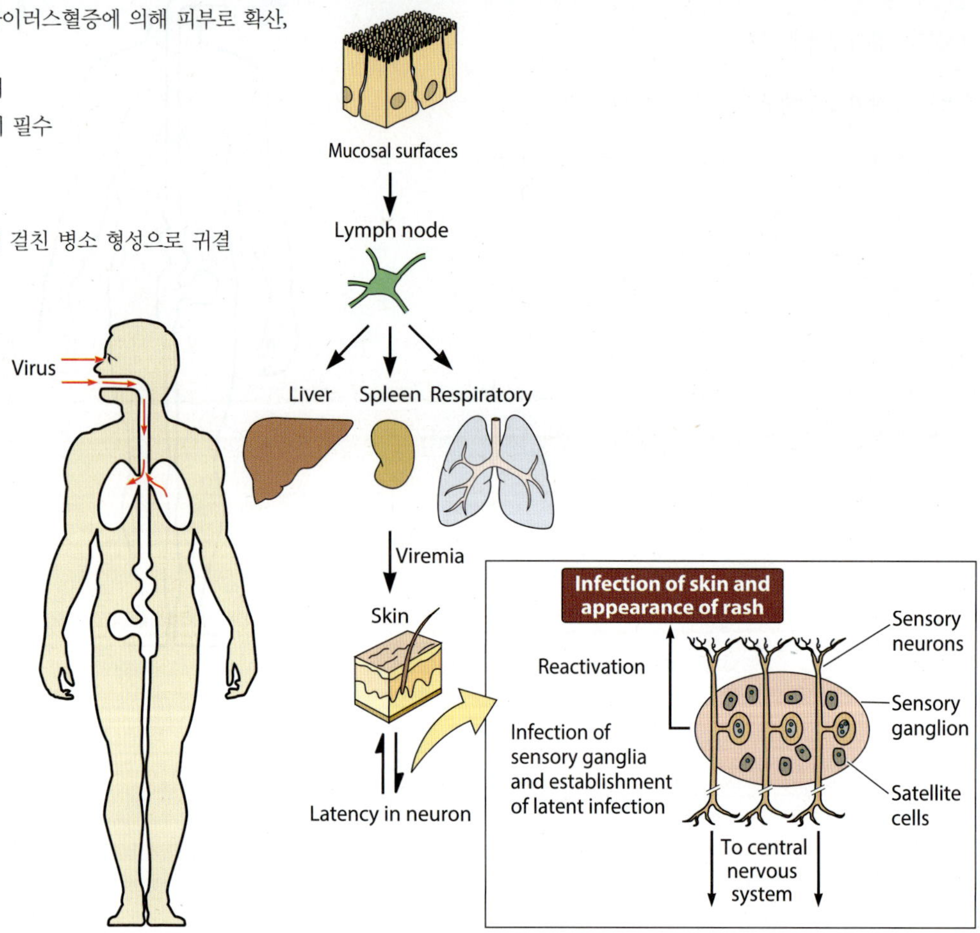

그림 11

Orthomyxoviruses

바이러스

Influenza A, B, and C viruses

질병

독감
- 급성 열성 호흡관 감염
- 발열, 불쾌감, 인후염, 기침의 급격한 엄습
- 어린이에서는 복통, 구토, 중이염, 근염, 크루우프 등이 함께 올 수 있음

합병증
- 일차 바이러스성 폐렴
- 근염 및 심장병 수반
- 귈랑-바레 증후군
- 뇌병증
- 뇌염
- 라이 증후군

역학

전파
- 미세한 에어로졸이나 비말 흡입
- 학령아동에 의한 광범위 확산

위험군 또는 위험인자
- 성인 (전형적인 "독감" 증상)
- 어린이 (무증상에서 중증 감염까지 다양)
- 노년층, 면역약화자, 심장 또는 호흡기에 문제가 있는 사람(고위험)

바이러스 분포
- 편재; 유행병, 대유행
- 겨울철에 빈도 높음

백신 또는 항바이러스제
- 당해년도 유행이 예상되는 A형 및 B형 바이러스주의 사백신
- A형 및 B형의 약독화 생백신 (비강 분무) amantadine, rimantadine, zanamivir, oseltamivir
- 항바이러스제: amantadine, rimantadine, zanamivir, oseltamivir

발병 메커니즘

상기도 및 하기도 감염

감염에 맞선 사이토카인 반응으로 인해 확연한 전신적 증상

혈구응집소(HA)와 뉴라미니다제(NA)에 대응하는 항체들이 감염 방어에 중요

감염의 회복은 인터페론과 세포-매개 면역반응에 의존적

자연적인 상피 장벽의 손실로 인해 세균의 중복감염 감수성 상승

Influenza A virus의 HA 및 NA는 크고작은 항원변화를 겪음

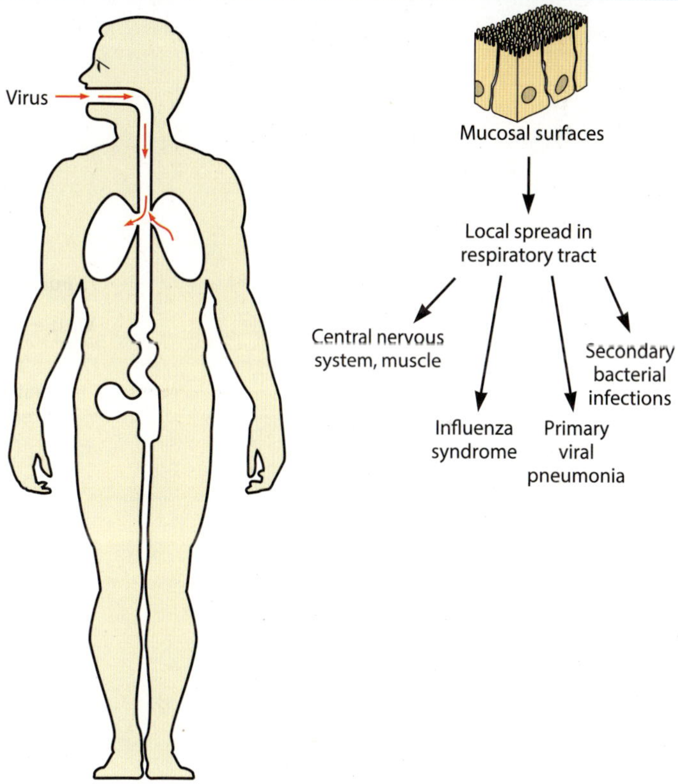

그림 12

Papillomaviruses

바이러스	질병
Papillomavirus (90 유전자형)	피부 사마귀: 발바닥, 일상적, 편평 사마귀들, 사마귀상표피 이상 양성 두경부 종양: 후두, 구강, 결막 유두종 항문생식기 사마귀: 첨형콘딜롬, 자궁경부 상피내 종양, 암

역학

전파
- 직접 접촉, 성접촉
- 감염된 산도를 통한 출산시

바이러스 분포
- 편재
- 계절적 차이 없음

위험군 또는 위험인자
- 성적 활동성

백신 또는 항바이러스제
- 6, 11, 16, 18형에 대한 백신 (가다실)

발병 메커니즘

피부와 점막의 상피세포 감염

바이러스 복제는 상피세포의 분화 단계에 따라 다름

양성의 세포 과다증식이 사마귀 유발

일부 유전자형은 암으로 발전할 수 있는 형성이상과 연관

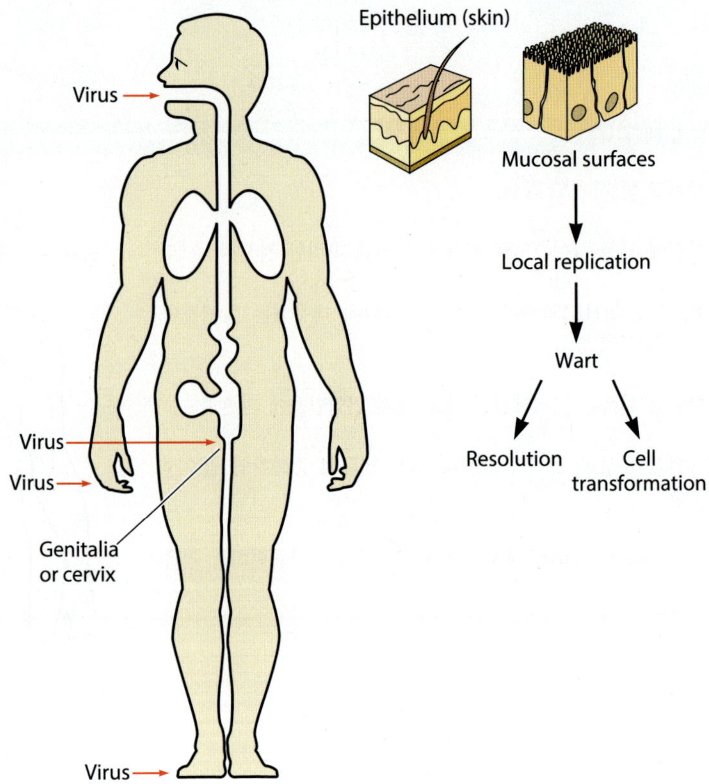

그림 13

Paramyxoviruses

Measles virus

바이러스	질병
Morbilliviruses • Measles virus	홍역 합병증: 중이염, 크루우프, 기관지폐렴, 뇌염 아급성 경화범뇌염

역학

전파
- 에어로졸 흡입
- 높은 전염성

바이러스 분포
- 편재
- 가을부터 봄까지 유행

위험군 또는 위험인자
- 성인 (심각한 질병)과 어린이
- 면역약화 환자 (훨씬 심한 결과)

백신 또는 항바이러스제
- 약독화 생백신
- 항바이러스제 없음

발병 메커니즘

호흡관의 상피세포 감염, 바이러스혈증및 림프구 감염으로 확산

결막, 호흡관, 요도, 림프계, 혈관계, 중추신경계에서 증식

바이러스에 감염된 모세관 내피세포에 대한 T세포 반응이 발진 유발

세포-매개 변역이 감염제어에 필수

면역병인 (감염후 홍역뇌염) 또는 바이러스 돌연변이체(아급성 경화범뇌염)가 합병증 유발

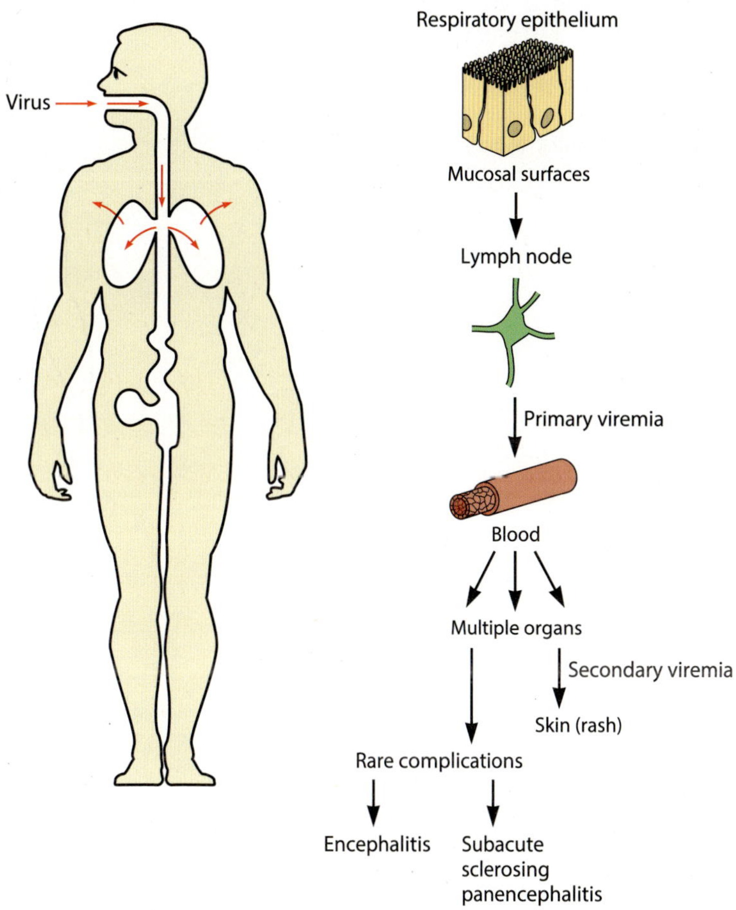

그림 14

Paramyxoviruses

Mumps virus

바이러스	질병
Paramyxoviruses	
• Parainfluenza virus types 1 → 4	감기-유사 증상, 기관지염, 크루우프
• **Mumps virus**	유행성이하선염

역학

전파
- 에어로졸 흡입
- 높은 전염성

바이러스 분포
- 편재
- 늦겨울, 이른 봄에 유행

위험군 또는 위험인자
- 성인(심각한 질병)과 어린이
- 면역약화 환자(훨씬 심한 결과)

백신 또는 항바이러스제
- 약독화 생백신
- 항바이러스제 없음

발병 메커니즘

호흡관 상피세포에 감염, 바이러스혈증에 의한 확산

침샘, 고환, 호흡관 및 중추신경계에서 증식

세포-매개 면역이 감염제어에 필수

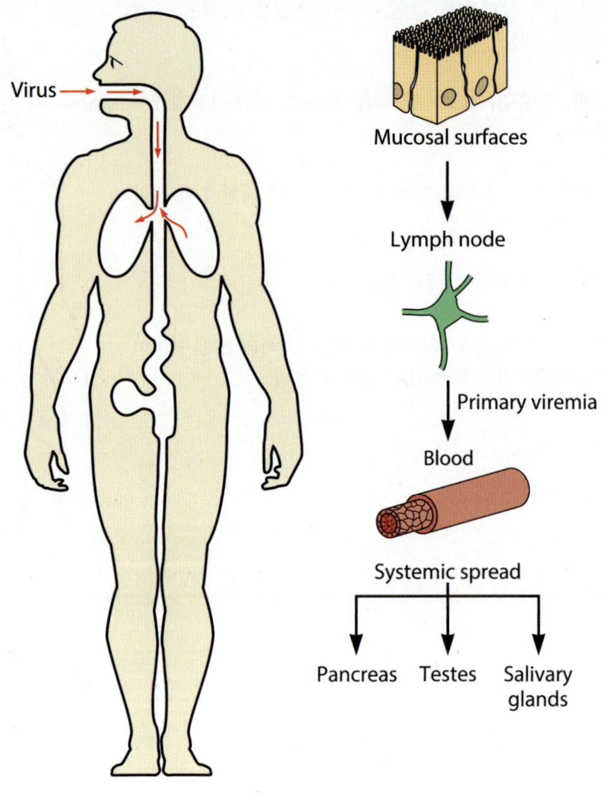

그림 15

Paramyxoviruses

Respiratory syncytial virus

바이러스	질병
Pneumoviruses	
• **Respiratory syncytial virus**	세기관지염, 폐렴, 열성 비염, 인후염, 일반 감기

역학

전파
- 에어로졸 흡입

바이러스 분포
- 편재
- 계절성 질병

위험군 또는 위험인자
- 유아(세기관지염, 폐렴)
- 어린이(약한 질병부터 폐렴까지 다양)
- 성인(약한 증상)

백신 또는 항바이러스제
- 백신 없음
- 항바이러스제: 유아는 ribavirin 사용

발병 메커니즘

호흡관에 감염하지만 전신 확산은 없음

기관지염, 열성 비염, 인후염, 일반 감기 또는 폐렴 유발할 수 있음

세기관지염은 숙주의 면역반응이 일으키는 것으로 추정

신생아에서는 바이러스-유도 병리 메커니즘으로 인해 좁은 기도가 막혀 치사적 감염이 될 수 있음

모체로부터 온 항체가 유아의 감염을 막지 못함

자연적 감염 이후에도 재감염이 가능함

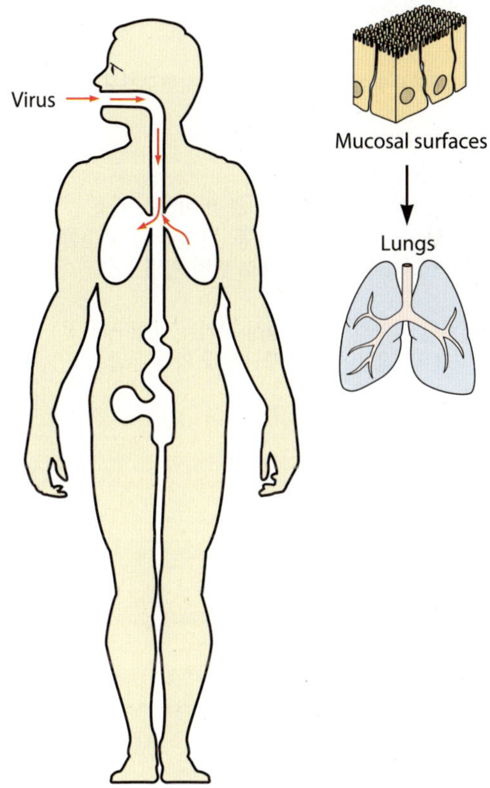

그림 16

Parvoviruses

바이러스	질병
B19 parvovirus	전염성홍반(제5병) 만성 용혈성 빈혈을 수반한 환자에서 골수무형성위기 급성 다발관절염 유산
Adeno-associated virus	일반적으로 사람에 감염하지만 질병은 없음

역학

전파
- 호흡기 및 구강의 비말

위험군 또는 위험인자
- 초등학교 어린이(제5병)
- 감염된 어린이의 부모
- 임신부(치사적 감염과 질병)
- 만성빈혈 환자(골수무형성위기)

바이러스 분포
- 편재
- 제5병은 늦겨울과 봄에 가장 흔함

백신 또는 항바이러스제
- 없음

발병 메커니즘

자궁내 감염

바이러스가 세포분열이 활발한 골수의 적혈구전구세포에 감염

이상성(biphasic) 질병
독감-유사기, 바이러스혈증 기간 중 바이러스 배출
후기: 홍반성 반구진 발진, 관절통, 관절염 등이 순환 중인 바이러스-항체 면역복합체로 인해 발병

만성용혈성빈혈 환자의 골수무형성 위기는 적혈구계 전구세포의 고갈 및 적혈구 생성 불균형에 의해 유발

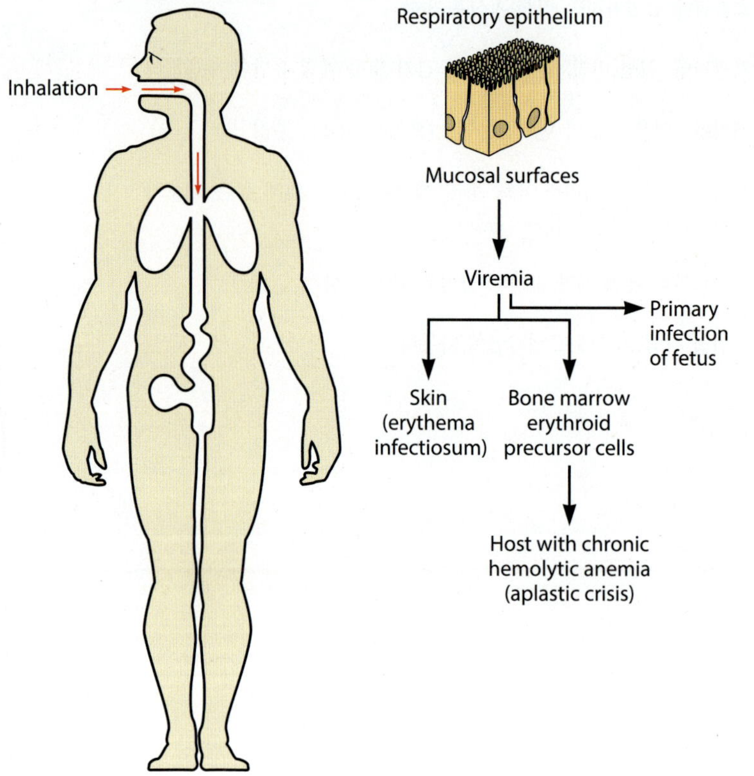

그림 17

Picornaviruses

바이러스	마비성 질병	뇌염, 수막염	심장염	신생아 질병	흉막통	헤르페스목 구멍염	수족구병	발진	급성 출혈성결막염
Poliovirus types 1–3	+	+							
Coxsackie A viruses 1–24	+	+	+			+	+	+	+
Coxsackie B viruses 1–6	+	+	+	+	+			+	
Echoviruses 1–33	+	+	+	+				+	
Enterovirus 70	+								+
Enterovirus 71	+	+					+		
Parechoviruses 1–3	+	+							
Rhinoviruses 1–100									

	기도감염	구분되지 않는 발열	설사, 위장관염	당뇨, 췌장염	고환염	면역결핍 환자의 질병	선천성 기형
Poliovirus types 1–3	+	+				+	
Coxsackie A viruses 1–24	+	+				+	+
Coxsackie B viruses 1–6		+		+	+		+
Echoviruses 1–33	+	+	+			+	
Enterovirus 70							
Enterovirus 71							
Parechoviruses 1–3	+	+	+				
Rhinoviruses 1–100	+						

역학

전파
- Enteroviruses: 분변-구강
- Rhinoviruses: 비말 흡입, 오염된 손 접촉

위험군 또는 위험인자
- Poliovirus
  연령대가 낮은 어린이(무증상 또는 약한 질병)
  연령대가 높은 어린이, 성인(무증상부터 마비성 질병까지)

- Coxsackievirus and enterovirus 갓난아이와 신생아는 심각한 질병이 생길 수 있는 고위험군
- Rhinovirus (모든 연령대)

바이러스 분포
- 편재; poliovirus는 거의 박멸
- Enterovirus: 질병이 여름철에 가장 흔함
- Rhinovirus: 질병이 이른 가을과 늦봄에 가장 흔함

백신 또는 항바이러스제
- Poliovirus: 경구투여 생백신 또는 불활화 폴리오백신
- 다른 enterovirus와 rhinovirus에는 백신 없음
- 승인된 항바이러스제 없음

그림 18

발병 메커니즘

바이러스	질병
Enteroviruses	구강인두 또는 장내 점막으로 진입 분비형 IgA가 감염 예방할 수 있음 바이러스혈증을 통해 표적 조직으로 확산 혈청 항체가 확산 차단 분변을 통한 바이러스 배출 높은 비율의 무증상 감염

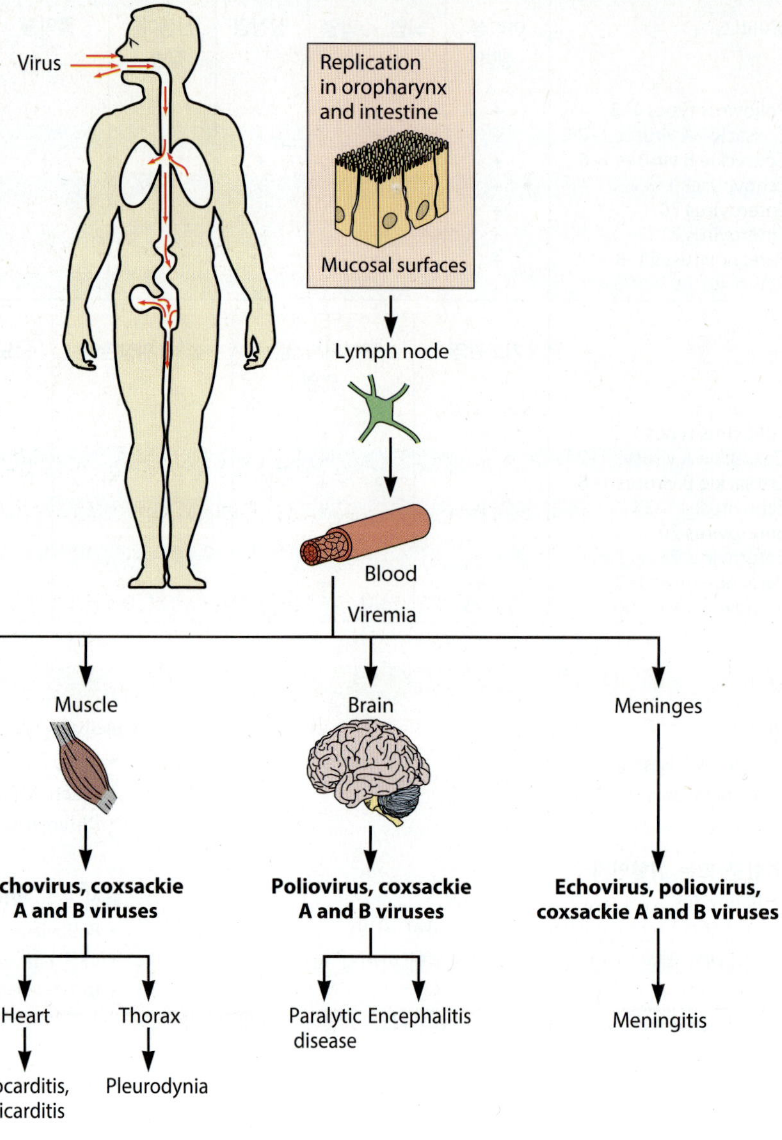

바이러스	질병
Rhinoviruses	상기도로 진입하며 감염은 그 지역으로 국한됨 천식 악화의 주요인

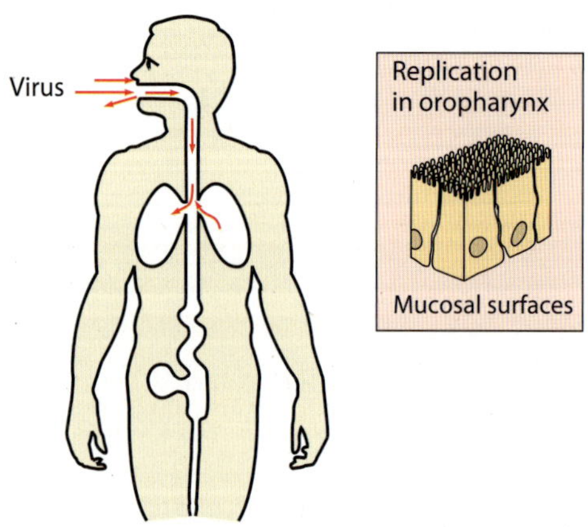

그림 19

Polyomaviruses

바이러스	질병
Polyomavirus	
• BK virus	면역억제 환자의 신장 질환
• JC virus	면역억제 환자의 진행성 다초점 백질뇌병

역학

전파
에어로졸 흡입

바이러스 분포
• 편재
• 계절적 차이 없음

위험군 또는 위험인자
• 면역약화자

백신 또는 항바이러스제
• 없음

발병 메커니즘

호흡기 경로를 통해 진입, 생애 초기에 바이러스혈증에 의한 신장으로의 확산

보통 무증상 감염

바이러스는 신장이나 폐와 같은 기관에서 지속감염과 잠복감염 확립

면역약화자에서 JC virus가 활성화되면 뇌로 확산되어 진행성 다초점 백질뇌병을 야기; 희소돌기교세포가 죽어 탈수초를 일으킴

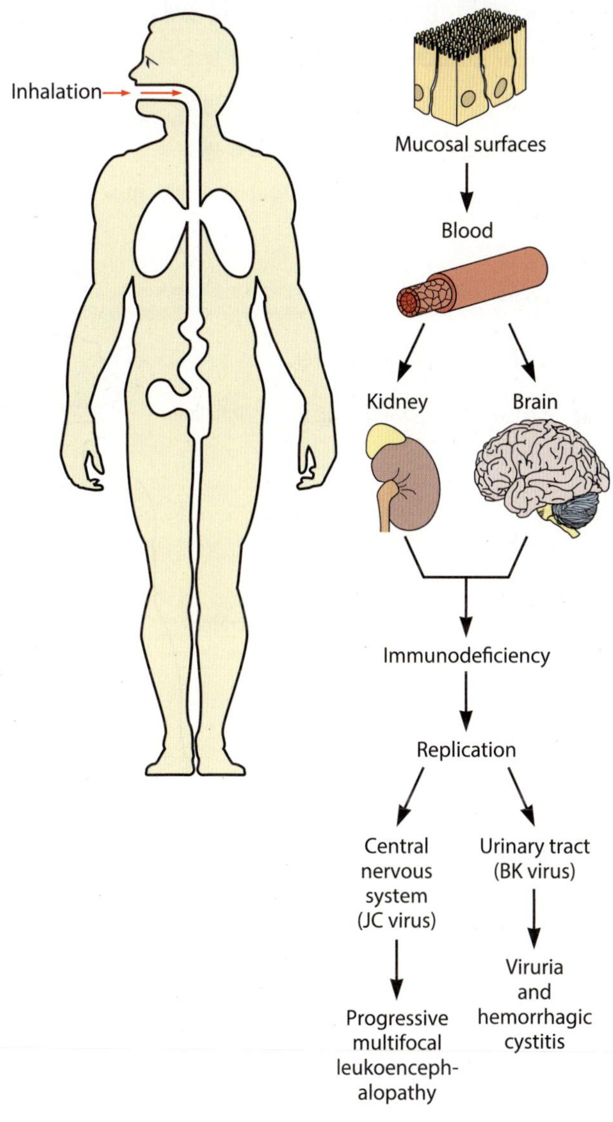

그림 20

Poxviruses

바이러스	질병
Variola virus	천연두
Vaccinia virus (smallpox vaccine)	뇌염 및 백시니아 괴사 (백신접종의 합병증)
Orf virus	국소적 병소
Cowpox virus	국소적 병소
Pseudocowpox virus	착유자결절
Monkeypox virus	일반화된 질병
Bovine papular stomatitis virus	국소적 병소
Tanapox virus	국소적 병소
Yaba monkey tumor virus	국소적 병소
Molluscum contagiosum virus	널리 퍼진 피부 병소

역학

전파
- 천연두: 호흡기 비말, 집기에 묻은 바이러스 접촉
- 기타 poxvirus: 직접 접촉 또는 집기 접촉

위험군 또는 위험인자
- 전염성 연속종: 성 접촉, 레슬링
- 인수공통전염병: 동물조련사(병소 접촉)

바이러스 분포
- 편재
- 계절적 차이 없음
- 자연발생적 천연두는 박멸됨

백신 또는 항바이러스제
- 천연두 예방용 생백신 (vaccinia virus)
- 항바이러스제 없음

발병 메커니즘

기도 감염, 림프계와 혈액을 통해 확산

접촉에 의해 전파되는 전염성 연속종 및 인수공통전염병

다양한 장기의 연속적인 감염

세포-매개 및 체액성 면역 모두 감염 해소에 중요

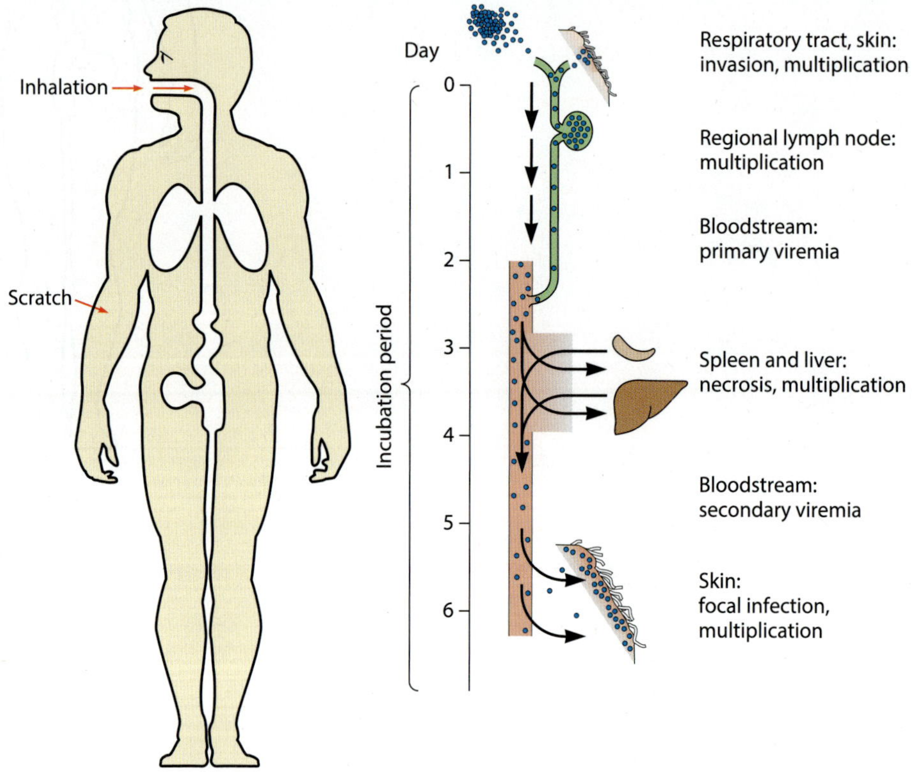

그림 21

Reoviruses

Rotavirus

바이러스	질병
Orthoreovirus	약한 상기도 질병, 위장염, 담도 폐쇄증
Coltivirus	콜로라도 진드기열: 열성 질환, 두통, 근육통 (동물원성 감염증)
Rotavirus	위장염

역학

전파

- 분변-구강 경로

위험군 또는 위험인자

- Rotavirus type A
  24개월 미만 유아(위장염, 탈수)
  저연령대 어린이(약한 설사)
  개발도상국의 영양결핍자(설사, 탈수, 사망)

- Rotavirus type B
  중국의 유아, 고연령대 어린이, 성인(중증 위장염)

바이러스 분포

- 편재(A형)
- 여름철에 덜 발생

백신 또는 항바이러스제

- 경구투여 약독화 생백신 사용 가능

발병 메커니즘

nsP4가 설사를 일으키는 바이러스성 장독소

질병은 24개월 미만 유아에게 심각하며 성인에서는 무증상

설사를 통해 다량의 바이러스 배출

감염에 대응하는 면역성은 소화관 내부의 IgA에 의존적

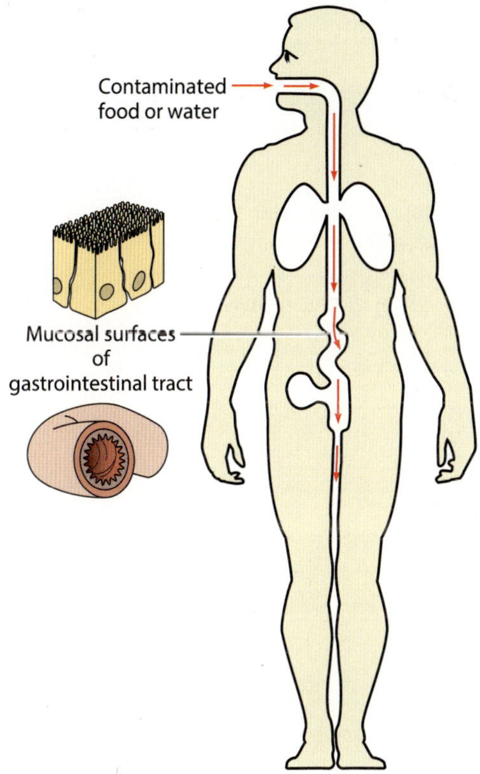

그림 22

Retroviruses

Human T-lymphotropic virus type I

바이러스	질병
Deltaretrovirus	
• **Human T-lymphotropic virus type 1**	성인 T세포 백혈병 열대 경련성 하반신 마비
• Human T-lymphotropic virus type 2	털세포백혈병
• Human T-lymphotropic virus type 5	악성 피부림프종

역학

전파
- 혈중 바이러스
  수혈, 마약복용자들의 주사바늘 공유; 감염된 림프구가 존재하는 경우에 한함
- 정액 내의 바이러스
  항문 또는 질 삽입 성교
- 출산 전후의 전파
  감염된 모체 림프구의 태반 통과, 모유 속의 감염된 림프구

바이러스 분포
- 편재
- 계절적 차이 없음

위험군 또는 위험인자
- 정맥주사 마약복용자
- 성교 파트너가 많은 동성 또는 이성애자
- 매춘부
- 바이러스-양성 엄마의 갓난아이

백신 또는 항바이러스제
- 예방백신 없음
- 항바이러스제 없음

발병 메커니즘

T 림프구에 감염

잠복상태를 유지하거나 또는 서서히 복제하면서 T세포 클론의 과다증식 유도

백혈병이 발병하기 전 긴 잠복기(30년)

감염은 면역억제 상태로 귀결

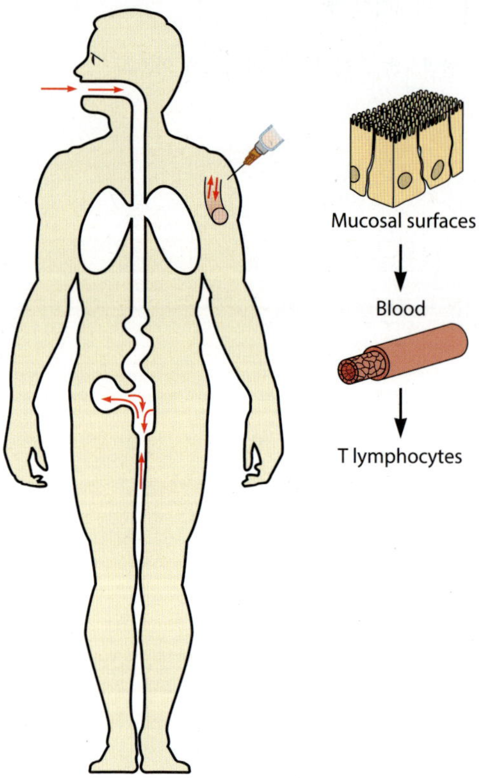

그림 23

Retroviruses

Human immunodeficiency virus types I and 2

바이러스	질병
Lentivirus • **Human immunodeficiencyvirus types 1 and 2**	후천성면역결핍증(AIDS)

역학

전파
- 혈중 바이러스
  수혈, 마약복용자들의 주사바늘 공유, 의료인력의 주사바늘 찔림, 타투 바늘
- 정액 및 질분비액 내의 바이러스
  항문 및 질 삽입 성교
- 출산 전후의 전파
  자궁내 및 분만기 전파; 모유

위험군 또는 위협인자
- 정맥주사 마약복용자
- 성교 파트너가 많은 동성 또는 이성애자
- 매춘부
- 바이러스-양성 엄마의 갓난아이

바이러스 분포
- 편재
- 계절적 차이 없음

백신 또는 항바이러스제
- 예방백신 없음
- 항바이러스제
  역전사효소 억제제인 뉴클레오티드 유도체
  (e.g., azidothymidine, dideoxycytidine)
  비-뉴클레오시드 역전사효소 억제제
  (e.g., nevirapine, delavirdine)
  단백질 분해효소 억제제
  (e.g., saquinavir, ritonavir)
  통합효소 억제제
  (e.g., raltegravir, elvitegravir)
  융합 억제제
  (e.g., enfuvirtide, maraviroc)

발병 메커니즘

주로 $CD4^+$ T세포와 대식세포에 감염

$CD4^+$ T세포는 용해, 대식세포는 지속감염; 면역억제가 진행되면 이차 감염과 사망으로 귀결

장기간 생존하는 세포에 감염하여 지속감염의 병원소 확립

감염된 단핵구가 뇌로 확산되어 치매 유발

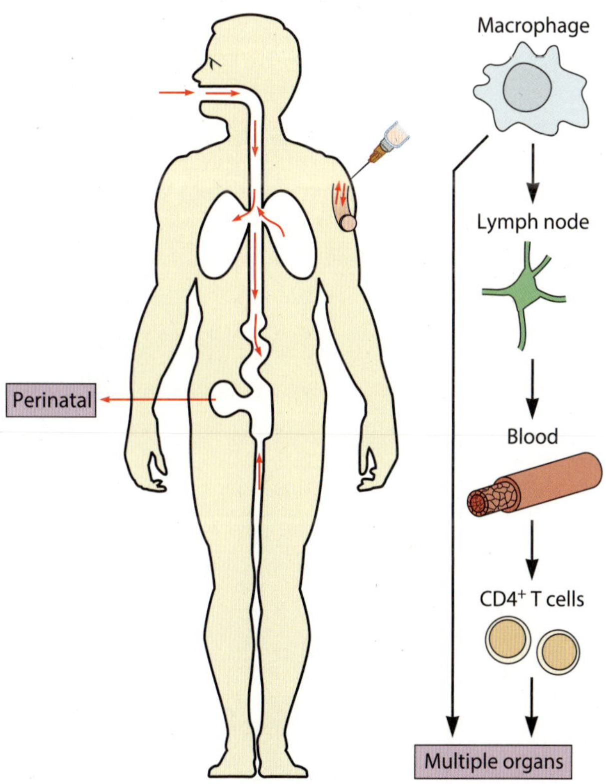

그림 24

Rhabdoviruses

Rabies virus

바이러스	질병
Lyssavirus	
• Rabies virus	광견병
• Related viruses of rodents and bats	드물게 광견병-유사 뇌염 유발
Vesiculovirus	
• Vesicular stomatitis virus	독감-유사 질환

역학

전파
- 병원소: 야생동물
- 벡터: 야생동물, 예방접종을 받지 않은 개와 고양이
- 광견병에 걸린 동물에게 물림(침 속의 바이러스), 에어로졸(광견병에 걸린 박쥐가 서식하는 동굴)

바이러스 분포
- 편재, 일부 섬 지역 제외
- 계절적 차이 없음

위험군 또는 위험인자
- 동물조련사, 수의사
- 반려동물 예방접종이나 검역이 이루어지지 않은 국가의 주민

백신 또는 항바이러스제
- 반려동물과 야생동물용 백신
- 위험군을 위한 불활화 백신, 노출후 발병예방용
- 항바이러스제 없음

발병 메커니즘

물린 장소의 근육에서 복제

물린 장소가 중추신경계에서 얼마만큼 떨어져 있는지와 침투한 바이러스 양에 따라 수주에서 수개월까지의 잠복기

바이러스 복제가 뇌에서 일어나면 공수(hydrophobia), 발작, 환각, 마비, 혼수 및 사망 유발

전파를 일으키는 침샘으로 확산

잠복기간이 길기 때문에 노출후 면역접종으로도 질병을 예방할 수 있음

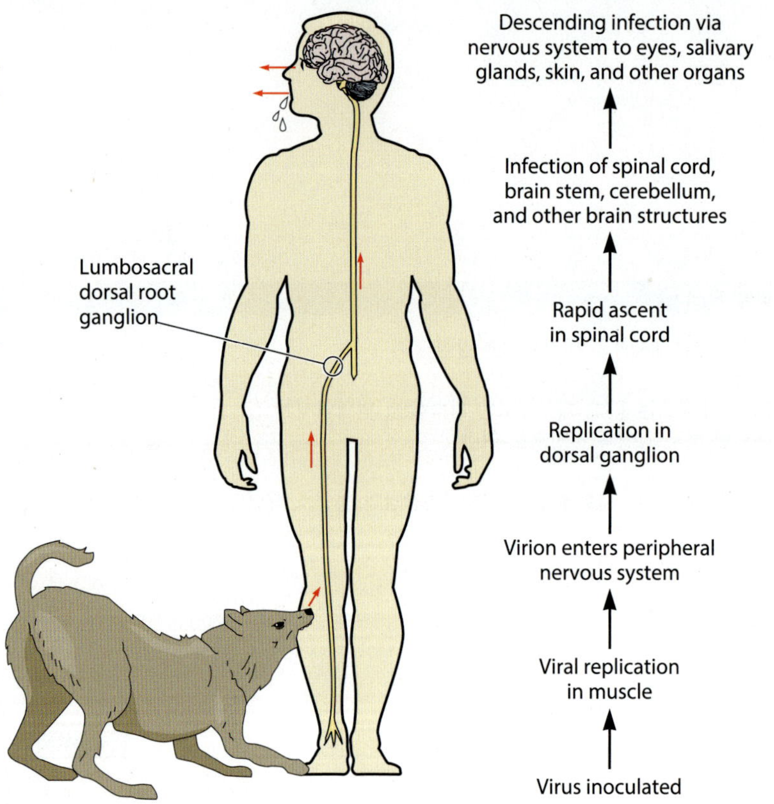

그림 25

Togaviruses

바이러스	벡터 동물	질병
Alphaviruses		
• Sindbis virus	*Aedes* 모기	무증상
• Semliki Forest virus	*Aedes* 모기	무증상
• Venezuelan equine encephalitis virus	*Aedes*, *Culex* 모기	약한 전신감염; 중증 뇌염
• Eastern equine encephalitis virus	*Aedes*, *Culiseta* 모기	약한 전신감염; 뇌염
• Western equine encephalitis virus	*Culex*, *Culiseta* 모기	약한 전신감염; 뇌염
• Chikungunya virus	*Aedes* 모기	발열, 관절통, 관절염
Rubella virus	없음	풍진

역학

전파
- Alphavirus: 모기 벡터
- Rubella virus: 호흡기 경로

바이러스 분포
- 절지동물매개 바이러스: 벡터 동물의 서식지에 따라 다름
  Aedes 모기: 도시 지역
  Culex 모기: 숲, 도시 지역
  여름에 가장 흔함
- Rubella virus: 편재

위험군 또는 위험인자
- 절지동물매개 바이러스: 벡터동물이 서식지역 거주민
- Rubella virus: 20주 미만의 신생아(선천성 기형), 어린이(약한 발진), 성인(보다 중증의 질병, 관절염, 관절통)

백신 또는 항바이러스제
- Rubella virus에 대한 약독화 생백신
- 항바이러스제 없음

발병 메커니즘

바이러스가 세포용해성임 (rubella virus 제외)

바이러스혈증으로 인한 전신감염

항체는 바이러스혈증에 의한 확산 제한(예, 감염된 모체의 태아 전파)

세포-매개 면역이 감염 해소에 중요

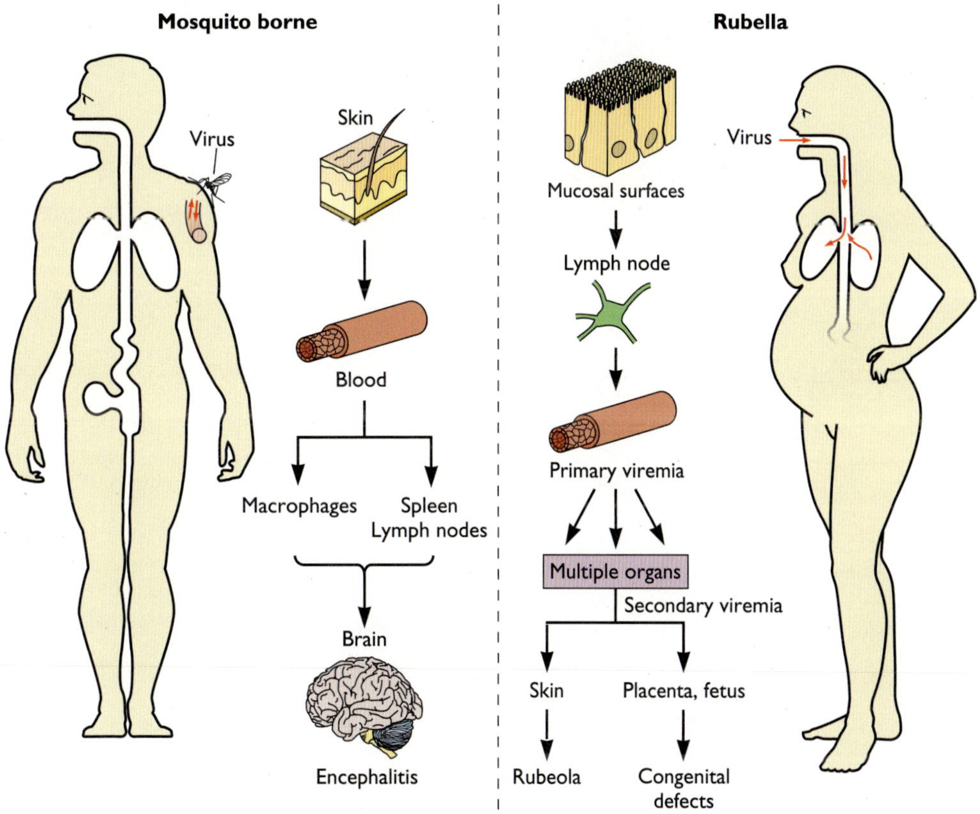

그림 26

부록 B
특이한 감염성 병원체

서론

제I권의 3장에서는 소형 및 대형 바이러스 유전체들의 기능적 특성을 논의하고 있다. 감염성 병원체가 되는 데 필요한 최소한의 유전체 크기는 얼마일까? 극단적으로 생각해보면 아예 유전체가 존재하지 않아도 감염성 병원체가 되는 일이 가능한지로 질문을 바꿀 수도 있다. 바이로이드, 위성바이러스, 프리온 같은 준바이러스성 병원체들이 이런 질문에 대해 답을 제공한다. "준바이러스성(subviral)"이라는 형용사는 사실 이러한 병원체들이 바이러스를 분류하는 표준 개념에 부합하지 못하기 때문에 붙여진 것이다. Subviral RNA Database (http://subviral.med.uottawa.ca/cgi-bin/home.cgi)는 약 2,000개에 해당하는 바이로이드 및 관련 RNA 분자의 뉴클레오티드 서열을 보유하고 있다. 이와 같은 감염성 병원체들은 광범위하게 분포하고 있으며, 보다 중요한 사실은 그중 일부가 치명적 감염을 일으킨다는 사실이다.

바이로이드

1971년에 발견된 Potato spindle tuber viroid는 질병을 일으키는 핵산-기반 병원체 중 가장 작은 존재인 **바이로이드(viroid)**의 기본형이다(그림 1). 바이로이드는 캡시드가 없고 단일가닥으로 이루어진 원형의 소형 RN A 분자로서 숙주식물에 기계적 경로로 도입되었을 때 스스로 복제한다. 일부 바이로이드 감염은 농작물에 경제적으로 중요한 질병을 일으키지만 어떤 바이로이드들은 식물계에 널리 퍼져 있으면서도 무해한 것으로 보인다. 경제적으로 중요한 두 가지 바이로이드는 cadang-cadang viroid (코코넛 잎에 치명적 감염을 일으킴) 및 apple scar skin viroid (감염된 사과의 열매는 모양이 일그러져 상품성을 잃음)이다. 바이로이드는 *Avsunviroidae* (group A viroids)와 *Pospiviroidae* (group B viroids) 등 2개의 과(family)로 분류되고 있다.

모든 바이로이드는 원형의 단일가닥 RNA 분자이며 길이는 246~399 뉴클레오티드 정도이지만 대부분의 잔기가 염기쌍을 형성하고 있다. 이 때문에 바이로이드를 전자현

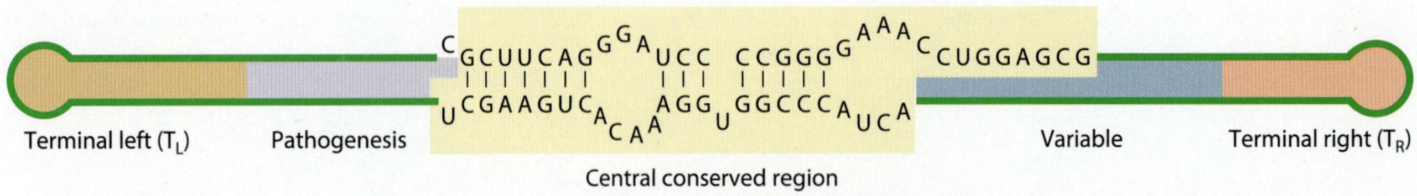

그림 1 리보자임을 형성하지 않는 potato spindle tuber viroid (PSTVd)의 유전체 모형. 끄트머리가 닫힌 고리 형태의 RNA 가닥을 녹색으로 나타냈다. 4개의 기능성 영역은 각기 다른 색으로 표시하였다. 중앙부의 보존지역 중 위쪽 가닥의 뉴클레오티드 잔기들은 안정된 줄기-고리 구조를 형성할 수 있다. See R. Flores, F. Di Serio, and C. Hernandez, *Semin. Virol.* **8**:65-73, 1997, for more information.

미경으로 보면 약 50-nM 길이의 막대형으로 관찰된다. 바이로이드가 mRNA나 단백질을 코딩한다는 증거는 없다. 숙주의 번역기구를 차용하는 바이러스와는 달리 **바이로이드는 숙주세포의 전사단백질을 차용하는 기생체이다:** 바이로이드의 복제는 RNA 중합효소 II에 의존한다. 많은 연구가 이루어진 group A viroid의 RNA 분자 중 몇몇은 리보자임의 기능을 갖고 있는데 이 활성은 복제과정에 핵심적으로 작용한다(그림 2). Group B viroid의 RNA 분자에는 리보자임 활성이 없어 복제할 때 세포의 RNase가 필요하다. 일반적으로 바이로이드는 세포 핵 안에서 복제하며 대부분 감염된 세포의 인에서 발견된다.

현재, 질병을 일으키는 바이로이드들은 기존의 농작물에 야생식물을 접목시킬 때 전파되는 것으로 여겨진다. 오늘날 바이로이드들이 널리 만연한 이유는 유전적으로 동일한 식물(단일재배), 전 세계로 퍼져 나간 계통육종(breeding line) 식물, 그리고 바이로이드에 오염된 농장 기계류에 의한 기계적 전파 때문으로 추적되고 있다. 결과적으로 이 독특한 병원체들은 기존

그림 2 리보자임을 형성하는 peach latent mosaic viroid의 예상 이차구조. **(A)** 원형의 RNA 골격을 굵은 녹색 실선으로 나타내었다. 수소결합은 점선으로 표시하고 G·U 염기쌍은 검은색 점으로 나타냈다. 리보자임 구조 형성에 참여하는 뉴클레오티드 잔기들은 왼쪽 면에 크게 나타내어 리보자임 염기서열을 기준하여 임의로 번호를 부여하였다. 이 서열이 복사되면 위쪽 염기서열이 망치머리(hammerhead) 리보자임을 형성하며 아래쪽 염기서열도 마찬가지로 망치머리 리보자임을 형성하게 된다. *Avsunviroidae* 종류에 보존되어 있는 뉴클레오티드 서열을 색 상자로 표시하였고 절단 위치는 빨간색 화살표로 나타냈다. **(B)** 위쪽 염기서열의 상보서열이 구성한 리보자임(숫자에 붙은 프라임 표시는 패널 A의 원래 가닥에 상응하는 위치를 말한다). **(C)** 아래쪽 가닥 망치머리 리보자임. See R. Flores, F. Di Serio, and C. Hernandez, *Semin. Virol.* **8**:65-73, 1997, and M. Pelchat, D. Levesque, J. Ouellet, et al., *Virology* **271**:37-45, 2000, for more information.

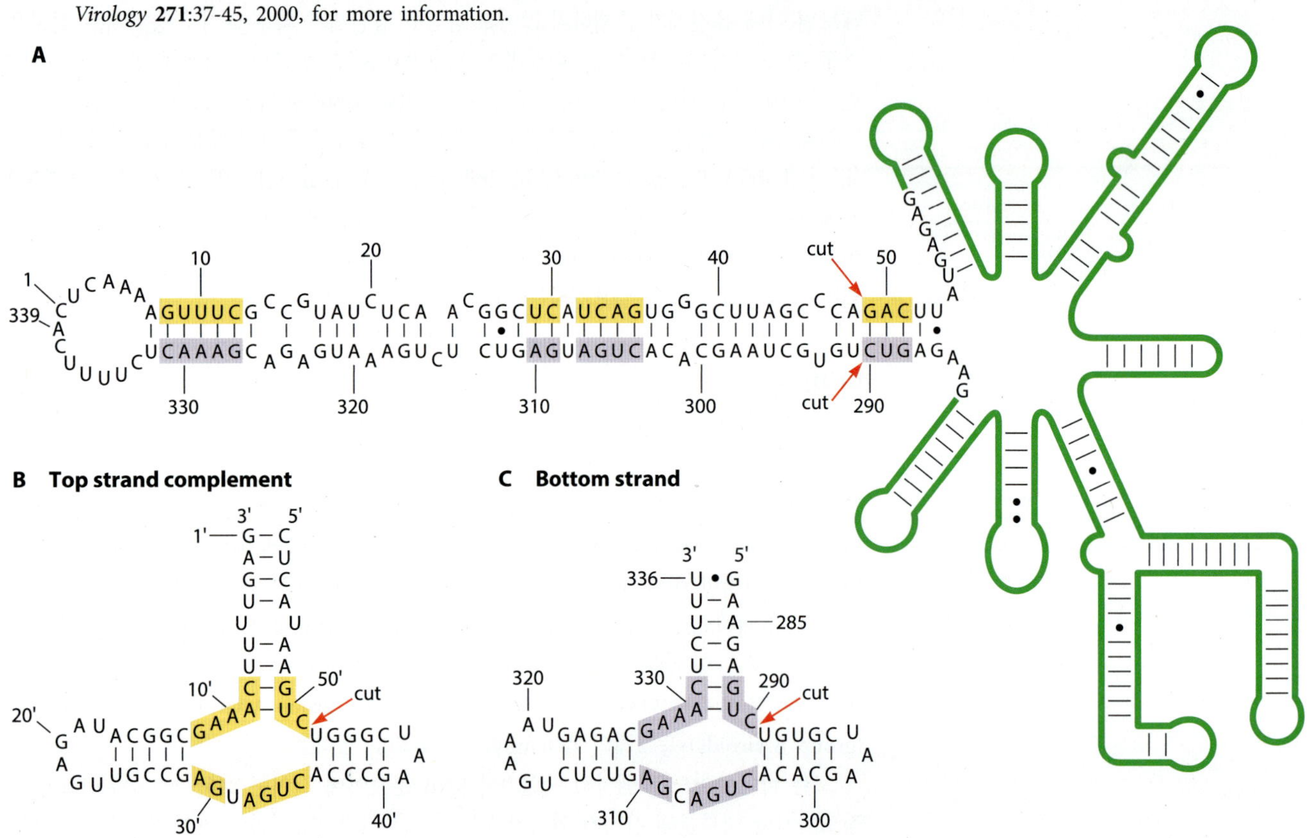

에 다다른 적이 없던 전 지구적 영역을 생태학적 서식지로 점거하는 상황에 이르렀다. 예성하는 바와 같이, RNA 복제단위(replicon)에서는 돌연변이들이 높은 빈도로 축적된다. 더욱이 바이로이드의 유전체는 유전자 산물을 코딩하지 않으며 감염할 때 숙주의 수용체가 필요한 것도 아니어서 그야말로 놀라운 속도로 진화하고 있다.

위성분자

위성분자(satellites)는 단일가닥인 소형 RNA 분자로서 복제에 필요한 유전자가 없기 때문에 별도의 **보조 바이러스(helper virus)**와 함께 있을 때만 복제할 수 있다. 바이로이드와 달리 위성분자의 유전체들은 한두 가지 단백질을 코딩한다. 전형적인 위성분자 유전체는 단일가닥 RNA로서 약 500~2,000 뉴클레오티드로 구성된다. 현재 위성분자는 두 가지 클래스로 분류된다: 바이러스 및 핵산. 위성바이러스(satellite virus)는 독립적인 입자이며 보조 바이러스를 생성하는 과정에서 발견되었다. 이 입자들은 위성바이러스의 유전체를 구조단백질이 감싼 형태인데 이 구조단백질 정보는 유전체에 코딩되어 있다. 위성바이러스는 보조 바이러스에서 유래한 결손(defective) 바이러스가 **아니다**: 위성바이러스 유전체는 보조 바이러스의 유전체와 상동성이 없다. **위성핵산(satellite nucleic acids**, virusoid라고도 한다)은 위성바이러스와는 다른 존재이며 이 핵산을 감싸는 캡시드 단백질은 보조 바이러스가 발현한 것이다.

위성분자의 대부분은 식물바이러스들과 연관되어 있지만 가장 잘 알려진 사람의 위성바이러스는 공교롭게도 hepatitis B virus와 연관된 hepatitis delta virus (HDV)이다. 식물에서는 위성분자와 위성바이러스들이 보조 바이러스 단독감염에서는 볼 수 없었던 질병증상을 일으킨다. HDV가 사람의 간염에 관련되기는 하지만 이 질환에 어떤 기여를 하는지는 아직 논란으로 남아 있다. HDV는 바이로이드와 위성분자 사이의 하이브리드 같은 특징을 보인다. HDV 유전체는 1.7 kb의 원형 단일가닥 RNA이며 탄탄한 막대모양 구조로 접혀 있다(70% 염기쌍). 이 RNA 분자는 리보자임으로서 이 활성이 유전체 복제에 필요한데 이와 같은 특성은 바이로이드 유전체와 비슷하다. 한편, HDV 유전체는 캡시드 구성에 사용되는 단백질 한 종류(delta)를 코딩하는데 이는 위성핵산에서 나타나는 특징이다. 델타 단백질은 기능적으로 구별되는 두 가지 형태로 만들어지는데 이는 'RNA 편집'의 결과이다(제I권의 10장 참조). HDV의 비리온은 위성핵산과 캡시드 단백질이 뉴클레오캡시드를 형성하고 이를 다시 보조 바이러스-유래 표면단백질(S)가 박혀 있는 외피막이 둘러싼 형태이다.

생물의 세계에는 위성분자와 바이로이드의 구조적, 기능적 특성을 공유하는 RNA 복제단위(replicon)들이 매우 많다(표 1).

표 1 바이로이드와 위성분자

특성	바이로이드		위성분자
	A 그룹	B 그룹	
보조 바이러스와 중복감염 필요성	아니오	아니오	예
단백질 암호화	아니오	아니오	예
복제	숙주의 RNA 중합효소 및 바이로이드 리보자임	숙주의 RNA 중합효소 및 숙주 RNase	보조 바이러스의 복제 단백질

인트론, 트랜스포존, 그리고 신호인식입자에서 발견되는 RNA 분자들과 유사한 점들도 발견되었지만 위성분자와 바이로이드의 기원은 수수께끼로 남아 있다. 더욱이 이와 같은 최소 크기의 병원체가 질병을 일으키는 메커니즘에 대해서 우리가 이해하는 수준은 그리 높지 않은 것이 사실이다. 이 병원체들은 뚜렷한 선택압력이 없음에도 다양성이 생성되는 속도가 빠르고 분자적 조작도 비교적 쉬워서 감염과 병인의 진화를 연구할 때 유용한 모델이 될 수 있다.

프리온 및 전염성해면상뇌증

유전체가 없어도 감염성 병원체가 될 수 있을까? 이는 그 동안의 감염성 병원체가 되는 데 필요한 구성요인의 정의에 도전하는 질문이며 이에 대한 대답은 '그렇다'로 생각된다. 이 질문은 **현재 전염성해면상뇌증(transmissible spongiform encephalitis, TSE)**라고 부르는 일련의 지발성 질환과 관련된 감염성 병원체를 발견하고 그 특성을 밝히면서 제기되었다. 이런 질병은 포유

표 2 전염성 해면상뇌증[a]

동물의 TSE 질병

Bovine spongiform encephalopathy (BSE) (광우병)
Chronic wasting disease (CWD) (사슴, 엘크)
Exotic ungulate encephalopathy (EUE) (아프리카 영양 및 그레이터 쿠두)
Feline spongifrom encephalopathy (FSE) (집고양이 및 길고양이)
양과 염소의 Scrapie
Transmissible mink encephalopahty (TME)

사람의 TSE 질병

Creutzfeldt-Jakob disease (CJD)
Fatal familial insomnia (FFI)
Gerstmann-Sträussler syndrome (GSS)
Kuru
Variant CJD (vCJD)

[a]From S. B. Prusiner (ed.), *Semin. Virol.* 7:157-223, 1996.

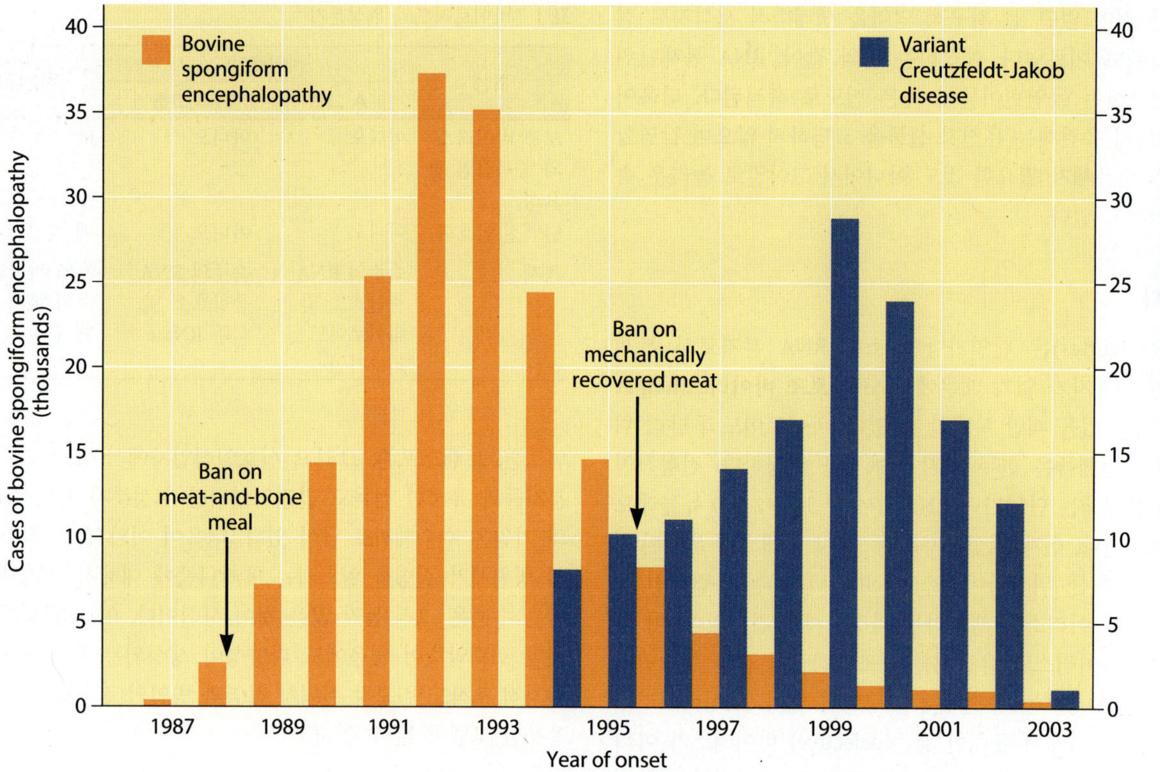

그림 3 영국에서 9년 간 발생한 축산우의 소해면상뇌증 및 인간의 크루츠펠트야콥병에 대한 시간별 보고 사례. 소 유행병의 정점은 1992년이며 사람의 질병은 1999년에 최고치에 이르렀다. 현재는 두 종류 모두 거의 발생하지 않는다. 자료는 웹사이트 두 곳에서 얻었다(http://www.defra.gov.uk/animalh/bse/statistics/incidence.html and The 2004 Institute of Food Science and Technology Information Statement on BSE and Variant Creutzfeld-Jacob Disease [http://www.ifst.org/hottop5.html]).

류와 사람에서 드물게 발생하지만 예외 없이 치명적인 퇴행성 신경질환이다(표 2). 전 세계적으로 매년 수천 명이 해면상뇌증 진단을 받고 있으며 그중 1% 정도는 감염에 의한 것이다. 일부 TSE 사례들이 동물이 감염된 조직을 섭취했을 때 발생했기 때문에 이처럼 낮은 감염률이라도 곧 상승할 수 있다는 점이 우려를 낳고 있다. 2002년 말, 120명의 환자가 변종 크루츠펠트-야콥병(variant Creutzfeldt-Jakob disease, vCJD)으로 사망했는데 그 이유는 소해면상뇌증(bovine spongifirm encephalitis)에 걸린 동물의 고기를 섭취했기 때문이었다(그림 3). 아직 일부에서는 TSE를 일으키는 병원체가 바이러스이거나 바이러스-유사 입자일 것으로 주장하지만 대부분의 과학자들은 이러한 질병의 원인체가 **프리온(prion)**이라고 이름 붙여진 감염성 단백질일 것으로 확신하고 있다.

인간 TSE

몇 가지 증거들에 따르면 인간의 해면상뇌증은 감염성 병원체가 일으키는 것으로 생각된다. Carleton Gajdusek과 동료 연구자들이 뉴기니의 포어(Fore) 사람들에서 발견된 질병인 **쿠루(kuru)**에 대해 연구하였다. 쿠루는 사망한 가족이나 친척의 뇌를 먹는 종교적 식인풍습에 의해 여자들과 아이들에게 퍼져 나간다. 이 식인풍습이 중단되자 쿠루 발생도 함께 멈췄다. William Hadlow는 해면상뇌증 환자의 뇌에 나타난 상흔이 스크래피(scrapie)에 걸린 동물 뇌의 상흔과 비슷하다는 매우 중요한 점을 관찰해냈다. 스크래피는 한 동물에서 다른 동물들로 전염된다는 것이 잘 알려져 있었는데 인간의 해면상뇌증도 사람에서 침팬지나 그 외의 영장류로 전파된다는 점이 다른 연구자들에 의해 밝혀졌다. 1957년 이래로 동물과 인간의 해면상뇌증이 공통된 특성을 갖는 것으로 여겨져 왔다. 이 통합화 개념으로 인해 실험 시스템을 이용함으로써 이 복잡한 질병에 대해 한층 상세하게 이해할 수 있게 되었다. 사람의 해면상뇌증은 처음 이 질병을 어떻게 얻었는가에 따라 **감염성(infectious)**, **가족성(familial)**, **산발성(sporadic)** 등의 세 가지 범주로 나눠진다(Box 1).

TSE 병인의 전형적인 특성

대부분의 TSE에서는 단지 조직분쇄액을 감수성 있는 수여 종(recipient species)에 주입하는 것만으로도 감염성 병원체의 존재를 확실히 검출할 수 있다. 감염의 임상적 징후에는 대개 소

BOX I

TERMINOLOGY

인간 해면상뇌증의 특성

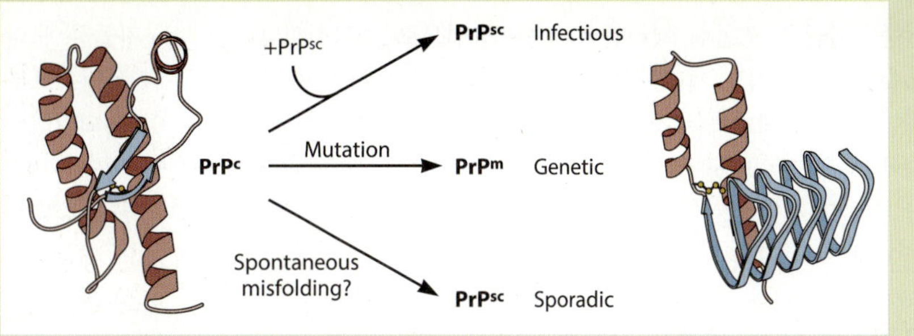

쿠루(kuru)에 의해 알려진 **감염성**(또는 **전염성**) **해면상뇌증**(spongiform encephalopathy)은 오염된 각막의 이식, 정제분리한 호르몬의 처치, **크루츠펠트-야콥병**(CJD) 환자의 혈액 공여 등 의료시술 과정을 통해 건강한 사람에게 확산되는 질병이다. 최근 영국의 목우에서 발생한 소해면상뇌증(광우병)의 유행 확산 원인으로는 도축된 동물에서 나온 부산물을 목우의 단백질 공급원으로 사용한 때문으로 보고 있다. 이와 비슷하게 사람의 질병인 변형 CJD도 감염된 소의 고기를 소비하면서 발생한 것이다.

가족성(familial) 해면상뇌증은 *prnp* 유전자에 상염색체 우성 돌연변이가 발생한 것과 관련되어 있다. 말하자면 가족성 CJD는 돌발적으로 발생하는 CJD와 달리 유전성 질환이다.

돌발성(sporadic) CJD는 전 세계적으로 백만 명 중 한 명 미만으로 발생하며 대개 생애 후반기(50~70세)에 나타난다. 모든 해면상뇌증의 약 65%는 이 돌발성 CJD이다. 명칭에서 알 수 있듯이 돌발성 CJD는 여하한 징후나 역학적 증상 없이 발생한다. 쿠루는 원래 뉴기니의 Fore 부족 중 일부에서 돌발성 CJD에 걸린 사람의 뇌를 섭취한 데서 기원하였다.

여기서 주목해야 할 원리는 이 질병의 **세 가지 유형 모두**가 실험적으로든 자연적으로든 질병에 걸린 동물의 조직을 주입하거나 섭취하게 될 때 전파된다는 점이다.

뇌성운동실조증(cerebella ataxia)과 치매가 포함되며 이로 인해 수개월 또는 수년 후 사망하게 된다. 감염성 병원체는 초기에 망상림프기관 및 분비기관에 축적되며 이어서 신경계로 확산된다. 모델시스템에서 보면 병원체가 주입된 부위에서 다른 기관과 뇌로 확산되는 과정에 수지상세포나 B세포가 관여하는 것으로 나타난다. 이 감염체는 이후 말초신경계에 침투하여 척수와 뇌로 퍼져 나간다. 감염체가 중추신경계까지 이르러 나타나는 특징적 병리소견으로는 중증 성상세포용해(astrocytosis), 액포화("해면상" 표현이 여기에서 유래), 그리고 뉴런의 손실 등이 있다. 가끔씩은 촘촘히 엮인 원섬유(fibrils) 또는 집합체(플라크라고도 한다)가 부검한 뇌조직에서 검출되기도 한다. 염증, 항체, 혹은 세포성 면역반응의 징후는 거의 없다. 이 질병의 시간적 경과, 심각 정도, 중추신경계 내의 세포병리학적 위치 등은 특정 TSE 병원체 및 숙주의 유전적 배경에 따라 다르다.

TSE를 일으키는 병원체의 첫 발견

TSE 질환 중 가장 연구가 잘된 것 중 하나는 스크래피이다. 이 이름은 감염된 양들이 피부가 벗겨질 정도로 울타리에 몸을 비벼대기 때문에 붙여진 것이다. 두 번째 특징적 증상은 감염된 양의 옆구리 피부가 심하게 떨리는 현상인데 이 때문에 프랑스어로 *tremblant du mouton*이라는 병명이 붙여졌다. 운동기능이 흐트러져 걸음걸이가 비틀거리고, 시선이 고정되며, 후반신 마비 등이 나타난다. 발열증상은 없지만 몸무게가 줄면서 결국 죽게 되는데 이런 상황은 첫 번째 증상이 나타난 이후 4~6주 이내에 이뤄진다. 스크래피는 200년이 넘는 동안 유럽양의 질병으로 알려져 왔다. 몇몇 나라에서는 스크래피가 풍토병인데 일례로 영국에서는 매년 사육되는 양의 0.5~1% 정도가 이 질병에 걸린다.

목양을 하는 농부들은 감염된 무리에 있던 양들이 스크래피가 없는 양 무리에 이 질병을 전파시킬 수 있다는 것을 발견하였는데, 이는 이 질병이 감염성이라는 것을 의미한다. 1939년, 스크래피-양의 뇌 추출물에서 얻은 감염성 물질이 바이러스를 제외한 모든 미생물체를 여과해 내는 필터를 통과할 정도로 작다는 점이 밝혀졌다. 1970년대에 수행된 초원심분리 연구에 의하면 스크래피 병원체의 크기나 밀도는 균질하지 않다. 이 감염성 물질을 균질하게 순수 분리하는 작업은 오늘날까지도 성공하지 못했다.

스크래피 병원체의 물리적 속성

이 감염성 병원체의 물리적 속성은 논쟁의 주안점이 되고 있다. 이미 1966년에 과학자들은 스크래피의 감염력이 UV나 이온화방사선에 대해 갖는 저항력이 대부분의 바이러스보다 훨씬 더 높다는 점을 확인했다. 예를 들면 스크래피 병원체는 polyomavirus에 비해 UV 조사에 대한 저항력이 200배 더 높고 마우스 retrovirus에 비해서는 40배가 더 높다. 다른 TSE 병원체들도 이와 비슷한 수준의 UV 저항력을 갖고 있다. UV 조사에 대한 이런 정도의 상대적 저항성을 근거로 해서 일부 연구자들은 TSE 병원체가 잘 감싸진 바이러스일 것으로 주장하는 한편 다른 연구자들은 TSE가 핵산이 전혀 없거나 있더라도 매우 소량일 것이라고 주장한다.

스크래피 병원체의 감염성은 화학물질에도 저항력이 더 큰데, 바이러스를 불활성화할 때는 대개 3.7% 포름알데히드와 가압증기멸균을 조합해 처리한다. 같은 방법으로 스크래피 병원체를 몇 시간 정도 처리하면 감염력을 90~95%까지 낮출 수 있지만 완전히 제거하는 것은 극히 어렵다. 이 사실은 신경외과수술에 사용되는 멸균기구들을 통해서도 예상 밖의 감염이 일어날 수 있다는 것을 의미한다. 즉, TSE 병원체는 기존에 알려진 감염체가 아니라는 얘기다.

프리온과 *prnp* 유전자

이상과 같이 비전형적인 물리적 속성과 지발성 감염 패턴에 비추어 볼 때 TSE 병원체는 바이러스가 전혀 아니라는 여러 주장이 등장했다. 수학자인 J. S. Griffith는 1967년 스크래피가 핵산을 가진 바이러스 대신 숙주의 단백질을 통해 발병하는지에 대하여 3가지 측면을 제시했다. 그의 생각은 TSE를 설명하는 "protein-only"가설 중 첫 번째에 해당한다.

중요한 돌파구는 1981년 감염된 뇌에서 원섬유 단백질 집합체가 발견되면서 만들어졌다. 원심분리기로 농축시킨 이 집합체들은 감염성을 그대로 갖고 있었다. Stanley Prusiner와 동료연구자들은 보다 나은 생물학적 분석법을 개발하여 스크래피-감염 조직으로부터 독특한 속성을 가진 단백질 성분을 분리할 수 있게 되었다. 이 단백질은 불용성이었으며 단백질 분해효소에도 비교적 잘 견뎠다. 이 단백질의 아미노산 서열을 확인하면서 *prnp* 유전자도 클로닝되었는데 이 유전자는 인간을 포함해 많은 동물의 유전체에 잘 보존되어 있었다. 이제 *prnp* 유전자의 발현은 일반적인 TSE 질환의 병인에 핵심적인 현상이라는 것이 잘 알려져 있다.

이 유전자는 여러 신경세포에서 발견되는 35-kDa 막-연합 당단백질(PrP)을 암호화한다. *prnp* 유전자가 없는 마우스도 정상적으로 발생하며 별 뚜렷한 손상도 보이지 않는다. 또 다른 연구에서는 이 PrP 단백질이 조혈줄기세포에서도 합성되며 이 줄기세포의 갱신 현상에 중요하다는 결과를 보여주었다. 이 유

그림 4 병원성이 없는 α-helix-rich PrP^{c} 단백질이 β-sheet-rich 형태의 병원성 프리온인 PrP^{sc}로 전환되는 모델. (A) PrP^{c}는 정상적으로 성숙한 세포단백질이다. 전구체는 254개 아미노산 잔기로 구성되며 신호서열은 제거된 상태이다. 카복시 말단의 23개 아미노산 잔기도 글리코실포스파티딜이노시톨(GPI) 링커가 부착되면서 제거된다. PrP^{sc}는 베타병풍구조가 풍부한 병원성 프리온이다. 이러한 입체형태는 PrP^{c}에 비해 단백질 분해효소 K에 대한 저항성이 높다. PrP^{sc}에서도 단백질 분해효소 K-저항성 PrP 단편이 프리온 단백질 진단 표지이다. H1, H2, H3는 PrP^{c} 단백질의 나선구조를 표시한다. 노란색 상자들은 8개 아미노산 반복서열[P(Q/HGGGWGQ)을 나타낸 것이다. CHO는 두 개의 N-연결 탄수화물 사슬을, S-S는 이황화결합을 각각 의미한다. (B) PrP^{c} 및 PrP^{sc} 단백질 골격을 리본 다이어그램으로 나타냈다. 알파나선은 붉은색으로, 베타병풍 구조는 파란색으로 표시했다. From P. Chien, J. Weissman, and A. DePace, *Annu. Rev. Biochem.* **73**:617-656, 2004, with permission.

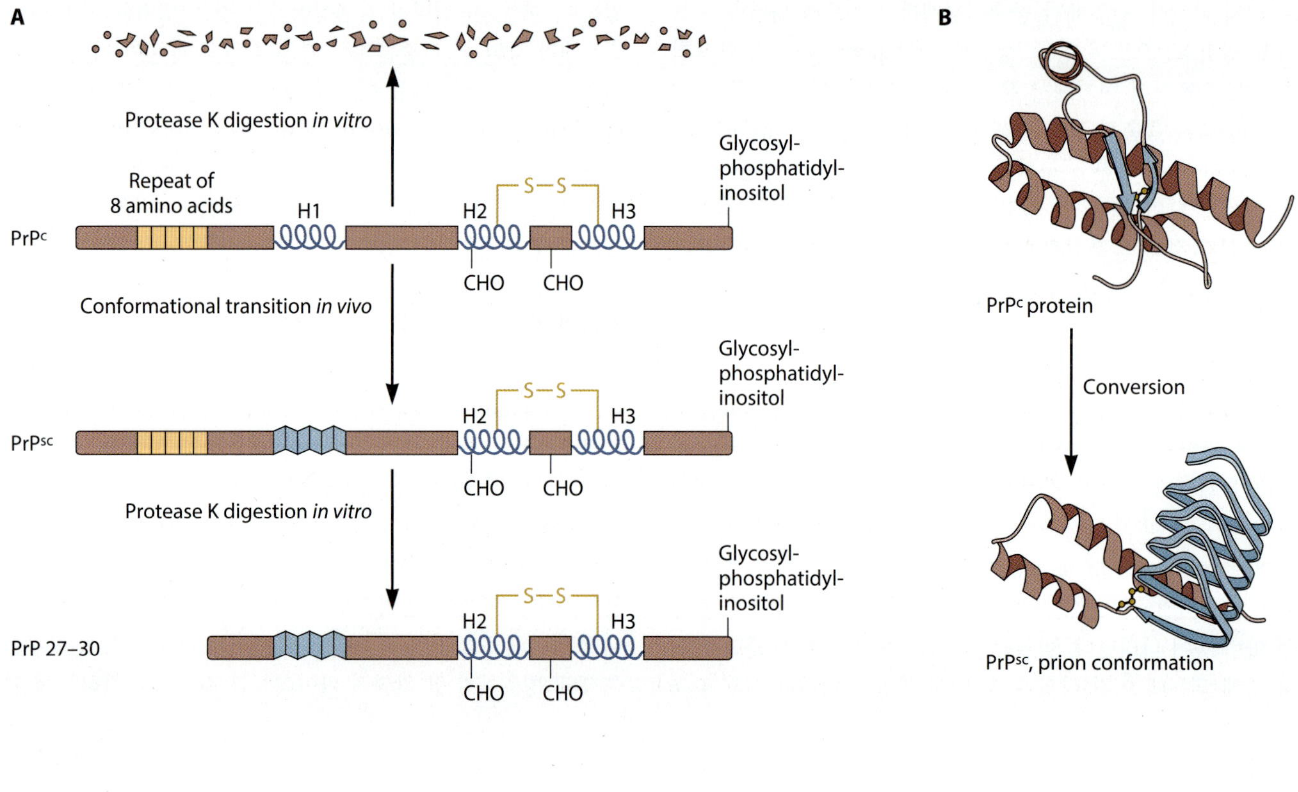

전자는 인간 TSE 질병과 강한 연관성이 있다. 인간 *prnp* 유전자에서 발견된 돌연변이 중 적어도 18개는 가족성 TSE 질병과 연결되어 있다. 더욱이 *prnp* 유전자의 특정 돌연변이는 다른 종류의 TSE(아래 참조)에도 감수성이 있는지의 여부와도 관련된 것으로 보인다.

Prusiner는 스크래피의 감염성 병원체를 **프리온(prion)**이라고 이름 붙였다. 그간의 관례를 벗어난 그의 주장은 치명적 뇌증 특성을 나타내는 스크래피가 변형된 PrP 단백질 때문에 발생한다는 것이었다. Prusiner의 이 'protein-only' 가설은 감염성 질병을 연구하는 과학자들 사이에 광풍을 몰고 왔다. 이 가설이 주장하는 바는 질병을 일으키는 핵심 구성성분이 숙주가 코딩하는 PrP 단백질의 구조가 변형된 PrP^{sc} (PrP-scrapie) 또한 PrP^{res} (protease-resistant)라는 것이다. 게다가 가장 단순한 사례에서는 PrP^{sc}가 정상 PrP 단백질의 형태를 전환시켜 보다 많은 병원체 단백질을 생성한다는 제안도 나왔다(그림 4). 이와 관련한 중요 발견은 *prnp* 유전자 두 개가 모두 결여된 마우스는 이 감염에 저항력이 있다는 것이었다. 이 질환에 대한 그의 공적을 인정하여 1997년 Prusiner는 노벨 생리의학상을 받았다.

PrP가 PrP^{sc}로 형태적 전환이 일어나는 것은 **재접힘 모델(refolding model)** 및 **파종 모델(seeding model)** 두 가지 모델로 설명할 수 있다. 재접힘 모델에서는 자발적으로 PrP^{sc}로 전환되는 것을 추적하기는 실질적으로 불가능하다. 그러나 **이미 생성된** PrP^{sc}가 PrP와 상호작용하면 PrP^{sc}로 전환되는 재접힘을 촉진한다. PrP^{sc}는 외부에서 들어올 수도 있고 형태전환에 필요한 활성화에너지를 낮추는 희소한 돌연변이가 발생하여 생성될 수도 있다. 파종 모델에서는 PrP와 PrP^{sc}가 균형상태에 있다고 보는데 PrP 형태가 크게 선호되는 균형이다. 이때 PrP^{sc}가 안정화되는 때는 PrP^{sc} 집합체(씨앗)에 결합하는 방법뿐이다. 집합체가 생기기는 쉽지 않지만 일단 생성되면 PrP^{sc} 분자들이 열광적으로 합쳐져 집합체는 더욱 빠르게 커지며 분획을 이루고 새로운 PrP^{sc}가 계속 합류한다. 이 파종 모델에 대한 설득력 있는 증거들이 효모의 프리온 연구에서 나왔다.

스크래피 프리온의 종류들

감염된 양 뇌의 조직분쇄액을 통한 마우스 및 햄스터의 여러 차례의 계대감염 결과에 따라 연구자들은 스크래피 프리온의 고유한 종류들을 밝혀냈다. 각 종류는 감염증상이 나타나기 이전의 잠복기간, 뇌 병리소견, PrP에 수식된 다양한 당형의 상대적 빈도 및 단백질 분해효소-저항성 PrP의 전기영동 프로파일에 따라 나누어진다. 일부 종류는 서로 다른 숙주범위를 나타내기도 한다. 일례로 마우스에 적응된 스크래피 프리온은 햄스터에서 증식할 수 없지만 햄스터-적응 스크래피 프리온은 마우스에서 증식할 수 있다. 햄스터 프리온에서 일어난 단 하나의 아미노산 치환으로 인해 마우스 PrP^{sc}가 햄스터 PrP^{sc}로 전환된다. 따라서 종간 전파를 막는 장벽이 PrP 내부에 존재한다는 것을 의미한다. 소해면상뇌증(BSE) 프리온은 특히 넓은 숙주범위를 갖고 있어 집고양이, 야생고양이, 인간 등을 포함한 수많은 육식동물에 감염한다. 놀라운 사실 중 하나는 서로 다른 스크래피 종류들이 한 동계교배 마우스들에서 모두 증식할 수 있으면서도 자신들의 원래 표현형을 그대로 유지한다는 점이다. 이처럼 안정적인 유전현상에 비추어 일부 학자들은 핵산이 TSE 질환의 핵심 구성성분일 수밖에 없다는 논거로서 제시하며 이는 바이러스의 관련성을 지지하는 측면이기도 하다. 한편 'protein-only' 가설은 프리온 종류의 다양성이 각 PrP^{sc}의 고유한 입체형태에 기인한 것으로 설명하고 있다. 각각의 고유한 병원성 입체형태가 곧 기준이 되어 정상 형태의 PrP 단백질이 병원성 형태의 이미지로 전환된다는 것이다. 이 가설을 지지하는 가장 강력한 증거는 효모의 프리온 연구에서 도출된다.

프리온과 식량공급

사람의 식용 동물에 TSE가 존재할 때 큰 우려가 되는 이유는, 이 감염성 병원체의 분자적 속성, 병원체 방출과 전파 경로, 그리고 특징적 병인으로 귀결되는 과정 등에 대한 이해 수준이 그리 높지 않기 때문이다(그림 3). 현재 노력을 집중하고 있는 기초연구는 식량공급을 보호하고 치료적 차단이 가능한 표적을 찾아내는 것을 목표로 하고 있다. 놀랄만한 진전이 이뤄지고는 있다. 예를 들어 지금은 민감도가 높은 프리온 진단시험법이 혈액과 소식 검사에 이용되고 있다. 예상치 못한 놀파구는 연구자들이 항-말라리아 약물인 키니네가 배양세포에서 감염성 프리온이 축적되는 것을 차단한다는 것을 발견하면서 마련되었다. 작용 메커니즘은 알 수 없지만 이 결과를 기반으로 많은 시도가 적극적으로 진행 중이며, 제한적이나마 진행성 크루츠펠트 야콥병 환자를 대상으로 퀴나크린(quinacrine) 치료가 시도 중이다. 기대할 만한 또 하나의 발견은 마우스에서 스크래피 프리온의 증식을 저해하여 프리온 질병의 진행을 늦추는 PrP 단백질-특이적 단클론 항체이다. 이로 인해 우리는 이와 유사한 면역치료 전략이 프리온에 노출된 인간에게도 유익하리라는 희망을 갖게 되었다.

참고문헌

Butler, D. 2001. A wolf in sheep's clothing. *Nature* **414**:576-577.

Chesebro, B., and B. Caughey. 2002. Transmissible spongiform encephalopathies (prion protein diseases), p. 1241-1262. *in* D. D. Richman, R. J. Whitley, and F. G. Hayden (ed.). *Clinical Virology*, 2nd ed. ASM Press, Washington, DC.

Chien, P., J. Weissman, and A. DePace. 2004. Emerging principles of conformation-based prion inheritance. *Annu. Rev. Biochem.* **73**:617-656.

Chili, F., and C. Dobson. 2006. Protein misfolding, functional amyloid, and human disease. *Annu. Rev. Biochem.* **75**:333-366.

Codoner, F., J. Daros, R. Sole, and S. Elena. 2006. The fittest versus the flattest: experimental confirmation of the quasispecies effect with subviral pathogens. *PLoS Pathog.* **2**:1187-1193.

Diener, T. O. 1996. Origin and evolution of viroids and viroid-like satellite RNAs. *Virus Genes* **11**:119-131.

Diener, T. O. 2003. Discovering viroids—a personal perspective. *Nat. Rev. Microbiol.* **1**:75-80.

Flores, R., F. Di Serio, and C. Hernandez. 1997. Viroids: the noncoding genomes. *Semin. Virol.* **8**:65-73.

Pelchat, M., D. Levesque, J. Ouellet, et al. 2000. Sequencing of peach latent mosaic viroid variants from nine North American peach cultivars shows that this RNA folds into a complex secondary structure. *Virology* **271**:37-45.

Prusiner, S. B. 2006. Prions, p. 3059-3091. *In* D. M. Knipe and P. M. Howley (ed.), *Fields Virology,* 5th ed. Lippincott Wiliams ft Wilkins, Philadelphia, PA.

Tessier, P., and S. Lindquist. 2007. Prion recognition elements govern nudeation, strain specificy and species barriers. *Nature* **447**:556-561.

Toyama, B., M. Kelly, J. Gross, and J. Weissman. 2007. The structural basis of yeast prion strain variants. *Nature* **449**:233-237.

Weissmann, C., M. Enari, P.-C. Klohn, D. Rossi, and E. Flechsig. 2002. Transmission of prions. *Proc. Nall. Acad. Sei. USA* **99**:16378-16383.

Zhang, C. A. Steele, L. Lindquist, and H. Lodish. 2006. Prion protein is expressed on long-term repopulating hematopoietic stem cells and is important for their self-renewal. *Proe. Natl. Acad. Sei. USA* **103**:2184-2189.

용어해설

부전감염 (abortive infection): 완결되지 못한 감염주기; 비리온이 감수성 세포나 숙주에 감염하였으나 복제(증식)주기를 끝마치지 못한 경우로서 핵심적인 바이러스성 또는 세포성 유전자가 발현되지 않았을 때 일어난다. **(5장)**

진입가능성 (accessibility): 감염이 일어나는 장소에서 비리온이 세포에 물리적으로 접근할 수 있는 상태를 의미한다.

능동면역 (active immunization): 백신을 접종하여 면역반응을 이끌어 내는 과정; 수동면역에 대비되는 과정. **(8장)**

능동적 바이러스혈증 (active viremia): 새로 증식된 비리온들이 혈액에 존재하는 현상. **(1장)**

급성감염 (acute infection): 일반적인 감염 유형으로서 비리온들이 빠르게 생성되며 감염은 면역계에 의해 회복되고 바이러스도 제거된다; 일단 회복되면 대대는 차후에 일어나는 감염에 면역성을 갖는다. **(5장)**

어댑터 단백질 (adapter proteins): 본래는 효소 기능을 갖고 있지 않은 단백질이지만 동시에 두 개 이상의 기능성 단백질 분자들을 연결하는 기능이 있다. **(6장)**

적응(면역) 반응 (adaptive response): 항체(체액성)와 림프구-매개 반응으로 구성되는 면역반응; 선천면역 반응과 달리 특정 외래 침입자에 따라 달라지는 반응; 면역기억이 있다; 동일한 병원체에 다시 감염되면 고도로 특이적이고 강력한 반응을 나타낸다. 획득면역이라고도 한다. **(4장)**

입양면역전달(adoptive transfer): 보통 림프구와 같은 세포를 이미 면역성을 갖춘 공여자로부터 면역성이 없는 수여자에게 옮기는 일. **(4장)**

대체 경로 (alternative pathway): 보체계의 세 가지 활성화 경로 중 하나; C1-C2-C4 복합체를 거치지 않고 C3 및 C5 전환효소를 활성화시킨다. **(4장)**

부착 비의존성 (anchorage independence): 부착할 표면이 없는 상태에서도 성장할 수 있는 일부 세포들의 능력; 반고형 배지에서도 집락을 형성하는 능력을 갖는지 여부로 판단. **(7장)**

항원소변이 (antigenic drift): 자연 숙주에서 계대되는 동안 접하는 면역선택에 의해 점돌연변이들이 축적되어 비리온의 표면단백질(항원) 구조에 갖게 되는 소규모의 항원성 변화. **(5장)**

항원대변이 (antigenic shift): 감염하는 동안 매우 다른 표면단백질을 발현하는 바이러스 유전자를 획득하여 발생한 대규모의 항원성 변화; 이 과정은 분절형 유전체를 갖는 바이러스들이 분절을 교환하거나 바이러스 유전체가 일체형일지라도 중복감염 시 일어나는 재조합으로 인해 발생. **(5장)**

항염증 사이토카인 (anti-inflammatory cytokines): 염증유발 사이토카인 반응을 조절하는 일련의 면역조절 분자; 주요 항염증 사이토카인에는 인터루킨-1(IL-1) 수용체 길항제, IL-4, IL-6, IL-10, IL-11, IL-13 등이 포함된다. **(3장)**

세포자살 (apoptosis): 또는 **세포사멸**; DNA 손상이나 그 외 다른 형태의 스트레스로 인한 내인성 또는 외인성 자극에 반응하여 일어나 엄격하게 조절되는 일련의 반응; 염색체 분해, 핵 해체, 세포 용해 등의 특징을 나타낸다; 발생과정 및 면역계에서 나타나는 자연적 과정이지만 바이러스 감염으로부터 세포를 방어하는 내재적 반응. 세포예정사라고도 한다. **(3장)**

약독화 (attenuated): 일반적으로 심각한 증상 또는 병리현상을 보이는 감염이 약화되거나 미미해짐; 독성이 약화된 상태. **(2장)**

자가분비 성장자극 (autocrine growth stimulation): 세포가 자기 스스로 생성한 단백질을 감지하여 자신의 성장을 촉진. **(7장)**

자가소화작용 또는 자식작용 (autophagy): 세포 스스로가 자가소화리소솜(autophagolysosome)이라 부르는 특별한 막구조물을 형성하여 세포 내부 성분의 덩어리 분해를 유도하는 과정. **(3장)**

보조단백질 (auxiliary proteins): lentivirus 유전체에 암호화된 세 개의 구조단백질 Gag, Pol, Env 이외의 단백질들; Tat, Rev, Nef, Vif, Vpr, Vpu 등이 있다. **(6장)**

비독성 바이러스 (avirulent virus): 감염으로 인한 질병이 약하거나 아예 일으키지 않는 바이러스. **(2장)**

맹목선별 (blind screening): 특정 메커니즘을 염두에 두지 않고 진행하는 항바이러스제 선별. **(9장)**

카스파아제 (caspases): 세포자살 과정에 관여하는 핵심 단백질 분해효소; 아스파라트산(aspartate) 잔기 바로 다음 위치를 특이적으로 절단하는 시스틴 단백질 분해효소(cysteine proteases) 패밀리의 구성원. **(3장)**

CD 표지 (CD markers): 분화표지집단(Cluster-of-differentiation marker) 참조.

$CD4^+$ T세포 ($CD4^+$ T cells): 세포 표면에 CD4 공동수용체 단백질을 발현한 T 림프구. **(4장)**

$CD8^+$ T세포 ($CD8^+$ T cells): 세포 표면에 CD8 공동수용체 단백질을 발현한 T 림프구. **(4장)**

세포주기 (cell cycle): 세포 크기 증가, 유전체 복제, 복제된 염색체 분리, 세포분열 등의 순서에 따라 진행되는 세포 증식의 과정. (4장, 7장)

세포매개반응 (cell-mediated response): 적응면역 반응의 무기 중 하나로서 보조 림프구와 효과기 림프구로 구성된다. **(4장)**

케모카인 (chemokines): 면역방어계를 구성하는 세포들을 자극하고 불러 모으는 소형 단백질들; 감염에 반응하는 여러 세포들에서 만들어진다. **(3장)**

분기군 (clades): human immunodeficiency virus 중 지리적 영역에 따라 만연하는 아형. **(6장)**

고전경로 (classical pathway): 보체계 활성화 경로 중 C3-C5 전환효소를 활성화시키는 경로; 바이러스에 감염된 세포의 표면에 위치한 바이러스 단백질/항체 복합체 또는 바이러스 입자 자체와 직접 상호작용할 때 활성화된다. **(4장)**

임상적 잠복 (clinical latency): 임상적 징후가 나타나지 않는 지속감염 상태. **(6장)**

분화표지집단 (cluster-of-differentiation markers): 특이적 단클론 항체에 의해 인식되는 고유한 세포 표면 단백질; 이런 항체들이 다양한 분화표지집단에 결합하기 때문에 서로 다른 세포 유형을 구분하는 데 이용된다 (예, 보조 T세포의 CD4). CD 표지라고도 한다. **(4장)**

보체 (complement): 보체계를 구성하는 모든 성분을 지칭하는 일반적 용어. **(4장)**

보체계 (complement system): 일련의 혈장 단백질 분자들로서 협동적으로 활동하여 세포외 병원체나 감염된 세포를 파괴한다; 원래는 항체가 있을 때(항체 활동의 "보완" 의미) 박테리아를 용해시키는 열-불안정성 활성으로 정의되었다; 또한 보체경로의 활성화는 식세포작용, 화학주성, 염증 등을 자극한다. **(4장)**

c-암유전자 (c-oncogene): 원암유전자 (proto-oncogene) 참조.

접촉 저해 (contact inhibition): 배양접시에서 세포밀도가 높아질 때처럼 세포 사이에 물리적인 접촉이 발생할 경우 세포분열이 중단되는 현상. **(7장)**

사이토카인 (cytokines): 바이러스 감염 등 세포가 다양한 자극에 반응하여 생성하는 수용성 단백질들; 가까운 곳이나 멀리 있는 이웃 세포들의 특이적 사이토카인 수용체에 결합하여 세포 행동에 영향을 미친다. **(4장)**

세포병변 바이러스 (cytopathic virus): 배양 중인 세포에 감염하면 특유한 세포손상 징후나 죽음을 일으키는 바이러스. **(5장)**

지연성 과민반응 (delayed-type hypersensitivity): 피부에 분포하는 CD4 T세포가 항원을 인식했을 때 일어나는 세포-매개 면역성; 항원이 피부에 주입된 후 반응이 일어나기까지 수 시간에서 수일이 걸리기 때문에 이런 이름이 붙었다; 발진 등과 같이 바이러스 감염으로 인해 일어나는 특유의 국소반응에도 일부 관여한다. **(4장)**

진피 (dermis): 피부의 표피 아래층으로서 기저막 또는 혈관망을 지탱한다; 치밀한 결합조직으로 구성되어 있으며 피부에 가소성을 부여하는 지지층이다. **(1장)**

삼출 (diapedesis): 바이러스들이 단핵구 또는 림프구 안에 실린 상태로 혈관 내피세포를 통과하는 과정. **(1장)**

확산감염 (disseminated infection): 일차감염이 일어난 장소를 벗어나 주위로 확산되는 감염; 바이러스혈증이 나타나며 간이나 허파, 신장 등의 주요 기관이 감염된다. **(1장)**

DNA 합성기 (DNA synthesis phase): S기 (S phase) 참조.

DNA 백신 (DNA vaccine): 한 가지 이상의 항원성 단백질 암호화 유전자가 담긴 DNA 제조물; 정제된 이 DNA 제조물을 시험동물에 주사하면 단백질이 발현되고 이런 단백질들에 대한 면역반응이 유발된다. **(8장)**

신종바이러스 (emerging virus): 질병발생 빈도를 급격하게 증가시키는 바이러스(집단)을 의미하며 대개 사회적 변화나 자연환경, 개체군 등의 변화가 출현요인으로 작용한다. **(10장)**

내인성 항원제시 (endogenous antigen presentation): 감염된 세

포에서 바이러스 단백질들이 분해되어 MHC class I 분자에 실려 세포 표면으로 이동되는 세포내 과정. **(4장)**

감염촉진 항체 (enhancing antibodies): 비리온에 결합하여 감수성 세포에 붙을 수 있게 해줌으로써 오히려 바이러스 감염을 촉진하는 항체. **(6장)**

장친화성 바이러스 (enterotropic virus): 장관계의 세포에 감염 주성을 갖는 바이러스. **(1장)**

유행성 (epidemic): 광범위한 지역에 걸쳐 갑자기 출현하여 급속도로 퍼지는 특성을 갖는 질병 유형. **(1장)**

역학 (epidemiology): 개체군에서 발생하는 질병의 빈도, 분포, 확산 정도 등을 연구하는 학문으로서 병원체 동정과 발병 후 통제에 주목한다. **(2장)**

표피 (epidermis): 피부의 바깥 표면으로서 케라틴화가 진행된 다층편평상피이다. **(1장)**

오류임계 (error threshold): 한 집단의 생존을 담보하기 위해 유지되어야 하는 정보의 복잡성을 측정하는 수학적 지표. **(10장)**

외인성 항원제시 (exogenous antigen presentation): 세포가 외부에서 잡아들인 바이러스 단백질 등을 소화하여 MHC class II 분자에 싣고 세포 표면으로 이동하는 세포내 과정. **(4장)**

적응도 (fitness): 주위 환경에 대해 한 생명체가 갖는 복제 또는 증식에서의 적응능력. **(10장)**

세포군집점 (foci): 하나의 조상세포에서 유래하는 세포들의 집단을 말하며 통제되지 않는 생장 특성이 있어 세포들이 서로의 위에 쌓이며 증식하게 된다. **(7장)**

집기 또는 매개물 (fomites): 미생물에 오염될 수 있는 무생물적 사물을 통칭하며 병원체 전파의 운반체가 된다. **(2장)**

간기 (gap phase: G_1 및 G_2): 세포주기에서 유사분열(M)기와 DNA 합성(S)기 사이에 놓이는 기간. **(7장)**

유전적 병목 (genetic bottleneck): 소형 개체군에 주어지는 극한의 선택압력을 부여하는 현상을 의미하며 이로 인해 유전적 다양성 상실, 비선택적 돌연변이 축적, 또는 두 결과를 모두 가져온다. **(10장)**

G_0 기: 휴지기 참조.

혈류 확산 (hematogenous spread): 바이러스 입자들이 혈류를 타고 확산하는 것. **(1장)**

간염 (hepatitis): 간에 생긴 염증. **(1장)**

집단면역 (herd immunity): 개체 하나 하나가 아니라 개체군 단위의 면역 상태. **(8장)**

체액성 반응 (humoral response): 적응면역의 무기 중 하나로서 항체를 생성하는 반응. **(4장)**

불멸성 (immortality): 세포가 영원히 분열하고 생장하는 능력. **(7장)**

면역 방어 (immune defenses): 병원체에 대항하는 숙주 방어이며 선천면역과 적응면역 반응으로 구성된다. **(3장)**

면역 기억 (immune memory): 특별하게 분화한 B 림프구와 T 림프구(기억 B세포 및 T세포)에 의해 만들어진 특성으로서 원래 이 기억을 생성시킨 바이러스 감염이 다시 일어나면 신속히 반응할 수 있다. **(8장)**

면역우세 (의) (immunodominant): 세포독성 T세포 또는 항체들에게 가장 효과적으로 인식되는 성질을 가진; 펩티드 및 항원결정기를 표현할 때 사용된다. **(5장)**

면역병리 (학) (immunopathology): 증상의 일부 또는 전부가 면역 반응으로 인해 일어나는 병리학적 변화 또는 학문분야. **(4장)**

면역치료 (immunotherapy): 바이러스에 의한 병인을 감소시키기 위해 감염 숙주에게 항바이러스 사이토카인, 면역조절 약제, 항체, 또는 림프세포 등을 외부에서 투여하는 치료. **(8장)**

발생률 (incidence): 특정 개체군 또는 지역 내에서 어떤 질병이 새로 발생한 빈도(일정 기간 동안 새로 진단된 사례의 수); 유병률(특정 일시에 개체군 전체에서 질병을 가지고 있는 구성비)과 구분된다. **(2장)**

염증 (inflammation): 백혈구 및 체액이 국소적으로 축적되도록 만드는 복잡한 일련의 반응을 통칭하는 용어; 병원체에 감염된 후 일어나는 이 반응은 종류도 많고 다양하지만 조직의 손상 수준, 모세혈관의 누출, 세포들의 침윤 등에 따라 특징짓는다. **(4장)**

선천 (면역)반응 (innate response): 면역 방어의 첫 방어선; 침입한 병원체에 대한 사전 노출경험이 없는 상태에서 지속적으로 기능할 수 있다. 이 복잡한 시스템은 부분적으로 사이토카인, 감시세포, 보체, 자연살해세포 등으로 구성된다. **(4장)**

삽입활성화 (insertional activation): 비형질도입성 retrovirus 종류에 의한 종양 형성 메커니즘; 프로바이러스성 프로모터나 인핸서 등이 세포의 원암유전자 인근에 통합되면 원암유전자의 부적절한 전사를 초래한다. **(7장)**

삽입돌연변이유발 (insertional mutagenesis): 바이러스 DNA 또는 전이요소 DNA가 숙주 유전체에 통합되어 발생하는 돌연변이 유발. **(3장)**

불안정성 요소 (instability elements): Rev 단백질의 안정성, 핵외수송, 번역 효율 등을 조절하는 lentivirus RNA 분자 내의 억제성 시스-활성 염기서열. **(6장)**

간섭 항체 (interfering antibodies): 감염된 세포나 비리온에 달라붙어 정작 중화항체들이 결합하는 것을 차단하는 항체들. **(6장)**

내재성 세포방어 (intrinsic cellular defenses): 영양소 결핍, 방사선 조사, 감염 등과 같은 다양한 스트레스에 반응하는 진화적으로 보존된 세포성 프로그램; 내재적 방어현상으로서 세포자살, 자가소화작용, RNA 간섭 등이 포함된다; 면역 방어와 달리 내재성 방어에는 시이토카인이나 백혈구가 관여하지 않는다. **(3장)**

불활화 백신 (killed vaccine): 질병의 원인 바이러스를 화학물질 등으로 처리하여 감염력을 감소시키거나 아예 없애는 수준으로 만들어 낸 백신. **(8장)**

Koch의 가설 (Koch's postulates): 독일 내과의사인 Robert Koch가 1800년대 후반에 주창한 기준가설로서 어떤 병원체가 특정 질병의 원인체인지의 여부를 가늠한다. **(1장)**

쿠퍼세포 (Kupffer cells): 망상내피계의 한 구성우언으로서 간조직에 위치한 대식세포. **(1장)**

잠복-연관 전사물 (latency-associated transcripts): herpes simplex virus의 잠복감염 기간에 특별히 생성되는 RNA. **(5장)**

잠복감염 (latent infection): 숙주의 생애에 걸친 지속감염의 한 유형; 바이러스 유전체가 계속 존재하고 있지만 비리온은 거의 혹은 전혀 검출되지 않는다. **(5장)**

치사돌연변이유발 (lethal mutagenesis): 돌연변이 유발물질에 노출되거나 실수 확률이 높은 중합효소로 인해 개체군의 유전체 전체가 적응도를 잃고 증식이 불가능해지는 돌연변이 발생비율의 증가 현상. **(10장)**

약독화 생백신 (live, attenuated vaccine): 독성은 낮아졌지만 복제 능력은 유지하고 있는 돌연변이 바이러스로 구성된 백신; 이 돌연변이 바이러스의 전파력도 종종 함께 낮아진다. **(8장)**

반점 (macules): 진피에서 복제하는 바이러스로 인해 나타나는 편평하고 색소가 침착되는 병소. **(1장)**

만난-결합 경로 (mannan-binding pathway): 보체 활성경로 세 가지 중 하나로서 C3-C5 전환효소의 활성화를 가져온다: 만노오스-결합, 렉틴-연관 단백질 분해효소들이 C2 및 C4 단백질을 절단한다. **(4장)**

기억세포 (memory cells): 외래 항원을 마주칠 때마다 형성되는 B와 T 림프세포의 아집단; 수년 이상 생존하여 동일한 항원이 다시 침입했을 때 증식하여 반응할 준비가 되어 있다. **(4장)**

전이 (metastases): 악성종양의 세포들이 먼 지점으로 이동하여 만들어진 2차 종양. **(7장)**

살균제 (microbicides): 비리온이 조직에 들러붙거나 침입하기 이전에 불활성화시키거나 차단해 주는 크림이나 연고. **(9장)**

분열촉진제 (mitogens): 세포의 증식을 유도하는 세포외 신호 물질. **(7장)**

유사분열 (mitosis): 세포주기를 구성하는 한 시기로서 복제된 염색체를 새로운 딸세포에 나누며 곧 세포분열로 이어진다. **(7장)**

분자 모방 (molecular mimicry): 바이러스의 펩티드와 숙주의 펩티드 서열 사이에 나타나는 유사성을 말하며 이로 인해 바이러스 펩티드에 의한 자가활성 T세포나 B세포의 교차활성화 현상이 일어난다. **(4장)**

단클론 항체-저항성 돌연변이체 (monoclonal antibody-resistant mutants): 중화능이 있는 단클론 항체가 있을 때에도 증식이 가능한 돌연변이 바이러스; 종종 비리온 단백질을 코딩하는 유전자에 돌연변이들이 발생한 바이러스. **(4장)**

M기 (M phase): 유사분열 참조

뮐러의 톱니바퀴 (Muller's ratchet): 돌연변이율이 높은 경우, 무성생식하는 소규모 개체군의 적응도가 떨어지는 현상을 지칭. **(10장)**

자연살해세포 (natural killer cells): 과립성의 큰 림프구들로 구성된 집단; B세포 및 T세포의 항원 수용체가 없어서 다른 림프구와 구별되며 선천선 방어시스템의 한 부분을 구성한다. NK 세포. **(4장)**

신경침습성 바이러스 (neuroinvasive virus): 말초 부위에 감염한 이후 중추신경계(척수 및 뇌)로 진입할 수 있는 바이러스. **(1장)**

신경친화성 바이러스 (neurotropic virus): 신경세포에 감염할 수 있는 바이러스. **(1장)**

신경독성 바이러스 (neurovirulent virus): 신경 조직에 질병을 일으키는 바이러스로서 신경질환을 일으켜 숙주를 죽이기도 한다.

NK 세포 (NK cells): 자연살해세포 참조

비세포독성 바이러스 (noncytopathic virus): 세포에 감염해도 어떤 식으로든 관찰 가능한 징후를 보이지 않는 바이러스. **(5장)**

비형질도입 발암성 레트로바이러스 (nontransducing oncogenic retroviruses): 세포에서 유래된 발암유전자를 갖고 있지 않지만 세포의 원암유전자 인근에 통합되어 원암유전자의 발현조절을 망가뜨려 악성종양을 일으킬 수 있는 retrovirus. **(7장)**

암유전자 (oncogene): 종양 형성유전자; 세포의 형질전환이나 종양 형성을 일으킬 수 있는 단백질을 암호화하는 유전자. **(7장)**

종양 형성 (oncogenesis): 발암; 악성종양을 일으키는 과정. **(7장)**

대유행 (pandemic): 질병의 전 세계적인 유행. **(1장)**

범주성 바이러스 (pantropic virus): 많은 조직과 세포 유형에서 복제하는 바이러스. **(1장)**

구진 (papules): 뾰루지; 진피에서 복제하는 바이러스로 인해 생기며 살짝 솟은 피부 병소. **(1장)**

수동면역화 (passive immunization): 면역능이 있는 공여자에서 얻은 면역반응의 생성물(항체나 감작된 면역세포)을 환자에게 직접 접종하는 행위; 능동면역화에 대비되는 개념. **(8장)**

수동적 바이러스혈증 (pasive viremia): 첫 진입 장소에서 복제되는 단계 없이 혈액으로 바이러스 입자가 도입되는 것. **(1장)**

병원체 (pathogen): 질병을 일으키는 바이러스나 기타 미생물. **(1장)**

패턴인식 수용체 (pattern recognition receptors): 선천면역계에 있는 고유한 단백질 수용체이며 병원체 표면에 있는 공통적인 분자구조에 결합한다; 미성숙 수지상세포나 대식세포 등 감시세포의 표면에 발현되어 있다. **(3장)**

허용성 (의) (permissive): 바이러스 핵산이 도입됐을 때 바이러스의 복제를 지원할 수 있는; 세포를 지칭하는 용어. **(1장)**

허용성 (permissivity): 바이러스 복제에 필요한 모든 세포 구성분을 제공하는 세포 환경. **(1장)**

지속감염 (persistent infection): 선천면역과 적응면역 반응을 합친 활동으로도 완전히 제거되지 않는 바이러스 감염. **(5장)**

플라크형성단위 (plaque-forming unit, PFU): 1 ml당 플라크가 형성되는 단위(수)를 측정하는 감염성 바이러스 입자 측정 방법. **(1장)**

다형성 유전자 (polymorphic gene): 이종교배 집단에서 여러 개의 대립유전자 형을 갖고 있는 어떤 유전자. **(4장)**

유병률 (prevalence): 한 집단에서 질병을 지니고 있는 개체들의 구성비; 특정 시기에 어떤 한 집단 내에 존재하는 질병의 사례 수. **(2장)**

일차항체반응 (primary antibody response): 어떤 감염에 처음 노출되었을 때 일어난 B세포의 반응. **(4장)**

일차 바이러스혈증 (primary viremia): 바이러스가 최초 침입한 장소에서 첫 복제를 마친 후에 혈액 내로 자손 비리온이 방출된 상태. **(1장)**

프리온 (prions): 핵산이 없는 정상적인 세포 단백질이 감염성을 갖는 병원체로 바뀐 비정상적 동형; 전염성 해면상뇌증의 원인체로 알려져 있다. (부록 B)

전문 항원제시세포 (professional antigen-presenting cells): 수지상세포, 대식세포, B세포; 항원을 잡아들여 가공한 후 MHC class II 분자의 협곡구조에 실어 T 림프구에 제시한다. **(4장)**

염증성 사이토카인 (proinflammatory cytokines): 주로 활성화된 면역세포들이 생성하는 사이토카인; 염증 반응을 증폭시키는 역할을 한다. **(3장)**

원암유전자 (proto-oncogene): 세포의 정상적인 유전자이지만 돌연변이가 일어나면 암유전자가 되어 악성종양이 발생되는 데 기여할 수 있다. c-oncogene이라고도 한다. **(7장)**

농포 (pustules): 고름집; 백혈구들의 2차 침윤으로 인해 생기는 소포가 피부에서 드러나는 병소. **(1장)**

유사종 (quasispecies): 완전히 동일하지는 않지만 서로 관계가 깊은 복제단위체(replicon)들이 역동적 평형을 이루고 있는 바이러스 집단. **(10장)**

재조합 백신 (recombinant vaccine): 재조합 DNA 기술로 만들어진 백신. **(8장)**

저장소 또는 병원소 (reservoir): 바이러스 개체군이 유지되고 있는 숙주 집단. **(2장)**

휴지기 (resting state): 세포가 세포주기를 벗어나 성장과 분열을 멈춘 상태. G_0라고도 한다. **(7장)**

Rev-반응 요소 (Rev-responsive element, RRE): HIV의 RNA 부분 중, 바이러스의 Rev 단백질을 인식하여 핵외 수송을 매개하는 구조적 요소. **(6장)**

위성분자 (satellites): 단일가닥의 소형 RNA 분자이며 복제에 필요한 유전자들은 갖고 있지 않지만 다른 바이러스(**보조 바이러스**)가 함께 있다면 복제할 수 있다. (부록 B)

위성바이러스 (satellite virus): 하나나 둘 이상의 단백질을 암호화하는 유전체를 갖는 위성체. (부록 B)

이차항체반응 (secondary antibody response): 동일한 항원이나 바이러스에 후속적으로 노출되었을 때 생성되는 항체 반응. **(4장)**

이차 바이러스혈증 (secondary viremia): 바이러스 감염이 확산된 결과로 인해 혈액 내에 고농도의 감염성 바이러스 입자가 다소 지연되어 나타난 상태. **(1장)**

이차전달자 (secondary messenger): 지질이나 고리형 뉴클레오티드와 같은 극소형 분자로서 신호전달경로 중 막-결합 단백질에 의해 생성되어 확산 기능을 통해 신호를 전달하는 활동을 한다. **(7장)**

감시세포 (sentinel cells): 수지상세포와 대식세포; 신체의 말초에서 발견되는 이동성 세포이며 단백질이나 세포의 파편을 잡아들여 펩티드 조각으로 분해한 다음 MHC 복합체에 실어 제시한다. 이 세포들이 병원체를 인식하면 인터페론과 같은 사이토카인을 합성 반응을 나타낸다. **(4장)**

신호전달 연쇄 (signal transduction cascade): 막-결합 단백질 및

세포질 단백질 분자들 사이에 생화학적 변경을 수반한 일련의 물리적 상호작용 연쇄. **(7장)**

동양혈관 (sinusoid): 불연속적인 라미나 기저막으로 덮여 있어 혈장과 이를 둘러싼 세포들의 막 사이에 경계가 불분명한 유창모세혈관(fenestrated capillaries). **(7장)**

지발성 감염 (slow infection): 지속감염 패턴 중 하나의 극단적 감염양식; 첫 감염 이후 인식 가능한 증상이 나타날 때까지 수년 이상의 잠복기를 거친다. **(5장)**

지발성 바이러스 (slow virus): 장기간의 잠복기를 갖는 바이러스를 말하며 *Retroviridae* 과의 lentivirus 속이 대표적이다. **(6장)**

스몰더링 감염 (smoldering infection): 바이러스 복제율이 낮아 제거율과 균형을 이루는 감염. **(5장)**

S기 (S phase): 세포주기 중 DNA 유전체의 목제가 이뤄지는 시기. **(7장)**

서브유닛 백신 (subunit vaccine): 온전한 비리온 대신에 바이러스 입자 구성성분 중 정제된 일부분으로 구성된 백신. **(8장)**

감수성 (susceptibility): 어떤 세포가 특정 바이러스에 감염될 수 있는 속성 (세포 표면에 바이러스 진입에 필요한 수용체가 있다). **(1장)**

감염 감수성 (의) (susceptible): 세포가 특정 바이러스의 진입에 필요한 수용체를 생성하는; 세포의 속성을 의미. **(1장)**

전신감염 (systemic infection): 몸 전체의 여러 기관으로 확산되는 감염. **(1장)**

전신성 염증반응 증후군 (systemic inflammatory response syndrome): 다량의 염증성 사이토카인 및 스트레스 매개분자의 방출을 이끄는 부적절하고 과다하게 일어나는 숙주 반응을 말하며 환자가 심각한 병인을 겪거나 사망하기도 한다. 사이토카인 폭풍이라고도 한다. **(4장)**

통과세포외배출 (transcytosis): 장의 내강에 있는 물질이 M 세포에 의해 세포내로 섭취되어 기저측면으로 수송된 다음, 그 세포의 바닥 주변조직으로 배출되는 수송 매커니즘. (1장, 4장)

형질도입 발암성 레트로바이러스 (transducing oncogenic retroviruses): 바이러스 유전체에 세포에서 유래된 암유전자 서열을 갖고 있어 새로 감염하는 세포에 이 염기서열을 도입하는 retrovirus; 이런 바이러스는 발암성이 높다. **(7장)**

형질전환 (된) (transformed): 어떤 발암성 바이러스의 감염, 암유전자의 도입, 화학적 발암물질 등으로 인해 세포의 형태나 성장 속성이 변화된. **(7장)**

형질전환 감염 (transforming infection): 어떤 DNA 바이러스나 retrovirus에 감염된 세포에서 나타나는 지속감염의 한 유형으로서 생장 특성의 변화 및 정상 세포보다 빠른 증식을 보인다. **(5장)**

친화성 (tropism): 또는 **주성**; 특정 세포 유형에서의 감염과 복제를 선호하는 바이러스의 성질. **(1장)**

종양 (tumor): 비정상적 성장으로 비롯된 세포의 덩어리. **(7장)**

종양억제유전자 (tumor suppressor gene): 세포 증식의 억제성 조절을 맡는 단백질을 코딩하는 세포 유전자; 대립유전자 둘 다 돌연변이에 의해 활성을 잃게 되면 종양이 발생할 수 있다. **(7장)**

백신접종 (vaccination): 동일한 병원체에 의한 후속감염을 막아주는 면역반응을 이끌어 내기 위해서 약독화되었거나 유사한 미생물 또는 병원체의 항원성 산물을 건강한 개체에게 접종하는 것. **(8장)**

농포 (vesicles): 감염이 확산되어 모세혈관에서 피부의 표층으로 퍼진 바이러스가 표피에서 복제할 때 만들어지는 괴사 초점; 대개 염증성 체액이 차 있다. **(1장)**

바이러스 병인 (viral pathogenesis): 바이러스 감염이 일으키는 질병의 진행과정. **(1장, 2장)**

바이러스혈증 (viremia): 혈액 내에 감염성 비리온이 있는 상태. **(1장)**

바이로셉터 (viroceptor): 숙주의 사이토카인 신호나 생성을 변경시키는 바이러스 단백질을 말하며 숙주의 사이토카인 수용체 구조를 모방한 모습이다. **(2장, 3장)**

바이로이드 (viroids): 식물세포에 접종했을 때 스스로 복제하는, 작고 원형인 단일가닥 RNA. 포장하는 캡시드가 없다. **(부록 B)**

바이로카인 (virokine): 숙주의 사이토카인, 생장인자, 외인성 면역조절인자 따위를 모방한 바이러스 단백질 종류. **(2장, 3장)**

독성 (virulence): 또는 병독성; 감염하여 질병을 일으키는 바이러스의 상대적인 능력. **(2장)**

독성 바이러스 (virulent virus): 질병을 일으키는 바이러스. **(2장)**

바이러스뇨증 (viruria): 오줌에 바이러스가 존재하는 상태. **(2장)**

바이러스 (viruses): 보호성 단백질 외피로 둘러싸인 유전물질(DNA 또는 RNA)을 가진 초현미경적 크기의 절대적 기생성 병원체. **(1장)**

바이러스 진화 (virus evolution): 선택압력에 대응하는 바이러스 개체군의 항시적인 변화. **(10장)**

v-암유전자 (v-oncogene): 바이러스 유전체에 암호화되어 있는 암유전자. **(7장)**

인수공통질환/감염 (zoonoses, zoonotic infections): 동물에서 사람으로 전파되는 질병/감염. **(2장, 10장)**

찾아보기

국문색인

영문색인